ZHONGYI
ZIXUE
SHIBAJIANG

瞿岳云 \ 著

中医自学十八讲

——瞿岳云教授精讲从零开始学懂中医

湖南科学技术出版社

前　　言

这是一本为热爱中医、想学中医的"粉丝"而写的书。

中医需要大师，更需要"粉丝"；中医要提高，更要普及；此乃是书之作的驱动之机！

中医学历史悠久，博大精深，百姓倾情，信赖有加，为了健康、为了生命，当代之人越来越喜欢中医。然而想说爱"它"不容易，敬畏之处是其文字深奥，古朴而含蓄，令人看不太懂。对于初学者，登堂入室，首闻阴阳五行、藏象经络、风寒暑湿、气血亏虚……亦感其抽象难学。其实在日常生活中，人们往往或多或少、自觉或不自觉地在使用与中医学相关的一些概念：例如说"昨天阴雨连绵，今日阳光灿烂"；某某"五行缺水，所以取名水生"；"你身上可能寒湿太重"；"我可能是经络不通，常手足麻木疼痛"；"她那样子面黄肌瘦，多是气血不足"；如此等等。在这里我们并不感到"阴阳""五行""经络""寒湿""气血"有什么"艰涩难懂"之处，可见"难"与"不难"是相对而言的。"世上无难事，只要肯登攀"，这其中的"转换"，一是要沉下心来，坚持好好地去学，获取知识都有一个循序渐进的过程；二是在于对中医理论内涵精神实质的心悟理解。

正是有鉴于此，笔者总是在揣摩，当撰写一本通俗的中医之作，以解"粉丝"们之"难"。吾虽坚信这种良好的主观愿望，但又担心自己的能力，因而从初始萌发写作意念，至此已历多年。在犹豫、徘徊之时，湖南科学技术出版社给予我鼓励、指教，我也就不顾自己才疏学浅，勉而努力为之。据从业中医四十余载对中医理论的心悟体验，条贯成文，遂集成这本《中医自学十八讲——瞿岳云教授精讲从零开始学懂中医》。

任何学术殿堂，登堂入室必有门径。博大精深的中医学，广涉人体生理、病理，以及疾病的诊断和防治诸多方面。因而对于初学者，首当以求精为务，故曰"精讲"。从零开始，一张白纸，能绘出最新最美的图画。入门既不难，深造自当水到渠成。

既然是为"粉丝"们而作，所以本书不追求大师级"高深广博"的学术层次，亦不生搬硬套教材的"固定"写作模式，而是站在"自学"的角度，以通俗、生动、形象、易懂的"口味"与"粉丝"们讲座交谈，把中医理论的基本内涵阐述清楚，使其在"轻松"之中进入"角色"，学懂中医。

所以，当您打开这本书的时候，不仅首先闻到扑鼻而来的油墨书香，更能读到以崭新的风格、妙趣的话语对中医阴阳、五行、藏象、气血、津液、经络、辨证等基本理论通俗易懂的解读。

全书共分十八讲，实则为理论与临床两大部分。前者内容涵盖中医基础理论、中医诊断学、中药学、中医方剂学、中医针灸学之中医学全领域的主要基本理论；后者意在使读者慢慢逐步学会运用中医学的理、法、方、药辨证治疗内、外、妇、儿等科的常见病症。

本书是学习中医的基础之著，虽涉内容甚广，但编写者却是以求精、便捷、实用而作。因此，本书堪称中医爱好者、中医院校学生、基层医务人员及西学中者入门的良师益友，无论内行与外行皆可选读之佳作。

此书之作，吾虽着力，但限于学识水平，不足之处在所难免，诚盼读者指教。

湖南中医药大学
瞿岳云

目　　录

中医自学十八讲

瞿岳云教授精讲从零开始学懂中医

第一讲
天地之道与物以类聚
——阴阳、五行理论

 ## 天地之道，万物纲纪——阴阳之说

当人们一提到"阴阳"的时候，常常会想起一句贬人不懂事的话："你不知道天地阴阳。"这里就说到相对自然"天地"而言，"天在上为阳，地在下为阴"。可见阴阳是一对抽象的概念，它渗透进中国传统文化和日常生活的各个方面，至今我们仍然能够感觉到它的存在。比如面对大自然的气候变化，我们常见到"昨天阴雨连绵，今日阳光灿烂"等，都使用着"阴"和"阳"二字。

"阴阳"一词的产生，最早来源于古人对自然现象和事物的直接观察，本身并非玄而又玄。地球自转一周即为一天，出现白天黑夜的交替。白天气温较高，能见度较强，象征着光明，人们也处于繁忙的活动状态；夜晚气温较低，能见度弱，象征着黑暗，人们也处于悠闲的安静状态；如此气温高与低、繁忙活动与悠闲安静、黑夜与白昼之分非常明显，因而将自然界具有气温较高、能见度较强、繁忙活动、象征着光明之特点的"白天"归属于"阳"，将气温较低、能见度较弱、悠闲安静、象征着黑暗之特点的"黑夜"归属于"阴"，说明阴阳原本是古人从大自然获得灵感而总结出来的一个相对概念。人类顺应这个规律，日出而作，日入而息。经历长期的生存适应，使得人体的生命节律也与地球自转发生的阴阳变化同步协调，地球上的万物都是随着地球的自转而协调适应。阴阳学说被广泛地用于解释一切事物，成为普遍真理，堪称中国人发明的"宇宙第一定律"。我们的祖先把阴阳借用到医学之中来解释深奥的医学道理，可见它离我们的生活并不遥远。

一、从化验结果的"阴性、阳性"说起——阴阳的基本概念

也许我们每个人都有去医院看病，做某某化验检查的经历，而对于某个化验检查，人们常听到的是"阴性"或"阳性"两种结果，阴性就说明没有什么事，阳性就意味着存在有某种病症。推而广之来说，如物理学中的阴电、阳电，阴离子、阳离子；数学中的正数、负数，奇数、偶数，乘方、开方，微分、积分等都是指的相互关联事物的两端。

"阳阴"最初的含义是非常朴素的，它是指物体对于日光的向背而言。朝向日光则为

阳，背向日光则为阴，并不具备哲学上的含义。以后随着人类对事物的观察范围不断扩展，阴阳朴素的含义逐渐得到引申。如向日光处温暖、明亮；背日光处寒冷、晦暗。于是古人就以光明、黑暗、温暖、寒冷分阴阳。如此不断引申的结果，就几乎把自然界所有的事物和现象都划分为阴与阳两个方面。就昼夜而言，白昼为阳，黑夜为阴；就气候而言，晴天为阳，雨天为阴；就季节而言，春夏为阳，秋冬为阴；就上下而言，上部为阳，下部为阴；就方位而言，东南为阳，西北为阴；就物质形态而言，气态为阳、液态为阴；等等。这时的阴阳不再特指日光的向背，而变为一个概括自然界具有对立属性的事物和现象双方的抽象概念。

那么，事物或现象阴、阳属性划分的依据是什么？阳代表着积极、进取、刚强等特性和具有这些特性的事物和现象，阴代表着消极、退守、柔弱的特性和具有这些特性的事物和现象。一般地说，凡是活动的、外在的、上升的、温热的、明亮的、功能亢进的，统属于阳的范畴；沉静的、内在的、下降的、寒冷的、晦暗的、物质的、功能衰减的，统属于阴的范畴。例如，从事物的运动变化看，"静者为阴，动者为阳"，当事物处于安静状态时便属于阴，而处于躁动状态时便属于阳。事物和现象双方阴阳属性的划分，不能搞反了，把"阴"说成"阳"，把"阳"说成"阴"，造成"阴差阳错"。因为事物或现象的阴阳属性的划分，不能随意颠倒，而是有一定准则的。

二、无所不指，无所定指——阴阳的基本特性

（一）阴阳的相关性

所谓阴阳的相关性，又称关联性，是指阴阳所分析的对象，应当是同一范畴、同一层面的事物或现象，只有相关联的事物，或同一事物内部的两个方面，才可以用阴阳加以解释和分析。自然界一切事物都存在着阴阳的两个方面，并且由于阴阳的运动变化，推动着事物的发展变化。由此可见，阴阳是自然界的根本规律，是一切生物生长、发展、变化的根源。但是，用阴阳来说明事物及其属性，这些事物必须是相互联系的，而不是毫不相干的。如人体内部的气和血，同为构成人体和维持生命活动的基本物质，属于同一个层面、同一范畴，因气具有温煦、推动作用，故规定其属阳；而血具有营养、濡润作用，故规定其属阴。人体的生长壮老死的整个生命过程，就是阳气与阴精共同作用的结果，所以说："阴阳者，天地之道也，万物之纲纪，变化之父母，生杀之本始，神明之府也。"（《素问·阴阳应象大论》）

但若以方位的上与下，温度的冷与热，自然界的火与水，人体的气与血而言，就不能把上与冷、下与热、火与血这样不在同一范畴的事物进行阴阳定性。不同层面、不同范畴的事物，如果在阴阳属性上没有可比性，就不能进行阴阳属性的划分。例如，一件高级衬衣与一筐苹果，就无法进行阴与阳的属性划分。

（二）阴阳的相对性

所谓阴阳的相对性，是指各种事物或现象以及事物内部对立双方的阴阳属性不是绝对的、一成不变的，而是相对的，在一定条件下是可变的，它通过与自己的对立面相比较而确定，随着时间和地点的变更而发生改变。也就是它无所不指，亦无所定指。所以中医学说："阴阳二字，固以对待言，所指无定在。"（《局方发挥》）这种相对性主要表现在两个方面：

其一，阴阳可以互相转化。阴和阳在一定条件下可以向完全相反的方向转化，如阴可以转化为阳，阳也可以转化为阴。如在人体气化运动过程中，物质和功能，物质属阴，

功能属阳。二者在某种条件下，是可以互相转化的，物质可以转化为功能，功能也可以转化为物质。如果没有这种物质和功能之间的相互转化，生命活动就不能正常进行。

其二，阴阳的无限可分性。由于阴阳是相对的，所以阴阳的每一方面还可以再分阴阳，表现为事物的无限可分性。例如昼为阳、夜为阴，而上午为阳中之阳，下午则为阳中之阴，前半夜为阴中之阴，后半夜为阴中之阳。阴阳之中仍可再分阴阳。由此可见，自然界任何相互关联的事物都可以概括为阴和阳两类，任何一种事物内部又可分为阴和阳两个方面。事物这种相互对立又相互联系的现象，在自然界中是无穷无尽的。所以中医学说："阴阳者，数之可十，推之可百，数之可千，推之可万，万之大不可胜数，然其要一也。"（《素问·阴阳离合论》）这种阴阳属性的相对性，不但说明了事物或现象阴阳属性的规律性、复杂性，而且说明了阴阳概括事物或现象的广泛性，即每一事物或现象都包含着阴阳，都是一分为二的。

（三）阴阳的不可分离性

从自然现象看，没有天，就无所谓地，没有地，也无所谓天；没有昼，就无所谓夜，没有夜，也无所谓昼；没有热，也无所谓寒，没有寒，也无所谓热。从方位上看，没有上，就无所谓下，没有下，也就无所谓上；没有左，无所谓右，没有右，也就无所谓左；没有南，无所谓北，没有北，也就无所谓南。所以说："阴不可无阳，阳不可无阴。"（《质疑录》）说明阴阳任何一方都不能脱离另一方而单独存在，阴依存于阳，阳依存于阴，阴阳双方均以对方存在为自己存在的前提和条件。阴阳这种相互依存的关系，深刻地揭示了阴阳两个方面的不可分离性。

三、人生有形，不离阴阳——借阴阳理论以释医理

中医学借阴阳来说明人体的组织结构、生理功能、病理变化，并指导临床诊断和治疗，是中医学的重要认知方法之一。它渗透于中医理论体系的各个层面，因而脏腑有阴阳之别，病理有阴阳盛衰之变，病症有阴证阳证之分，治疗有温阳滋阴之异，药物性味有寒凉阴药与温热阳药的不同，等等。

（一）脏腑阴阳——阐释人体组织结构

人体是一个有机整体，也是一个极为复杂的阴阳对立统一体，人体内部充满着阴阳对立统一现象，人的一切组织结构，既是有机联系的，又可以划分为相互对立的阴、阳两部分。所以说："人生有形，不离阴阳。"（《素问·宝命全形论》）"阳化气，阴成形。"（《素问·阴阳应象大论》）五脏六腑之有形实体属于阴，而五脏六腑之功能（即五脏、六腑之气）则属于阳。即当事物表现为气化功能时便属于阳，而成为有形物质时便属于阴。根据阴阳所代表的不同功能和属性，中医学把对人体具有温煦推动作用的气称之为"阳"，而把对人体具有营养滋润作用的气称之为"阴"。就人体部位来说，人体的上半身为阳，下半身属阴；体表属阳，体内属阴；体表的背部属阳，腹部属阴；四肢外侧为阳，内侧为阴。

就人体脏腑功能特点来说，心肺脾肝肾五脏结构上为实体性器官，功能上主藏精气，故属阴；胆胃大肠小肠膀胱三焦六腑结构上为管腔性器官，功能上主传化物，故属阳。就人体经络来说，经属阴，络属阳，而经之中又有阴经与阳经，络之中又有阴络与阳络。就十二经脉而言，外属阳，内属阴，故有行于上肢外侧的手三阳经与行于上肢内侧的手三阴经之分，行于下肢外侧的足三阳经与行于下肢内侧的足三阴经之别。就人体血与气而言，血为阴，气为阳。在气之中，营气在内为阴，卫气在外为阳。

总之，人体上下、内外、表里、前后各组织结构之间，以及每一组织结构本身之间的复杂关系，无一不包含着阴阳的对立统一。

（二）气血阴阳——阐释人体生理功能

中医学认为，人体的正常生命活动，是阴阳两个方面保持着对立统一的协调关系使阴阳处于动态平衡状态的结果。人体生理活动可概括为阴精（物质）与阳气（功能）的矛盾运动。属阴的物质与属阳的功能之间的关系，就是这种对立统一关系的体现。营养物质为阴，功能活动为阳，营养物质（阴精）是产生功能活动（阳气）的物质基础，而功能活动又是营养物质的能量表现。人体的生理活动（阳气）是以物质（阴精）为基础的，没有阴精就无以化生阳气，而生理活动的结果，又不断地化生阴精，没有能量也不能化生物质。这样，物质与功能，阴与阳共处于相互对立、依存、消长和转化的统一体中，维护着物质与功能、阴与阳相对的动态平衡，保证了生命活动的正常进行。例如，属阳的气具有生血、行血、摄血的功能；而属阴的血则有载气、藏气、生气的作用。气血之间又体现着阴阳关系的多个层面。

不论是物质与功能的矛盾运动，还是生命活动的基本形式，都说明在正常生理情况下，阴与阳是相互对立又相互依存，处于一个有利于生命活动的相对平衡的协调状态的。如果阴阳不能相互为用而分离，阴精与阳气的矛盾运动消失，升降出入停止，人的生命活动也就结束了。

（三）正邪阴阳——说明人体病理变化

用阴阳学说来阐释人体的生理病理，则认为"阴平阳秘"，即阴阳的平衡协调，是人体生理活动的基础。这种平衡协调关系一旦受到破坏，使阴阳失去平衡，便会产生疾病。因此，疾病的发生发展取决于两方面的因素：一是邪气，所谓邪气，就是各种致病因素的总称。二是正气，正气泛指人体抗病能力。邪气又有阴邪（如寒邪、湿邪）和阳邪（如风邪、火邪）之分，正气又有阴精和阳气之别。疾病的发生发展过程就是邪正斗争过程，邪胜正衰导致阴阳失调而出现各种各样的病理变化。无论外感病或内伤病，其病理变化的基本规律，不外乎阴阳的偏盛或偏衰。

1. 阴阳偏盛：盛，有余、亢奋之意。指阴或阳的任何一方面偏亢过盛而高于正常水平的病理状态。中医学把它概括为"阴胜（盛）则阳病，阳胜（盛）则阴病"；"阳胜（盛）则热，阴胜（盛）则寒"（《素问·阴阳应象大论》）。

（1）阳盛则热：指阳邪侵犯人体，机体呈现出功能亢奋，而表现为一系列实热征象的病证。例如，暑热属阳热之邪，共侵入人体，可造成机体阳气偏盛而出现高热、汗出、口渴、面赤、脉数等症，其性质属热，所以说"阳盛则热"；因为阳热亢盛往往可以导致阴液的损伤，出现口渴饮冷、肤燥便结等阴液亏耗现象，所以说"阳盛则阴病"。"阳盛则热"，是就因阳邪所致疾病的性质而言；"阳盛则阴病"，是指阳盛状态下对阴的制约过度，使机体呈现阴精（津）受损的病理状态。

（2）阴盛则寒：指感受阴邪致体内功能受到阻滞障碍，而表现为一系列实寒征象的病证。例如，寒冷属阴邪，受寒饮冷可以造成机体阴气偏盛，出现腹痛泄泻、舌淡苔白、脉沉迟等症，其性质属寒，所以说"阴盛则寒"；阴寒偏盛往往可以导致阳气的损伤，出现形寒肢冷等阳气耗伤的现象，所以说"阴盛则阳病"。"阴盛则寒"，是指因阴邪所致疾病的性质而言；"阴盛则阳病"，是指阴盛状态下对阳的制约过度，使机体呈现功能减弱的病理状态。

以上阴阳的偏盛，是产生中医学所说的实寒证、实热证的病理基础。

2. 阴阳偏衰：衰，不足、亏虚之意。指阴或阳的任何一方面低于正常水平的病理状态。无论是阴或阳的不足，无力制约对立的另一方面，必然导致另一方的相对偏亢。

（1）阳虚则寒：指体内阳气虚损，对阴精的制约能力减退，导致阴精（津）相对偏盛的病理状态。临床常表现为形寒肢冷，面色苍白，神疲蜷卧，小便清长，舌淡胖，脉沉微等虚寒征象的病证。

（2）阴虚则热：是指体内阴精亏虚，对阳气的制约能力减退，导致阳气即功能相对偏盛的病理状态。临床常表现为五心烦热，或低热不退，潮热盗汗，舌红少苔，脉细数等虚热征象的病证。

以上阴阳的偏衰，即产生中医学所认识的虚寒证和虚热证。

3. 阴阳互损：指阴或阳任何一方虚损到一定程度而引起另一方逐渐不足的病理变化。包括阴损及阳和阳损及阴。

（1）阴损及阳：指阴虚到一定程度时，不能滋养于阳，使阳亦随之生成不足的病理过程。此即"无阴则阳无以生"。表现为临床中先有阴虚的症征，继之又出现阳虚症征的病证。例如，肾阴亏虚致形体消瘦，腰膝酸软，五心烦热，遗精滑精等，阴损及阳，致肾阳亏虚，则同时出现形寒肢冷、腰膝冷痛、阳痿不举、小便清长等阴阳两虚证候。

（2）阳损及阴：指阳虚到一定程度时，无力促进阴的化生，使阴亦随之化生不足的病理过程。此即"无阳则阴无以化"。表现为临床中先有阳虚的症征，继之又出现阴虚症征的病证。同理，例如肾阳亏虚，阳损及阴，则继而表现出肾阴阳两虚症征。

阴阳不可分离，"阴损及阳"或"阳损及阴"，最终导致"阴阳两虚"的病理状态。

 ## "物以类聚"的联系法则——五行之说

从"买东西"而非"买南北"说起。

宋代王安石有一次上朝，路遇提篮购物者，问曰：何往？答曰：买东西。"为何买东西不买南北？"购物者哑然。王安石哂然一笑答："东通于木，西属金，南为火，北为水，中间是土，提篮金木能盛，水火土不能盛也，故曰买东西。"这其中就含有五行之义。可见"五行"不仅常见于我国古代文献之中，而且早已深入人心，生活中处处都有它的影子。

五行学说是我国古代用以认识宇宙，解释宇宙事物在发生发展过程中相互联系法则的一种学说。

五行学说认为，宇宙间的一切事物，都是由木、火、土、金、水五种物质所构成，自然界各种事物和现象的发展变化，都是这五种物质不断运动和相互作用的结果。古人在长期的生活和生产实践中，逐渐地认识到自然界这五种物质的运动变化不是孤立的，而是存在着相互滋生和相互制约的关系，从而引申出五行间具有相生相克的关系，逐渐形成了五行学说。

中医学把五行学说应用于医学领域，用以观察人体，阐述人体局部与局部、局部与整体之间的有机联系，以及人体与外界环境的统一，成为中医学独特理论体系的重要组成部分。

一、喜欢数字"五"与"8"其理一也——五行的概念

学习或接触过中医的人都知道，中医特别喜欢数字"五"。那么中医对"五"为何如

此"情有独钟"呢？说来话长，简而言之，是受金、木、水、火、土五行学说的影响。五行学说是我国古代用以认识宇宙，解释宇宙事物在发生发展过程中相互联系法则的一种学说。因为当时社会上都流行着"五"，处在这种特定的历史、文化背景下，历代医家也不是独居"世外桃源"，因而也就不可避免的受到当时属于哲学范畴的五行学说"五"的熏陶，将其引入中医学之中，为我所用。其理就像当今人们都喜欢"8"一样，商家、宾馆、酒楼开业，结婚庆典，往往择吉日良辰，都选带"8"字的月、日、时辰；买小车上牌照，买手机上号码，都想选带"8"字的。就连我国首次举办的奥运会开幕式，也选择在 2008 年 8 月 8 日。

"五行"一词，最初的含义与"五材"有关，是指木、火、土、金、水五种基本物质或基本元素。这五种物质是人类日常生产和生活中最为常见和不可缺乏的基本物质。由于人类在生产和生活中经常接触这五种物质，而且认识到这五种物质相互作用，还可以产生出新的事物，所以《国语·郑语》说："以土与金、木、水、火杂，以成百物。"

对"五行"最早作系统解释的是《尚书·洪范》，这是五行思维的经典文献。《洪范》说："一曰水，二曰火，三曰木，四曰金，五曰土。水曰润下，火曰炎上，木曰曲直，金曰从革，土爰稼穑。润下作咸，炎上作苦，曲直作酸，从革作辛，稼穑作甘。"说明了五行各自的特性与表现。

任何时代的人都以那一时代的理论思维为工具去认知、推理未知领域。此时的五行，已从金、木、水、火、土五种具体物质中抽象出来，上升为哲学的理性概念。古人运用抽象出来的五行性，采用取象类比和推演络绎的方法，将自然界中的各种事物和现象分归为五类，并以五行"相生""相克"的关系来解释各种事物和现象发生、发展、变化的规律。这实际上就是为了使复杂的事物与现象条理化、系统化、类别化，以更有利于掌握与把握其规律。例如，不论怎么说，从人的性别而言，无论高矮、胖瘦、美丑、贫富，一般不外乎男人、女人两大类；从地域角度而言，不外南方人、北方人，广州人、北京人，湖南人、湖北人等。这里即是以木、火、土、金、水五类事物不同属性为划分依据，分为A、B、C、D、E五大类，或曰五大系统。因此，五行学说是以木、火、土、金、水五种物质的特性及其相生、相克规律来认识世界、解释世界和探求宇宙变化规律的一种世界观和方法论。

从方法论的角度来说，五行已经超越了其物质性的概念，衍化为归纳宇宙万物并阐释其相互关系的五种基本属性，并以此五种基本物质的特性为依据，来认识世界的一种方法论。中医学把五行学说应用于医学领域，用以观察人体，阐述人体局部与局部，局部与整体之间的有机联系，以及人体与外界环境的统一，成为中医学独特理论体系的重要组成部分。

二、抽象特性的概括——五行的特性

古人在长期生产和生活实践中，通过对木、火、土、金、水五种物质的观察，归纳和抽象，逐渐形成理性认识。

木的特性："木曰曲直"，曲，是弯曲的意思；直，是伸直的意思。曲直，即能屈能伸之义。自然界的树木具有向上生长、能屈能伸的特性，引申为凡具有生长、生发、舒畅、条达等作用或特性的事物，均可归属于"木"这一系列。

火的特性："火曰炎上"，炎，两个"火"字叠加，是炎热的意思；上，向上。自然界的火具有炽热、温暖、向上（例如说"火气冲天"）的特性，引申为凡具有温热、向上、升腾等作用或特性的事物，均可归属于"火"这一系列。

土的特性："土爱稼穑"，春种称为稼，秋收称为穑，指农作物的播种和收获。意思是说春季播种在土地的"种物"，到了秋季就会收获到更多的谷物等，说明"土"能"化生万物"。自然界的土具有载物、生化的特性，故称土载四行，为万物之母。引申为凡具有生化、承载、受纳等作用或特性的事物，均可归属于"土"这一系列。

金的特性："金曰从革"，从，顺从，服从；革，革除，改革，变革。自然界的金具有能柔能刚，变革，肃杀（例如说"鸣金收兵"）的特性。引申为凡具有肃杀、收敛、清洁等作用或特性的事物，均可归属于"金"这一系列。

水的特性："水曰润下"，"润，湿润；下，向下"；人往高处走，水往低处流。自然界的水具有滋润、就下、闭藏的特性。引申为凡具有寒凉、滋润、向下运动等作用或特性的事物，均可归属于"水"这一系列。

由此可以看出，中医学所说的五行，不是指木、火、土、金、水这五个具体物质本身，而是五种不同属性的抽象概括。如肝以柔和为性，富含生发之机，便以能曲能直的"木"名之。脾以运动为事，为气血生化之源，便以化生万物之"土"名之。

三、广泛的结构系统——五行的归类

五行学说，将自然界各种事物和现象，以及人体的脏腑组织、生理病理现象，进行广泛的联系和研究，按照事物的不同性质、作用与形态，分别归属于水、火、土、金、水"五行"之中，借以阐述人体的脏腑组织之间的生理、病理的复杂联系，以及人体与外界环境之间的关系。

五行学说对事物进行属性归类的方法主要有以下两种：

一是取象类比法：所谓"取象"，是指通过观察而获取客观事物的感性形象、外在表象，尤其是事物的功能状态。"类比"，就是以五行的特性为依据，与要认知的事物的特有征象进行比较，如果所要认知的事物征象与已知的五行中某一行的特性相同或相类似，就可以将该事物归属于五行中的某一类。

例如，某事物的征象与木的征象相类似，就将其归属于木；某事物的征象与火的征象相类似，就将其归属于火；等等。以五方的五行属性归类为例，东方为日出之地，充满生机，与木的升发、生长特性相类似，故归属于木；南方气候炎热，植物茂盛，与火的炎上特性相类似，故归属于火；西部高原是日落之处，气候凉燥，万物凋落，与金的肃杀之性相类似，故归属于金；北方气候寒冷，虫类蛰伏时间长，与水的寒凉、向下和静藏特性相类似，故归属于水；中原地区气候寒湿适宜，有利于动植物的长养，与土的生化、承载特性相类似，故归属于土。

二是间接推演法：是根据已知事物的五行属性，推演至其他相关的事物，以求知其五行属性的认知方法。中医学以天人相应为指导，以五行为中心，以空间结构的五方、时间结构的五季、人体结构的五脏为基本框架，将自然界的各种事物现象，以及人体的生理病理现象，按其属性进行归纳。

例如，木有升发的特性，而春季草木萌发，是生长周期的开始，生机勃勃，故春季属木类；草木萌发，大地返青，故青色属木；我国东方临海，风调雨顺，气候温暖潮湿，适宜植物的生长，故东方属木；生是生长过程的开始，生机旺盛，故生属木；果实未熟之前，其味多酸，故酸味属木；平旦是一日的开始，太阳是从东方升起，是阳气升发之时，故平旦属木。通过这样的取类比象，推理演绎，把自然界季节之春、地方之东、气候之风、化生之生、颜色之青、味道之酸等归属于木类。结合到人体、脏腑的功能，将五脏之肝、六腑之胆、五官之目、五体之筋、五志之怒、五声之呼等均归属于木类。

这样将人体的生命活动与自然界的事物现象联系起来，形成了联系人体内外环境的五行结构系统，用以说明人体以及人与自然环境的统一性。（表1-1）

表1-1　　　　　　　　事物属性的五行归类系统表

自然界						五行	人体						
五味	五色	五化	五气	五方	五季		五脏	五腑	五窍	五体	五志	五声	五动
酸	青	生	风	东	春	木	肝	胆	目	筋	怒	呼	握
苦	赤	长	暑	南	夏	火	心	小肠	舌	脉	喜	笑	忧
甘	黄	化	湿	中	长夏	土	脾	胃	口	肉	思	歌	哕
辛	白	收	燥	西	秋	金	肺	大肠	鼻	皮毛	悲	哭	咳
咸	黑	藏	寒	北	冬	水	肾	膀胱	耳	骨	恐	呻	栗

四、"母子相亲，既生亦管"——五行的生克规律

五行学说，主要是以五行相生、相克来说明事物之间的相互资生和相互制约关系。五行生克是事物运动变化的正常规律，在自然界属于正常情况，在人体则属于生理现象。

（一）相生规律

相生即递相资生、助长、促进之意。五行之间互相资生和促进的关系称之为相生。

五行相生的次序是：木生火，火生土，土生金，金生水，水生木。以次资生，循环无尽。

在相生关系中，任何一行都有"生我""我生"两方面的关系，把它比喻为"母"与"子"的关系。"生我"者为母，"我生"者为"子"。所以五行相生关系，又叫"母子关系"。

以火为例，生"我"者木，木能生火，则木为火之母。"我"生者土，火能生土，则土为火之子。余可类推。

（二）相克规律

相克即相互制约、克制、抑制之意。五行之间相互制约的关系称之为相克。

五行相克的次序是：木克土，土克水，水克火，火克金，金克木。这种克制关系也是往复无穷的。

在相克的关系中，任何一行都有"克我""我克"两方面的关系。《黄帝内经》称之为"所胜"与"所不胜"的关系。"克我"为"所不胜"，"我克"者为"所胜"。所以五行相克的关系，又称"所胜"与"所不胜"的关系。

以土为例，"克我"者木，则木为土之"所不胜"。"我克"者水，则水为土之"所胜"。余可类推。

在上述生克关系中，任何一行皆有"生我"和"我生"，"克我"和"我克"四个方面的关系。以木为例，"生我"者水，"我生"者火，"克我"者金，"我克"者土。

相生与相克是不可分割的两个方面。没有生，就没有事物的发生和成长；没有克，就不能维持正常协调关系下的变化与发展。因此，必须生中有克（化中有制）、克中有生（制中有化），相反相成，才能维持和促进事物相对的平衡协调和发展变化。五行之间这种生中有制、制中有生、相互生化、相互制约的生克关系，谓之制化。其规律是：木克土，土生金，金克木；火克金，金生水，水克火；土克水，水生木，木克土；金克木，木

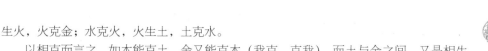

生火，火克金；水克火，火生土，土克水。

以相克而言之，如木能克土，金又能克木（我克、克我），而土与金之间，又是相生的关系，所以就形成了木克土，土生金，金又克木（子复母仇），这说明五行相克不是绝对的，相克之中，必须寓有相生，才能维持平衡。换句话说，被克者本身有反制作用，所以当发生相克太过而产生贼害的时候，才能够保持正常的平衡协调关系。

生克制化是一切事物发展变化的正常现象，在人体则是正常的生理状态。

五、乘虚侵袭，恃强凌弱——五行的乘侮规律

五行之间正常的生克制化关系遭到破坏时，就会出现异常的乘侮现象。相乘、相侮，实际上是反常情况下的相克现象。

（一）相乘规律

乘，即乘虚侵袭之意，相乘即相克太过，超过正常制约的程度，使事物之间失去了正常的协调关系。五行之间相乘的次序与相克同，但被克者更加虚弱。

相乘现象可分两个方面：

其一，五行中任何一行本身不足（衰弱），使原来克它的一行乘虚侵袭（乘），而使它更加不足，即乘其虚而袭之。如以木克土为例：

正常情况下，木克土，木为克者，土为被克者，由于它们之间相互制约而维持着相对平衡状态。

异常情况下，木仍然处于正常水平，但土本身不足（衰弱）。因此，两者之间失去了原来的平衡状态，则木乘土之虚而克之。这样的相乘，超过了正常的制约关系，使土更虚。

其二，五行中任何一行本身过度亢盛，而原来受它克制的那一行仍处于正常水平。在这种情况下，虽然"被克"的一方正常，但由于"克"的一方超过了正常水平，所以也同样会打破两者之间的正常制约关系，出现过度相克的现象。如仍以木克土为例：

正常情况下，木能制约土，维持正常的相对平衡，若土本身仍然处于正常水平，但由于过度亢进，从而使两者之间失去了原来的平衡状态，出现了木亢乘土的现象。

"相克"和"相乘"是有区别的，前者是正常情况下的制约关系，后者是正常制约关系遭到破坏的异常相克现象。在人体，前者为生理现象，而后者为病理表现。但是，近人习惯将相克与反常的相乘混同，病理的木乘土，也称木克土。

（二）相侮规律

侮，即欺侮，有恃强凌弱之意。相侮是指五行中的任何一行本身太过，使原来克它的一行，不仅不能去制约它，反而被它所克制，即反克，又称反侮。五行之间的相侮规律是：木侮金，金侮火，火侮水，水侮土，土侮木。

相侮现象也表现为两个方面，如以木为例：

其一，当木过度亢盛时，金原是克木的，但由于木过度亢盛，则金不仅不能去克木，反而被木所制，使金受损，这叫木反侮金。

其二，当木过度衰弱时，金原克木，木又克土，但由于木过度衰弱，则不仅金来乘木，而且土亦乘木之衰而反侮之。习惯上把土反侮木称之为"土壅木郁"。

相乘相侮均破坏相对协调统一的异常表现。乘侮，都凭其太过而乘袭或欺侮。"乘"为相克之有余，而危害于被克者，也就是某一行对其"所胜"过度克制。"侮"为被克者有余，而反侮其克者，也就是一行对其"所不胜"的反克。为了便于理解，我们将乘侮分

别开来一一加以分析。实际上，相乘和相侮是休戚相关的，是一个问题的两个方面。现在，我们将两者统一起来分析之。例如，木有余而金不能对木加以克制，木过度克制其所胜之土，称为"乘"。同时，木还恃己之强反去克制其"所不胜"的金。反之，木不足，则不仅金来乘木，而且其所胜之土又乘其虚而侮之。

六、他山之石，可以攻玉——借五行理论以释医理

中医学应用五行学说，用事物属性的五行归类方法和五行生克乘侮规律，具体地解释了人体的生理病理现象，并指导着临床诊断和治疗。

（一）密切关联——说明脏腑的生理功能及其相互关系

1. 反映人体组织结构的分属：中医学在五行配五脏的基础上，又根据脏腑组织的性能、特点，将人体的组织结构分属于五行，以五脏（心肝脾肺肾）为中心，以六腑（实际上是五腑：胆、小肠、胃、大肠、膀胱）为配合，支配五体（筋、脉、肉、皮毛、骨），开窍于五官（目、舌、口、鼻、耳），外荣于体表组织（爪、面、唇、毛、发）等，形成了以五脏为中心的脏腑组织的结构系统，从而为藏象学说奠定了理论基础。

2. 反映内外环境的统一：事物属性的五行归类，除了将人体的脏腑组织结构分别属于五行外，同时也将自然界的有关事物和现象进行了归属。例如，人体的五脏、六腑、五体、五官等，反应自然界的五方、五季、五味、五色等。这样就把人与自然环境统一起来。这种归类方法，不仅说明了人体与外界的协调统一。如春应东方，风气主令，故气候温和，气主生发，万物滋生。人体肝气与之相应，肝气旺于春。所以说："随天之五气，地之五行，人之五脏，而应象者也。"（《素问直解》）这样就将人体肝系统和自然春木之气统一起来，从而反映出人体内外环境统一的整体观念。

3. 说明脏腑的生理功能：五行学说，将人体的内脏分别归属于五行，以五行的特性来说明五脏的生理功能。木性曲直，条顺畅达，有生发的特性，故肝喜条达而恶抑郁，有疏泄的功能。火性温热，其性炎上，心属上，故心阳有温煦之功。土性敦厚，有生化万物的特性，脾属土，脾有消化水谷，运送精微，营养五脏、六腑、四肢百骸之功，为气血生化之源。金性清肃，收敛，肺属金，故肺具清肃之性，肺气有肃降之能。水性润下，有寒润、下行、闭藏的特性，肾属水，故肾主闭藏，有藏精、主水等功能。

（二）过则有变——说明脏腑病理变化及其传变规律

由于人体是一个有机整体，内脏之间又是相互资生、相互制约的，因而在病理情况下，脏腑之间是相互影响、相互传变的，其影响和传变规律，一般都用五行学说的生克乘侮规律来加以说明。

五脏在生理上相互联系，在病理上也必然相互影响，本脏之病可以传至他脏，他脏之病也可以传至本脏，这种病理上的相互影响称为传变。从五行学说来说明五脏病变的传变，可以分为相生关系传变和相克关系传变。

1. 相生关系传变：包括"母病及子"和"子病犯母"两个方面。

（1）母病及子：又称"母虚累子"。系病邪从母脏传来，侵入属子的脏器，即先有母脏的症状，后有子脏的症状。如水不涵木，即肾阴虚不能滋养肝水。其临床表现，在肾则为肾阴不足，多见耳鸣、腰酸膝软、遗精等；在肝则为肝之阴血不足，多见眩晕消瘦、乏力，肢体麻木，或手足蠕动，甚则震颤抽掣等。阴虚生内热，故亦现低热、颧红、五心烦热等症。肾属水，肝属木，水能生木，现水不生木，其病由肾及肝，由母传子。

（2）子病犯母：又称"子盗母气"。系病邪从子脏传来，侵入属母的脏器，即先有子

脏的症状，后有母脏的症状。如心火亢盛而致则现心烦或狂躁谵语，口舌生疮，舌尖红赤疼痛等；肝火偏旺，则现烦躁易怒，头痛眩晕，面红目赤等。心属火，肝属木，木能生火，肝为母，心为子，其病由心及肝，由子传母，病情较重。

2. 相克关系传变：包括"相乘"和"相侮"两个方面。

（1）相乘：是相克太过为病。如木旺乘土，又称木横克土。木旺乘土，即肝木克伐脾土。先有肝的症状，后有脾胃的症状。由于肝气横逆，疏泄太过，影响脾胃，导致消化功能紊乱。肝气横逆则现眩晕头痛、烦躁易怒、胸闷胁痛等；及脾则表现为脘腹胀痛、厌食、大便溏泄或不调等脾虚之候；及胃则表现为纳呆、嗳气、吞酸、呕吐等胃失和降之征。由肝传脾，称为肝气犯脾；由肝传胃，称为肝气犯胃。木旺乘土，除了肝气横逆的证候外，往往是脾气虚弱和胃失和降的证候同时存在。肝属木，脾（胃）属土，木能克土，木气有余，相克太过，其病由肝传脾（胃）。病邪从相克方面传来，侵犯被克脏器。

（2）相侮：又称反侮，是反克为害。如木火刑金，由于肝火偏旺，影响肺气清肃，临床表现即有胸胁疼痛、口苦、烦躁易怒、脉弦数等肝火过旺之征，又有咳嗽、咳痰，甚或痰中带血等肺失清肃之候。肝病在先，肺病在后，肝属木，肺属金，金能克木，今肝木太过，反侮肺金，其病由肝传肺，病邪从被克脏器传来。

第二讲
以象论脏的五脏系统
——藏象（脏腑）理论

藏象学说，是中医学的灵魂。所谓"藏"，匿也，深也。潜藏于内，视而不见也，一般是不可直观的。它是指隐藏于人体内的脏腑器官。所谓"象"，其含义有二：一是指内脏的解剖形态，如我们通常所说的心脏，其解剖形象，中医学将它描述为"心象尖圆，形如莲蕊"，就像一个苞而未放的莲蕊；又如肺，它"虚如蜂窝，下无透窍，吸之则满，呼之则虚，一呼一吸，消息自然，司清浊之运化，为人身之橐籥"。是说它的形象像一个蜂窝。橐籥，是古代冶炼用以鼓风吹火的装备，犹今之风箱。橐，外面的箱子；籥，里面的送风管，以此来比喻肺吸进自然界的新鲜氧气，呼出二氧化碳的呼吸运动。二是指内脏的生理功能、病理变化反映于外的征象。故明代著名医家张景岳说："象，形象也。脏居于内，形见于外，故曰藏象。"由此可见，"象"是"藏"的外在反映，"藏"是"象"的内在本质，两者合称为"藏象"。中医学所说的"藏象"，实际上是人体生命本质与形象的统一，其实质是关于人体物质代谢、形态结构、生理功能、病理变化等的高度概括，是一个综合性的概念。藏象学说的理论，现在一般又称为脏腑理论。

心、肝、脾、肺、肾，中医合称为"五脏"。胆、胃、小肠、大肠、膀胱、三焦合称"六腑"。脑、髓、骨、脉、胆、女子胞（子宫）六者合称"奇恒之腑"。它们是人体生命活动的主体，它们的功能活动用以维持着人体有效的生命活动。

那么，脏与腑有什么区别呢？从解剖形象上看，五脏与六腑相对而言，属于五个实体性器官，即形体充实；从功能上看，五脏主要是"藏精气"，即生化和储藏气血、津液、精气等精微物质，主持复杂的生命活动。六腑，属于管腔性器官，多是空腔；从功能上看，六腑是主"传化物"，即受纳和腐熟水谷，传导和排泄糟粕，主要是对饮食物的消化、吸收、输送、排泄的作用。奇恒之腑，奇者，异也；恒者，常也。奇恒之腑，形多中空，与腑相近，内藏精气，又类于脏，似脏非脏，似腑非腑，故称为"奇恒之腑"。

《黄帝内经》说："视其外应，以知其内脏，则知所病矣。"意即通过观察人体外在的种种征象，就可以推知内在脏腑的生理活动、病理变化。这种认识方法，是建立在中医学所说的"有诸内者，必形诸于外"的理论基础上的。这也就是人们通常所说的任何事物的本质，都会通过一定的现象表现出来，而任何现象都在一定程度上反映着事物的本质，因而透过现象能够看到本质。所以，中医藏象学说，就是通过对人体的生理、病理表现于外的征象，来研究人体脏腑的解剖结构、物质基础、生理功能、病理变化及其相互关系的学说。

相应联系的取象思维——中医认知方法论

古代中国人民伴随观察活动发展起来的思维，对现象的特殊兴趣，我们称之为"取象"思维。所谓"取象"是指在对事物的观察过程中，驻足于现象层面，通过对表面之"象"来把握潜在的本质，通过对已有之"象"推测未知领域。这种"取象"传统，积淀为中华民族的科学方法。古人的取象思维从原始的采集、狩猎活动的展开到原始农耕、畜牧方式的出现，进而发展到早期物候、天象、探矿、冶炼、治病等种种知识的产生，几乎无一可以离开观察。

先秦的科学家很早就发现，许多事物的表里之间都存在着相应的确定性联系。例如，在地质学方面，《管子·地数》说："上有丹沙者，下有黄金；上有慈石者，下有铜金；上有陵石者，下有铅、锡、赤铜；上有赭者，下有铁。此山之见荣者也。"这样一种通过"表象"找矿的方法，一直被沿袭下来。古人在实际勘探和采掘中，把握了地上与地下的这种有规律的联系，于是依据这种联系，单纯由地层表面的状况即可判断地下有没有矿，有什么矿。这种认识可能启迪了历代医家，《黄帝内经》的作者们进一步认为世界上没有不可认识的事物，因为联系是普遍存在的，每一事物都与周围事物发生一定联系。当我们不能直接认识某一事物时，可以通过研究与之有关联的其他事物，间接地把握、推知这一事物。这一见解引导人们自觉寻找可能的中介，去探索那些由于条件限制而难以直接把握的奥秘，大大地补充了直观的不足。

然而观察的对象，是观察事物的现象，中国人发现许多事物或性质通常有固定的"象"相伴随。"象"与事物或性质的这种伴随关系是普遍存在的。因此，通过把握某种"象"，就可把握由该种"象"所反映的事物及其本质。事实上，对"象"的利用是人的感觉直观得到良好发育的一个重要标志。而且，对"象"的运用愈普遍、理解愈深刻，也就意味着人的感知系统在一定程度上发展得愈充分，愈完善。但是，往往并不是每一个人或每一个民族都能有效地启用感知系统中的这部分潜能，都能充分地认识"象"对于把握、认识事物及其性质的深刻意义。在相当多的情况下，这种能力是被浪费了，这种意义也被忽略了。中华民族很好地锻炼了感觉直观中的这部分潜能，培育了取象思维能力。

古代中国人在长期的观察活动中，注意到"象"具有各种提示作用。这既包括对于某种存在的提示，也包括对于某种性质的提示，进而既包括对将要发生什么的提示，也包括应当怎么去做的提示。这种取象思维不仅是中国古代农业、冶铸、探矿等许多学科获取认识的重要方法，而且在中医学中得到了更充分的体现和运用。

从医学的角度来说，取象思维也是古代医学家获取知识、经验的重要方法。中医藏象学说，就是通过对"象"的把握去认识人体生理、病理变化，进而形成概念和推测不可直观的东西，是这一理论体系的关键。可见，"取象"培育了中医在活体状态下发现疾病、把握疾病变化的方法。

在解剖基础上的取象推理——藏象学说的形成

藏象学说中的脏和腑不单纯是一个解剖学的概念，要重要的是一个生理学和病理学的概念。藏象学说里某一个脏腑的功能，包括现代医学里几个脏器的功能；而现代医学里一个脏器的功能，可分散在藏象学说的某几个脏腑功能之中。所以，不能把藏象学中的脏腑与现代医学所说的同名脏器完全等同起来。

中医藏象学说的形成及其言某脏腑具有的功能，并非空穴来风，凭空臆造。

其一，它首先是建立在对人体解剖形态学研究基础之上的。解剖学知识，是医学中最基本的知识。早在春秋战国时期中医学家就对人体进行了解剖学的研究。例如，《灵枢·经水》中就有这样的记载："若夫八尺之士，皮肉在此，外可度量切循而得之，其死可解剖而视之，其脏之坚脆，腑之大小，谷之多少，脉之长短，血之清浊，气之多少……皆有大数。"《黄帝内经》更具体地说："咽门……至胃肠一尺六寸。胃纡曲屈，伸之长二尺六寸，大一尺五寸，径五寸，大容三斗五升……肠胃所入至所出，长六丈四寸四分。"（《灵枢·肠胃》）我们估且不论当时的丈、尺、寸，折合为今天的长度单位为几米几厘米，斗、升折合为今天容量单位的多少升、毫升，其他是否与现代医学解剖学的认识相一致，但这样的记载充分说明它是溯源于解剖学的研究所得。更有学者考究认为，这也是"解剖"二字的最早记载。诚然，由于历史技术条件的限制，同时受封建社会"人之发肤，受之父母，不可毁伤"封建礼教的负面影响，人体之躯，乃父母身上掉下来的肉，死了之后还去支离破解，这是大逆不道之举，非但不孝，更为罪也，因而阻碍了中医解剖学的进一步深入发展。故使中医古代解剖学的研究只是宏观的、比较粗糙的"大写意"。

其二，是长期生活实践的观察。历代医家在长期的医疗实践中发现，很多生理、病理现象也很难从单纯解剖形态学的角度得到充分的解释，例如肾虚患者出现的耳鸣、耳聋，肝病患者出现的头晕眼花、视物模糊等。因而转向采取"取象类比"的思维方法来认识人体脏腑的功能。例如，在已知肺主呼吸的基础上，发现人体体表受寒时，会出现鼻塞、流涕、咳嗽、打喷嚏等症，从而得出"肺主皮毛""肺开窍于鼻"的概念推理。又如观察分析人在悲哭时出现抽泣，大喜时心胸舒畅，发怒时面红目赤，思虑过度时食欲减退等现象，从而推理得出喜、怒、忧、思、恐的情志活动分属于五脏的理论。

其三，临床经验的理论升华。中医长期临床经验的大量积累，升华而形成理论概念。通过临床疗效来探索和反证脏腑的生理病理，又使藏象理论不断得到丰富充实和修正完善。例如，食用动物肝脏可治疗夜盲症，多次重复的经验产生了"以脏补脏"的认识，并佐证了"肝开窍于目"的理论；用养血安神的方法，能治疗心悸、失眠等心神不宁之症，从而佐证了"心主神志"等。

有诸内者必形诸于外——控制论黑箱方法

藏象学说虽然有一定的解剖学基础，但主要是着重于"象"的研究。从人体生理和病理的角度来说，是"脏变"决定"象变"，从医生对疾病的认识和诊断过程而言，则是从"象变"去推知"脏变"，这即可称之为"以象论脏"。可见，"藏象"是一个活体的动态的生理病理学概念。人死之后脏腑功能消失，在尸体上就无动态的"象"可言。这种通过观察人体外部征象特征，借以推导内在脏腑功能活动规律"以象论脏"的研究方法，与现代新兴控制论中"黑箱"理论的方法有着惊人的相似之处。

控制论把被研究和控制的对象看作是一个"黑箱"，黑箱的内部结构和性能是未知的，有待探索的。因此，黑箱可定义为：内部结构和性能一时无法直接观测，只能从外部去认识的现实系统。与此相对应的是，一个系统，如果有办法直接观测，因而了解其结构和性能，则它就可以称为"白箱"；如果内部结构只能部分地直接观测，那就是"半透明"的"灰箱"。也就是说，黑箱和白箱可以而且必然要在一定条件下相互转化。正是由于这"横"的和"纵"的两方面含义的相对性，所以在一定程度上说，所有的实物实际上都是"黑箱"。我们从小到老一辈子都在跟"黑箱"打交道。在日常生活中，我们无时无刻都会遇到"黑箱"，而且每个人都会运用黑箱方法。我们看电视，并不需要了解电视机的内部结构，只要了解外部的动作旋钮就可以了，这就是典型例子。研究"黑箱"有两种方法，一是直接打开黑箱，例如，化学家提纯物质，分解成各种元素；生物学家解剖动物、人体、植物；工程师把机器拆成零件等。二是不直接打开黑箱，即在不干扰和破坏研究对象内部结构的条件下，通过对黑箱建立"输入"与"输出"的联系，得出关于研究对象内容的推理，来达到研究它的目的。

控制论的方法论注重的是后者，而不是前者。中医藏象学根据"有诸内者，必形诸于外"的理论，"以象论脏"，正是把人体看作一个"黑箱"，采用不直接打开人体黑箱的方法来研究人体生命活动规律。外面感受自然界风、寒、暑、湿、燥、火"六淫"邪气，内因喜、怒、忧、悲、思、惊、恐"七情"所伤等致病邪气作用于人体，可视为对"人体黑箱"的"输入"；患病之后反映于外的种种症状、体征，则可认为是一种"输出"。输出与输入之间，是有某种确定性关系的。如肺病就会出现咳嗽、气喘，肾病则可出现脱发、耳鸣等。中医辨识病证，就是寻找这种关系。所以，通过观察外部种种征象，借以推导内在脏腑活动规律的"以象论脏"的研究方法，与现代新兴控制论的"黑箱理论"有着惊人的相似之处。这也是中医学具有科学内核的体现之一。

不同于西医的系统划分——独特的五脏系统

为了方便对人体复杂生命活动和疾病的深入研究，医学家们常将人体划分为多个系统。西医学按功能将人体分为呼吸系统、消化系统、泌尿系统、神经系统、心血管系统、内分泌系统等，中医学却是以"五脏"为中心，按脏分系统。

在脏象学说理论中，中医学将：

舌—鼻—目—口—耳，合称为五窍。窍，穴也，空隙也，乃体内相通于体表的孔窍。

脉—毛—筋—肉—骨，合称为五体。体，即形体。指有形态结构的组织器官。

喜—悲—怒—思—恐，合称为五志。志，即情志，是人体对客观外界刺激所表现的情绪反映。

汗—涕—泪—涎—唾，合称为五液。液，乃体表孔窍所分泌的正常液体。

赤—白—青—黄—黑，合称为五色。色，指不同病证可表现的不同颜色。

苦—辛—酸—甘—咸，合称为五味。味，指食物、药物的不同味道。

春—夏—长夏—秋—冬，合称为五季。季，指一年之中寒、热、温、凉的不同季节。

其中长夏是指农历六月间。因一年只有春、夏、秋、冬四季，为与五脏相配属，就将农历六月的最后18天列为长夏与五脏之中的脾相配应。

中医学认为，人体五脏六腑虽然各自具有不同的功能，各司其职，构成一个充满活力的和谐"集体"，但这其中却是以五脏为中心，再联系六腑、五窍、五体、五志、五液、五色、五味、五季等要素，这样就形成了藏象学说所构成的自身整体性和自然环境统一性的五个生理病理系统。

心系统：（五脏）心—（六腑）小肠—（五窍）舌—（五体）脉—（五志）喜—（五液）

汗—（五色）赤—（五味）苦—夏季等。

肺系统：（五脏）肺—（六腑）大肠—（五窍）鼻—（五体）皮毛—（五志）悲—（五液）涕—（五色）白—（五味）辛—秋季等。

肝系统：（五脏）肝—（六腑）胆—（五窍）目—（五体）筋—（五志）怒—（五液）泪—（五色）青—（五味）酸—春季等。

脾系统：（五脏）脾—（六腑）胃—（五窍）口—（五体）肌肉—（五志）思—（五液）涎—（五色）黄—（五味）甘—长夏等。

肾系统：（五脏）肾—（六腑）膀胱—（五窍）耳—（五体）骨—（五志）恐—（五液）唾—（五色）黑—（五味）咸—冬季等。

 # "官职"不同各谋其政——五脏各自的功能

在古今社会体制之中，"官职"不同各有其"岗位职责"。与其类似，中医学认为，五脏六腑各自具有不同"官职"与"职责"，对此《素问·灵兰秘典论》中有一段经典的论述："心者，君主之官也，神明出焉。肺者，相傅之官，治节出焉。肝者，将军之官，谋虑出焉。胆者，中正之官，决断出焉……脾胃者，仓廪之官，五味出焉。大肠者，传导之官，变化出焉。小肠者，受盛之官，化物出焉。肾者，作强之官，伎巧出焉。三焦者，决渎之官，水道出焉。膀胱者，州都之官，津液藏焉，气化则能出矣。凡此十二官者，不得相失也。故主明则下安……主不明则十二官危。"

意思是说，人犹如一国，十二脏腑犹如一国之首脑机关。心为一国之君主，其他脏腑犹如一个个各负其责的官员。君有君的权职，官有官的职能，君臣上下，相互协同，才会有"主明则下安"的安康。反之，则有"十二官危"的疾病。

在这个"行政"中枢内，心为国之君主，肺为国之宰相，肝为国之将军，胆为中正裁判官，脾胃为仓廪官，大肠为运输官，小肠为 A 官，肾为 B 官，等等。官员 ABCD，一个名分，一份责任，上上下下，分工明确，责任到位。

一、君主之官——心

君主，古代国家的最高统治者。中医学将心喻为"君主"，地位最高，是因为心主宰全身生命活动，通过神明来协调各脏腑的功能。藏象学说中的"心"，在中医文献中有"血肉之心"和"神明之心"之别。血肉之心，即指实质性的心脏；神明之心是指脑，中医学把精神意识思维活动归属于心，故有神明之心的说法。正如明代医家李梴在《医学入门》所说："有血肉之心，形如未开莲花，居肺下肝上是也。有神明之心……主宰万事万物，虚灵不昧是也。"

（一）心的职能

1. 血肉之心——主血脉：主为主持、主管之意。血就是血液；脉，即是脉管，为血之府，是血液运行的通道。心主血脉，指心气推动血液在脉中运行而循环周身。心脏和脉管组织上相连，形成一个封闭的系统，成为血液循环的枢纽。心脏不停地搏动，推动血液在全身脉管中循环无端，周流不息，为血液循环的动力。所以说："人心动，则血行于诸经……是主血也。"（《医学入门》）由此可见，心脏、脉和血液所构成的这个相对独立系统的生理功能，都属于心所主，都有赖于心脏的正常搏动。所以《素问·五脏生成》说："诸血者，皆属于心。"清·周学海《读医随笔》说得更为明确："凡人周身百脉之血，发源于心，亦归宿于心，循环不已。"说明中医学早已认识到血液的循环动力在于心。

心主血脉的生理作用，一是行血以输送营养物质。心气推动血液在脉内循环运行，血液运载着营养以供养全身，使五脏六腑、四肢百骸、肌肉皮毛，直至整个身体都获得充分的营养，借以维持其正常的功能活动。二是生血，使血液不断地得到补充。胃肠消化吸收水谷精微，通过脾的主运化作用，上输给心肺，在肺部吐故纳新之后，贯注心脉变化而赤成为血液。

2. 神明之心——主神志：神包括生理和心理活动。在中医学中，神有广义和狭义之分。广义的神，是指整个人体生命活动的外在表现，如整个人体的形象以及面色、眼神、言语、应答、肢体活动姿态等。换言之，凡是机体表现于外的"形征"，都是机体生命活动的外在反映，也就是通常所说的"神气"。狭义的神，是指人的精神、意识、思维活动。现代医学认为，这些活动是由脑所主，而中医学认为是由"神明之心"所主，其意即脑。中医学为什么将脑主"神"的这种功能归属于"心"呢？这与心主血，血养神的功能有关，说明神的活动与心的关系最为密切。

现代医学认为，人的精神、意识和思维活动，属于大脑的生理功能，是大脑对外界事物的反映。但中医学则将人的精神、意识和思维活动归属于心的生理功能。所以，心主神志的实质是指大脑通过感觉器官，接受、反映客观外界事物，进行意识、思维情志等活动。因为藏象理论中，脏腑的概念是一个标志各种功能联系的符号系统，是人体的整体功能模型。中医学将思维活动归之于心，是依据心血充盈与否和精神健旺程度有密切关系而提出来的。从西医角度来看，当心脏发生骤停，大脑缺血的时间越长，大脑的功能越难以恢复，甚至不能恢复。可见，藏象学说中的心既在一定程度上具有解剖学的意义，又是一系列有密切联系的生理病理的综合概念。

中医学"神明之心"与西医学"脑"的"通应"，还涉及中国文化、文字、语言、哲学等，例如，从文字造型来看，大凡涉及用脑想事的这些文字，下面都有一个"心"字，如思、想、念、忍等；我们通常所说的"全心全意""专心致意""心急如焚"，实际当是"全脑全意""专脑致意""脑急如焚"；唯心主义、心理学，实际也当是"唯脑"主义、"脑理"学。

心主神志的生理功能正常，则精神振奋，神志清晰，思维敏捷，对外界信息的反应灵敏和正常。如果心主神志的生理功能异常，不仅可以出现精神意识思维活动的异常，如失眠、多梦、神志不宁，甚至谵狂，或反应迟钝，精神萎靡，甚则昏迷，不省人事等，而且还可以影响其他脏腑的功能活动甚至危及整个生命。人体就像一个国家，君主英明则国家繁荣昌盛，君主昏庸则百姓遭殃。所以《黄帝内经》说："主明则下安……主不明则十二官危。""心动则五脏六腑皆摇。"

（二）心与系统要素的关联

五脏的系统联系，主要体现在"体、华、窍、液、志"的关联方面。

1. 心在体合脉：脉，指脉管，为血液运动的通道，它能约束和促进血液沿着一定的轨道和方向循行。所以中医学称"脉为血之府"，而血液能将营养物质输送到全身各个部分，所以脉间接地起着将水谷精微输送到全身的作用。心在体合脉，一是因为心与脉在结构上直接相连，息息相通，即"心之合脉也"之意。二是脉中的血液循环往复，运动不息，主要依靠心气的推动。心脏是血液循环的枢纽，心气是推动血液运行的动力。所以，心的功能正常，则血脉流畅；心的功能异常，则血行障碍。如心气不足，鼓动乏力，则脉象虚弱；心气不足，血脉不充，则脉来小；心脉瘀阻，血运不畅，则嘴唇发紫等。

2. 心其华在面：华，是光彩之义。其华在面，是说心的功能正常与否，常可从面部的色泽反映出来。由于面部血脉较丰富，全身气血皆可上注于面，所以面部的色泽能反映出心气的盛衰，心血的多少。心功能健全，血脉充盈，循环通畅，则面色红润光泽，奕奕有神；心脉瘀阻，则面色青紫。

3. 心开窍于舌：指舌为心之外候，"舌为心之苗"。舌能主司味觉，又是发音的重要器官。舌虽与五脏相关，而与心之关系更为密切。因为心的经络，均上系于舌。心的气血通过经脉的流注而上通于舌，以保持舌体的正常色泽形态和发挥其正常的生理功能。所以察舌可以测知心脏的生理功能病理变化。心的功能正常，则舌体红活荣润，柔软灵活，味觉灵敏，语言流利。

4. 心在志为喜：指心的生理功能和精神情志的"喜"有关。喜，一般说来，对外界的信息的反应，是属于良性刺激，有益于心的生理功能。但是，喜乐过度，得意妄形，则又可使心神受伤。如心主神志功能过亢，则使人喜笑不止；心主神志的功能不及，则使人易悲。心为神明之主，情志异常，不仅喜能伤心，而且五志过极，均能损伤心神。

5. 心在液为汗：汗液乃津液通过阳气的蒸腾气化后，从汗孔排出之液体。因为汗为津液所化，血与津液又同出一源，因此有"汗血同源"之说。而血又为心所主，汗为血之液，气化而为汗，故有"汗为心之液"之称。由于汗与血液，在生理上有密切联系，故它们在病理上也互相影响。就汗与心的关系而言，汗出过多耗伤心的气血，则见心悸不宁等。由于汗出是阳气蒸发津液的结果，故大汗淋漓也会伤及人的阳气，导致大汗亡阳的危候。

二、相傅之官——肺

肺与心同居胸中，位高近君，犹之宰辅，故称为"相傅之官"。

（一）肺的职能

1. 肺主气：气是人体赖以维持生命活动的重要物质。肺主气包括主呼吸之气和主一身之气两个方面。

（1）肺主呼吸之气：肺为主司呼吸运动的器官，为体内外气体交换的场所。通过肺吸入自然界的清气，呼出体内的浊气，实现了体内外气体的交换。所以《黄帝内经》说："天气通于肺。"肺通过不断地呼浊吸清，吐故纳新，促进气的生成，调节着气的升降出入运动，从而保证了人体新陈代谢的正常进行。正如《医宗必读》所说："肺叶百莹，谓之华盖，以复诸脏，虚如蜂窝，下无透窍，吸之则满，呼之则虚，一呼一吸，消息自然，司清浊之运化。"

肺司呼吸的功能正常，则气道通畅，呼吸调匀。若病邪犯肺，影响其呼吸功能，则见胸闷、咳嗽、喘促、呼吸不利等症状。

（2）肺主一身之气：一是指肺通过呼吸运动，把自然界的清气吸入于肺，又通过胃肠的消化吸收功能，把饮食物变成水谷精气，由脾气升清，上输于肺。自然界的清气和水谷精气在肺内结合，积聚于胸中的上气海（上气海，指膻中，位于胸中两乳之间，为宗气汇聚发源之处），称为"宗气"。宗气上出喉咙，以促进肺的呼吸运动；贯通心脉，行血气而布散全身，以温养各脏腑组织和维持它们的正常功能活动。二是对全身气机进行的调节作用。肺主气的功能正常，则各脏腑之气旺盛，反之气的功能失常，表现为少气不足以息、声低气怯、肢倦乏力等气虚之候。

2. 肺通调水道：通，即疏通；调，即调节；水道，是指水液运行和排泄的通道。肺主通调水道，是指肺气具有推动水液输布排泄、调节体内水液代谢的功能。由于肺在五脏之中其位最高，参与调节水液代谢，所以说"肺为水之上源"。

中医学认为，人体内的水液代谢，是由肺、脾、肾以及小肠、大肠、膀胱等脏腑共同完成的。肺主行水的生理功能，是通过肺气宣发和肃降来实现的。肺气宣发，一是使水液迅速布散到全身"若雾露之溉"以充养、润泽、护卫各个组织器官。二是使一部分被身体利用后的水分，通过呼吸、皮肤、汗孔蒸发而排出体外。肺气肃降，使体内代谢后的水液不断地下行到肾，经肾和膀胱的气化作用，生成尿液而排出体外，保持小便的通利。如果肺气宣降失常，失去行水的职能，水道不调，则可出现水液输布和排泄障碍，表现为水肿，或化生痰饮等病症。

3. 肺主治节：治节，即治理、调节之意。是说人体各脏腑组织之所以依着一定的规律活动，有赖于肺协助心来治理和调节。所以说："肺主气，气调则营卫脏腑无所不治。"（《类经》）肺主治节的作用，主要体现于三个方面，一是肺主呼吸，使人体的呼吸运动有节奏地一呼一吸；二是随着肺的呼吸运动，治理和调节气的升降出入运动，使全身的气机调畅；三是由于调节气的升降出入运动，因而辅助心脏，推动和调节津液的输布、运行和排泄。因此，肺主治节，实际上是对肺的主要生理功能的高度概括。

（二）肺与系统要素的关联

1. 肺在体合皮毛：皮毛，指皮肤、汗腺、毫毛等组织，为一身之表，有分泌汗液，润泽皮肤，调节呼吸和抵御外邪的功能，为保卫机体抵御外邪的屏障。肺与皮肤、汗腺、毫毛的关系，一是肺气宣发，输精于皮毛。肺主气，肺气宣发，使卫气和气血津液输布到全身，以温养皮毛。皮毛由肺得到卫气和气血津液的温养，便能发挥保卫机体、抵御外邪侵袭的屏障作用。肺的生理功能正常，则皮肤致密，毫毛光泽，抵御外邪侵袭的能力亦较强。反之，肺气虚弱，其宣发卫气和输精于皮毛的生理功能减弱，则卫表不固，抵御外邪侵袭的能力低下，而易于感冒，或出现皮毛憔悴枯槁等现象。

2. 肺开窍于鼻：鼻为呼吸出入的通道，具有通气的功能，还有主嗅觉的功能。鼻的嗅觉和通气功能均须依赖于肺气的作用。肺气和利，则呼吸通畅，嗅觉灵敏。正由于鼻为肺窍，故鼻又成为邪气侵犯肺脏的通路。所以在病理上，外邪袭肺，肺气不利，常常出现鼻塞、流涕、嗅觉不灵，甚则鼻翼扇动、咳嗽喘促。

3. 肺在志为悲：忧和悲是非良性刺激的情绪反映，它对人体的主要影响，是使气不断地受到消耗。因肺主气，故悲忧易于伤肺。反之，在肺的生理功能减退时，机体对外来非良性刺激的耐受性就会下降，而易于产生悲和忧的情绪变化。

4. 肺在液为涕：涕是由鼻内分泌的黏液，有润泽鼻窍的功能。在肺的生理功能正常时，鼻涕润泽鼻窍而不外流。若肺感风寒，则鼻流清涕；肺感风热，则鼻流浊涕；如肺躁，则鼻干涕少或无涕。

三、仓廪之官——脾

仓廪，古代藏谷米的地方。藏谷的称为仓，藏米的称为廪。因而脾（胃）被喻为仓廪之官，大概相当于粮食部长之职。

（一）脾的职能

1. 脾主运化：运，即转运输送；化，即消化吸收。脾主运化，是指脾具有把饮食（水谷）化为精微，并将精微物质转输至全身各脏腑组织中去的生理功能，实际上就是对营养物质的消化、吸收和运输的功能。脾的运化功能包括运化水谷和运化水湿两个方面。

（1）运化水谷：就是指对饮食的消化和吸收，即消化饮食物质和运输水谷精微。饮食入胃进行初步消化后，必须依赖于脾的磨谷消食作用，才能将水谷化生为精微。食物经过消化吸收后，其水谷精微又靠脾的转输和散精作用而上输于肺，由肺脏注入心脉，再通过经脉输送全身，以营养五脏六腑、四肢百骸，以及皮毛、筋肉等各个组织器官。五脏六腑维持正常生理活动所必需的营养物质，气血的生成，皆赖脾运化食物精微而成，所以中医学说："脾为后天之本。""气血生化之源。"

脾的运化功能强健，机体的消化吸收功能才能健全，才能为化生气、血、津液等提供足够的养料，才能使全身脏腑组织得到充分的营养，以维持正常的生理活动。反之，若脾失健运，则机体的消化吸收功能因之而失常，就会出现腹胀、便溏、食欲不振以至倦怠、消瘦和气血不足等病理变化。

（2）运化水湿：是指脾对水液代谢的调节作用。在人体内水液代谢过程中，脾在运输水谷精微的同时，还把人体所需要的水液运送到全身各组织中去，以起到滋养濡润作用。又把各组织器官利用后的水液，及时地转输给肾。通过肾的气化作用形成尿液，送到膀胱，排泄于外，从而维持体内水液代谢的平衡。因此，脾运化水湿的功能健旺，既能使体内各组织得到水液的充分濡润，又不致使水湿过多而潴留。反之，如果脾运化水湿的功能失常，必然导致水液在体内的停滞，而产生水湿、痰饮等病理产物，甚则形成水肿。

2. 脾主生血统血：脾主生血：脾运化的水谷精微是血液生成的物质基础。所以张景岳说："血者水谷之精也，源源而来，生化于脾。"（《景岳全书》）脾运化的水谷精微，经过气化作用生成血液。脾气健运，血之化源充足，则血液充盈。若脾失健运，生血物质缺乏，则血液亏虚，出现头晕眼花，面、唇、舌、爪甲颜色淡白等血虚征象。

脾主统血：是指脾气能够统摄周身血液，使之正常运行而不致溢于血脉之外的功能。脾为气血生化之源，气为血帅，血随气行。脾的运化功能健旺，则气血充盈，气能摄血；气旺则固摄作用亦强，血液也不会溢出脉外而发生出血现象。反之，脾的运化功能减退，化源不足，则气血虚亏，气虚则统摄无权，血离脉道，从而导致出血。

3. 脾主升清：升，指上升和输布；清，指精微物质。脾能将水谷精微等营养物质，吸收并上输于肺，再通过心肺的作用化生气血，以营养全身。这种运化功能的特点是以上升为主，所以说"脾气主升"。上升的主要是精微物质，所以说"脾主升清"。脾的升清功能正常，水谷精微等营养物质才能正常吸收和输布，气血充盛，生机盎然能使机体内脏不致下垂。如脾气不能升清，则水谷不能运化，气血生化无源，可出现神疲乏力、头目眩晕、腹胀、泄泻等症状，脾气下陷，则可见久泄脱肛甚或内脏下垂等。

（二）脾与系统要素的关联

1. 脾在体主肌肉、四肢：肉，包括肌肉、脂肪和皮下组织。肌肉居于皮下，附着于骨，有保护内脏、抗御外邪和进行运动的功能。四肢与躯干相对而言，是人体之末，故又称"四末"，具有主管运动和支撑身体的功能。脾为气血生化之源，全身的肌肉，依靠脾所运化的水谷精微来营养，营养充足则肌肉发达丰满，身体健壮。因此，人体肌肉壮实与否，与脾的运化功能强弱有关，如脾气虚弱，营养匮乏，必致肌肉瘦削、软弱无力，甚至痿废不用。

2. 脾其华在唇：唇，指口唇，有上唇和下唇之分。口唇的肌肉由脾所主。因此，口唇的色泽形态可以反映出脾的功能正常与否。如果脾气健运，气血充足，营养良好，则口唇红润有光泽。脾失健运，气血虚少，营养不良，则口唇淡白不华，甚则萎黄不泽。口唇形色，不但是全身气血状况的反映，而且也是脾胃功能状态的反映。

3. 脾开窍于口：口，指口腔，为消化道的最上端，为饮食摄入的门户。口腔有进饮食、辨五味、泌涎液、助消化、磨食物和助发音等功能。脾开窍于口，意即饮食、口味等与脾之运化功能密切相关。脾气健运，则食欲旺盛，口味正常。所以《黄帝内经》说："脾气通于口，脾和则口能知五味矣。"如果脾有病变，就会出现食欲的改变和口味异常，例如，脾失健运，则食欲减退、口淡乏味；湿热困脾，则口腻、口甜；脾气虚弱，则好食甘味等。

4. 脾在志为思：思，即思考、思虑，是人的精神意识思维活动的一种状态。思，虽为脾之志，但亦与心主神明有关，所以说"思发于脾而成于心"（《医学大辞典》）。正常的思考问题，对机体的生理活动并无不良影响，但在思考过度、所思不遂等情况下，就能影响机体的正常运行，导致气滞和气结。就影响脏腑生理功能来说，最明显的是脾的运化功能。若思虑太过，使脾气不行，运化失常，常能导致不思饮食、脘腹胀闷，甚者头目眩晕、心悸、气短、健忘等症状。

5. 脾在液为涎：涎是指唾液中较清稀者。它具有保护和清洁口腔的作用，在进食时分泌较多，还可湿润和溶解食物，使之易于吞咽和消化。在正常情况下，涎液上行于口，但不溢于口外。若脾胃不和，则往往导致涎液分泌急剧增加，而发生口涎自出等现象。

四、将军之官——肝

《黄帝内经》说："肝者，将军之官。"肝之所以被喻为"君主"心的手下"将军"，是与它的功能分不开的。

（一）肝的职能

1. 肝主疏泄：疏，即疏通。泄，即升发，发泄。疏泄，泛指肝具有舒畅、伸展、调达、宣散等综合生理功能。其中最主要的是疏畅调节精神情绪，而情绪主宰人的健康。

现代医学认为，情绪的产生主要是大脑皮质下的中枢在控制，情绪是受自主神经调控的。人的自主神经系统分为交感神经系统和副交感神经系统，控制心脏、血管、胃肠、肾等内脏器官以及外部唾液、泪腺、汗腺等腺体与内分泌系统的功能变化。自主神经系统既能接受外部感觉器官的刺激输入，也能接受来自内脏刺激的输入。因此，人在内在和外界的刺激作用下，伴随着情绪体验，人体内部发生了一系列的生理变化，包括呼吸系统、循环系统、消化系统、内分泌系统、外分泌腺等的相应变化。

中医学认为，人的精神情绪活动，除由心神所主宰外，还与肝的疏泄功能密切相关。在正常生理情况下，肝的疏泄功能正常，肝气升发，既不亢奋，也不抑郁，舒畅条达，则人体就能较好地协调自身的精神情志活动，表现为精神愉快，心情舒畅，理智清朗，思维灵敏，气和志达，血气和平。若肝失疏泄，则易于引起精神情志活动异常。疏泄不及，则肝气郁结，表现为抑郁不乐、孤僻寡欢、多愁善虑、嗳气太息，甚至沉默痴呆、表情淡漠、时欲悲伤啼哭、胸胁胀闷。疏泄太过，则肝气上逆，常引起精神情志活动亢奋，表现为兴奋，可见烦躁易怒、失眠多梦、头胀头痛、面红目赤等症。反之，若在使人大怒的外界事物的刺激下，又常损伤肝脏，导致肝疏泄功能失常。因此又有"暴怒伤肝"之说。

《红楼梦》里的林妹妹之死，就是因于伤感，肝之疏泄不及。看过《红楼梦》的人，对林黛玉之死心痛不已。她死得实在可怜，不但到手的爱情泡了汤，而且天天愁肠，以泪洗面。她死于肺痨，却是因于伤感。从中医学角度视之，病因乃肝之疏泄不及，抑郁过度。肝郁之病，郁郁寡欢，使木在上难有上达之势，致叶少养而枯；在下根须难保吸水之量，木失水助而终有焦竭。疏泄不及，还可致"木郁气聚"而化火，火性炎上，以克肺金，故致咳嗽、吐痰、咯血。久病及肾，肝肾亏耗，体力衰败，致痨虫乘虚袭肺。正所谓"邪之所凑，其气必虚"。肺被虫侵，肺金质弱，更无力制约肝木之郁火暗煎，使"木（肝）侮金（肺）"而肺绝，咯血而亡。

2. 肝主藏血：是指肝脏具有贮藏血液和调节血量的功能。血液来源于水谷精微，生化于脾而藏受于肝。肝内贮存一定的血液，既可以濡养自身，以制约肝的阳气升腾勿使过于亢奋，又可以防止出血。因此，肝不藏血，不仅可以出现肝血不足，阳气升泄太过等病变，而且还可以导致出血。

在正常生理情况下，人体各部分的血液量是相对恒定的。但是，人体各部分的血液，常随着不同的生理情况而改变其血量。当机体活动剧烈或情绪激动时，人体各部分的血液需要量也就相应地增加，于是肝脏所贮藏的血液向机体的外周输布，以供机体活动的需要。当人们在安静休息及情绪稳定时，由于全身各部分的活动量减少，机体外周的血液需要量也相应减少，部分血液便归藏于肝。所谓"人动则血运于诸经，人静则血归于肝脏"。因肝脏具有贮藏血液和调节血量的作用，故肝有"血海"之称。

病理上，肝藏血功能发生障碍时，一是导致血液亏虚，由于肝血不足，分布到全身各处的血液不能满足生理活动的需要。如目失血养，则视物模糊，经脉生养，则筋脉拘急，肢体麻木，屈伸不利；以及妇女肝血不足，血海空虚，则月经量少，甚至闭经等，此为肝无所藏。二是表现为血液妄行，由于肝藏血的功能，含有防止出血之意，若因某些原因，导致肝藏血的功能减退，则可发生出血倾向的病理变化。如吐血，衄血，月经过多，崩漏，此为肝不藏血。

（二）肝与系统要素的关联

1. 肝在体主筋：筋，即筋膜，附着于骨而聚于关节，是联结关节、肌肉的一种组织，筋和肌肉的收缩和弛张，使肢体、关节屈伸、转侧运动自如，筋司运动的功能有赖肝血的滋养。肝血充盛，使肢体的筋膜得到充分的濡养，维持其坚韧刚强之性，肢体关节才能运动灵活，强健有力。在病理上，许多筋的病变都与肝的功能有关。如肝血不足，血不养筋，则可出现肢体麻木，屈伸不利，筋脉拘急，手足震颤等症状。若势邪炽盛燔灼肝之阴血，则可发生四肢抽搐，手足震颤，牙关紧闭等肝风内动之症。

2. 肝其华在爪：爪，指爪甲，包括指甲和趾甲。爪甲为筋延伸到体表的外露部分。肝血的盛衰，可以影响爪甲的荣枯。《黄帝内经》说："肝之合筋也，其荣爪也。"肝血充足，则爪甲坚韧明亮，红润光泽。若肝血不足，则爪甲软薄，枯而色夭，甚则变形或脆裂。

3. 肝开窍于目：眼目，又称"精明"，主要功能是主视觉。在正常情况下，眼睛视物清晰，精彩内含，神光充沛。眼目之所以发挥正常的生理功能，是在心神的支配下，五脏六腑之精气通过血脉皆上注于目的结果。虽然五脏六腑都与目有着内在联系，但其中尤以肝为密切。因为肝主藏血，肝的经脉又上连于目系，所以《黄帝内经》说："肝气通于目，肝和则目能辨五色矣。"因此，肝的功能正常与否，常常在目上反映出来。例如，肝血不足，则视物模糊或夜盲；肝阴亏损，则两目干涩、视力减退；肝火上炎，则目赤肿痛、目睛生翳；肝胆湿热，可见两目发黄；肝风内动可见两目斜视等。

4. 肝在志为怒：怒，即愤怒、恼怒。是人们在情绪激动时的一种情志变化，对于机体的生理活动来说，怒属于一种不良的刺激，可以使气机逆乱，阳气升泄，气血上逆。由于肝主疏泄，阳气升发，大怒则伤肝，可以导致肝的阳气升发太过，血随气逆而呕血，甚则猝然昏不知人。反之，肝的阴血不足，肝的阳气升发太过，则易急躁发怒。

5. 肝在液为泪：肝开窍于目，泪从目出。泪有濡润、保护眼睛的功能。在病理情况下，则可见泪液分泌异常。如肝的阴血不足，泪液分泌减少，两目干涩；肝经湿热，则目眵增多；肝经风热，则迎风流泪等。在极度悲哀的情况下，泪液的分泌也可大量增多。

五、作强之官——肾

在中医学五脏之中，心、肝、脾、肺都被誉封了一个名正言顺的官职，而尽管《黄帝内经》称肾为"作强"之官，但严格地说，"作强"不是一种官职。它的含义指肾主藏精，精能生髓而养骨，所以肾有保持人体精力充沛、强壮矫健的功能，由于它作用强大而有力，所以说它有"作强"的职能。既然其他几个脏都封了官职，那么我们暂且就以《黄帝内经》之说，保留这种称谓吧。

（一）肾的职能

1. 肾主藏精：精是构成人体的基本物质，也是人体生长发育和生命活动的物质基础。所以《黄帝内经》说："精者，生之本也。"肾所藏的精，包括"先天之精"和"后天之精"。先天之精，禀受于父母，与生俱来，是构成胚胎的原始物质，为生命的基础，所以称为"先天之精"。先天之精藏于肾中，出生之后，得到后天之精的不断充实，成为人体生育繁殖的基本物质，故又称"生殖之精"。后天之精，源于饮食水谷，由脾胃所化生。人出生以后，水谷入胃，经过胃的腐熟，再通过脾的运化而化生成精微，并转输到五脏六腑，使之成为脏腑之精。脏腑之精充盛，除供给本身生理活动所需要的以外，其剩余部分则贮藏于肾。当五脏六腑需要这些精微物质给养的时候，肾脏又把所藏之精气，重新供给五脏六腑。肾精的主要作用：

一是促进生殖繁衍。肾精是胚胎发育的原始物质，又能促进生殖功能的成熟。肾精的生成、贮藏和排泄，对繁衍后代起着重要的作用。人的生殖器官的发育及其生殖能力，均有赖于肾。人出生以后，由于先天之精和后天之精的相互滋养，从幼年开始，随着年龄增长，肾精不断充盛，便产生了一种促进和维持生殖功能的精微物质，中医学称为"天癸"。于是，生殖器官发育成熟，男子则能产生精液，女性则月经按时来潮，性功能逐渐成熟，具备了生殖能力。肾精对生殖功能起着决定性的作用，为生殖繁衍之本。如果肾藏精功能失常就会导致性功能异常，生殖功能下降。

二是促进生长发育。人的生长、壮盛、衰老的自然规律，与肾中精气的盛衰密切相关。《素问·上古天真论》说："女子七岁，肾气盛，齿更发长；二七而天癸至，任脉通，太冲脉盛，月事以时下，故有子；三七，肾气平均，故真牙生而长极；四七，筋骨坚，发长极，身体盛壮；五七，阳明脉衰，面始焦，发始堕；六七，三阳脉衰于上，面皆焦，发始白；七七，任脉虚，太冲脉衰少，天癸竭，地道不通，故形坏而无子也。丈夫八岁，肾气实，发长齿更；二八，肾气盛，天癸至，精气溢泻，阴阳和，故能有子；三八，肾气平均，筋骨劲强，故真牙生而长极；四八，筋骨隆盛，肌肉满壮；五八，肾气衰，发堕齿槁；六八，阳气衰竭于上，面焦，发鬓颁白；七八，肝气衰，筋不能动，天癸竭，精少，肾藏衰，形体皆极；八八，则齿发去。"人从幼年开始，肾精逐渐充盛，则有齿更发长等生理现象。到了青年壮年，肾精进一步充盛，机体也随之发育到壮盛期，则真牙生，体壮实，筋骨强健。待到老年，肾精衰退，形体也逐渐衰老，全身筋骨运动不灵活，齿松发脱。肾精为人体的生长发育之根，若肾精亏少，影响到人体的生长发育，则会引起生长发育迟缓、筋骨痿软、未老先衰等。

2. 肾主水液：是指肾具有主持全身水液代谢，调节体内水液代谢平衡的作用。肾主水的功能是靠肾阳对水液的气化来实现的，故肾脏调节水液代谢的作用，中医学称作肾的"气化"作用。人体的水液代谢，一是将水谷精微中具有濡养滋润脏腑组织作用的津液输布周身；二是将各脏腑组织代谢利用后的浊液排出体外。这两方面，均赖肾的气化作用才能完成。在病理上，若肾主水功能失调，气化失职，就会引起水液代谢障碍。小便的生成和排泄发生障碍可引起尿少、水肿，或尿多、尿频等病症。

3. 肾主纳气：纳，即固摄、受纳的意思。肾主纳气，是指肾有摄纳肺吸入之气而调节呼吸的作用。人体的呼吸运动，虽为肺所主，但吸入之气，必须下归于肾，由肾气为之摄纳，呼吸才能通畅、调匀。正常的呼吸运动是由肺肾之间相互协调的结果。所以中医学说："肺为气之主，肾为气之根，肺主出气，肾主纳气，阴阳相交，呼吸乃和。"（《类证治裁》）只有肾气充沛，摄纳正常，才能使肺的呼吸均匀，气道通畅。如果肾的纳气功能减退，摄纳无权，吸入之气不能归纳于肾，就会出现呼多吸少、气短喘促等病理变化。

（二）肾与系统要素的关联

1. 肾在体主骨：因为肾藏精，精生髓而能养骨。髓藏于骨骼之中，称为骨髓。所以肾精充足，则骨髓充盈，骨骼得到骨髓的滋养，才能强劲坚固。由于肾精具有促进骨骼的生长、发育、修复的作用，故称之为"肾主骨"。若肾精虚少，骨髓空虚，就出现骨骼软弱无力，甚至骨骼发育障碍。

齿为骨之余，齿与骨同出一源，也是由肾精所充养，故牙齿的生长与脱落与肾精的盛衰有密切关系。所以，小儿牙齿生长迟缓，成人牙齿松动或早期脱落，都是肾精不足的表现，常用补益肾精的方法治疗。

2. 肾其华在发：毛发之营养来源于血，故中医学称之为"发为血之余"。因为肾藏精，精能化血，精血旺盛，则头毛茂盛而润泽，说明发的生机根源于肾。由于头发为肾之外候，所以发的生长与脱落、润泽与枯槁与肾精的关系极为密切。肾精血充沛，则毛发光泽黑润。肾精不足和阴血亏虚，则可见头发稀疏、枯萎脱落、早白等。

3. 肾开窍于耳及二阴：是指耳的听觉功能、前阴的排尿和生殖功能以及后阴的排便功能与肾密切相关。

肾上开窍于耳：耳是听觉器官，人的听觉属脑的功能。《医林改错》说："两耳通脑，所听之声归于脑。"而肾主藏精，精生髓，脑为髓之海，肾精充盛，髓海得养，则听觉才会灵敏。若肾精不足，髓海失养，两耳失聪，则听力减退，或耳鸣耳聋等。

肾下开窍于二阴：二阴，即前阴和后阴。前阴包括尿道（溺窍）和生殖器（精窍），是排尿和生殖的器官。溺窍内通膀胱，精窍则内通胞室。女子受胎，男子藏精之所，为肾之所司。尿液的贮存和排泄虽属于膀胱的功能，但须依赖肾的气化才能完成。因此肾的气化功能失常，则可见尿频、遗尿、尿失禁，以及尿少或尿闭等。后阴是排泄粪便的通道。粪便的排泄本是大肠的传导功能。但藏象学说常常把大肠的功能统属于脾的运化。脾之运化赖肾以温煦和滋润，所以大便的排泄与肾的功能有关。如肾阴不足，可致肠液枯涸而便秘。肾阳虚衰，温煦无权，而致大便泄泻；甚则肾气不固，则久泄滑脱。

4. 肾在志为恐：恐是人们对事情惧怕的一种精神状态。恐与惊相似，但惊为不自知，事出突然而惊；恐为自知，俗称胆怯。惊或恐，对机体的生理活动来说，是一种不良刺激，能使机体的气机紊乱而致病。惊恐伤肾，恐则气下，使肾气不固，则可见遗精滑精、二便失禁等。正如一句不雅之俗语，"吓得屁滚尿流"。

5. 肾在液为唾：唾与涎同为口津，其中较稠者为唾，较稀薄者为涎。唾液除了具有湿润与溶解食物，使之易于吞咽，以及清洁和保护口腔的作用外，还有滋养肾精之功。因唾为肾精所化，多唾或久唾，则易耗肾精，所以养生家常吞咽津唾以养肾精。

以通为用协助行政——六腑各自的功能

六腑，即胆、胃、小肠、大肠、膀胱、三焦的总称。它们的共同生理功能是"传化物"，其生理特点是"泻而不藏"，"实而不能满"。故有六腑以降为顺，以通为用之说。

一、中正之官——胆

胆与肝相连，附于肝之短叶间，肝与胆又有经脉相互络属。胆是中空的囊状器官，胆内贮藏的胆汁，是一种精纯、清净、味苦而呈黄绿色的精汁。所以胆有"中精之腑"，"清净之腑"，"中清之腑"之名。胆为六腑之一，但胆藏精汁，又与五脏"藏精气"作用相似，由于这个生理特点，所以胆又属于奇恒之腑之一。

胆的职能

1. 贮藏和排泄胆汁：胆汁来源于肝脏，由肝之余气所化生，然后进入胆腑贮藏，并通过输胆管排泄于小肠。贮藏于胆腑的胆汁，由于肝的疏泄作用，使之排泄注入肠中，以促进饮食物的消化。若肝胆的功能失常，胆汁的分泌与排泄受阻，就会影响脾胃的消化功能，而出现厌食、腹胀、腹泻等消化不良症状。若湿热蕴结肝胆，以致肝失疏泄，胆汁外溢，浸渍肌肤，则发为黄疸，以目黄、尿黄为特征。胆气以下降为顺，若胆气不利，气机上逆，则可出现口苦、呕吐苦水等。

2. 胆主决断：是指胆在精神意识思维活动过程中，具有判断事物，作出决定的能力，对于防御和消除某些精神刺激的不良影响，以维持和控制气血的正常运行，确保脏器之间的协调关系有着重要的作用。胆气豪壮者，剧烈的精神刺激对其所造成的影响不大，且恢复也较快，所以说气以胆壮，邪不可干。胆气虚弱的人，在受到精神刺激的不良影响时，则易于形成疾病，表现为胆怯易惊、善恐慌、失眠、多梦等精神情志病变。

二、仓廪副官——胃

胃位于膈下，腹腔上部，上接食管，下通小肠。胃又称胃脘，分上、中、下三部：胃的上部称为上脘，包括贲门；下部称为下脘，包括幽门；上下脘之间称为中脘。贲门上接食管，幽门下接小肠，为饮食入胃腑的通道。

（一）胃的职能

1. 胃主受纳水谷：受纳，是接受和容纳之意。饮食入口经过食管，容纳于胃腑，故称胃为"水谷之海"。机体的生理活动和气血津液的化生，都需要依靠饮食物的营养，所以又称胃为气血之海。胃是接受容纳饮食物的器官，若胃有病变，就会影响胃的受纳功能，而出现纳呆、厌食、胃脘胀闷等症状。

2. 胃主腐熟水谷：腐熟，是饮食物经过胃的初步消化，形成食糜的意思。胃接受由口进入之水谷后，依靠胃的腐熟作用，将水谷变成食糜，经过初步消化的食糜则下行于小肠。胃所受纳之食，经过腐熟后，下移于小肠，不断更新，形成了胃的消化过程。如果胃的腐熟功能低下，就出现胃脘疼痛、食物消化不良等食滞胃脘之候。

胃主受纳和腐熟水谷的功能，必须和脾的运化功能相配合，才能使水谷化为精微，以化生气血津液，供养全身，故脾胃又合称为后天之本、气血生化之源。饮食营养和脾胃的消化功能，对人体生命和健康至关重要。

（二）胃的特性

1. 胃主通降：饮食物入胃，经过胃的腐熟，初步进行消化之后，必须下行入小肠，再经过小肠的分清泌浊，其浊者下移于大肠，然后变为大便排出体外。这是由胃气下行作用而完成的，所以胃气贵通降，以下行为顺。中医学以脾胃升降来概括整个消化系统的生理功能。因此，胃的通降作用，包括小肠将食物残渣下输于大肠和大肠传化糟粕的功能在内。脾宜升则健，胃宜降则和，脾升胃降，彼此协调，共同完成饮食物的消化吸收。

胃之降浊是受纳的前提条件。所以胃失通降，饮食物及残渣就不能下行，停留于胃，不仅可以影响食欲，而且也可导致浊气上逆，从而出现纳呆脘闷，胃脘胀满或疼痛、大便秘结等胃失和降之症。如果胃气不仅不降反而上冲，则可发生恶心、呕吐、呃逆、嗳气等胃气上逆之候。又因脾胃居中，为人体气机升降的枢纽，所以胃气不降，不仅直接导致中焦不和，而且也影响其他脏腑的气机升降，从而出现各种病理变化。

2. 喜润恶燥：指胃内应保持充足的津液，以利饮食物的受纳和腐熟。这是一方面胃下传、腐熟饮食物，需要阴液的滋养濡润；另一方面，胃在不断蠕动搅拌腐熟食物过程中，容易产热耗伤阴液，所以说"胃喜润恶燥"。病理上，胃阴不足，可见口渴、饥不欲食、胃脘嘈杂等症。

三、受盛之官——小肠

小肠位于腹中，是一个中空的管状器官，上端接幽门与胃相连，下端接阑门与大肠相连。小肠与心之间有经络相通，二者互相络属，故小肠与心相表里。

小肠的职能

1. 主受盛化物：受盛者，接受，以器盛物之意；化物，变化、消化、化生之谓。小肠的受盛功能，一是指小肠盛受了由胃腑下移而来的初步消化的饮食物，起到容器的作用；二是指经胃初步消化的饮食物，在小肠内必须停留一定的时间，以利小肠对其进一步消化和吸收，将水谷化为可以被机体利用的营养物质。在病理上，小肠受盛功能失调、传化停止，则气机失于通调，滞而为痛，表现为腹部疼痛等。如化物功能失常，可以导致消化、吸收障碍，表现为腹胀、腹泻、便溏等。

2. 主泌别清浊：泌，即分泌；别，即分别。所谓泌别清浊，是指小肠承受胃中的饮食物，在进一步消化的同时，并随之进行分泌清浊的过程。分清，就是将饮食物中的精华部分，包括饮料化生的津液和食物化生的精微，进行吸收，再通过脾升清散精的作用，上输心肺，输布全身，供给营养。别浊则体现为两个方面：其一，是将饮食物的残渣糟粕，通过阑门传送到大肠，形成粪便，经肛门排出体外；其二，是将剩余的水分经肾脏气化作用渗入膀胱，形成尿液，经尿道排出体外。因为小肠在泌别清浊过程中，参与了人体的水液代谢，故有"小肠主液"之说。所以张景岳说："小肠居胃之下，受盛胃中水谷而分清浊，水液由此而渗入前，糟粕由此而归于后，脾气化而上升，小肠化而下降，故曰化物出焉。"（《类经》）

小肠分清别浊的功能正常，则水液和糟粕各走其道，而二便正常。若小肠功能失调，清浊不分，水液归于糟粕，即可出现水谷混杂，便溏泄泻等。因"小肠主液"，故小肠分清别浊功能失常不仅影响大便，而且也影响小便，表现为小便短少。

四、传道之官——大肠

大肠位于腹腔之中，其上口在阑门处与小肠相接，其下端紧接肛门，为传导糟粕、排泄粪便的器官。大肠与肺有经脉相连相互络属，故互为表里。

大肠的职能

1. 主传导糟粕：大肠接受由小肠下移的饮食残渣，再吸收其中多余的水分，使之形成粪便，经肛门而排出体外。所以大肠的主要功能是传导糟粕，排泄大便。大肠有病，传导失常，主要表现为大便质和量的变化和排便次数的改变。如大肠传导失常，就会出现大便秘结或泄泻。若湿热蕴结于大肠，大肠气滞，又会出现腹痛、里急后重、下痢脓血等。

2. 大肠主津：大肠接受由小肠下注的包含物残渣和剩余水分之后，将其中的部分水液重新再吸收，使残渣糟粕形成粪便而排出体外。大肠这种重新吸收水分功能，说明大肠与体内水液代谢有关。所以大肠的病多与津液有关。如大肠虚寒，无力吸收水分，则水谷杂下，出现肠鸣、腹痛、泄泻等。大肠实热，消烁水分，肠液干枯，肠道失润，又会出现大便秘结不通之症。

五、州都之官——膀胱

膀胱位于下腹部，大肠之前，其上有输尿管与肾脏相通，其下有尿道，开口于前阴，称为溺窍。

膀胱的职能

1. 贮存尿液：在人体津液代谢过程中，水液通过肺、脾、肾三脏的作用，布散全身，发挥濡润肌体的作用。被人体利用之后，即是"津液之余"者，下归于肾。经肾的气化作用，升清降浊，清者回归体内，浊者变成尿液，下输于膀胱。所以说："津液之余者，入胞脬则为小便。""小便者，水液之余也。"（《诸病源候论》）说明津液缺乏，则小便短少；反之，小便过多也会丧失津液。

2. 排泄小便：尿贮存于膀胱，达到一定容量时，通过气化作用，可及时地自主地从溺窍排出体外。膀胱的贮尿和排尿功能，全赖于肾的气化功能。所谓膀胱气化，实际上，属于肾的气化作用。

六、决渎之官——三焦

三焦是上焦、中焦、下焦的合称，为六腑之一。它是分布于胸腹腔的一个大腑，惟三焦最大，无与匹配，故有"孤府"之称。正如张景岳所说："三焦者，确有一腑，盖脏腑之外，躯壳之内，包罗诸脏，一腔之大腑也。"（《类经》）

（一）三焦的职能

1. 通行元气：元气（又称原气）是人体最根本之气，根源于肾，由先天之精所化，赖后天之精以养，为人体脏腑阴阳之本，生命活动的原动力。元气通过三焦而输布到五脏六腑，充沛于全身，以激发、推动各个脏腑组织的功能活动。所以说三焦是元气运行的通道。气化运动是生命的基本特征。三焦能够通行元气，元气为脏腑气化活动的动力，因此，三焦通行元气功能，关系到整个人体的气化作用。所以说："三焦者……总领五脏六腑营卫经络，内外上下左右之气也。三焦通，则内外上下皆通也。其于周身灌体，和调内外，营左养右，导上宣下，莫大于此者也。"（《中藏经》）

2. 通行水液：《素问·灵兰秘典论》说"三焦者，决渎之官，水道出焉"。决，疏通之意，渎，沟渠。人体的饮食水谷，特别是水液的吸收，输布排泄，是由多个脏器参加共同完成的一个复杂的生理过程，其中三焦起着重要的作用。所以《难经·三十一难》说：

"三焦者，水谷之道路。"三焦有疏通水道，运行水液的作用，是水液升降出入的通路。如果三焦水道不利，则肺、脾、肾等输布调节水液代谢的功能难以发挥其应有的生理效应。所以，又把水液代谢的协调平衡作用，称为"三焦气化"。

（二）三焦的特性

1. 上焦如雾：上焦，一般是指横膈以上的胸部，主要包括心、肺。"上焦如雾"是指上焦主宣发卫气，敷布精微的作用。上焦接受来自中焦脾胃的水谷精微，通过心肺的宣发敷布，布散于全身，发挥其营养滋润作用，若雾露之溉。故称为"上焦如雾"。雾，是形容轻清的水谷精气弥漫的状态。因上焦接纳精微而布散，故又称"上焦主纳"。

2. 中焦如沤：中焦，是指横膈至脐之间的部位，主要包括脾、胃。"中焦如沤"是指脾胃运化水谷，化生气血的作用。胃受纳腐熟水谷，由脾之运化而形成水谷精微，以此化生气血，并通过脾的升清转输作用，将水从精微上输于心肺以濡养周身。因为脾胃有腐熟水谷、运化精微的生理功能，故称为"中焦如沤"。沤，是形容脾胃腐熟运化水谷的生理功能状态。因中焦之运化精微，故称为"中焦主化"。

3. 下焦如渎：下焦，是指脐以下至耻骨之间的部位，主要包括小肠、大肠、肾和膀胱等。"下焦如渎"是指肾、膀胱、大小肠等脏腑主分别清浊，排泄废物的作用。下焦将饮食物的残渣糟粕传送到大肠，变成粪便，从肛门排出体外，并将体内剩余的水液，通过肾和膀胱的气化作用变成尿液，从尿道排出体外。这种生理过程具有向下疏通，向外排泄之势，故称为"下焦如渎"。渎，是沟渠、水道的意思，形容水浊不断向下疏通，向外排泄的状态。因下焦疏通二便、排泄废物，故又称"下焦主出"。

综上所述，可知三焦关系到饮食水谷受纳、消化吸收与输布排泄的全部气化过程，所以说它是通行元气，运行水谷的通道，是人体脏腑生理功能的综合。实际上，三焦就是脏腑全部功能的总体。

 # 别于其常辅助执政——奇恒之腑的功能

脑、髓、骨、脉、胆、女子胞，总称奇恒之腑。奇恒之腑的形态似腑，多为中空的管腔性器官，而功能似脏，主藏精气。其中除胆为六腑之一外，其余的都没有表里配合，也没有五行的配属，而与奇经八脉有关。

一、元神之府——脑

脑，指脑腔，上至颅内，下至风府，内藏脑髓，所以《灵枢·海论》说："脑为髓之海。"脑髓不但与脊髓相通，上至脑，下到尾骶，皆精髓升降之道路，而且和全身的精髓有关，所以《素问·五脏生成》说："诸髓者皆属于脑"。

脑的职能

1. 脑主精神思维："脑为元神之府。"（《本草纲目》）主持精神思维活动。正如清·汪切庵所说："今人每记忆往事，必闭目上瞻而思索之，此即凝神于脑之意也。"（《本草备要》）其后，清·王清任则明确地说："灵机记性不在心在脑。"（《医林改错》）说明脑具有主持精神思维活动的功能。脑主精神思维的功能正常，则精神饱满，意识清楚，思维灵敏，记忆力强，语言清晰，情志正常。如果这种功能失常，或精神错乱，躁动不安，举止失常，妄动妄言等，此为神明之乱之实证。或精神萎靡，思想迟钝，头晕目眩，耳鸣耳聋，膝胫酸软，四肢乏力，记忆力下降等，此为之虚者。

2. 脑主感觉运动：自《黄帝内经》以后，中医学把视觉、听觉、嗅觉、言语等感觉功能皆归属于脑。正如明·王惠源所说："五官居于身上，为知觉之具，耳目口鼻聚于首，最显最高，便于接物。耳目口鼻之所导入，最近于脑，必以脑先受其象而觉之，而寄之，而存之也。"清·王清任则更加明确地说："两耳通脑，所听之声归脑；两目系如线长于脑，所见之物归脑，鼻通于脑，所闻香臭归于脑，小儿周岁脑渐生，舌能言一二字。"（《医林改错》）脑主感觉运动功能正常，则视物精明，听力正常，嗅觉灵敏，感觉正常。若其功能失常，不论虚实，都会表现为听觉失聪，视物不明，嗅觉不灵，感觉迟钝。

藏象学说将脑的生理病理统归于心而分属于五脏，认为心是君主之官，五脏六腑之大主，神明之所出，精神之所舍。把人的精神意识和思维活动统归于心，称为"心藏神"。但是又把神分为神、魄、魂、意、志五种不同的表现，分别归属于心、肝、肺、脾、肾五脏，"心藏神，肺藏魄，肝藏魂，脾藏意，肾藏志。"（《素问·宣明五气》）此即所谓"五神脏"。其中特别与心、肝、肾的关系更为密切，尤以肾为最。因为心主神志，虽然五脏皆藏神，但都是在心的统领下而发挥作用。肝主疏泄，又主谋虑，调节精神情志。肾藏精，精生髓，髓聚于脑，故脑的生理与肾的关系尤为密切。肾精充盈，髓海得养，脑的发育健全，则精力充沛，耳聪目明，思维敏捷，动作灵巧。若肾精亏少，髓海失养，脑髓不足，可见头晕、健忘、耳鸣，甚则记忆减退、思维迟钝等症。

二、精髓之府——髓

髓，是髓腔，内藏精髓。精髓以先天之精为物质基础，并得到后天之精的不断补充。髓有骨髓、脊髓和脑髓之分。

髓的职能

1. 充养脑髓：脑为髓海，精髓不断地补益充养脑髓，则精力充沛、耳聪目明、智力发达，以维持脑的正常生理功能。若先天不足或后天失养，导致髓海空虚，则可出现头晕耳鸣、两眼昏花、腰胫酸软、记忆减退，或小儿发育迟缓、囟门迟闭、身体矮小、智力动作迟钝等症状。

2. 滋养骨骼：髓藏骨者，称为骨髓。骨赖髓以充养，肾精充足，骨髓生化有源，骨骼得到骨髓的滋养，则生长发育正常，才能保持其坚刚之性。所以说："盖髓者，肾精所生，精足则髓足；髓在骨内，髓足则骨强，所以能作强而才力过人也。"（《医经精义》）若肾精亏虚，骨髓失养，就会出现骨骼脆弱无力，或发育不良等。

3. 化生血液：肾藏精，精生髓，骨为髓之府，"骨髓坚固，气血皆从"（《素问·生气通天论》）。骨髓是造血器官，骨髓可以生血，精髓为化血之源。因此，血虚证，常可用补肾填精之法治之。

三、支架之府——骨

骨，指骨腔，内藏骨髓。

骨的职能

1. 贮藏骨髓：骨为髓府，髓藏骨中，所以说骨有贮藏骨髓的作用。骨髓能充养骨骼，使之坚壮刚强。骨所以能支持形体，实赖于骨髓之营养，骨得髓养，才能维持其坚刚之性。若精髓亏损，骨失所养，会出现不能久立，行则振掉之候。

2. 支持形体：骨具坚刚之性，能支持形体，保护脏腑，为人身之支架。所以说："骨为干。"（《灵枢·经脉》）人体赖骨骼为主干，支撑身形，以维持一定的形态。

3. 主管运动：人身的筋膜附着于骨骼。骨骼能紧张肌肉，筋肉的张缩和骨骼的收展，便形成人体的运动，一切运动都离不开骨骼的作用。

四、血行之府——脉

脉，指脉管，为气血运行的通道。所以《灵枢·决气》说："壅遏营气，令无所避，是谓脉。"脉与心肺有着密切的联系，心与脉在结构上直接相连。而血在脉中运行，赖气之推动。心主血，肺主气，脉运载血气，三者相互合作，才能完成气血的循环运行。因此，脉遍布周身内外，而与心肺的关系尤为密切。因脉是气血运行的通道，所以习惯上常"血脉"并称。

脉的职能

1. 运行气血：脉为血之府，脉能约束和促进气血，使之循着一定的轨道和方向运行。饮食物经中焦脾胃的消化吸收，产生水谷精微，通过血脉输送到全身，为全身各脏腑的生理功能活动提供充足的营养。如果脉不能约束气血或脉道损伤，则会导致出血；脉道不利，则使血行迟缓或瘀滞等。

2. 传递信息：脉为气血运行的通道，人体各脏腑组织与血脉息息相通，而脉与心又密切相连。心气推动血液在脉管中流动时产生的搏动，谓之脉搏。脉象的形成，不仅与血、心、脉有关，而且与全身脏腑功能活动也有密切关系。人体气血之多寡，脏腑功能之盛衰，均可通过脉搏反映出来。因此，脉搏是全身信息的反映。

五、生殖之府——女子胞

女子胞，又称胞宫、胞脏、子宫、子脏，位于小腹部，在膀胱之后，直肠之前，下口（又称子门）与阴道相连，呈倒置的梨形，是女性的内生殖器官。

女子胞的职能

1. 主持月经：女子胞是女子发育成熟后主持月经的器官。当女子到了十四岁左右，由于肾气旺盛，子宫发育完成，在天癸的作用下，冲脉旺盛，任脉通畅，月经开始按时来潮。到了五十岁左右，又因为肾气渐衰，天癸竭绝，使冲任不足，就会逐渐出现月经紊乱，乃至绝经。

2. 孕育胎儿：女子发育成熟，月经按时来潮后，就具备了生殖能力和养育胞胎的作用。受孕之后，女子胞就是保护胎元，孕育胎儿的主要器官。所以《类经》说："女子胞，子宫是也。亦以出纳精气而成胎孕者为奇。"《医经精义》亦说："女子胞，一名子宫，乃孕子之处。"

 团结一致协同配合——脏腑之间的关系

人体是一个统一的有机整体，它是由脏腑，经络等许多组织器官所构成的，各脏腑、组织、器官的功能活动不是孤立的，而是整体活动的一个组成部分。它们不仅在生理上互相联系、互相依赖、互相制约，而且还以经络为联系渠道，在各脏腑之间相互传递各种信息，在气血津液环周于全身情况下，形成了一个非常协调和统一的整体。所以，在病理上，也是按着一定规律相互传变、相互影响的。

一、脏与脏的关系

脏与脏之间的关系，即五脏之间的关系。心、肺、脾、肝、肾五脏各具不同的生理功能和特有的病理变化，但脏与脏之间不是孤立的而是彼此密切联系着的。

脏与脏之间的关系不单是表现在形态结构方面，更重要的是它们彼此之间在生理活动和病理变化有着必然的内在联系。因而形成了脏与脏之间相互资生、相互制约的关系。

五脏之间的这种互相联系和具有内部规律的认识是对五脏系统生理活动规律的总结。所以，必须从各脏的生理功能来阐释其相互之间的关系，才能真正揭示出五脏的自动调节机制。

1. 心与肺：心肺同居上焦。心主血，肺主气；心主行血，肺主呼吸。心与肺之间的关系，主要是气和血的相关。

心主血脉，上朝于肺；肺主宗气，贯通心脉。两者相互配合，保证气血的正常运行，维持机体各脏腑组织的新陈代谢。所以说，气为血之帅，气行则血行；血为气之母，血至气亦至。气属阳，血属阴，血的运行虽为心所主，但必须依赖肺气的推动；积存于肺部的宗气，要贯通心脉，得到血的运载，才能敷布到全身。

肺朝百脉，助心行血，是血液正常运行的必要条件。只有正常的血液循环，才能维持肺主气功能的正常进行。由于宗气具有贯心脉而司呼吸的生理功能，从而加强了血液循环和呼吸之间的协调平衡。因此，宗气是联结心之搏动和肺之呼吸两者之间的中心环节。心与肺，血与气，是相互依存的。所以，若仅有血而无气的推动，则血失统帅而瘀滞不行。如果仅有气而无血的运载，则气无所依附而涣散不收。

在病理上，心与肺的相互影响，也主要表现在气和血两个方面。若肺气虚弱，宗气生成不足，则推动心血无力，或肺气壅滞，气机不畅，均可影响心的行血功能，使血行瘀阻，出现胸闷、心悸、气短、面唇青紫等症；反之，若心气不足，心阳不振，致使血行不畅，瘀阻心脉，也会影响肺的宣发和肃降，从而出现咳嗽、气喘、胸闷，甚至咳吐泡沫血痰等。

2. 心与脾：心主血而行血，脾主生血统血，所以心与脾的关系，主要是主血与生血、行血与统血的关系。心与脾的关系主要表现在血的生成和运行两个方面。

（1）血液的生成方面：心主血脉而生血，脾主运化为气血生化之源。心血赖脾气转输的水谷精微以化生，而脾的运化功能又有赖于心血的不断滋养和心阳的推动，并在心神的统率下维持其正常的生理活动。所以说："脾之所以能运行水谷者，气也，气虚则凝滞而不行。得心火以温之，乃健运而不息，是为心火生脾土。"（《医碥》）脾气健运，化源充足，则心血充盈；心血旺盛，脾得濡养，则脾气健运。所以说："脾气入心而变为血，心之所主亦借脾气化生。"（《济阴纲目》）

（2）血液运行方面：血液在脉内循行，既赖心气的推动，又靠脾气的统摄，使血液循经运行而不溢于脉外。可见血能正常运行而不致妄行，主要靠脾气的主宰和统摄。所以有"诸血皆运于脾"（《类证治裁》）之说。

在病理上，心与脾的相互影响，主要表现在血液的生成和运行方面的功能失调。若心血不足，不能荣养于脾，或思虑过度，劳伤心神，均可使脾失健运；若脾气虚弱，运化失职，气血化源不足，或脾不统血，失血过多，均可导致心血不足。心脾两脏病变相互影响，从而出现心悸心慌、失眠多梦、食少腹胀、肢倦便溏、面色无华等"心脾气血两虚"之证候。

3. 心与肝：心主血，肝藏血；心主神志，肝主疏泄，调节精神情志。所以，心与肝的关系，主要表现在血液和神志两个方面。

（1）血液方面：心主血，是一身血液运行的枢纽；肝藏血是贮藏和调节血液的重要脏器。两者相互配合，共同维持血液的运行。所以说："肝藏血，心行之。"（王冰注《黄帝内经·素问》）。全身血液充盈，肝有所藏，才能发挥其贮藏血液和调节血量的作用，以适应机体活动的需要，心亦有所主。心血充足，肝血亦旺，肝所藏之阴血，具有濡养肝体制约肝阳的作用。所以肝血充足，肝体得养，则肝之疏泄功能正常，使气血疏通，血液不致瘀滞，有助于心主血脉功能的正常运行。

（2）神志方面：心主神志，肝主疏泄。人的精神、意识力思维活动，虽然主要由心主宰，但与肝的疏泄功能亦密切相关。血液是神志活动的物质基础。心血充足，肝有所藏，则肝之疏泄正常，气机调畅，气血和平，精神愉快。肝血旺盛，制约肝阳，使之勿亢，则疏泄正常，使气血运行无阻，心血亦能充盛，心得血养，神志活动正常。由于心与肝均依赖血液的濡养滋润，阴血充足，两者功能协调，才能精神饱满，情志舒畅。

在病理上，心与肝的相互影响，主要反映在血液不足和神志不安两个方面。若心血不足，肝血亦因之而虚；肝血不足，心血亦因之而损；因而临床上心肝两脏血虚证常同时并见，表现为既有心悸、失眠、健忘等心血虚证，又有视物昏花、头晕目眩、月经量少等肝血虚证的病证。若情志过极，化火伤阴，常导致心肝火旺，出现急躁易怒、心烦失眠等精神神志失常之症。

4. 心与肾：心居胸中，属阳，在五行属火；肾在腹中，属阴，在五行属水。心肾之间相互依存，相互制约的关系，称为"心肾相交"。这种关系遭到破坏形成的病理状态，称为"心肾不交"。心与肾之间的关系，主要表现在阴阳、水火、精血的动态平衡，相互协调以维持人体的正常生理功能方面。

（1）水火既济：从阴阳、水火的升降理论来说，在上者宜降，在下者宜升，升已而降，降已而升。心位居于上而属阳，主火，其性主动；肾位居于下而属阴，主水，其性主静。心火必须下降于肾，与肾阳共同温煦肾阴，使肾水不寒。肾水必须上济于心，与心阴共同涵养心阳，使心火不亢。所以说："肾无心之火则水寒，心无肾之水则炎炽。心必得肾水以滋润，肾必得心火以温暖。"（《傅青主女科》）在正常生理状态下，这种水火既济的关系，是以心肾阴阳升降的动态平衡为其重要条件的。所以说："人之有生，心为之火，居上；肾为之水，居下；水能升而火能降，一升一降，无有穷已，故生意存焉。"（《格致余论》）水就下，火炎上，水火上下，名之曰交，交为既济。心与肾上下、水火、动静、阴阳相济，使心与肾的阴阳协调平衡，构成了水火既济、心肾相交的关系。

（2）精血互生：心主血，肾藏精，精和血都是维持人体生命活动的必要物质。精血之间相互资生，相互转化，血可以化而为精，精亦可化而为血。精血之间的相互资生为心肾相交奠定了物质基础。

（3）精神互用：心藏神，为人体生命活动的主宰，神全可以益精。肾藏精，精舍志，精能生髓，髓汇于脑。积精可以全神，使精神内守。精为神之宅，神为精之象。人的神志活动，不仅为心所主，而且与肾密切相关。所以《推求师意》说："心以神为主，阳为用；肾以志为主，阴为用。阳则气也、火也；阴则精也、水也。凡乎水火既济，全在阴精上承，以安其神；阳气下藏，以安其志。"精是神的物质基础，神是精的外在表现，神生于精，志生于心，亦心肾交济之义。

在病理上，心与肾之间的关系，主要表现在阴阳水火精血之间的动态平衡失调。若肾阴不足，不能上济于心；或心火亢盛，下劫肾阴，常表现为心烦失眠、心悸怔忡、眩晕耳鸣、腰膝酸软，或男子遗精、女子梦交的心肾阴虚火旺的"心肾不交"证。若心阳亏虚，不能下温肾水；或肾阳虚衰，不能温化水液，可表现为水肿尿少、形寒肢冷、面色㿠白、心悸怔忡，甚至喘咳不得卧等症"水气凌心"证。

5. 肺与脾：脾主运化，为气血生化之源；肺司呼吸，主一身之气。脾主运化，为胃行其津液；肺主行水，通调水道。所以，脾和肺的关系，主要表现在气的生成与津液的输布两个方面。

（1）气的生成方面：肺主气，脾益气，肺司呼吸而纳清气，脾主运化而化生水谷精气，上输于肺，两者结合化为宗气（后天之气）。宗气是全身之气的主要物质基础。脾主运化，为气血生化之源，但脾所化生的水谷之气，必赖肺气的宣降才能敷布全身。而肺在生理活动中所需要的津气，又要靠脾运化的水谷精微来充养，故脾能助肺主气。所以说："脾为元气之本，赖谷气以生，肺为气化之源，而寄养于脾也。"（《薛生白医案》）因此，肺气的盛衰在很大程度上取决于脾气的强弱，故有"肺为主气之枢，脾为生气之源"之说。肺司呼吸和脾主运化功能是否健旺，与气之盛衰有着密切关系。

（2）水液代谢方面：肺主行水而通调水道，脾主运化水湿，为调节水液代谢的重要脏器。人体的津液由脾上输于肺，通过肺的宣发和肃降而布散至周身及下输膀胱。脾之运化水湿赖肺气宣降的协助，而肺之宣降靠脾之运化以资助。脾失健运，水湿不化，聚湿生痰而为饮、为肿，影响及肺则肺失宣降而喘咳。其病在肺，而其本在脾。故有"脾为生痰之源，肺为贮痰之器"之说。反之，肺病日久，又可影响于脾，导致脾运化水湿功能失调。

在病理上，肺脾二脏的相互影响，主要在气的生成不足和水液代谢失常两个方面。若脾气虚弱，生气不足，常导致肺气亏虚；或肺病日久，又常影响脾的运化；从而出现食少、腹胀、便溏、体倦乏力、咳嗽气喘、少气懒言等的脾肺气虚之证。若脾失健运，水湿内停，聚而为痰为饮，则可影响肺的宣发与肃降；肺主通调水道的功能失常，水湿停聚，脾喜燥恶湿，则又导致脾主运化的功能失司；因而出现食少困重、腹胀便溏、咳嗽痰多，甚至水肿等病症。

6. 肺与肝：肝主升发，肺主肃降，肝升肺降，气机调畅，气血流畅，脏腑安和，所以二者关系到人体的气机升降运动。肝和肺的关系主要体现在气机升降与气血运行方面。

（1）气机升降：肺居膈上，其气肃降；肝居膈下，其气升发。肝从左而升，肺从右而降，升降相宜，则气机舒展。人体气血津液运行以肝肺为枢转，肝升肺降，以维持人体气机的正常升降运动。

（2）气血运行：肝藏血，调节全身之血；肺主气，治理调节一身之气。肺调节全身之气的功能又需要得到血的濡养，肝向周身各处输送血液又必须依赖于气的推动。全身气血的运行，虽赖心所主，但又需肺主治节及肝主疏泄和藏血作用的制约，故两脏对气血的运行有一定的调节作用。

在病理情况下，肝与肺之间的生理功能失调，主要表现在气机升降失常和气血运行不畅方面。如肝郁化火，上扰于肺，可出现面红目赤，急躁易怒，咳嗽胸痛，甚则咯血等"肝火犯肺""木火刑金"之证。反之，燥热伤肺，肺失清肃，也可影响及肝，使肝失条达，疏泄不利，因而在咳嗽的同时，常出现胸胁隐痛胀满，头晕头痛，面红目赤等症。

7. 肺与肾：肺为水之上源，肾为水之下源；肺主呼气，肾主纳气；所以肺与肾的关系，主要表现在水液代谢和呼吸运动等方面。

（1）呼吸方面：肺司呼吸，肾主纳气。人体的呼吸运动，虽然由肺所主，但需要肾的纳气作用来协助。只有肾气充盛，吸入之气才能经过肺之肃降而下纳于肾。肺肾相互配合，共同完成呼吸的生理活动。所以说："肺为气之主，肾为气之根。"

（2）水液代谢方面：肺为水之上源，肾为水之下源。在水液代谢过程中，肺主行水通调水道，水液经过肺宣发和肃降，才能使在上之水津宣降有度。水谷精微布散到全身各个组织器官中去，浊液下归于肾而输入膀胱。所以说，小便虽出于膀胱，而实则肺为水之上源。肾为主水之脏，有气化升降水液的功能，又主开阖。下归于肾之水液，通过肾的气化，使浊中之清升腾，通过三焦回流体内；浊中之浊变成尿液而输入膀胱，从尿道排出体外。肺肾两脏密切配合，共同参与对水液代谢的调节。两者在调节水液代谢过程中，肾主气化水液的功能居于重要地位，所以说，水液代谢"其本在肾，其标在肺"。

在病理上，肺肾之间的相互影响，主要表现在呼吸异常、水液代谢失调方面。如肺气久虚，肃降失司，久病及肾；或肾气亏虚，摄纳无权，均可出现呼多吸少，气短喘促、气不接续等"肺肾气虚"之证。若肺失宣降，水道不调，累及于肾；肾阳虚衰，气化失常，水液内停，上泛于肺，肺肾同病，水液代谢障碍，可表现为咳嗽气喘、咳逆倚息而不得平卧、尿少水肿等"水寒射肺"之证。

8. 肝与脾：肝主疏泄，脾主运化；肝藏血，脾生血统血。因此，肝与脾的关系主要表现为疏泄与运化，藏血与统血之间的相互关系。具体体现在消化和血液两个方面：

（1）消化方面：肝主疏泄，分泌胆汁，输入肠道，帮助脾胃对饮食物的消化。所以，脾得肝之疏泄，则升降协调，运化功能健旺。脾主运化，为气血生化之源，脾气健运，水谷精微充足，才能不断地输送和滋养于肝，肝才能得以发挥正常的作用。总之，肝之疏泄功能正常，则脾胃升降适度，脾之运化也就正常了。所谓"土得木而达"，"木赖土以培之"。

（2）血液方面：血液的循行，虽由心所主持，但与肝、脾有密切的关系。肝主藏血，脾主生血统血。脾之运化，赖肝之疏泄，而肝藏之血，又赖脾之化生。脾气健运，血液的化源充足，则生血统血功能旺盛。脾能生血统血，则肝有所藏，肝血充足，方能根据人体生理活动的需要来调节血液。此外，肝血充足，则疏泄正常，气机调畅，使气血运行无阻。所以肝脾相互协作，共同维持血液的生成和循行。

在病理上，肝与脾的相互影响，也主要表现在饮食水谷的消化吸收和血液方面。如肝气郁结，疏泄失常，则易致脾失健运，则可表现为胸胁腹部胀满、精神抑郁、食少便溏等"肝脾不调"之证。若脾气亏虚，血液生化不足，或脾不统血，失血过多，均可影响及肝，形成肝血不足，从而出现食欲不振、腹胀便溏、头晕目眩、面色淡白、妇女月经量少等症。

9. 肝与肾：肝藏血，肾藏精，肝主疏泄，肾主闭藏，肝与肾之间的关系主要表现在精血同源、藏泄互用和阴阳承制三个方面。

（1）精血同源：肝藏血，肾藏精，精血同源，相互资生。在正常生理状态下，肝血依赖肾精的滋养。肾精又依赖肝血的不断补充，肝血与肾精相互资生相互转化。精与血都化源于脾胃消化吸收的水谷精微，故有"精血同源""肝肾同源""乙癸同源"之说。

（2）藏泄互用：肝主疏泄，肾主闭藏，二者之间存在着相互为用、相互制约、相互调节的关系。因为疏泄与闭藏是相反相成的。肝气疏泄可使肾气闭藏而开合有度，肾气闭藏又可制约肝之疏泄太过，也可助其疏泄不及。这种关系主要表现在共同调节女子月经来潮、排卵和男子泄精功能。

（3）阴阳承制：肝在五行属木，肾在五行属水。阴阳承制，水能涵木。肝主疏泄和藏血，体阴用阳，肾阴能涵养肝阴，使肝阳不致于上亢。肝阴充足，疏泄功能正常，则能促进肾阴充盛。肝阴和肾阴之间相互资生，共同维护阴阳的动态平衡。就五行学说而言，水为母，木为子，这种母子相生关系，又称"水能涵木"。

因此，在病理上，肝与肾之间的相互影响，主要表现于阴阳失调、精血失调和藏泄失司等方面。如肝血不足，可导致肾精亏虚；反之，肾精亏损，也可导致肝血不足；从而表现为头晕目眩、耳鸣耳聋、腰膝酸软等肝肾精血两虚之证。若肝肾藏泄互用失常，女子可见月经周期紊乱、经量过多或闭经；男子可见遗精滑泄，或阳强不泄等症。若肾阴亏虚，可致肝阴不足，而肝阴不足，日久也可损及肾阴，从而导致肝肾阴虚、肝阳上亢的下虚上实之证，表现为头目眩晕、面红目赤、急躁易怒、心烦失眠、潮热盗汗、腰膝酸软等症。

10. 脾与肾：脾为后天之本，肾为先天之本，脾主运化水湿，肾主气化水液。脾与肾在生理上的关系主要反映在先天、后天相互资生和水液代谢方面。

（1）先天、后天相互资生：脾主运化水谷精微，化生气血，为后天之本；肾藏精，主命门真火，为先天之本。脾的运化，必须得肾阳的温煦蒸化，始能健运。肾精又赖脾运化水谷精微的不断补充，才能充盛。所以说："脾胃之能生化者，实由肾中元阳之鼓舞，而元阳以固密为贵，其所以能固密者，又赖脾胃生化阴精以涵育耳。"（《医门棒喝》）即先天温养后天；后天补养先天。

（2）水液代谢方面：脾主运化水湿，须有肾阳的温煦蒸化；肾主水，司开合，使水液的吸收和排泄正常。但这种开合作用，又赖脾气的制约，即所谓"土能制水"。脾肾两脏相互协作，共同完成水液的新陈代谢。

在病理上，脾肾病变常相互影响，互为因果。如肾阳不足，火不暖土，或脾阳虚久，损及肾阳，均可形成脾肾阳虚之证，表现为腹部冷痛、下利清谷、五更泄泻、腰膝酸冷等症；脾肾阳虚，脾不能运化水湿，肾气化水液失司，还常导致水液代谢障碍，出现小便不利、肢体浮肿等症。

二、脏与腑的关系

脏与腑的关系，实际上就是脏腑阴阳表里配合关系。由于脏属阴，腑属阳；脏为里，腑为表；一脏一腑、一表一里、一阴一阳相互配合，组成心与小肠、肺与大肠、脾与胃、肝与胆、肾与膀胱的"脏腑相合"关系。

一脏一腑的表里配合关系的根据有四。一是经脉络属：即属脏的经脉络于所合之腑；属腑的经脉络于所合之脏。二是脏器接近：如胆附肝叶之间，脾与胃以膜相连，肾与膀胱之间相通。三是气化相通：脏行气于腑，如肝分泌胆汁而贮藏于胆，以助消化；腑输精于脏，五脏主藏精气，必赖六腑传化物的功能活动相配合。四是病理相关：如肺热壅盛，肺失肃降，可致大肠传导失职而大便秘结等；反之，大肠热结，腑气不通，亦可影响肺气宣降，导致胸闷、喘促等。

五脏不平，六腑闭塞，反之，六腑闭塞，五脏亦病。脏腑表里关系，不仅说明它们在生理上的相互联系，而且也决定了它们在病理上的相互影响，脏病及腑，腑病及脏，脏腑同病。因而在治疗上也相应地有脏病治腑，腑病治脏，脏腑同治等方法。

1. 心与小肠：心为脏，故属阴，小肠为腑，故属阳。心在胸，小肠居腹。手少阴心经属心络小肠，手太阳小肠经属小肠络心，心与小肠通过经脉相互络属构成脏腑表里关系。

心主血脉，为血液循行的动力和枢纽；小肠为受盛之府，承受由胃腑下移的饮食物进一步消化，分清别浊。心火下移于小肠，则小肠受盛化物、分别清浊的功能得以正常进行。小肠在分别清浊过程中，将清者吸收，通过脾气升清而上输心肺，化赤为血，使心血不断地得到补充。

病理上，心与小肠相互影响，如心火亢盛，可下移于小肠，使小肠分清泌浊的功能失常，出现尿少、尿黄、尿痛等症。小肠实热，亦可循经上扰于心，使心火亢盛，而出现心烦、失眠、口舌生疮等病症。

2. 肺与大肠：肺为脏，属阴，大肠属腑，属阳。手太阴肺经属肺络大肠，手阳阴大肠经属大肠络肺，通过经脉的相互络属，构成脏腑表里关系。

肺主气，主行水，大肠主传导，主津液，故肺与大肠的关系主要表现在传导和呼吸方面。

（1）传导方面：大肠的传导功能，有赖于肺气的清肃下降。肺气清肃下降，大肠之气亦随之而降，以发挥其传导功能，使大便排出通畅。所以说："小肠中物至此，精汁尽化，变为糟粕而出，其所以能出之故，则大肠为肺之传导，而大肠之所以传导者，以其为肺之腑，肺气下达，故能传导。是以理大便必须调肺气也。"（《医经精义》）此外，大肠传导功能正常与否，同肺主行水，大肠主津的作用有关。肺主行水，通调水道，大肠主津，重新吸收剩余水分的作用，相互协作，参与了水液代谢的调节，使大肠既无水湿停留之患，又无津液枯竭之害，从而保证了大便的正常排泄。

（2）呼吸方面：肺司呼吸，其气以清肃下降为顺。大肠为六腑之一，六腑以通为用，其气以通降为贵。肺与大肠之气化相通，故肺气降则大肠之气亦降，大肠通畅，则肺气亦宣通。肺气和利，呼吸调匀，则大肠腑气畅通。反之，大肠之气通降，肺气才能维持其宣降之性。

在病理上，肺与大肠的相互影响，主要表现在肺失宣降和大肠传导功能失调方面。如肺失肃降，气不下行，津液不布，可见肠燥便秘、咳逆气喘；肺气虚弱，推动无力，可见大便艰涩难行，即气虚便秘。反之，若大肠实热内结，腑气不通，则可影响肺的肃降，表现为在便秘的同时而见胸满、咳喘等症。

3. 脾与胃：脾与胃，位居中焦，以膜相连，经络互相联络而构成脏腑表里配合关系。脾胃为后天之本，在饮食物的受纳、消化、吸收和输布的生理过程中起主要作用。脾与胃之间的关系，具体表现在纳与运、升与降、燥与湿三个方面。

（1）纳运协调：胃的受纳和腐熟，是为脾运化奠定基础；脾主运化，消化水谷，转输精微，是为胃继续纳食提供能源。两者密切合作，才能完成消化饮食，输布精微，以供养全身之用。所以说："胃为腑，主盛水谷；脾为脏，主消水谷。若脾胃温和，则能消化。"（《诸病源候论》）"胃司受纳，脾主运化，一运一纳，化生精气。"（《景岳全书》）

（2）升降相因：脾胃居中，为气机上下升降之枢纽。脾的运化功能，不仅包括消化水谷，而且还包括吸收和输布水谷精微。脾的这种生理作用，主要是向上输送到心肺，并借助心肺的作用以供养全身。所以说："脾气主升。"胃主受纳腐熟，以通降为顺。胃将受纳的饮食物初步消化后，向下传送到小肠。并通过大肠使糟粕浊秽排出体外，从而保持肠胃虚实更替的生理状态，所以说："胃气主降。""纳食主胃，运化主脾，脾宜升则健，胃宜降则和。"（《临证指南医案》）故脾胃健旺，升降相因，是胃主受纳，脾主运化的正常生理状态。升为升清，降为降浊，所以说："中脘之气旺，则水谷之精气上升于肺而灌溉百脉；水谷之浊气下达于大肠，从便溺而消。"（《寓意草》）

（3）燥湿相济：脾为阴脏，以阳气用事，脾阳健则能运化，故性喜温燥而恶阴湿。胃为阳腑，赖阴液滋润，胃阴足则能受纳腐熟，故性柔润而恶燥。所以说："太阴湿土，得阳始运，阳明燥土，得阴自安。以脾喜刚燥，胃喜柔润故也。"（《临证指南医案》）燥湿相得，脾胃功能正常，饮食水谷才能消化吸收。胃津充足，才能受纳腐熟水谷，为脾之运化吸收水谷精微提供条件。反之，脾不为湿困，才能健运不息，从而保证胃的受纳腐熟功能不断地进行。由此可见，胃润与脾燥的特性是相互为用，相互协调的。

因此，脾胃在病变过程中，往往相互影响，主要表现在纳运失调、升降反常和燥湿不济三个方面。如脾虚运化失常，清阳不升，可影响胃的受纳与降浊；胃失和降，也可影响脾的运化与升清，从而出现纳少脘痞、腹胀嗳气、泄泻便溏、恶心呕吐等脾胃纳运失调的病症。

4. 肝与胆：肝位于右胁，胆附于肝叶之间。肝与胆在五行均属木，经脉又互相络属，构成脏腑表里相合关系。肝与胆在生理上的关系，主要表现在消化功能和精神情志活动方面。

（1）消化功能方面：肝主疏泄，分泌胆汁；胆附于肝，贮藏、排泄胆汁，共同合作使胆汁疏泄到肠道，以帮助脾胃消化食物。所以，肝的疏泄功能正常，胆才能贮藏、排泄胆汁；胆之疏泄正常，胆汁排泄无阻，肝才能发挥正常的疏泄作用。

（2）精神情志方面：肝主疏泄，调节精神情志；胆主决断，与人之勇怯有关。肝胆两者相互配合，相互为用，人的精神意识思维活动才能正常进行。所以说："胆附于肝，相为表里，肝气虽强，非胆不断，肝胆相济，勇敢乃成。"（《类经》）

在病理上，肝病常影响及胆，胆病亦常波及于肝，故肝与胆的病变常同时并见。如肝胆气郁、湿热、火旺并见，表现为精神抑郁、胸胁胀痛、口苦眩晕、胁痛黄疸等症。

5. 肾与膀胱：肾为水脏，膀胱为水腑，在五行同属水。两者密切相连，又有经络互相络属，构成脏腑表里相合的关系。肾司开合，为主水之脏。膀胱贮存尿液，排泄小便，而为水腑。膀胱的气化功能，取决于肾气的盛衰，肾气促进膀胱气化津液，司开合以控制尿液的排泄。肾气充足，固摄有权，则尿液能够正常地生成，并下注于膀胱贮存之而不漏泄，膀胱开合有度，则尿液能够正常地贮存和排泄。肾与膀胱密切合作，共同维持体内水液代谢。

在病理上，肾与膀胱的相互影响，主要表现水液代谢和膀胱的贮尿和排尿功能失调方面。如肾阳不足，气化失常，固摄无权，则膀胱开合失度，可出现尿频多尿、余沥不尽、遗尿甚至失禁等症。

三、腑与腑的关系

六腑，以"传化物"为其生理特点，六腑之间的关系，主要体现于饮食物的消化、吸收和排泄过程中的相互联系和密切配合。

生理上，饮食入胃，经胃的腐熟，初步消化，变成食糜，下移于小肠。小肠受盛胃腑下移的食糜，再进一步消化。胆排泄胆汁进入小肠以助消化。通过小肠的消化而泌别清浊，其清者为精微物质，经脾的转输，以营养全身。其浊者，被机体利用后的水液，下输于肾及膀胱，经肾的气化作用，形成尿液，从尿道排出体外。而糟粕残渣，由小肠进入大肠，经燥化和传导作用，形成粪便，由肛门排出体外。

在上述饮食物的消化、吸收和排泄过程中，还有赖于三焦的气化作用。因此，人体对饮食物的消化、吸收和废料的排泄，是由六腑分工合作共同完成的。

在病理上，相互影响，相互传变。如肠燥便秘，腑气不通，亦可导致胃失和降，而出现恶心、呕吐、口臭、不欲食等胃气上逆之症。脾胃湿热熏蒸肝胆，胆热液泄，可出现口苦、黄疸等。

第三讲
纵横交错的人体网络
——经络、腧穴理论

经络是经脉和络脉的总称。经络相贯，遍布全身，形成一个纵横交错的联络网，通过有规律的循行和复杂的联络交会，组成了经络系统，把人体所有的五脏六腑、肢体官窍以及皮肉筋骨等组织紧密地联结成一个统一的有机整体，从而保证了人体生命活动的正常进行。所以说，经络是运行气血，联络脏腑肢节，沟通内外上下，调节体内各部分的一种特殊的通路系统。

经络学说，是研究人体经络系统的生理功能、病理变化及其与脏腑相互关系的学说，是中医学理论体系中的重要组成部分。它不仅是针灸、推拿、气功学科的理论基础，而且对指导中医临床各科，均有十分重要的意义。

 ## 人体互联网络——经络系统

经，又称经脉。经，有路径之意。经脉是经脉系统中纵行的干线。所以《医学入门》说："经者，径也。""脉之直行者为经。"经脉大多循行于人体的深部，且有一定的循行部位。

络，又称络脉。络，有网络的意思。络脉是经脉的分支。所以《灵枢·脉度》说："支而横出者为络。"络脉循行于较浅部位，有的络脉还显现于体表，所谓"诸脉之浮而常见者，皆络脉也"。络脉纵横交错，网络全身，无处不在。

经络系统，是由经脉、络脉及其连属部分所构成（图3-1）。

1. 经脉：它类似于高速公路，是交通网络的主干。经脉包括正经、奇经和十二经别，为经络系统的主要部分。正经有十二，即手三阴经、足三阴经和手三阳经、足三阳经，合称"十二经脉"。奇经有八，即督脉、任脉、冲脉、带脉、阴跷脉、阳跷脉、阳维脉、阴维脉，合称"奇经八脉"。

十二经别，是十二经脉别出的最大分支。它们分别起于四肢，循行体内脏腑深部，上出颈项浅部。十二经别的作用，除了加强十二经脉中互为表里两经之间的关系外，并通过某些正经未能到达的器官与形体部位而能补正经之不足。

038　　2. 络脉：它类似于交通网络中的乡间小路。络脉有别络、浮络、孙络之分。别络是较大的分支，有本经别走邻经之意，其功能是加强表里阴阳两经的联系与调节作用。浮络是浮行于浅表部位的分支。络脉中最细小的分支为孙络。

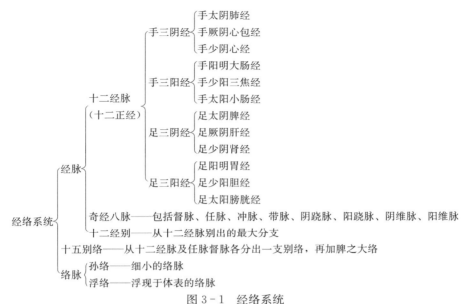

图 3-1　经络系统

经络系统的主干——十二经脉

十二经脉，又称十二正经，它是人体经络系统的主干，其名称、分类、走向、循行、交接各具特点。

一、名称分类

像每个城市的道路一样，它都有一个名称，以便于人们查找。作为人体网络系统的主干道，十二条正经的命名，有三个基本原则：一是根据阴阳学说，内为阴，外为阳，故分布于肢体内侧的经脉称为阴经，分布于肢体外侧的经脉为称阳经。肢体内侧有前、中、后之分，名称则相应又有太阴、厥阴、少阴之别，一阴衍化为三阴。肢体的外侧也有前、中、后之分，名称则相应又有阳明、少阳、太阳之别，一阳衍化为三阳。二是就脏腑而言，脏属阴，腑属阳，每一阴经分别隶属于某一个脏，每一阳经分别隶属于某一个腑，各经都以所属脏腑命名。三是上为手，下为足，故分布于上肢的经脉，在经脉名称之前冠以"手"字；分布于下肢的经脉，在经脉名称之前冠以"足"字。依据这三点，因而就形成了诸如手太阴肺经、足阳明胃经等十二经之名。

十二经脉具体分成手三阴经、手三阳经、足三阴经、足三阳经四组。

二、走向交接

城市道路由于南北与东西的纵横交错，因而就形成了"十字路口"东西南北不同的道路交接、转换。十二正经走向与交接也有类似的一定规律。

1. 走向规律：手三阴经，是从胸部始，经臂走向手指端；手三阳经，从手指端循臂而上行于头面部；足三阳经，从头面部下行，经躯干和下肢而止于足趾间；足三阴经，从足趾间上行而止于胸腹部。正如《灵枢·逆顺肥瘦》所说："手之三阴，从胸走手；手之三阳，从手走头；足之三阳，从头走足；足之三阴，从足走腹。"对十二经脉走向规律作了高度概括。

2. 交接规律：①阴经与阳经相交接。即手三阴经与手三阳经在手部末端相交接；足三阴经与足三阳经在足部末端相交接。②阳经与阳经相交接。即手三阳经与足三阳经在头面部相交接。③阴经与阴经相交接。即手三阴经与足三阴经在胸腹部相交接。

3. 内外表里对应：手足三阴三阳十二经脉，通过经别和别络互相沟通，组合成六对表里相合关系。即：手太阳小肠经与手少阴心经为表里；手太阳三焦经与手厥阴心包经为表里；手阳明大肠经与手太阴肺经为表里；足太阳膀胱经与足少阴肾经为表里；足少阳胆经与足厥阴肝经为表里；足阳明胃经与足太阴脾经为表里。

凡具有表里关系的经脉，均循行分布于四肢内、外两侧前、中、后线的相对位置，并在手或足相互交接。十二经脉的表里关系，不仅由于互为表里的两经的衔接而加强了联系，而且由于相互络属于构成表里关系的脏腑，因而使表里的一脏一腑在生理功能上互相配合，在病理上也可相互影响。在治疗上，相互表里的两经的俞穴也可交叉使用。

三、循行规律

在现实社会生活中，不同的行业都有不同的"行话"或曰"行业术语"。在中医经络学说中，也有其特定的"行业术语"，具有特定的含义。

在十二经脉循行路线上，凡经脉的开始称为"起"，该经脉归那一脏或腑统属的称为"属"，与该脏腑表里相通的称为"络"，沿着走的称为"循"，从下至上或从低处向高处走的称为"上"，从上向下的称为"下"，走过他经的周围称为"行"，通过肢节的旁边称为"过"，穿过中间的称为"贯"，并行于两旁的称为"挟"，两条经脉彼此相交会的称为"交"，巡绕于四周的称为"环"，到达另一边的称为"抵"，从外向里的称为"入"，由深而浅的称为"出"，一直走的称为"直"，平行的称为"横"，半横的称为"斜"，两支相并的称为"合"，另出分支的称为"别"，进而退的称为"却"，去而又来的称为"还"。

（一）循行上肢内侧——手三阴经

手三阴经，从胸部开始，经上肢内侧下行达手指端，与手三阳经交接（表3-1）。

表3-1　　　　　　　　手三阴经循行归纳表

手三阴经	起于胸中	体内循行线（脏腑络属）	出腋下行上肢内侧	止于手指端	交手三阳经
手太阴肺经	中焦（中府）	属肺络大肠	前　缘	拇指桡侧端（少商）	交手阳明大肠经（商阳）
手厥阴心包经	胸中（天池）	属心包络三焦	中　线	中指末端（中冲）	交手少阳三焦经（关冲）
手少阴心经	心中（极泉）	属心络小肠	后　缘	小指桡侧端（少冲）	交手太阳小肠经（少泽）

1. 手太阴肺经：起于中焦，下络大肠，还循胃口（下口幽门，上口贲门），通过膈肌，属肺，上至喉部，然后横行至胸部外上方（中府穴），出腋下，沿上肢内侧前缘下行，

过肘窝，入寸口，上鱼际，直出拇指桡侧端（少商穴）。

分支：从手腕的后方（列缺穴）分出，直行走向示指桡侧端（商阳穴），交于手阳明大肠经。（图 3－2）

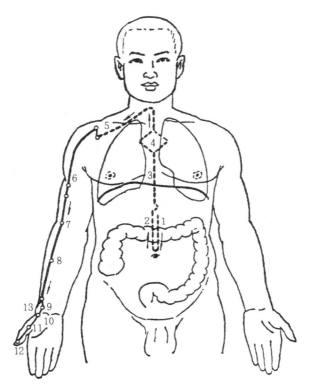

图 3－2　手太阴肺经

2. 手厥阴心包经：起于胸中，出属心包络，向下穿过膈肌，依次络于上、中、下三焦。

分支：从胸中分出，沿胸浅出胁部当腋下 3 寸处（天池穴），向上至腋窝下，沿上肢内侧中线入肘，过腕部，入掌中（劳宫穴），沿中指桡侧，出中指桡侧端（中冲穴）。

分支：从掌中分出，沿无名指出其尺侧端（关冲穴），交出手少阳三焦经。（图 3－3）

3. 手少阴心经：起于心中，走出各属心系，向下穿过膈肌，络小肠。

分支：从心系分出，挟食管上行，连于目系。

直行者：从心系出来，退回上行经过肺，向下浅出腋下（极泉穴），沿上肢内侧后缘，过肘中，经掌后锐骨端，进入掌中，沿小指桡侧，出小指桡侧端（少冲穴），交于手太阳小肠经。（图 3－4）

（二）循行上肢外侧——手三阳经

手三阳经，从手指端开始，经上肢外侧上行大椎至缺盆（锁骨上窝），分上下两支，上支到头面部，衔接于足三阳经，下支入胸腹，经脏属腑（表 3－2）。

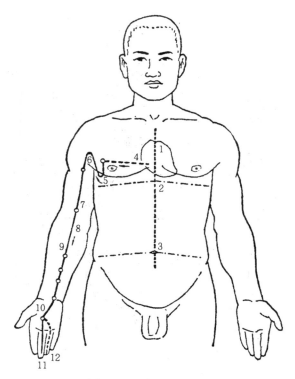

图 3-3　手厥阴心包经

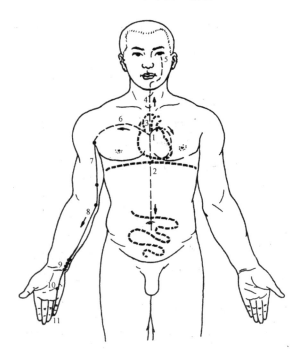

图 3-4　手少阴心经

表 3 - 2			手三阳经循行归纳表			
手三阳经	起于手指端	循上肢外侧	交大椎入缺盆	进入胸腹属腑络脏	沿颈上头面	交足三阳经
手阳明大肠经	食指桡侧（商阳）	前　缘		属大肠络肺	止于对侧鼻旁（迎香）	足阳明胃经
手少阳三焦经	无名指尺侧（关冲）	中　线		属三焦络心包	止于目外眦（丝竹空）	足少阳胆经（瞳子髎）
手太阳小肠经	小指关冲（少泽）	后　缘		属小肠络心	止于目内眦（听宫）	足太阳膀胱经（睛明）

1. 手阳明大肠经：起于食指桡侧端（商阳穴），经过手背行于上肢伸侧前缘，上肩，至肩关节前缘，向后到第七颈椎棘突下（大椎穴），再向前下行入锁骨上窝（缺盆），进入胸腔络肺，向下通过膈肌下行，属大肠。

分支：从锁骨上窝上行，经颈部至两颊，入下齿中，回出挟口两旁，左右交叉于人中，至对侧鼻翼旁（迎香穴），交于足阳明胃经。（图 3-5）

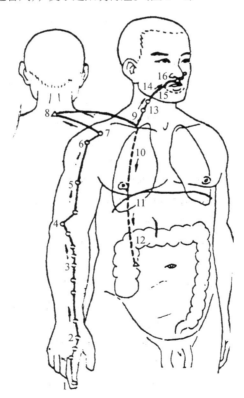

图 3-5　手阳明大肠经

2. 手少阳三焦经：起于无名指尺侧端（关冲穴），向上沿无名指尺侧至手腕背面，上行尺骨、桡骨之间，肘尖，沿上臂外侧上行至肩部，向前行入缺盆，布于膻中，散络心包，穿过膈肌，依次属上、中、下三焦。

分支：从膻中分出，上行出缺盆，至肩部，左右交会于大椎，上行到项，沿耳后（翳风穴），直上出耳上角，然后屈曲向下经面颊部至目眶下。

分支：从耳后分出，进入耳中，出走耳前，经上关穴前，在面颊部与前一分支相交，至目外眦（瞳子髎穴），交于足少阳胆经。(图3-6)

3. 手太阳小肠经：起于小指外侧端（少泽穴），沿手背、上肢外侧后缘，过肘部，到肩关节后面，绕肩胛部，交肩上（大椎穴），前行入缺盆，深入体腔，络心，沿食道，穿过膈肌，到达胃部，下行，属小肠。

分支：从缺盆出来，沿颈部上行到面颊，至目外眦后，退行进入耳中（听宫穴）。

分支：从面颊部分出，向上行于眼下，至目内眦（睛明穴）交于足太阳膀胱经。(图3-7)

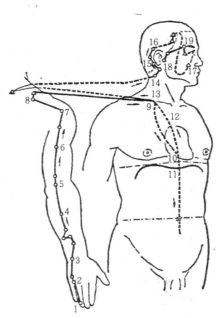

图3-6　手少阳三焦经

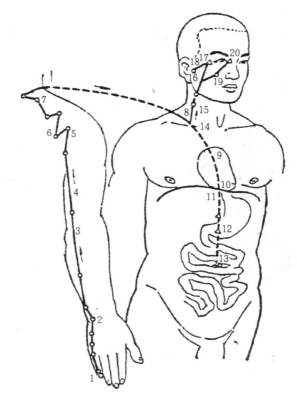

图3-7　手太阳小肠经

（三）循行下肢外侧——足三阳经

足三阳经，从头面开始，经躯干下行，至下肢外侧，到达足趾端，交足三阴经（表3-3）。

表3-3 足三阳经循行归纳表

足三阳经	起于面	绕头面部下行躯干	内行属腑络脏	沿下肢外侧下行	止于足趾	交足三阴经
足阳明胃经	起于鼻旁（承泣）	绕行面部下行胸腹	属胃络脾	沿下肢外侧前缘	次趾外侧（厉兑）	足太阴脾经（大趾内隐白）
足少阳胆经	起于目外眦（瞳子髎）	绕行头侧下行身侧	属胆络肝	沿下肢外侧中线	四趾外侧（足窍阴）	足厥阴肝经（大趾中毛际）
足太阳膀胱经	起于目内眦（睛明）	上巅至后头下行腰部	属膀胱络肾	沿下肢外侧后缘	小趾外侧（至阴）	足少阴肾经（足小趾下）

1. 足阳明胃经：起于鼻翼旁，挟鼻上行，左右侧交会于鼻根部，旁行入目内眦，与足太阳经相交，向下沿鼻柱外侧，入上齿中，还出，挟口两旁，环绕口唇，在颏唇沟承浆穴处左右相交，退回沿下颌骨后下缘到大迎穴处，沿下颌角上行过耳前，经过上关穴（客主人），沿发际，到额前。

分支：从大迎穴前方下行到人迎穴，沿喉咙向下后行至大椎，折向前行，入缺盆，深入体腔，下行穿过膈肌，属胃，络脾。

直行者：从缺盆出体表，沿乳中线下行，挟脐两旁（旁开2寸），下行至腹股沟外的气街穴。

分支：从胃下口幽门处分出，沿腹腔内下行到气街穴，与直行之脉会合，而后下行大腿前侧，至膝膑，沿下肢胫骨前缘下行至足背，入足第二趾外侧端（厉兑穴）。

分支：从膝下3寸处（足三里穴）分出，下行入中趾外侧端。

分支：从足背上冲阳穴分出，前行入足大趾内侧端（隐白穴），交于足太阴脾经。（图3-8）

2. 足少阳胆经：起于目外眦（瞳子髎穴），上至头角（颔厌穴），再向下到耳后（完骨穴），再折向上行，经额部至眉上（阳白穴），又向后折至风池穴，沿颈下行至肩上，左右交会于大椎穴，前行入缺盆。

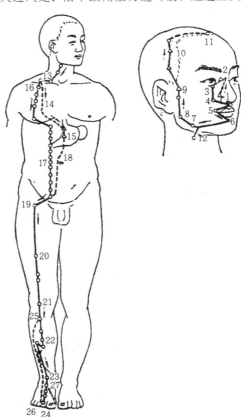

图3-8 足阳明胃经

分支：从耳后进入耳中，出走于耳前，至目外眦后方。

分支：从目外眦分出，下行至大迎穴，同手少阳经分布于颊部的支脉相合，行至目眶下，向下经过下颌角部（颊车穴），下行至颈部，与前脉会合于缺盆后，进入体腔，穿过膈肌，络肝，属胆，沿胁里浅出气街，绕毛际，横向至环跳穴处。

直行者：从缺盆下行至腋，沿胸侧，过季肋，下行至环跳穴处与前脉会合，再向下沿大腿外侧、膝关节外缘，行于腓骨前面，直下至腓骨下端，浅出外踝之前，沿足背行出于足第四趾外侧端（足窍阴穴）。

分支：从足背（临泣穴）分出，前行出足大趾外侧端，折回穿过爪甲，分布于足大趾爪甲后丛毛处，交于足厥阴肝经。（图3-9）

3. 足太阳膀胱经：起于目内眦（睛明穴），向上到达额部，左右交会于头顶部（百会穴）。

分支：从头顶部分出，到耳上角部。

直行者：从头顶部分出，向后行至枕骨处，进入颅腔，络脑，回出分别下行到项部（天柱穴），下行交会于大椎穴，再分左右沿肩胛内侧、脊柱两旁（脊柱正中线旁开1.5寸）下行，到达腰部（肾俞穴），进入脊柱两旁的肌肉（臀），深入体腔，络肾，属膀胱。

分支：腰部分出，脊柱两旁下行，穿过臀部，从大腿后侧外缘下行至腘窝中（委中穴）。

分支：从项分出下行，经肩胛内侧，从附分穴挟脊（脊柱正中线旁开3寸）下行至髀枢，经大腿后侧至腘窝中与前一支脉会合，然后下行穿过腓肠肌，出走于足外踝后，沿足背外侧至小趾外侧端（至阴穴），交于足少阴肾经。（图3-10）

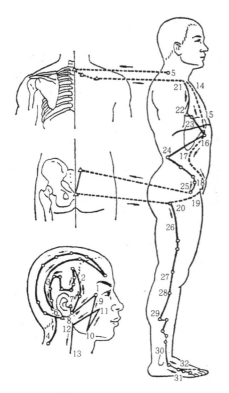

图3-9　足少阳胆经

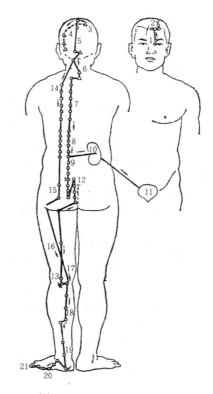

图3-10　足太阳膀胱经

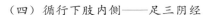

（四）循行下肢内侧——足三阴经

足三阴经，从足趾端开始，循下肢内侧上行，外达腹部、胸部、与手三阴经相交接（表3－4）。

表3－4   **足三阴经循行归纳表**

足三阴经	起于足趾端	行于下肢内侧	入腹属脏络腑	入胸交手三阴经	上头面
足太阴脾经	起于足大趾内侧端（隐白）	前缘	属脾络胃	注心中交手少阴心经（周荣）	连舌本散舌下
足厥阴肝经	起于足大趾丛毛际（太冲）	中间	属肝络胆	注肺中交手太阴肺经（期门）	连目系上额交巅
足少阴肾经	起于小趾跖侧下（涌泉）	后缘	属肾络膀胱	注胸中交手厥阴心包经	循喉咙挟舌本（俞府）

1. 足太阴脾经：起于足大趾内侧端（隐白穴），沿内侧赤白肉际，上行过内踝的前缘，沿小腿内侧正中线上行，在内踝上8寸处，交出足厥阴肝经之前，上行沿大腿内侧前缘，进入腹部，属脾，络胃。向上穿过膈肌，沿食道两旁上行，挟咽两旁，连舌本，散舌下。

分支：从胃分出，上行通过膈肌，注入心中，交于手少阴心经。（图3－11）

2. 足厥阴肝经：起于足大趾爪甲后丛毛处，沿足背向上，至内踝前1寸处（中封穴），向上沿胫骨内缘，在内踝上8寸处交出足太阴脾经之后，上行过膝内侧，沿大腿内侧中线进入阴毛中，绕阴器，至小腹，挟胃两旁，属肝，络胆，向上穿过膈肌，分布于胁肋部，沿喉咙的后边，向上进入鼻咽部，上行连接目系，出于额，上行与督脉会于头顶部。

分支：从目系分出，下行至颊里，环绕在口唇的里边。

分支：从肝分出，穿过膈肌，向上注入肺，交于手太阴肺经。（图3－12）

3. 足少阴肾经：起于足小趾下，斜行于足心（涌泉穴），出行于舟骨粗隆之下，沿内踝后，分出进入足跟，向上沿小腿内侧后缘，至腘内侧，上股内侧后缘入脊内（长强穴），穿过脊柱至腰，属肾，络膀胱。

直行者：从肾上行，穿过肝和膈肌，进入肺，沿喉咙，到舌根两旁。

分支：从肺中分出，络心，注于胸中，交于手厥阴心包经。（图3－13）

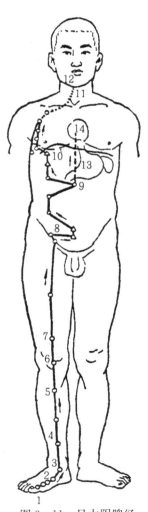

图3－11 足太阴脾经

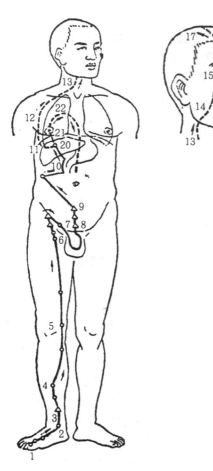

图 3-12　足厥阴肝经

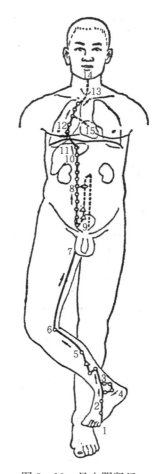

图 3-13　足少阴肾经

犹如湖泽的奇异经脉——奇经八脉

　　奇经八脉，是任脉、督脉、冲脉、带脉、阴跷脉、阳跷脉、阴维脉、阳维脉的总称，是经络系统的重要组成部分。奇者，异也。奇经八脉是不同于十二经脉（正经）的另一类经脉。所以《难经·二十七难》说："凡此八脉者，皆不拘于经，故曰奇经八脉也。"

　　奇经八脉的特点不像十二经脉那样规则，同脏腑没有直接络属关系，彼此之间也无表里配合关系，故称之为"奇经"。

　　奇经八脉纵横交叉于十二经脉之间，具有加强经脉之间的联系，以调节十二经气血的作用。当十二经脉所运行的气血满溢时，则流注于奇经八脉，蓄以备用；十二经脉气血不足时，也可由奇经"溢出"，给予补充，从而保持正经气血的相对恒定状态，维持机体生理功能的需要。古人把正经譬作江河，奇经八脉犹如湖泽。奇经八脉与肝、肾等脏，以及女子胞、脑、髓等奇恒之腑有较为密切的关系，相互之间在生理病理上均有一定的联系。

循行及功能

1. 督脉：督，有总管、统帅之意。

循行部位：督脉起于胞中，下出会阴，后行于腰背正中，沿脊柱里面上行，经项部至风府穴，进入颅内，络脑，并由项沿头部正中线，经头顶、额部、鼻部、上唇，到上唇系带处。

分支：从脊柱里面分出，络肾。

分支：从小腹分出，直上贯脐中央，再向上贯心，至咽喉与冲任之脉会合，到额下部，环绕口唇，联两目下部之中央。（图3-14）

生理功能：①调节阳经气血。六条阳经都与督脉交会于大椎，督脉对阳经气血有调节作用，能总督一身之阳经，故称为"阳脉之海"。②主司生殖。督脉主生殖功能，特别是男性生殖功能。③反映脑髓肾的功能。督脉属脑，络肾；肾精生髓，脑为髓海，故督脉与脑、脊髓的功能有关。

2. 任脉：任，有总任，担任之意，亦有妊养之意。

循行部位：任脉起于胞中，下出会阴，经阴阜，沿腹部和胸部正中线上行，经过咽喉，到达下唇内，环绕口唇，上至龈交穴，与督脉相会，并向上分行至两目下。

分支：由胞中出，向后与冲脉偕行于脊柱部。（图3-15）

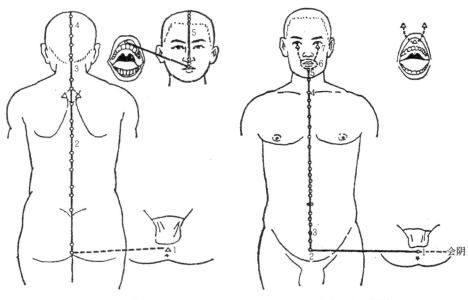

图3-14 督脉　　　　　　　　　图3-15 任脉

生理功能：①总任一身之阴经。任脉受纳手足的三阴经脉气，由于任脉布于胸腹正中，在中极、关元与三阴经交会，在天突、廉泉与阴维脉交会；在阴交与冲脉交会。这样，任脉与全身所有阴经相连，总任一身阴经之气，凡精血、津液均为任脉所司，故为"阴脉之海"。②妊养胎儿。任脉起于胞中，能维系胞胎，与女子经、带、胎、产的关系密切，故有"任主胞胎"之说。

3. 冲脉：冲，有要冲的意思，前阴为宗筋之所聚，为总领诸经气血的要冲。

循行部位：冲脉起于胞中，下出会阴，从气街部起与足少阴经相并，夹脊上行，分布于胸中，再向上行，经喉，环绕口唇，到目眶下。

分支：从少腹输注于肾下，浅出气街，沿大腿内侧进入腘窝，再沿胫骨内缘，下行到足底。

分支：从内踝后分出，向前斜入足背，进入足大趾。

分支：从胞中分出，向后与督脉相通，上行于脊柱内。（图3-16）

生理功能：①调节十二经气血。冲脉上至于头，下至于足，后至于背，能调节十二经气血，故称为"十二经脉之海"，"五脏六腑之海"。②主生殖功能。女子以血为本，妇女血室与冲脉密切相关。冲脉有调节月经的作用，故称为血海。冲脉与生殖功能关系密切，女性冲脉盛，月事应时而下，故能有子。

4. 带脉：带，有束带之意，围腰一周，状如束带。

循行部位：带脉起于季肋，斜向下行到带脉穴，绕身一周。并于带脉穴处再向前下方沿髋骨上缘斜行到少腹。（图3-17）

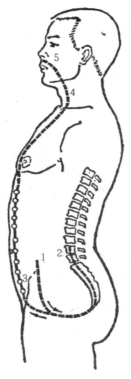
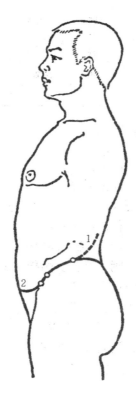

图3-16　冲脉　　　　　　　　　图3-17　带脉

生理功能：①约束诸脉。带脉能约束纵行之脉，足之三阴、三阳以及阴阳二跷脉皆受带脉之约束，以加强经脉之间的联系，故有"诸脉皆属于带"的说法。②固护胎儿和主司妇女带下。

5. 阴跷脉、阳跷脉：跷，有轻健跷捷的意思。

循行部位：跷脉左右成对。阴跷脉、阳跷脉均起于踝下。

阴跷脉从内踝下照海穴分出，沿内踝后直上下肢内侧，经前阴，沿腹、胸进入缺盆，出行于人迎穴之前，经鼻旁，到目内眦与手足太阳经、阳跷脉会合。（图3-18）

阳跷脉从外踝下申脉穴分出，沿外踝后上行，经腹部，沿胸部后外侧，经肩部、颈外侧，上挟口角，到达目内眦。与手足太阳经、阴跷脉会合，再上行进入发际，向下到达耳后，与足少阳胆经会于项后。（图3-19）

　　生理功能：①阳跷脉主一身左右之阳，阴跷脉主一身左右之阴。②主濡润滋养眼目，司眼睑的开合。③主司下肢的运动。

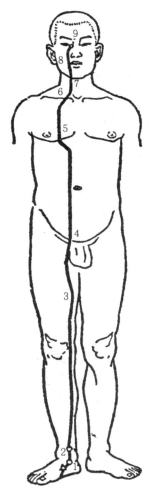

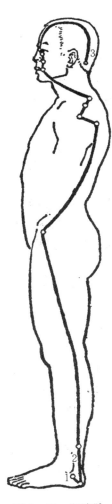

图3-18　阴跷脉　　　　　　　　　　　　图3-19　阳跷脉

　　6. 阴维脉、阳维脉：维，有维系的意思。

　　循行部位：阴维脉起于小腿内侧足三阴经交会之处，沿下肢内侧上行，至腹部。与足太阴脾经同行，到胁部，与足厥阴肝经相合，然后上行到咽喉，与任脉相会。（图3-20）

　　阳维脉起于外踝下，与足少阳胆经并行，沿下肢外侧向上，经躯干部后外侧，从腋后上肩，经颈部、耳后，前行到额部，分布于头侧及项后，与督脉会合。（图3-21）

　　生理功能：阴维脉的功能是"维络诸阴"；阳维脉的功能是"维络诸阳"。

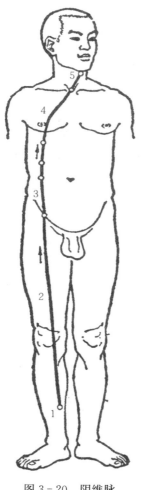

图 3-20　阴维脉

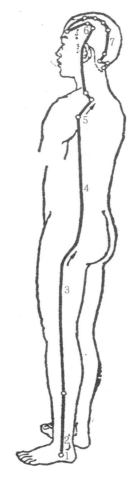

图 3-21　阳维脉

联系调节人体功能——功能应用

　　经络是运行全身气血，联络脏腑肢节，沟通上下内外，调节体内各部分功能活动的通路。因此，其主要生理功能表现在沟通表里上下，联系脏腑器官；通行气血，濡养脏腑组织；感应传导及调节人体各部分机能等方面。

一、功能

　　1. 沟通表里，联系脏腑器官：人体是由五脏六腑、四肢百骸、五官九窍、皮肉脉筋骨等组成的，它们虽各有不同的生理功能，但又共同进行着有机的整体活动，使机体内外、下下保持着协调统一，构成一个有机的整体。这种有机配合，相互联系，主要是依靠经络的沟通、联络作用实现的。由于十二经脉及其分支的纵横交错，入里出表，通上达下，相互络属于脏腑；奇经八脉联系筋脉皮肉，从而使人体的各脏腑组织器官有机地联系起来，构成了一个表里、上下彼此紧密联系，协调共济的统一体。所以《灵枢·本脏》说："夫十二经脉者，内属于脏腑，外络于肢节。"

2. 通行气血，濡养脏腑组织：人体各个组织器官，均需气血濡养，才能维持正常的生理活动。而气血之所以能通达全身，发挥其营养脏腑组织器官、抗御外邪保卫机体的作用，是因为经络循环贯注之故。所以《灵枢·本脏》说："经脉者，所以行血气而营阴阳，濡筋骨，利关节者也。"

3. 感应传导信息：经络不仅有运行气血营养物质的功能，而且还有传导信息的作用，所以经络也是人体各组成部分之间的信息传导网。当肌表受到某种刺激时，刺激量就沿着经脉传于体内有关脏腑，使该脏腑的功能发生变化，从而达到疏通气血和调整脏腑功能的目的。脏腑功能活动的变化亦可通过经络而反应于体表。经络凭借四通八达的信息传导网，可以把整体信息传达到每一个局部，从而使每一个局部成为整体的缩影。针刺中的"得气"和"行气"现象，就是经络传导感应作用的表现。

4. 调节功能平衡：经络能运行气血和协调阴阳，使人体功能活动保持相对的平衡。当人体发生疾病时，出现气血不和及阴阳偏衰的证候，可运用针灸等治法以激发经络的调节作用，以"泻其有余，补其不足，阴阳平复"（《灵枢·刺节真邪》）。实验证明，针刺有关经络的穴位，对各脏腑有调节作用，即原来亢进的可使之抑制，原来抑制的可使之兴奋。

二、应用

1. 阐释病理变化：在正常生理情况下，经络有运行气血，感应传导的作用。所以在发生病变时，经络就可以成为传递病邪和反映病变的途径。《素问·皮部论》说："邪客于皮则腠理开，开则入客于络脉，络脉满则注于经脉，经脉满则入舍于脏腑也。"指出经络是外邪从皮毛腠理内传于五脏六腑的传变途径。由于脏腑之间有经脉沟通联系，所以经络还可以成为脏腑之间病变的相互影响的途径。如足厥阴肝的经挟胃、注肺中，所以肝病可犯胃、犯肺；足少阴肾经入肺、络心，所以肾虚水泛可凌心、射肺。至于相为表里的两经，更因络属于相同的脏腑，因而使相为表里的一脏一腑在病理上常相互影响，如心火可下移小肠，大肠实热、腑气不通，可使肺气不利而喘咳胸满，等等。

经络不仅是外邪由表入里和脏腑之间病变相互影响的途径，而且也是脏腑与体表组织之间病变相互影响的途径。通过经络的传导，内脏的病变可以反映于外，表现于某些特定的部位或与其相应的官窍。如肝气郁结见两胁、少腹胀痛，这就是因为足厥阴肝经抵小腹、布胁肋；真心痛，不仅表现为心前区疼痛，且常引及上肢内侧尺侧缘，这是因为手少阴心经行于上肢内侧后缘。其他如胃火炽盛见牙龈肿痛，肝火上炎见目赤，等等。

2. 指导疾病诊断：经络由于有一定的循行部位和络属的脏腑，它可以反映所属经络脏腑的病证，因而在临床上，就可根据疾病所出现的症状，结合经络循行的部位及所联系的脏腑，作为诊断病症的依据。例如，两胁的病变，多为肝胆疾病；缺盆中痛，常是肺的病变。又如头痛一症，痛在前额者，多与阳明经有关；痛在两侧者，多与少阳经有关；痛在后头部及项部者，多与太阳经有关；痛在巅顶者，多与厥阴经有关。在经络循行通路上，或在经气聚集的某些穴位处，有明显的压痛或有结节状、条索状的反应物，或局部皮肤的形态变化，也常有助于疾病的诊断。如肺脏有病时可在肺俞穴出现或中府穴有压痛，肠痈可在阑尾穴有压痛，长期消化不良的患者可在脾俞穴见到异常变化，等等。《灵枢·官能》说："察其所痛，左右上下，知其寒温，何经所在。"就指出了经络对于指导临床诊断的意义和作用。

3. 指导临床治疗：经络学说被广泛地用以指导临床各科的治疗。特别是对针灸、按摩和药物治疗，更具有较大的指导意义。

针灸与按摩疗法，主要是根据某一经或某一脏腑的病变，而在病变的邻近部位或循行的远隔部位上取穴，通过针灸或按摩，以调整经络气血的功能活动，从而达到治疗的目的。而穴位的选取，就必须按经络学说进行辨证，断定病症属于何经后，根据经络的循行分布路线和联系范围来选穴，这就是"循经取穴"。

药物治疗也是以经络为渠道，通过经络的传导转输，才能使药到病所，发挥其治疗作用。在长期临床实践的基础上，根据某些药物对某一脏腑经络有特殊作用，确定了"药物归经"理论。如治头痛，属太阳经的可用羌活、属阳阴经的可用白芷、属少阳经的可用柴胡，羌活、白芷、柴胡不仅分别归手足太阳、阳明、少阳经，且能为引经药归入上述各经而发挥治疗作用。

 # 找准位置攻其一点——腧穴与针刺

"腧"，转输、输注之义；"穴"，即孔隙的意思。腧穴，是指人体脏腑经络之气输注于体表的特定部位，即通常所说的"穴位"。人体腧穴既是疾病的反应点，又是针灸的施术部位。腧穴分别归属于各经脉，经脉又隶属于一定的脏腑，故腧穴—经脉—脏腑之间形成了不可分割的联系。

腧穴是人们在长期的医疗实践中陆续发现，并逐步积累起来的。远古时代，我们的祖先当身体某一部位或脏器发生疾病时，在病痛局部砭刺、叩击、按摩，发现可减轻或消除病痛，这便是最初"以痛为腧"的方式。随着对体表施术部位及其治疗作用的逐步深入了解，积累了对较多穴位的位置和主治病症的认识，因而给其位置描述和命名，即定位、定名。随着对腧穴主治性能知识的积累，古代医家把腧穴的主治作用进行归类，并与经络相联系，说明腧穴不是体表孤立的点，而与经络脏腑相通，于是通过分析总结，将其分别归属于一定的经络，因而又将对腧穴的认识提高到了既定位、定名，又归经的新阶段。

一、腧穴的分类

人体腧穴很多，一般归纳为十四经穴、奇穴和阿是穴三类。

1. 第一类：经穴。十四经穴，简称"经穴"，是指归属于十二正经和任脉、督脉循行线上的腧穴。它有固定的位置、固定的名称和归经，而且有主治本经病症的共同作用，是腧穴体系的主要部分。

在十四经穴中，有一部分腧穴除具有经穴的共同主治特点外，还具有其特殊的性能和治疗作用，故常称为"特定穴"。这部分特定穴根据其不同的分布、含义和治疗作用，又有"五输穴""原穴""郄穴""俞穴"等之分。

(1) 五输穴：是对十二经脉分布在肘、膝关节以下的井、荥、输、经、合穴的总称。古人把经气在人体四肢运动的过程比作自然界的水流由小到大、由浅入深，结合标本根结理论，将"井、荥、输、经、合"五个特定穴的顺序从四肢末端向肘膝方向排列。"井"穴，分布在指、趾末端，为经气所出，像水的源头；"荥"穴分布于掌指或跖趾关节之前，像刚出的泉水微流；"输"穴布分于掌指或跖趾关节之后，喻作水流由小到大，由浅入深，经气渐盛；"经"穴多位于前臂、胫部，如水流变大畅通无阻，经气盛行；"合"穴多位于肘、膝关节附近，如江河水流汇入湖海，经气充盛合于脏腑。所以《灵枢·九针十二原》说："所出为井，所溜为荥，所注为输，所行为经，所入为合。"由于五输穴又与五行相配，故又有"五行输"之说。

（2）原穴：脏腑原气输注、经过和留止的部位，称为原穴，又称"十二原"。"原"，即本原、原气之意，是生命活动的原动力，为十二经之根本。

（3）郄穴：郄，是空隙之意，郄穴是各经经气深聚的部位。

（4）俞穴：俞穴是脏腑之气输注于背腰部的腧穴，又称"背俞穴"。五脏六腑各有1个背俞穴，位于背腰部足太阳膀胱经第1侧线上，其位置大体与相关脏腑所在部位的上下排列接近。

2. 第二类：奇穴。是指既有一定的名称，又有明确的位置，但尚未列入或不便列入十四经系统的腧穴，故又称"经外奇穴"。

3. 第三类：阿是穴。又称"不定穴"。这类腧穴既无固定名称，亦无固定位置，而是以压痛点或反应点作为针灸施术部位。

二、腧穴的命名

腧穴的名称，均有一定的含义。正如《千金翼方》所说："凡诸孔穴，名不徒设，皆有深意。"了解腧穴命名的含义，有助于熟悉、记忆不同腧穴的部位和治疗作用。其命名规律主要有：

1. 根据解剖部位命名：即根据腧穴所在人体解剖部位而命名，如腕旁的"腕骨穴"，乳下的"乳根"，面部颧骨下的"颧髎穴"等。

2. 根据治疗作用命名：即根据腧穴对某病症的特殊治疗作用而命名，如治疗目疾的"睛明穴""光明穴"，治疗水肿的"水分穴""水道穴"，治疗面瘫的"牵正穴"等。

3. 取象天体地貌命名：即根据自然界的天体名称如日、月、星、辰等和地貌名称如山、陵、丘、墟、溪、谷、沟、泽、池、泉、海、渎等，结合腧穴所在部位的形态或气血流注的情况而命名，如日月穴、上星穴、太乙穴、承山穴、大陵穴、商丘穴、丘墟穴、太溪穴、合谷穴、水沟穴、曲泽穴、涌泉穴、小海穴、四渎穴"等。

4. 参照动植物命名：即根据动植物的名称，以形容腧穴的局部形象而命名，如伏兔穴、鱼际穴、犊鼻穴、鹤顶穴、攒竹穴、口禾髎穴等。

5. 借助建筑物命名：即根据建筑物来形容某些腧穴所在部位的形态或作用特点而命名，如天井穴、印堂穴、巨阙穴、脑户穴、屋翳穴、膺窗穴、库房穴、地仓穴等。

6. 结合中医理论命名：即根据腧穴部位或治疗作用，结合阴阳、脏腑、经络、气血等理论而命名，如阴陵泉穴、阳陵泉穴、心俞穴、肝俞穴、三阴交穴、三阳络穴、气海穴、血海穴等。

三、腧穴的治疗作用

腧穴不仅是气血输注的部位，当人体生理功能失调时，又是邪气所客之处，在防治疾病时又是针灸的刺激点。通过针刺、艾灸等对腧穴的刺激，可以通其经脉，调其气血，使阴阳平衡，脏腑调和，从而达到扶正祛邪的目的。腧穴的治疗作用规律，主要有三个方面。

1. 近治作用：即腧穴均可治疗所在部位局部及邻近组织、器官的病症，这是一切腧穴主治作用所具有的共同特点。例如眼区及其周围的睛明、承泣、攒竹、瞳子髎等穴均能治疗眼疾；胃脘部及其周围的中脘、建里、梁门等穴均能治疗胃痛；膝关节及其周围的鹤顶、膝眼、阳陵泉等穴均能治疗膝关节疼痛等。

2. 远治作用：在十四经所属腧穴中，尤其是十二经脉在四肢肘、膝关节以下的腧穴，不仅能治疗局部病症，而且还能治疗本经循行所过之处的远隔部位的脏腑、组织、器官的病症，这是十四经腧穴主治作用所具有的基本规律。例如，合谷穴不仅能治疗手部的局部病症，而且还能治疗本经经脉所过之处的颈部、头部的病症。

由于经脉的表里络属关系及其分布特点，腧穴在远治作用中除能治疗本经病变以外，还能治疗相表里经脉的疾患。如手太阴肺经的列缺穴，不仅能治疗本经的咳嗽、胸闷、胸痛，还能治疗与其相表里的手阳明大肠经的头痛、项强等。

3. 双向作用：临床实践证明，针灸腧穴所发挥的作用机制与用药不完全一致。它的特点在于针灸某些腧穴，对机体的不同状态具有双向良性调整作用。例如，腹泻时针天枢穴可止泻，而便秘时针天枢穴又可以通便；针刺足三里穴，可使原来处于弛缓状态或处于较低兴奋状态的胃运动加强，又可使原来处于紧张或收缩亢进的胃运动减弱。此外，腧穴的治疗作用还具有相对的特异性，如大椎穴退热、至阴穴矫正胎位、胆囊穴治疗胆绞痛等。

十二经穴的主治病症，既有共性，又有个性。手三阴经腧穴都能用治胸部疾病。而其中手太阴经腧穴则主治本经肺、喉病；手厥阴经腧穴则主治心、胃病；手少阴经腧穴则主治心、神志病。手三阳经腧穴均能用治咽喉病、热病。其中，手阳明经腧穴主治头前部、鼻、口、齿病；手少阳经腧穴主治头侧部、胁肋病；手太阳经腧穴主治头后部、肩胛病。足三阳经腧穴均能用治眼病、神志病和热病。其中，足阳明经腧穴主治头前部、口齿病、咽喉病、胃肠病；足少阳经腧穴主治头侧部、耳病、胁肋病；足太阳经腧穴主治头后部、背腰部病。足三阴经腧穴都能用治前阴病、妇科病。其中，足太阴经腧穴则主治脾胃病；足厥阴经腧穴主治肝病；足少阴经腧穴主治肾病、肺病和咽喉病。任脉、督脉的腧穴均能用治神志病、脏腑病、妇科病、二阴病。

四、腧穴的定位方法

针灸临床中，治疗效果与取穴是否准确有着密切的关系。为了定准穴位，必须掌握好定位的方法。常用的定位方法：

1. 体表解剖标志定位法：是以人体解剖学的各种体表标志为依据来确定腧穴位置的方法，又称自然标志定位法。可分为固定的标志和活动的标志两种。

（1）固定的标志：指各部位由骨节和肌肉所形成的突起、凹陷、五官轮廓、发际、指（趾）甲、乳头、肚脐等。如腓骨小头前下方1寸定阳泉穴；足内踝尖上3寸，胫骨内侧缘后方定三阴交穴；眉头定攒竹穴；脐中旁开2寸定天枢穴等。

（2）活动的标志：指各部的关节、肌肉、肌腱、皮肤随着活动而出现的空隙、凹陷、皱纹、尖端等。即需要采取相应的活动姿势才会出现的标志，如在耳屏与下颌关节之间微张口呈凹陷处取听宫穴；在下颌前上方约一横指当咀嚼时咬肌隆起，按之凹陷处取颊车穴等。

2. 骨度折量定位法：是以体表骨节为主要标志折量全身各部的长度和宽度，定出分寸用以腧穴定位的方法，故又称"骨度分寸定位法"。即以《灵枢·骨度》篇规定的人体各部的分寸为基础，结合历代学者创用的折量分寸（将设定的两骨节点或皮肤横纹之间的长度折量作为一定的等分，每1等分即为1寸，10等分为1尺）作为定位的依据。不论男女老少，高矮胖瘦，均可按这一标准在其自身测量（图3-22）。

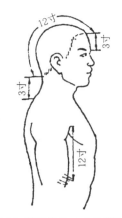

（1）骨度折量寸（头部）

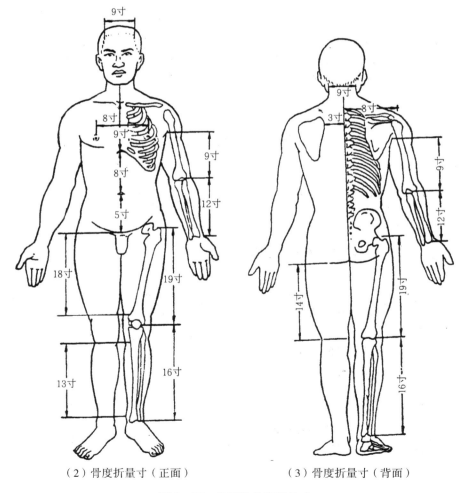

（2）骨度折量寸（正面）　　　　（3）骨度折量寸（背面）

图 3 - 22　常用的骨度折量寸

057

3. 指寸定位法：是指依据患者本人手指所规定的分寸来量取腧穴的定位方法，又称"手指同身寸取穴法"。常用的有以下三种（图 3-23）。

（1）中指同身寸：以患者中指中节桡侧两端纹头（拇指、中指屈曲成环形）之间的距离作为 1 寸。

（2）拇指同身寸：以患者拇指的指间关节的宽度作为 1 寸。

（3）横指同身寸：令患者将示指、中指、环指和小指并拢，以中指中节横纹为标准，其四指的宽度作为 3 寸。

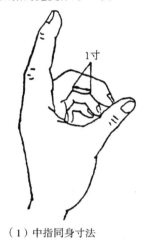
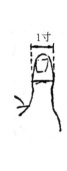
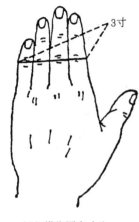

（1）中指同身寸法　　　（2）拇指同身寸法　　　（3）横指同身寸法

图 3-23　指寸定位法

一针见效得气病除——穴位与主治

十二经脉和奇经八脉，每一条经脉都有一定的循行路线，其循行分布与该经腧穴的主治有着密切的联系。腧穴是针灸治疗疾病的特定部位，只有掌握了它的定位、主治和操作，才能为针灸临床打下扎实的基础。

在此则主要介绍十二经脉和督脉、任脉共十四经脉的腧穴。

一、手太阴肺经腧穴定位及主治（图 3-24）

1. 中府穴：在胸前壁的外上方，云门下 1 寸，平第 1 肋间隙，距前正中线 6 寸处。主治咳嗽、气喘、胸中胀闷、胸痛、肩背痛。向外斜刺 0.5～0.8 寸。不可向内深刺，以免伤及肺脏。

2. 云门穴：在胸前壁的外上方，肩胛骨喙突上方，锁骨下窝凹陷处，距前正中线 6 寸处。主治咳嗽、气喘、胸痛、肩关节内侧痛。向外斜刺 0.5～0.8 寸。不可向内深刺，以免伤及肺脏。

3. 天府穴：在臂内侧面，肱二头肌桡侧缘，腋前纹头下 3 寸处。主治气喘、瘿气、鼻衄、上臂内侧痛。直刺 0.5～1 寸。

4. 侠白穴：在臂内侧面，肱二头肌桡侧缘，腋前纹头下 4 寸处，或肘横纹上 5 寸处。主治咳嗽、气喘、干呕、烦满、上臂内侧痛。

5. 尺泽穴：在肘横纹中，肱二头肌腱桡侧凹陷处。主治咳嗽、气喘、咯血、潮热、咽喉肿痛、胸部胀满、小儿惊风、吐泻、肘臂挛急痛。直刺 0.8～1.2 寸。

6. 孔最穴：在前臂掌面桡侧，当尺泽与太渊连线上，腕横纹上 7 寸处。主治咳嗽、气喘、咯血、咽喉肿痛、肘臂挛急痛、痔疾。直刺 0.5～1.2 寸。

7. 列缺穴：在前臂桡侧缘，桡骨茎突上方，腕横纹上 1.5 寸，当肱桡肌与拇长展肌腱之间处。主治咳嗽、气喘、咽喉痛、半身不遂、口眼㖞斜、偏头痛、颈项强痛、牙痛。向上或向下斜刺 0.3～0.8 寸。

8. 经渠穴：在前臂掌面桡侧，桡骨茎突与桡动脉之间凹陷处，腕横纹上 1 寸。主治咳嗽、气喘、胸痛、咽喉肿痛、手腕痛。直刺 0.3～0.5 寸。

9. 太渊穴：在腕掌横纹桡侧，桡动脉搏动处。主治咳嗽、气喘、咯血、胸痛、咽喉肿痛、无脉症、手腕痛。避开桡动脉，直刺 0.3～0.5 寸。

10. 鱼际穴：在手拇指本节（第 1 掌指关节）后凹陷处，约当第 1 掌骨中点桡侧，赤白肉际处。主治咳嗽、咯血、发热、咽喉肿痛、失音、乳痈、掌中热。直刺 0.5～1 寸。

11. 少商穴：在拇指末节桡侧，距指甲角 0.1 寸（指寸）处。主治咽喉肿痛、中风昏迷、中暑呕吐、小儿惊风、癫狂、咳嗽、鼻衄。直刺 0.1 寸，或向腕平刺 0.2～0.3 寸。

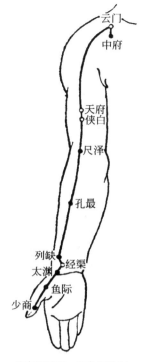

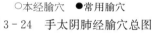

○本经腧穴　●常用腧穴

图 3-24　手太阴肺经腧穴总图

二、手阳明大肠经腧穴定位及主治（图 3-25）

1. 商阳穴：在手示指末节桡侧，距指甲角 0.1 寸（指寸）处。主治咽喉肿痛、耳鸣耳聋、中风昏迷、热病无汗、下齿痛。浅刺 0.1 寸。

2. 二间穴：微握拳，在手示指本节（第 2 掌指关节）前，桡侧凹陷处。主治齿痛、咽喉肿痛、口眼㖞斜、目痛、热病。直刺 0.2～0.4 寸。

3. 三间穴：微握拳，在手示指本节（第 2 掌指关节）后，桡侧凹陷处。主治咽喉肿痛、齿痛、身热、腹胀肠鸣。直刺 0.3～0.5 寸。

4. 合谷穴：在手臂第 1、第 2 掌骨间，当第 2 掌骨桡侧的中点处。主治头痛、齿痛、目赤肿痛、咽喉肿痛、失音、口眼㖞斜、半身不遂、痄腮、疔疮、经闭、腹痛、牙关紧闭、小儿惊风、鼻衄、耳鸣耳聋、发热恶寒、无汗、多汗、瘾疹、疟疾。

5. 阳溪穴：在腕背横纹桡侧，手拇指向上翘起时，当拇短伸肌腱和拇长伸肌腱之间的凹陷中。主治头痛、耳鸣耳聋、咽喉肿痛、腕臂痛、齿痛。直刺 0.5～0.8 寸。可灸。

6. 偏历穴：屈肘，在前臂背面桡侧，当阳溪与曲池穴连线上，腕横纹上 3 寸处。主治耳鸣耳聋、目赤、鼻衄、喉痛、手臂酸痛。直刺 0.3～0.5 寸，斜刺 1 寸。

7. 温溜穴：屈肘，在前臂背面桡侧，当阳溪与曲池穴连线上，腕横纹上 5 寸处。主治头痛、面肿、咽喉肿痛、肩背酸痛、疔疮、吐舌、肠鸣腹痛。直刺 0.5～1 寸。

8. 下廉穴：在前臂背面桡侧，当阳溪与曲池穴连线上，肘横纹下 4 寸。主治头痛、眩

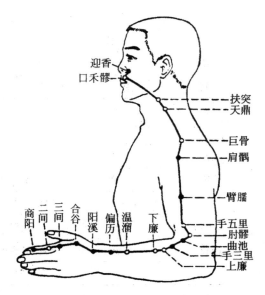

图 3 - 25　手阳明大肠经腧穴总图

晕、肘臂痛、半身不遂、腹痛、腹胀、目痛。直刺 0.5～1 寸。

9. 上廉穴：在前臂背面桡侧，当阳溪与曲池穴连线上，肘横纹下 3 寸。主治头痛、半身不遂、肩臂酸痛麻木、腹痛、肠鸣、腹泻。直刺 0.8～1 寸。可灸。

10. 手三里穴：在前臂背面桡侧，当阳溪与曲池穴连线上，肘横纹下 2 寸处。主治肘臂疼痛、上肢瘫痪麻木、腹痛、腹泻、腹胀、齿痛、失音。直刺 0.8～1.2 寸。可灸。

11. 曲池穴：在肘横纹外侧端，屈肘时当尺泽与肱骨外上髁连线中点处。主治热病、半身不遂、风疹、手臂肿痛无力、咽喉肿痛、齿痛、目赤痛、腹痛吐泻、痢疾、高血压、瘰疬、癫狂。直刺 1～1.5 寸。

12. 肘髎穴：在臂外侧，曲池穴上方 1 寸，当肱骨边缘处。主治肘臂部酸痛、麻木、挛急、嗜卧。直刺 0.5～1 寸。

13. 手五里穴：在臂外侧，当曲池穴与肩髃连线上，曲池上 3 寸处。主治肘臂疼痛挛急、瘰疬。直刺 0.8～1 寸。

14. 臂臑穴：在臂外侧，三角肌止点处，当曲池与肩髃穴连线上，曲池上 7 寸。主治瘰疬、肩臂疼痛、目疾、颈项拘挛。直刺或向上斜刺 0.8～1.5 寸。

15. 肩髃穴：在肩部，三角肌上，臂外展或向前平伸时，当肩峰前下方凹陷处。主治肩臂疼痛、半身不遂、手臂挛急痛、瘾疹、瘰疬。直刺或向下斜刺 0.8～1.5 寸。

16. 巨骨穴：在肩上部，当锁骨肩峰端与肩胛冈之间凹陷处。主治肩背及上臂疼痛、伸展及抬举不便、瘰疬、瘿气。直刺 0.4～0.6 寸。不可深刺，以免刺入胸腔造成气胸。

17. 天鼎穴：在颈外侧部，胸锁乳头肌后缘，当喉结旁，扶突穴与缺盆连线中点处。主治咽喉肿痛、暴喑、气梗、梅核气、瘰疬。直刺 0.3～0.5 寸。

18. 扶突穴：在颈外侧部，喉结旁，当胸锁乳头肌的前后缘之间处。主治咳嗽、气喘、咽喉肿痛、暴喑、瘰疬、瘿气。直刺 0.5～0.8 寸。

19. 口禾髎穴：在上唇部，鼻孔外缘直下，平水沟穴处。主治口㖞、鼻塞不通、鼻衄。直刺 0.3～0.5 寸。

20. 迎香穴：在鼻翼外缘中点旁，当鼻唇沟中处。主治鼻塞不通、口㖞、鼻衄、面痒、鼻息肉。直刺或向上斜刺 0.2～0.5 寸。

三、足阳明胃经腧穴定位及主治（图 3-26）

1. 承泣穴：在面部瞳孔直下，当眼球与眶下缘之间处。主治眼睑跳动、目赤肿痛、夜盲、口眼㖞斜、迎风流泪。紧靠眶下缘直刺 0.3～0.7 寸。缓慢进针，不宜提插，以防刺破血管，引起眶内出血。

2. 四白穴：在面部瞳孔直下，当眶下孔凹陷处。主治目赤痒痛、目翳、眼睑跳动、迎风流泪、头面疼痛、口眼㖞斜。直刺 0.2～0.4 寸。

3. 巨髎穴：在面部瞳孔直下，平鼻翼下缘，当鼻唇沟外侧处。主治口眼㖞斜、眼睑跳动、鼻衄、齿痛、面痛。直刺 0.3～0.6 寸。

4. 地仓穴：在面部口角外侧，上直对瞳孔处。主治口眼㖞斜、口角跳动、齿痛、流泪、唇缓不收。向颊车方向平刺 0.5～1.5 寸。

5. 大迎穴：在下颌角前方，咬肌附着部的前缘，当面动脉搏动处。主治牙关紧闭、齿痛、口㖞、颊肿、面肿、面痛。直刺 0.2～0.4 寸。

6. 颊车穴：在面颊部，下颌角前上方约一横指（中指），当咀嚼时咬肌隆起，按之凹陷处。主治口眼㖞斜、颊肿、齿痛、牙关紧闭、面肌痉挛。直刺 0.3～0.5 寸，或向地仓穴斜刺 1～1.5 寸。

7. 下关穴：在面部耳前方，当颧弓与下颌切迹所形成的凹陷处。主治牙关紧闭、下颌疼痛、口㖞、面痛、齿痛、耳鸣耳聋。直刺 0.5～1.2 寸。

8. 头维穴：在头侧部，当额角发际上 0.5 寸，头正中线旁 4.5 寸处。主治头痛目眩、迎风流泪、眼睑跳动、视物不明、目痛。向后平刺 0.5～1 寸。

9. 人迎穴：在颈部喉结旁，当胸锁乳头肌的前缘，颈总动脉搏动处。主治咽喉肿痛、

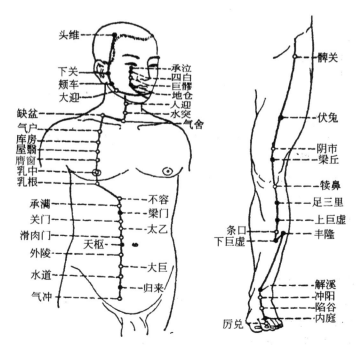

图 3-26 足阳明胃经腧穴总图

高血压、头痛、瘰疬、饮食难下、胸满气喘。避开颈总动脉直刺 0.2～0.4 寸。

10. 水突穴：在颈部胸锁乳头肌的前缘，当人迎与气舍穴连线的中点处。主治咳逆上气、喘息不得卧、咽喉肿痛、呃逆、瘰疬、瘿瘤。直刺 0.3～0.5 寸。

11. 气舍穴：在颈部，当锁骨内侧端的上缘，胸锁乳头肌的胸骨头与锁骨头之间处。主治咽喉肿痛、喘息、呃逆、瘿瘤、瘰疬、颈项强痛。直刺 0.3～0.5 寸。

12. 缺盆穴：在锁骨上窝中央，距前正中线 4 寸处。主治咳嗽气喘、咽喉肿痛、缺盆中痛、瘰疬。直刺 0.3～0.5 寸。

13. 气户穴：在胸部，当锁骨中点下缘，距前正中线 4 寸处。主治咳喘、胸痛、呃逆、胁肋疼痛。沿肋间隙向外斜刺 0.5～0.8 寸。

14. 库房穴：在胸部，当第 1 肋间隙，距前正中线 4 寸处。主治咳嗽、胸痛、胁胀、气喘。沿肋间隙向外斜刺 0.5～0.8 寸。

15. 屋翳穴：在胸部，当第 2 肋间隙，距前正中线 4 寸处。主治咳嗽气喘、胸痛、乳痛、身肿、皮肤痛。沿肋间隙向外斜刺 0.5～0.8 寸。

16. 膺窗穴：在胸部，当第 3 肋间隙，距前正中线 4 寸处。主治咳嗽、气喘、胸痛、乳痛。沿肋间隙向外斜刺 0.5～0.8 寸。

17. 乳中穴：在胸部，当第 4 肋间隙，乳头中央，距前正中线 4 寸处。本穴不能针刺，不能灸，只作胸腹部腧穴定位标志。

18. 乳根穴：在胸部，当乳头直下，乳房根部，第 5 肋间隙，距前正中线 4 寸处。主治乳痛、乳汁少、胸痛、咳嗽、呃逆。沿肋间隙向外斜刺 0.5～0.8 寸，或直刺 0.4 寸。

19. 不容穴：在上腹部，当脐中上 6 寸，距前正中线 2 寸处。主治呕吐、胃痛、腹胀、食欲不振。直刺 0.5～0.8 寸。

20. 承满穴：在上腹部，当脐中上 5 寸，距前正中线 2 寸处。主治胃痛、呕吐、腹胀、肠鸣、食欲不振。直刺 0.5～0.8 寸。

21. 梁门穴：在上腹部，当脐中上 4 寸，距前正中线 2 寸处。主治胃痛、呕吐、腹胀、食欲不振、大便溏泻。直刺 0.5～0.8 寸。

22. 关门穴：在上腹部，当脐中上 3 寸，距前正中线 2 寸处。主治腹痛腹胀、肠鸣泄泻、食欲不振、水肿。直刺 0.5～0.8 寸。

23. 太乙穴：在上腹部，当脐中上 2 寸，距前正中线 2 寸处。主治腹痛、腹胀、心烦、癫狂。直刺 0.5～0.8 寸。

24. 滑肉门穴：在上腹部，当脐中上 1 寸，距前正中线 2 寸处。主治癫狂、呕吐、腹胀、腹泻。直刺 0.8～1.2 寸。

25. 天枢穴：在腹中部，距脐中 2 寸处。主治腹痛腹胀、肠鸣泄泻、痢疾、便秘、肠痛、热病、疝气、水肿、月经不调。直刺 0.8～1.2 寸。

26. 外陵穴：在下腹部，当脐中下 1 寸，距前正中线 2 寸处。主治腹痛、疝气、痛经。直刺 1～1.5 寸。

27. 大巨穴：在下腹部，当脐中下 2 寸，距前正中线 2 寸处。主治小腹胀满、小便不利、遗精、早泄、惊悸不眠、疝气。直刺 0.8～1.2 寸。

28. 水道穴：在下腹部，当脐中下 3 寸，距前正中线 2 寸处。主治小腹胀满、腹痛、痛经、小便不利。直刺 0.8～1.2 寸。

29. 归来穴：在下腹部，当脐中下 4 寸，距前正中线 2 寸处。主治少腹疼痛、经闭、痛经、子宫下垂、白带、疝气、茎中痛、小便不利。直刺 0.8～1.2 寸。

30. 气冲穴：在腹股沟稍上方，当脐中下 5 寸，距前正中线 2 寸处。主治少腹疼痛、

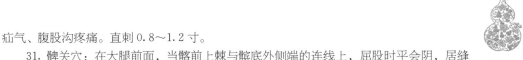

疝气、腹股沟疼痛。直刺 0.8～1.2 寸。

31. 髀关穴：在大腿前面，当髂前上棘与髌底外侧端的连线上，屈股时平会阴，居缝匠肌外侧凹陷处。主治髀股痿痹、下肢不遂、腰腿疼痛、筋挛不得屈伸。直刺 0.8～1.2 寸。

32. 伏兔穴：在大腿前面，当髂前上棘与髌底外侧端的连线上，髌底上 6 寸处。主治腿痛、下肢不遂、脚气、疝气、腹胀。直刺 1～2 寸。

33. 阴市穴：在大腿前面，当髂前上棘与髌底外侧端的连线上，髌底上 3 寸处。主治膝关节痛、下肢屈伸不利、腰痛、下肢不遂、腹胀、腹痛。直刺 1～1.5 寸。

34. 梁丘穴：屈膝，在大腿前面，当髂前上棘与髌底外侧端的连线上，髌底上 2 寸处。主治胃痛、膝关节肿痛、屈伸不利、乳痛。直刺 1～1.5 寸。

35. 犊鼻穴：屈膝，在膝部髌骨与髌韧带外侧凹陷处。主治膝关节痛、关节屈伸不利、脚气。向后内斜刺 0.8～1.5 寸。

36. 足三里穴：在小腿前外侧，当犊鼻穴下 3 寸，距胫骨前缘一横指（中指）处。主治胃痛呕吐、腹胀肠鸣、消化不良、下肢痿痹、泄泻、便秘、痢疾、疳积、癫狂、中风、脚气、水肿、下肢不遂、心悸气短、虚劳羸瘦。直刺 1～2 寸。

37. 上巨虚穴：在小腿前外侧，当犊鼻穴下 6 寸，距胫骨前缘一横指（中指）处。主治腹痛、腹胀、痢疾、便秘、肠痛、中风瘫痪、脚气、下肢痿痹。直刺 1～1.5 寸。

38. 条口穴：在小腿前外侧，当犊鼻穴下 8 寸，距胫骨前缘一横指（中指）处。主治肩臂不得举、下肢冷痛、脘腹疼痛、跗肿、转筋。直刺 1～1.5 寸。

39. 下巨虚穴：在小腿前外侧，当犊鼻穴下 9 寸，距胫骨前缘一横指（中指）处。主治小腹痛、腰脊痛引睾丸、乳痛、下肢痿痹、泄泻、大便脓血。直刺 1～1.5 寸。

40. 丰隆穴：在小腿前外侧，当外踝尖上 8 寸，条口穴外，距胫骨前缘二横指（中指）处。主治痰多、哮喘、咳嗽、胸痛、头痛、咽喉肿痛、便秘、癫狂、痫病、呕吐、下肢痿痹。直刺 1～1.5 寸。

41. 解溪穴：在足背与小腿交界处的横纹中央凹陷中，当拇长伸肌腱与趾长伸肌腱之间处。主治头痛、眩晕、癫狂、腹胀、便秘、目赤、下肢痿痹、胃热谵语。直刺 0.5～1 寸。

42. 冲阳穴：在足背最高处，当拇长伸肌腱与趾长伸肌腱之间，足背动脉搏动处。主治胃痛腹胀、口眼㖞斜、面肿齿痛、足痿无力、脚背红肿。避开足背动脉，直刺 0.3～0.5 寸。

43. 陷谷穴：在足背，当第 2、第 3 跖骨结合部前方凹陷处。主治面目浮肿、肠鸣腹泻、足背肿痛、热病、目赤肿痛。直刺 0.3～0.5 寸。

44. 内庭穴：在足背，当第 2、第 3 趾间，趾蹼缘后方赤白肉际处。主治齿痛、口㖞、喉痹、鼻衄、腹痛、腹胀、痢疾、泄泻、足背肿痛、热病、胃痛吐酸。直刺 0.3～0.5 寸。

45. 厉兑穴（属井穴）：在足第 2 趾末节外侧，距趾甲 0.1 寸（指寸）处。主治面肿、齿痛、口㖞、鼻衄、胸腹胀满、热病、多梦、癫狂。浅刺 0.1 寸。

四、足太阴脾经腧穴定位及主治（图 3 - 27）

1. 隐白穴：在足大趾末节内侧，距趾甲角 0.1 寸（指寸）处。主治腹胀、便血、尿血、崩漏、月经过多、癫狂、多梦、惊风、昏厥、胸痛。浅刺 0.1 寸。

2. 大都穴：在足内侧缘，当足大趾本节（第 1 跖趾关节）前下方赤白肉际凹陷处。

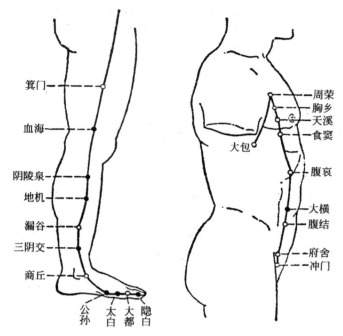

图 3-27　足太阴脾经腧穴总图

主治腹胀、胃痛、消化不良、泄泻、便秘、热病无汗、体重肢肿、心痛、心烦。直刺 0.3~0.5 寸。

3. 太白穴：在足内侧缘，当足大趾本节（第 1 跖趾关节）后下方赤白肉际凹陷处。主治胃痛、腹胀、腹痛、肠鸣、呕吐、泄泻、痢疾、便秘、痔疮、脚气、关节痛。直刺 0.8~1 寸。

4. 公孙穴：在足内侧缘，当第 1 跖骨基底的前下方处。主治胃痛、呕吐、消化不良、肠鸣腹胀、腹痛、痢疾、泄泻、水肿、心烦失眠、发狂妄言、嗜卧、脚气。直刺 0.5~1 寸。

5. 商丘穴：在足内踝前下方凹陷中，当舟骨结节与内踝尖连线的中点处。主治腹胀、肠鸣、泄泻、便秘、食物不化、黄疸、怠惰嗜卧、小儿癫痫、足踝痛、痔疮。直刺 0.5~0.8 寸。

6. 三阴交：在小腿内侧，当足内踝尖上 3 寸，胫骨内侧缘后方处。主治肠鸣腹泻、腹胀、食物不化、月经不调、崩漏、赤白带下、子宫下垂、经闭、痛经、难产、产后血晕、恶露不尽、遗精、阳痿、早泄、阴茎痛、疝气、水肿、小便不利、遗尿、足痿痹痛、脚气、湿疹、荨麻疹、高血压、神经性皮炎、不孕症。直刺 1~1.5 寸。孕妇不宜针。

7. 漏谷穴：在小腿内侧，当内踝尖与阴陵泉穴的连线上，距内踝尖 6 寸，胫骨内侧缘后方处。直刺 1~1.5 寸。

8. 地机穴：在小腿内侧，当内踝尖与阴陵泉穴的连线上，阴陵泉穴下 3 寸处。主治腹痛、泄泻、小便不利、水肿、月经不调、遗精、腰痛不可俯仰、食欲不振。直刺 1~1.5 寸。

9. 阴陵泉穴：在小腿内侧，当胫骨内侧踝后下方凹陷处。主治腹胀、水肿、小便不利、小便失禁、阴茎痛、妇人阴痛、遗精、膝关节痛、黄疸。直刺 1~2 寸。

10. 血海穴：屈膝，在大腿内侧，髌底内侧端上 2 寸，当股四头肌内侧头的隆起处。主治月经不调、痛经、经闭、崩漏、瘾疹、皮肤瘙痒、丹毒、小便淋沥、股内侧痛。直刺 1～1.2 寸。

11. 箕门穴：在大腿内侧，当血海与冲门穴的连线上，血海上 6 寸处。主治小便不通、五淋、遗尿、腹股沟肿痛。避开动脉，直刺 0.5～1 寸。

12. 冲门穴：在腹股沟外侧，距耻骨联合上缘中点 3.5 寸，当髂外动脉搏动处的外侧处。主治腹痛、疝气、痔疮、崩漏、带下。直刺 0.5～1 寸。

13. 府舍穴：在下腹部，当脐中下 4 寸，冲门穴上方 0.7 寸，距前正中线 4 寸处。主治腹痛、疝气、积聚。直刺 0.8～1.2 寸。

14. 腹结穴：在下腹部，大横穴下 1.3 寸，距前正中线 4 寸处。主治腹痛、腹泻、大便秘结。直刺 1～1.5 寸。

15. 大横穴：在腹中部，距脐中 4 寸处。主治腹痛、腹泻、大便秘结。直刺 1～1.5 寸。

16. 腹哀穴：在上腹部，当脐中上 3 寸，距前正中线 4 寸处。主治腹痛、泄泻、痢疾、便秘、消化不良。直刺 1～1.5 寸。

17. 食窦穴：在胸外侧部，当第 5 肋间隙，距正中线 6 寸处。主治胸胁胀痛、嗳气反胃、腹胀、水肿。斜刺或向外平刺 0.5～0.9 寸。不可深刺。

18. 天溪穴：在胸外侧部，当第 4 肋间隙，距正中线 6 寸处。主治胸痛、咳嗽、乳痛、乳汁少。斜刺或向外平刺 0.5～0.8 寸。

19. 胸乡穴：在胸外侧部，当第 3 肋间隙，距正中线 6 寸处。主治胸胁胀痛。斜刺或向外平刺 0.5～0.8 寸。

20. 周荣穴：在胸外侧部，当第 2 肋间隙，距正中线 6 寸处。主治胸胁胀满、咳嗽、气喘、胁痛。斜刺或向外平刺 0.5～0.8 寸。

21. 大包穴：在侧胸部腋中线上，当第 6 肋间隙处。主治胸胁胀满、咳嗽气喘、胁肋疼痛、全身痛、四肢无力。斜刺或向后平刺 0.5～0.8 寸。

五、手少阴心经腧穴定位及主治（图 3－28）

1. 极泉穴：在腋窝顶点，腋动脉搏动处。主治上肢不遂、心痛、胸闷、胁肋胀痛、瘰疬、肩臂疼痛、咽干烦渴。避开腋动脉，直刺或斜刺 0.5～1 寸。

2. 青灵穴：在臂内侧，当极泉与少海穴的连线上，肘横纹上 3 寸，肱二头肌的内侧沟中处。主治目黄、头痛、振寒、胁痛、肩臂痛。直刺 0.5～1 寸。

3. 少海穴：屈肘，在肘横纹内侧端与肱骨内上髁连线的中点处。主治心痛、臂麻酸痛、手颤、健忘、暴喑、肘臂屈伸不利、瘰疬、腋胁痛。直刺

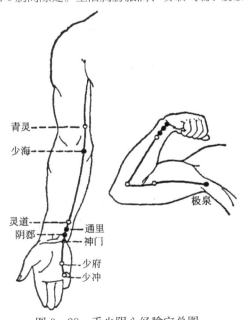

图 3－28 手少阴心经腧穴总图

0.5~1寸。

4. 灵道穴：在前臂掌侧，当尺侧腕屈肌腱的桡侧缘，腕横纹上1.5寸处。主治心痛、心悸怔忡、暴喑、舌强不语、头晕目眩、肘臂挛急痛。直刺0.2~0.5寸。

5. 通里穴：在前臂掌侧，当尺侧腕屈肌腱的桡侧缘，腕横纹上1寸处。主治暴喑、舌强不语、心悸怔忡、腕臂痛。直刺0.2~0.5寸。

6. 阴郄穴：在前臂掌侧，当尺侧腕屈肌腱的桡侧缘，腕横纹上0.5寸处。主治心痛、惊恐、心悸、吐血、衄血、失语、骨蒸盗汗。直刺0.2~0.5寸。

7. 神门穴：在腕部，腕掌侧横纹尺侧端，尺侧腕屈肌腱的桡侧凹陷处。主治心痛、心烦、健忘失眠、惊悸怔忡、痴呆、癫狂、痫病、目黄胁痛、掌中热、呕血、吐血、头痛、眩晕、失音。直刺0.2~0.5寸。

8. 少府穴：在手掌面，第4、第5掌骨之间，握拳时当小指尖处。主治心悸、胸痛、小便不利、遗尿、阴痒、阴痛、手小指拘急、掌中热、善惊恐。直刺0.3~0.5寸。

9. 少冲穴：在手小指末节桡侧，距指甲角0.1寸处。主治心悸、心痛、癫狂、热病、中风昏迷、臂内后廉痛。浅刺0.1寸。

六、手太阳小肠经腧穴定位及主治（图3-29）

1. 少泽穴：在手小指末节尺侧，距指甲角0.1寸处。主治头痛、目翳、咽喉肿痛、乳痈、乳汁少、昏迷、热病、耳鸣、耳聋、肩臂外后侧疼痛。斜刺0.1寸。

2. 前谷穴：在手尺侧，微握拳，当小指本节（第5掌指关节）前的掌指横纹头赤白肉际处。主治热病不出汗、疟疾、癫狂、痫病、耳鸣、头痛、目痛、咽喉肿痛、乳汁少。直刺0.2~0.3寸。

3. 后溪穴：在手掌尺侧，微握拳，当小指本节（第5掌指关节）后的远侧掌横纹头赤白肉际处。主治头项强痛、耳聋、热病、疟疾、癫狂、痫病、盗汗、目眩、目赤、咽喉肿痛。直刺0.5~1寸。

4. 腕骨穴：在手掌尺侧，当第5掌骨基底与钩骨之间的凹陷赤白肉际处。主治头痛、项强、耳聋、耳鸣、目翳、指挛臂痛、热病不出汗、疟疾、胁痛。直刺0.3~0.5寸。

5. 阳谷穴：在手腕尺侧，当尺骨茎突与三角骨之间的凹陷处。主治头痛、目眩、耳鸣、耳聋、热病、癫狂、痫病、腕痛。直刺或斜刺0.5~0.8寸。

6. 养老穴：在前臂背面尺侧，当尺骨小头近端桡侧凹陷处。主治视物不明、肩臂疼痛。直刺或斜刺0.5~0.8寸。

7. 支正穴：在前臂背面尺侧，当阳谷与小海穴的连线上，腕背横纹上5寸处。主项强、肘挛急、手指痛、头痛、热病、目眩、好笑善忘、消渴。

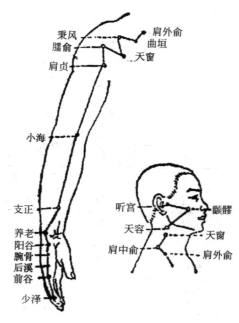

图3-29 手太阳小肠经腧穴总图

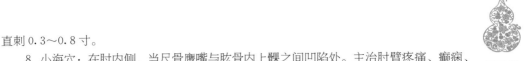

直刺 0.3～0.8 寸。

8. 小海穴：在肘内侧，当尺骨鹰嘴与肱骨内上髁之间凹陷处。主治肘臂疼痛、癫痫、耳鸣、耳聋。直刺 0.3～0.5 寸。

9. 肩贞穴：在肩关节后下方，臂内收时，腋后纹头上 1 寸（指寸）处。主治肩胛痛、手臂麻痛、上肢不举、缺盆中痛。直刺 1～1.5 寸。

10. 臑俞穴：在肩部，当腋后纹头直上，肩胛冈下缘的凹陷中处。主治肩臂疼痛、瘰疬。直刺 0.8～1.2 寸。

11. 天宗穴：在肩胛部，当冈下窝中央凹陷处，与第 4 胸椎相平。主治肩胛疼痛、肘臂外后侧痛、气喘、乳痛。直刺或斜刺 0.5～1 寸。

12. 秉风穴：在肩胛部冈上窝中央，天宗穴直上，举臂有凹陷处。主治肩臂疼痛、上肢酸麻。直刺 0.5～1 寸。

13. 曲垣穴：在肩胛部，冈上窝内侧端，当臑俞穴与第 2 胸椎棘突连线的中点处。主治肩臂疼痛、拘挛。直刺 0.3～0.5 寸。

14. 肩外俞穴：在背部，当第 1 胸椎棘突下，旁开 3 寸处。主治肩背酸痛、颈项强急。斜刺 0.5～0.8 寸。

15. 肩中俞穴：在背部，当第 7 颈椎棘突下，旁开 2 寸处。主治肩背痛、咳嗽、哮喘。斜刺 0.5～0.8 寸。

16. 天窗穴：在颈外侧部，胸锁乳头肌的后缘，扶突后与喉结相平处。主治耳鸣耳聋、咽喉肿痛、颈项强痛、暴喑、瘾疹、癫狂。直刺 0.3～0.5 寸。

17. 天容穴：在颈外侧部，当下颌角的后方，胸锁乳头肌的前缘凹陷中处。主治耳鸣耳聋、咽喉肿痛、颈项强痛。直刺 0.5～1 寸。

18. 颧髎穴：在面部，当目外眦直下，颧骨下缘凹陷处。主治口眼㖞斜、眼睑跳动、齿痛、唇肿。直刺 0.3～0.5 寸，或斜刺 0.5～1 寸。

19. 听宫穴：在面部，耳屏前，下颌骨髁状突的后方，张口时呈凹陷处。主治耳鸣、耳聋、聤耳、齿痛、癫狂、痫病。张口，直刺 0.5～1 寸。

七、足太阳膀胱经腧穴定位及主治（图 3－30）

1. 晴明穴：在面部，目内眦角稍上方凹陷处。主治目赤肿痛、迎风流泪、胬肉攀睛、视物不明、近视、夜盲、色盲、目翳。嘱患者闭目，医生左手轻推眼球向外侧固定，右手缓慢进针，紧靠眼眶边缘直刺 0.3～0.5 寸。

2. 攒竹穴：在面部，当眉头陷中，眶上切迹处。主治前额痛、眉棱骨痛、目眩、视物不明、目赤肿痛、近视、眼睑跳动、面瘫。平刺 0.5～0.8 寸。

3. 眉冲穴：在头部，当攒竹穴直上入发际 0.5 寸，神庭与曲差穴连线之间处。主治痫病、头痛、眩晕、视物不明、鼻塞。平刺 0.3～0.5 寸。

4. 曲差穴：在头部，当前发际正中直上 0.5 寸，旁开 1.5 寸，即神庭与头围连线的内 1/3 与中 1/3 交点上。主治头痛、头晕、视物不明、目痛、鼻塞。平刺 0.5～0.8 寸。

5. 五处穴：在头部，当前发际正中直上 1 寸，旁开 1.5 寸处。主治头痛、目眩、视物不明。平刺 0.5～0.8 寸。

6. 承光穴：在头部，当前发际正中直上 2.5 寸，旁开 1.5 寸处。主治头痛、目眩、呕吐、视物不明、鼻塞多涕、癫痫。平刺 0.5～0.8 寸。

7. 通天穴：在头部位，当前发际正中直上 4 寸，旁开 1.5 寸处。主治头痛、头重、眩晕、鼻塞、鼻渊。平刺 0.3～0.5 寸。

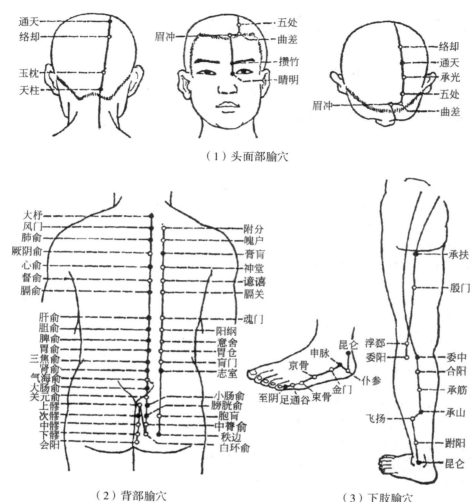

（1）头面部腧穴

（2）背部腧穴　　　　　　　　（3）下肢腧穴

图 3-30　足太阳膀胱经腧穴总图

8. 络却穴：在头部，当前发际正中直上 5.5 寸，旁开 1.5 寸处。主治眩晕、耳鸣、鼻塞、癫狂、痫病、视物不明。平刺 0.3～0.5 寸。

9. 玉枕穴：在后头部，当后发际正中直上 2.5 寸，旁开 1.3 寸，平枕外隆凸上缘的凹陷处。主治头痛、目痛、鼻塞、呕吐。平刺 0.3～0.5 寸。

10. 天柱穴：在项部，大筋（斜方肌）外缘之后发际凹陷中，约当后发际正中旁开 1.3 寸处。主治头痛、项强、眩晕、目赤肿痛、肩背痛、鼻塞。直刺或斜刺 0.5～0.8 寸。不可向内上方深刺。

11. 大杼穴：在背部，当第 1 胸椎棘突下，旁开 1.5 寸处。主治咳嗽、发热、头痛肩背痛、颈项拘急。斜刺 0.5～0.8 寸。本经背部诸穴均不宜深刺，以免伤及内部重要脏器。

12. 风门穴：在背部，当第 2 胸椎棘突下，旁开 1.5 寸处。主治伤风咳嗽、发热头痛、目眩、项强、胸背痛、鼻塞多涕。斜刺 0.5～0.8 寸。

13. 肺俞穴：在背部，当第 3 胸椎棘突下窝旁开 1.5 寸处。主治咳嗽、气喘、胸满、背痛、潮热、盗汗、骨蒸、吐血、鼻塞。斜刺 0.5~0.8 寸。

14. 厥阴俞穴：在背部，当第 4 胸椎棘突下，旁开 1.5 寸处。主治心痛、心悸、胸闷、咳嗽、呕吐。斜刺 0.5~0.8 寸。

15. 心俞穴：在背部，当第 5 胸椎棘突下，旁开 1.5 寸处。主治癫狂、痫病、惊悸、失眠、健忘、心烦、咳嗽、吐血、梦遗、心痛、胸背痛。斜刺 0.5~0.8 寸。

16. 督俞穴：在背部，当第 6 胸椎棘突下，旁开 1.5 寸处。主治心痛、腹痛、腹胀、肠鸣、呃逆。斜刺 0.5~0.8 寸。

17. 膈俞穴：在背部，当第 7 胸椎棘突下，旁开 1.5 寸处。主治胃脘痛、呕吐、呃逆、食欲不振、咳嗽、吐血、潮热、盗汗。斜刺 0.5~0.8 寸。

18. 肝俞穴：在背部，当第 9 胸椎棘突下，旁开 1.5 寸处。主治黄疸、胁痛、吐血、目赤、视物不明、眩晕、夜盲、癫狂、痫病、背痛。斜刺 0.5~0.8 寸。

19. 胆俞穴：在背部，当第 10 胸椎棘突下，旁开 1.5 寸处。主治黄疸、胁痛、呕吐、食物不化、口苦。斜刺 0.5~0.8 寸。

20. 脾俞穴：在背部，当第 11 胸椎棘突下，旁开 1.5 寸处。主治腹胀、泄泻、呕吐、胃痛、消化不良、水肿、背痛、黄疸。直刺 0.5~1 寸。

21. 胃俞穴：在背部，当第 12 胸椎棘突下，旁开 1.5 寸处。主治胃脘痛、腹胀、呕吐、完谷不化、肠鸣、胸胁痛。直刺 0.5~1 寸。

22. 三焦俞穴：在腰部，当第 1 腰椎棘突下，旁开 1.5 寸处。主治胃脘痛、腹胀、呕吐、完谷不化、肠鸣、胸胁痛。直刺 0.5~1 寸。

23. 肾俞穴：在腰部，当第 2 腰椎棘突下，旁开 1.5 寸处。主治遗精、阳痿、早泄、不孕、不育、遗尿、月经不调、白带、腰背酸痛、头昏、耳鸣、耳聋、小便不利、水肿、喘咳少气。直刺 0.5~1 寸。

24. 气海俞穴：在腰部，当第 3 腰椎棘突下，旁开 1.5 寸处。主治腰痛、痛经、肠鸣、痔疮。直刺 0.5~1 寸。

25. 大肠俞穴：在腰部，当第 4 腰椎棘突下，旁开 1.5 寸处。主治腰脊疼痛、腹痛、腹胀、泄泻、便秘、痢疾。直刺 0.5~1.2 寸。

26. 关元俞：在腰部，当第 5 腰椎棘突下，旁开 1.5 寸处。主治腹胀、泄泻、小便不利、遗尿、消渴、腰痛。直刺 0.5~1.2 寸。

27. 小肠俞穴：在骶部，当骶正中嵴 1.5 寸，平第 1 骶后孔处。主治遗精、遗尿、白带、小腹胀痛、泄泻、痢疾、腰腿痛。直刺 0.8~1.2 寸。

28. 膀胱俞穴：在骶部，当骶正中嵴旁 1.5 寸，平第 2 骶后孔处。主治遗精遗尿、小便不利、泄泻、腰骶部疼痛。直刺 0.8~1.2 寸。

29. 中膂俞穴：在骶部，当骶正中嵴旁 1.5 寸，平第 3 骶后孔处。主治腰脊痛、消渴、痢疾。直刺 0.8~1.2 寸。

30. 白环俞穴：在骶部，当骶正中嵴旁 1.5 寸，平第 4 骶后孔处。主治腰腿痛、白带、遗精、月经不调。直刺 0.8~1.2 寸。

31. 上髎穴：在骶部，当髂后上棘与后正中线之间，适对第 1 骶后孔处。主治腰痛、月经不调、带下、遗精、阳痿、大小便不利。直刺 1~1.5 寸。

32. 次髎穴：在骶部，当髂后上棘内下方，适对第 2 骶后孔处。主治腰痛、痛经、月经不调、小便不利、遗精、遗尿、下肢痿痹。直刺 1~1.5 寸。

33. 中髎穴：在骶部，当次髎穴下内方，适对第 3 骶后孔处。主治腰痛、月经不调、小便不利、赤白带下、便秘。直刺 1~1.5 寸。

34. 下髎穴：在骶部，当中髎穴下内方，适对第 4 骶后孔处。主治腹痛、小便不利、肠鸣、便秘、小腹痛。直刺 1～1.5 寸。

35. 会阳穴：在骶部，尾骨端旁开 0.5 寸处。主治阳痿、遗精、带下、痢疾、泄泻、痔疮。直刺 0.8～1.2 寸。

36. 承扶穴：在大腿后面，臀下横纹的中点处。主治腰骶臀股部疼痛、痔疮。直刺 1～2.5 寸。

37. 殷门穴：在大腿后面，承扶与委中穴的连线上，承扶下 6 寸处。主治腰腿痛、下肢痿痹。直刺 1～2 寸。

38. 浮郄穴：在腘横纹外侧端，委阳穴上 1 寸，股二头肌腱的内侧处。主治膝腘部疼痛、麻木、挛急。直刺 1～1.5 寸。

39. 委阳穴：在腘横纹外侧端，当股二头肌腱的内侧处。主治腹胀满、小便不利、腰脊强痛、下肢挛急疼痛。直刺 1～1.5 寸。

40. 委中穴：在腘横纹中点，当股二头肌腱与半腱肌腱的中间处。主治腰痛、下肢痿痹、中风昏迷、半身不遂、腹痛、腹泻、呕吐、小便不利、遗尿、丹毒。直刺 1～1.5 寸。

41. 附分穴：在背部，当第 2 胸椎棘突下，旁开 3 寸处。主治肩背拘急、颈项强痛、肘臂麻木。斜刺 0.5～0.8 寸。可灸。

42. 魄户穴：在背部，当第 3 胸椎棘突下，旁开 3 寸处。主治咳嗽、气喘、肺结核、肩背痛。斜刺 0.5～0.8 寸。

43. 膏肓穴：在背部，当第 4 胸椎棘突下，旁开 3 寸处。主治咳嗽、气喘、吐血、盗汗、健忘、遗精、肩胛背痛、肺结核。斜刺 0.5～0.8 寸。

44. 神堂穴：在背部，当第 5 胸椎棘突下，旁开 3 寸处。主治咳嗽、气喘、胸闷、背痛。斜刺 0.5～0.8 寸。

45. 谚譆穴：在背部，当第 6 胸椎棘突下，旁开 3 寸处。主治咳嗽、气喘、肩背痛、疟疾、热病。斜刺 0.5～0.8 寸。

46. 膈关穴：在背部，当第 7 胸椎棘突下，旁开 3 寸处。主治呕吐、嗳气、食不下、胸闷、脊背强痛。斜刺 0.5～0.8 寸。可灸。

47. 魂门穴：在背部，当第 9 胸椎棘突下，旁开 3 寸处。主治胸胁痛、呕吐、背痛。斜刺 0.5～0.8 寸。

48. 阳纲穴：在背部，当第 10 胸椎棘突下，旁开 3 寸处。主治肠鸣、泄泻、黄疸、消渴、腹痛。斜刺 0.5～0.8 寸。

49. 意舍穴：在背部，当第 11 胸椎棘突下，旁开 3 寸处。主治腹胀、肠鸣、食不下。斜刺 0.5～0.8 寸。

50. 胃仓穴：在背部，当第 12 胸椎棘突下，旁开 3 寸处。主治胃脘痛、腹胀、消化不良、水肿、背痛。斜刺 0.5～0.8 寸。

51. 肓门穴：在腰部，当第 1 腰椎棘突下，旁开 3 寸处。主治腹胀、便秘、乳疾、痞块。斜刺 0.5～0.8 寸。

52. 志室穴：在腰部，当第 2 腰椎棘突下，旁开 3 寸处。主治遗精、阳痿、阴痛、水肿、小便不利、腰脊强痛。直刺 0.5～1 寸。

53. 胞肓穴：在臀部，平第 2 骶后孔，骶正中嵴旁开 3 寸处。主治肠鸣、腹胀、腰痛、阴肿、小便不利。直刺 0.8～1.2 寸。

54. 秩边穴：在臀部，平第 4 骶后孔，骶正中嵴旁开 3 寸处。主治腰腿痛、下肢痿痹、阴痛、痔疮。直刺 1.5～3 寸。

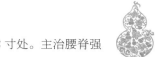

55. 合阳穴：在小腿后面，当委中与承山穴的连线上，委中穴下 2 寸处。主治腰脊强痛、下肢痿痹、疝气、崩漏。直刺 1～2 寸。

56. 承筋穴：在小腿后面，当委中与承山穴的连线上，腓肠肌肌腹中央，委中穴下 5 寸处。主治小腿痛、转筋、痔疮、腰背拘急。直刺 1～2 寸。

57. 承山穴：在小腿后面正中，委中与昆仑穴之间，当伸直小腿或足跟上提时腓肠肌肌腹下出现尖角凹陷处。主治腰背痛、小腿转筋、痔疮、便秘、腹痛、疝气。直刺 1～2 寸。

58. 飞扬穴：在小腿后面，当外踝后昆仑穴直上 7 寸，承山穴外下方 1 寸处。主治头痛、目眩、鼻塞、鼻衄、腰背痛、腿软无力、痔疮、癫狂。直刺 1～1.5 寸。

59. 跗阳穴：在小腿后面，外踝后昆仑穴直上 3 寸处。主治头重、头痛、腰腿痛、下肢瘫痪、外踝红肿。直刺 0.8～1.2 寸。

60. 昆仑穴：在足部外踝后方，当外踝尖与跟腱之间凹陷处。主治头痛、项强、目眩、鼻衄、疟疾、肩背拘急、腰痛、脚跟痛、小儿痫病、难产。直刺 0.5～0.8 寸。

61. 仆参穴：在足外侧部，外踝后下方，昆仑穴直下，跟骨外侧赤白肉际处。主治下肢痿弱、足跟痛、转筋、癫痫、脚气、膝肿。直刺 0.3～0.5 寸。

62. 申脉穴：在足外侧部，外踝直下方凹陷处。主治癫狂、痫病、头痛、失眠、眩晕、腰痛、项强、目赤肿痛。直刺 0.3～0.5 寸。

63. 金门穴：在足外侧，当外踝前缘直下，骰骨下缘处。主治癫痫、小儿惊风、腰痛、下肢痹痛。直刺 0.3～0.5 寸。

64. 京骨穴：在足外侧，第 5 跖骨粗隆下方，赤白肉际处。主治头痛、项强、腰腿痛、癫痫、目翳。直刺 0.3～0.5 寸。

65. 束骨穴：在足外侧，足小趾本节（第 5 跖趾关节）后方，赤白肉际处。主治头痛、项强、癫狂、目眩、腰背痛、下肢后侧痛。直刺 0.2～0.5 寸。

66. 足通谷穴：在足外侧，足小趾本节（第 5 跖趾关节）前方，赤白肉际处。主治头痛、项痛、目眩、鼻衄、癫狂。直刺 0.2～0.3 寸。

67. 至阴穴：在足小趾末节外侧，距趾甲角 0.1 寸（指寸）处。主治头痛、鼻塞、鼻衄、目痛、胞衣不下、胎位不正、难产。浅刺 0.1 寸。

八、足少阴肾经腧穴定位及主治（图 3 - 31）

1. 涌泉穴：在足底部，卷足时足前部凹陷处，约当足底第 2、第 3 趾趾缝纹头端与足跟连线的前 1/3 与后 2/3 交点上。主治头痛、头晕、小便不利、大便秘结、小儿惊风、足心热、昏厥、癫痫。直刺 0.5 寸。

2. 然谷穴：在足内侧缘，足舟骨粗隆下方，赤白肉际处。主治月经不调、带下、遗精、小便不利、泄泻、胸胁胀痛、咯血、小儿脐风、口噤不开、黄疸、下肢痿痹、足跗痛。直刺 0.5～0.8 寸。

3. 太溪穴：在足内侧内踝后方，当内踝尖与跟腱之间的凹陷处。主治头痛目眩、咽喉肿痛、齿痛、耳鸣、耳聋、气喘、胸痛、咯血、消渴、月经不调、失眠、健忘、遗精、阳痿、小便频数、腰脊痛、下肢厥冷、内踝肿痛。直刺 0.5～1 寸。

4. 大钟穴：在足内侧内踝后下方，当跟腱附着部的内侧前方凹陷处。主治咯血、腰脊强痛、痴呆、嗜卧、月经不调、足跟痛。直刺 0.3～0.5 寸。

5. 水泉穴：在足内侧内踝后下方，当太溪穴直下 1 寸（指寸），跟骨结节内侧凹陷处。主治月经不调、痛经、小便不利、腹痛、头昏眼花。直刺 0.3～0.5 寸。

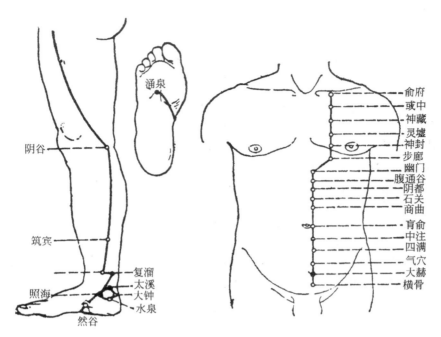

图 3-31　足少阴肾经腧穴总图

6. 照海穴：在足内侧，内踝尖下方凹陷处。主治痫病、失眠、小便不利、小便频数、咽干咽痛、目赤肿痛、月经不调、痛经、赤白带下。直刺 0.5～1 寸。

7. 复溜穴：在小腿内侧，太溪穴直上 2 寸，跟腱的前方处。主治泄泻、肠鸣、水肿、腹胀、腿肿、足痿、盗汗、身热无汗、腰脊强痛。直刺 0.5～1 寸。

8. 交信穴：在小腿内侧，当太溪穴直上 2 寸，复溜穴前 0.5 寸，胫骨内侧缘的后方处。主治月经不调、崩漏、子宫下垂、泄泻、睾丸肿痛、五淋、疝气、阴痒、泻痢赤白，以及膝、股、腘内廉痛。直刺 0.6～1.2 寸。

9. 筑宾穴：在小腿内侧，当太溪与阴谷穴的连线上，太溪上 5 寸，腓肠肌肌腹的内下方处。主治癫狂、呕吐、疝气、小腿内侧痛。直刺 1～1.5 寸。

10. 阴谷穴：在腘窝内侧，屈膝时当半腱肌腱与半膜肌腱之间处。主治阳痿、疝气、月经不调、崩漏、阴中痛、癫狂、膝股内侧痛。直刺 1～1.5 寸。

11. 横骨穴：在下腹部，当脐中下 5 寸，前正中线旁开 0.5 寸处。主治少腹胀痛、遗精、遗尿、阳痿、疝气、小便不利。直刺 1～1.5 寸。

12. 大赫穴：在下腹部，当脐中下 4 寸，前正中线旁开 0.5 寸处。主治子宫下垂、遗精、带下、月经不调、痛经、泄泻。直刺 1～1.5 寸。

13. 气穴：在下腹部，当脐中下 3 寸，前正中线旁开 0.5 寸处。主治月经不调、带下、小便不利、泄泻。直刺 1～1.5 寸。

14. 四满穴：在下腹部，当脐中下 2 寸，前正中线旁开 0.5 寸处。主治月经不调、带下、遗尿、遗精、疝气、便秘、腹痛、水肿。直刺 1～1.5 寸。

15. 中注穴：在下腹部，当脐中下 1 寸，前正中线旁开 0.5 寸处。主治月经不调、腹痛、便秘、泄泻。直刺 1～1.5 寸。

16. 肓俞穴：在腹中部，当脐中旁开 0.5 寸处。主治腹痛、腹胀、呕吐、便秘、泄泻。直刺 1～1.5 寸。

17. 商曲穴：在上腹部，当脐中上 2 寸，前正中线旁开 0.5 寸处。主治腹痛、泄泻、便秘。直刺 1～1.5 寸。

18. 石关穴：在上腹部，当脐中上 3 寸，前正中线旁开 0.5 寸处。主治呕吐、腹痛、便秘、不孕。直刺 1～1.5 寸。

19. 阴都穴：在上腹部，当脐中上 4 寸，前正中线旁开 0.5 寸处。主治腹痛、腹泻、月经不调、便秘、不孕。直刺 1～1.5 寸。

20. 腹通谷穴：在上腹部，当脐中上 5 寸，前正中线旁开 0.5 寸处。主腹胀、腹痛、呕吐。直刺 0.5～1 寸。

21. 幽门穴：在上腹部，当脐中上 6 寸，前正中线旁开 0.5 寸处。主治腹痛、腹胀、呕吐、泄泻。直刺 0.5～1 寸。不可深刺，以免伤及肝脏。

22. 步廊穴：在胸部，当第 5 肋间隙，前正中线旁开 2 寸处。主治胸痛、咳嗽、气喘、呕吐、乳痈。斜刺或平刺 0.5～0.8 寸。本经胸部诸穴均不可深刺，以免伤及内脏。

23. 神封穴：在胸部，当第 4 肋间隙，前正中线旁开 2 寸处。主治咳嗽、气喘、胸胁胀满、呕吐、不思食、乳痈。斜刺或平刺 0.5～0.8 寸。

24. 灵墟穴：在胸部，当第 3 肋间隙，前正中线旁开 2 寸处。主治咳嗽、气喘、痰多、胸胁胀痛、呕吐、乳痈。斜刺或平刺 0.5～0.8 寸。

25. 神藏穴：在胸部，当第 2 肋间隙，前正中线旁开 2 寸处。主治咳嗽、气喘、胸痛、烦满、呕吐、不思食。斜刺或平刺 0.5～0.8 寸。

26. 彧中穴：在胸部，当第 1 肋间隙，前正中线旁开 2 寸处。主治咳嗽、气喘、胸胁胀满、不思食。斜刺或平刺 0.5～0.8 寸。

27. 俞府穴：在胸部，当锁骨下缘，前正中线旁开 2 寸处。主治咳嗽、气喘、胸痛、呕吐、不思食。斜刺或平刺 0.5～0.8 寸。

九、手厥阴心包经腧穴定位及主治（图 3 - 32）

1. 天池穴：在胸部，当第 4 肋间隙，乳头外 1 寸，前正中线旁开 5 寸处。主治咳嗽、气喘、胸闷、心烦、胁肋疼痛。斜刺或平刺 0.5～0.8 寸。不可深刺，以免伤及肺脏。

2. 天泉穴：在臂内侧，当腋前纹头下 2 寸，肱二头肌的长、短头之间处。主治心痛、咳嗽、胸胁胀痛、臂痛。直刺 0.5～0.8 寸。

3. 曲池穴：在肘横纹中，当肱二头肌腱的尺侧缘处。主治心痛、心悸、胃痛、呕吐、泄泻、热病、肘臂挛急疼痛。直刺 0.8～1 寸。

4. 郄门穴：在前臂掌侧，当曲池与大陵穴的连线上，腕横纹上 5 寸处。主治心痛、胸痛、呕血、咯血、癫痫。直刺 0.5～1 寸。

5. 间使穴：在前臂掌侧，当曲池与大陵穴的连线上，腕横纹上 3 寸处。主治心痛、心悸、胃痛、呕吐、热病、疟疾、癫狂、痫病、臂痛。直刺 0.5～1 寸。

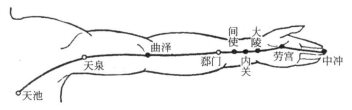

图 3 - 32　手厥阴心包经腧穴总图

6. 内关穴：在前臂掌侧，当曲池与大陵穴的连线上，腕横纹上 2 寸，掌长肌腱与桡侧腕屈肌腱之间处。主治心痛、心悸、胸闷、胸痛、胃痛、呕吐、呃逆、癫痫、上肢痹痛、偏瘫、失眠、眩晕、偏头痛。直刺 0.5～1 寸。

7. 大陵穴：在腕掌横纹中点，当掌长肌腱与桡侧腕屈肌腱之间处。主治心痛、心悸、胃痛、呕吐、癫狂、疮疡、胸胁痛、桡腕关节疼痛。直刺 0.3～0.5 寸。

8. 劳宫穴：在手掌心，当第 2、第 3 掌骨之间偏于第 3 掌骨，握拳屈指时中指尖处。主治心痛、呕吐、癫狂、痫病、口疮、口臭。直刺 0.3～0.5 寸。

9. 中冲穴：在手中指末节尖端中央处。主治心痛、昏迷、舌强肿痛、热病、小儿夜啼、中暑。浅刺 0.1 寸。

十、手少阳三焦经腧穴定位及主治（图 3 - 33）

1. 关冲穴：在手环指末节尺侧，距指甲角 0.1 寸（指寸）处。主治头痛、目赤、耳聋、喉痹、热病、昏厥。浅刺 0.1 寸。

2. 液门穴：在手背部，当第 4、第 5 指间，指蹼缘后方赤白肉际处。主治头痛、目赤、耳鸣、耳聋、喉痹、疟疾、手臂痛。直刺 0.3～0.5 寸。

3. 中渚穴：在手背部，当环指本节（掌指关节）的后方，第 4、第 5 掌骨间凹陷处。主治头痛、目赤、耳鸣、耳聋、喉痹、热病、手指不能屈伸。直刺 0.3～0.5 寸。

4. 阳池穴：在腕背横纹中，当指伸肌腱的尺侧缘凹陷处。主治目赤肿痛、耳聋、喉痹、疟疾、消渴、腕痛。直刺 0.3～0.5 寸。

5. 外关穴：在前臂背侧，当阳池穴与肘尖的连线上，腕背横纹上 2 寸，尺骨与桡骨

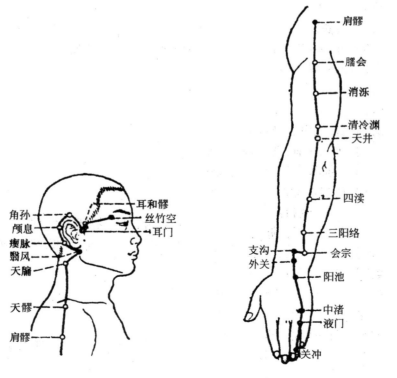

图 3 - 33　手少阳三焦经腧穴总图

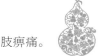

之间处。主治热病、头痛、颊痛、目赤肿痛、耳鸣、耳聋、瘰疬、胁肋疼痛、上肢痹痛。直刺 0.5～1 寸。

6. 支沟穴：在前臂背侧，当阳池穴与肘尖的连线上，腕背横纹上 3 寸，尺骨与桡骨之间处。主治耳鸣、耳聋、暴喑、瘰疬、胁肋疼痛、便秘、热病。直刺 0.5～1 寸。

7. 会宗穴：在前臂背侧，当腕背横纹上 3 寸，支沟尺侧，尺骨的桡侧缘处。主治耳聋、癫痫、上肢痹痛。直刺 0.5～1 寸。

8. 三阳络穴：在前臂背侧，腕背横纹上 4 寸，尺骨与桡骨之间处。主治耳聋、暴喑、齿痛、上肢痹痛。直刺 0.8～1.2 寸。

9. 四渎穴：在前臂背侧，当阳池穴与肘尖的连线上，肘尖下 5 寸，尺骨与桡骨之间处。主治耳聋、暴喑、齿痛、手臂痛。直刺 0.5～1 寸。

10. 天井穴：在臂外侧，屈肘时当肘尖直上 1 寸凹陷处。主治偏头痛、耳聋、瘰疬、胸胁痛、癫痫。直刺 0.5～1 寸。

11. 清冷渊穴：在臂外侧，屈肘时当肘尖直上 2 寸，即天井穴上 1 寸处。主治头痛、目黄、上肢痹痛。直刺 0.5～1 寸。

12. 消泺穴：在背外侧，当清冷渊与臑会穴连线的中点处。主治头痛、齿痛、项强、肩背痛。直刺 1～1.5 寸。

13. 臑会穴：在臂外侧，当肘尖与肩髎穴的连线上，肩髎穴下 3 寸，三角肌的后下缘处。主治瘿瘤、瘰疬、上肢痹痛。直刺 1～1.5 寸。

14. 肩髎穴：在肩部，肩髃后方，当臂外展时，于肩峰后下方呈现凹陷处。主治臂痛、肩重不能举。向肩关节直刺 1～1.5 寸。

15. 天髎穴：在肩胛部，肩井与曲垣穴的中间，当肩胛骨上角处。主治肩臂痛、颈项强痛。直刺 0.5～0.8 寸。

16. 天牖穴：在颈侧部，当乳突的后方下，平下颌角，胸锁乳头肌的后缘处。主治头痛、头晕、目痛、耳聋、瘰疬、项强。直刺 0.5～1 寸。

17. 翳风穴：在耳垂后方，当乳突与下颌角之间的凹陷处。主治耳鸣、耳聋、口眼㖞斜、牙关紧闭、齿痛、颊肿、瘰疬。直刺 0.8～1.2 寸。

18. 瘈脉穴：在头部，耳后乳突中央，当角孙与翳风穴之间，沿耳轮连线的中、下 1/3 交点处。主治头痛、耳鸣、耳聋、小儿惊风。平刺 0.3～0.5 寸。

19. 颅息穴：在头部，当角孙与翳风穴之间，沿耳轮连线的上、中 1/3 的交点处。主治头痛、耳鸣、耳聋、小儿惊风。平刺 0.3～0.5 寸。

20. 角孙穴：在头部，折耳郭向前，当耳尖直上入发际处。主治颊肿、目翳、齿痛、项强。平刺 0.3～0.5 寸。

21. 耳门穴：在面部，当耳屏上切迹的前方，下颌骨髁状突后缘，张口有凹陷处。主治耳鸣、耳聋、聤耳、齿痛。张口，直刺 0.5 寸。

22. 耳和髎穴：在头侧部，当鬓发后缘，平耳郭根之前方，颞浅动脉的后缘处。主治头痛、耳聋、牙关紧闭、口㖞斜。避开动脉，斜刺或平刺 0.3～0.5 寸。

23. 丝竹空穴：在面部，当眉梢凹陷处。主治头痛、目赤肿痛、眼睑跳动、齿痛、癫狂、痫病。平刺 0.5～1 寸。

十一、足少阳胆经腧穴定位及主治（图 3-34）

1. 瞳子髎穴：在面部，目外眦旁，当眶外侧缘处。主治头痛、目赤肿痛、目翳、青盲。平刺 0.3～0.5 寸。

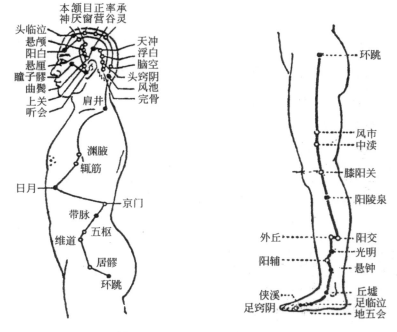

图 3-34　足少阳胆经腧穴总图

2. 听会穴：在面部，当耳屏间切迹的前方，下颌骨髁状突的后缘，张口有凹陷处。主治耳鸣、耳聋、聤耳、面痛、齿痛、口眼㖞斜。张口，平刺 0.5～1 寸。

3. 上关穴：在耳前，下关穴直上，当颧弓的上缘凹陷处。主治偏头痛、耳鸣、耳聋、聤耳、口眼㖞斜、齿痛、口噤。直刺 0.5～1 寸。

4. 颔厌穴：在头部鬓发上，当头维与曲鬓弧形连线的上 1/4 与下 3/4 交点处。主治偏头痛、目眩、耳鸣、齿痛、癫痫。平刺 0.3～0.5 寸。

5. 悬颅穴：在头部鬓发上，当头维与曲鬓穴弧形连线的中点处。主治偏头痛、目赤肿痛、齿痛。平刺 0.5～0.8 寸。

6. 悬厘穴：在头部鬓发上，当头维与曲鬓穴弧形连线的上 3/4 与下 1/4 交点处。主治偏头痛、目赤肿痛、耳鸣。平刺 0.5～0.8 寸。

7. 曲鬓穴：在头部，当耳前鬓角发际后缘的垂线与耳尖水平线交点处。主治头痛、齿痛、暴喑、牙关紧闭。平刺 0.5～0.8 寸。

8. 率谷穴：在头部，当耳尖直上入发际 1.5 寸，角孙穴直上方处。主治偏头痛、眩晕、小儿急慢惊风。平刺 0.5～1 寸。

9. 天冲穴：在头部，当耳根后缘直上入发际 2 寸，率谷穴后 0.5 寸处。主治牙痛、牙龈肿痛、癫痫。平刺 0.5～0.8 寸。

10. 浮白穴：在头部，当耳后乳突的后上方，天冲与完骨穴的弧形连线的中 1/3 与上 1/3 交点处。主治头痛、耳鸣、耳聋、目痛、瘰疬。平刺 0.5～0.8 寸。

11. 头窍阴穴：在头部，当耳后乳突的后上方，天冲与完骨穴的弧形连线的中 1/3 与下 1/3 交点处。主治头痛、耳鸣、耳聋。平刺 0.5～0.8 寸。

12. 完骨穴：在头部，当耳后乳突的后下方凹陷处。主治头痛、颈项强痛、齿痛、口眼㖞斜、疟疾、癫痫。斜刺 0.5～0.8 寸。

13. 本神穴：在头部，当前发际上 0.5 寸，神庭穴旁开 3 寸，神庭与头维连线的内 2/3 与外 1/3 交点处。主治头痛、目眩、癫痫、小儿惊风。平刺 0.5～0.8 寸。

14. 阳白穴：在前额部，当瞳孔直上，眉上 1 寸处。主治头痛、目眩、目痛、视物不明、眼睑跳动。平刺 0.5～0.8 寸。

15. 头临泣穴：在头部，当瞳孔直上入前发际 0.5 寸，神庭与头维连线的中点处。主治头痛、目眩、流泪、鼻塞、小儿惊风。平刺 0.5～0.8 寸。

16. 目窗穴：在头部，当前发际上 1.5 寸，头正中线旁开 2.25 寸处。主治头痛、目赤肿痛、青盲、鼻塞、癫痫、面部浮肿。平刺 0.5～0.8 寸。

17. 正营穴：在头部，当前发际上 2.5 寸，头正中线旁开 2.25 寸处。主治头痛、目眩、齿痛。平刺 0.5～0.8 寸。

18. 承灵穴：在头部，当前发际上 4 寸，头正中线旁开 2.25 寸处。主治头痛、眩晕、目痛、鼻塞、鼻衄。平刺 0.5～0.8 寸。

19. 脑空穴：在头部，当枕外隆凸的上缘外侧，头正中线旁开 2.25 寸，平脑户处。主治头痛、目眩、颈项强痛、癫狂痫。平刺 0.3～0.5 寸。

20. 风池穴：在项部，当枕骨之下，与风府穴相平，胸锁乳突肌与斜方肌上端之间的凹陷处。主治头痛、眩晕、目赤肿痛、鼻渊、鼻衄、耳鸣、耳聋、颈项强痛、感冒、癫痫、中风、热病、疟疾、瘿瘤。针尖微向下，向鼻尖斜刺 0.8～1.2 寸，或平刺透风府穴。因深部为延髓，必须严格掌握针刺角度与深度。

21. 肩井穴：在肩上，前直乳中，当大椎与肩峰端连线的中点处。主治头项强痛、肩背疼痛、上肢不遂、难产、乳痈、乳汁不下、瘰疬。直刺 0.5～0.8 寸。此深部正当肺尖，故不可深刺。孕妇禁针刺。

22. 渊腋穴：在侧胸部，举臂当腋中线上，腋下 3 寸，第 4 肋间隙中处。主治胸满、胁痛、上肢痹痛。斜刺或平刺 0.5～0.8 寸。不可深刺，以免伤及内脏。

23. 辄筋穴：在侧胸部，渊腋穴前 1 寸，平乳突，第 4 肋间隙中处。主治胸满、胁痛、气喘、呕吐、吞酸。斜刺或平刺 0.5～0.8 寸。不可深刺，以免伤及内脏。

24. 日月穴：在上腹部，当乳头直下，第 7 肋间隙，前正中线旁开 4 寸处。主治呕吐、吞酸、胁肋疼痛、呃逆、黄疸。斜刺或平刺 0.5～0.8 寸。不可深刺，以免伤及内脏。

25. 京门穴：在侧腰部，章门后 1.8 寸，当第 12 肋骨游离端的下方处。主治小便不利、水肿、腰痛、胁痛、腹胀、泄泻。直刺 0.3～0.5 寸。不可深刺，以免伤及内脏。

26. 带脉穴：在侧腹部，章门下 1.8 寸，当第 11 肋骨游离端下方垂线与脐水平线的交点处。主治经闭、月经不调、带下、腹痛、疝气、腰胁痛。直刺 1～1.5 寸。

27. 五枢穴：在侧腹部，髂前上棘的前方，横平脐下 3 寸处。主治腹痛、疝气、带下、便秘、子宫下垂。直刺 1～1.5 寸。

28. 维道穴：在侧腹部，髂前上棘的前下方，五枢穴前下 0.5 寸处。主治腹痛、疝气、带下、子宫下垂。直刺或向前下方斜刺 1～1.5 寸。

29. 居髎穴：在髋部，当髂前上棘与股骨大转子最凸点连线的中点处。主治腰痛、下肢痹痛、瘫痪、疝气。直刺 1～1.5 寸。

30. 环跳穴：在股外侧部，侧卧屈股，当股骨大转子最凸点与骶管裂孔连线的外 1/3 与中 1/3 交点处。主治腰胯疼痛、半身不遂、下肢痿痹。直刺 2～3 寸。

31. 风市穴：在大腿外侧部的中线上，当腘横纹上 7 寸，或直立垂手时，中指尖处。主治半身不遂、下肢痿痹、遍身瘙痒、脚气。直刺 1～2 寸。

32. 中渎穴：在大腿外侧，当风市穴下 2 寸，或腘横纹上 5 寸，股外侧肌与股二头肌之间处。主治下肢痿痹麻木、半身不遂。直刺 1～1.5 寸。

33. 膝阳关穴：在膝外侧，当阳陵泉穴上 3 寸，股骨外上髁上方的凹陷处。主治膝腘肿痛挛急、小腿麻木。直刺 0.8～1 寸。

34. 阳陵泉穴：在小腿外侧，当腓骨头前下方凹陷处。主治胁痛、口苦、呕吐、半身不遂、下肢痿痹、脚气、黄疸、小儿惊风。直刺 1～1.5 寸。

35. 阳交穴：在小腿处侧，当外踝尖上 7 寸，腓骨后缘处。主治胸胁胀满、下肢痿痹、癫狂。直刺 1～1.5 寸。

36. 外丘穴：在小腿外侧，当外踝尖上 7 寸，腓骨前缘，平阳交穴处。主治颈项强痛、胸胁胀满、下肢痿痹、癫狂。直刺 1～1.5 寸。

37. 光明穴：在小腿外侧，当外踝尖上 5 寸，腓骨前缘处。主治目痛、夜盲、下肢痿痹、乳房胀痛。直刺 1～1.5 寸。

38. 阳辅穴：在小腿外侧，当外踝尖上 4 寸，腓骨前缘稍前方处。主治偏头痛、目外眦痛、咽喉肿痛、瘰疬、胸胁胀痛、脚气、下肢痿痹、半身不遂。直刺 0.8～1 寸。

39. 悬钟穴：在小腿外侧，当外踝尖上 3 寸，腓骨前缘处。主治项强、胸胁胀痛、下肢痿痹、咽喉肿痛、半身不遂、脚气、痔疮。直刺 0.8～1 寸。

40. 血墟穴：在足外踝的前下方，当趾长伸肌腱的外侧凹陷处。主治颈项痛、胸胁胀痛、下肢痿痹、疟疾。直刺 0.5～0.8 寸。可灸。

41. 足临泣：在足背外侧，当足 4 趾本节（第 4 跖趾关节）的后方，小趾伸肌腱外侧凹陷处。主治目赤肿痛、胁肋疼痛、月经不调、遗尿、乳痈、瘰疬、疟疾、足跗疼痛。直刺 0.3～0.5 寸。

42. 地五会穴：在足背外侧，当足 4 趾本节（第 4 跖趾关节）的后方，第 4、第 5 跖骨之间，小趾伸肌腱的内侧缘处。主治头痛、目赤、耳鸣、胁痛、乳痈、内伤吐血、足背肿痛。直刺 0.3～0.5 寸。

43. 侠溪穴：在足背外侧，当第 4、第 5 趾间，趾蹼缘后方赤白肉际处。主治头痛、目眩、耳鸣、耳聋、目赤肿痛、热病、胁肋疼痛、乳痈。直刺 0.3～0.5 寸。

44. 足窍阴穴：在足第 4 趾末节外侧，距趾甲角 0.1 寸（指寸）处。主治头痛、目赤肿痛、耳聋、咽喉肿痛、热病、失眠、胁痛、咳逆、月经不调。浅刺 0.1 寸。

十二、足厥阴肝经腧穴定位及主治（图 3－35）

1. 大敦穴：在足大趾末节外侧，距趾甲角 0.1 寸（指寸）处。主治疝气、遗尿、月经不调、经闭、崩漏、癫痫、子宫下垂。斜刺 0.1～0.2 寸。

2. 行间穴：在足背侧，当第 1、第 2 趾间，趾蹼缘的后方赤白肉际处。主治头痛、目眩、目赤肿痛、青盲、口眼㖞斜、胁痛、疝气、小便不利、崩漏、癫痫、月经不调、痛经、带下、中风。直刺 0.5～0.8 寸。

3. 太冲：在足背侧，当第 1 跖骨间隙的后方凹陷处。主治头痛、眩晕、目赤肿痛、口眼㖞斜、胁痛、遗尿、疝气、崩漏、月经不调、癫痫、呕逆、小儿惊风。直刺 0.5～0.8 寸。

4. 中封穴：在足背侧，当足内踝前，商丘与解溪穴连线之间，胫骨前肌腱的内侧凹陷处。主治疝气、遗精、小便不利、腹痛、内踝肿痛。直刺 0.5～0.8 寸。

5. 蠡沟穴：在小腿内侧，当足内踝尖上 5 寸，胫骨内侧面的中央处。主治小便不利、遗尿、月经不调、带下、下肢痿痹。平刺 0.5～0.8 寸。

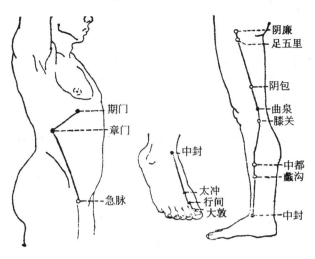

图 3 - 35　足厥阴肝经腧穴总图

6. 中都穴：在小腿内侧，当足内踝尖上 7 寸，胫骨内侧面的中央处。主治疝气、崩漏、腹痛、泄泻、恶露不尽。平刺 0.5～0.8 寸。

7. 膝关穴：在小腿内侧，当胫骨内上髁的后下方，阴陵泉穴后 1 寸，腓肠肌内侧头的上部处。主治膝髌肿痛、下肢痿痹。直刺 1～1.5 寸。

8. 曲泉穴：在膝内侧，屈膝，当膝关节内侧面横纹内侧端，股骨内侧髁的后缘，半腱肌、半膜肌止端的前缘凹陷处。主治腹痛、小便不利、遗精、阴痒、膝痛、月经不调、痛经、带下。直刺 1～1.5 寸。

9. 阴包穴：在大腿内侧，当股骨内上髁上 4 寸，股内肌与缝匠肌之间处。主治腹痛、遗尿、小便不利、月经不调。直刺 1～1.5 寸。

10. 足五里穴：在大腿内侧，当气冲直下 3 寸，大腿根部，耻骨结节的下方，长收肌的外缘处。主治小腹痛、小便不通、子宫下垂、睾丸肿痛、瘰疬。直刺 1～1.5 寸。

11. 阴廉穴：在大腿内侧，当气冲外下方腹股沟股动脉搏动处，前正中线旁 2.5 寸处。主治月经不调、带下、小腹痛。直刺 1～1.5 寸。

12. 急脉穴：在耻骨结节的外侧，当气冲外下方腹股沟股动脉搏动处，前正中线旁 2.5 寸。主治疝气、小腹痛、子宫下垂。避开动脉，直刺 0.5～0.8 寸。

13. 章门穴：在侧腹部，当第 11 肋游离端的下方处。主治腹痛、腹胀、泄泻、胁痛、痞块。斜刺 0.5～0.8 寸。

14. 期门穴：在胸部，当乳头直下，第 6 肋间隙，前正中线旁开 4 寸处。主治胸胁胀痛、腹胀、呕吐、乳痈。斜刺或平刺 0.5～0.8 寸。

十三、督脉腧穴定位及主治（图 3 - 36）

1. 长强穴：在尾骨端下，当尾骨端与肛门连线的中点处。主治泄泻、便血、便秘、痔疮、脱肛、癫痫、腰脊和尾骶部疼痛。斜刺，针尖向上与骶骨平行刺入 0.5 寸。

2. 腰俞穴：在骶部，当后正中线上，适对骶管裂孔处。主治月经不调、痔疮、腰脊强痛、下肢痿痹、癫痫。向上斜刺 0.5～1 寸。

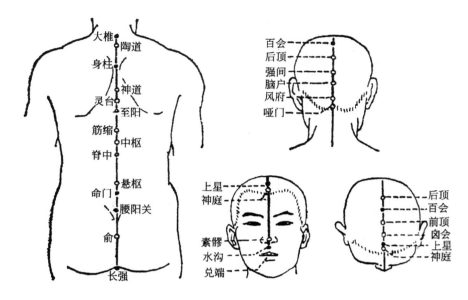

图 3-36 督脉腧穴总图

3. 腰阳关穴：在腰部，当后正中线上，第 4 腰椎棘突下凹陷处。主治月经不调、遗精、阳痿、腰骶痛、下肢痿痹。向上微斜刺 0.6～1 寸。

4. 命门穴：在腰部，当后正中线上，当第 2 腰椎棘突下凹陷处。主治阳痿、遗精、带下、遗尿、尿频、月经不调、泄泻、腰脊强痛、四肢逆冷。向上斜刺 0.5～1 寸。

5. 悬枢穴：在腰部，后正中线上，当第 1 腰椎棘突下凹陷处。主治泄泻、腹痛、腰脊强痛。向上微斜刺 0.5～1 寸。

6. 脊中穴：在背部，后正中线上，当第 11 胸椎棘突下凹陷处。主治泄泻、黄疸、痔疮、癫痫、小儿疳积、脱肛、腰脊强痛。向上微斜刺 0.5～1 寸。

7. 中枢穴：在背部，后正中线上，当第 10 胸椎棘突下凹陷处。主治黄疸、呕吐、腹满、腰脊强痛。向上微斜刺 0.5～1 寸。

8. 筋缩穴：在背部，后正中线上，当第 9 胸椎棘突下凹陷处。主治癫痫、抽搐、背强、胃痛。向上微斜刺 0.5～1 寸。

9. 至阳穴：在背部，后正中线上，当第 7 胸椎棘突下凹陷处。主治胸胁胀满、黄疸、咳嗽、气喘、背痛、脊强。向上微斜刺 0.5～1 寸。

10. 灵台穴：在背部，后正中线上，当第 6 胸椎棘突下凹陷处。主治咳嗽、气喘、疔疮、脊背强痛。向上斜刺微刺 0.5～1 寸。

11. 神道穴：在背部，后正中线上，当第 5 胸椎棘突下凹陷处。主治心悸、健忘、咳嗽、脊背强痛。向上微斜刺 0.5～1 寸。

12. 身柱穴：在背部，后正中线上，当第 3 胸椎棘突下凹陷处。主治咳嗽、气喘、癫痫、脊背强痛。向上微斜刺 0.5～1 寸。

13. 陶道穴：在背部，后正中线上，当第 1 胸椎棘突下凹陷处。主治头痛、疟疾、热病、脊强。向上微斜刺 0.5～1 寸。

14. 大椎穴：在后正中线上，第 7 颈椎棘突下凹陷处。主治热病、疟疾、咳嗽、气喘、骨蒸盗汗、癫痫、头痛项强、肩背痛、腰脊强痛、风疹。直刺 0.5～1 寸。

15. 哑门穴：在项部，当后发际正中直上 0.5 寸，第 1 颈椎下处。主治暴喑、舌强不语、癫狂、痫病、头痛、项强。直刺或向下斜刺 0.1 寸。不可向上斜刺或深刺。因为深部接近延髓，必须严格掌握针刺的角度和深度。

16. 风府穴：在项部，当后发际正中直上 1 寸，枕外隆凸直下，两侧斜方肌之间的凹陷处。主治头痛、项强、眩晕、咽喉肿痛、失音、癫狂、中风。直刺或向下斜刺 0.5～1 寸。不可深刺，以免伤及深部延髓。

17. 脑户穴：在头部，后发际正中直上 2.5 寸，风府穴上 1.5 寸，枕外隆凸的上缘凹陷处。主治头痛、头晕、项强、失音、癫痫。平刺 0.5～0.8 寸。

18. 强间穴：在头部，当后发际正中直上 4 寸（脑户穴上 1.5 寸）处。主治头痛、目眩、项强、癫狂。平刺 0.5～0.8 寸。

19. 后顶穴：在头部，当后发际正中直上 5.5 寸（脑户穴上 3 寸）处。主治头痛、眩晕、癫狂、痫病。平刺 0.5～0.8 寸。

20. 百会穴：在头部，当前发际正中直上 5 寸，或两耳尖连线的中点处。主治头痛、眩晕、中风失语、癫狂、脱肛、泄泻、子宫下垂、健忘、不寐。平刺 0.5～0.8 寸。

21. 前顶穴：在头部，当前发际正中直上 3.5 寸（百会穴前 1.5 寸）处。主治头痛、眩晕、鼻渊、癫痫。平刺 0.5～0.8 寸。

22. 囟会穴：在头部，当前发际正中直上 2 寸（百会穴前 3 寸）处。主治头痛、眩晕、鼻渊、癫痫。平刺 0.5～0.8 寸。小儿囟门未闭者禁针刺。

23. 上星穴：在头部，当前发际正中直上 1 寸处。主治头痛、目痛、鼻渊、鼻衄、癫狂、疟疾、热病。平刺 0.5～1 寸。

24. 神庭穴：在头部，当前发际正中直上 0.5 寸处。主治头痛、眩晕、失眠、鼻渊、癫痫。平刺 0.5～0.8 寸。

25. 素髎穴：在面部，当鼻尖的正中央处。主治鼻渊、鼻衄、喘息、昏迷、惊厥、新生儿窒息。向上斜刺 0.3～0.5 寸。

26. 水沟穴：在面部，当人中沟的上 1/3 与中 1/3 交点处。主治昏迷、晕厥、癫狂、痫病、小儿惊风、口角㖞斜、腰脊强痛。向上斜刺 0.3～0.5 寸。

27. 兑端穴：在面部，当上唇的尖端，人中沟下端的皮肤与唇的移行部处。主治癫狂、齿龈肿痛、口眼㖞斜、鼻衄。向上斜刺 0.2～0.3 寸。

28. 龈交穴：在上唇内，唇系带与上齿龈的相接处。主治癫狂、齿龈肿痛、口㖞斜、口臭、鼻渊。向上斜刺 0.2～0.3 寸。

十四、任脉腧穴定位及主治（图 3–37）

1. 会阴穴：在会阴部，男性当阴囊根部与肛门连线的中点，女性当大阴唇后联合与肛门连线的中点处。主治小便不利、阴痛、痔疮、遗精、月经不调、癫狂、昏迷、溺水窒息。直刺 0.5～1 寸。可灸。

2. 曲骨穴：在下腹部，当前正中线上，耻骨联合上缘的中点处。主治小便不利、遗精、遗尿、阳痿、痛经、带下、月经不调。直刺 0.5～1 寸。内为膀胱，应在排尿后方可针刺。孕妇慎用。

3. 中极穴：在下腹部，前正中线上，当脐中下 4 寸处。主治小便不利、遗尿、遗精、阳痿、疝气、月经不调、崩漏、带下、不孕、子宫下垂。直刺 0.5～1 寸。孕妇慎用。

4. 关元穴：在下腹部，前正中线上，当脐中下 3 寸处。主治遗尿、小便频数、尿闭、泄泻、腹痛、遗精、阳痿、疝气、月经不调、带下、不孕。直刺 1～2 寸。孕妇慎用。

5. 石门穴：在下腹部，前正中线上，当脐中下2寸处。主治腹痛、水肿、疝气、小便不利、泄泻、经闭、带下、崩漏。直刺1～2寸。孕妇慎用。

6. 气海穴：在下腹部，前正中线上，当脐中下1.5寸处。主治腹痛、泄泻、便秘、遗尿、遗精、阳痿、疝气、月经不调、经闭、崩漏。直刺1～2寸。孕妇慎用。

7. 阴交穴：在下腹部，前正中线上，当脐中下1寸处。主治腹痛、疝气、水肿、月经不调、带下。直刺1～2寸。孕妇慎用。

8. 神阙穴：在腹中部，脐中央处。主治腹痛、泄泻、脱肛、水肿、虚脱。此穴一般不针刺，多用艾灸。

9. 水分穴：在上腹部，前正中线上，当脐中上1寸处。主治水肿、小便不通、腹痛、腹泻、反胃。直刺1～2寸。

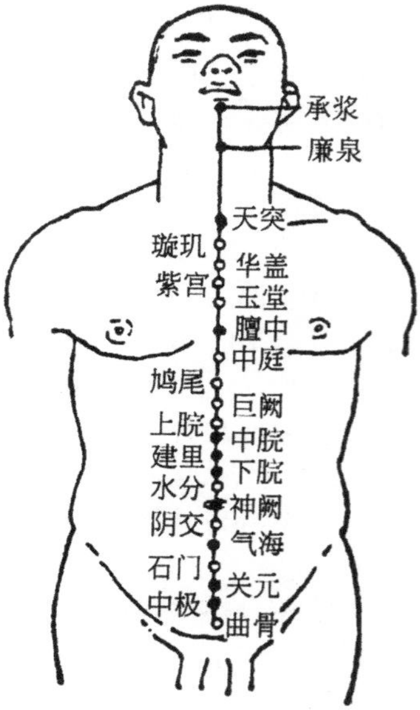

10. 下脘穴：在上腹部，前正中线上，当脐中上2寸处。主治腹痛、腹胀、泄泻、呕吐、食物不化、痞块。直刺1～2寸。

图3-37　任脉腧穴总图

11. 建里穴：在上腹部，前正中线上，当脐中上3寸处。主治胃痛、呕吐、食欲不振、腹胀、水肿。直刺1～2寸。

12. 中脘穴：在上腹部，前正中线上，当脐中上4寸处。主治胃痛、呕吐、吞酸、呃逆、腹胀、泄泻、黄疸、癫狂。直刺1～1.5寸。

13. 上脘穴：在上腹部，前正中线上，当脐中上5寸处。主治胃痛、呕吐、呃逆、腹胀、癫痫。直刺1～1.5寸。

14. 巨阙穴：在上腹部，前正中线上，当脐中上6寸处。主治胸痛、心痛、心悸、呕吐、癫狂、痫病。向上斜刺0.5～1寸。不可深刺，以免伤及肝脏。

15. 鸠尾穴：在上腹部，前正中线上，当胸剑结合部下1寸处。主治胸痛、呃逆、腹胀、癫狂、痫病。向上斜刺0.5～1寸。

16. 中庭穴：在胸部，当前正中线上，平第5肋间，即胸剑结合部处。主治胸胁胀满、心痛、呕吐、小儿呕乳。平刺0.3～0.5寸。

17. 膻中穴：在胸部，当前正中线上，平第4肋间，两乳头连线的中点处。主治咳嗽、气喘、胸痛、心悸、乳汁少、呕吐。平刺0.3～0.5寸。

18. 玉堂穴：在胸部，当前正中线上，平第3肋间处。主治咳嗽、气喘、胸痛、呕吐。平刺0.3～0.5寸。

19. 紫宫穴：在胸部，当前正中线上，平第2肋间处。主治咳嗽、气喘、胸痛。平刺0.3～0.5寸。

20. 华盖穴：在胸部，当前正中线上，平第1肋间处。主治咳嗽、气喘、胸胁胀痛。平刺0.3～0.5寸。

21. 璇玑穴：在胸部，当前正中线上，天突穴下1寸处。主治咳嗽、气喘、胸痛、咽喉肿痛。平刺0.3～0.5寸。

22. 天突穴：在颈部，当前正中线上，胸骨上窝中央处。主治咳嗽、气喘、胸痛、咽喉肿痛、暴喑、瘿瘤、梅核气。先直刺 0.2 寸，然后将针尖转向下，紧靠胸骨后方刺入 1～1.5 寸。

23. 廉泉穴：在颈部，当前正中线上，喉结上方，舌骨上缘凹陷处。主治舌下肿痛、舌纵流涎、舌强不语、暴喑、喉痹、吞咽困难。向舌根斜刺 0.5～0.8 寸。

24. 承浆穴：在面部，当颏唇沟的正中凹陷处。主治口㖞斜、齿龈肿痛、流涎、暴喑、癫狂。斜刺 0.3～0.5 寸。

第四讲
无形之气与有形之血
——气血理论及病症

气、血是构成人体和维持人体生命活动的基本物质。这些物质在人体内进行有规律的运动变化，从而产生了脏腑的功能活动。

 ## 无形之气

人们常说，树活一张皮，人争一口气。在我们日常生活中，几乎随时都会提到"气"这个词，例如，天气不好、湿气很重、火气太旺、人气不错、朝气蓬勃、锐气不减、牛气冲天、大口出气、胸闷闭气……每当我们走进厨房，就会闻到一股香气；反之，走进厕所就会闻到臭气。但是，你看到香气、臭气了吗？没有。没有看到，但你感觉到了。没看到，说明它细小难见；感觉到了，说明它客观存在。这实际是构成物质的分子在运动。

如此这般诸多之气，我们说起来"得心应口"，并不感到别扭。那么，为什么当中医学一提到"气"的时候，就觉得神秘难知呢？中医学所言之"气"，究竟是啥东西呢？

中医学认为，人体之气，是细小难见、运动迅速、具有很强活力的精微物质。

气在古代，是人们对于自然现象的一种朴素认识。早在春秋战国时期的唯物主义哲学家，就认为"气"是构成世界的最基本的物质，宇宙间的一切事物都是由于气的运动变化产生的。正如明代张介宾《景岳全书》说："夫生化之道，以气为本。天地万物，莫不由之。"这种"气"为万物之本的朴素唯物观渗透到医学领域后，逐步形成了医学中气的基本概念。

中医学认为，气是构成人体的最基本物质。人的形质躯体，是以气为最基本物质聚合而形成的。人是"天地之气"的产物，所以《黄帝内经》说："天地合气，命之曰人。"清代名医喻昌在《医门法律》也说："气聚则形成，气散则形亡。"

气又是维持人体生命活动的最基本物质。人生存于自然界中，人的生长、发育和各种生命活动都需要与周围环境进行物质和能量交换。如从自然界中摄取饮食水谷（水谷之气）；从自然界中吸入氧气（呼吸之气）等。这些自然之气被摄入人体，经过代谢后能够发挥各种生理功能，维持人的生命活动。

一、气的作用

气是一种精微物质，由这种物质转化的功能，即称为气的功能。中医学气的功能概括起来，主要有以下几个方面：

1. 推动作用：气是活力很强的精微物质，它能激发和促进人体的生长发育以及各脏腑、经络等组织器官的生理功能；能推动血的生成、运行，以及津液的生成、输布、排泄等。当气的推动作用减弱时，可影响人体的生长、发育，或出现早衰，亦可使脏腑、经络等组织器官的生理活动减退，出现血和津液的生成不足，运行迟缓，输布、排泄障碍等病理变化。

2. 温煦作用：是指气通过运动变化能够产生热量，温煦肌体。人体热量的来源，人体的正常体温的恒定，需要气的温煦作用来维持，各脏腑、经络等组织器官的生理活动，需要在气的温煦作用下进行；血和津液等液态物质，也需要在气的温煦作用下，进行着正常的循行。当气的温煦作用失常时，可出现体温低下，四肢不温，脏腑的功能衰退，血和津液的运行迟缓等寒性病理变化。所以《难经》说："气主煦之。"

3. 防御作用：是指气具有卫护肌肤，抗御邪气的作用。"正气受伤，邪气方张"（《瘟疫论补注》）。气的防御作用，一方面可以抵御外邪的入侵，另一方面还可驱邪外出。所以，气的防御功能正常时，邪气不易侵入；或虽有邪侵入，也不易发病；即使发病，也易愈。当气的防御功能减弱时，机体的抵御邪气的能力降低，则易感邪犯病，或病后难愈。

4. 固摄作用：是指气对体内的液态物质有固护统摄、控制作用。一是固摄血液，防止血液溢出脉外，保证血液在脉中的正常循行。二是固摄汗液、尿液、唾液、胃液、肠液等，控制其分泌量、排泄量、防止体液的丢失。三是固摄精液，防止其妄泄。四是固摄冲任，防止经血妄行，稳固胎元。若气的固摄功能减弱，能导致体内液体物质的大量丢失。如气不摄血，可导致各种出血；气不摄津，可导致自汗、多尿、小便失禁、流涎、泛吐清水、泄泻滑脱；气不固精，可出现遗精、滑精、早泄；气虚而冲任不固，可出现小产、滑胎等。

5. 气化作用：所谓气化，是指通过气的运动而产生的各种变化。即精、气、血、津液的各自新陈代谢及其相互转化。气的这一作用，促使饮食转化成水谷之精微，津液的代谢转化成汗液和尿液，饮食物经过消化和吸收后，其残渣转成糟粕。人体不断地从周围环境中摄取适当的物质，经过同化，转变为人体的组成部分；同时，经过异化，将人体自身组织中的陈旧部分排泄到周围环境中去。机体内这一物质代谢过程，是通过气的气化作用而实现的。

如果气的气化作用失常，则能影响整个物质代谢过程。如：影响饮食物的消化吸收；影响气、血、津液的生成、输布；影响汗液、尿液和粪便的排泄等，从而形成各种代谢异常的病变。

二、气的分类及功能

人体之气多种多样，根据其主要来源、分布部位和功能特点，又可主要划分为元气、宗气、营气、卫气等。

1. 元气：元者，初也、始也。我们每年的第一天称为"元旦"，每年的第一个月又称为"元月"也说明元为初始之意。元气又名"原气""真气"，是人体生命活动原动力的物质基础，是人体最基本、最重要的气。它就相当于火车的蒸气机，蒸气机工作正常，火车就能正常运行，车上的水电系统才能发挥作用。

元气的主要功能，一是促进人体的生长、发育和生殖；二是激发和推动脏腑、经络等组织器官的生理活动。所以说元气为人体生命活动的原动力和源泉，是维持生命活动的最基本的物质。元气充沛，则各脏腑组织的功能活动就旺盛，机体强健而少病。若先天禀赋不足，或后天失调，或久病耗损，导致元气生成不足或耗损太过，就会导致元气虚衰，各脏腑功能活动减退而产生种种虚性病变。

2. 宗气：宗即含有综合之意。它是由脾胃吸收饮食物中的水谷精气，与肺吸入的自然界的清气相综合而成。宗气积于胸中，主要功能表现在三个方面。

一是行呼吸。宗气其向上出于肺，有促进肺的呼吸运动的作用，并与语言、声音的强弱有关。二是行气血。宗气经心脏入脉，在脉中推动气血运行。这一作用影响着人体的心搏的强弱、节律和血液的动行，并影响着肢体的活动。三是主视听言动。宗气与人的视、听、言、语相关。《读医随笔》说："宗气者，动气也。凡呼吸、言语、声音，以及肢体运动，筋力强弱者，宗气之功用也。"说明宗气与人体的肢体运动、感觉、声音的强弱等均有密切关系。

3. 营气：是指行脉中富有营养作用之气。由于营气与血同行脉中，关系紧密，故中医学常常"营血"并称。营气的主要生理功能，包括化生血液和营养全身两个方面：

一是营气注入脉中成为血液的组成成分之一。二是循脉流注全身，为脏腑、经络等生理活动提供营养物质。

营气是由脾胃中水谷之气化生，分布于血脉之中，成为血液的组成部分，而营运周身，发挥其营养作用。所以《黄帝内经》说："营者，水谷之精气也，和调于五脏，洒陈于六腑，乃能入于脉也，故循脉上下，贯五脏络六腑也。"

4. 卫气：卫者，保卫也。卫气是指行于脉外，具有保卫功能的气。卫气与营气相对而言，属于阳，故又称卫阳。卫气和营气都来源于脾胃化生的水谷精气，是水谷精微中性质慓悍、运行滑利、反应迅速、主要敷布于经脉之外的部分。慓悍，是指卫气在抗邪斗争中具有强悍、勇猛特性；迅速，指卫气的运行速度快，当人体受到邪气侵袭时，卫气能迅速地作出反应；滑利，指卫气运行时的流畅状态。

卫气的功能，主要表现在防御、温煦和调节作用三个方面。一是护卫肌表，防御外邪。肌肤腠理是机体抗御外邪的屏障，卫气温养肌肤，调节汗孔的开合，使皮肤柔润，肌肉壮实，肌表致密，构成抵抗外邪入侵的防线，使外邪不能侵入机体。二是温养脏腑、肌肉皮毛。是指卫气使人体保持体温恒定，维持脏腑进行生理活动所适宜的温度条件。三是开合汗孔，调节体温。卫气司汗孔之开合，调节汗液的排泄，能维持体温的相对恒定，调和气血，从而维持机体内环境与外环境的阴阳平衡。

 # 有形之血

血，是循行于脉管中的富有营养的赤色液体，是构成人体和维持人体生命活动的基本物质之一。

一、血的生成

人体血液生成的物质主要是水谷化血和肾精化血。

1. 水谷化血：关于血液的生成，《黄帝内经》有一段精辟而形象的论述。"中焦受气取汁，变化而赤，是谓血也。"（《灵枢·决气》）中焦，即是指的脾胃。意思是说脾胃吸取饮食物中最精华的部分（取汁），变化成为一种赤色的液体即为血。由于经脾胃化生水谷精微是血液化生的最基本物质，所以中医常说"脾胃为生血之源"。正因为如此，所以饮食营养的优劣，脾胃运化功能强弱，直接影响着血液的化生。

2. 肾精化血：肾主藏精，精能化血液。正是因为这种认识，所以中医学又有"血之源头在肾"之说。故当肾脏功能减退时，便可影响血液的化生，而出现血虚之病理改变。

二、血的作用

血，具有营养和滋润全身的生理功能，又是神志活动的物质基础。

1. 营养和滋润作用：我们常说"血脉相连"。血在脉中循行，内而五脏六腑，外而皮肉筋骨，如环无端，运行不息，不断地将营养物质输送到全身各脏腑组织器官，借以发挥营养和滋润作用，以维持正常的生理活动。所以中医学说："血主濡之。"（《难经》）全身各部（脏腑、五官、九窍、四肢、筋骨、皮毛）无一不是在血的濡养作用下而发挥其功能的。如鼻之能嗅，眼之能视，耳之能听，喉之能发言，手之能摄物等都是在血的濡养作用下完成的。

血的濡养作用还可以从面色、肌肉、皮肌、毛发等方面反映出来，血流充沛则表现为面色红润、肌肉丰满壮实、肌肤和毛发光滑等。当血的濡养作用减弱时，机体除脏腑功能减退外，还可见到面色不华或萎黄、肌肤干燥、肢体或肢端麻木、运动不灵活等临床表现。

2. 充养心神作用：人的气血充盈，血能养神，则神志清晰，精神旺盛。所以，无论何种原因形成的血虚，血液运行失常，均可以出现不同程度的神志方面的症状，如健忘、失眠、多梦，甚至神志恍惚等。血液供给充足，神志活动才能维持正常。

气血不和，百病乃生——气血病症

气血是生命活动的物质基础，"气血不和，百病乃变化而生"（《素问·调经论》）。气血与脏腑是密不可分的，在生理上，气血是脏腑功能活动的物质基础，而其生成与运行又有赖于脏腑功能活动的正常。病理上，脏腑的病理变化，必然会导致气血的紊乱与亏虚，而气血失常时，脏腑的功能活动必然受到影响。所以，气血的病变，是不能离开脏腑功能的失调而存在的。

气血的病证一般可分为两个方面：一是气、血本身的亏虚不足，如气虚、血虚，属八纲辨证中虚证的范畴；二是气、血的运行障碍，如气滞、血瘀等，一般属八纲辨证中实证的范畴。气、血生理上密切相关，病理上亦常互相影响，或者同时发病，或者互为因果。

一、气不和顺——气病辨证

常见气的病变，主要包括气虚证、气陷证、气滞证、气逆证、气不固证等。

（一）气虚证

气虚证是指元气不足，脏腑组织的功能减退所反映的虚弱证候。

【主要表现】气短声低，少气懒言，精神疲惫，体倦乏力，脉虚，舌质淡嫩，或有头晕目眩，自汗，动则诸症加重。

【证因分析】形成气虚证的原因，主要有久病、重病、劳累过度等，使元气耗伤太过；先天不足，后天失养，致元气生成匮乏；年老体弱，脏腑功能减退而元气自衰。

由于元气不足，脏腑功能衰退，故出现气短、声低、懒言、神疲、乏力；气虚而不能推动营血上荣，则头晕目眩，舌淡嫩；卫气虚弱，不能固护肤表，故为自汗；"劳则气耗"，故活动劳累则诸症加重；气虚鼓动血行之力不足，故脉象虚弱。

气虚证以神疲、乏力、气短、舌淡、脉虚等症为辨证要点。

（二）气陷证

气陷证是指气虚无力升举，清阳之气应升不升，反而下陷所反映的虚弱证候。

【主要表现】头晕眼花，气短疲乏，脘腹坠胀感，大便稀溏，形体消瘦，或见内脏下垂、脱肛、子宫下垂等。

【证因分析】气陷多是气虚的发展，一般指脾（中）气的下陷。清阳之气不升，则自觉气短、气坠，头晕眼花；气陷而机体失却营精的充养，则见神疲乏力，形体消瘦；脾失健运，水谷精微下趋，则见大便稀溏；气陷无力升举，不能维持脏器正常位置，故觉脘腹坠胀，甚至出现内脏下垂。

气陷证以神疲、气短、气坠、脏器下垂等症为辨证要点。

（三）气不固证

气不固证泛指气虚失其固摄之能所反映的虚弱证候。

【主要表现】气短，疲乏，面白，舌淡，脉虚无力；或自汗不止；或流涎不止；或遗尿，余溺不尽，小便失禁；或大便滑脱失禁；或妇女出现崩漏，或滑胎、小产；或男子遗精、滑精、早泄等。

【证因分析】气不固，可以包括不能固摄津液、血液、小便、大便、精液、胎元等。其辨证是有气虚证的一般证候表现，并有各自"不固"的证候特点。气不摄血则可导致妇女崩漏及各种慢性出血；气不摄津则可表现为自汗、流涎；气虚不能固摄二便，可表现为遗尿、余溺不尽、小便失禁，或大便滑脱失禁；气不摄精则见遗精、滑精、早泄；气虚胎元不固，可导致滑胎、小产。

气不固证以疲乏、气短、脉虚及自汗或二便、月经、精液等的不固为辨证要点。

（四）气滞证

气滞证是指人体某一部分或某一脏腑、经络的气机阻滞，运行不畅所反映的证候。

【主要表现】胸胁、脘腹等处或损伤部位的胀闷或疼痛，疼痛性质可为胀痛、窜痛、攻痛，症状时轻时重，部位不固定，按之一般无形，痛胀常随嗳气、肠鸣、矢气等而减轻，或症状随情绪变化而增减，脉象多弦等。

【证因分析】引起气滞证的原因，主要有三方面：一是情志不舒，忧郁悲伤，思虑过度，而致气机郁滞；二是痰饮、瘀血、宿食、蛔虫、砂石等病理物质的阻塞，或阴寒凝滞、湿邪阻碍、外伤络阻等，都能导致气机郁滞；三是脏气虚弱，运行乏力而气机阻滞。

气滞证候的主要机制是气的运行发生障碍，气机不畅则痞胀，障碍不通则疼痛，气得运行则症减，故气滞以胀闷疼痛为主要临床表现。

气滞证以胸胁脘腹或损伤部位的胀闷、胀痛、窜痛为辨证要点。

（五）气逆证

气逆证是指气机失调，气上冲逆所反映的证候。

【主要表现】咳嗽频作，呼吸喘促；呃逆、嗳气不止，或呕吐、呕血；头胀、眩晕，甚至昏厥、咯血等。

【证因分析】气逆一般是在气滞基础上的一种表现形式。主要是指肺胃之气不降而上逆，或肝气升发太过而上逆。由于气逆证有肺气上逆、胃气上逆、肝气上逆的不同，故可表现出不同的证候。肺气上逆以咳喘为主症；胃气上逆以呃逆、呕恶、嗳气等为主症；肝气上逆以头胀眩晕、昏厥、呕血或咯血等为主症。

气逆证以咳嗽气喘，呕吐呃逆，头胀眩晕等症为辨证要点。

二、血不周流——血病辨证

常见血的病变，主要包括血虚证、血瘀证、血热证和血寒证等。

（一）血虚证

血虚证是指血液亏虚，不能濡养脏腑、经络、组织所反映的虚弱证候。

【主要表现】面色淡白或萎黄，眼睑、口唇、舌质、爪甲的颜色淡白，头晕，或见眼花、两目干涩、心悸、多梦、健忘、神疲、手足发麻，或妇女月经量少、色淡、延期甚或经闭，脉细无力等。

【证因分析】导致血虚的原因，主要有两个方面：一是血液耗损过多，新血未及补充，主要见于各种出血之后，或久病、大病之后，或劳神太过，阴血暗耗，或因虫积肠道，耗吸营血等；二是血液生化不足，可见于脾胃运化功能减退，或进食不足，或因其他脏腑功能减退不能化生血液，或瘀血阻塞脉络，使局部血运障碍，影响新血化生，即所谓"瘀血不去新血不生"等。

血液亏虚，脉络空虚，形体组织缺乏濡养荣润，则见颜面、眼睑、口唇、舌质、爪甲的颜色淡白，脉细无力；血虚而脏器、组织得不到足够的营养，则见头晕，眼花，两目干涩，心悸，手足发麻，妇女月经量少、色淡；血虚失养而心神不宁，故症见多梦，健忘，神疲等。

血虚证以面、睑、唇、舌、甲的颜色淡白，脉细等症为辨证要点。

（二）血瘀证

血瘀证是指瘀血内阻，血行不畅所反映的证候。

【主要表现】刺痛，痛处拒按，固定不移，常在夜间痛甚；体表青紫肿块，体内癥积，质硬而推之不移；出血色紫黯或夹血块，或大便色黑如柏油状，或妇女血崩、漏血；面色黧黑，或唇甲青紫，或皮下紫斑，或肌肤甲错，或腹露青筋，舌有紫色斑点、舌下络脉曲张，脉细涩或结、代等。

【证因分析】产生瘀血的原因可有多个方面，一是外伤、跌仆及其他原因造成的体内出血，离经之血未及时排出或消散，淤积于内；二是气滞而血行不畅，以致血脉瘀滞；三是血寒而使血脉凝滞，或血热而使血行壅聚或血受煎熬，血液浓缩黏滞，致使脉道瘀塞；四是湿热、痰浊、砂石等有形实邪压迫、阻塞脉络，以致血运受阻；五是气虚、阳虚而运血无力，血行迟缓。

血瘀证的机制主要为瘀血内积，气血运行受阻，不通则痛，故有刺痛、痛处固定、拒按等特点；夜间阳气内藏，阴气用事，血行较缓，瘀滞益甚，故夜间痛增；血液淤积不散而凝结成块，则见肿块紫黯、出血紫黯成块；血不循经而溢出脉外，则见各种出血；血行障碍，气血不能濡养肌肤，则见皮肤干涩、肌肤甲错；血行瘀滞，则血色变紫变黑，故见面色黧黑、唇甲青紫；脉络瘀阻，则见络脉显露、丝状红缕、舌现斑点、脉涩等症。

血瘀证以固定刺痛，肿块质硬，出血紫黯，舌质瘀斑瘀点，脉细涩等症为辨证要点。

（三）血热证

血热证是指火热内炽，侵迫血分所反映的实热证候。

【主要表现】身热夜甚，或潮热，口渴，面赤，心烦，失眠，躁扰不宁，甚或狂乱、神昏谵语，或见各种出血色深红，或斑疹显露，或为疮痈，舌绛，脉数疾等。

【证因分析】血热证的形成，一是外感热邪，或感受他邪化热，传入血分；二是情志过激，气郁化火，或过食辛辣燥热之品，火热内生，侵扰血分。热在血分，血行加速，脉道扩张，则见面红目赤、舌绛、脉数疾；血热迫血妄行，可见各种出血；血热内扰心神，而见心烦、失眠、躁扰不宁，甚则狂乱、神昏谵语；热邪内犯营血，灼肉腐血，可为疮痈脓肿；身热夜甚、口渴，为热邪升腾、耗伤津液之象。

血热证以身热口渴，斑疹吐衄，烦躁谵语，舌质红绛，脉数等症为辨证要点。

（四）血寒证

血寒证是指寒邪客于血脉，凝滞气机，血行不畅所反映的证候。

【主要表现】恶寒，手足或少腹等患处冷痛拘急、得温痛减，肤色紫黯发凉，或为痛经、月经愆期、经色紫黯、夹有血块，唇舌青紫，苔白滑，脉沉迟弦涩等。

【证因分析】血寒证主要因寒邪侵犯血脉，或阴寒内盛，凝滞脉络而成。寒凝脉络，气血运行不畅，阳气不得流通，组织失于温养，故常表现为患处的寒冷、疼痛，寒性凝滞收引，故其痛具有拘急冷痛、得温痛减的特点。肤色紫黯，月经愆期、经色紫黯、夹有血块，唇舌青紫，脉沉迟弦涩等，均为血行不畅之瘀血征象。

血寒证以患处冷痛拘急、恶寒、唇舌青紫，妇女月经后期、经色紫黯夹块等症为辨证要点。

第五讲
高贵的生命源于水
——津液理论及病症

 ## 滋润人体的津液

在地球上，哪里有水，哪里就有生命，一切生命活动都是起源于水的。人体内的水分，大约占到体重的 65％。其中，脑髓含水 75％，血液含水 83％，肌肉含水 76％，连坚硬的骨骼里也含水 22％！没有水，食物中的养料不能被吸收，废物不能被排出体外，药物不能达到病灶。人体一旦缺水，后果是很严重的。缺水 1％～2％，感到口渴；缺水 5％，口干舌燥、皮肤起皱；缺水 10％，意识不清，或至幻觉。如果单纯不吃食物，但只要饮了水，人可以活较长时间，有人估计为两个月；如果不吃食物同时不饮水，则至多能活一周左右。

自然界很多地方有水，天空中飘浮的云里有水，空气中有水蒸气，地面上江、河、湖、塘、溪、水田和大海里都有许许多多的水，就是人和动、植物体内也有水。水有液体、固体和气体三种形态。在温度变化的影响下，它们之间可以互相转化。液体形态的水在受冷的条件下转化成固体形态的冰，在受热的条件下转化为气体形态的水蒸气；固体形态的冰在受热的条件下转化为液体形态的水或气体形态的水蒸气；气体形态的水蒸气在受冷的条件下转化为液体形态的水或固体形态的冰。

显然，太阳提供的巨大热能使水的形态发生了变化，而且也使水在自然界里不停地循环着。地面和江、河、湖、海里的水，受了太阳光的热，变成了水蒸气飞散到空气中；水蒸气在空气中受冷，有的结成了小冰晶，有的结成了小水点，小水点或小冰晶聚集在一起，成为云。所以《黄帝内经》说："地气上为云。"云里的小水点或小冰晶相互碰撞、合并，越聚越大，大到空气托不住时，便降落下来，形成雨或雪。水就是这样日夜不停地在海洋、天空、地面之间循环运动着，这就是水在自然界的循环。

水在自然环境和社会环境中，都是极为重要且活跃的因素。山清水秀，鸟语花香，风调雨顺，五谷丰登。水在不停地运动，在人体里，在农田，在工厂，使世界充满生机和活力，污物被水流带走，稀释了，化解了，又被大自然净化了。当我们徜徉在大自然的怀抱的时候，其实我们所面对的全部是水给我们的力量。但是，若某个地区降雨集中或长期无雨，就会造成水灾或旱灾等灾害。

中医学将人体中正常存在的水液，统称为津液。津液是人体进行生命活动的基本物质之一，是非常宝贵的，既不可以随便丢失，又需要在身体中循行有序而不泛滥为害。津液包括各脏腑组织内的体液及其正常的分泌物，如胃液、肠液、涕、泪、涎等。津液也是构成人体和维持人体生命活动的基本物质。津与液同属水液，但在性状、功能及其分布部位等方面又有区别。一般地说，性质清稀，流动性大，主要布散于体表皮肤、肌肉和孔窍等部位，起滋润作用，称为津；性质较稠厚，流动性较小，灌注于骨节、脏腑、脑、髓等组织，起濡养作用者，称为液。

一、升降出入——津液的代谢

津液在身体里是不断流动的，而且这种流动是有规律的。津液来源于饮食水谷，主要通过胃、脾、大肠、小肠等脏腑的消化吸收功能而生成。津液生成之后，需要被输送到全身来发挥滋润的作用，在这期间需要有运输的动力才行，这个动力即来源于肺、脾、肾等脏腑中蕴藏的热能，中医学称之为阳气。

1. 脾中阳气升腾，为水之枢纽：中医学认为，脾在五行中属于土，方位合中央。属于土，当然可以治水了，所谓"水来土掩"，既然方位在中，那么在水液代谢中一定是中转站了。水饮入胃之后，脾的运化功能使水饮中精微部分分离出来，并被脾吸收，同时小肠吸收的水谷精微及大肠重吸收的水液精微部分一起上输于脾，此时由于脾中阳气的蒸腾，将这些水谷精微上输于肺。与此同时，脾又将全身各个组织器官的多余水液上输于肺。由此可见，脾在整个水液代谢过程中起到的是"水泵"的作用，中医学称之为"脾主运化水湿"。

2. 肺中阳气敷布，为水之上源：水通过脾胃的消化吸收，其精华部分最终是"上归于肺"。肺通过对津液的储藏和释放，来灌溉人体的各脏腑、组织、器官而参与水液代谢，加之肺在五脏之中，其位置最高，所以中医学称肺为"水之上源"。水液在肺的呼吸作用下，输布到全身，外达皮毛，最后以汗和呼气的形式排出，这是肺的呼气运动产生的效果，中医学称之为肺的宣发功能；水液向下，向内转输，成为尿液生成的源泉，这是肺的吸气运动的结果，中医学称之为肺的肃降功能。

若肺失宣降，水液不外达而无汗，不下输而无尿或小便不利，都会出现水肿的症状。肺在水液代谢过程中的这些作用，中医学统称为"肺主通调水道"。

3. 肾中阳气蒸化，为水之下源：在中医学五行配属上，是将肾与水配属在一起的。《黄帝内经》说："肾者，水脏，主津液。"故肾主水液是肾的重要生理功能之一，这一功能主要靠肾中蕴藏的巨大热能来完成，中医学称之为肾阳。肾阳推动水液运行主要表现在升清降浊与司膀胱的开合。

所谓升清降浊，是指由于肾的气化作用，使水液之清者上升于肺，输布全身，滋润脏腑组织器官，此过程称为"升清"；水液之浊者通过肺的肃降下归于肾，再经肾的气化使浊中之清者复经脾达肺再利用而发挥濡养作用；其浊中之浊者，下注膀胱排出体外，此过程称为"降浊"。如此升升降降，维持水液的动态平衡。

浊中之浊变为尿液储蓄于膀胱，而膀胱的开合对尿液的泄、藏功能，中医学认为是受肾的控制调节。肾的气化功能正常，则膀胱开合适度。开，则代谢后的水液即尿液得以排出；合，则尿液得以储存。

可见，肾在水液代谢过程中的作用举足轻重！

综上所述，说明津液代谢生理过程，需要诸多脏腑的调节，其中尤以肺、脾、肾为主要。若三脏功能失调，则可影响津液的生成、输布、排泄等过程，破坏津液代谢平衡，从而导致津液生成不足或环流障碍致水液停滞等病理改变。

二、滋润濡养——津液的功能

有一首歌唱道：雨露滋润禾苗壮，万物生长靠太阳。就人体而言，津液就像滋润禾苗的雨露一样，滋养着脏腑组织。津液含有丰富的营养物质，具有滋润和濡养的功能。一般来说，津主要发挥滋润作用，液主要发挥濡养作用。被输布于肤表、孔窍等处的津，能滋润皮毛、肌肤、眼、鼻、口等；被灌注于内脏、骨髓、脑等处的液，能濡养内脏，充濡骨髓、脊髓、脑髓等。另一方面，津液参与血液生成。津液是组成血液的主要组成部分，是血液生成的重要物质。津液渗入血脉之中，即成为血液的基本成分。所以说："水谷之津液，化而为血，独行于经隧，以奉生身。"（《侣山堂类辨》）

气血与津液相互关联

气、血、津液的性状及其生理功能，虽有其各自的特点，但是，三者均为构成人体和维持人体生命活动的最基本物质。在生成方面，均离不开水谷精微；在生理功能上，常相互依存相互制约，相互为用。因而在生理、病理上，三者都存在着极为密切的关系。

一、气与血的关系

气属于阳，主动，主煦之；血属阴，主静，主濡之，这是气与血在属性和生理功能上的区别。但两者都源于脾胃化生的水谷精微和肾中精气，在生成、输布（运行）等方面关系密切，可概括为"气为血之帅"，"血为气之母"。具体主要表现在气能生血，气能行血，气能摄血，血能载气四个方面。

1. 气能生血：是指气的运动变化是血液生成的动力，从摄入的饮食物转化成水谷精微和水谷精微转化成营气和津液；从营气和津液转化成赤色的血，其中每一个转化过程都离不开气的运动变化。这是气的运动变化通过脏腑的功能活动表现出来的。气的运动变化能力旺，则脏腑的功能活动旺盛，化生血液的功能亦强；气的运动变化能力弱，则脏腑功能弱，化生血液的功能亦弱。在临床治疗血虚的病症时，常配合补气药，就是补益生血的动力。

2. 气能行血：指气的推动作用是血液循行的动力。气一方面可以直接推动血行。另一方面又可促进脏腑的功能活动，通过脏腑的功能活动推动血行。所以，不论气本身的异常，还是脏腑的功能异常都能引起血液循行的异常，出现血行滞缓、瘀阻或出血等病理改变。故临床上，在治疗血行失常的病症时常常要注意理气和调理脏腑的功能。

3. 气能摄血：指气的固摄作用是防止血液溢于脉外的重要因素。如果气的固摄作用减弱，血液就可能不循常道而溢于脉外，导致各种出血。临床治疗时，常须补气以摄血。

4. 血能载气：一方面，血是气的载体，气若不附于血中，则漂浮不定而无所归；另一方面，血不断为气的功能活动提供水谷精微。当血大量丢失时，气无所附，常常引起气随血脱，而血虚也会引起气虚。故常称"血为气母"。

综上可见，气与血在生成上相互促进，在运行上相互依托。若一方异常，常可引起另一方异常。所以《金匮钩玄》说："气血冲和，万病不生，一有怫郁，诸病生焉。"

二、气与津液的关系

气属阳，津液属阴，这是气和津液在属性上的区别，但两者都源于脾胃运化的水谷精微，在生成，输布过程中有着密切的关系。具体主要表现在气能生津、气能行津、气能摄津、津能载气四个方面。

1. 气能生津：指气运动变化（气化）是津液化生的动力。津液由摄入的水谷精微经脾、胃的作用化生而成。气推动脾胃的功能活动，脾胃功能活动的结果又将摄入的水谷转化成津液。所以气旺，则脾胃功能健旺，化生的动力强；气虚，脾胃功能衰退，则津液化生不足。

2. 气能行津：指气的运动变化是津液输布的排泄的动力。脏腑的升降出入运动，特别是脾、肺、肾、肝等脏腑的升降出入运动，保持津液在体内的输布、排泄过程。当气的升降出入运动异常时，津液输布过程也随之受阻。反之，由于某种原因，使津液的输布和排泄受阻而发生停聚时，则气的升降出入运动亦随之而不利。由气虚、气滞而导致的津液停滞，常称为"气不行水"；由津液停聚而导致气机不利，则称为"水停气滞"。两者互为因果，可形成水湿、痰饮，甚则水肿等病理变化。这是临床行气与利水法常常并用的理论依据之一。

3. 气能摄津：是指气的固摄作用能控制津液的排泄。体内的津液在气的固摄作用控制下维持着一定的量。若气的固摄作用减弱，则体内津液任意经汗、尿等途径外流，可出现多汗、漏汗、多尿、遗尿的病理现象，临床治疗时应注意补气固津。

4. 津能载气：津液是气的载体，气须依附于津液而存在。当津液的大量流失，气也将因失去依附而外脱，称为"气随液脱"。

三、血和津液的关系

血与津液均是液态的物质，均有滋润和濡养作用，与气相对而言，二者均属于阴。在生理上相互补充，病理上相互影响。

运行于脉中的血液，渗于脉外便化为有濡润作用的津液。《灵枢·邪气脏腑病形》说："十二经脉，三百六十五络，其血气皆上于面而走空窍……其气之津液皆上熏于面。"当血液不足时，可导致津液的病变。如血液瘀结，无以渗于脉外为津液以养皮肤肌肉，则肌肤干燥粗糙，甚至甲错。失血过多时，脉外之津液，渗入脉中以补偿血容量的不足，因之而导致脉外的津液不足，出现口渴、尿少，皮肤干燥等表现。所以，中医学有"夺血者无汗"，"衄家不可发汗"，"亡血家，不可发汗"之说。

津液和血液同源于水谷精微，被输布于肌肉、腠理等处的津液，不断地渗入孙络，成为血液的组成成分，所以有"津血同源"之说。汗为津液所化，汗出过多则耗津，津耗则血少，故又有"血汗同源"之说。如果津液大量损耗，不仅渗入脉内之津液不足，甚至脉内之津液可以渗出于脉外，形成血脉空虚，津枯血燥的病变。所以，对于多汗夺津或精液大伤的患者，不可用破血、逐血之峻剂，故《灵枢·营卫生会》有"夺汗者无血"之说。

综上所述，气血津液是脏腑功能活动的物质基础。其中，气为脏腑功能活动提供动力；血为脏腑功能活动提供营养；津液则能濡润脏腑。在脏腑的功能活动中，气血津液被消耗，气血津液的任何一项异常，均可导致脏腑的功能活动失常。

气血津液的生成、输布、排泄是依靠脏腑功能活动实现的。气的生成输布依靠肾、脾、胃、肺等脏腑的功能活动；血的生成输布（运行）依靠脾胃、肺、肾、心、肝等脏腑的功能活动；津液生成，输布依靠脾胃、肺、肾等脏腑功能活动，其中，任何一脏腑功能失调，均可影响相应的物质代谢的环节，导致代谢异常的病理变化。

"干旱与水灾"——津液病症

常见津液的病变，主要包括津液亏虚和水液停聚而形成的痰证、饮证、水停证、津液亏虚证等。

一、痰证

痰证是指痰浊内阻或流窜所反映的证候。

【主要表现】常见咳嗽痰多，痰质黏稠，胸脘痞闷，呕恶，纳呆，或头晕目眩，或形体肥胖，或神昏而喉中痰鸣，或神志错乱而为癫、狂、痴、痫，或某些部位出现圆滑柔韧的包块等，舌苔腻，脉滑。

【证因分析】"痰"是体内水液停聚凝结而形成的一种质稠浊而黏的病理产物。形成痰的原因很多，如外感六淫、饮食不当、情志刺激、过逸少动等，影响肺、脾、肾等脏的气化功能，以致水液未能正常输布而停聚凝结成痰。由痰浊停聚所导致的证候，是为痰证。

"脾为生痰之源，肺为贮痰之器"说明痰的生成与脾的运化功能失常，水湿不化而凝聚密切相关；痰浊最易内停于肺，而影响肺气的宣发肃降，故痰证以咳吐痰多、胸闷等为基本表现。痰浊中阻，胃失和降，可见脘痞、纳呆、泛恶呕吐痰涎等症；痰的流动性小而难以消散，故常凝积聚于某些局部而形成圆滑包块；痰亦可随气升降，流窜全身，如痰蒙清窍，则头晕目眩；痰蒙心神则见神昏、神乱；痰泛于肌肤，则见形体肥胖；舌苔腻、脉滑等为痰浊内阻的表现。痰浊为病，颇为广泛，见症多端，因而有"百病多因痰作祟""怪病多痰"之说。

痰证以咳吐痰多、胸闷、呕恶、眩晕、体胖，或局部有圆滑包块，苔腻、脉滑等症为辨证要点。

二、饮证

饮证是指水饮停聚于腔隙或胃肠所反映的证候。

【主要表现】脘腹痞胀，泛吐清水，脘腹部水声漉漉；肋间饱满，咳唾引痛；胸闷，心悸，息促不得卧；咳吐清稀痰涎，或喉间哮鸣有声；头目眩晕，舌苔白滑，脉弦或滑等。

【证因分析】"饮"是体内水液停聚而转化成的一种较痰清稀、较水浑浊的病理性产物。

可因外邪侵袭，或为中阳素虚，使水液输布障碍，而停聚成饮。饮邪主要停积于胃肠、胸胁、心包、肺等身体的管腔部位。

饮邪停留于胃肠，阻滞气机，胃失和降，可见泛吐清水，脘腹痞胀，腹部水声漉漉，是为狭义的"痰饮"；饮邪停于胸胁，阻碍气机，压迫肺脏，则有肋间饱满，咳唾引痛，胸闷息促等症，是为悬饮；饮邪停于心包，阻遏心阳，阻滞气血运行，则见胸闷心悸，气短不得卧等症，是为支饮；饮邪犯肺，肺失宣肃，气道滞塞，则见胸部紧闷，咳吐清稀痰涎，或喉间哮鸣有声；饮邪内阻，清阳不能上升，则见头目眩晕；舌苔白滑，脉弦或滑等，亦为饮证的表现。

饮证以胸闷脘痞、呕吐清水、咳吐清稀痰涎、肋间饱满、舌苔滑等症为辨证要点。

三、水停证

水停证是指体内水液因气化失常而停聚所反映的证候。

【主要表现】头面、肢体甚或全身水肿，按之凹陷不易起，或为腹水而见腹部膨隆、叩之音浊，小便短少不利，身体困重，舌淡胖、苔白滑，脉濡缓等。

【证因分析】水为质地清稀、流动性大的病理性产物。由水液停聚所导致的证候，称为"水停证"。导致水停的原因，可为风邪外袭，或湿邪内阻，亦可因房劳伤肾，或久病肾虚等，影响肺、脾、肾的气化功能，使水液运化、输布失常而停聚为患。

水为有形之邪，水液输布失常而泛溢肌肤，故以水肿、身体困重为主症；水液停聚腹腔，而成腹水，故见腹部膨隆、叩之音浊；膀胱气化失司，水液停蓄而不泄，故见小便不利；舌淡胖，苔白滑，脉濡，是水湿内停之征。

水停证以肢体浮肿、小便不利、腹大膨胀、舌淡胖等症为辨证要点。

湿、水、饮、痰在形质、流动性、证候表现上有异有同，四者之间的关系密切。四者均属体内水液停聚所形成的病理性产物，其形成均常与肺、脾、肾等脏腑功能失调和对水液的气化失常有关。"湿"无明显形质可见而呈"汽态"，弥漫性大，以肢体闷重酸困等为主要表现；"水"质清稀为液态，流动性大，以水肿、少尿为主症；"饮"是一种较水浊而较痰稀的液态病理产物，常停聚于某些腔隙及胃肠，以停聚处的症状为主要表现；"痰"的质地稠浊而黏，常呈半凝固乳胶状态，流动性小，多停于肺，但可随气流窜全身，见症复杂，一般有吐痰多的主症。

四、津液亏虚证

津液亏虚证是指体内津液亏少，脏腑、组织、官窍失却滋润濡养所反映的证候。

【主要表现】口、鼻、唇、舌、咽喉、皮肤、大便等干燥，皮肤枯瘪而乏弹性，眼球深陷，口渴欲饮水，小便短少而黄，舌红，脉细数无力等。

【证因分析】大汗、大吐、大泻、高热、烧伤等，使津液耗损过多；外界气候干燥，或体内阳气偏亢，使津液耗损；饮水过少，或脏气虚衰，使津液生成不足，均可形成津液亏虚的证候。

津液亏少，不能充养、濡润脏器、组织、官窍，则见口、鼻、唇、舌、咽喉、皮肤、大便等干燥，皮肤枯瘪而乏弹性，眼球深陷，口渴欲饮水等一派干燥少津的症状；津液亏少，阳气偏旺，则有舌红、脉细数等症。

一般津液损伤程度较轻，仅为水液亏少者，称为伤津、津亏，以干燥症状为主要表现；继发于汗、吐、泻等之后，液体暴失，津液损伤程度较重者，称为液耗、液脱，常有皮肤枯瘪、眼球深陷的临床特征。

津液亏虚证以口渴尿少，口、鼻、唇、舌、皮肤、大便干燥等症为辨证要点。

第六讲
百病所生各有所因
——六淫、七情病因病症

事出必有因。患病也是这样，要么在内，要么在外，总有原因。这个原因就是病因。中医所言之病因，泛指破坏人体相对平衡状态而引起疾病的各种原因，即致病因素。

疾病都是在致病因素的作用下，人体生理状态在某种程度上失调和被破坏的结果。"百病所生，各有所因"，没有原因的疾病是不存在的。而中医对病因的认识，除了解可能作为病因的客观条件外，主要是通过对各种致病因子作用于人体后出现的症状、体征的研究，来推断病邪的性质，来推断体内平衡破坏的环节和程度，从而在无需知道具体病因的情况下，能找到治疗这类疾病的有效方法和手段。

 ## 六气逆乱——外感病因

外感病因，顾名思义，是指来自外界，引起疾病的原因。其中主要的是"六淫"病因。自然界四季轮回，寒暑更替，是人类赖以生存的必要条件。春生、夏长、秋收、冬藏是生物适应四季气象变化形成的普遍规律。而四季气象又各有特点，春风、夏暑、长夏湿、秋燥、冬寒是自然气象的基本类型，它们因四时而更替变化，是万物生长变化的重要条件，故俗语常说，"不冷不热，五谷不结"。

自然界风、寒、暑、湿、燥、火（热）正常气候，中医学称之为"六气"。人类在长期的生存实践中，逐渐获得了适应这些气候变化的能力。因此，"六气"一般不至致病。但当自然气候发生逆乱，"不至而至，至而不至，至而太过，至而不及"，也就是说，不到该热、该冷的时候，却很热、很冷；到了该热、该冷的时候，反而不热、不冷；或者虽应时夏热冬寒，但超过常度，热而太过，寒而太甚；或春季当温而反寒，秋季当凉而反热；以及气候变化过于急骤，如暴寒暴热，超过了一定的限度，使机体不能与之相适应，就会导致疾病的发生。这种能导致机体发生疾病的六气，中医学称之为"六淫"。

六淫为病，从现代科学的角度来看，除了气候因素外，实际还包括病原微生物（如细菌、病毒等）、物理、化学等多种致病因素作用于机体所引起的病理反应在内。

固然气候变化与疾病的发生有密切关系，但是，异常的气候变化，并非使所有的人都会发病。同一异常的气候变化，由于人的正气充盛，身体健壮，能抵御这种异常气候

097

的变化，就不会发病。因此对于这种人体来说便仍是六气，而不是六淫。反之，即使是正常的气候变化，对某个正气不足，体质虚弱，抵抗能力低下的人也可能导致疾病的发生。因而这种正常的六气对患病机体来说又是"六淫"了。可见，中医学"六淫"概念的确立，充分考虑了个体正气的适应调节能力。

一、"模拟"类比——认识六淫的方法

中医学对六淫病因的认识，由于历史条件的限制，没有科学仪器和化验设备，故不可能采用微观的方法，通过实验手段来发现不同致病因子的具体形态和微细结构。聪明的历代医家就根据人与自然的关系，把人体在疾病过程中表现出来的一系列症状和体征，结合气候特征与自然界中的直观现象进行广泛的联系和比较，来推求病因。

把气候对人体的影响和机体类似自然现象的病理反应，象征性地作为"病因"。例如自然界的风，有流动不定的特性，而人体如果发生游走不定的关节疼痛，那么中医学就称此病的原因是"风"，故称为"风痹"。治疗也就用祛风的方法，并可收到较好的疗效。以此类推，这种认识六淫病因的方法，中医学称为"取类比象"。如用现代科学的名词术语来说，则称为"模拟"。这种认识事物的模拟方法，并不是中医学所独有，在现代科学、现代医学的许多领域里，均得到了广泛的应用，并已发展成为一门独立的重要的新兴边缘学科——仿生学。它主要是模拟、模仿生物系统的特殊功能、结构，来改善现有的技术系统，或者创制新型的更加完善的技术装备。例如狗的嗅觉灵敏，在动物界里是比较突出的。经过专门训练的狗，可以用来找矿，这种狗取名为"探矿狗"。于是科学家模拟狗鼻子的结构，研究出了"气味电子接收机"，并将它形象地命名为"电子狗"。"电子狗"虽然比"探矿狗"能更精确地捕捉矿源，但它却是受狗鼻子的启示而模拟仿造出来的；其他如飞机及各种飞行器就是模拟鸟类的飞翔而制造出来的。潜水艇就是模拟鱼类的外形而制造出来的；超声波学的创立与应用就是模拟生物（如蝙蝠）的特点而发展起来的；人工冬眠疗法就是模拟冬眠动物而发展起来的等。

虽然中医学认识六淫病因的模拟方法与现代仿生学的模拟方法有不同之处，前者是模拟自然界的气候（风、寒、暑、湿、燥、火），后者是模拟自然界的生物系统（动物、植物），但是它们的基本认识方法则是相同的，均可以用现代控制论中的"同构"来加以解释。例如，人体、人体模型、人体挂图，虽有实体、立体、平面的不同，却属"同构"系统。同构理论通过类比、模拟在不同对象中分出他们的共同要素，可以在不经过直接实验的条件下，运用寻找同构系统的方法，检验和加速我们对某种事物的认识。中医学就是采用人们在自然界和日常生活中最常见的风、寒、暑、湿、燥、火的自然现象，作为人体六淫病因的同构系统。通过这些同构系统来探讨、分析、归纳人体致病原因和病理变化，这样使人体感受六淫之邪后的病理变化和表现易于理解、易于研究。

二、普遍规律——六淫致病的共性

六淫致病，一般具有下列几个共同特点。

1. 六淫致病与季节有关：由于六淫本为四时主气的过胜，故容易形成季节性多发病。如春季多风病，夏季多暑病，长夏初秋多湿病，深秋多燥病，冬季多寒病，这是一般规律。但是，气候变化是复杂的，不同体质对外邪的感受性不同，所以同一季节可以有不同性质的外感病发生。

2. 六淫致病与环境有关：工作或居处环境失宜，也能导致侵袭而发病。如久处潮湿环境多有湿邪为病，高温环境作业又常有暑邪、燥热或火邪为害，干燥环境又多燥邪为

病等。

3. 六淫邪气可单独或夹杂致病：六淫邪气单独使人致病，如寒邪直中脏腑而致泄泻，也可由两种以上同时侵犯人体而发病，如风寒感冒、湿热泄泻、风寒湿痹等。

4. 六淫致病可相互转化：在疾病发展过程中，不仅可以互相影响，而且在一定条件下又可互相转化。如寒邪可郁而化热，暑湿日久又可以化燥伤阴，六淫又皆可化火等。

5. 六淫致病多由表入里传变：六淫之邪多从肌表或口鼻而入，侵犯人体，然后由表入里，由浅及深。《素问·缪刺论》说："邪之客于形也，必先舍于皮毛。留而不去，入舍于经脉，内连脏腑，散于肠胃，阴阳俱感，五脏乃伤。此邪之从皮毛而入，极于五脏之次也。"故六淫致病，多有由表及里的传变过程。所以常称"外感六淫"。

六淫为病，从现代科学的角度来看，除了气候因素外，还包括病原微生物（如细菌、病毒等）、物理、化学等多种致病因素作用于机体所引起的病理反应在内。

六淫属于外感病的致病因素，称之为外邪，属于病因学范畴。在疾病变化过程中，由于脏腑经络、气血阴阳失调所致的类似于风、寒、暑、湿、燥、火致病特点的五种病理变化，虽然与风、寒、暑、湿、燥、火邪相似，但本质上不是外来之邪，为内在病理变化所为，故称为"内生五邪"，即内风、内寒、内湿、内燥、内火，实为一种"取类比象"的综合性病机。故在外感六淫邪气之首冠以"内"字，以示与前者直接从"外"受的区别。

三、各淫其乱——六淫致病的特点

气象万千，风雨飘摇，暑热炎盛，寒气逼人，六淫邪气致病各具特点。

（一）六淫之首——风淫之乱

自然界的风，大家都很熟悉，树梢的摇动，红旗的飘舞，都使我们感到有风。它是一种轻浮的、善动的、多变的东西，有时很轻微、柔和；有时却很猛烈、突然；甚至狂风骤起，飞沙走石，吹倒树木及房屋。风的这些自然特性，就也被用于解释风邪的致病特点。

1. 风性轻扬升散：是指风具有升发、向上、向外的特性，所以风邪伤人致病，往往易于侵袭人体上部、肌表。肺在五脏之中位置最高，风伤于肺则常见鼻塞流涕、咽痒咳嗽等。风邪上扰头面，则见头晕头痛、头项强痛、面肌麻痹、口眼㖞斜等。风邪伤于肌表，则见恶风、发热等。风性开泄，具有疏通、透泄之性，故风邪侵袭肌表，使汗孔开张，而出现汗出、恶风等症状。又如颜面部的水肿，中医称为风水肿；红眼病中医称为风火眼；均责之于风。

2. 风性善行数变："善行"是指风邪具有易行而无定处的性质，故风邪致病常常表现为病位游移不固定、行无定处的特性。如风疹、荨麻疹之发无定处，此起彼伏；行痹（风痹）之四肢关节游走性疼痛等。"数变"，是指风邪致病具有变化无常和发病急，变化快的特性。如风疹、荨麻疹之时隐时现，此起彼伏，来去迅速；癫痫、中风之突然昏倒，不省人事等。故风邪为病，一般都具有发病急，变化多，传变快等特征。故中医学常说"风疾尤速，贻害无穷"。（《六因条辨》）

3. 风性主动：是指风邪致病具有动摇不定的特征，常表现为眩晕、震颤、四肢搐搦、角弓反张、直视斜视等症状。犹如自然界"风吹草动"，红旗"迎风飘扬"。无论外感热病中的"热极生风"，内伤杂病中的"肝阳化风"或"血虚生风"等，均有动摇不定的症状表现，故中医学认为这些病症都与"风"有关。这就是《黄帝内经》"风胜则动"之说。

4. 风为六淫之首：是指风邪常挟寒、湿、燥、热等而侵袭人体。中医学有风寒、风热、风湿、风燥、风火等病症，说明风邪为患多与六淫其他诸邪合而为病居多，故称风为六淫之首。据此延伸，有的医家又称"风为百病之长"，实际是说风邪致病的广泛性。风以春季为多，故为春季之主气，但终年常在，四时皆有，故风邪引起的疾病虽以春季为多，但不限于春季，其他季节均可发生。

（二）凝滞清冷——寒淫之乱

寒冷的季节，空气清冷，水可以凝聚成冰，食物不易腐败，万物潜藏，动物大多深居洞穴或进入冬眠，人也不愿意多到户外活动。可见寒的特点是清冷、收引、冰冻、凝结，所以中医学将能引起类似"寒"性特征的病变反应的病邪，称为寒邪。

1. 寒易伤阳：根据事物阴阳属性划分的标准，六淫邪气之中，风邪、暑邪、火邪、燥邪为"阳邪"；寒邪、湿邪为"阴邪"。阳热之邪容易损伤阴气津液，而阴邪则易耗损阳气热能。寒为阴邪，所以易伤阳气。阳气受损，热能不足，所以寒邪致病，常见全身或局部明显的寒凉表象，如形寒肢冷，手足不温，畏寒怕冷，腹部、腰膝、关节冷痛等。

2. 寒性凝滞：凝滞，即凝结阻滞之谓。人身气血津液的运动，赖阳气的温煦推动，才能畅行无阻。寒邪侵入人体，易使气血凝结阻滞，经脉气血不得阳气温煦，涩滞不通，不通则痛，故疼痛是寒邪致病的重要特征。其痛得温则减，遇寒增剧。由于寒邪侵犯的部位不同，所以病状各异。寒犯肌表则头身肢节疼痛；寒邪直中入里则胸胁、胃脘、腹部冷痛等。

3. 寒性收引：收引，即收缩牵引之意。寒邪侵袭人体，可使气机收敛，经络筋脉收缩而挛急。寒侵经络关节，则筋脉收缩拘急，以致拘挛作痛，屈伸不利或冷厥不仁。寒邪侵袭肌表，则毛窍收缩，卫阳闭郁，故发热恶寒而无汗等。

4. 寒性清冷：生活常识告诉我们，低温条件下，食物不易变质腐败。犹如冰箱低温冷冻而能保存食物。由于寒性清冷，所以寒邪致病则常常表现为排泄物和分泌物质冷清稀，如鼻流清涕、呕吐清涎、小便清长、大便清稀等。所以《黄帝内经》说："诸病水液，澄澈清冷，皆属于寒。"

（三）炎热升散——暑淫之乱

夏季气候炎热，故暑为夏季主气。它有明显的季节性，指夏至以后、立秋以前的气候。此时，气候酷热，万物茂盛，"日头当空照，烤熟地上人"。暑的这些自然特性，就决定着它的致病特点。

1. 暑性炎热：暑为夏月炎暑，盛夏之火气，具有酷热之性，火热属阳，故暑属阳邪。暑邪伤人多表现出一系列火热的症状，如高热、心烦、面赤、烦躁等。

2. 暑性升散：升散，即上升发散之意。暑为阳邪，阳性升发，故暑邪侵犯人体，可致肌表开泄而大汗出。汗多伤津，汗液亏损，则可出现口渴喜饮、唇干舌燥、尿赤短少等。在大量汗出同时，往往气随津泄，而导致气虚，故伤于暑者，常可见到气短乏力，甚则突然昏倒、不省人事。

3. 暑多挟湿：暑季气候炎热，热蒸湿气上潮，湿热弥漫空间，空气中湿度增高，即我们通常所见夏季的湿气"回潮"之象。人身之所及，呼吸之所受，均不离湿热之气，故中医学认为暑多挟湿。所以暑邪为病，其临床特征除发热、烦渴等暑热症状外，常兼见四肢困倦、胸闷呕恶、大便溏泻不爽等湿浊症状。

（四）重着趋下——湿淫之乱

自然界的湿是有形的、重浊向下的。水湿易聚集停滞于低洼的地方，潮湿的地方多污垢，潮湿的东西容易长霉腐烂。水湿渗于物体，就变得沉重，所以湿的东西就比干的东西重。湿的这些自然特性，就决定着它的致病特点。

1. 湿性重着：湿为重着为有质之邪，故湿邪致病，常见有沉重的特性，如头重身困、四肢酸楚沉重、头昏沉重状如裹束、关节疼痛重着等，如同木渗水湿则变得沉重一样。

2. 湿性污浊：即秽浊垢腻之意。故湿邪为患，易于出现排泄物和分泌物秽浊不洁的表现，如湿浊在上则面部垢浊不洁、眼眵较多；湿滞大肠，则大便溏泻、下痢脓血黏液；湿气下注，则小便浑浊、妇女黄白带下过多；湿邪浸淫肌肤，则疮疡、湿疹、脓水秽浊等。这些症状就像潮湿之地容易长苔生霉，腐败污浊一样，乃是模拟湿的自然特性而得。

3. 湿邪黏滞："黏"，即黏腻；"滞"，即停滞。所以湿邪致病一是性质多黏滞而不爽，如大便黏腻不爽，小便涩滞不畅，以及分泌物黏浊和舌苔黏腻等。二是湿性黏滞，蕴结不化，胶着难解，故起病缓慢隐袭，病程较长，往往反复发作或缠绵难愈。

4. 湿性趋下："人往高处走，水往低处流。"自然界的水湿多流向低的地方，水湿邪气具有下趋之势，故中医学认为，湿邪致病易于伤及人体下部，其病多见下部的症状，如水肿多以下肢较为明显、小便浑浊、泄泻下痢、妇女带下量多、阴部潮湿等。

（五）干涩耗津——燥淫之乱

燥为秋季主气。燥与湿相反，是缺乏水分的表现。干燥无水的秋季，田地就要干燥开裂，禾苗草木都会干枯萎黄。

1. 燥性干燥：故燥邪为害，最易耗伤人体的津液，形成阴津亏损的病变，表现出各种干涩的症状，如皮肤干燥、口鼻干燥、咽喉干燥、大便干燥、小便短少等。

2. 燥易伤肺：肺主气而司呼吸，直接与自然界大气相通，外与皮毛相应合，在体表五官之中，肺与鼻的关系最为密切。燥邪多从口鼻而入，燥为秋令主气，故燥邪最易伤肺。燥邪犯肺，使肺津受损从而出现干咳少痰，或痰黏难咯，或痰中带血，以及喘息胸痛等。

燥邪为病，有温燥、凉燥之分。初秋紧承炎夏，久晴无雨，燥与热相结合而侵犯人体，故病多温燥。深秋已近寒冬，西风肃杀，燥与寒相结合而侵犯人体，则病多凉燥。

（六）炎上扰神——火淫之乱

温、热、火三者性质相同，但程度有别。温为热之渐，热为温之甚，故常温热并称。火邪的自然特性和致病特点：

1. 火性燔灼：燔，即燃烧；灼，即烧烫。燔灼，是指火热邪气具有焚烧而熏灼的特征。故火邪致病，常常表现为高热、恶热、面红、目赤、舌红等热象。

2. 火性炎上：火为阳邪，其性升腾向上。故火邪致病具有明显的炎上特性，其病多表现于上部。如心火上炎，则见舌尖红赤疼痛、口舌糜烂或生疮；肝火上炎，则见头痛如裂、目赤肿痛；胃火炽盛，可见齿龈肿痛、齿衄等。

3. 伤津耗气：火热之邪，蒸腾于内，最易迫津外泄，消烁津液，使人体阴津耗伤，好像日常生活中，火太盛则易把东西烧干。故火邪致病，除表现为热象显著外，往往伴有口渴喜饮、咽干舌燥、小便短赤、大便秘结等津伤液耗之症。

4. 生风动血：火热之邪侵袭人体，往往燔灼肝经，劫耗津血，使筋脉失于濡养，而致肝风内动，称为热极生风，临床上表现为高热、神昏谵语、四肢搐搦、颈项强直、角弓反张等。我们常说，热血沸腾。体内火热太盛，血流加速，迫血妄行，故火热为害，易于引起多种出血症状，如吐血、衄血、便血、尿血，以及皮肤发斑，妇女月经过多、经色鲜红、经期提前等。

5. 易致肿疡：人体由于火热太盛则腐肉败血，则发为疮疡溃烂。

6. 易扰心神：火与心气相应，心主血脉而藏神。故火热之邪伤于人体，最易扰乱神明，出现心烦失眠、狂躁妄动，甚至神昏谵语等症。

情志过度——内伤病因

现实生活中，人们常听说过"乐极生悲""得意忘形""怒发冲冠""悲痛欲绝""气死人"之类的话，这就是情志异常所致的不良后果。

七情是指喜、怒、忧、思、悲、恐、惊这七种正常的情绪变化，它是人体对外界客观事物的刺激产生的不同情感反应。七情以喜、怒、思、悲、恐为代表，称为"五志"，分属于心、肝、脾、肺、肾五脏。七情与五志，常合称"情志"。七情与五志看起来大同小异，但七情是在外来刺激作用下表现在外的情绪，而五志则是在外来刺激作用下隐藏于内的意志，来表现人之常情的变化。

当人们的情绪处于某种状态时，身体会发生各种不同的变化，称为情绪反应。如快乐时微笑，生气时皱眉，伤心时哭泣，恐惧时发抖，只有当事人才能真正地感受到，别人固然可以通过察言观色去揣摩当事人的情绪，但并不能直接地了解和感受。情绪反应的产生，虽然与个人的认知有关，但是在情绪状态下所伴随的生理变化与行为反应，却是当事人无法控制的。

现代生理医学、心理医学研究成果均表明，情绪对人的身心健康具有直接的作用。良好的情绪能促进身心健康，欢乐、愉快、高兴、喜悦、乐观、恬静、满足、幽默等都是良好的情绪体验。这些情绪的出现能提高大脑及整个神经系统的活力，使体内各器官的活动协调一致，有助于充分发挥整个机体的潜能，有益于身心健康和提高学习工作效率。良好的情绪能增强机体免疫力，提高机体抗病能力。曾有许多癌症患者都是以乐观向上的情绪，创造了战胜死神的奇迹。长寿者的最大共同特点就是能够保持心情愉快、乐观豁达或心平气和。心情愉快还会使人容光焕发，神采奕奕，正所谓"人逢喜事精神爽"。良好的情绪可使血压稳定，心跳舒缓，胃张力上升，消化液分泌增强，能增强心血管、消化系统的功能。

人们常说，七情六欲，人之常情。既然是"人之常情"，怎么又会成了一种主要的内伤病因呢？这就涉及一个"度"的问题。也正是从"度"的角度出发，很多人将情志看作是一把双刃剑，情志疏泄不畅就会压抑，而如果情志升发太过又会使人元气耗散，两者都会对身体造成伤害。度的问题，说简单也简单，说复杂就真的非常高深了。比方说，一个对做饭炒菜没有什么兴趣的人，如果要他去做厨师，可能总是心不在焉。而炒菜是要把握好火候的，或者是猛火强攻才能让菜与料相互融通，或者是需要小火慢炖才能将食物的营养和本身的味道煲出来，或者是咸可以助味，或者是淡才能还原本性。如果把握不好这个度，火该大时小了，火该小时大了，或者是该咸时淡了，或者是该淡时咸了，菜的色、香、味、型就会在不同的程度上受到损伤。而情志就像是我们做饭菜时的火候，火候太过就像我们吃的煳焦饭一样，而火候不足则好像吃夹生饭一样，这样无疑就会对身体产生损害而导致诸病丛生。故七情超过常度，中医学认为就成了一种致病之因。

俗语常说："不哭不笑，阎王不要。"喜、怒、忧、思、悲、恐的情绪之变，几乎每个人都经历过。这本来很正常，但就跟平凡孕育伟大，人体健康的症结性问题，往往也就存在于这些看似正常的情绪之中。那些"万事如意"的事情，只是一种美好的祝福语，别太当真，更多的时候，与你结伴而行的是那些不如意的事。不如意之事致使你情绪突变，若超过常度，带来的麻烦那可就多了，甚至"气死人"。古往今来，一笑归天者有之，一怒丧命者有之，一悲而亡者有之，一思命终者有之，一惊断气者也有之，并非危言耸听。

中医学认为，不同的情志刺激可损伤不同的脏腑，产生不同的病理变化。七情内伤致病，主要影响相关脏腑气机失常，气血运行紊乱。其基本规律是：喜过伤心，"喜则气缓"；怒过伤肝，"怒则气上"；思过伤脾，"思则气结"；悲过伤肺，"悲则气消"；恐过伤肾，"恐则气下"。

一、得意忘形——喜过伤心，喜则气缓

喜大多是值得与之分享的好事，这也是很多善于察言观色的中国人，只要看到一个人眉飞色舞的样子，就会说："碰到什么好事了？"在正常情况下，喜悦是一种良性刺激，能缓和紧张情绪，使心情舒畅，气血和缓。高兴本来是件好事，但过度了就变成了坏事。中医学认为，喜乐过度，超过正常限度，就可导致心的病变，喜过伤心。而心主藏神，喜乐无制则可损伤心神，而表现为心神不安，精神涣散，思想不集中，甚至哭笑不休，语无伦次，举止失常，神志错乱等。喜则气缓。气缓，即怠缓、涣散之意。过度喜乐则使心气涣散，神不守舍，出现肢体疲软，乏力懈怠等表现，这也就是人们常说的"笑得没有一点劲了"。

大浪淘沙沉淀下来的成语，得意忘形、乐极生悲，就是对过度喜乐之祸最好的说明。古今这样的事并不鲜见，《岳飞传》中牛皋因打败了完颜兀术，兴奋过度，大笑三声，气不得续，当即倒地身亡。现实生活中就有这样一个例子，有一位患急性心肌梗死的女患者，经过住院治疗，医院确认病情已经好转，准许其出院调理，但就在出院的当天，她的孩子在告诉她说自己考上了北京一所重点大学的瞬间，本来大家都以为双喜临门，可还没来得及庆贺，这位刚出院的母亲就因为兴奋过度而倒在地上死了。

二、怒发冲冠——怒过伤肝，怒则气上

怒，即生气，有时适度的生气有利于气机的宣泄和情志的调畅。凡遇事愤怒或事不遂意而产生一时性的激怒，一般不会致病。但如暴怒，则会伤肝，使肝气疏泄太过而上逆为病。肝主藏血，肝气上逆，血随气上涌，则表现为头晕头痛、面赤红目、血压升高，甚者呕血，或昏厥死亡。中医学认为，肝主疏泄情志，肝的疏泄功能失常，肝气横逆，犯脾犯胃则可出现腹胀腹泻，呃逆呕吐等。

看看我们现实生活中，有些人由于某种目的和愿望不能达到，逐渐加深紧张状态，生起气来，一个明显的方面就是声音提高了八度，这或许还是第一个阶段的表现，再甚者，则会拍桌子，这实际上已经是在一定程度上出现了毁坏东西的倾向了，更甚者，则是抓到什么是什么，然后将东西砸得满屋子都是。当然，一阵暴风骤雨过后，后悔的多，因为毕竟摔破的锅也好，碗也罢，抑或是杯子、电视机和电脑，总是钱买来的。另一方面还不得不花"血汗钱"把它们再买回来。为什么人一生气愤怒就会出现摔东西，甚至打人呢？这是因为一个人生气愤怒后，肝气疏泄不畅而往上逆，气血上涌，头胀头痛，头部受到胀和痛的双面夹击，怒不可遏时，难免就会"犯糊涂"而砸东西。更严重者甚至发生脑出血或"气死人"的严重后果。这是因为中医学认为，肝主藏血，怒过伤肝，气血上涌，血压升高，血管破裂而吐血。《三国演义》中"三气周瑜"的故事，就是最典型的例证。周瑜是吴国的大都督，其人才华横溢，但心胸狭窄，面对蜀国足智多谋的诸葛亮，周瑜多是嫉妒在心，将之视为心腹大患，一而再再而三地刁难，但都被诸葛亮巧妙回避，故而周瑜怒气在心，但无奈又生而不发。所以在最后一次生气的时候，可谓怒气瘀积，一发而不可收拾地喷涌而出，以致命丧黄泉。从这里我们可以看出，怒气会伤及藏血的

肝，故"气得吐血""气死人"的情况时有发生。

三、思虑重重——思过伤脾，思则气结

人无远虑必有近忧，人都要思考。思，从一般意义上理解，就是集中精力考虑问题。思虑完全是依靠人的主观意志来加以支配的。思维是一朵花，在思维的创造中，人类取得了辉煌的文明成就，大大改善了我们的生活环境。《黄帝内经》说："心有所忆谓之意，意之所存谓之志，因志而存变谓之思，因思而远慕谓之虑，因虑而处物谓之智。"所以从思的本义角度来看，于身无害。博大精深的中医文化，在其中贯穿始终的有一个字，那就是"度"，也就是人们常说的要恰到好处的意思。体之劳作，神之思虑，均需劳逸适度。一个人在沉思的时候，身心平和，不仅能集中精力思考，而且在一种条理化的思考中，能进入一个深思熟虑之境。否则越过常度，思虑重重，就可导致"思则气结"，损害后天之本的"脾"。思虑太过，导致气结于中，脾气郁结，中焦气滞，水谷不化，而见食欲不振，脘腹痞闷，腹胀便溏，甚至肌肉消瘦等。思发于脾而成于心，思虑太过，不但伤脾，也可耗伤心血，使心血亏虚，神失所养而致心悸不宁，失眠，健忘，多梦等表现。

就身体的活动来看，当一个人全身心投入到一种思考状态时，其精血主要用来支持和滋养神的活动，全身的气血运行就相应的迟缓下来。脾的主要功能是主运化。所谓的运，即转运输送；而化，即消化吸收。结合起来，我们不难明白，所谓脾主运化，就是指脾具有把水谷化为人体所需要的精微物质，并将精微物质转输至全身的生理功能，前者是在食物消化和吸收的过程中起到运化的作用，而后者则具有对水液吸收、转输和布散的作用。当然，也可以用现代医学的观点来参照理解。人的血液量在一定的时间里是相对稳定的，在思考问题时，脑的耗氧量剧增，血液大部分都流向了大脑，其他脏器的供血就相对减少了，消化系统的供血量自然也位列其中，这样一来，胃肠的蠕动减慢，食欲减退，这就是废寝忘食的真相。

四、悲痛欲哭——悲过伤肺，悲则气消

问君能有几多愁，恰似一江春水向东流。

悲，是伤感而哀痛的一种情志表现。对于悲伤，个中的含义就是难过，一般的悲伤都可以归结到"难过"上面。提到悲伤，我们还会想到另外一个词，忧愁。或许我们可以把忧愁看作是初级层次的悲伤，所以中医常将悲忧并提。悲则哭泣，哭不但是一种情感的表达，更是一种情绪的发泄，适度的哭泣，可以使郁结之气抒发消散，对身体是有益的。但任何事情都不能太过，"节哀顺变，保重身体"是我们参加丧葬时，对那些因为失去亲人而悲痛欲绝的人常说的一句劝慰的话。这里的"顺变"，就是要顺应自然的因应变化，而"节哀"则指的是生者不要过度地哀伤，以便珍重身体，承继遗志。中医学认为，悲过伤肺，悲则气消。悲哀太过，往往通过耗伤肺气，使气弱消减，意志消沉，表现为气短饮泣，胸闷声低，精神萎靡，忧愁不解，善悲喜哭，悲观厌世等。

如果一个人终日忧心忡忡，郁郁寡欢，轻者愁眉苦脸，闷闷不乐；重者难以入眠，精神委顿，或心中烦躁，久而因忧愁而成疾。这里有一个典型的人物，就是让人倍生怜悯之心的"林妹妹"。

林妹妹多愁善感，清高自傲，惹无数人怜爱，最后却殒命于肺结核。从中医认为悲伤肺的角度来看，这其实与黛玉终日以泪洗面，郁郁寡欢有关，长期悲伤的精神状态让肺不堪重负。

由此，我们不得不非常服气地赞叹我们的古人，早在《黄帝内经》中就说"悲伤肺"。

正因为肺被累及的原因，所以很多人在悲伤的时候，哭的声音都会发生改变。哭不是嗓子的问题吗？不全是！在过度悲伤的时候，会出现呼吸频率改变，干咳、气短，声音嘶哑等症状。当然，如果是悲伤至极则连哭都哭不出来了。正是从这个角度，我们知道"欲哭无泪"是一种较为严重，甚至说是一种非常危险的过度悲伤。

五、惊恐不安——恐过伤肾，恐则气下

面对恐惧，人们常有"吓死人"之说。自然，真正因为恐吓致死的人并不多，但因为恐吓被吓晕或者被吓得屁滚尿流的人，不仅是在影视剧里，就是在现实生活中也多有耳闻。

虽然我们常将惊恐相提并论，实际上二者也并非完全是一回事儿。惊，是指突然遇到的意外，非常事变，心理上骤然紧张。那些出乎意料的鞭炮声，甚至那些花炮等炸后特别绚丽的礼花等，或者在公园玩的时候，孩子差点掉到水里面，或者是夜里做噩梦，等等，这些情况都会让人出现"惊"的状态。当然，从这里的举例来看，细心的你或许已经发现了一个关于惊的情感倾向，"惊"本身具有两面性，有时我们说的是"惊喜"，而有时我们说的是"惊恐"。不难理解，中医病因学中所指，诚然是后者。

恐，指的是心中害怕和精神过分紧张。所以，恐与惊密切相关，略有不同。恐常由内生，而惊多自外来。就二者的关系来看，多是先有惊继而生恐。而且，在一个人受到惊恐刺激的时候，多是先外而内、由表及里。

恐惧，是一种危险的情绪状态，如果长期处于这样的情志体验之中，中医理论认为，肾在志为恐，所以过度恐惧就会伤及于肾。肾主藏精，司二便之开合，过度恐惧，"恐则气下"，致肾气不固，气陷于下，因而常表现为滑精遗精、二便失禁、惊恐不安、心悸不宁，甚至下肢痿软，这也就是人们常说的"吓得腿脚发软"等。

世界上本没有鬼，缘何自己也能吓着自己？我们常说"惊恐不安"，"惊恐"之后为什么会"不安"呢？原因是"害怕"，害怕实际是"怕害"。人是矛盾的，拿恐惧来说吧，大白天在太阳照射下，享受暖阳的时候，我们坚定地相信，世界上没有鬼，但一到了晚上，你尝试一下，晚风习习，寒气森森，大体是不会有什么美好的感觉的，更多的时候是一种有人追自己的感觉，倒吸一口冷气，感觉浑身毛骨悚然，甚至越想越害怕，越害怕气血越行于脚，走得就越快，听到自己脚步声的时候，还以为那个所谓的鬼紧追不舍呢？最后是一个人提心吊胆地跑出一身冷汗。而且这些人几乎无一例外的有一个共同点，就是不敢回头。为什么明明心里清楚没有鬼，还会被吓得如此厉害呢？白天与黑夜为何如此不同，从中医角度视之，也与"恐伤肾"有关。因为五志之中的恐，归属于五脏中的肾，肾对应的五色之中是黑，所以很多人白天天不怕地不怕，在清冷的夜晚则胆小如鼠。

 ## 病理垃圾堆积——继发病因

痰饮、瘀血是疾病过程中所形成的病理产物。这些病理产物形成之后，又能作用于人体，干扰机体的正常功能，而加重病理变化，或引起新的病变发生。因其通常是继发于其他病理过程而产生的致病因素，故称为继发性病因，又称第二致病因子。

一、水液凝聚——痰饮

痰饮，是机体水液代谢障碍所形成的病理产物，其稠浊者为痰，清稀者为饮。痰有

"有形之痰"和"无形之痰"之别。所谓有形之痰，是指视之可见，触之可及，闻之有声的有形质性的痰液而言。如咳出可见之痰液、喉间可闻之痰鸣等，这是由呼吸道分泌的痰液。所谓无形之痰，系指水液代谢障碍所形成的痰饮病理产物及其由痰饮引起的特殊疾病和病状而言，如梅核气、瘿瘤、瘰疬、乳癖等。无形之痰作用于人体，可表现为头晕目眩、恶心呕吐、神昏谵狂、苔腻、脉滑等临床特征。

痰、饮与水、湿同源而异流，都是由于人体津液的运行、输布、传化失调而形成的一种病理产物，皆具有阴邪的一般性质。湿呈弥散气态，湿聚为水，积水成饮，饮凝成痰。

痰饮的形成，痰饮多由外感六淫，或饮食及七情所伤等，使肺、脾、肾及三焦等脏腑气化功能失常，水液代谢障碍，以致水津停滞而成。肺主宣降，敷布津液，通调水道；脾主运化水湿；肾阳主水液蒸化；三焦为水液运行之道路。故肺、脾、肾及三焦功能失常，均可聚湿而生痰饮。痰饮形成后，饮多留积于肠胃、胸胁及肌肤，而痰则随气升降流行，内而脏腑，外至筋骨皮肉，泛滥横溢，无处不到。既可因病生痰，又可因痰生病，互为因果，危害甚广，从而形成各种复杂的病理变化。

（一）痰饮的致病特点

1. 阻碍气血运行：痰饮随气流行，机体内外无所不至，若痰饮流注经络，易使经络阻滞，气血运行不畅，出现肢体麻木，屈伸不利，甚至半身不遂等。若结聚于局部，则形成瘰疬痰核，或形成阴疽流注等。

2. 阻滞气机升降：痰饮为水湿所聚停滞于中，易于阻遏气机，使脏腑气机升降失常。例如，肺以清肃下降为顺，痰饮停肺，使肺失宣肃，可出现胸闷、咳嗽、喘促等。胃气宜降则和，痰饮停留于胃，使胃失和降，则出现恶心呕吐等。

3. 影响水液代谢：痰饮本为水液代谢失常的病理产物，其一旦形成之后，便作为一种致病因素反过来作用于机体，进一步影响肺、脾、肾的水液代谢功能。如寒饮阻肺，可致宣降失常，水道不通；痰湿困脾，可致水湿不运；饮停于下，影响肾阳功能，可致蒸化无力。从而影响人体水液的输布和排泄，使水液进一步停聚于体内，导致水液代谢障碍。

4. 易于蒙蔽神明：痰浊上扰，蒙蔽清阳，则出现头昏目眩、精神不振；痰迷心窍，或痰火扰心，心神被蒙，则可导致胸闷心悸、神昏谵妄，或引起癫痫等疾病。

5. 致病广泛，变化多端：痰之为病，无处不到，内而五脏六腑，外而四肢百骸，其病理变化多种多样，临床表现异常复杂，故有"百病多由痰作祟""怪病多痰"之说。痰之为病，多表现为胸部痞闷、咳嗽、痰多、恶心、呕吐、腹泻、心悸、眩晕、癫狂，或皮肤麻木，或关节疼痛或肿胀，或皮下肿块，或溃破流脓久而不合，苔腻脉滑等。饮之为害，多表现为咳喘、水肿、疼痛、泄泻等。痰饮在不同的部位表现出不同的症状，变化多端，其临床表现，可归纳为咳、喘、悸、眩、呕、满、肿、痛八大症。

（二）常见的痰饮病症

痰饮所致病症很多，因所在的部位不同，临床表现也不完全一样。

1. 常见痰证：如痰滞在肺，可见咳喘吐痰；痰迷于心，可见胸闷心悸，神昏癫狂；痰停在胃，可见恶心呕吐，痞满不舒；痰在经络筋骨，可致瘰疬痰核，肢体麻木或半身不遂，或阴疽流注；痰饮上犯于头，可使眩晕昏冒；痰气凝结咽喉，可致咽中梗阻，如有异物。

2. 常见饮证：饮泛肌肤，则成水肿，称为"溢饮"；饮在胸胁，则见胸胁胀痛，咳唾引痛，称为"悬饮"；饮在膈上，常见咳喘不能平卧，称为"支饮"；饮在肠间，每致肠鸣沥沥有声，腹满食少，称为"痰饮"。

《杂病源流犀烛》说："痰饮其为物，流动不测，上至巅顶，下至涌泉，随气升降，周身内外皆到，五脏六腑俱有。"故随其病变部位以及寒热虚实性质不同，而各有不同的临床表现。临床辨证只有综合分析各方面的情况才能作出确切诊断。(图 6-1)

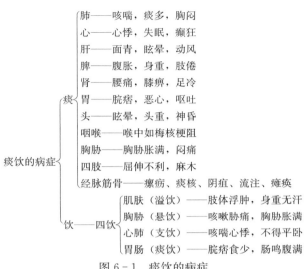

图 6-1　痰饮的病症

二、血液蓄积——瘀血

瘀，乃血液停积，不能活动之意，"瘀，积血也"。(《说文解字》)

瘀血，是指离经之血未能及时消散，或血行不畅，凝聚蓄积于人体某一局部而形成的一种病理产物，又称蓄血、恶血、败血、衃血。这种病理产物一经形成，就成为导致某些疾病发生的原因之一，故属继发性病因。一般认为，因病致瘀的称为"瘀血"，因瘀致病的称为"血瘀"；先瘀后病者为病因，先病后瘀者为病理。

（一）瘀血的形成

1. 外伤致瘀：各种外伤，诸如跌打损伤，或外伤肌肤，或内伤脏腑，致血离经，停留体内，或血液运行不畅，从而形成瘀血。

2. 血出致瘀：各种原因导致出血之后，离经之血未能及时消散或排出体外而为瘀，此即所谓"离经之血为瘀血"。或因出血之后，专事止涩，过用寒凉，使离经之血凝，未离经之血郁滞不畅而形成瘀血。

3. 气虚致瘀：载气者为血，运血者为气。气行血行，气虚运血无力，血行滞涩致瘀。或气虚不能统摄血液，血溢脉外而为瘀，此为因虚致瘀。

4. 气滞致瘀：气行则血行，气滞则血瘀。正如《沈氏尊生书》所说："气运于血，血随气以周流，气凝血亦凝矣，气凝在何处，血亦凝在何处。"

5. 血寒致瘀：血得温则行，得寒则凝。感受外寒，或阴寒内盛，使血液凝涩，运行不畅，则成瘀血。

6. 血热致瘀：热入营血，血热互结，煎熬阴液，使血液浓缩黏滞而运行不畅而致瘀。正如《医林改错》所说："血受寒则凝结成块，血受热则煎熬成块。"或热灼脉络，血溢于脏腑组织之间，亦可导致瘀血。可见寒热伤及血脉均可致瘀。

（二）瘀血的致病特点

瘀血形成之后，不仅失去正常血液的濡养作用，而且反过来影响全身或局部血液的运行，阻滞气机，阻塞经脉，以及"瘀血不去，新血不生"等病理变化。瘀血的病症虽然繁多，但临床表现的共同特征可概括为以下几点：

1. 疼痛：一般性质多呈刺痛，部位固定不移，且病程较长，多有昼轻夜重的特征。
2. 肿块：在体表为青紫肿块，在体内为癥积，质地较硬或压痛。
3. 出血：血色紫黯或夹有瘀块。
4. 发绀：面部、口唇、爪甲青紫。
5. 舌象：舌质紫黯，瘀点瘀斑，或舌下静脉曲张等。
6. 脉象：脉细涩，或结代。

 # 审症求因——病因辨证

俗话说"无风不起浪"，没有原因的疾病是不存在的。临床上任何疾病都是在致病因素作用下，患者机体所产生的某种病态反应。因此，据患者的临床症、征表现，判断疾病当前的原因与性质，称为"审症求因"。

病因辨证，在此主要讨论六淫病症与情志病症。

一、六淫外侵——六淫辨证

六淫之邪侵袭人体，机体必然会发生一定的病理变化，通过不同的症状和体征反映出来。因此，六淫辨证即是根据六淫各自的自然特性和致病特点，探求疾病是属何因所导致的辨证方法。

此外，临床上有一些证候，其因并不是外感六淫所致，而是在疾病发展过程中，由于内部病理变化所产生的类似六淫的证候，为与直接感受外来六淫邪气所致病证相区别，故常称为内风证、内寒证、内湿证、内燥证等，此其实质乃是一种"取类比象"的象征性病理归类，应注意辨析。

（一）风淫证

风淫证是指风邪侵袭人体肤表、经络，卫外功能失常所反映的证候。

【主要表现】恶风寒，微发热，汗出，脉浮缓，苔薄白，或有鼻塞、流清涕、喷嚏，或伴咽喉痒痛、咳嗽。或为突起皮肤瘙痒、丘疹；或为突起肌肤麻木、口眼㖞斜；或肢体关节游走痛痛；或新起面睑肢体浮肿等。

【证因分析】风为阳邪，其性开泄，易袭阳位，善行而数变，常兼夹其他邪气为患。故风淫证具有发病迅速，变化快，游走不定的特点。风邪侵袭肤腠，邪气与卫气搏击于肤表，则见皮肤瘙痒、丘疹，从而形成风客肌肤证。风邪或风毒侵袭经络、肌肤，经气阻滞，肌肤麻痹，则可出现肌肤麻木、口眼㖞斜等症，是为风邪中络证。风与寒湿合邪，侵袭筋骨关节，阻痹经络，则见肢体关节游走疼痛，从而形成风胜行痹证。风邪侵犯肺卫，宣降失常，通调水道失职，则见突起面睑肢体浮肿，是为风水相搏证。

内风证是由于机体内部的病理变化，如热盛、阳亢、阴虚、血虚等所致，以出现类似风性动摇为主要表现的证候。

风淫证以新起恶风、微热、汗出、脉浮缓，或突起风团、瘙痒、麻木、肢体关节游走疼痛、面睑浮肿等症为辨证要点。

（二）寒淫证

寒淫证是指寒邪侵袭机体，阳气被遏所反映的实寒证候。

【主要表现】恶寒重，或伴发热，无汗，头身疼痛，鼻塞或流清涕，脉浮紧；或见咳嗽、哮喘、咳吐稀白痰；或为脘腹疼痛、肠鸣腹泻、呕吐；或为肢体厥冷、局部拘急冷痛；或口不渴，小便清长，面色白，舌苔白，脉弦紧。

【证因分析】寒淫证常因淋雨、下水、露宿、饮冷等感受阴寒之邪所致。寒为阴邪，具有凝滞、收引、易伤阳气的特性。寒淫证常分为"伤寒"和"中寒"。

"伤寒证"是指寒邪外袭于肤表，阻遏卫阳，阳气抗邪于外所表现的表实寒证。寒为阴邪，其性清冷，遏制并损伤阳气，寒性凝滞、收引，阻碍气血运行，郁闭肌肤，阳气失却温煦，故见恶寒、头身疼痛、无汗、苔白、脉浮紧等症。

"中寒证"是指寒邪直接内侵脏腑、气血，遏制及损伤阳气，阻滞脏腑气机和血液运行所表现的里实寒证。寒邪客于不同脏腑，可有不同的证候特点，均可见肢冷、患部拘急冷痛、无汗、面白或青、苔白、脉沉紧等症。

寒淫证以新病突起，病势较剧，有感寒病史，以寒冷症状为辨证要点。

（三）暑淫证

暑淫证是指感受暑热之邪，耗气伤津所反映的证候。

【主要表现】发热恶热，汗出，口渴喜饮，气短，神疲，肢体困倦，小便短黄，舌红，苔白或黄，脉虚数。或发热，猝然昏倒，汗出不止，气喘，甚至昏迷、惊厥、抽搐等；或见高热，神昏，胸闷，腹痛，呕恶，无汗等。

【证因分析】暑与火热的性质同类，但暑邪致病有严格的季节性，其病机与证候也与一般火热证有一定的差别。暑证是指夏月炎暑之季，感受暑热之邪所致的病理变化。暑为阳邪，具有暑性炎热升散，耗气伤津，易夹湿邪等致病特点。

由于暑性炎热升散，故见发热恶热，汗出多；暑邪耗气伤津，而见口渴喜饮，气短神疲，尿短黄等症；暑夹湿邪，阻碍气机，故见肢体困倦，苔白或黄；暑闭心神，引动肝风，则见神昏，甚至猝然昏倒、昏迷、惊厥、抽搐；暑闭气机，心胸气滞而见胸闷；脾胃运化失司、气机升降失调，则表现为腹痛、呕恶；肺气闭阻，玄府不通，则为无汗、气喘。

暑淫证以夏月发热、口渴、汗出、疲乏、尿黄等症为辨证要点。

（四）湿淫证

湿淫证是指感受外界湿邪，或体内水液运化失常所反映的证候。

【主要表现】头昏沉如裹，嗜睡，身体困重，胸闷脘痞，口腻不渴，纳呆，恶心，肢体关节、肌肉酸痛，大便稀，小便浑浊。或为局部渗漏湿液，或皮肤出现湿疹、瘙痒，妇女可见带下量多。面色晦垢，舌苔滑腻，脉濡缓等。

【证因分析】湿淫证既可因外湿侵袭，如淋雨下水、居处潮湿、冒受雾露等而形成；又可因脾失健运，水液不能正常输布而化为湿浊，或多食油腻、嗜酒饮冷等而湿浊内生，前者称为外湿，后者称为内湿。但湿淫证常是内外合邪而为病，故其证候亦常涉及内外。湿为阴邪，具有阻遏气机、损伤阳气、黏滞缠绵、重浊趋下等致病特点。

湿邪阻滞气机，困遏清阳，故湿淫证以困重、闷胀、酸楚、腻浊、脉濡缓等为证候特点。外湿、内湿在证候表现上，有一定的差异，外湿以肢体困重、酸痛为主，或见皮肤湿疹、瘙痒，或有恶寒微热，病位偏重于体表，是因湿郁于肤表，阻滞经气所致；内湿以脘腹痞胀、纳呆、恶心、便稀等为主，病位多偏重于内脏，是因湿邪阻滞气机，脾胃运化失调所致。

湿淫证以起病较缓而缠绵、肢体困重、胸闷脘痞、口腻苔腻等症为辨证要点。

（五）燥淫证

燥淫证是指外界气候干燥，耗伤津液所反映的证候。

【主要表现】皮肤干燥，甚至皲裂、脱屑，口唇、鼻孔、咽喉干燥，口渴饮水，舌苔干燥，大便干燥，或见干咳少痰，痰黏难咯，小便短黄，脉浮。

凉燥常有恶寒发热，无汗，头痛，脉浮紧等表寒症状；温燥常见发热有汗，咽喉疼痛，心烦，舌红，脉浮数等表热症状。

【证因分析】燥邪具有干燥，伤津耗液，损伤肺脏等致病特点。燥淫证的发生有明显的季节性，是秋天的常见证候，发于初秋气温者为温燥，发于深秋气凉者为凉燥。

燥邪侵袭，易伤津液，而与外界接触的皮肤、清窍和肺系首当其冲，所以燥淫证的证候主要表现为皮肤、口唇、鼻孔、咽喉、舌苔干燥，干咳少痰等症；大便干燥，小便短黄，口渴饮水，系津伤自救的表现。

燥淫证常见于秋季，以口鼻、咽喉、皮肤、唇舌干燥，大便干结等为辨证要点。

（六）火热证

火热证是指外感火热邪毒，阳热内盛所反映的证候。

【主要表现】发热恶热，烦躁，口渴喜饮，汗多，大便秘结，小便短黄，面色赤，舌红或绛，苔黄干燥或灰黑，脉数有力（洪数、滑数、弦数等）。甚者或见神昏、谵语，惊厥、抽搐，吐血、衄血，痈肿疮疡。

【证因分析】火、热、温邪的性质同类，仅有轻重、缓急等程度之别。程度上认为"温为热之渐，火为热之极"，病机上有"热自外感，火由内生"之谓。

形成火热证的原因，可有外界阳热之邪侵袭，如高温劳作、感受温热、火热烧灼，过食辛辣燥热之品，寒湿等邪气郁久化热，情志过极而化火，脏腑气机过旺等。火为阳邪，具有炎上、耗气伤津，生风动血，易致肿疡等特性。

阳热之气过盛，火热燔灼急迫，气血沸涌，则见发热恶热，颜面色赤，舌红或绛，脉数有力；热扰心神，则见烦躁不安；邪热迫津外泄，则汗多；阳热之邪耗伤津液，则见口渴喜饮，大便秘结，小便短黄等。

火热证以发热恶热、口渴饮冷、面红舌红、苔黄尿黄、便秘脉数等症为辨证要点。

二、情志内伤——情志辨证

情志为病，具有先伤神、后伤脏，先伤气、后伤形的特点。不同的情志变化，对内脏有不同的影响，会产生不同形式的气机逆乱。正如《素问·阴阳应象大论》所说："喜伤心""怒伤肝""忧伤肺""思伤脾""恐伤肾"。《素问·举痛论》亦说："怒则气上""喜则气缓""悲则气消""恐则气下""惊则气乱""思则气结"。由于五脏之间存在着相互依存、相互制约的关系，故情志所伤病证，亦可相互影响。

（一）喜伤证

喜伤证是指由于过度喜乐，导致神气失常所反映的证候。

【主要表现】喜笑不休，心神不安，精神涣散，思想不集中，甚则语无伦次，举止失常，肢体疲软，脉缓等。

【证因分析】"喜伤心""喜则气缓"，适度喜乐能使人心情舒畅，精神焕发，营卫调和。然喜乐无制，超过正常限度，则可损伤心神，使心气弛缓，神气不敛，故见肢体疲软，喜笑不休，心神不安，精神涣散，思想不集中等症；暴喜过度，神不守舍，扰乱心神，则见语无伦次，举止失常等症。

喜伤证有喜乐过度的情志病因，以喜笑不休、精神涣散，甚至语无伦次等症为辨证要点。

（二）怒伤证

怒伤证是指由于暴怒或过于愤怒，导致肝气横逆，阳气上亢所反映的证候。

【主要表现】烦躁多怒，胸胁胀闷，头胀头痛，面红目赤，眩晕，或腹胀、泄泻，甚至呕血、发狂、昏厥，舌红苔黄，脉弦劲有力。

【证因分析】"怒伤肝""怒则气上"。若过愤怒，大怒不止，可使肝气升发太过，阳气上亢而成本证。肝气郁滞而欲发，则见胸胁胀闷，烦躁易怒；肝气上逆，血随气涌，故见面红目赤，头胀头痛，眩晕，甚至呕血；阳气暴张而化火，冲扰神气，可表现为发狂，或突致昏厥；肝气横逆犯脾，则见腹胀、泄泻；舌红苔黄，脉弦劲有力，为气逆阳亢之征。

怒伤证有愤怒不已的情志病因，以烦躁易怒，胸胁胀闷，面赤头痛等症为辨证要点。

（三）思伤证

思伤证是指由于思虑过度，气机郁滞而致脾之功能失常所反映的证候。

【主要表现】思虑过度，食欲不振，腹胀便溏，形体消瘦，倦怠乏力，甚至头晕心悸，多梦健忘等。

【证因分析】"思则伤脾""思则气结"，思虑过度最易损伤脾胃，致中焦气结不畅，脾胃纳运失常，则见食欲不振，腹胀便溏；思虑过度，久结不解，暗耗心血，血不养神，则有头晕，健忘，失眠，多梦，心悸等症；脾气不运，营气不充，故可见倦怠乏力。

思伤证有思虑过度的情志病因，以食欲不振、腹胀便溏、失眠多梦等症为辨证要点。

（四）悲伤证

悲伤证是指由于悲忧过度，伤损肺气而致气消所反映的证候。

【主要表现】悲忧不解，善悲喜哭，精神萎靡，疲乏少力，吁叹饮泣，面色惨淡等。

【证因分析】"悲（忧）伤肺""悲则气消"，悲哀太过，耗伤肺气，则神气涣散，意志消沉，故见悲哀好哭，精神萎靡，吁叹饮泣；气消营卫之气不利，故见疲乏无力，面色惨淡。

悲伤证有悲忧的情志因素，以情绪悲哀、精神萎靡、吁叹饮泣等症为辨证要点。

（五）恐伤证

恐伤证是指由于过度惊恐，伤损心肾诸脏所反映的证候。

【主要表现】恐惧不安，胆怯易惊，心悸失眠，常被噩梦惊醒，甚则二便失禁，遗精、滑精，阳痿不举等。

【证因分析】"（惊）恐伤肾""恐则气下"，过度惊恐伤损肾脏，肾主藏精，肾司二便之开合，故见二便失禁、滑精、阳痿等；肾伤精却，肾精不能上奉心神，心神不宁，胆气不壮，故见胆怯易惊，恐惧不安，心悸失眠，常被噩梦惊醒等症。

恐伤证有惊恐的情志病因，以恐惧不安、心悸失眠、遗精滑精等症为辨证要点。

第七讲
邪正斗争与防患未然
——病机、防治理论

 抓住要害——发病机制

病机，即疾病发生、发展、变化及转归的机制，又称"病理""病变机制"。病机学说，是研究疾病发生、发展、变化的规律及其机制的学说。它包括发病和病机两个方面的内容。

一、邪之所凑，其气必虚——发病基本原理

发病，即发生疾病，是机体处于被邪气损害与正气的抗侵害之间的矛盾斗争过程。发病学就是研究疾病发生和结局的一般规律。

在正常情况下，人体与外界环境之间，以及人体内部各脏腑之间的阴阳保持相对的平衡。这种阴平阳秘的关系是维持正常生理活动的基础。但在致病因素的作用下，人体内外阴阳平衡协调关系遭到破坏，导致阴阳失调，脏腑经络功能、代谢和形态结构上的病理变化，出现一系列临床症状的病理过程，即发生了疾病。

疾病的发生和变化是复杂的，但总不外乎各种致病因素作用于人体后，破坏了人体正常的生理活动，使机体的阴阳失调。因此，疾病的发生关系到致病因素（邪气）和机体本身抗病能力（正气）两个方面。

疾病的发生、发展和变化，即是在一定条件下邪正斗争的反映。

（一）正气不足——发病内因

中医学认为，人体的正气决定疾病的发生、发展与转归。从疾病的发生来看，人体内脏功能正常，正气旺盛，气血充盈，卫外固密，病邪就难于侵入，疾病也就无从发生。人体受邪之后，正气亏虚不明显者，即使受邪较重，疾病也多不深重；正气虚弱者，即使轻微受邪，亦可发生疾病或加重病情。从发病的时间来看，机体只有在正气不足时才会在受邪后立即发病；正气不弱者则不一定立即发病。总之，只有在人体正气相对虚弱，卫外不固，抗邪无力的情况下，邪气方能乘虚侵入，使人体阴阳失调，脏腑经络功能紊乱，而发生疾病。所以《素问·评热病论》说："邪之所凑，其气必虚。"

疾病一旦发生，疾病的表现形态又与正气强弱有密切关系。一般地说，正气强盛，邪正斗争剧烈，多表现为实证；正气虚弱，抗邪无力，多表现为虚证或虚实错杂证，如同为感受风寒之邪而引起的感冒，正气强盛者，则多表现为恶寒发热、头身疼痛、无汗、咳嗽、苔薄白、脉浮紧等风寒束表，卫阳被郁，邪气盛实之象，其证属实。而体质素虚，阳气不足之人，感受风寒，除见发热恶寒、无汗、头身疼痛等一般表证外，并有形寒肢冷、面白声微、舌淡苔白、脉沉无力等阳虚现象，此为虚实错杂之候。

（二）致病邪气——发病条件

中医学重视正气，强调正气在发病中的主导地位，并不排除邪气对疾病发生的重要作用。邪气是发病的条件，在一定的条件下，甚至起主导作用。如高温、高压电流、化学毒剂、枪弹杀伤、毒蛇咬伤等，即使正气强盛，也难免被伤害。又如疫疠在特殊情况下，常常成为疾病发生的决定性因素，因而导致了疾病的大流行，所以中医学提出了"避其毒气"的主动预防措施，以防止传染病的发生和播散。

疾病发生以后，其病理变化与感邪的性质、轻重，以及邪气作用的部位有密切关系。

1. 疾病与病邪的关系：一般来说，感受阳邪，易致阳偏盛而出现实热证；感受阴邪，易致阴偏盛而出现寒证。如火为阳邪，心火炽盛，则见面赤舌疮、心烦失眠、小便短赤等实热证。而寒为阴邪，寒邪直中，伤及脾胃，则见吐泻清稀、脘腹冷痛、小便清长等阴寒之候。

2. 疾病与感邪轻重的关系：疾病的轻重，除体质因素外，还取决于感邪的轻重，邪轻则病轻，邪重则病重。例如，同为风邪袭人，因感邪轻重不一，其病则有伤寒和伤风之异。邪重而深者为伤寒，邪轻而浅者为伤风。

3. 疾病与病邪所中部位关系：病邪侵犯人体的部位不同，临床表现也不尽一致。如寒客肌表经脉，则头身四肢疼痛。寒邪犯肺，则咳嗽喘促，痰液稀白等。

二、扶持正气，抗病御邪——影响正虚因素

中医学认为，正气虚弱是发生疾病的内在原因，致病因素只是发生疾病的重要条件。人的体质、精神、生活环境及营养、锻炼等，与人体正气强弱有密切的关系，其中尤以体质为最。

1. 先天体质：体质与先天禀赋有关。父母的素质遗传给后代，使其具有个体的特点。体质不仅是疾病发生的内在原因，而且也是决定整个疾病发展过程的重要因素之一。体质在发病学上的意义，其一，体质的特殊性决定对致病因素或者某些疾病的易感性。如肥人多痰湿，善病中风，瘦人多火，易得劳嗽；老年人肾气虚衰，多病痰饮咳嗽；癫狂、哮证，多有家族史等。由于脏腑组织有坚脆刚柔之别，故不同体质对病邪的反应及发病情况也不一致。其二，体质决定疾病的发展过程。虽然感受同样的致病因素，由于体质的差异，其病情发展过程也不一致，如同一感冒，因体质不一，其临床类型就有风寒、风热之分，风寒感冒又有表实与表虚之异。

2. 精神状态：精神状态对正气的影响更为重要。俗语说："欲得百年无病者，莫教一息有愁容。"精神状态受情志因素影响，情志舒畅，精神愉快，气机畅通，气血调和，脏腑功能协调，则正气旺盛，邪气难于入侵。若情志不畅，精神异常，气机逆乱，阴阳气血失调，脏腑功能异常，则正气减弱而易于发病。

3. 营养与锻炼：饮食和锻炼是影响体质的重要因素。合理的饮食及从事体育锻炼和体力劳动，可使人体气血运行畅通，体质健壮。但是，饮食营养失调，缺乏必要的体育锻炼或劳动，会使人体气血虚弱，健康欠佳，正气减弱，抗邪无力，容易受邪而发病。

4. 生活环境：生活环境和习惯对人体也有很大影响。如不良的生活习惯，生活无规律，饮食偏嗜，作息无常，以及个人和环境卫生不佳等，都会损害人体健康，使机体正气减弱。

综上所述，中医学认为，疾病的发生关系到正气和邪气两个方面，正气不足是发病的内在因素，邪气是导致发病的重要条件。体质和精神状态影响着正气的强弱。体质壮实，情志舒畅，则正气充足，抗病力强，邪气难于入侵，即使受邪，病邪易被祛除，也难于发展。若体质虚弱，情志不畅，则正气减弱，抗病力衰退，邪气则易于入侵而发病。中医学这种既强调正气的决定作用，又重视邪气作用的发病学观点，对于如何做好预防和治疗都有积极的作用。

三、错综复杂中的规律——基本病机

中医学认为，体质不同，病邪各异，可以产生全身或局部的多种多样的病理变化。尽管疾病的种类繁多，临床征象错综复杂，千变万化，各种疾病，各个症状都有其各自的病机。但从总体来说，总不外乎邪正盛衰、阴阳失调、气机升降失常病机变化的一般规律。

（一）相互斗争——邪正盛衰

邪正盛衰，是指在疾病过程中，机体的抗病能力与致病邪气之间相互斗争中所发生的盛衰变化。这种斗争不仅关系着疾病的发生，而且直接影响着疾病的发展和转归，同时也影响着病证的虚实变化。所以疾病的过程，也就是邪正斗争及其盛衰变化的过程。

1. 邪正盛衰与虚实变化：在疾病的发展变化过程中，正气和邪气双方在其斗争的过程中，发生着消长盛衰的变化。一般地说，正气旺盛，则必然促使邪气消退；反之，邪气亢盛，则必然会损耗正气。随着体内邪正的消长盛衰从而形成了病证的虚实变化。

虚与实，体现了人体正气与病邪相互对抗消长运动形式的变化，"邪气盛则实，精气夺则虚"。正胜则邪退，邪胜则正衰，随着邪正的消长，疾病就反映出虚与实两种不同本质的变化，而虚与实是相对的而不是绝对的。

所谓实，是指以邪气盛为主要矛盾的一种病理反映。即是说，发病后，邪气亢盛，正气不虚，尚足以同邪气相抗衡，临床表现为亢盛有余的实证。实证多因外感六淫，或痰饮、食积、瘀血等病邪滞留不解所形成。一般多见于疾病的初期或中期，病程一般较短。如外感热病进入热盛期阶段，出现了以大热、大汗、大渴、脉洪大等"四大"症状的里实热证；或潮热、谵语、狂躁、腹胀满坚硬而拒按、大便秘结、手足汗出、舌苔黄燥、脉沉数有力等症状的阳明腑实证。其他如痰、食、水、血等滞留于体内而引起的痰涎壅盛、食积不化、水湿泛溢、瘀血内阻等实盛的病变。

所谓虚，是指以正气不足，抗病能力减弱为主要矛盾的一种病理反映。虚证必有脏腑功能衰退的特殊表现，一般多见于疾病的后期和慢性疾病过程中。如大病、久病，消耗精气；或大汗、吐利、大出血等耗伤人体气血津液，均会导致正气虚弱，出现神疲体倦、面容憔悴、心悸气短、自汗盗汗，或五心烦热，或畏寒肢冷、脉虚无力等正虚的临床表现。

在疾病过程中，邪正的消长盛衰，不仅可以产生单纯的虚或实的病理变化，而且由于疾病失治，或治疗不当，以致病邪久留，损伤人体的正气；或因正气本虚，无力驱邪外出，而致水湿、痰饮、瘀血等病理产物的凝结阻滞，往往可以形成虚实同时存在的虚中夹实、实中夹虚等虚实夹杂的病理变化。虚中夹实是指疾病的病理变化以虚为主，又兼夹实的表现，如肾阳亏虚水肿。实中夹虚是以实为主，兼见虚候的一种病理反应，如外感热病热盛期，常见实热伤津之象，病本为实为热，津伤源于实热而属于虚。

疾病发生后，邪正双方斗争力量的对比经常发生变化，因而疾病之虚实也常常发生实证转虚、因虚致实的病理转化。由实转虚，疾病发展过程中，邪气亢盛，正气不衰，由于误治、失治，病情迁延日久，虽然邪气渐去，但是人体的正气，脏腑的生理功能也受到损伤，因而疾病的病理由实转虚。因虚致实，是指由于正气本虚，脏腑生理功能低下，导致气、血、水等不能正常运行，产生了气滞、瘀血、痰饮、水湿等实邪停留体内为害而言，此时虽然邪实明显，但正气不足，脏腑亦衰，故谓之因虚致实。

此外，疾病过程中也可出现虚实真假的病理，包括真虚假实和真实假虚。所谓真虚假实，是指疾病的内在本质属于气血不足，运化无力等正气亏虚，反而出现类似实证表现的病变。真实假虚，是指疾病的内在本质属于实邪结聚，经络阻滞等邪气充盛，反而出现类似虚证表现的病变。即疾病的现象与本质不完全一致的虚实真假病机变化。前者又称为"至虚有盛候"，后者又称为"大实有羸状"。故临床分析病机，应透过现象看本质，通过邪正盛衰所反映的复杂虚实变化来把握病变的本质。

总之，在疾病的发生和发展过程中，病机的虚和实，都只是相对的，而不是绝对的，因而，由实转虚、因虚致实和虚实夹杂，常常是疾病发展过程中的必然趋势。因此，在临床上不能以静止的、绝对的观点来对待虚和实的病机变化，而应以动态的、相对的观点来分析虚实的病机。

2. 邪正盛衰与疾病转归：任何疾病的发展变化都有一定的结局。邪正的盛衰，不仅关系到虚实的病理变化，而且也关系到疾病的转归。疾病的转归，实质上取决于邪正的消长盛衰。正胜邪退，则疾病趋向于好转和痊愈；邪胜正衰，则疾病趋向于恶化，甚则导致死亡的不良结局。

(1) 正胜邪退：正胜而邪退是在邪正消长盛衰发展过程中，由于患者的正气比较充盛，抗御病邪的能力较强，或因及时地得到正确的治疗，机体的脏腑、经络等组织的病理性损害逐渐得到恢复，精、气、血、津液等的耗伤也逐渐得到充实，疾病趋于好转和痊愈的一种转归，也是许多疾病最常见的结局。

(2) 邪胜正衰：邪胜而正衰是在邪正消长盛衰发展过程中，由于机体的正气衰弱，抗邪无力；或由于邪气过于强盛，严重损伤人体的正气，以致机体抗御病邪的能力日渐低下，机体受到的病理性损害日趋加重，病情因而趋向恶化和加剧的一种转归。

（二）平衡破坏——阴阳失调

阴阳失调，是机体阴阳消长失去平衡的病理状态，是指机体在疾病过程中，由于各种致病因素的影响及邪正之间的斗争，导致机体的阴阳相对平衡状态遭到破坏，出现阴不制阳、阳不制阴而表现以寒、热为主要特征的病理变化。阴阳失调是对脏腑经络、气血营卫等功能失调，以及表里出入、上下升降等病机的概括。由于六淫七情、饮食劳倦等各种致病因素作用于人体，也必须通过机体内部的阴阳失调，才能形成疾病。所以阴阳失调又是疾病发生、发展的内在根据。

阴阳失调的病理变化，甚为复杂，但其主要表现，不外阴阳偏盛、阴阳偏衰、阴阳互损、阴阳格拒，以及阴阳亡失等几个方面。

1. 阴阳偏盛：阴阳的偏盛，是指阴或阳过于亢盛的病理状态，属于"邪气盛则实"的实性病理。阳邪侵入人体，可形成阳偏盛；阴邪侵入人体，可形成阴偏盛。"阳盛则热，阴盛则寒"，则是阳偏盛和阴偏盛的临床表现特点。

阴和阳是相互制约的，阳长则阴消，阴长则阳消，阳偏盛也必然会制阴，而导致阳偏衰；阴偏盛也必然会制阳，而导致阴偏衰。所以，"阳盛则阴病"，"阴盛则阳病"，则是阳偏盛或阴偏盛等病理变化的必然发展趋势。

（1）阳偏盛（阳盛则热）：是指机体在疾病发展过程中所表现的一种以阳气偏亢，脏腑功能亢奋，热量过剩的病理状态。多是由感受温热阳邪；或感受阴邪而从阳化热；或七情内伤，五志过极而化火；或因气滞、血瘀、痰浊、食积等郁而化热化火所致，其病机特点表现为阳盛而阴未虚的"阳盛则热"的实热性病理变化。

但需指出，"阳盛则阴病"，即阳盛则伤阴，是阳偏盛病变的发展趋势。阳偏盛的病变必然会导致不同程度的阴液耗损，出现口舌干燥、小便短少、大便燥结等热盛伤津的症状，但其矛盾的主要方面仍是以阳盛为主，阴液只是相对不足，从而出现实热证。如果由于阳盛而过度耗伤机体的阴液，此时阴由相对的不足转而成为绝对的虚损，这就从实热证转化为虚热证。

（2）阴偏盛（阴盛则寒）：是指机体在疾病过程中所出现的一种阴气偏盛，脏腑经络功能减退，产热不足，以及病理性代谢产物积聚的病理状态。多由感受寒湿阴邪，或过食生冷，寒滞中阻，阳不制阴而致阴寒内盛之故。其病机特点表现为阴盛而阳未虚的"阴盛则寒"的实寒性病理变化。

所谓"阴盛则阳病"，即阴盛则伤阳，是阴偏盛病变的发展趋势。阴偏盛的病变必然会导致不同程度的阳气耗损，出现面白形寒、小便清长、大便稀溏等寒盛伤阳的症状，但其矛盾的主要方面仍是以阴盛为主，阳气只是相对不足，从而呈现实寒证。如果病变进一步发展，机体阳气严重受损，亦可转化为以阳虚为主的病变。

2. 阴阳偏衰：是人体阴精或阳气亏虚所引起的病理变化。阳气亏虚，阳不制阴，使阴相对偏亢，形成"阳虚则寒"的虚寒病理变化。反之，阴精亏损，精血、津液不足，阴不制阳，使阳相对偏亢，从而形成"阴虚则热"的虚热病理变化。

（1）阳偏衰（阳虚则寒）：是指机体阳气虚损，功能活动减退或衰弱，热量不足，失其温煦的病理状态。形成阳气偏衰的主要原因，多是先天禀赋不足，或后天饮食失养，或劳倦内伤，或久病损伤阳气。一般地说，其病机特点表现为机体阳气不足，阳不制阴，阴相对亢盛的"阳虚则寒"的虚寒性病理变化。

阳气不足，一般以心、脾、肾之阳虚为主。其中肾阳为诸阳之本，所以肾阳虚衰（命门火衰）在阳偏衰的病机中占有极其重要的地位。由于阳气的虚衰，阳虚则不能制阴，阳气的温煦、推动功能减退，脏腑经络等生理活动减弱，血和津液的运行迟缓，水液不化而阴寒内盛，故常可见面色㿠白，畏寒肢冷，喜静蜷卧，小便清长，下利清谷，舌淡胖，脉沉迟等寒象。

"阳虚则寒"与"阴盛则寒"，不仅在病机上有区别，而且在临床表现方面各有不同。前者是以阳虚为主的虚寒证；后者是以寒邪为主的实寒证。

（2）阴偏衰（阴虚则热）：是指机体精、血、津液等物质亏耗，以及阴不制阳，导致阳相对亢盛，功能虚性亢奋的病理状态。形成阴偏衰的主要原因，多是阳邪伤阴，或因五志过极，化火伤阴；或因久病耗伤阴液。一般地说，其病机特点表现为阴液不足，阳气相对偏盛的"阴虚则热"的虚热性病理变化。

阴虚之证，五脏俱有，但一般以肝、肾为主，其他三脏之阴虚，久延不愈，最终多累及肝肾，五者之间，亦多夹杂并见。临床上以肺肾阴虚、肝肾阴虚为多见，因为肾阴为诸阴之本，所以，肾阴不足在阴偏衰的病机中占有极其重要的地位。由于阴液不足，不能制约阳气，从而形成阴虚内热、阴虚火旺和阴虚阳亢等多种表现。

3. 阴阳互损：是指在阴或阳任何一方虚损的前提下，病变发展影响到相对的一方，形成阴阳两虚的病机。在阴虚的基础上，继而导致阳虚，称为"阴损及阳"；在阳虚的基础上，继而导致阴虚，称为"阳损及阴"。由于肾藏精气，内寓真阴真阳，为全身阳气阴液之根本，因此，无论阴虚或阳虚，多在损及肾脏阴阳或肾本身阴阳失调的情况下，才易于发生阳损及阴或阴损及阳的阴阳互损的病理变化。

（1）阴损及阳：系指由于阴液亏损，累及阳气，使阳气生化不足或无所依附而耗散，从而在阴虚的基础上又导致了阳虚，形成了以阴虚为主的阴阳两虚的病理状态。例如，临床上常见的肝阳上亢，其病机本为肝肾阴虚，水不涵木，阴虚无力制阳的阴虚阳亢证。随着病情的发展，亦可进一步耗损肝肾阳气，继而出现畏寒肢冷、面色淡白等阳虚症状，病变发展成为阴损及阳的阴阳两虚证。

（2）阳损及阴：系指由于阳气虚损，无阳则阴无以生，累及阴液的生化不足，从而在阳虚的基础上又导致了阴虚，形成了以阳虚为主的阴阳两虚的病理状态。例如，临床上常见的水肿病变，其病机主要为阳气不足，阳虚气化失司，水液代谢障碍，水湿停聚，泛溢于肌肤。但随着病情的发展，亦可进一步因阳无阳生而日益亏损，或通阳利水过度，以致阴液日渐亏耗，出现形体逐渐消瘦，烦躁不安，筋脉拘急，甚至瘛疭等阴虚症状，病变发展为阴损及阳的阴阳两虚证。

实际上，由阴或阳的一方不足导致另一方虚损，终究会导致阴阳两虚。由于肾阴为全身阴液之本，肾阳为全身阳气之根，故阳损及阴，阴损及阳，最终又是以肾阴、肾阳亏虚为主要病变。

4. 阴阳格拒：是阴阳失调中比较特殊的一类病机，包括阴盛格阳和阳盛格阴两方面，形成阴阳相互格拒的病理机制，主要是由于某些原因引起阴或阳的一方偏盛至极而壅遏于内，双方盛衰悬殊，偏盛的一方，将另一方排斥格拒于外，迫使阴阳之间不相维系，从而出现真寒假热或真热假寒的复杂病理变化。阴阳格拒的病机变化，多见于疾病的极盛阶段，病情多较危重。

（1）阴盛格阳（真寒假热）：是指阴寒邪气过盛，壅阻于内，将阳气格拒于外，使阴阳之气不相顺接，相互格拒，出现内真寒、外假热的一种病理状态。由于其病理本质是阴寒内盛，故常见四肢厥逆、不利清谷、脉微欲绝等阴寒表现。但因其格阳于外，所以又表现有与其病变本质不相符的假热症状，如自觉身热，但欲盖衣被；口渴喜饮，但喜热饮且量少；或面颊泛红如妆等。这种病理改变属于寒极似热、阴证似阳的"真寒假热"。清代吴谦在《医宗金鉴·伤寒心法要诀》中说："阴气太盛，阳气不得相营也。不相营者，不相入也。既不相入，则格阳于外，故曰阴盛格阳也。"

（2）阳盛格阴（真热假寒）：是指阳热邪气过盛，深伏于里，阳气被遏，郁闭于内而不得透达于外，使阴阳之气不相交通，互相格拒，出现内真热、外假寒的病理状态。由于其病理本质是阳热内盛，故多见烦渴饮冷、面赤气粗、舌红苔黄等阳热表现；由于格阴于外，所以还表现有与其病变本质不相符的假寒症状，如四肢厥冷等。这种病理改变属于热极似寒、阳证似阴的"真热假寒"。

5. 阴阳亡失：阴阳的亡失，包括亡阴和亡阳两类，是指机体的阴液或阳气突然大量地亡失，导致生命垂危的一种病理状态。

（1）亡阳：是指机体的阳气发生突然脱失，而致全身功能突然严重衰竭的一种病理状态。一般地说，亡阳多由于邪盛，正不敌邪，阳气突然脱失所致；也可由于素体阳虚，正气不足，疲劳过度等多种原因，或过用汗法，汗出过多，阳随阴泄，阳气外脱所致；慢性消耗性疾病的亡阳，多由于阳气的严重耗散，虚阳外越所致；其临床表现多见大汗淋漓，肌肤手足逆冷，精神疲惫，神情淡漠，甚则昏迷，脉微欲绝等一派阳气欲脱之象。

(2) 亡阴：是指由于机体阴液发生突然性的大量消耗或丢失，而致全身功能严重衰竭的一种病理状态。一般地说，亡阴都由于热邪炽盛，或邪热久留，大量煎灼阴液所致。也可由于其他因素大量耗损阴液而致亡阴。其临床表现多见汗出不止，汗热而黏，四肢温和，渴喜冷饮，身体干瘪，皮肤皱褶，眼眶深陷，精神烦躁或昏迷谵妄，脉细数疾无力，或洪大按之无力。

亡阴和亡阳，在病机和临床征象等方面，虽然有所不同，但由于机体的阴和阳存在着互根互用的关系，阴亡，则阳无所依附而散越；阳亡，则阴无以化生而耗竭。故亡阴可以迅速导致亡阳，亡阳也可继而出现亡阴，最终导致"阴阳离决，精气乃绝"，生命活动终止而死亡。

综上所述，阴阳失调的病机，是以阴阳的属性，阴和阳之间存在着的相互制约、相互消长、互根互用和相互转化关系的理论，来阐释、分析、综合机体一切病理现象的机制。因此，在阴阳的偏盛偏衰之间，亡阴和亡阳之间，都存在着内在的密切联系。也就是说，阴阳失调的各种病机，并不是固定不变的，而是随着病情的进退和邪正盛衰等情况的变化而变化的。

（三）气机紊乱——升降失常

气机升降失常，泛指疾病在其发生、发展的过程中，由于致病因素的作用而导致的脏腑气机升降出入运动功能紊乱的一种病理状态，是人体阴阳气血升降顺逆的失调或上下生理平衡失调的病理概括。

升降出入，是人体气化功能的基本运行形式，是脏腑经络、阴阳气血矛盾运动的基本过程。人体脏腑经络的功能活动，脏腑经络以及气血阴阳的相互关系，无不依赖于气机的升降出入而保持正常。

气机的升降出入关系到脏腑经络气血阴阳各方面的功能。所以气机升降失常，可导致五脏六腑、表里内外、四肢九窍发生多种病理变化。如心阳下降则肾水得温，若心火不降而上炎，则舌尖红赤疼痛、口舌糜烂。肺失宣降，则胸闷咳喘。脾不升清，运化失职，则便溏泄泻，甚则清阳不升而气虚下陷。肝气上逆则眩晕头胀、烦躁易怒，甚则昏厥。肾不纳气则呼吸困难、呼多吸少、气短息促。六腑以通降为顺，若腑气不降，在胆，则胆气上逆而口苦、黄疸；胃失和降，则不欲纳食、呃逆嗳气、恶心呕吐；大肠气机传导不行，则大便秘结；膀胱气化不行，则小便减少或尿闭。若阴阳气血逆乱，清窍被蒙，则昏仆倒地、不省人事。他如心肾不交，水火不济；脾气不升，胃气不降；肺气不降，肾不纳气等，皆为升降失常的病理改变。

在升降失常病变中，尤以脾胃升降失调最为重要，且亦为临床所常见。因为脾胃为气机升降之枢纽，若脾胃升降失常，则清阳之气不能敷布，后天之精不能归藏，饮食清气无法进入，废浊之物亦不能排出，继则诸种变化莫不由之而生，所以历代医家调理气机多重视调理脾胃的升降。

升降失常仅是气机升降出入失常的一个方面，而出入失常则为其另一个方面。一般说来，内伤之病，多病于升降；外感之病，多病于出入，但升降与出入相关，在病理上亦相互影响，升降失常必然病及出入，出入失常亦必然影响升降，故升降出入失常病机，在临床上具有普遍意义，不论内伤、外感，还是新病、久病都是存在的，所以《读医随笔》说："升降之病机，则亦累及出入矣；出入之病机，则亦累及升降矣。"

防患未然——防治原则

　　防治原则，是指预防疾病和治疗疾病所应遵循的基本原则。它是中医在整体观念和常见证的辨治精神指导下所制定的预防和治疗的规律和特色。预防和治疗疾病，是人们与疾病作斗争的两种不同手段和方法。

一、超前一步——未病先防

　　预防，是指采取一定的措施，防止疾病的发生发展。中医学从整体观念出发，建立了预防为主的保健观点。早在两千多年前就认识到预防疾病的重要性，提出了"治未病"的预防思想："圣人不治已病治未病，不治已乱治未乱……夫病已成而后药之，乱已成而后治之，譬犹渴而穿井，斗而铸锥，不亦晚乎？"（《素问·四气调神大论》）说明古人早已认识到防患于未然的重要意义。

　　未病先防，就是在未病之前，做好各种预防工作，以防止疾病的发生。中医学非常重视通过各种方法来增强体质，预防疾病，从而达到延年益寿的目的。其基本理论，包含着两个基本观点，一是天人相应的整体观；二是正气存内，邪不可干的病理观。

　　中医学认为，人体是个有机整体，人与外界环境息息相通。在整体观念的指导下，提出人类必须掌握自然规律，顺应自然界的变化，保持体内外环境的协调，才能达到防病保健的目的。同时也指出自然界的变化规律不但可以为人们所认识，并且可以在认识的基础上，逐渐掌握利用其规律。

　　中医学认为，疾病的发生关系到正气与邪气两个方面的因素。邪气是导致疾病发生的重要因素，而人体的正气不足则是疾病发生的内在原因和根据，但也不否定外界致病因素在特殊情况下也会起主导作用。因此治未病，一是增强机体的正气，二是防止病邪的侵害，提高机体的抗病能力。为此，就要注意调摄精神、饮食起居，顺应自然、体格锻炼、劳逸适度，以及药物预防等方面。

　　1. 恬淡虚无，调摄精神：人的精神情志活动与机体的脏腑气血等功能活动密切相关。精神情志活动是脏腑功能活动的体现，反过来，精神情志又能控制和调节脏腑的功能活动。突然强烈的精神刺激，或反复的、持续的精神刺激，可以使人体气机紊乱，气血阴阳失调而发生疾病。如是七情由正常的情志活动就转化为七情过极而为致病因素了。在疾病的过程中，情志改变又能使疾病缓解或恶化。因此，调养精神就成为减少疾病发生的重要环节。

　　中医学重视精神调养，要求人们做到"恬淡虚无"。"恬"，是安静。"淡"是愉快。"虚"是虚怀若谷，虚以待物。"无"是没有妄想和贪求。即是说，人具有较为高尚的情操，无私寡欲，心情舒畅，精神愉快，则人体的气机调畅，气血平和，正气旺盛，就可以减少疾病的发生。因此，减少不良的精神刺激和过度的情志波动，提高人体自身心理的调摄能力，对养生防病有着十分重要意义。

　　2. 饮食有节，起居有常：饮食有节，可以维护脾胃正常运化功能，脾胃为后天之本，气血生化之源，如果饮食摄入不当，就会损伤脾胃导致多种疾病。起居有常是指生活起居要有一定的规律。中医学非常重视起居作息的规律性，并要求人们应适应四时时令的变化，安排适宜的作息时间。所以孙思邈说："善摄身者，卧起有四时之早晚，安居有至和之常制。"（《千金要方》）说明卧起有四时早晚之分，安居要有规律，就能预防疾病，增进健康和长寿。

3. 法于阴阳，和于术数：人生活在自然界中，与自然界息息相关。因此自然界的四时气候变化，必然影响人体，使之发生相应的生理和病理反应。正常的生命活动是遵循自然界的客观规律进行的，只有掌握其规律，适应其变化，才能避免邪气的侵害，减少疾病的发生。怎样才能适应自然规律呢？中医学提出了"法于阴阳，""和于术数"等原则，以适应自然规律。"法于阴阳"的"法"，即效法之意；"阴阳"，指自然界变化的规律。"和于术数"的"和"，为调和、协调之意；"术数，修身养性之法"（《类经》），即根据自然界阴阳消长规律而采取适宜的方法。如果不能适应自然界变化，就会引起疾病的发生，甚至危及生命。

4. 锻炼身体，增强体质：生命在于运动，经常锻炼身体，能够增强体质，提高抗病能力，促进健康，延年益寿。我国东汉时期的著名医学家华佗，模仿虎、鹿、熊、猿、鸟五种动物的动作姿势进行锻炼身体，创造了"五禽戏"。此外还有"太极拳""八段锦""易筋经""气功"，以及现今流行的健美操等健身运动方法。人体通过运动和适当的劳动，可以使气机调畅，气血流通，关节疏利，从而提高健康水平，增强机体的抗病能力，不仅可以防止和减少疾病的发生，促进健康长寿，而且对于某些慢性病还有一定的治疗作用。

二、阻断病进——既病防变

未病先防是最理想的措施，但是如果疾病已发生，则应早期诊断、早期治疗，防止疾病的发展与传变，使疾病治愈于初期阶段，这就是既病防变。

早期诊治，疾病初期，病情轻浅，正气未衰，所以比较易治。倘若不及时治疗，病邪就会由表入里，病情由轻而重，正气受到严重耗损，以至病情危笃，此时虽有良医，也无能为力了。因此，既病之后，就要争取时间及早诊治，防止疾病由小到大、由轻到重、由局部到整体，做到防微杜渐，这是防治的重要原则。

控制疾病的传变，所谓传变是指脏腑组织病变的转移变化。只有掌握疾病发生发展规律及其传变途径，做到早期诊断，有效地治疗，才能防止疾病的传变。如外感热病的六经传变，卫气营血传变，三焦传变，内伤杂病的五行生克制化规律传变，以及经络传变，表里传变等。我们能够认识和掌握疾病的传变途径及其规律，就及时而适当地运用防治措施，从而制止疾病的发展或恶化。正如《金匮要略》所说："见肝之病，知肝传脾，当先实脾。"因此，临床上治疗肝病时，常配合健脾和胃之法，就是要先补脾胃，使脾气旺盛而不受邪，以防止肝病传脾。又如在温热病发展过程中，由于热邪伤阴，胃阴受损的患者，病情进一步发展，则易耗伤肾阴。据此清代医家叶天士提出了"务在先安未受邪之地"的防治原则，在甘寒以养胃阴的方药中，加入"咸寒"以养肾阴的药物，从而防止肾阴耗伤。

三、遵循原则——基本治则

治则，是治疗疾病所必须遵循的基本原则，是中医学基础理论的重要组成部分。治则和阴阳五行、脏腑经络、病因病机、诊法辨证等理论，构成了一套理、法、方、药完整的中医常见证的辨治的理论体系。在治疗上，它是临床各科必须遵循的基本原则，对立法、处方、用药均有重要的指导意义。

治法则是从属于一定治疗原则的具体治疗方法。例如各种疾病从邪正关系来说，不外乎邪正斗争、消长、盛衰的变化。因此，在治疗上，扶正祛邪就成为治疗的基本原则。在这一总的原则指导下，根据具体情况所采取的益气、养血、滋阴、补阳等方法，就是扶正的具体方法，而发汗、吐下等方法，则是祛邪的具体方法。

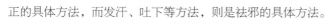

（一）抓住本质——治病必求本

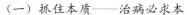

本，是指疾病的根本、本质，犹如树的根底，治病求本，就是在治疗疾病时，必须寻找出疾病的根本原因，抓住疾病的本质，并针对疾病的根本原因进行治疗。这是中医学常见证的辨治的一个根本原则。

任何疾病在其发展过程中，都会出现很多症状和体征，这些是疾病过程中反映于外的现象。治疗疾病时通过四诊来收集这些症状和体征，再用中医的辨证方法，加以综合分析，透过现象找出疾病的本质，根据疾病的根本原因进行治疗。例如：头痛，可由外感风寒和风热、以及内伤之痰湿、瘀血、气虚、血虚、肝阳上亢等原因所引起，治疗时不能简单地采取止痛方法，而是要根据头痛的临床表现，进行辨证求本，找出疾病的根本原因所在，分别采用解表、燥湿化痰、活血化瘀、补气、养血、平肝潜阳等方法进行治疗，这就是"治病必求其本"的意义所在。

（二）逆从相对——正治与反治

疾病的变化是错综复杂的，在一般情况下，疾病的本质和反映出来的现象是一致的，但有时也会出现疾病的本质和现象不一致的情况。所谓正治与反治，是指所用药物性质的寒热、补泻与疾病本质和现象之间的从逆关系而言。《素问·至真要大论》说："逆者正治，从者反治。"

1. 正治：就是逆其证候性质而治的一种治疗法则，故称逆治。适用于疾病的本质和现象相一致的病证。正治法是临床最常用的一种治疗方法。

由于疾病的性质有寒热虚实之别，所以正治法就有寒者热之、热者寒之、虚则补之、实则泻之之分。

（1）寒者热之：是指寒性病变出现寒象，用温热药治疗。如表寒证用辛温解表法，里寒证用辛热温里法等。

（2）热者寒之：是指热性病变出现热象，用寒凉药治疗。如表热证用辛凉解表法，里热证用苦寒攻里法。

（3）虚则补之：是指虚性病变出现虚象，用补益法治疗。如阳气虚证用温阳益气法，阴血虚证用滋阴养血法。

（4）实则泻之：是指实性病变出现实象，用攻逐法治疗。如食滞证用消导法，水饮停聚证用逐水法，血瘀证用活血逐瘀法等。

2. 反治：是顺从疾病的假象而治的一种治疗法则。适用于疾病的征象与本质不完全一致的病证。即采用方药的性质顺从疾病的假象，与疾病的假象相一致，故又称从治。究其实质，是在治疗求本法则指导下，针对疾病的本质而进行治疗的方法，故仍然是"治病求本"。

反治法用于临床，一般有以下几种具体方法：

（1）热因热用：指用热性药物治疗具有假热症状的病证。用于真寒假热证，即阴寒内盛，格阳于外，形成内真寒外假热的证候。因其本质是寒，热象是假，所以必须用温热药治疗里寒的疾病本质，这就是"以热治热"的具体运用。

（2）寒因寒用：是指用寒性药物治疗具有假寒症状的病证。因其本质为热，而假象为寒。故必须用寒凉药治疗里热病的实质，这就是"以寒治寒"的例证。

（3）塞因塞用：指用补益的药物治疗闭塞不通的病证。适用于因虚而闭塞不通的真虚假实证。如脾胃虚弱，中气不足，气机升降失常，因而表现腹部胀满阻滞不通的症状，在治疗时采用健脾益气的方法，使脾气健运，恢复脾升胃降之职，气机升降正常则腹胀可除，以补塞的方达到开塞的目的。这是"以补开塞"的方法。

（4）通因通用：是用通利的药物治疗具有实性通泻症的病证。一般对泄泻、下利、崩漏等，当用止泻、固涩等法治疗。但因实热壅结肠道而致的热利之证，不仅不能止泻，相反还应采用下法以去实热，实热一去，泄泻自止。他如食积腹泻用消导泻下法治疗，瘀血留滞引起的崩漏用活血化瘀法治疗等，都属于"以通治通"之法。

正治与反治既有区别又有联系。正治是逆其征象而治；反治是从其疾病的某些征象而治，故在方法上有逆从之分。在临床应用方面，凡是疾病发展正常，病情比较单纯，病变较轻，病变性质与临床表现相符合，用正治法，治其真象；反之，疾病发展较为异常，病情较为复杂，病势严重，病变性质与临床表现不完全相符合时，用反治法，不治假象。反治法的实质仍是正治法。

（三）同证异证——病治有异同

所谓病治异同，包括"同病异治"与"异病同治"两个方面。

1. 同病异治：是同一疾病，由于发病的时间、地区、患者的体质或疾病所处的阶段不同，所表现的证候各异，因此治法也不一样。如感冒，由于感受邪气的性质有风寒、风热之别，所以临床表现的证候也不同，治法也就有辛温解表、辛凉解表的不同治法。

2. 异病同治：是不同疾病在出现相同证候时，应采取同样的方法治疗。如脱肛、子宫脱垂、胃下垂等病，因其病机相同，都是由于气虚下陷所致，故都有中气不足之证候表现，治疗都可用"补中益气汤"以升提中气。

其实，异病同治与同病异治，实质是证同治亦同，证异治亦异，关键在于辨证。

（四）分清缓急——治标与治本

标和本是一个相对的概念，它主要说明病变过程中矛盾的主次关系。本，是事物的主要矛盾；标，是事物的次要矛盾。张景岳说："标，末也。本，源也。"《类经》指出标本是随疾病发展变化的具体情况而定。如正气与邪气，正气为本，邪气为标；病因与症状，病因为本，症状为标；先病与后病，先病为本，后病为标；表病与里病，里病为本，表病为标等。在复杂多变的病证中，常有标本主次不同，治疗上就有先后缓急之分。

1. 急则治其标：当标病较急，成为疾病矛盾的主要方面时，若不及时解决就要危及生命，或影响本病的治疗，故必须采取紧急措施先治其标。如大出血的患者，无论属何种出血，均应采取应急措施，先止血，待血止后再治其本。又如水鼓患者，肝病为本，腹水如鼓，当出现呼吸困难、不能平卧、二便不利等危重症状时，在正气尚能支持的情况下，就应急治其标，逐水利尿，待水肿稍减，病情缓解时再调理肝脾治其本病。急则治标，只是在应急情况下的权宜之计，为治本创造有利条件，最终目的仍是更好地治本。

2. 缓则治其本：在病情缓和的情况下，必须从根本上着手治疗。因标病产生于病本，病本解决了，标病自然随之而愈。如肺阴虚而出现的咳嗽，肺阴虚为本，咳嗽为标，在这种情况下就应治其本，用滋阴润肺之法，阴虚纠正了，咳嗽也就消除了。又如风寒头痛，风寒为本，头痛为标，治疗用疏风散寒之法，风寒祛除了头痛随之而愈。

（五）权衡对抗——扶正与祛邪

疾病的过程就是正气与邪气相互斗争的过程。正邪力量的消长决定疾病的发展与转归，邪胜于正则病进，正胜于邪则病退。因而治疗疾病就是要扶助正气，祛除邪气，改变正邪力量的对比，使疾病向痊愈的方向转化。所以扶正祛邪是指导临床治疗的重要原则。

1. 扶正：就是使用扶助正气的药物，或其他疗法，并配合适当的营养和功能锻炼等辅助方法，以增强体质、提高机体的抗病力，从而驱逐邪气，以达到战胜疾病恢复健康的目的。这种扶助正气以抗邪的原则适用于虚证，所谓"虚者补之"就是扶正治则的具体运用。临床上常用的补气法、养血法、滋阴法、温阳法等，都是在扶正治疗原则指导下根据具体情况所制定的治疗方法。

2. 祛邪：就是利用驱除邪气的药物或其他疗法，以祛除病邪，达到邪去正复，恢复健康的目的。这种治疗原则适用于实证，所谓"实者泻之"就是这一原则的具体就用。临床上常用的汗法、吐法、下法、清热、利湿、消导、行气、活血等法都是在这一原则指导下，根据邪气的不同情况制定的。

扶正和祛邪是相互联系的两个方面，扶正是为了祛邪，是通过增强正气的方法，驱邪外出从而恢复健康。即所谓"正足邪自祛"。祛邪是为了扶正，消除致病因素的损害而达到保护正气恢复健康的目的。即所谓"邪去正自安"，扶正与祛邪是相辅相成的两个方面。因此临床运用扶正祛邪这一原则时，必须仔细地分析正邪力量的消长情况，区别主次，才能运用恰当。

3. 先祛邪后扶正：适用于邪盛正虚，但正气尚能耐攻，或同时兼顾扶正反会助邪的病证。如瘀血所致的崩漏证，瘀血不去，则崩漏难止，故应先用活血祛瘀法，然后补血，瘀血去而新血归经，血宁则崩漏自止。

4. 先扶正后祛邪：适用于正气为主兼有邪实之证。因正气虚弱，不耐攻伐，或兼顾祛邪会更伤正气的病证，应先扶正后祛邪。如肝郁脾虚、血瘀水停日久之水臌，因正气大虚，宜先健脾调肝以扶正，待正气得复，然后再化瘀利水。

5. 扶正祛邪兼用：适用于正虚邪实并重之证。两者同时兼用，可获扶正而不助邪，祛邪而不伤正之效。具体运用时，还需分辨虚实孰重孰轻以灵活运用。如正虚兼邪实者，应扶正兼顾祛邪；邪实兼正虚者，则应祛邪兼顾扶正。

总之应以"扶正不致留邪，祛邪不致伤正"为原则。临证要根据具体情况，分别采用先攻后补、先补后攻、攻补兼施的方法。

（六）审病邪实正虚——损有余与补不足

中医学认为，疾病的根本原因是阴阳失调，由于阴阳的偏盛偏衰，而产生虚实寒热的不同病理变化。因此治疗疾病，就要调整阴阳的偏盛偏衰，使之恢复于相对的平衡状态，故调整阴阳是中医治疗疾病的根本法则。

1. 损其有余：由于阴阳偏盛所引起的实寒证、实热证，当据"实者泻之"的原则损其有余。对"阳盛则热"所致的实热证，应清泻阳热，"治热以寒"，用"热者寒之"的法则治疗。对"阴盛则寒"所致的实寒证，应当温散阴寒，"治寒以热"，用"寒者热之"的法则治疗。

2. 补其不足：对于阴阳偏衰所引起的病证，当补其不足。"阴虚则热"所出现的虚热证，采用"阳病治阴"的原则，滋阴以制阳亢；"阳虚则寒"所出现的虚寒证，采用"阴病治阳"的原则，补阳以制阴。即所谓"壮水之主，以制阳光，益火之源，以消阴翳"。总之本着"虚者补之"的原则，阴虚者补阴，阳虚者补阳，以平为期。

由于阴阳是互根的，所以阴虚可累及阳，阳虚可累及阴，从而出现阴阳两虚的病证。治疗时当阴阳双补。

根据阴阳互根的理论，临床上治疗阴虚证时，在滋阴剂中适当佐以补阳药，即所谓"阳中求阴"。治疗阳虚证时，在助阳剂中适当佐以滋阴药，即谓"阴中求阳"。因阳得阴助而生化无穷，阴得阳升而泉源不竭。故临床上治疗血虚证时，在补血剂中常佐以补气药；治疗气虚证时，在补气剂中也常佐以补血药。

（七）天时地利人和——治当"三因制宜"

疾病的发生发展与转归，受多方面因素的影响。如气候变化、地理环境、个体的体质差异等，均对疾病有一定的影响。因此治疗疾病时，必须根据具体情况作具体分析，区别对待，以采取因时、因地、因人制宜的"三因制宜"治疗法则。

1. 因时制宜：四时气候的变化，对人体的生理功能、病理变化均产生一定的影响。根据不同季节气候的特点，来考虑治疗用药的原则，即因时制宜。

一年四季，有寒热温凉的变迁，所以治病时，要考虑当时的气候条件。例如，春夏季节，气候由温渐热，阳气升发，人体腠理疏松开泄，即使外感风寒，也应注意慎用麻黄、桂枝等发汗力强的辛温发散之品，以免开泄太过，耗伤气阴。而秋冬季节，气候由凉变寒，阴盛阳衰，人体腠理致密，阳气秘藏于内，此时若病热证，也当慎用石膏、薄荷等寒凉之品，以防苦寒伤阳。所以《素问·六元正纪大论》说："用温远温，用热远热，用凉远凉，用寒远寒。"所谓"用温远温"，"远"避之谓；前者之"温"，指药物之温；后者之"温"，指气候之温。就是说用温性药时，当避其气候之温。余者与此同义。

2. 因地制宜：根据不同地理环境特点，来考虑治疗用药的原则，即因地制宜。

不同的地理环境，由于气候条件及生活习惯不同，人的生理活动和病变特点也有区别，所以治疗用药亦应有所差异。如我国西北地区，地势高而寒冷，其病多寒，治宜辛温；东南地区，地势低而温热，其病多湿热，治宜苦寒。说明地区不同，患病亦异，而治法当有所区别。即使相同的病证，治疗用药亦当考虑不同地区的特点。例如，用麻黄、桂枝治疗外感风寒证，在西北严寒地区，药量可以稍重，而在东南温热地区，药量就应稍轻。

3. 因人制宜：根据患者年龄、性别、体质、生活习惯等不同特点，来考虑治疗用药的原则，即因人制宜。

如年龄不同，生理功能及病变特点亦不同，老年人气血衰少，生机减退，患病多虚证或正虚邪实，治疗时，虚证宜补，而邪实须攻者，应注意配方用药，以免损伤正气。小儿生机旺盛，但气血未充，脏腑娇嫩，且婴幼儿生活不能自理，多病饥饱不匀、寒温失调，故治疗小儿病，当慎用峻剂和补剂。此外，一般用药剂量，亦必须根据年龄加以区别。

男女性别不同，各有其生理特点，特别是对妇女经期、怀孕、产后等情况，治疗用药尤须加以考虑。如妊娠期，禁用或慎用峻下、破血、滑利、走窜伤胎或有毒药物。产后又应考虑气血亏虚及恶露情况等。

在体质方面，由于每个人的先天禀赋和后天调养不同，个体素质不仅有强弱之分，而且还有偏热以及某种慢性疾病等不同情况，所以虽患同样疾病，治疗用药亦当有所区别。如阳旺之躯慎用温热，阴盛之体慎用寒凉等。

因时、因地、因人制宜的治疗原则，充分体现了中医学治疗疾病的整体观念和常见证的辨治在实际应用上的原则性和灵活性。

第八讲
视觉妙用，目察诊病
——四诊之望诊

　　望诊是中医诊法之一。所谓诊法，即诊察了解疾病的方法。中医诊察、了解疾病的方法主要有望、闻、问、切四种，故又称为"四诊"，因为闻诊内容相对比较简单，故在此我们重点讲述望、问、切三诊。四诊用现代的话来说，就是运用这四种方法来收集病理信息，以为对疾病的诊断提供依据。

　　中医学认为，事物之间存在着相互作用的关系和因果联系，人体是一个有机的整体，局部的病变可以产生全身性的病理反应，全身的病理变化又可反映于局部。因此，疾病变化的病理本质虽然藏之于"内"，但必有一定的症状、体征反映于"外"，局部的表现常可反映出整体的状况，整体的病变可以从多方面表现出来。通过审察其反映于外的各种疾病现象，便可求得对疾病本质的认识。中医学这种认识疾病方法的基本原理是：

　　其一，司外揣内。外，指疾病表现于外的症状、体征；内，指脏腑等内在的病理本质。因此，司外揣内就是通过诊察其反映于外部的现象，可以测知内在的病理变化。它是建立在"有诸内者，必形诸外"理论基础上的一种认识方法。正如《黄帝内经》所说："日与月焉，水与镜焉，鼓与响焉。夫日月之明，不失其影；水镜之察，不失其形；鼓响之应，不后其声。动摇则应和，尽得其情……昭昭之明不可蔽。其不可蔽，不失阴阳也。合而察之，切而验之，见而得之，若清水明镜之不失其形也。五音不彰，五色不明，五脏波荡，若是则内外相袭，若鼓之应桴，响之应声，影之似形。"（《灵枢·外揣》）意思就是说，事物之间都有着密切的联系，比如日与月，水与镜，鼓与声等，日月照耀物体，马上就会有影的出现。水和镜都可以清楚地反映事物的形象，击鼓时会发出响声。这些都说明，当一种变化出现时，马上就会引起一定的反应，就像影、形和声的出现一样。这其中蕴含的道理就像日月的光辉一样明显可见，无从遮蔽。就像清水明镜反映物体形象一样真切，就如同以槌击鼓立刻发出声响一样。这是以生动形象的比喻，说明通过审察表现于外的征象，推测内在病理变化之理。

　　其二，见微知著。微，指微小、局部的变化；著，指明显的、整体的情况。由于机体的某些局部，常包含着整体的生理、病理信息。因此，见微知著就是通过观察局部的、微小的变化，可以测知整体的、全身的情况。也就是人们常说的"以小见大"。"以小"之所

125

以能"见大",这是因为人体的某些局部,具有全身整体"缩影"的特征。

其三,以常衡变。常,指健康的、生理的状态;变,指异常的、病理的状态。以常衡变,是指在认识正常的基础上,发现异常变化。要认识客观事物,必须通过观察比较,知常达变,这是物质世界运动变化的一般规律。健康与疾病,正常与异常,都是相对的。中医诊法均是从正常中发现异常,从对比中找出差别,并进而认识疾病的本质。

疾病的病情变化极其错综复杂,医生要在千变万化、纷纭复杂的表现中,抓住疾病的本质,对病、证作出正确判断,他除了应熟悉中医学的理论与知识外,还要遵循中医诊断的基本原则。中医诊断的基本原则主要有三:

第一,整体察病。由于人是一个有机的整体,内在的脏腑与体表的形体官窍之间是密切相关的,整个人体又受到社会环境和自然环境的影响。当人体脏腑、气血、阴阳和谐协调,能适应社会、自然环境的变化时,便是身心健康的表现,否则内外环境不能维持在一定范围内的和谐统一,便可能发生疾病。因此,人体一旦患了疾病,局部的病变可以影响全身;精神的刺激可以导致气机甚至形体的变化,脏腑的病变可以造成气血阴阳的失常和精神活动的改变,等等,任何疾病都不同程度地具有整体性的变化。

所谓整体察病,一方面是指通过诊法收集患者的临床资料时,必须从整体上进行多方面的考虑,而不能只看到局部的痛苦。要从整体上了解疾病的病因病机、脏腑气血阴阳的变动状况,不仅应对局部的病状进行详细的询问、检查,而且要通过寒热、饮食、二便、睡眠、精神状况、舌象、脉象等,了解全身的情况,同时还要了解病史、体质、家庭、环境、时令、气候等对疾病有无影响。只有广泛而详细地了解临床资料,才能为正确判断打好基础。另一方面是要求对病情进行全面分析、综合判断,既不能只顾一点、不及其余,也不能只注意到当前的、局部的、明显的病理改变,而忽视了因时、因地、因人、因病的特殊性,还要从疾病的前因后果、演变发展趋势上加以全面综合分析。可见整体观念、相互联系,是中医诊断时强调整体审察的认识论基础。

第二,诊法合参。是指诊察疾病时,应将望、闻、问、切诸法参用,诸诊并重,综合收集病情资料。由于疾病是一个复杂的过程,其临床表现可体现于多个方面,必须诊法合参,才能全面、详尽地获取诊断所需的临床资料。因为望、闻、问、切四诊是从不同的角度检查病情和收集临床资料,各有其独特的方法与意义,不能互相取代,故中医学强调诊法合参,正如《医门法律》所说:"望闻问切,医之不可缺一。"《四诊抉微》也说:"然诊有四,在昔神圣相传,莫不互重。"

第三,病证合参。是指辨病与辨证相结合进行疾病诊断。在中医学中,病是对疾病全过程的特点与规律所作的概括,证是对疾病当前病位、病因、病性等所作的阶段性结论。病注重从贯穿疾病始终的根本矛盾上认识病情,证主要是从机体反应状况上认识病情。因此,辨病有利于从疾病全过程、特征上认识疾病的本质,重视疾病的基本矛盾;辨证则重在从疾病当前的表现中判断病变的位置与性质,抓住当前的主要矛盾。正由于"病"与"证"对疾病本质反映的侧重面有所不同,所以中医学强调要"辨病"与"辨证"相结合,从而有利于对疾病本质的全面认识。

临床进行思维分析时,通过辨病而确定了病种,便可根据该病的一般演变规律而提示常见的证型,因而是在辨病基础上进行辨证。当疾病的本质尚反映不够充分时,先辨证不仅有利于当前的治疗,并且通过对证的变化的观察,有利于对疾病本质的揭示,从而确定病名。

中医学认为,望而知之谓之神。

我们的眼睛是一个灵敏度很高的外分析器,它对外界事物具有强烈的感受性,视觉刺激的阈值很低，但准确性却很高，在我们人类感受的外界信息之中，其中80%的信息是由视觉所获得的。正是因为如此，所以我们有时候说，"我一眼就把她（他）全看透了"。此话虽然有些言过其实，但反映着通过视觉可以获得大量所需的信息。中医学在对疾病进行诊察的过程中，巧妙地运用了这一特点诊察疾病即望诊。所谓望诊，就是医生凭借着他的视觉对患者的神（神气与神志）、色（皮肤的颜色和光泽）、形（形体的强弱胖瘦）、态（行坐卧立的姿态）、舌象及排泄物、分泌物等进行有目的的审察，用以资助对疾病诊断的一种方法。

在《史记·扁鹊仓公列传》中记载着关于战国时期名医扁鹊的一个故事：

扁鹊过齐，齐桓侯客之。入朝见曰："君有疾在腠理（肌表），不治将深。"桓侯曰："寡人无疾。"扁鹊出，桓侯谓左右曰："医之好利也，欲以不疾者为功。"后五日，扁鹊复见，曰："君有疾在血脉，不治恐深。"桓侯曰："寡人无疾。"扁鹊出，桓侯不悦。后五日，扁鹊复见，曰："君有疾在肠胃间，不治将深。"桓侯不应。扁鹊出，桓侯不悦。后五日，扁鹊复见，望见桓侯而退走。桓侯使人问其故，扁鹊曰："疾之居在腠理也，汤熨之所及也；在血脉，针石之所及也；其在肠胃，酒醪之所及也；其在骨髓，虽司命无奈之何。今在骨髓，臣是以无请也。"后五日，桓侯体病，使人召扁鹊，扁鹊已逃去。桓侯遂死。

这个故事一方面体现了扁鹊的医术高超，另一方面也展示了中医学重要的诊察疾病的方法——望诊。所谓"望"，就是看的意思。望诊也就是通过观察患者来获取与疾病相关信息的一种手段。通过对人体外在生命活动的视觉观察，用以了解体内病理变化的某些特征。这在西医学上也有明确的例子，比如心脏瓣膜疾病，会在两颧部出现潮红；肾病晚期会出现面色黑黯而无光泽；黄疸型肝炎会出现皮肤、巩膜黄染；贫血或是大出血的患者往往面色苍白；小孩有蛔虫会在白眼珠或指甲上出现黄白色斑点；等等。这些实例告诉我们，人体特定部位的颜色变化和相应的疾病之间是有着密切关系的。所以中医学认为，一个医生所能达到的最高境界，是通过望诊就能正确判断疾病的部位和性质，《难经》的作者称这种境界为"望而知之谓之神"。

人是一个有机的整体，人体的外部，特别是面部、舌体等与脏腑的关系最密切，局部的病变可以影响到全身，而体内的气血、脏腑、经络等的病理变化，必然会在其体表相应的部位反映出来。因此，观察神、色、形、态的变化，不仅可以了解人体的整体情况，而且可作为分析气血、脏腑等生理病理状况的依据之一。所以《黄帝内经》说："视其外应，以知其内脏，则知所病矣。"

 # 得神者昌——望神

一提到"神"，不少的人马上就会联想到庙里的菩萨，并由此而对中医学中所言的"神"产生了误解。其实，中医所说的神与菩萨并没有任何关系。

一、"精"与"神"

在中医学中，神是指整个人体生命活动的外在表现，如整个人体的形象以及眼神、面色、表情、言语、应答、肢体活动姿态等，可见神实际包含了人的生理和心理活动。换而言之，凡是人体表现于外的"形征"，都是机体生命活动的外在反映，也就是通常所说的"神气活现"。因此，中医学所指的望神，就是对人体生命活动上述诸方面外在表现进行综合视觉审察。那么，中医学在对疾病诊断的过程中为什么特别重视观察患者有没有神气呢？《黄帝内经》的作者用一句话对此作了很好的解答："神者，水谷之精气也。"（《灵枢·平人绝谷》）意思就是说，精是神的内在物质基础，而神是精的外在表现。因而人们在生活中常将"精"与"神"相提并论，"精神抖擞""精神不振""精神萎靡"，难能可贵的拼搏"精神"、祝您"精神"愉快等。内在精气充盛，外在才会有神。所以中医观察患者是否有神，实际意义就是通过对表现于外的"神"的观察，以此来推断体内精气的盛衰。所以《黄帝内经》说："得神者昌，失神者亡。"（《素问·移精变气论》）

神是人体生命活动的总的体现，具体表现于人体的目光、色泽、神情、体态诸方面，而看一个人有不有神，其中最重要的是要特别注意观察他的眼睛有不有神，即我们常说的"眼神"。为什么呢？历代的医家曾有过不少精辟的论述，这是因为"五脏六腑之精气，皆上注于目"；"目者，心之使也，心者，神之舍也"；"神藏于心，外候于目"；"人之神气，栖于两目"。概括起来即是说，神是水谷之精气盛衰的外在表现，而五脏六腑的精气皆聚集于目，神虽然内藏于心，外在却多集中表现在眼睛上，说明"眼神"最能反映整个人体内在的生理和心理之"神"的活动状态，这就是人们常说的"眼睛是心灵的窗户""眉目传神""眉目传情"的语言真谛，这样您就不难理解中医"望神重目"了吧！

二、"神气"与"神志"

1. 得神（有神）：其外在表现的特征是两目运动灵活，视物明亮清晰，面色白里透红，荣润含蓄不露，神志思维敏捷，表情自然，肌肉饱满，反应灵敏等，中医学称之为"得神"。这就是我们常说的某某人好有"神气"。提示着体内精气充盛，为健康表现，或者虽然有病但精气未衰，病轻易治，预后良好。

2. 少神（神气不足）：其外在表现的特征是两目晦暗呆滞，目光无神，面色没有光泽，暗淡不荣，精神不振，思维迟钝，少气懒言，肌肉松软，动作迟缓等，中医学称之为"少神"。提示体内精气不足，功能活动减退，多见于虚损病症患者或疾病恢复期患者。

3. 失神（无神）：其外在表现的特征是两目晦暗，目无光彩，面色无华，晦暗暴露，精神萎靡，意识模糊，反应迟钝，手撒遗尿，骨枯肉脱，形体羸瘦。提示体内精气大伤，功能活动衰减，多见于慢性久病重病之人，预后不良。

4. 假神：其外在表现的特征是如原本目光晦滞，突然目似有光，但却浮光外露；本为面色晦暗，一时面似有华，但为两颧泛红如妆；本已神昏或精神极度萎靡，突然神识似清，想见亲人，言语不休，但精神烦躁不安；原本身体沉重难移，忽思起床活动，但并不能自己转动；本来毫无食欲，久不能食，突然暴饮暴食等，中医学称之为"假神"。

假神的出现，是因为脏腑精气极度衰竭，正气将脱之外候。古人比作"回光返照"或"残灯复明"，常是危重患者临终前的征兆。

5. 神乱：指神志错乱失常。临床常表现为焦虑恐惧、狂躁不安、淡漠痴呆和猝然昏倒等，多见于癫、狂、痴、痫、脏躁等患者。

 察颜观色——望色

"出门观天色，进门看脸色。"人们常说，某某人"气色很好"，某某人"气色不好看，是不是有什么病啊？"说明面部色泽能反映人的健康和疾病的状况，所以中医在对疾病诊察的时候，特别注意观察人体皮肤，尤其是面部皮肤的色泽，用以来资助对病症的判断。

这里所说的"气色"，"色"是指的颜色，颜色的变化主要反映着人体血液的盛衰和运行状况，并在一定程度上反映疾病的不同性质和不同脏腑的病证。"气"指的是光泽，中医学认为光泽主要是反映脏腑精气的盛衰状况。人体内在精气充盛，外则"光彩照人"。五脏之气外发，五脏之色可隐现于皮肤之中，当脏腑有病时，则可显露出相应的异常色泽。

一、常色与病色

没有比较，就没有鉴别，知常方能达变。要了解不同病理色泽各提示着何种病症，我们首先必须了解常色的特征。

1. 常色：健康人面部皮肤的色泽，谓之常色。其特点是明润、含蓄，即面部皮肤光明润泽，是有神气的表现，显示人体精充神旺、气血津液充足、脏腑功能正常。正如《望诊遵经》所说："光明者，神气之著；润泽者，精血之充。"常色又包括主色和客色。

（1）主色：是指人之种族皮肤生来就具有的基本肤色，终生基本不变。但由于种族、禀赋的原因，主色也有偏赤、白、青、黄、黑的差异。例如有的人生来就很白，有的人却很黑，有的人偏红，有的人偏黄，有的人偏青。正如《医宗金鉴》所说："五脏之色，随五形之人而见，百岁不变，故为主色也。"我国多数民族属于黄色人种，其主色的特点是红黄隐隐，明润含蓄。

（2）客色：人与天相应，一年四季，春夏秋冬，有寒热温凉不同的变化。因自然界季节、气候等的不同，而微有相应变化的正常面色，称为客色。如春季面色稍青，夏季面色稍赤，长夏面色稍黄，秋季面色稍白，冬季面色稍黑。正如《医宗金鉴》所说："四时之色，随四时加临，推迁不常，故为客色也。"这些变化均属正常范围。

2. 病色：人体在疾病状态时面部显示的色泽。病色的特点是晦暗、暴露。晦暗，即面部皮肤枯槁晦暗而无光泽，是脏腑精气已衰的表现。暴露，即某种面色异常明显地显露于外。病色又有善色与恶色之分。

（1）善色：指患者面色虽有异常，但仍光明润泽。这说明病变尚轻，脏腑精气未衰，多见于新病、轻病，其病易治，预后较好，故称善色。

（2）恶色：指患者面色异常，且枯槁晦暗。这说明病变深重，脏腑精气已衰，多见于久病、重病，其病难治，预后较差，故称恶色。

二、五色与主病

中医学常将病色可分为赤、白、黄、青、黑五种，这不同的病理色泽，分别提示着不同脏腑和不同性质的疾病。

1. 赤色主热病：赤者，红也。疾病过程中患者之所以面色红赤，其病理本质乃是面部络脉中血液充盈度增高的缘故。那么，是什么原因会导致血液充盈度增高呢？中医学认为主要是因为体内热邪太盛，人们常说"热血沸腾"，由于热邪充斥，血流加速，血管的通透性增强，面部脉络扩张，故而面色红赤，赤色提示着是热邪亢盛的病症。但热性病症有实热与虚热之分。属实热者，其面赤特征为满面通红；属虚热者，其面赤特征为午后两颧潮红。

2. 白色主虚病：疾病过程中患者面色淡白无华，其病理本质乃是面部络脉中血液充盈度降低的缘故。多是由于血液亏少不能上充于面部脉络所致，白色提示着病症属于气血亏虚。西医不少慢性虚损性疾病，如缺铁性贫血、再生障碍性贫血、白细胞减少症、反复上消化道出血、妇女长期月经过量等常可呈现面色淡白无华。

3. 黄色主虚湿病：患者面色发黄，多是由于脾虚机体失养，或湿邪内蕴、脾失运化所致。面色萎黄者，多属脾胃气虚，气血不足。因脾胃虚衰，水谷精微不足，气血化生无源，机体失养，故面色淡黄无华。面黄虚浮者，属脾虚湿蕴。因脾运不健，机体失养，水湿内停，泛溢肌肤所致。面目一身俱黄者，称为黄疸。其中面黄色泽鲜明如橘皮色者，为阳黄，多是由于湿热互结内蕴所致；面黄色泽晦暗如烟熏色者，为阴黄，多是由于寒湿郁遏所致。可见，无论阳黄与阴黄都和湿邪的关系密切，所以中医就有"湿乃黄疸之源"之说。

4. 青色主寒瘀病：患者面见青色，是体内血液运行不畅的外在表现，多由寒凝气滞，或瘀血内阻，或筋脉拘急，使面部脉络血行瘀阻所致。面色发青其病多属于寒证、瘀血证的患者，如寒性关节炎、肝硬化、冠心病、妇女痛经等。

5. 黑色主肾虚病：根据五色应五脏的理论，黑色入肾，故而患者面色发黑，多属肾虚的病症，而肾虚又有肾阳虚与肾阴虚之分。肾阳虚衰，水寒内盛，血失温养，脉络拘急，血行不畅，故面黑暗淡者，多属肾阳虚。肾阴精久耗，阴虚火旺，虚火灼阴，机体失养，故黑而干焦者，多属肾阴亏虚。

三、望色与十法

望色与十法是根据面部皮肤色泽的浮、沉、清、浊、微、甚、散、抟、泽、夭十类变化，以分析病变性质、部位及其转归的方法。具体内容是：

1. 浮和沉：浮，是面色浮显于皮肤之外，多主表证；沉，是面色沉隐于皮肤之内，多主里证。面色由浮转沉，是邪气由表入里；由沉转浮，是病邪自里达表。

2. 清和浊：清，是面色清明，多主阳证；浊，是面色浊黯，多主阴证。面色由清转浊，是病从阳转阴；由浊转清，是病由阴转阳。

3. 微和甚：微，是面色浅淡，多主虚证；甚，是面色深浓，多主实证。面色由微转甚，是病因虚而致实；由甚转微，是病由实而转虚。

4. 散和抟：散，是面色疏散，多主新病，或病邪将解；抟，是面色壅滞，多主久病，或病邪渐聚。面色由抟转散，是病虽久而邪将解；由散转抟，是病虽近而邪渐聚。

5. 泽和夭：泽，是面色润泽，主精气未衰，病轻易治；夭，是面色枯槁，主精气已衰，病重难医。面色由泽转夭，是病趋重危；由夭转泽，是病情好转。

说明患者的肤色不论其见何种颜色，凡是呈沉、浊、抟、夭表现的，多属里证、久病、重病；反之，呈浮、清、散、泽表现的，多属表证、新病、轻病。

审脏之苗——望舌

将舌与对疾病的诊察密切地联系起来，这是中医学独一无二的一种诊断方法。中医学之所以重视对舌的观察，用以来资助对疾病的诊断，这是因为在中医眼里，舌为诸脏之苗。

苗，初露的外在之象。口腔之中的舌体，大家都很熟悉。它是一个肌肉性器官。不论我们吃什么东西，甜酸苦辣它最清楚；有被称为"大舌头"的人，往往说话不流畅；一日三餐，无论包子馒头，鸡鸭鱼肉，进口之后，经牙齿的咀嚼送入胃中进一步消化的过程中，还须有舌的帮助。所以舌体的功能，在西医学看来，主要是辨别滋味，调节声音，伴和食物，协助吞咽。而在中医学里它却没么简单，中医学认为舌与脏腑、经络、气血、津液有着密切的联系。

心开窍于舌，心主血脉，故人体气血运行情况，可反映在舌质的颜色上；心主神明，舌体的运动又受心神的支配，因而舌体运动是否灵活自如，语言是否清晰，与神志密切相关。故舌与心、神的关系极为密切，可以反映心、神的病变。

舌为脾之外候，脾气通于口，故曰脾开窍于口。脾主运化，将食物中的精微转化为气血，舌体赖气血充养，所以舌象能反映气血的盛衰，而与脾主运化、化生气血的功能直接相关。

肝藏血，肾藏精，肝肾通过经络与舌体紧密相连，其他脏腑组织，由于经络的沟通，也直接或间接与舌产生联系，因而其他脏腑一旦发生病变，舌象也会出现相应的变化。所以观察舌象的变化，可以测知内在脏腑的病变。所以舌体实为诸脏之苗，因而望舌就成为中医临床收集病理信的一个重要方面的内容。

我们再参以西医学的认识来看看，舌体位于口腔，而口腔既是消化系统，又是呼吸系统的共同要冲，故舌象就能反映消化、呼吸系统的一定病变。口腔有诸多唾液腺（腮腺、颌下腺、舌下腺）的开口，唾液的质和量，影响舌的干湿程度，唾液属于消化液，能影响脾胃的消化，其分泌状态又受神经的支配，故察舌可知神经—体液调节状况。舌的运动主要由脑神经支配，故神经系统，尤其是高级中枢神经系统发生障碍时就会影响舌体的正常灵活运动。

望舌，主要是观察舌质和舌苔两个方面的变化。舌质是指舌的肌肉脉络组织，为脏腑气血之所荣。舌苔是指舌面上附着的一层苔状物，是胃气上蒸所生。正常舌象的主要特征是：舌体柔软灵活，舌色淡红明润，舌苔薄白均匀，苔质干湿适中。

一、察舌本体——望舌质

舌质，又称舌体。中医对舌质的观察主要包括神、色、形、态四个方面。

1. 舌神：就是指观察到的舌的整体面貌，是我们看到舌时的第一印象。一般来说，舌神包括两个方面的内容。

（1）荣枯性："荣"是指舌质红润光泽、有生气、有光彩，这是有神的表现，表示脏腑精气充足、功能运转正常，对疾病来说，说明病轻，易于恢复；"枯"是指舌质干枯不不润、晦暗而无光泽，这是无神的表现，表示脏腑精气耗损、功能衰竭，对疾病来说，说明病重，不易恢复。

（2）灵活性：如果舌体运动自如，舒卷有力，是有神的表现，代表病轻；如果舌体活动僵硬、舒卷不灵、语言涩滞则是无神的表现，代表病重。通过舌神，我们对疾病和脏腑功能状态就有了一个初步的判断。如果要更详细地了解疾病，还需要仔细地去观察舌体的颜色、形质以及动态。

2. 舌色：是指舌质的颜色。

（1）淡红舌：指舌色淡红润泽，白中透红。为气血调和的征象。淡红舌主要反映心血充足，胃气旺盛的生理状态。红为血之色，明润光泽为胃气之华。常见于正常人。病中见之多属病情尚轻，或为疾病转愈之佳兆。

（2）淡白舌：指舌色较正常浅淡，甚至全无血色。多见于气血两虚或阳虚寒证之人。气血亏虚，血不荣舌，或阳气虚衰，运血无力，不载血以上充舌质，致舌色浅淡。

（3）鲜红舌：指舌色较正常红赤而呈鲜红色。舌质鲜红是舌体动脉过度充血所引起，而舌体动脉过度充血的原因，大多是血液循环速度加快，所以多见于各种热性疾病。而"热"性之热，又有实热、虚热之分。由于血得热则循行加速，舌体脉络充盈；或因阴液亏乏，虚火上炎，故舌色鲜红。

（4）深红舌：指舌色较鲜红舌更深而呈暗红色的一种舌质颜色。因此和鲜红舌相比，它代表的含义就是热邪更重，程度更深，既可以是实热导致，也可以是虚热所为。热入营血，气血沸涌，耗伤营阴，血液浓缩而瘀滞，虚火上炎，舌体脉络充盈，故舌呈深红色。舌深红有苔，多属温热病热入营血，或脏腑内热炽盛。舌深红少苔或无苔，或有裂纹，多属久病阴虚火旺。

（5）青紫舌：指全舌呈现青紫色，或局部现青紫斑点。舌质出现青紫是气血运行不畅的外在病理改变。全舌青紫者，其病多是全身性血行瘀滞；舌有紫色斑点者，可能是瘀血阻滞于某局部，或是局部血络损伤所致。

3. 舌形：是指舌质的形体状态。病理舌形主要有苍老舌、娇嫩舌、胖大舌、瘦薄舌、裂纹舌等方面的特征。

（1）苍老舌：舌质纹理粗糙，坚敛而不柔软，舌色较黯，多见于邪气亢盛的实证。

（2）娇嫩舌：舌质纹理细腻，浮胖娇嫩，舌色浅淡，多见于正气亏虚的虚证。

（3）胖大舌：舌体比正常胖大而厚，伸舌满口，望之舌面水分充盈。因为舌体胖大，舌的两边与牙齿接触处常被牙齿挤压而形成齿痕，这时又称"齿痕舌"。胖大舌和齿痕舌都是由于舌体水分过多所致，舌体水分过多，又系体内水湿过度积聚所引起，所以出现胖大舌和齿痕舌，就意味着体内水液代谢发生了障碍，出现了水湿停聚的病理现象。

（4）瘦薄舌：舌体比正常舌瘦小而薄。与胖大舌正好相反，瘦薄舌是体内阴液亏耗，或是气血不足，导致舌体不能充盈而形成。如果瘦薄而舌体颜色鲜红的，那就表明是体内阴液亏损；如果瘦薄而舌体颜色淡白的，则表明是气血不足。

（5）裂纹舌：舌面上有深浅不一、多少不等、各种形态的裂纹。裂纹舌多数是疾病耗伤体内气血津液，脏腑精气不能滋养舌体而导致。但部分正常人也有的可出现裂纹舌，我们不能一看到裂纹舌就认为是津液精气耗损，关键还是要结合人体的整体情况来加以考虑。

4. 舌态：指的是舌体的动态。舌由肌肉所组成，舌肌肉内纵横交错贯行着筋经、脉络，脏腑功能健旺，气血充盛，则经络能正常支配舌体运动。故正常舌态运动灵活，伸缩自如。舌态的异常，往往是神经系统病变所致。常见的病理舌态包括痿软、僵硬、歪斜、颤动、吐弄、短缩等，归纳起来不外乎两类：一是舌的运动功能亢进，二是舌的运动功能减弱。

（1）痿软舌：以舌体软弱无力，不能随意伸缩回旋为特征。痿软舌多是体内气血或阴液极度亏损，导致舌体缺乏营养滋润而出现的一种舌态。舌体的活动主要依靠舌肌，舌肌力量的大小又和舌的营养供应有着密切关系，如果人体气血阴液亏耗，舌肌无法得到充足的营养，自然也就无法很好地工作，就好比我们如果几天不吃饭，就会浑身乏力，四肢软绵无力一样。

（2）僵硬舌：是指舌体失去柔和，屈伸不利，甚或板硬强直，不能灵活运动。舌强硬虽为局部表现，但与内在脏腑病变密切相关。多见于风痰阻络的中风一类患者。

（3）歪斜舌：指舌体不正，伸舌时舌体偏向或左或右一侧。多见于中风或中风先兆。多因肝风内动，夹痰或夹瘀，痰瘀阻滞一侧经络，受阻侧舌肌弛缓，收缩无力，而健侧舌肌如常，故伸舌时向健侧偏斜。

（4）颤动舌：以舌体震颤，动摇不宁，不能自主为特征。为肝风内动的征象。凡气血亏虚，使筋脉失于濡养而无力平稳伸展舌体；或因热极阴亏而动风、肝阳化风等，皆可出现舌颤动。久病舌淡白而颤动者，多属血虚动风；新病舌绛而颤动者，多属热极生风；

舌红少津而颤动者，多属阴虚动风、肝阳化风。

(5) 短缩舌：以舌体卷短紧缩，不能伸长为特征。多为病情危重的征象。舌短缩，色淡白或青紫而湿润者，多属寒凝筋脉，舌脉挛缩；或气血俱虚，舌失充养，筋脉痿弱而显短缩。舌短缩而胖，苔滑腻者，多属脾虚不运，痰浊内蕴，经气阻滞所致。舌短缩而红绛干燥者，多属热盛伤津，筋脉挛急所致。

二、察舌黏膜——望舌苔

疾病对人体的影响，除了会在舌质的神、色、形、态上有所反映，也会在舌苔上出现各种变化。舌苔是指附着在舌质上面的苔状物，西医学称为黏膜。中医学认为，舌苔是人体水谷精气升腾于于舌上的一种表现。正常情况下，颜色呈均匀淡白色，质地不厚不薄，可以隐隐看到下面淡红色的舌体。在疾病状态下，各种外来邪气或内生病理产物，就会使舌苔出现各种异常变化。这些变化可以分为两类，一是颜色的变化，二是质地的变化。

1. 舌苔颜色：

(1) 白苔：指舌面上所附着的苔垢呈现白色。苔薄白而润，可为正常舌象，或为疾病初起的表证。苔薄白而滑，多为外感寒湿，或脾肾阳虚，水湿内停。苔白厚腻，多为湿浊内停，或为痰饮、食积。

(2) 黄苔：指舌苔呈现黄色。根据苔黄的程度，有淡黄、深黄和焦黄之分。黄苔的出现多与"热"有关，苔色愈黄，说明热邪愈甚，淡黄苔为热轻，深黄苔为热甚，焦黄苔为热极。

(3) 灰黑苔：苔色浅黑，称为灰苔；苔色深灰，称为黑苔。灰苔与黑苔只是颜色浅深之差别，故常并称为灰黑苔。灰黑苔可见于热性病中，亦可见于寒湿病中，但无论寒热均属重证，黑色越深，病情越重。苔质的润燥是辨别灰黑苔寒热属性的重要指征。舌苔灰黑而湿润多津，提示其病性多属寒湿；舌苔灰黑干燥而无津液者，说明其病多属热邪太盛之实热证。

2. 舌苔质地：舌苔质地的变化主要有厚薄、润燥、腻腐、剥落、真假等方面的改变。

(1) 薄苔与厚苔：审察舌苔的厚与薄，主要能够帮助我们判断病位的浅深、病势的进退。透过舌苔能够看清舌质者，称为薄苔；反之则称为厚苔。薄苔、厚苔主要反映邪正的盛衰和邪气之浅深。舌苔由薄转厚，提示邪气渐盛，或表邪入里，为病进；舌苔由厚转薄，或舌上复生薄白新苔，提示正气胜邪，或内邪消散外达，为病退的征象。

(2) 润苔与燥苔：审察舌苔的润与燥，是为了测知体内津液的盈亏。

舌苔润泽有津，干湿适中，不滑不燥，称为润苔。为正常舌苔的表现之一，是胃津、肾液上承，布露舌面的表现。疾病过程中见润苔，提示体内津液未伤。

舌苔干燥，扪之无津，甚则舌苔干裂，称为燥苔。如高热、大汗、吐泻后，或过服温燥药物等，导致津液不足，舌苔失于滋润而干燥。亦有因痰饮、瘀血内阻，阳气被遏，不能上蒸津液濡润舌苔而见燥苔者，属津液输布障碍。

舌质粗糙，扪之碍手，称为糙苔。提示体内津液已伤极。

舌面水分过多，伸舌欲滴，扪之湿滑，称为滑苔。为水湿之邪内聚的表现，主痰饮、主湿。如寒湿内侵，或阳虚不能运化水液，寒湿、痰饮内生，都可出现滑苔。

(3) 腻苔与腐苔：苔质致密，颗粒细腻，融合成片，中间苔厚，边周苔薄，紧贴舌面，揩之不去，刮之不易脱落，状如油腻覆盖舌面者，称为腻苔。苔质疏松，颗粒粗大，形如豆腐渣堆积舌面，边中皆厚，刮之易去者，称为腐苔。

腻苔多由湿浊内蕴，阳气被遏，湿浊痰饮停聚舌面所致。腐苔的形成，多因阳热有余，蒸腾胃中秽浊之邪上泛，聚积舌面，主食积胃肠，或痰浊内蕴。

（4）剥落苔：舌苔全部或部分脱落，脱落处光滑无苔，称为剥苔。舌苔全部剥脱，舌面光洁如镜者，称为镜面舌。剥脱苔的形成，多因胃气匮乏，不得上熏于舌，或胃阴枯涸，不能上潮于舌所致。由于导致胃气、胃阴亏损的原因不同，损伤的程度亦有轻重，因而形成各种类型的剥脱苔。

舌红苔剥多为阴虚；舌淡苔剥或类剥苔，多为血虚或气血两虚。镜面舌色红绛者，为胃阴枯竭，胃乏生气之兆，属阴虚重证。

（5）真苔与假苔：舌苔紧贴于舌面，刮之难去，舌苔像从舌体上长出者，此属真苔，又称有根苔。若舌苔不紧贴舌面，不像舌所自生而似涂于舌面者，即是假苔，又称无根苔。

判断舌苔真假，以有根无根为标准。真苔是脾胃生气熏蒸食浊等邪气上聚于舌面而成，苔有根蒂，故舌苔与舌体不可分离。假苔是因胃气匮乏，不能续生新苔，而已生之旧苔逐渐脱离舌体，浮于舌面，故苔无根蒂，刮后无垢。

病之初期、中期，舌见真苔且厚，为胃气壅实，病较深重；久病见真苔，说明胃气尚存。新病出现假苔，乃邪浊渐聚，病情较轻；久病出现假苔，是胃气匮乏，不能上潮，病情危重。

三、一致与矛盾——舌质与舌苔

舌苔和舌质的变化，所反映的生理病理意义各有侧重。一般认为，舌质颜色、形态主要反映脏腑气血津液的情况；舌苔的变化，主要与感受病邪和病证的性质有关。所以，察舌质可以了解脏腑虚实、气血津液的盛衰；察舌苔重在辨别病邪的性质、邪正的消长及胃气的存亡。

然而人是有机的整体，疾病是一个复杂的发展过程，舌象与机体的脏腑、气血以及各项生理功能都有密切联系。因此，临床诊病时，不仅要分别掌握舌质、舌苔的基本变化及其主病，还应注意舌质和舌苔之间的相互关系，将舌质和舌苔综合起来进行分析。

1. 苔质单方异常：一般无论病之新久，提示病情尚属单纯。如淡红舌而伴有干、厚、腻、滑、剥等苔质变化，或苔色出现黄、灰、黑等异常时，主要提示病邪性质、病程长短、病位深浅、病邪盛衰和消长等方面情况，正气尚未明显损伤，故临床治疗时应以祛邪为主。舌苔薄白而出现舌质老嫩、舌体胖瘦或舌色红绛、淡白、青紫等变化时，主要反映脏腑功能强弱，或气血、津液的盈亏及运行的畅滞，病邪损及营血的程度等，临床治疗应着重于调整阴阳，调和气血，扶正祛邪。

2. 苔质均异常：舌质与舌苔均出现异常者，又有两种情况。

（1）舌质与舌苔变化一致：提示病机相同，所主病证一致，说明病变比较单纯。例如舌质红，舌苔黄而干燥，主实热证；舌质红绛而有裂纹，舌苔焦黄干燥，多主热极津伤；舌质红瘦，苔少或无苔，主阴虚内热；舌质淡嫩，苔白润，主虚寒证；青紫舌，舌苔白腻，多为气血瘀阻，痰湿内停的病理特征。

（2）舌苔和舌质变化矛盾：即舌质与舌苔变化不一致，甚至相反矛盾，多提示病因病机比较复杂。如"淡白舌黄腻苔"，舌色淡白主寒，而苔黄腻又主湿热，舌色与舌苔反映的病性相反，但舌质主要反映正气，舌苔主要反映病邪，所以，平素脾胃虚寒者，复感湿热之邪便可见上述舌象，此为寒热夹杂，本虚标实。又如"舌质红绛，舌苔白滑腻"，舌质红绛，本属内热，而苔白腻，又常见于寒湿内郁，舌苔与舌质反映出寒、热二种病性，其成因可由外感热病，营分有热，故舌质红绛，但气分有湿，则苔白滑腻；或平素为阴虚火旺之体，复感寒湿之邪，痰食停积，故舌苔白而滑腻。

所以，当舌质舌苔所反映的病性不一致时，应对二者的病因病机以及相互关系进行综合分析。

四、以舌为凭断病——临证意义昭彰

由于舌象的变化能较客观准确地反映病情，故对临床辨证、立法、处方、用药以及判断疾病转归，分析病情预后，都有十分重要的意义。正如《临症验舌法》所说："凡内外杂证，无一不呈其形，著其气于舌……据舌以分虚实，而虚实不爽焉；据舌以分阴阳，而阴阳不谬焉；据舌以分脏腑，配主方，而脏腑不差，主方不误焉。危急疑难之顷，往往无证可参，脉无可按，而惟以舌为凭；妇女幼稚之病，往往闻之无息，问之无声，而惟有舌可验。"舌诊的临床意义可概括为如下几个方面：

1. 判断邪正盛衰：正气之盛衰，可在舌象方面反映出来，如舌体淡红，柔软灵活，苔薄白而润，说明正气充足，气血运行正常，津液未伤；舌色淡白，是气血两虚；舌干苔燥，是津液已伤；舌苔有根，是胃气充足；舌苔无根或光剥无苔，是胃气衰败；舌色青紫，或有斑点，或舌下络脉怒张，为血瘀的指征。

2. 区别病邪性质：不同的病邪致病，在舌象上反映出不同的变化。如外感风寒，苔多薄白；外感风热，苔多薄白而干；寒湿为病，多见舌淡苔白滑；湿浊、痰饮、食积或外感秽浊之气，均可见舌苔厚腻；燥邪为患，则舌红少津；实热证，则舌红绛苔黄燥；内有瘀血，舌紫黯或有斑点，或舌下络脉怒张。故风、寒、热、燥、湿、痰、瘀、食等诸种病因，大多可从舌象上加以鉴别。

3. 辨别病位浅深：病邪轻浅多见舌苔变化，而病情深重可见舌苔舌质同时变化。如外感病中，苔薄白是疾病初起，病情轻浅；苔黄厚，舌质红为病邪入里，病情较重，主气分热盛；邪入营分，可见舌绛；邪入血分，可见舌质深绛或紫黯，苔少或无苔。说明不同的舌象提示病位浅深不同。内伤杂病中，若脏腑功能失常，亦可反映于舌。一般舌尖红起芒刺，属心火亢盛；舌边红多属肝胆有热；舌苔白而厚腻，多因脾失健运，湿邪内阻，如见于湿浊、痰饮等；舌中苔黄厚腻，多属脾胃湿热；舌体颤动，多为肝风内动；舌体歪斜，为中风或中风先兆等。

4. 推断病势进退：通过对舌象的动态观察，可测知疾病发展的进退趋势。从舌苔上看，若苔色由白转黄，由黄转为灰黑，苔质由薄转厚，由润转燥，多为病邪由表入里，由轻变重，由寒化热，邪热内盛，津液耗伤，为病势发展。反之，若舌苔由厚变薄，由黄转白，由燥转润，为病邪渐退，津液复生，病情向好的方向转变。若舌苔骤增骤退，多为病情暴变所致。如薄苔突然增厚，是邪气急骤入里的表现；若满舌厚苔突然消退，是邪盛正衰，胃气暴绝的表现，二者皆为恶候。从舌质上看，舌色由淡红转为红、绛或绛紫，或舌面有芒刺、裂纹，是邪热内入营血，有伤阴、血瘀之势；若淡红舌转淡白、淡紫湿润，舌体胖嫩有齿痕，为阳气受伤，阴寒内盛，病邪由表入里，由轻转重，病情由单纯变为复杂，为病进。

5. 估计病情预后：舌荣有神，舌面有苔，舌态正常者，为邪气未盛，正气未伤，胃气未败，预后较好；舌质枯晦，舌苔无根，舌态异常者，为正气亏虚，胃气衰败，病情多凶险。

观人之首——望头面

一、望头部

头为精明之府，内藏脑髓，为元神所居之处；脑为髓之海，为肾所主，肾之华在发，发为血之余；头又为诸阳之会，脏腑精气皆上荣于头。故望头部的情况，主要可以诊察肾、脑的病变和脏腑精气的盛衰。望诊时应注意观察头颅、囟门、头发的异常。

1. 头颅：头形的大小异常和畸形，多见于正值颅骨发育期的婴幼儿，可成为某些疾病的典型体征。头颅的大小以头围（头部通过眉间和枕骨粗隆的横向周长来衡量），一般新生儿约 34 cm，6 个月时约 42 cm，1 周岁时约 45 cm，2 周岁时约 47 cm，3 周岁时约 48.5 cm。明显超出此范围者为头形过大，反之为头形过小。

（1）头大：小儿头颅均匀增大、颅缝开裂、面部较小、智力低下者，多属先天不足，肾精亏损，水液停聚于脑所致。

（2）头小：小儿头颅狭小、头顶尖圆、颅缝早合、智力低下者，多因肾精不足，发育异常所致。

2. 囟门：是婴幼儿颅骨接合不紧所形成的骨间隙，有前囟、后囟之分。后囟呈三角形，在出生后 2～4 个月内闭合；前囟呈菱形，在出生后 12～18 个月内闭合，是临床观察的主要部位。

（1）囟填：即囟门突起。多属实证，多因温病火邪上攻，或脑髓有病，或颅内水液停聚所致。但小儿在哭泣时囟门暂时突起为正常。

（2）囟陷：即囟门凹陷。多属虚证，多因吐泻伤津，气血不足和先天肾精亏虚，脑髓失充所致。但 6 个月以内的婴儿囟门微陷属正常。

（3）解颅：即囟门迟闭。是肾气不足，发育不良的表现，多见于佝偻病患儿，常兼有"五软"（头软、项软、手足软、肌肉软、口软）、"五迟"（立迟、行迟、发迟、齿迟、语迟）等症状表现。

3. 头发：头发的生长与肾气和精血的盛衰关系密切，故望发主要可以诊察肾气的强弱和精血的盛衰。正常人发黑稠密润泽，是肾气充盛，精血充足的表现。

（1）发黄：指发黄干枯，稀疏易落。多属精血不足，可见于大病后或慢性虚损患者。小儿头发稀疏黄软，生长迟缓，甚至久不生发，多因先天不足，肾精亏损所致；小儿发结如穗，枯黄无泽，多属于疳积。

（2）发白：指青年白发。发白伴有耳鸣、腰酸等症者，属肾虚；伴有失眠健忘等症者，为劳神伤血所致。发白有因先天禀赋所致者，不属病态。

（3）脱发：片状脱发，显露圆形或椭圆形光亮头皮，称为斑秃，多为血虚受风所致。青壮年头发稀疏易落，有眩晕、健忘、腰膝酸软者，为肾虚；有头皮发痒、多屑、多脂者，为血热化燥所致。

二、望面部

面部又称颜面，指包括额部在内的脸面部。面部是脏腑精气上荣的部位，尤其是心之气血及心神活动外华之处。观察面部的色泽形态和神情表现，不仅可以了解神的衰旺，而且可以诊察脏腑精气的盛衰和有关的病变。

1. 外形：

（1）面肿：面部浮肿，多见于水肿病，常是全身水肿的一部分。其中眼睑颜面先肿，发病较速者为阳水，多由外感风邪，肺失宣降所致；兼见面色㿠白，发病缓慢者属阴水，多由脾肾阳衰，水湿泛溢所致；兼见面唇青紫、心悸气喘、不能平卧者，多属心肾阳衰，血行瘀阻，水气凌心所致。

（2）腮肿：一侧或两侧腮部以耳垂为中心肿起，边缘不清，按之有柔韧感及压痛者，为痄腮，因外感温毒之邪所致，多见于儿童。若颧下颌上耳前发红肿起，伴有寒热、疼痛者，为发颐，或为托腮痈，因阳明热毒上攻所致。耳下腮部出现肿块，不红不热者，多为腮腺肿瘤。

（3）面削：指面部肌肉消瘦，两颧高耸，眼窝、颊部凹陷。因气血虚衰，脏腑精气耗竭所致，多见于慢性病的危重阶段。

（4）口眼㖞斜：突发一侧口眼㖞斜而无半身瘫痪，患侧面肌弛缓，额纹消失，眼不能闭合，鼻唇沟变浅，口角下垂，向健侧㖞斜者，病名曰口僻，为风邪中络所致。口眼㖞斜兼半身不遂者，多为中风，为肝阳化风，风痰阻闭经络所致。

2. 动态：

（1）惊怖貌：指患者面部呈现恐惧的症状。多见于小儿惊风以及癫痫、瘿气等病。若于声、光、风刺激，或见水、闻水声时出现者，可能为狂犬病。

（2）苦笑貌：指患者面部呈现无可奈何的苦笑样症状。是由于面部肌肉痉挛所致，乃破伤风的特殊征象。

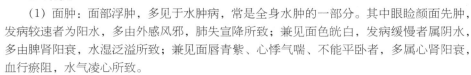

五脏外应——望五官

五官，是与五脏相关联的面部五种感官，即目、耳、鼻、口、舌的统称。《灵枢·五阅五使》说："鼻者肺之官也，目者肝之官也，口唇者脾之官也，舌者心之官也，耳者肾之官也。"故望五官的异常变化，可以了解脏腑的病变。本处主要介绍目、耳、鼻、口唇、齿龈和咽喉等望诊内容。

一、望目

目为肝之窍，心之使，血之宗，五脏六腑之精气皆上注于目，故目与五脏六腑皆有联系。目的不同部位分属于五脏，后世医家据此而归纳为"五轮学说"，即瞳仁属肾，称为水轮；黑睛属肝，称为风轮；两眦血络属心，称为血轮；白睛属肺，称为气轮；眼睑属脾，称为肉轮。观察五轮的形色变化，可以诊察相应脏腑的病变。

望目应重点观察两眼的目神、目色、目形和目态的异常改变。

1. 目神：是诊察两目之神气之有无。凡视物清楚，精彩内含，神光充沛者，是目有神；若视物昏暗，目无精彩，浮光暴露者，是目无神。目有神者，精气未虚，虽病易治；目无神者，精气亏虚，病重难治。

2. 目色：正常人眼睑内及两眦红润，白睛色白，黑睛褐色或棕色，角膜无色透明。《灵枢·论疾诊尺》说："目赤色者，病在心，白在肺，青在肝，黄在脾，黑在肾。"这是目色与五脏的关系。其异常改变主要有：

目赤肿痛，多属实热证。如白睛发红，为肺火或外感风热；两眦赤痛，为心火上炎；睑缘赤烂，为脾有湿热；全目赤肿，为肝经风热上攻。白睛发黄，为黄疸的主要标志，多由湿热或寒湿内蕴，肝胆疏泄失常，胆汁外溢所致。目眦淡白，属血虚、失血，是血少不能上荣于目所致。目胞色黑晦黯，多属肾虚；目眶周围色黑，常见于肾虚水泛，或寒湿下注。黑睛灰白混浊，称为目生翳。多因邪毒侵袭，或肝胆实火上攻，或湿热熏蒸，或阴虚火炎等，使黑睛受伤而成。

3. 目形：目胞浮肿，多为水肿的表现。因目胞属脾，脾恶湿，且该处组织疏松，故水肿可先见于目胞。眼窝凹陷，多见于吐泻伤津或气血虚衰的患者。若久病重病眼窝深陷，甚则视不见人，则为阴阳竭绝之候，属病危。眼球突出，兼喘咳气短者，属肺胀，因痰浊阻肺，肺气不宣，呼吸不利所致；若兼颈前肿块，急躁易怒者，为瘿气，因肝郁化火，痰气壅结所致。胞睑红肿，若睑缘肿起结节如麦粒，红肿不甚者，为针眼；若胞睑漫肿，红肿较重者，为眼丹。二者皆为风热邪毒或脾胃蕴热上攻于目所致。

4. 目态：正常人瞳孔圆形，双侧等大，直径为 3～4 mm，对光反应灵敏，眼球运动随意灵活。其异常改变主要有：

(1) 瞳孔缩小：可见于川乌、草乌、有机磷农药中毒以及某些西药导致的药物性瞳孔缩小等。

(2) 瞳孔散大：危急症患者，瞳孔完全散大，为脏腑功能衰竭、心神散乱、濒临死亡的重要体征。如一侧瞳孔逐渐散大，可见于温热病热极生风证、中风、颅脑外伤或颅内肿瘤等患者。

(3) 目睛凝视：指患者两眼固定，不能转动。固定前视者，称瞪目直视；固定上视者，称戴眼反折；固定侧视者，称横目斜视。多属肝风内动之征，常有神昏、抽搐等表现，属病重；或见于脏腑精气耗竭，或痰热内闭证；瞪目直视还见于瘿气。

(4) 昏睡露睛：指患者昏昏欲睡，睡后胞睑未闭而睛珠外露。多属脾胃虚衰，或吐泻伤津，以小儿为多见，因脾虚清阳不升，或津液大伤，神气衰惫，胞睑启闭失司所致。

(5) 眼睑下垂：指胞睑无力张开而上睑下垂。其中双睑下垂者，多为先天不足，脾肾亏虚；单睑下垂者，多因脾气虚衰或外伤所致。

二、望耳

肾开窍于耳，心寄窍于耳，手足少阳经脉布于耳，手足太阳经和足阳明经也分布于耳或耳周围。所以耳与全身均有联系，而尤与肾、胆关系密切，所以望耳可以诊察肾、胆和全身的病变。

1. 耳之色泽：正常人耳郭色泽红润，是气血充足的表现。耳轮淡白，多属气血亏虚；耳轮红肿，多为肝胆湿热或热毒上攻；耳轮青黑，多见于阴寒内盛或有剧痛的患者；耳轮干枯焦黑，多属肾精亏虚，精不上荣，为病重，可见于温病晚期耗伤肾阴及下消等患者；小儿耳背有红络，耳根发凉，多为出麻疹的先兆。

2. 耳之形态：正常人耳郭厚大，是肾气充足的表现。耳郭瘦小而薄，是先天亏损，肾气不足；耳郭肿大，是邪气充盛之象。耳轮干枯萎缩，多为肾精耗竭，属病危；耳轮皮肤甲错，可见于血瘀日久的患者。

3. 耳内病变：耳内流脓水，称为脓耳，多由肝胆湿热，蕴结日久所致；脓耳后期转虚，则多属肾阴不足，虚火上炎。耳道之内赘生小肉团，称为耳痔，因湿热痰火上逆，气血瘀滞耳道而成。耳道局部红肿疼痛，为耳疖，多因邪热搏结耳窍所致。

三、望鼻

鼻居面部中央，为肺之窍；鼻称明堂，为脾之所应。鼻之周围有各脏腑的相应部位，五脏位于中央，六腑夹其两侧。此外，足阳明胃经分布于鼻旁。所以望鼻不仅可以诊察肺和脾胃的病变，而且还可以判断脏腑的虚实、胃气的盛衰、病情的轻重和预后。

1. 鼻之色泽：正常人鼻色红黄隐隐，含蓄明润，是胃气充足的表现。鼻端微黄明润，见于新病为虽病而胃气未伤，属病轻；见于久病为胃气来复，属向愈。鼻端色白，多属气血亏虚，或见于失血患者；鼻端色赤，多属肺脾蕴热；鼻端色青，多见于阴寒腹痛患者；鼻端色微黑，常是肾虚寒水内停之象；鼻端晦黯枯槁，为胃气已衰，属病重。鼻头枯槁，是脾胃虚衰，胃气失荣之候。

2. 鼻之形态：鼻头红肿生疮，多属胃热或血热；鼻端生红色粉刺，称为酒渣鼻，多因肺胃蕴热，使血瘀成齇所致；鼻柱溃陷，多见于梅毒患者；鼻柱塌陷，且眉毛脱落，多为麻风恶候。鼻翼扇动，称为鼻煽，多见于肺热，或为哮病，是肺气不宣，呼吸困难的表现；若重病中出现鼻孔煽张，喘而额汗如油，是肺气衰竭之危候。

3. 鼻内病变：鼻孔干燥，黑如烟煤，多属高热日久或阳毒热深。鼻塞流涕，可见于外感表证或鼻渊等，其中鼻流清涕者多属外感风寒；鼻流浊涕者多属外感风热；鼻流腥臭脓涕者多为鼻渊，为外邪侵袭或胆经蕴热上攻于鼻所致。鼻腔出血，称为鼻衄，多因肺胃蕴热灼伤鼻络，或外伤所致。鼻孔内赘生柔软、半透明的光滑小肉，撑塞鼻孔，气息难通者，称为鼻息肉，多由湿热邪毒壅结鼻窍所致。

四、望口与唇

口为饮食通道，脏腑要冲，脾开窍于口，其华在唇，手足阳明经环绕口唇，故望口与唇的异常变化，主要可以诊察脾与胃的病变。

1. 望口：

(1) 口之形色：口角流涎，小儿见之多属脾虚湿盛，成人见之多为中风口歪不收。唇内和口腔肌膜出现灰白色小溃疡，周围红晕，局部灼痛者，为口疮。口腔肌膜糜烂成片，口气臭秽者，为口糜，多由湿热内蕴，上蒸口腔所致。小儿口腔、舌上出现片状白屑，状如鹅口者，为鹅口疮，多因感受邪毒，心脾积热，上熏口舌所致。

(2) 口之动态：正常人口唇可随意开合，动作协调。《望诊遵经》将口唇的异常动态归纳为"口形六态"：口张——口开而不闭，属虚证。若状如鱼口，张口气直，但出不入，则为肺气将绝，属病危。口噤——口闭而难开，牙关紧急，属实证。多因筋脉拘急所致，可见于中风、痫病、惊风、破伤风等。口撮——上下口唇紧聚，为邪正交争所致，可见于新生儿脐风，表现为撮口不能吮乳；若兼见角弓反张者，多为破伤风患者。口歪——口角向一侧歪斜，可见于口僻，属风邪中络；或见于中风，为风痰阻络。口振——战栗鼓颌，口唇振摇，多为阳衰寒盛或邪正剧争所致，可见于外感寒邪，温病、伤寒欲作战汗，或疟疾发作。口动——口频繁开合，不能自禁，是胃气虚弱之象；若口角掣动不止，则为热极生风或脾虚生风之象。

2. 察唇：

(1) 唇之色泽：正常人唇色红润，是胃气充足，气血调匀的表现。唇色淡白，多属血虚或失血，是血少不能上充于唇络所致；唇色深红，多属热盛，是因热而唇部络脉扩张，血液充盈所致；嘴唇红肿而干者，多属热极；嘴唇呈樱桃红色，多见于煤气中毒；嘴唇青紫，多属血瘀证，可见于心气、心阳虚衰和严重呼吸困难的患者；嘴唇青黑，多属寒盛、痛极，是因寒盛血脉凝涩，或痛极血络瘀阻所致。

(2) 唇之形态：唇干而裂，为津液已伤，多属燥热伤津或阴虚液亏。嘴唇糜烂，多为脾胃积热上蒸，热邪灼伤唇部所致。唇内溃烂，其色淡红，为虚火上炎。唇边生疮，红肿疼痛，为心脾积热。唇角生疔，麻木痒痛，为锁口疔；人中部生疔，人中沟变浅平，麻木痒痛，为人中疔。久病而人中沟变平，口唇翻卷不能覆齿，为脾气将绝，属病危。

五、望齿与龈

齿为骨之余，骨为肾所主；龈护于齿，为手足阳明经分布之处，故望牙齿与牙龈主要可以诊察肾、胃的病变，以及津液的盈亏。

1. 察牙齿：

（1）齿之色泽：正常人牙齿洁白润泽而坚固，是肾气充足、津液未伤的表现。若牙齿干燥，为胃阴已伤；牙齿光燥如石，为阳明热甚，津液大伤；牙齿燥如枯骨，多为肾阴枯竭、精不上荣所致，可见于温热病的晚期，属病重。牙齿枯黄脱落，见于久病者多为骨绝，属病重。齿焦有垢，为胃肾热盛，但气液未竭；齿焦无垢，为胃肾热甚，气液已竭。

（2）齿之动态：牙关紧急，多属风痰阻络或热极动风。咬牙啮齿，多为热盛动风。睡中啮齿，多因胃热或虫积所致。

2. 望牙龈：

（1）龈之色泽：正常人牙龈淡红而润泽，是胃气充足，气血调匀的表现。牙龈淡白，多属血虚或失血，因血少不能充于龈络所致；牙龈红肿疼痛，多为胃火亢盛，因火热循经上炎，熏灼于牙龈所致。

（2）龈之形态：牙缝出血，称为齿衄，可因撞击等外力损伤，或胃腑积热，肝经火盛及阴虚火旺，脉络受损，或脾气虚弱，血不循经所致。龈肉萎缩，牙根暴露，牙齿松动，称为牙宣，多属肾虚或胃阴不足，虚火燔灼，龈肉失养所致。牙龈溃烂，流腐臭血水，甚则唇腐齿落者，称为牙疳，多因外感疫疠之邪，积毒上攻所致。

六、望咽与喉

咽通于胃腑，是饮食之道，为胃所系；喉连于气道，为气息之门，归肺所属；足少阴肾经循喉咙，夹舌本，亦与咽喉关系密切。故望咽喉主要可以诊察肺、胃、肾的病变。

1. 咽喉色泽：健康人咽喉色淡红润泽，不痛不肿，呼吸通畅，发音正常，食物下咽顺利无阻。若咽部深红，肿痛明显者，属实热证，多由肺胃热毒壅盛所致；若咽部嫩红、肿痛不显者，属阴虚证，多由肾阴亏虚、虚火上炎所致；咽部淡红漫肿，多由痰湿凝聚所致。

2. 咽喉形态：一侧或两侧喉核红肿肥大，形如乳头或乳蛾，表面或有脓点，咽痛不适者，为乳蛾，属肺胃热盛，邪客喉核，或虚火上炎，气血瘀滞所致。咽喉部红肿高突，疼痛剧烈，吞咽困难，身发寒热者，为喉痈，多因脏腑蕴热，复感外邪，热毒客于咽喉所致。

咽部肿痛，若肿势高突，色深红，周围红晕紧束，发热不退者，为脓已成；若肿势散漫，无明显界限，疼痛不甚者，为未成脓。咽部溃烂，分散表浅者，为肺胃之热轻浅或虚火上炎；溃烂成片或凹陷者，为肺胃热毒壅盛；咽部溃腐日久，周围淡红或苍白者，多属虚证。咽部溃烂处表面所覆盖的一层黄白或灰白色膜，称为假膜。如伪膜松厚，容易拭去者，病情较轻，是肺胃热浊之邪上壅于咽；若伪膜坚韧，不易拭去，重剥出血，很快复生者，为白喉，多见于儿童，属烈性传染病。

人之主干——望躯体

望躯体的内容包括望颈项、胸胁、腹部和腰背部。

一、望颈项

颈项是连接头部和躯干的部分，其前部称为颈，后部称为项。颈项起着支撑头部，连接头身的重要作用；颈项中有气管、食管、脊髓和血脉通过，是清气、饮食、气血、津液循行之要道；手足阳明经与任脉行于颈，太阳经与督脉行于项，少阳经行于两侧，是经气运行之路。颈项若有阻滞，可引起全身的病变；而脏腑气血失调，亦往往可在颈项部反映出来。

1. 外形：正常人的颈项直立，两侧对称，气管居中；矮胖者略粗短，瘦高者略细长，男性喉结突出，女性喉结不显；颈侧动脉搏动在安静时不易见到。其异常表现主要有：

（1）瘿瘤：指颈部结喉处有肿块突起，或大或小，或单侧或双侧，可随吞咽而上下移动。多因肝郁气结痰凝所致，或因水土失调，痰气搏结所致。

（2）瘰疬：指颈侧颌下有肿块如豆，累累如串珠。多由肺肾阴虚，虚火内灼，炼液为痰，结于颈部，或因外感风火时毒，夹痰结于颈部所致。

（3）颈瘘：指颈部痈肿、瘰疬溃破后，久不收口，形成管道。病名曰鼠瘘。因痰火久结，气血凝滞，疮孔不收而成。

（4）项痈、颈痈：项部或颈部两侧焮红漫肿，疼痛灼热，甚至溃烂流脓者，谓之项痈或颈痈。多由风热邪毒蕴蒸，气血壅滞，痰毒互结于颈项所致。

2. 动态：正常人的颈项转侧俯仰自如，其活动范围约是：左右旋转各 30°，后仰 30°，前屈 30°，左右侧屈各 45°。其异常改变主要有：

（1）项强：指项部拘紧或强硬。如项部拘急牵引不舒，兼有恶寒、发热，是风寒侵袭太阳经脉，经气不利所致。若项部强硬，不能前俯，兼壮热、神昏、抽搐者，多属温病火邪上攻，或脑髓有病。若项强不适，兼头晕者，多属阴虚阳亢，或经气不利所致。如睡眠之后，项强而痛，并无他苦者，为落枕，多因睡姿不当，项部经络气滞所致。

（2）项软：指颈项软弱，抬头无力。小儿项软，多因先天不足，肾精亏损，后天失养，发育不良，可见于佝偻病患儿。久病、重病颈项软弱，头垂不抬，眼窝深陷，多为脏腑精气衰竭之象，属病危。

（3）颈脉怒张：指颈部脉管明显胀大，平卧时更甚。多见于心血瘀阻，肺气壅滞及心肾阳衰、水气凌心的患者。

二、望胸胁

横膈以上，锁骨以下的躯干正面谓之胸；胸部两侧，由腋下至十一、十二肋骨端的区域谓之胁。胸腔由胸骨、肋骨和脊柱等构成，内藏心肺等重要脏器，属上焦，为宗气所聚，是经脉、血管循行布达之处。胸廓前有乳房，属胃经，乳头则属肝经；胁肋是肝胆经脉循行之处。望胸胁主要可以诊察心、肺的病变和宗气的盛衰，以及肝胆、乳房疾患。

正常人的胸廓呈扁圆柱形，两侧对称，左右径大于前后径（比例约为 1.5：1），小儿和老人则左右径略大于前后径或相等，两侧锁骨上下窝亦对称。常见的胸廓变形有：

1. 扁平胸：表现为胸廓较正常人扁平，前后径小于左右径的一半，颈部细长，锁骨突出，两肩向前，锁骨上、下窝凹陷。多见于形瘦之人，或肺肾阴虚、气阴两虚的患者。

2. 桶状胸：表现为胸廓较正常人膨隆，前后径与左右径约相等，颈短肩高，锁骨上、下窝平展，肋间加宽，胸廓呈圆桶状。多为久病咳喘，肺肾气虚，以致肺气不宣而壅滞，日久促使胸廓变形。

3. 鸡胸：表现为胸骨下部明显前突，胸廓前后径长而左右径短，肋骨侧壁凹陷，形似鸡之胸廓。多见于小儿佝偻病，因先天不足或后天失养，肾气不充，骨骼发育异常所致。

4. 肋如串珠：指肋骨与肋软骨连接处变厚增大，状如串珠。可见于肾气不足，或后天失养，发育不良的佝偻病患儿。

5. 乳房肿溃：妇女哺乳期乳房红肿热痛，乳汁不畅，甚则破溃流脓，身发寒热者，为乳痈。多因肝气不舒，胃热壅滞，或外感邪毒所致。

三、望腹部

腹部指躯干正面剑突以下至耻骨以上的部位，属中下焦，内藏肝、胆、脾、胃、大肠、小肠、膀胱、胞宫等脏腑。故望腹部可以诊察内在脏腑的病变和气血的盛衰。

1. 腹部膨隆：即仰卧时前腹壁明显高于胸耻连线。若仅腹部膨胀，四肢消瘦者，多属臌胀，为肝气郁滞，湿阻血瘀所致；若腹部胀大，周身俱肿者，多属水肿病，为肺脾肾三脏功能失调，水湿泛溢肌肤所致；腹局部膨隆，多见于腹内有癥积的患者。

2. 腹部凹陷：即仰卧时前腹壁明显低于胸耻连线。若腹部凹陷，形体消瘦，多属脾胃虚弱，气血不足，可见于久病脾胃气虚，机体失养，或新病吐泻太过、津液大伤的患者；若腹皮甲错，深凹着脊，可见于长期卧床不起，肉消着骨的患者，为精气耗竭，属病危。

3. 腹壁青筋暴露：即患者腹大坚满，腹壁青筋怒张。多因肝郁气滞，脾虚湿阻日久，导致血行不畅，脉络瘀阻所致，可见于臌胀重证。

四、望腰背部

背为胸中之府，亦为心肺之所居，与肝胆相关。腰为身体运动的枢纽，为肾之府。故望腰背部的异常表现，可以诊察有关脏腑经络的病变。望腰背时应注意观察脊柱及腰背部有无形态异常及活动受限。

正常人腰背部两侧对称，直立时脊柱居中，颈、腰段稍向前弯曲，胸、骶段稍向后弯曲，但无左右侧弯。其异常改变主要有：

1. 外形：

(1) 脊柱后突：指脊骨过度后弯，致使前胸塌陷，背部凸起。又称龟背，俗称驼背。多由肾气亏虚、发育异常，或脊椎疾患所致，亦可见于老年人。若久病患者后背弯曲，两肩下垂，称为"背曲肩随"，为脏腑精气虚衰之象。

(2) 脊柱侧弯：指脊柱偏离正中线向左或右歪曲。多由小儿发育期坐姿不良所致，亦可见于先天不足、肾精亏损、发育不良的患儿和一侧胸部有病的患者。

(3) 脊疳：指患者极度消瘦，以致脊骨突出似锯。为脏腑精气极度亏损之象，见于慢性重病患者。

(4) 发背：痈、疽、疮、疖生于脊背部位者，统称为发背，多因火毒凝滞于肌腠而成。

(5) 缠腰火丹：腰部皮肤鲜红成片，有水疱簇生如带状，灼热肿胀者，称为缠腰火丹，由外感火毒与血热搏结，或湿热浸淫，蕴阻肌肤，不得外泄所致。

2. 动态：

（1）角弓反张：指患者病中脊背后弯，反折如弓。常兼颈项强直，四肢抽搐。为肝风内动，筋脉拘急之象，可见于热极生风之惊风、破伤风、马钱子中毒等患者。

（2）腰部拘急：指腰部疼痛，活动受限，转侧不利。多因寒湿内侵，腰部脉络拘急，或跌仆闪挫，局部气滞血瘀所致。

手足形态——望四肢

四肢包括上肢的肩、臑、肘、臂、腕、掌、指和下肢的髀、股、膝、胫、踝、跗、趾等部位。就其与脏腑的关系而言，因心主四肢血脉，肺主四肢皮毛，脾主四肢肌肉，肝主四肢之筋，肾主四肢之骨，故五脏均与四肢有关，而脾与四肢的关系尤为密切。望诊时应注意观察外形变化和动态的异常。

一、外形

1. 四肢萎缩：指四肢或某一肢体肌肉消瘦、萎缩，松软无力。多因气血亏虚或经络闭阻，肢体失养所致。

2. 肢体肿胀：指四肢或某一肢体肿胀。若四肢肿胀，兼红肿疼痛者，多为瘀血或热壅血瘀所致；若足跗肿胀，或兼全身浮肿，多见于水肿。下肢肿胀，皮肤粗厚如象皮者，多见于丝虫病。

3. 膝部肿大：膝部红肿热痛，屈伸不利，见于热痹，为风湿郁久化热所致。若膝部肿大而股胫消瘦，形如鹤膝，称为"鹤膝风"，多因寒湿久留、气血亏虚所致。膝部紫黯漫肿疼痛，因外伤所致者，为膝骨或关节受损。

4. 小腿青筋：指小腿青筋暴露，形似蚯蚓。多因寒湿内侵，络脉血瘀所致。

5. 下肢畸形：直立时两踝并拢而两膝分离，称为膝内翻（又称 O 型腿）；两膝并拢而两踝分离，称为膝外翻（又称 X 型腿）。若踝关节呈固定型内收位，称为足内翻；呈固定外展位，称为足外翻。上述畸形皆属先天不足，肾气不充，或后天失养，发育不良。

6. 手指变形：手指关节呈梭状畸形，活动受限者，称为梭状指，多由风湿久蕴，痰瘀结聚所致；指趾末节膨大如杵者，称为杵状指，常兼气喘唇黯，多由久病心肺气虚，血瘀痰阻而成。

二、动态

1. 肢体痿废：指肢体肌肉萎缩，筋脉弛缓，痿废不用。多见于痿病，常因精津亏虚或湿热浸淫，筋脉失养所致。若一侧上下肢痿废不用者，称为半身不遂，见于中风患者，多因风痰阻闭经络所致；若双下肢痿废不用者，见于截瘫患者，多由腰脊外伤、瘀血阻络所致。

2. 四肢抽搐：指四肢筋脉挛急与弛张间作，舒缩交替，动作有力。见于惊风，多因肝风内动，筋脉拘急所致。

3. 手足拘急：指手足筋肉挛急不舒，屈伸不利。如在手可表现为腕部屈曲，手指强直，拇指内收贴近掌心与小指相对；在足可表现为踝关节后弯，足趾挺直而倾向足心。多因寒邪凝滞或气血亏虚，筋脉失养所致。

4. 手足颤动：指双手或下肢颤抖或振摇不定，不能自主。多由血虚筋脉失养或饮酒过度所致，亦可为动风之兆。

5. 手足蠕动：指手足时时掣动，动作迟缓无力，类似虫之蠕行。多为脾胃气虚，筋脉失养，或阴虚动风所致。

隐蔽下窍——望二阴

前阴为生殖和排尿器官，后阴指肛门，为排便之门户。前阴为肾所司，宗筋所聚，太阴、阳明经所会，阴户通于胞宫并与冲任二脉密切相关，肝经绕阴器，故前阴病变与肾、膀胱、肝关系密切。后阴为肾所司，脾主运化，升提内脏，大肠主传导糟粕，故后阴病变与脾、胃、肠、肾关系密切。

一、望前阴

望男性前阴应注意观察阴茎、阴囊和睾丸是否正常，有无硬结、肿胀、溃疡和其他异常的形色改变。对女性前阴的诊察要有明确的适应证，由妇科医生负责检查，男医生需在女护士陪同下进行。前阴常见的异常改变有：

1. 外阴肿胀：男性阴囊或女性阴户肿胀，称为阴肿。阴肿而不痒不痛者，可见于水肿病。阴囊肿大，一般称为疝气，可因小肠坠入阴囊，或内有瘀血、水液停积，或脉络迂曲，睾丸肿胀等引起。若阴囊或阴户红肿、瘙痒、灼痛，多为肝经湿热下注所致。

2. 外阴收缩：男性阴囊阴茎，或女性阴户收缩，拘急疼痛，称为阴缩。多因寒邪侵袭肝经，凝滞气血，肝脉拘急收引所致。

3. 外阴生疮：前阴部生疮，或有硬结破溃腐烂，时流脓水或血水者，称为阴疮，多因肝经湿热下注，或感染梅毒所致。若硬结溃后呈菜花样，有腐臭气，则多为癌肿，病属难治。

4. 外阴湿疹：男子阴囊，或女子大小阴唇起疹，瘙痒灼痛，湿润或有渗液者，分别称为肾囊风、女阴湿疹。多由肝经湿热下注，风邪外袭所致；若日久皮肤粗糙变厚者，多为阴虚血燥之证。

5. 睾丸异常：小儿睾丸过小或触不到，多属先天发育异常，亦可见于痄腮后遗症（睾丸萎缩）。

6. 阴户有物突出：妇女阴户中有物突出如梨状，名为阴挺（子宫下垂）。多由脾虚中气下陷，或产后劳伤，使胞宫下坠阴户之外所致。

二、望后阴

望诊时应注意观察肛门部有无红肿、痔疮、裂口、瘘管及其他病变。检视时可嘱患者左侧卧位，双腿尽量前屈靠近腹部，或膝胸位、弯腰位，使肛门充分暴露。检查者用双手将臀部分开，即可观察肛门外部的病变；然后再让患者用力屏气，以观察有无内痔突出，内痔的位置、数目、大小、色泽，有无出血等。肛门部常见的异常改变有：

1. 肛痈：肛门周围局部红肿疼痛，状如桃李，破溃流脓者。多由湿热下注，或外感邪毒阻于肛周而成。

2. 肛裂：肛门与肛管的皮肤黏膜有狭长裂伤，可伴有多发性小溃疡，排便时疼痛流血者。多因热结肠燥或阴津不足，燥屎内结，努力排便时撑伤肛门皮肤，或湿热下注

中医自学十八讲

瞿岳云教授精讲从零开始学懂中医

所致。

3. 痔疮：肛门内外生有紫红色柔软肿块，突起如峙者，为痔疮。其生于肛门齿状线以内者为内痔，生于肛门齿状线以外者为外痔，内外皆有者为混合痔。多由肠中湿热蕴结或血热肠燥，或久坐、负重、便秘等，使肛门部血脉郁滞所致。

4. 瘘管：肛痛成脓自溃或切开后，久不敛口，外流脓水，所形成的管腔，称为肛瘘。瘘管长短不一，或通入直肠，局部痒痛，缠绵难愈。

5. 脱肛：指直肠黏膜或直肠全层脱出肛外。轻者便时脱出，便后缩回；重者脱出后不能自回，须用手慢慢还纳。检视时可嘱患者取蹲位，用力屏气做排便动作，即可在肛门外看到紫红色球状物或椭圆形块状物脱出。多由脾虚中气下陷所致。

 # 查看肤表——望皮肤

皮肤为一身之表，内合于肺，卫气循行其间，有保护机体的作用。脏腑气血亦通过经络而外荣于皮肤。凡感受外邪或内脏有病，皆可引起皮肤发生异常改变。因此，望皮肤不仅可以诊察皮肤所发生的病变、判断病邪的性质，并且可以诊察脏腑的虚实、气血的盛衰、内脏病变的轻重和预后等。

一、色泽异常

1. 皮肤发赤：皮肤突然鲜红成片，色如涂丹，边缘清楚，灼热肿胀者，为丹毒。发于头面者，名抱头火丹，发于小腿足部者名流火，发于全身、游走不定者，名赤游丹。发于上部者多由风热化火所致，发于下部者多因湿热化火而成，亦有因外伤染毒而引起者。

2. 皮肤发黄：面目、皮肤、爪甲俱黄者，为黄疸，多因外感湿热、疫毒，内伤酒食，或脾虚湿困，血瘀气滞等所致。其黄色鲜明如橘皮色者，属阳黄，因湿热蕴蒸，胆汁外溢肌肤而成。黄色晦黯如烟熏色者，属阴黄，因寒湿阻遏，胆汁外溢肌肤所致。

3. 皮肤紫黑：面、手、乳晕、腋窝、外生殖器、口腔黏膜等处呈弥漫性棕黑色改变者，多为黑疸，由劳损伤肾所致；周身皮肤发黑亦可见于肾阳虚衰的患者。

4. 皮肤白斑：四肢、面部等处出现白斑，大小不等，界限清楚，病程缓慢者，为白驳风。多因风湿侵袭，气血失和，血不荣肤所致。

二、形态异常

1. 皮肤干燥：指皮肤干枯无华，甚至皲裂、脱屑的症状。多因阴津已伤、营血亏虚，肌肤失养，或因外邪侵袭、气血滞涩等所致。

2. 肌肤甲错：指皮肤干枯粗糙，状若鱼鳞的症状。多属血瘀日久，肌肤失养所致。

3. 皮肤硬化：指皮肤粗厚硬肿，失去弹性，活动度减低的症状。可因外邪侵袭、禀赋不足、阳虚血液亏少、情志内伤、饮食不节、瘀血阻滞等，引起肌肤失养所致。

三、皮肤病症

1. 斑疹：斑、疹均为全身性疾病表现于皮肤的症状，两者虽常常并称，但实质有别。

（1）斑：指皮肤黏膜出现深红色或青紫色片状斑块，平铺于皮肤，抚之不碍手，压之不褪色的症状。可由外感温热邪毒，热毒窜络，内迫营血；或因脾虚血失统摄，阳衰寒凝气血；或因外伤等，使血不循经，外溢肌肤所致。

（2）疹：指皮肤出现红色或紫红色、粟粒状疹点，高出皮肤，抚之碍手，压之褪色的症状。常见于麻疹、风疹、瘾疹等病，亦可见于温热病中。多因外感风热时邪或过敏，或热入营血所致。

不论斑或疹，在外感病中见之，若色红身热，先见于胸腹，后延及四肢，斑疹发后热退神清者，是邪去正安，为顺；若布点稠密成团，色深红或紫黯，先见于四肢，后延及胸腹，壮热不退，神识不清者，是邪气内陷，为逆。

（3）白㾦：指皮肤出现的一种白色小疱疹。其特点是：晶莹如粟，高出皮肤，根部肤色不变，内含浆液，擦破流水，多发于颈胸部，四肢偶见，面部不发，消失时有皮屑脱落。白㾦的出现，多因外感湿热之邪，郁于肌表，汗出不彻，蕴酿而发，乃湿温患者湿热之邪透泄外达之机。白㾦晶莹饱满，颗粒清楚者，称为晶㾦，说明津气尚充足；白㾦色枯而白，干瘪无浆者，称为枯㾦，说明津气已亏竭。一般白㾦透发后热退神清者，是正能胜邪，湿热外达之顺证；若透发后身热不退，反见神昏者，为正不胜邪，邪毒内陷之逆证。

（4）湿疹：指周身皮肤出现红斑，迅速形成丘疹、水疱，破后渗液，出现红色湿润之糜烂面者。多因湿热蕴结，复感风邪，郁于肌肤而发。

2. 疮疡：指发于皮肉筋骨之间的疮疡类疾患。主要有痈、疽、疔、疖等。

（1）痈：指患部红肿高大，根盘紧束，焮热疼痛，并能形成脓肿的疾病。具有未脓易消，已脓易溃，疮口易敛的特点。属阳证，多为湿热火毒蕴结，气血壅滞所致。

（2）疽：指患部漫肿无头，皮色不变，疼痛不已的疾病。具有难消、难溃、难敛，溃后易伤筋骨的特点。一般指无头疽。属阴证，多为气血亏虚，阴寒凝滞而发。

（3）疔：指患部形小如粟，根深如钉，漫肿灼热，麻木疼痛的疾病。多发于颜面和手足。因竹木刺伤，或感受疫毒、疠毒、火毒等邪所致。

（4）疖：指患部形小而圆，红肿热痛不甚，根浅、脓出即愈的疾病。因外感火热毒邪或湿热蕴结所致。

 # 分泌排泄——望排出物

望排出物是观察患者的分泌物、排泄物和某些排出体外的病理产物的形、色、质、量的变化以诊断病情的方法。

分泌物主要是指人体官窍所分泌的液体，它具有濡润官窍等作用，如泪、涕、唾、涎等，其色、质、量的表现与脏腑的功能密切相关，当脏腑有病时，可引起其发生异常改变。

望排出物变化总的规律是：凡色白、质稀者，多属虚证、寒证；凡色黄、质稠者，多属实证、热证。

1. 望痰：痰是由肺和气道排出的病理性黏液。观察痰的色、质、量，可以判断脏腑的病变和病邪的性质。痰白清稀者，多属寒痰。因寒邪阻肺，津凝不化，聚而为痰，或脾阳不足，湿聚为痰，上犯于肺所致。痰黄稠有块者，多属热痰。因邪热犯肺，煎津为痰，痰聚于肺所致。痰少而黏、难于咯出者，多属燥痰，因燥邪犯肺，耗伤肺津，或肺阴虚津亏，清肃失职所致。痰白滑量多、易于咯出者，多属湿痰，因脾失健运，水湿内停，湿聚为痰，上犯于肺所致。痰中带血、色鲜红者，称为咯血，常见于肺痨、肺络张、肺癌等患者，多因肺阴亏虚和肝火犯肺，火热灼伤肺络，或痰热、邪毒壅肺，肺络受损所致。咯吐脓血痰、气腥臭者，为肺痈，是热毒蕴肺，化腐成脓所致。

2. 望涕：涕是鼻腔分泌的黏液，涕为肺之液。流涕多因六淫侵袭、肺失宣肃，或热邪熏蒸、气血腐败成涕，或气虚阳亏、津液失固所致。可见于多种鼻腔、鼻窦疾病。新病鼻塞流清涕，是外感风寒；鼻流浊涕，是外感风热。阵发性清涕量多如注，伴喷嚏频作者，多属鼻鼽，是风寒束于肺卫所致。久流浊涕，质稠、量多、气腥臭者，多为鼻渊，是湿热蕴阻所致。

3. 望涎：涎是从口腔流出的清稀黏液。涎为脾之液，由口腔分泌，具有濡润口腔、协助进食和促进消化的作用。望涎主要诊察脾与胃的病变。口流清涎量多者，多属脾胃虚寒。因脾胃阳虚，气不化津所致。口中时吐黏涎者，多属脾胃湿热。为湿热困阻中焦，脾失运化，湿浊上泛所致。小儿口角流涎，涎渍颐下，病名曰滞颐。多由脾虚不能摄津所致，亦可见于胃热虫积。睡中流涎者，多为胃中有热或宿食内停、痰热内蕴。

4. 望唾：唾是从口腔吐出的稠滞泡沫状黏液。唾为肾之液，然亦关乎胃。胃中虚冷，肾阳不足，水液失其温运，气化失司，则水邪上泛，可见时吐唾沫。胃有宿食，或湿邪留滞，唾液随胃气上逆而溢于口，故见多唾。

5. 望呕吐物：呕吐物是指胃气上逆，由口吐出的胃内容物。外感内伤皆可引起。呕吐物清稀无酸臭味，或呕吐清水痰涎，多因胃阳不足，腐熟无力，或寒邪犯胃，损伤胃阳，导致水饮内停于胃，胃失和降所致。呕吐物秽浊有酸臭味，多因邪热犯胃，胃失和降，邪热蒸腐胃中饮食，则吐物酸臭。吐不消化、味酸腐的食物，多属伤食，因暴饮暴食，损伤脾胃，食积不化，胃气上逆，推邪外出所致。呕吐黄绿苦水，多属肝胆郁热或湿热。吐血色黯红或紫黯有块，夹有食物残渣者，属胃有积热，或肝火犯胃，或胃腑血瘀所致。

6. 望大便：正常的大便色黄，呈软圆柱状或条状。大便清稀水样，多为外感寒湿，或饮食生冷，脾失健运，清浊不分所致。大便黄褐如糜而臭，多为湿热或暑湿伤及胃肠，大肠传导失常所致。大便夹有黏冻、脓血，多见于痢疾和肠癌等病，为湿热邪毒蕴结大肠，肠络受损所致。大便灰白呈陶土色，多见于黄疸。大便燥结、干如羊屎、排出困难，多因热盛伤津、阴血亏虚，肠失濡润，传化不行所致。

7. 望小便：正常的小便色淡黄，清净而不浑浊。冬天汗少尿多，其色较清；夏日汗多尿少，其色较黄。小便清长，多见于虚寒证。因阳虚不能蒸化津液，水津下趋膀胱，故小便清长量多。小便短黄，多见于实热证，因热盛伤津，或汗、吐、下、利，伤津所致，尿中带血，多因结石损伤血络，或湿热蕴结膀胱，或阴虚火旺、疫毒或药毒伤肾，或脾肾不固所致。可见于石淋、热淋、肾癌、膀胱癌等。小便浑浊如米泔水，或滑腻如脂膏，称为尿浊，多因脾肾亏虚，清浊不分，或湿热下注，气化不利，不能制约脂液下流所致。尿中有砂石，见于石淋患者，因湿热蕴结下焦，煎熬尿浊杂质，久而结为砂石。

第九讲
语言技巧，嘴上功夫
——四诊之问诊

人体的主观感觉可以说是疾病最本质和最直接的反映。我们常说，自己最了解自己。因此，一个人得了病，是什么原因引起的，有不有什么明显的诱发因素，刚开始有哪些不舒服，后来又有什么变化，吃过什么药，效果怎样等有关疾病的重要临床资料，只有通过询问患者自己才能获得。因此，明代著名医家张景岳认为，问诊为"诊病之要领，临证之首务"。清代医家赵晴初在《存存斋医话稿续集》中也曾说："四诊……望、闻、问贵焉。其中一问字，尤为辨证之要。"

  恶寒发热——问寒热

人是恒温动物，而要把人体的体温维持在一个基本恒定的状态下，就需要有产热和散热两个系统协调地工作，当疾病影响到这个体温调节系统，人体就会产生或寒或热的症状。问寒热，就是询问疾病过程中患者有无怕冷或发热的感觉。中医学认为，这是辨别病邪性质和机体阴阳盛衰的重要依据。"寒"，指患者自觉的怕冷感，临床上有恶风、恶寒和畏寒之分。患者遇风觉冷，避之可缓者，谓之恶风；患者自觉怕冷，多加衣被或近火取暖而不能缓解者，谓之恶寒；患者自觉怕冷，多加衣被或近火取暖而能够缓解者，谓之畏寒。"热"，即发热，除指患者体温高于正常外，尚包括患者自觉全身或某一局部发热的主观感觉，如"手足心低热"等。

一、外感初始——寒热并见

寒热并见，是指患者恶寒与发热同时出现，多见于外感疾病的初期的表证阶段，我们"感冒"的时候就常常表现为既恶寒，又发热。

1. 恶寒重发热轻：指自我感觉怕冷明显，并有轻微发热，这常是由于感受了外界风寒之邪所致的风寒表证。

2. 发热重恶寒轻：指自我感觉发热较重，同时又有轻微怕冷，这常是由于感受了外界风热之邪所致的风热表证。

3. 发热轻而恶风：指自我感觉有轻微发热，并有遇风觉冷、避之可缓的症状，这常是由于感受了外界风邪所致的伤风表证。

二、新久寒病——但寒不热

但寒不热，是指患者只感觉寒冷而不发热。新起病，突然感觉怕冷，并有四肢不温，或有脘腹、肢体冷痛，或呕吐泄泻，或咳喘痰鸣，脉沉紧等症，多因感受寒邪较重，寒邪直中脏腑、经络，郁遏阳气，肌体失于温煦，故突起恶寒，多为里实寒证。久病经常怕冷，四肢冰凉，得温可缓，多见于慢性久病，导致阳气亏损之人。

三、虚实热病——但热不寒

但热不寒，是指患者只发热，而无怕冷。多系阳盛或阴虚所致，是里热证的寒热特征。根据发热的轻重、时间、特点等，临床上常见以下三种类型：

1. 壮热：指患者热势壮盛，持续不退，不恶寒只恶热。常兼面赤、口渴、大汗出、脉洪大等症。多因风热内传，或风寒入里化热，正邪相搏，阳热炽盛，蒸达于外所致。多见于伤寒阳明经证和温病气分阶段，属里实热证。

2. 潮热：指按时发热，或按时热势加重，如潮水之来而有定时的症状。有日晡潮热、湿温潮热、阴虚潮热之分。

（1）日晡潮热：患者热势较高，常如日晡（下午 3～5 时）发热明显，常见于阳明腑实证，故亦称阳明潮热。由于胃肠燥热内结，阳明经气旺于申时，正邪斗争剧烈，故在此时热势加重。

（2）湿温潮热：患者身热不扬（肌肤初扪之不觉发热，但扪之稍久即感灼手），午后发热明显，常见于湿温病。多是由于湿邪郁遏，热难透达，湿郁热蒸，故身热不扬；午后阳气渐衰，阴气渐长，湿郁更甚，故而发热更重。

（3）阴虚潮热：患者每至午后和夜间发低热者，常见于阴虚内热证。多是由于阴液亏虚，不能制阳，机体阳气偏亢，午后卫阳渐入于里，夜间卫阳行于里，使体内偏亢的阳气更加亢盛而生内热，故午后和夜间发低热。例如西医所言的肺结核、腹膜结核、肾结核等结核病以及一些慢性消耗性疾病，常呈现这种发热表现。

此外，午后或夜间发热，亦可见于瘀血积久，郁而化热者。发热以夜间为甚者，称为身热夜甚，常是温病热入营分，耗伤营阴的表现。

3. 微热：指发热不高，体温一般在 38 ℃以下，或仅自觉发热者，称为微热。发热时间一般较长，病因病机较为复杂，多见于温病后期和某些内伤杂病。

长期微热，劳累则甚，兼疲乏、少气、自汗等症者，多属气虚发热。

长期低热，兼两颧发红、五心烦热等症者，多属阴虚发热。

每因情志不舒而时有微热，兼胸闷、急躁易怒等症者，多属气郁发热，亦称郁热。

小儿于夏季气候炎热时长期发热，兼有烦渴、多尿、无汗等症，至秋凉自愈者，多属气阴两虚发热。

四、半表半里——寒热交替

寒热交替，又称寒热往来，指患者自觉恶寒与发热交替而作。是正邪相争，互为进退的病理反应，为半表半里证寒热的特征。临床常见以下两种类型：

1. 寒热往来，发无定时：指患者寒热交替，发作无时间规律。常见于少阳病，为半表半里证。系因外感病邪至半表半里阶段时，正邪相争，正胜则发热，邪胜则恶寒，故恶寒与发热交替发作，发无定时。

2. 寒热往来，发有定时：指患者寒热交替，发作有时间规律。或每日一作，或二、三日发作一次，常兼有剧烈头痛、口渴、多汗等症。多见于疟疾。因疟邪侵入人体，潜伏于半表半里的膜原部位，入与阴争则寒，出与阳争则热，故恶寒与发热交替出现，休作有时。

 # 水液代谢——问汗出

汗是人体阳气蒸化津液，经汗孔达于体表而出的一种水液代谢的产物。正常汗出有调和营卫，滋润皮肤，调节体温的作用。也许您有过体会，感冒发热不出汗时，吃了药后汗出则发热渐退，说明它能调节人的体温。正常人在体力活动、进食辛辣、气候炎热、衣被过厚、情绪激动等情况下出汗，属于生理现象。

若当汗出而无汗，不当汗出而多汗，或仅见身体的某一局部汗出，均属病理现象。病理性汗出的有无，与病邪的侵扰和机体正气的亏虚有着密切的关系。由于病邪的性质，或正气亏损的程度不同，可出现各种病理性的汗出异常。

一、无汗有汗——表里汗出

在疾病过程中，特别是外感病，汗的有无，是判断病邪性质和卫阳盛衰的重要依据。

1. 无汗：病理性无汗有表证、里证之分。表证无汗者，多属风寒表证，因寒性收引，寒邪袭表，腠理致密，玄府闭塞所致。里证无汗出者，多因津血亏虚，化汗乏源；或阳气虚，无力化汗所致。

2. 有汗：病理性有汗有表证、里证之分。表证有汗出者，多见于风邪犯表证和风热表证，由于风性开泄，热性升散，故风邪、热邪袭表，使肌腠疏松，玄府不能密闭而汗出。里证有汗出者，多见于里热证，如风热内传或寒邪入里化热，或其他原因导致里热炽盛，迫使津液外泄，则汗出量多；亦可见于里虚证，如阳气亏虚，肌表不固，或阴虚内热，蒸津外泄，均常有出汗的症状。

二、特征病理——特殊汗出

所谓特殊汗出，指具有某些特征的病理性汗出。主要有下列 4 种情况：

1. 自汗：是指白天经常出汗，活动后尤甚。多见于气虚证和阳虚证。因阳气亏虚，不能固护肌表，玄府不密，津液外泄，故见自汗，动则耗伤阳气，故活动后汗出尤甚。

2. 盗汗：是指睡着后就出汗，醒来后汗出则止，就好像盗贼等你睡着后入室盗窃一般。多见于阴虚内热证，或气阴两虚证。因阴虚阳亢而生内热，入睡则卫阳由表入里，肌表不固，内热加重，蒸津外泄而汗出；醒后卫阳由里出表，内热减轻而肌表得以固密，故汗止。若气阴两虚，常自汗、盗汗并见。

3. 绝汗：指在病情危重的情况下，出现大汗不止的症状，每可导致亡阴或亡阳，由于亡阴、亡阳属危重证候，故又称为脱汗。若病势危重、冷汗淋漓如水、面色苍白、肢冷脉微者，属亡阳之汗，为阳气亡脱，津随气泄之象。若病势危重，汗热而黏如油、躁扰烦渴、脉细数疾者，属亡阴之汗，为内热逼涸竭之阴津外泄之象。

4. 战汗：在病势沉重之时，患者先恶寒战栗而后汗出者。因邪盛正馁，邪伏不去，一旦正气来复，正邪剧争所致。常见于温病或伤寒邪正剧烈斗争的阶段，是病变发展的转折点。若汗出热退、脉静身凉，提示邪去正复，疾病向愈；若汗出而身热不退、烦躁不安、脉来急疾，提示邪盛正衰，病情恶化。

三、限于局部——局部汗出

局部汗出指病理性汗出仅局限于某一局部。临床常见的有以下几种情况：

1. 但头汗出：指汗出仅见于头部，或头颈部汗出较多的症状。常见原因有四：一是上焦热盛，迫津外泄，故见头汗，多兼见面赤、烦渴、舌尖红、苔薄黄、脉数等；二是中焦湿热蕴结，湿郁热蒸，迫津上越，而致头汗，常兼肢体困重、身热不扬、舌苔黄腻等；三是由于阴寒内盛，元气将脱，虚阳上越，津随阳泄，则见头额冷汗不止，面色苍白，四肢厥冷，脉微欲绝，是亡阳之兆；四是进食辛辣、热汤、饮酒之时，而使阳气旺盛，热蒸于上所导致。

2. 半身汗出：指患者仅身体左右或上下半身汗出。左右半身汗出常见于健侧，无汗的半身则常是病变的部位，多见于偏瘫、中风的患者。上下半身汗出，多见于痿证、截瘫，半身汗出常因风痰、痰瘀、风湿等阻滞经络，营卫不能周流，气血失和所致。

3. 手足心汗出：指手足心汗出的症状。手足心微汗出，多为生理现象。若手足心汗出量多，伴口咽干燥、五心烦热、脉细数者，多为阴经郁热所致；若手足汗出，连绵不断，兼烦渴饮冷、尿赤便秘、脉洪数者，多属阳明燥热内结，热蒸迫津外泄所致。

4. 阴部汗出：指外生殖器及其周围部位汗出较多，多因下焦湿热郁蒸所致。

痛定思因——问疼痛

疼痛大家都碰到过，人体几乎任何一个部位都可以发生。导致疼痛的原因实在太多，不同原因造成的疼痛，常呈现出不同的特征。反之，我们通过询问患者不同特征性的疼痛，就能推断是由什么原因所导致的疼痛。

疼痛有虚实之分。实性疼痛多因感受外邪、气滞血瘀、痰浊凝滞，或食积、虫积、结石等阻滞脏腑经脉，气血运行不畅所致，即所谓"不通则痛"。虚性疼痛多因阳气亏虚，精血不足，脏腑经脉失养所致，即所谓"不荣则痛"。

问疼痛，应注意询问疼痛的部位、性质、程度、时间及相关兼症等。

一、病因不同——性质有别

由于导致疼痛的病因、病机不同，故疼痛的性质亦异。因而询问疼痛的性质，可以辨别疼痛的病因与病机。

1. 胀痛：指疼痛且有胀的感觉，是气滞作痛的特点。如胸、胁、脘、腹胀痛，多是气滞为患。但头目胀痛，则多因肝火上炎或肝阳上亢所致。

2. 刺痛：指疼痛如针刺之状，是瘀血致痛的特点。如胸、胁、脘、腹等部位刺痛，多是瘀血阻滞，血行不畅所致。

3. 冷痛：指疼痛且有冷凉之感，是寒证疼痛的特点，常见于腰脊、脘腹、四肢关节等处。因寒邪阻滞经络所致者，多属实寒证；因阳气亏虚，脏腑、经脉失于温煦所致者，多属虚寒证。

4. 灼痛：指疼痛且有灼热之感，是热证疼痛的特点。因火邪窜络，阳热熏灼所致者，多属实热证；因阴虚火旺，组织被灼所致者，多属虚热证。

5. 重痛：指疼痛且有沉重之感，多因湿邪困阻气机所致。由于湿性重浊黏滞，故湿邪阻滞经脉，气机不畅，使人有沉重而痛的感觉。重痛常见于头部、四肢、腰部以及全身。但头重痛亦可因肝阳上亢，气血上壅所致。

6. 酸痛：指疼痛且有酸软的感觉，多因湿邪侵袭肌肉关节，气血运行不畅所致。亦可因肾虚骨髓失养引起。

7. 绞痛：指痛势剧烈，如刀绞割，多因有形实邪阻闭气机，或寒邪凝滞气机所致。如心脉痹阻所引起的"真心痛"，结石阻滞胆管所引起的上腹痛，寒邪犯胃所引起的胃脘痛等，皆具有绞痛的特点。

8. 空痛：指疼痛且有空虚之感，多因气血亏虚，阴精不足，脏腑经脉失养所致。常见于头部或小腹部等处。

9. 隐痛：指疼痛不剧烈，尚可忍耐，但绵绵不休，多因阳气精血亏虚，脏腑经脉失养所致。常见于头、胸、脘、腹等部位。

10. 掣痛：指抽掣牵引作痛，由一处连及他处。亦称引痛、彻痛。多因筋脉失养，或筋脉阻滞不通所致。一般而言，新病疼痛，痛势剧烈，持续不解，或痛而拒按，多属实证；久病疼痛，痛势较轻，时痛时止，或痛而喜按，多属虚证。

11. 走窜痛：指疼痛部位游走不定，或走窜攻痛。其中胸胁脘腹疼痛而走窜不定，称之为窜痛，多因气滞所致；四肢关节疼痛而游走不定，多见于痹病，因风邪偏胜所致。

12. 固定痛：指疼痛部位固定不移。若胸胁脘腹等处固定作痛，多是瘀血为患；若四肢关节固定作痛，多因寒湿、湿热阻滞，或热壅血瘀所致。

二、脏腑经络——疼痛部位

由于机体的各个部位与一定的脏腑经络相联系，所以通过询问疼痛的部位，可以了解病变所在的脏腑经络。

1. 头痛：指整个头部或头的某一部位疼痛的症状。

（1）头痛的经络定位：由于手、足三阳经均直接循行于头部，故"头为诸阳之会"，而足厥阴肝经亦上行于头，与督脉相交，其他阴经也多间接与头部相联系，故根据头痛的部位，可确定病变在哪一经。

阳明经与任脉行于头前，故前额连眉棱骨痛，病在阳明经；太阳经与督脉行于头后，故后头连项痛，病在太阳经；少阳经行于头两侧，故头两侧痛，病在少阳经；足厥阴经系目系达巅顶，故巅顶痛，病在厥阴经等。

（2）头痛原因分类：无论外感、内伤，虚实诸证，均可导致头痛。如外感风、寒、暑、湿、火以及瘀血、痰浊等阻滞或上扰脑窍所致者，多属实证；凡气血阴精亏虚，不能上荣于头，脑窍空虚所致者，多属虚证。

2. 胸痛：指整个胸部或胸部的某一部位疼痛。胸居上焦，内藏心肺，故胸痛多与心肺病变有关。临床应根据胸痛的具体部位、性质和兼症进行诊断。

左胸心前区憋闷作痛、时痛时止者，多因痰浊、瘀血等邪阻滞心脉所致，可见于胸痹等病。胸痛剧烈、面色青灰、手足青冷者，多因心脉急骤闭塞所致，可见于厥（真）心痛等病。胸痛、颧赤盗汗、午后潮热者，多因肺阴亏虚，虚火灼络所致，可见于肺痨等病。胸痛、咳喘气粗、壮热面赤者，多因热邪壅肺，肺络不利所致，可见于肺热病等病。胸痛、壮热、咳吐脓腥臭痰者，多因痰热阻肺，热壅血瘀所致，可见于肺痈等病。胸胁软骨疼痛而局部高起、皮色不变，或沿肋骨相引掣痛者，多因气结痰凝血瘀，经气不和所致，可见于胁肋痛等病。此外，肺癌、胸部外伤等，亦可导致胸部疼痛。

3. 胁痛：指胁的一侧或两侧疼痛。两胁为足厥阴肝经和足少阳胆经的循行部位，肝胆又位于右胁下，故胁痛多与肝胆病变有关。肝郁气滞、肝胆湿热、肝胆火盛、肝阴亏虚及饮停胸胁，阻滞气机、经脉不利，均可导致胁痛。

4. 脘痛：脘指上腹部剑突下，是胃腑所在部位，故又称胃脘。胃失和降，气机不畅，均可导致胃脘痛。因寒、热、气滞、瘀血和食积所致者，属实证；因胃阴虚或胃阳不足，胃失所养引起者，属虚证。实证多在进食后疼痛加剧，虚证多在进食后疼痛缓解。胃脘突然剧痛暴作，出现压痛及反跳痛者，多因胃脘穿孔所致。胃脘疼痛失去规律，痛无休止而明显消瘦者，应考虑胃癌的可能。临床应根据病史，结合疼痛的性质和兼症进行辨证。

5. 腹痛：腹部的范围较广，有大腹、小腹和少腹之分。脐以上为大腹，属脾胃；脐以下至耻骨毛际以上为小腹，属膀胱、大肠、小肠及胞宫；小腹两侧为少腹，是足厥阴肝经循行的部位。因寒、热、寒湿、湿热、气滞、瘀血、结石、虫积和食积等所致者，多属实证；因气虚、血虚、阳虚、阴虚所致者，多属虚证。

腹部持续性疼痛，阵发性加剧，伴腹胀、呕吐、便闭者，多见于肠痹或肠结，因肠道麻痹、梗阻、扭转或套叠，气机闭塞不通所致。全腹痛，有压痛及反跳痛者，多因腹部脏器穿孔或热毒弥漫所致。脐外侧及下腹部突然剧烈绞痛，向大腿内侧及阴部放射，尿血者，多系结石所致。腹部脏器破裂，或癌瘤亦可引起腹痛，疼痛部位多是破裂脏器或癌瘤所在部位。妇女小腹及少腹部疼痛，常见于痛经、异位妊娠破裂等病。

腹痛病因复杂，首先查明疼痛的确切部位，判断出病变所在的脏腑，然后根据病史，结合疼痛的性质及兼症，确定疼痛的原因。

6. 背痛：指自觉背部疼痛。背部中央为脊骨，脊骨内有髓，督脉贯脊行于正中，足太阳膀胱经分行夹于腰背两侧，其上有五脏六腑腧穴，两肩背部又是手三阳经分布之处。脊痛不可俯仰者，多因寒湿阻滞或督脉损伤所致；背痛连项者，多因风寒客于太阳经腧所致；肩背痛，多因寒湿阻滞，经脉不利所致。

7. 腰痛：指腰部两侧，或腰脊正中疼痛。腰指躯干后部季肋以下、髂崎以上的部位。腰部中间为脊骨，腰部两侧为肾所在部位，故称"腰为肾之府"，带脉横行环绕腰腹，总束阴阳诸经。

腰部经常酸软而痛，多因肾虚所致；腰部冷痛沉重，阴雨天加重，多因寒湿所致；腰部刺痛，或痛连下肢者，多因瘀血阻络或腰椎病变所致；腰部突然剧痛，向少腹部放射，尿血者，多因结石阻滞所致；腰痛连腹，绕如带状，多因带脉损伤所致。另外，骨结核、外伤亦可导致腰痛。临床应根据病史和疼痛的性质以确定引起腰痛的原因。

8. 四肢痛：指四肢肌肉、筋脉、关节疼痛。若四肢关节游走性疼痛，多属风寒湿痹；如四肢关节红肿热痛，为风湿热痹；若四肢酸痛，且痿软无力，常是由脾胃虚损，水谷精微不能布达于四肢引起。若独见足跟痛或胫膝酸痛者，多因肾虚所致，常见于老年人或体弱者。

9. 周身痛：指头身、腰背及四肢周身肌肉疼痛。新病周身痛者，多属实证，以外感风寒、风湿或湿热疫毒所致居多。久病卧床不起而周身痛者，多属虚证，常因气血亏虚，形体失养所致。临床应注意询问病史、疼痛的性质及其兼症，以确定疼痛的原因。

 # 喝水吃饭——问饮食

饮食是后天水谷精气之源，是维持人体生命活动所必需的物质。临床很多疾病过程中都能影响饮食口味而发生异常改变，故通过询问饮食及口味的情况，不仅可以了解体内津液的盈亏、脾胃的运化及有关脏腑功能的盛衰，也能够资助判断疾病的寒热虚实性质。

一、密切关联——口渴与饮水

口渴是指口中干渴的感觉。饮水是指实际饮水量的多少及喜恶。口渴与饮水是两个密切关联的症状。一般口渴者多喜饮，口不渴者不欲饮。口渴与饮水的异常，主要反映体内津液的盈亏和输布情况，以及证候的寒热虚实。

1. 口不渴饮：指口不渴，亦不欲饮。提示津液未伤。多见于寒证、湿证。因寒、湿之邪为阴邪，不耗伤津液，故口不渴，亦不欲饮。无明显燥热的病证，因津液未伤，亦可见口不渴饮的症状。

2. 口渴欲饮：指口干欲饮，饮水则舒的症状。津液耗伤，阴液亏少；气化不利，津液输布障碍，均可致津液不能承于口，而见口渴欲饮。

口渴咽干、鼻干唇燥、发于秋季者，多因燥邪伤津所致。口干微渴、发热、脉浮数者，多见于温热病初期，邪热伤津不甚。大渴喜冷饮、壮热、大汗出者，为里热炽盛，津液大伤的表现。严重腹泻，或汗、吐、下及利尿太过，耗伤津液，均可导致大渴引饮。口渴咽干、夜间尤甚、颧赤盗汗、五心烦热者，是阴虚津亏，虚火内炽的表现。口渴而多饮、小便量多、形体消瘦者，属消渴病。小儿夏季见之，且有无汗或少汗、发热者，为夏季热。渴不多饮、兼身热不扬、心中烦闷、苔黄腻者，属湿热证，因热盛伤津则口渴，体内有湿故不多饮。渴不多饮、兼身热夜甚、心烦不寐、舌红绛者，属温病营分证，因邪热耗伤阴津，故口渴，但热邪又能蒸腾营阴上潮于口，故不多饮。渴喜热饮而量不多或水入即吐者，多由痰饮内停所致，因痰饮内阻，津液不能气化上承于口，故口渴，但体内有饮邪，故不多饮，或水入即吐。口干、但欲漱水不欲咽、兼面色黧黑或肌肤甲错者，为有瘀血的表现，因瘀血内阻，气不化津，津不上承，故口干，体内津液本不亏乏，故但欲漱水不欲咽。

二、脾胃强弱——食欲与食量

食欲即对进食的要求和进食的欣快感觉。食量是指进食的实际数量。胃主受纳、腐熟，脾主运化，故食欲、食量与脾胃功能密切相关。人以胃气为本，胃气的有无直接关系到疾病的轻重和转归。所以，询问患者的食欲与食量情况，对了解脾胃功能的强弱，判断疾病的轻重和预后有重要的意义。

1. 食欲减退：指患者进食的欲望减退，甚至不想进食的症状。又称不欲食、食欲不振，亦有称纳呆者。食欲减退是疾病过程中常见的病理现象，主要是脾胃病变的反映，抑或是其他脏腑病变影响到脾胃功能的表现。

新病食欲减退，一般是邪气影响脾胃功能，正气抗邪的保护性反应，不一定是脾胃本身的病变。久病食欲减退，兼面色萎黄、食后腹胀、疲倦者，多因脾胃虚弱，腐熟运化无力所致。纳呆少食、脘闷腹胀、头身困重、苔腻脉濡者，多因湿邪困脾，运化功能障碍所致。纳呆少食、脘腹胀闷、嗳腐食臭者，多因食滞胃脘，腐熟不及引起。

2. 食欲亢进：指患者食欲过于旺盛，进食量多，食后不久即感饥饿的症状。亦称多食易饥。消谷善饥，兼多饮多尿、形体消瘦者，多见于消渴病，因胃火炽盛，腐熟太过所致。消谷善饥，兼大便溏泻者，属胃强脾弱，胃强则胃腐熟功能亢奋，故消谷善饥；脾弱则脾运化无力，故大便溏薄。

3. 饥不欲食：指患者虽然有饥饿的感觉，但不想进食，或进食不多的症状。饥不欲食，兼脘痞、干呕呃逆者，多属胃阴虚证。胃阴不足，虚火内扰，则有饥饿感；阴虚失润，胃之腐熟功能减退，故不欲食。此外，蛔虫内扰，亦可见饥而不欲食的症状。

4. 嗜食异物：指嗜食生米、泥土等的症状。多见于小儿虫积。妇女妊娠期间，偏食酸辣等食物，为生理现象。正常人由于地域或生活习惯的不同，亦常有饮食的偏嗜，一般不会引起疾病。但若偏嗜太过，亦可能诱发或导致疾病。如偏嗜肥甘，易生痰湿；过食辛辣，易致火盛；偏嗜生冷，易伤脾胃等。

 # 诸多不适——问头身胸腹

问头身胸腹指问头身胸腹除疼痛之外的其他不适或异常。主要包括头晕、胸闷、心悸、胁胀、脘痞、腹胀、身重、麻木、阳痿、遗精，以及恶心、神疲、乏力、气坠、心烦、胆怯、身痒等症。这些症状临床常见，各有重要的诊断价值，故应注意询问。

1. 头晕：指患者自觉头脑眩晕的一种感觉。轻者闭目自止，重者感觉自身或景物旋转，站立不稳。头晕是临床上常见症之一，可由多种原因引起。若头晕胀痛、口苦、易怒、脉弦数者，多因肝火上炎、肝阳上亢，脑神被扰所致。头晕面白、神疲乏力、舌淡脉弱者，多因气血亏虚，脑失充养所致。头晕而重、如物缠裹、痰多苔腻者，多因痰湿内阻，清阳不升所致。头晕耳鸣、腰酸遗精者，多因肾虚精亏，髓海失养所致。外伤后头晕刺痛者，多因瘀血阻滞脑络所致。

2. 胸闷：指患者自觉胸部有痞塞满闷之感。胸闷与心、肺等脏气机不畅，肺失宣降，肺气壅滞有着密切的关系。若胸闷、心悸气短者，多因心气虚或心阳不足所致。胸闷、咳喘痰多者，多系痰饮停肺所致。胸闷、壮热、鼻翼扇动者，多因热邪或痰热壅肺所致。胸闷气喘、畏寒肢冷者，多因寒邪客肺所致。胸闷气喘、少气不足以息者，多因肺气虚或肺肾气虚所致。

3. 心悸：指患者自觉心跳、心慌，悸动不安，甚至不能自主的一种症状。

（1）心悸的分类：心悸包括怔忡与惊悸，多是心与心神病变的反映。其一，由于受惊而致心悸，或心悸易惊，恐惧不安者，谓之惊悸。常因外因所引起，如目见异物，遇险临危，使心神浮动不定而心悸。其二，患者心跳剧烈，上至心胸，下至脐腹，悸动不安者，谓之怔忡。怔忡多由心悸发展而来，多由内因所引起，劳累即发，病情较心悸为重。

（2）心悸的病机：有虚实之别，临床应根据心悸轻重特点及其兼症之不同来进行辨证。因虚而致心悸，如营血亏虚，心神失养；阴虚火旺，内扰心神；心阳气虚，鼓搏乏力；脾肾阳虚，水气凌心等。因实而致心悸，如惊骇气乱，心神不安；心脉痹阻，血行不畅等。

4. 胁胀：指患者自觉一侧或两侧胁部胀满不舒感。由于肝胆居于右胁，其经脉又皆分布于两胁，故胁胀多与肝胆病变有关。如胁胀易怒，脉弦，多因肝气郁结所致；胁胀口苦，舌苔黄腻，多因肝胆湿热所致；胁胀而肋间饱满，咳唾引痛，多因饮停胸胁所致等。

5. 脘痞：指患者自觉胃脘胀闷不舒的症状。是脾胃病变的表现。脘痞、嗳腐吞酸者，多为食积胃脘。脘痞、食少、便溏者，多属脾胃气虚。脘痞、饥不欲食、干呕者，多为胃阴亏虚。脘痞、纳呆呕恶、苔腻者，多为湿邪困脾。脘痞、胃脘有振水声者，为饮邪停胃。

6. 腹胀：指患者自觉腹部胀满，痞塞不适，甚则如物支撑的症状。腹胀喜按者，属虚证，多因脾胃虚弱，腐熟运化无力所致。腹胀拒按者，属实证，多因食积胃肠，或燥热结滞肠道，或肠道气机阻塞引起。

7. 身重：指患者自觉身体有沉重之感。其症主要与水湿泛溢及气虚不运有关。身重、脘闷苔腻者，多因湿困脾阳，阻滞经络所致。身重、浮肿，系水湿泛溢肌肤所致。身重、嗜卧、疲乏者，多因脾气虚，不能运化精微布达四肢、肌肉所致。热病后期见身重乏力，多系邪热耗伤气阴，形体失养所致。

8. 麻木：指患者肌肤感觉减退，甚至消失的症状。亦称不仁。麻木可因气血亏虚、风寒入络、肝风内动、风痰阻络、痰湿或瘀血阻络，肌肤、经脉失养所致。

 # 耳目视听——问耳目

耳目为人体的感觉器官，分别与内脏、经络有着密切的联系。肾开窍于耳，手足少阳经脉分布于耳，耳为宗脉所聚；肝开窍于目，五脏六腑之精气皆上注于目。所以，问耳目不仅能够了解耳目局部有无病变，而且根据耳目的异常变化还可以了解肝、胆、肾、三焦等有关脏腑的病变情况。

一、肾窍听觉——问耳

耳司听觉，为肾之窍，肾精充于耳；手足少阳经脉分布于耳，耳为宗筋所聚；心寄窍于耳，所以耳的病证与肾、肝胆和心等脏腑相关。

1. 耳鸣、耳聋：耳鸣是指患者自觉耳内鸣响的症状。耳聋是指听力减退，甚至听觉完全丧失的症状。耳鸣、耳聋均可为单侧或双侧。耳鸣与耳聋常同时出现，病因病机及辨证基本相同。突发耳鸣、声大如雷、按之尤甚，或新起耳暴聋者，多属实证，可因肝胆火扰、肝阳上亢，或痰火壅结、气血瘀阻、风邪上袭，或药毒损伤耳窍等所致。渐起耳鸣、声细如蝉、按之可减，或耳渐失聪而听力减退者，多属虚证，可因肾精亏虚，或脾气亏虚，清阳不升，或肝阴、肝血不足，耳窍失养所致。

2. 重听：指患者自觉听力略有减退，听音不清，声音重复。日久渐成者，以虚证居多，常见于老年体弱者，多因肾之精气亏虚，耳窍失荣所致；若骤发重听，以实证居多，常因痰浊上蒙，或风邪上袭耳窍所致。

二、肝窍视觉——问目

目为肝之窍，为心之使，为血之宗，为五脏六腑精气所注之处。目通过经络与内脏相联，因此眼睛的疾病常与全身的脏器有关。目的病变繁多，这里仅简要介绍几个常见症状及其临床意义。

1. 目痒：指自觉眼睑、眦内或目珠有瘙痒之感。轻者揉拭则止，重者极痒难忍。两目痒甚如虫行，伴有畏光流泪、灼热者，多属实证，因肝火上扰或风热上袭等所致。目微痒而势缓，多属虚证，因血虚，目失濡养所致，亦可见于实性目痒初起或剧痒渐愈、邪退正复之时。

2. 目痛：指患者自觉单目或双目疼痛。目痛原因复杂，一般痛剧者，多属实证；痛微者，多属虚证。目剧痛难忍、面红目赤者，多因肝火上炎所致；目赤肿痛、羞明多眵者，多因风热上袭所致；目微痛微赤、时痛时止而干涩者，多因阴虚火旺所致。

3. 目眩：指患者自觉视物旋转动荡，如坐舟车之感。目眩病机有实有虚，由肝阳上

六、肝火上炎、肝阳化风及痰湿上蒙清窍所致者，多属实证，或本虚标实证。由气虚、血亏、阴精不足，目失所养引起者，多属虚证。

4.目昏、雀盲、歧视：目昏是指视物昏暗，模糊不清。雀盲是指白昼视力正常，每至黄昏以后视力减退，视物不清，又称夜盲、雀目、鸡盲。歧视是指视一物成二物而不清的症状。目昏、雀盲、歧视三者，皆为视力有不同程度减退的病变，有各自的特点，但其病因、病机基本相同，多因肝肾亏虚，精血不足，目失所养引起，常见于年老、体弱或久病之人。

失眠嗜睡——问睡眠

睡眠是人体为了适应自然界昼夜节律性变化，维持机体阴阳平衡协调的重要生理活动，故人的睡眠具有一定的规律。睡眠与人体卫气的循行和阴阳的盛衰有着密切的关系。在正常情况下，卫气昼行于阳经，阳气盛则醒；夜行于阴经，阴气盛则眠。正如《灵枢·口问》所说："阳气尽，阴气盛，则目瞑；阴气尽而阳气盛，则寤矣。"通过询问睡眠时间的长短、入睡的难易与程度、有无多梦等情况，有助于了解机体阴阳气血的盛衰，心神是否健旺安宁等。睡眠的异常主要有失眠和嗜睡。

一、睡不着——失眠

失眠指患者经常不易入睡，或睡而易醒，难以复睡，或时时惊醒，睡不安宁，甚至彻夜不眠为特征的症状。又称为不寐。失眠主要是由于机体阴阳平衡失调，阴虚阳盛，阳不入阴，神不守舍所致。张景岳在《景岳全书》中说："寐本乎阴，神其主也。神安则寐，神不安则不寐。其所不安者，一者由邪气之扰也，一者营气之不足耳。"营血亏虚，或阴虚火旺，心神失养，或心胆气虚，心神不安所致者，其证属虚。火邪、痰热内扰心神，心神不安，或食积胃脘所致者，其证属实。

二、睡不醒——嗜睡

嗜睡指患者精神疲倦，睡意很浓，经常不自主地入睡，亦称多寐、多眠睡。嗜睡多因机体阴阳平衡失调，阳虚阴盛或痰湿内盛所致。

如困倦嗜睡、头目昏沉、胸闷脘痞、肢体困重者，多是痰湿困脾，清阳不升所致。饭后困倦嗜睡、纳呆腹胀、少气懒言者，多因脾失健运，清阳不升，脑失所养引起。精神极度疲惫、神识朦胧、困倦易睡、肢冷脉微者，多因心肾阳虚，神失温养所致。大病之后，神疲嗜睡，乃正气未复的表现。

嗜睡伴轻度意识障碍，多因邪闭心神所致。其病邪以热邪、痰热、湿浊为多见。此种嗜睡常是昏睡、昏迷的前期表现。邪闭心神的嗜睡，伴有轻度意识障碍，而上述各种嗜睡尽管睡意很浓，但神志始终清醒。

代谢糟粕——问二便

二便是人体饮食之物的代谢糟粕，中医学认为，询问大便、小便的情况，不仅可以直接了解消化功能和水液的盈亏与代谢情况，而且亦是判断疾病寒热虚实的重要依据。

诚如《景岳全书》所说："二便为一身之门户，无论内伤外感，皆当察此，以辨其寒热虚实。"

一、食物糟粕——问大便

健康人一般每日大便一次，排便通畅，成形不燥，多呈黄色，无脓血、黏液及未消化的食物。

1. 大便次数的异常：大便次数的减少则表现为便秘，大便次数的增多则表现为泄泻。

（1）便秘：指大便秘结不通，排便时间延长，便次减少，或欲便而艰涩不畅。如大便秘结，发热腹痛，多因热结肠道，热盛津伤所致；若大便便结，口燥咽干，为津液亏少，肠道失润所致；若大便秘结，兼见面白脉细，是阴血不足，肠失濡润所致；若大便秘结，且乏力气短者，为气虚无力，传送无力所致。

（2）泄泻：指大便次数增多，便质稀薄不成形，甚至呈水样。多因内外诸因致脾失健运，小肠不能分清别浊，大肠传导失常，水湿下趋而成。一般而言，新病泻急、嗳腐吞酸者，多属伤食所致；病久泻缓、便稀腹胀者，多属脾气亏虚，运化失常所致；若泻下黄糜、腹痛、肛门灼热者，多属大肠湿热所致；若腹痛作泻，常与情绪抑郁有关者，多属肝气郁结，肝郁犯脾所致；若黎明前腹痛作泻、便质清冷、形寒肢冷、腰膝酸软者，称为"五更泄泻"，多属肾虚命门火衰，阴寒湿浊内积所致。

2. 大便质地的异常：除便秘、泄泻多伴有便质的干燥、稀溏之外，常见便质异常还有以下几种。

（1）完谷不化：指大便中含有较多未消化食物，甚至吃什么东西，拉什么东西。中医学认为，多是由于脾胃虚寒，或肾阳虚衰所致。其本质乃是因为体内的热能（中医学谓之阳气）不足，这又类似于我们日常生活中炖排骨、猪蹄，如果火力不足，或者没有火了，也就是说没有热能了，那排骨、猪蹄就炖不熟或半生不熟。

（2）溏结不调：指大便或干燥或稀溏，无一定规律。多因肝郁脾虚，肝脾不调所致；若大便先干后稀，多属脾胃虚弱。

（3）脓血大便：指大便中夹有脓血黏液，多见于痢疾和肠癌。常因湿热疫毒等邪，积滞交阻肠道，肠络受损所致。

（4）便血：指大便之中夹有血液。其中，先便后血，血色暗红或紫黑，或大便色黑如柏油状者，谓之远血，多因脾不统血所致，常见于胃脘等部位出血。若先便后血，便血鲜红，血附在大便表面或于排便前后滴出者，谓之近血，多为肛络瘀血所致，常见于内痔、肛裂、息肉痔及直肠癌等肛门部的病变。

3. 排便感觉的异常：

（1）肛门灼热：指排便时自觉肛门有灼热感。多因大肠湿热下注，或大肠郁热，下迫直肠所致。

（2）里急后重：腹痛窘迫，时时欲便，肛门重坠，便出不爽，称为"里急后重"。多因湿热内阻，肠道气滞所致，为湿热痢疾的主症之一。

（3）排便不爽：指排便不通畅，有滞塞难尽之感。若泻下如黄糜而黏滞不爽者，多因湿热蕴结大肠，气机不畅，传导不利所致；腹痛欲便而排出不爽，抑郁易怒者，多因肝郁脾虚，肠道气滞所致；腹泻不爽，大便酸腐臭秽者，多因食积化腐，肠道气机不畅所致。

（4）大便失禁：指大便不能随意控制，滑出不禁，甚至便出而不自知。若见于久病体虚，年老体衰，或久泄不愈，多因脾肾虚衰，肛门失约所致；若新病腹泻势急而大便未能控制，多为大肠湿热，热迫大肠所致。

（5）肛门气坠：指肛门有下坠之感，甚则脱肛，常于劳累或排便后加重，多因脾虚中气下陷所致，常见于久泄久痢或体弱患者。

二、水饮糟粕——问小便

健康成人在一般情况下，日间排尿 3～5 次，夜间排尿 0～1 次。一昼夜总尿量1000～1800 mL。健康人小便量受温度（气温、体温）、饮水、出汗和年龄等因素的影响。

1. 小便次数的异常：

（1）小便频数：指排尿次数增多，时欲小便。新病小便频数，尿急、尿痛、小便短赤者，多因湿热蕴结膀胱，热迫气滞所致；久病小便频数、色清量多、夜间明显者，多因肾阳亏虚，或肾气不固，膀胱失约所致，常见于老人、久病肾虚等患者。

（2）癃闭：指膀胱储有尿液，但排出不畅。其中，小便不畅，点滴而出为癃；小便不通，点滴不出为闭，一般统称为"癃闭"。癃闭有虚实之分。实性癃闭多由瘀血、结石或湿热、败精阻滞，阴部手术等，使膀胱气化失司，尿路阻塞所致。虚性癃闭，多因久病或年老气虚、阳虚，肾之气化不利、开合失司所致。

2. 小便量的异常：

（1）小便量增多：指尿次、尿量皆明显超过正常量次。若小便清长量多者，多属虚寒证，常因阳虚不能蒸化水液，水津直趋膀胱所致。多尿、多饮而形体消瘦者，多为消渴，或为脑神病变，常因燥热阴虚，肾阳偏亢所致。

小便量减少：指尿次、尿量皆明显少于正常量次。多由热盛伤津、腹泻伤津、汗吐下伤津，小便化源不足；或心阳衰竭及脾、肺、肾功能失常，气化不利，水液内停；或湿热蕴结，或尿路损伤、阻塞等，水道不利所致。常见于肾和膀胱的疾病。

3. 排尿感觉的异常：

（1）尿道涩痛：指排尿时自觉尿道灼热疼痛，小便涩滞不畅。可因湿热内蕴、热灼津伤、结石或瘀血阻塞、阴虚火旺、中气下陷等所致。

（2）余沥不尽：指小便之后仍有余溺点滴不净。多因病久体弱、肾阳亏虚，肾气不固，湿热邪气留着于尿路等所致。常见于老年人及久病体弱者。

（3）小便失禁：指神志清楚，但小便不能随意控制而自遗。多因肾气亏虚，下元不固，膀胱失约，不能约摄尿液所致。

（4）睡中遗尿：指睡眠中小便自行排出，醒后方知。多因禀赋不足，肾气亏虚或脾虚气陷及膀胱虚寒所致。亦可因肝经湿热，下迫膀胱引起。

妇女特事——问经带

妇女月经、带下的异常，不仅是妇科的常见病变，也是全身病理变化的反映。因而即使一般疾病也应该询问月经、带下的情况，作为诊断妇科或其他疾病的依据。

一、期色质量——问月经

健康而发育成熟的女子每月有规律的周期性胞宫出血，称为月经。月经一般每月1 次，周期为 28 天左右，行经天数为 3～5 天，经量中等（一般 50～100 mL），经色正红无块，质地不稀不稠。女子 14 岁左右月经初潮，49 岁左右绝经。

问月经主要询问月经的周期，行经的天数，月经的色、质、量以及有无闭经或行经腹痛等情况。必要时可询问末次月经日期，以及初潮或绝经年龄。

1. 经期异常：

（1）月经先期：指月经周期经常提前 7 天以上。多因脾气亏虚、肾气不足，冲任不固；或因阳盛血热、肝郁化热、阴虚火旺，热扰冲任，血海不宁所致。

（2）月经后期：指月经周期经常延后 7 天以上。多因营血亏损、肾精不足，或因阳气虚衰，无以化血，使血海不能按时蓄溢所致；亦可因气滞血瘀、寒凝血瘀、痰湿阻滞、冲任不畅所致。

（3）月经愆期：指月经周期时而提前，时而延后达 7 天以上，又称经期错乱。多因肝气郁滞，气机逆乱，或脾肾虚损，冲任失调，血海蓄溢失常所致。

2. 经量异常：

（1）月经过多：指月经血量较常量明显增多，而周期基本正常。多因血热内扰，迫血妄行；或因气虚，冲任不固，经血失约；或因瘀血阻滞冲任，血不归经所致。

（2）月经过少：指月经血量较常量明显减少，甚至点滴即净。多因营血不足，或肾气亏虚，精血不足，血海不盈；或因寒凝、血瘀、痰湿阻滞，血行不畅所致。

（3）崩中漏下：指非正常行经期间阴道出血的症状。若来势迅猛、出血量多者，称为"崩"，又称"崩中"；势缓而量少、淋漓不断者，称为"漏"，又称"漏下"；合称"崩漏"。崩与漏虽然在病势上有缓急之分，但发病机制基本相同，且在疾病演变过程中，常互相转化，交替出现。崩漏形成的原因主要是热伤冲任，迫血妄行；或瘀血阻滞，血不循经；或脾气亏虚，血失统摄；或肾阳虚衰，冲任不固；或肾阴不足，阴虚火旺，虚火迫血妄行所致。

（4）闭经：指在行经年龄，既非受孕又非哺乳期而连续停经达 3 个月以上者。多因肝肾不足，气血亏虚，阴虚血燥，血海空虚；或因痨虫侵及胞宫，或气滞血瘀、阳虚寒凝、痰湿阻滞胞脉，冲任不通所致。

3. 经色、经质异常：经色淡红质稀，为血少不荣；经色深红质稠，乃血热内炽；经色紫黯，夹有血块，兼小腹冷痛，属寒凝血瘀。

4. 痛经：指正值行经期，或行经前后，周期性出现小腹疼痛，或痛引腰骶，甚至剧痛难忍的症状，又称行经腹痛。若经前或经期小腹胀痛或刺痛拒按，多属气滞血瘀；小腹灼痛拒按，平素带下黄稠臭秽，多属湿热蕴结；小腹冷痛，遇暖则减者，多属寒凝或阳虚；月经后期或行经后小腹隐痛、空痛，多属气血两虚，或肾精不足，胞脉失养所致。

二、色质气味——问带下

在正常情况下，妇女阴道内有一种乳白色、无臭的分泌物，谓之带下。它具有濡润阴道的作用。若带下明显过多，淋漓不断，或色、质、气味异常，即为病理性带下。

问带下，应注意询问带下量的多少，色质和气味等情况。因带下颜色不同，有白带、黄带、赤带、青带、黑带、赤白带及五色带等名称。临床以白带、黄带、赤白带较为多见。

1. 白带：指带下色白量多，质稀如涕，淋漓不绝，多因脾肾阳虚，寒湿下注所致。

2. 黄带：指带下色黄，质黏臭秽，多因湿热下注或湿毒蕴结所致。

3. 赤白带：指白带中混有血液，赤白杂见，多因肝经郁热，或湿毒蕴结所致。

第十讲
三个指头，把握人脉
——四诊之脉诊

脉诊，又称切脉。切而知之谓之巧，是医生用手切按患者有关动脉的搏动形象，用以诊察病情，辨识病证的一种诊察方法。

中医之脉诊，在人们的眼中是很神奇的。医生用三个指头在你的脉搏上一摸就知道你的病情，似乎有些不可思议。也正因为这样，很多人对脉诊产生了怀疑，你这三个指头难道能像各种先进的仪器一样，看到我们内在脏腑的变化吗？对这些人来说，西医的先进仪器和设备检查出来的结果，才是值得信赖的。脉诊真的那么虚无缥缈吗？只有当我们弄清楚脉诊的实质性含义和其资助断病之机制后，我们才能真正跨越阻挡在中医前面的各种怀疑和否定，从而走进一个充满智慧和远见的医学领域。

 ## 血脉相联——脉诊原理

一、心主血脉——心动应脉

人之脉动，乃是由于心脏有规律地跳动，将血液射注于脉管，冲击血管壁所形成的一种形象。中医理论认为，"心主血脉"，心动应脉，故有脉之形动。

但是，首先需要明了的是，中医切脉是审察"脉象"的变化。中医所言之"脉象"并不等于西医所说的"脉搏"。关于脉搏，《辞海》的定义是：心脏搏动所引起的压力变化使主动脉管壁发生振动，沿着动脉管壁向外周传递，即成脉搏。而中医所关注的"脉象"，是指脉搏在跳动时所显现部位的浅深、速率的快慢、形态的大小、势力的强弱、节律的整齐与否所组成的综合形象，是在活着人体上体验到的"动态"概念。我们通常说某某人"没有脉"了，意味着人死了，是指因为心脏停止跳动，脉不"动"了，并不是说这条动脉血管没有了。正是因为如此认识的差异，不了解中医的西医就常常对此不解地说，怎么说没有"脉"了呢？就是解剖尸体上这脉管还历历在目啊？！由此也就够成了西医对中医学诸如此类的不少误解与偏见。

再回到中医切脉断病的原理上来。

让我们自己来体验一下吧！当您把右手的示指、中指、环指的指腹放在左手腕关节桡动脉搏动部位（此处中医脉学称为"寸口"），这时你注意一下你手指的力度，是轻轻一按就能摸到脉的跳动，还是需要重按才能摸到？这就是脉象给您的第一个信息：脉象有位置的浅深。摸到脉之后，第一感觉就是脉搏的快慢与强弱，我们可以用手表来计时，数一下1分钟内脉搏跳动的次数。一般正常人脉搏次数为80次/min，如果低于或高于这个标准，那就是过慢或过快了。至于强弱，根据手指下脉搏跳动的力度，我们就可以有自己的判断。这是脉象给我们的第二信息：脉象有速率的快慢、势力的强弱。脉搏是动脉的一种有规律的搏动，所以我们仔细感觉，可以感知脉搏跳动的节律，是有规律的还是没有规律？这是脉象给我们的第三个信息：脉象的节律性。除此之外，我们在摸脉时，还能体会到脉搏是脉管壁振动时形成的，脉管壁也会给我们一种质地感，是柔和松软或是僵硬绷紧？这就是脉象给我们的第四个信息：血管壁的弹性和紧张度。您摸到的脉搏是否有一定的粗细？比如说像一般电线样粗或是像线一样细？这就是脉象给我们的第五个信息：脉的形象有大（粗）有小（细）。原来在脉象上，我们可以获得如此丰富的信息！

一般来说，手指对脉的感觉可以分为五个部分：

一是心脏搏动的强度、速率和节律。这是引起脉象强弱、快慢、节律变化的主要因素。

二是血管壁的弹性和紧张度，这是引起脉象软硬变化的主要因素。血管弹性好、紧张度低，那么脉象就柔和；而血管弹性差，紧张度高，那么脉象就强硬。

三是动脉中血液的充盈度，这是影响脉象形态大小的主要因素。血液充盈，则脉搏形状就粗大；血液亏虚，则脉管不能充分扩张，脉象就细小。

四是血液对脉管的冲击力，这个冲击力是由心脏跳动的力量、血液的充盈度以及血流的速度等因素综合形成的。冲击力大，则脉象容易触及，且感觉有力；冲击力小，则脉象需要重按才能触及，且感觉力量不足。

五是血液黏滞度的大小，这是造成脉象通畅程度变化的主要因素。血液黏滞度大，则血液流动时受到的阻力就大，血流速度缓慢，故而指下感觉脉来慢而涩滞不畅；血液黏滞度小，则血液流动时的阻力小，血流速度快而流畅。

以上五个方面的因素共同构成了我们对脉象的感觉。

二、脉者血府——脉动应指

脉象是心动应脉，脉动应指的形象。人体的血脉贯通全身，内连脏腑，外达肌表，运行气血，周流不休，所以，脉象能够反映全身脏腑功能、气血、阴阳的综合信息。所以根据不同的脉搏形象，能帮助对疾病的诊断。

心是形成脉象的主要脏器。心脏一缩一张地搏动，把血液排入脉管而形成脉搏。说明脉动源出于心，脉搏是心功能的具体表现。因此，脉搏的跳动与心脏搏动的频率、节律基本一致。脉是气血运行的通道。《素问·脉要精微论》说："夫脉者，血之府也。"说明脉管有约束、控制和推进血液沿着脉管运行的作用。当血液由心脏排入脉管，则脉管必然扩张，然后血管依靠自身的收缩，压迫血液向前运行，脉管的这种一舒一缩功能，既是气血周流、循行不息的重要条件，也是产生脉搏的重要因素。所以脉管的舒缩功能正常与否，能直接影响脉搏，产生相应的变化。心血是心脏生理功能活动的物质基础，心气是心脏的功能活动。气、血是构成人体组织和维持生命活动的基本物质。脉乃血脉，赖血以充，赖气以行。心与气、血相互作用，共同形成"心主血脉，心动应脉，脉动应指"的整体动态活动之象。

这种从脉搏跳动指感上获得的信息，中医学为什么称为"脉象"呢？"象"是表现的意思。前面我们在讲中医基础理论时，就提到过中医学著名的"藏象"学说，这个"象"就是指内在脏腑生理活动、病理变化在人体外部的表现。所以"象"就可以理解为各种信息的一种外在表露。例如，打开电视机，我们可以看到各种画面，听到各种声音，画面和声音就是一种象，它是电流、电视信号、光线、声波等信息在电视机上的一种综合表现。因此，脉象就是人体内部信息在脉搏上的一种表露。人体内部的信息在脉搏上表达出来了，要获取这个信息还需要一个接收器，这就是我们的三个手指——示指、中指、环指。通过这三个手指对脉象的接收，我们就等于拿到了打开疾病之门的钥匙。不管是健康或是疾病，人体内在的各种变化都已经真正掌握在我们的手指之下，就看我们是否能识别和判断了。

要识别和判断脉象所反映出来的各种疾病信息，首先需要知道正常脉象的特征，才能以常衡变。

 # 寸口之脉——诊脉部位

诊脉部位历史上有多种，最早在《黄帝内经》中有"三部九候诊脉法"，汉代张仲景在《伤寒杂病论》中提出了"三部相参诊脉法"，而由《难经》倡导的"寸口诊脉"是至今中医临床最常用的诊脉方法。寸口，称"气口"或"脉口"，是指切按桡骨茎突内侧一段桡动脉的搏动，根据其脉动形象，以推测人体生理、病理状况的一种诊察方法。

一、寸口脉的具体部位

《脉经》说："从鱼际至高骨却行一寸，名曰寸口。"可见所谓"寸口"，是指以腕后高骨（桡骨茎突）为标记的桡动脉搏动的部位。寸口脉又分为"寸""关""尺"三部，高骨内侧的部位为关，关前（靠腕侧）为寸，关后（靠肘侧）为尺。左右两手各有寸、关、尺三部，共六部脉，又称为"六脉"。寸、关、尺三部，每部又可施行浮、中、沉三种不同指力切脉，而成"九候"。所以《难经·十八难》说："三部者，寸、关、尺也；九候者，浮、中、沉也。"

二、寸口脉诊病原理

关于独取寸口脉象能反映脏腑病变的认识，《素问·五脏别论》说："胃为水谷之海，六腑之大源也，五味入口，藏入胃以养五脏气。气口，亦太阴，是以五脏六腑之气味，皆出于胃，变见于气口。"《难经·一难》亦说："十二经脉中皆有动脉，独取寸口以决五脏六腑死生吉凶之法，何谓也？然，寸口者，脉之大会，手太阴之动脉也。"综观历代医家所论，独取寸口诊全身疾病之理，其一，是由于寸口位于手太阴肺经的原穴部位，而"百脉朝肺"是脉之大会。其二，是寸口属肺经，而手太阴肺经起于中焦，中焦者，脾胃也，为后天之本，气血生化之源，五脏六腑皆以受其气，故寸口脉象能反映脏腑的功能活动、病理变化。其三，是肺主气，心主血，气之与血，如影相随，病理条件下，气血逆乱，势必波及心肺，而反映于寸口的脉象异常变化。同时，桡骨茎突处的桡动脉行径比较固定，解剖位置亦较浅表，毗邻组织比较分明，诊脉方便，易于辨识，故为诊脉的理想部位。

持脉有道——诊脉方法

一、诊脉时间

诊脉的时间，以清晨（平旦）未进食时为最佳。由于脉象是一项非常灵敏的生理与病理信息，它的变化与气血的运行有密切关系，并受饮食、运动、情绪等方面素的影响。清晨未进食时，机体内外环境比较安定，脉象能比较准确地反映机体的基础生理情况，同时亦比较容易发现病理性脉象。《素问·脉要精微论》说："诊法常以平旦，阴气未动，阳气未散，饮食未进，经脉未盛，络脉调匀，气血未乱，故乃可诊有过之脉。"说明清晨是诊脉的理想时间，但又不能拘泥于平旦。

二、诊脉体位

诊脉时患者的正确体位是正坐或仰卧，前臂自然向前平展，与心脏置于同一水平，手腕伸直，手掌向上，手指微微弯曲，在腕关节下面垫一松软的脉枕，使寸口部充分暴露伸展，气血畅通，便于诊察脉象。如果手臂受压；或上臂扭转，脉气不能畅通；或手臂过高或过低，与心脏不在一个水平面时，都可以影响气血的运行，使脉象失真。因此，诊脉时必须注意患者的体位，只有采取正确的体位，才能获得比较真切的指感。

三、诊脉指法

指法是指医生诊脉的具体操作方法。正确而规范地运用指法，可以获得比较丰富而准确的病理信息。

1. 布指：医生和患者应侧向而坐，医生用左手切按患者右手的寸口脉，用右手切按患者左手的寸口脉，称为"左右交诊"。布指时，医生先以中指按在患者掌后高骨（桡骨茎突）内侧桡动脉处，定得关部，称为"中指定关"；然后用示指在关前（远心端）定得寸部，用环指按在关后（近心端）之定尺部，则布指完毕。

2. 调指：布指后要作适当的调整，其内容具体有三。①疏密适当：三指分布的疏密要与患者手臂长短及医生的手指粗细相适应，患者的手臂长或医生的手指较细者，布指宜疏，反之宜密。②三指齐平：诊脉者的手指略呈弓形倾斜，指端要调整齐平，使三指均按压在患者的桡动脉上。③指目候脉：诊脉手指与受诊者体表以呈45°左右为宜，这样的角度可以使指目紧贴于脉搏搏动处。所谓指目，即指尖和指腹交界棱起之处，与指甲二角连线之间的部位，形如人目。指目不仅是手指触觉比较灵敏的部位，而且便于推移，以寻找指感最清晰的部位，调节最适当的指力。

3. 运指：是指切脉时运用指力的轻重、挪移及布指变化以体察脉象，常用的指法有举、按、寻、总按、单按等。①举法：指医生的手指较轻地按在寸口脉搏跳动部位以体察脉象。用举的指法取脉又称为"浮取"。②按法：指医生手指用力较重，甚至按到筋骨以体察脉象。用按的指法取脉又称为"沉取"。③寻法：寻，即寻找的意思。指医生手指用力不轻不重，按至肌肉，并调节适当指力，或左右推寻，以细细体察脉象。用力不轻不重，按至肌肉而取脉，称为"中取"。④总按：即三指同时用大小相等的指力诊脉的方法，从总体上辨别寸关尺三部和左右两手脉象的形态、脉位、脉力等。⑤单诊：用一个手指诊察一部脉象的方法。主要用于分别了解寸、关、尺各部脉象的位、次、形、势等变化特征。

小儿寸口部位甚短，一般多用"一指（拇指或示指）定关法"，而不必细分寸、关、尺三部。

四、调息

调息是指医者在诊脉时要保持呼吸调匀，清心宁神，以自己的呼吸计算患者的脉搏至数。平息的主要意义有二：一是指以医生的一次正常呼吸为时间单位，来检测患者的脉搏搏动次数。正常人呼吸每分钟16～18次，每次呼吸脉动4次，间或5次，正常人的脉搏次数为每分钟72～80次。另一方面，在诊脉时平息，有利于医生思想集中，专注指下，以仔细地辨别脉象。

五、候五十动

候五十动是指医生对患者诊脉的时间一般不应少于50次脉跳的时间。每次诊脉每手应不少于1分钟，两手以3分钟左右为宜。诊脉时间过短，则不能仔细辨别脉象的节律等变化；诊脉时间过长，则因指压过久亦可使脉象发生变化，所诊之脉有可能失真。

以常衡变——正常脉象

正常脉象，是指正常人在生理条件下出现的脉象，也称为正脉、平脉、常脉。既具有基本的特点，又有一定的变化规律和范围，而不是指固定不变的某种脉象。正常脉象反映机体气血充盈、气机健旺、阴阳平衡、精神安和的生理状态，是健康的象征。

正常脉象的特征是：脉位不浮不沉（手指下感觉脉搏的位置既不是很浅表，也不需要重按才能感觉到）；脉率不快不慢，一息（一呼一吸为一息）四至（1分钟72～80次）；脉势从容和缓（既不过快，也不太慢，既不过于紧张，也不过于松弛），流利有力（脉来流畅，血液对血管壁的冲击力既不鼓指，又有一定力度）；脉形不大不小（脉搏的形状既不粗大，也不细小）；节律一致，无有歇止。

中医学将正常脉象的特点概括称为"有胃""有神""有根"。

这里的"胃"是指脾胃，中医学认为，脾胃为后天之本，气血生化之源，"有胃气则生，无胃气则死"；"神"是指心神，心为君主之官而藏神，为五脏六腑之大主，主明则下安，主不明则十二官危；"根"是指肾，中医学认为，人之有肾，犹树之有根，因肾藏元阴元阳，为全身阴阳的根本。因而正常脉象的特点应是有胃、有神、有根之说，其精神实质乃是强调脾胃、心神、肾的功能活动的重要性，脾胃、心神、肾的功能活动旺盛就会在脉象上反映出来。

脉之有胃的表现是指下脉象具有从容和缓、不浮不沉、不疾不徐、来去从容的特征，这就是人体内在脾胃运化功能的旺盛衰弱，营养状况良好的信息反映。

脉之有神是指脉象具有节律整齐、柔和有力的特征，这就是人体内在心神功能活动健旺的信息反映。

脉之有根是指脉象具有尺部有力、沉取不绝（重按应指明显）的特征，这就是人体内在肾脏功能活动健旺的信息反映。脉象的根，就好比是一棵大树的根，如果这根未伤，那么即便是树叶全部焦黄、枯萎、凋落，由于根基未坏，古木逢春又发生，还能重新焕发生机，长出新芽绿叶。因此，对于疾病来说，脉象的根是判断疾病预后的重要脉象依据。

脉贵有胃、有神、有根，是从不同侧面强调正常脉象的必备条件。胃、神、根三位一体而不能截然分开，即不论是何种脉象，只要节律整齐、有力中不失柔和、和缓中不失有力、尺部沉取应指有力，就是有胃、有神、有根的表现。

以脉测病——病理脉象

病理脉象，是相对于正常脉象而言。凡脉象异于常脉者，均属病理脉象，简称"病脉"。

一、浮脉

【脉象特征】轻取即得，重按稍减，举之有余，按之不足。特点是脉管的搏动在皮下较浅表的部位。

【主病机制】主表证。浮紧为表寒，浮数为表热。亦可见于内伤久病。表证见浮脉是机体驱邪向外的表现。外邪侵袭肤表，卫阳抗邪于外，人体气血趋向于肤表，脉气亦鼓动于外，因此轻取即得，按之稍减而不空。虚人外感或邪盛正虚时，脉多浮而无力。

二、沉脉

【脉象特征】轻取不应，重按始得，举之不足，按之有余。特点是脉管搏动的部位在皮肉之下靠近筋骨之处，因此轻取不应，只有重按才能感觉到脉搏明显的跳动。这是因为脉搏显现部位深沉所致。

【主病机制】主里证。有力为里实；无力为里虚。一为邪实内郁，正气尚盛，邪正相争于里，致气滞血阻，阳气被遏，不能鼓搏脉气于外，故脉沉而有力；二为气血不足，或阳虚气乏，无力升举鼓动，故脉沉而无力。

三、迟脉

【脉象特征】脉来迟慢，一息不足四至。特点是脉管搏动的频率小于正常脉率，每分钟脉搏在 60 次以下。

【主病机制】主寒证。有力为实寒；无力为虚寒。脉管的搏动缘于血流，而血的运行有赖于阳气的推动。当寒邪侵袭人体，困遏阳气，或阳气亏损，均可导致心动迟缓，气血凝滞，脉流不畅，使脉来迟慢。若为阴寒内盛而正气不衰的实寒证，则脉来迟而有力；若心阳不振，无力鼓运气血，则脉来迟而无力。

四、数脉

【脉象特征】脉来急促，一息五六至。特点是脉率较正常为快，脉搏每分钟在 90～120 次。

【主病机制】主热证。有力为实热，无力为虚热。实热内盛，或外感病邪热亢盛，正气不衰，邪正相争，气血受邪热鼓动而运行加速，则见数而有力，往往热势越高脉搏越快。病久阴虚，虚热内生也可使气血运行加快，且因阴虚不能充盈脉道，而脉体细小，故阴虚者可见脉细数无力。

数脉还可以出现在气血不足的虚证，尤其是心气不足、心血不足的病证更为多见。心主血脉，主要依赖于心气的推动。若人体气血亏虚，为满足身体各脏腑、组织、器官生理功能需要，心气勉其力而行之，则表现为心动变快而脉动加速、脉率增快，但必数而无力。若为阳虚阴盛，逼阳上浮；或为精血亏甚，无以敛阳，而致阳气外越，亦可见数而无力之脉。数脉主病较广，表里寒热虚实皆可见之，不可概作热论。

五、虚脉

【脉象特征】三部脉举之无力，按之空豁，应指松软。特点是脉搏搏动力量软弱，脉管的紧张度减弱，脉管内充盈度不足的状态。寸、关、尺三部，浮、中、沉三候均无力，是无力脉象的总称。

【主病机制】主虚证，多为气血两虚。气虚无力推运血行，搏击力弱故脉来无力；气虚不敛则脉管松弛，故按之空豁；血虚不能充盈脉管，则脉细无力。

六、实脉

【脉象特征】三部脉举按皆有力，应指充实。特点是脉搏搏动力量强，脉管宽大。寸、关、尺三部，浮、中、沉三候均有力量，为有力脉象的总称。

【主病机制】主实证。邪气亢盛而正气不虚，邪正相搏，气血壅盛，脉管内充盈度较高，脉管呈紧张状态，故脉来充实有力。

七、洪脉

【脉象特征】脉体宽大，充实有力，状若波涛汹涌，来盛去衰。特征脉搏显现的部位浅表，脉体宽大，指下有力。

【主病机制】主热盛。邪热亢盛，充斥内外，且正气不衰而奋起抗邪，邪正剧烈交争，气盛血涌，脉管扩大，故脉大而充实有力。

八、细脉

【脉象特征】脉细如线，应指明显。特点是脉道狭小，但按之不绝，应指起落明显。

【主病机制】主血虚证、湿证。阴血亏虚不能充盈脉管，致脉管的充盈度减小，故脉来细。湿性重浊黏滞，脉管受湿邪阻遏，气血运行不利而致脉体细小而缓。

九、滑脉

【脉象特征】往来流利，应指圆滑，如盘走珠。特点是脉搏形态应指圆滑，如同圆珠流畅地滚动。

【主病机制】主痰湿、食积、实热。痰湿留聚、食积饮停，皆为阴邪内盛，邪气充渍脉道，鼓动脉气，故脉见圆滑流利。火热之邪波及血分，血行加速，则脉来滑而兼数。育龄妇人脉滑而经停，应考虑妊娠。

十、涩脉

【脉象特征】往来艰涩，三五不调，如刀刮竹。特点是脉形较细，脉势滞涩不畅，脉力大小不均。

【主病机制】主气滞、血瘀、精伤、血少。气滞、血瘀等邪气内停，阻滞脉道，血脉被遏，以致脉气往来艰涩，此系实邪内盛，正气未衰，故脉涩而有力。精血亏少，津液耗伤，不能充盈脉管，久而脉管失去濡润，血行不畅，以致脉气往来艰涩而无力。总之，脉涩而有力者，为实证；脉涩而无力者，为虚证。

十一、弦脉

【脉象特征】端直以长，如按琴弦，挺然指下。特点是脉势较强、脉道较硬，切脉时有直起直落的感觉。

【主病机制】主肝胆病、痛证、痰饮。肝病多郁滞，肝气失于条达则脉多弦劲，故称弦脉"在脏应肝"，多主肝胆病变。痰饮、疼痛等均可使肝失疏泄，气机郁滞，血气敛束不伸，脉管失去柔和之性，弹性降低，紧张度增高，故脉来强硬而为弦。

十二、紧脉

【脉象特征】绷急有力，左右弹指，状如牵绳转索。特点是脉管的紧张度、力度均高，且有旋转绞动或左右弹指的感觉。

【主病机制】主实寒证，痛证和食积证。寒为阴邪，主收引凝泣，困遏阳气。寒邪侵袭机体，则脉管收缩紧束而拘急，正气未衰，正邪相争剧烈，气血向外冲击有力，则脉来绷急搏指，故主实寒证。寒邪侵袭，阳气被困而不得宣通，气血凝滞而不通，不通则痛；宿食积于中焦，气机失和，脉管受阻亦可见紧脉。

十三、散脉

【脉象特征】浮大中空，应指散漫，按之无根。特点是浮取散漫，中候似无，沉候不应，脉动不规则，脉力往来不一致。

【主病机制】主元气离散，脏腑精气衰败之危重病症。由于气血虚衰，精气欲竭，阴不敛阳，阳气离散，脉气不能内敛，涣散不收，无力鼓动于脉，以致浮大无根，至数不匀。

十四、芤脉

【脉象特征】浮大中空，如按葱管。特点是应指浮大而软，按之边实而中间空。脉位偏浮、形大、势软、中空，是脉管内血量减少，充盈度不足，紧张度低下的一种状态。

【主病机制】主突然失血过多、急剧伤阴病症。多因血崩、呕血、外伤性大出血等突然出血过多之时，血量骤然减少，无以充脉，或因剧烈吐泻津液大伤，血液不得充养，阴血不能维系阳气，阳气浮散所致。

十五、革脉

【脉象特征】浮而搏指，中空外坚，如按鼓皮。特点是脉管搏动的范围较大而且较硬，有搏指感，但重按则有豁然而空之感。

【主病机制】主亡血、失精、半产、漏下病症。因精血耗伤，脉管不充，正气不固，气无所恋而浮越于外，以致脉来浮大搏指，外急中空，恰似绷急的鼓皮，有刚无柔。

十六、伏脉

【脉象特征】轻取不应，重按乃得。特点是脉管搏动的部位比沉脉更深，隐伏于筋下，附着于骨上。

【主病机制】主邪闭、厥病、痛极。伏脉多为邪气内伏，不得宣通而致。邪气闭塞，气血凝结，乃至正气不能宣通，脉管潜伏而不显，但必伏而有力。

十七、牢脉

【脉象特征】实大弦长，坚牢不移，沉取始得。特点是脉位沉长，脉势实大而弦，搏动有力，势大形长。

【主病机制】主阴寒内盛，疝气癥积之实证。阴寒内积，阳气沉潜于下，或气血瘀滞，凝结成癥积而固结不移，在脉象上则表现为沉弦实大。若失血、阴虚等患者反见牢脉，当属危重征象。

十八、缓脉

【脉象特征】脉来怠缓，应指无力。特点是脉搏的跳动和缓稍慢而快于迟脉。

【主病机制】主湿病、脾胃虚弱。脾胃为气血生化之源，脾胃虚弱，气血不足，则脉管不充，亦无力鼓动，其脉必见怠缓弛纵之象。湿性黏滞，阻遏脉管，气机被困，则脉来虽缓，必见怠慢不振，脉管弛缓，有似缚之象。

十九、疾脉

【脉象特征】脉来急疾，一息七八至。特点是脉率比数脉更快，相当于脉搏每分钟140～160 次。

【主病机制】主阴竭阳极，元气欲脱之证。若疾而有力，按之愈坚，为阳亢无制，真阴垂绝之候，可见于外感热病之热极时。若脉疾而弱，按之不鼓指，多为虚阳外越，元阳欲脱使然。

二十、长脉

【脉象特征】首尾端直，超过本位。特点是脉搏的搏动范围较长，超过寸、关、尺三部。

【主病机制】主热证、实证、阳证。阳亢、热盛、痰火内蕴，正气不衰，使气血壅盛，脉管充实而致脉搏搏动长，超过寸尺，如循长竿之状。

二十一、濡脉

【脉象特征】浮细无力，应指而软。特点是位浮、形细、势软。脉搏动的部位在浅层，形细而软，轻取即得，重按不显。

【主病机制】主虚证、湿证。崩中漏下、失精泄泻、自汗喘息等而致精血阳气亏虚，脉管因气虚而不敛，无力推运血行，形成松弛软弱之势；精血虚而不荣于脉，脉管不充，则脉形细小应指乏力。湿困脾胃，阻遏阳气，脉气不振。

二十二、弱脉

【脉象特征】沉细无力，应指而软。特点是位沉、形细、势软。脉管细小不充盈，搏动部位在皮肉之下，筋骨之处。

【主病机制】主气血俱虚，阳气虚衰。脉为血之府，阴血亏少，不能充其脉管，故脉形细小；阳气衰少，无力推动血液运行，脉气不能外鼓，则脉位深沉，脉势软弱。

二十三、微脉

【脉象特征】极细极软，按之欲绝，似有似无。特点是脉形极细小，脉势极软弱，重按起落不明显，若有若无。

【主病机制】主阳气衰微，阳气暴脱。心肾阳气衰微，鼓动无力则脉弱，按之欲绝，似有似无。久病脉微是正气将绝，新病脉微主阳气暴脱。

二十四、短脉

【脉象特征】首尾俱短，不满三部。特点是脉搏搏动的范围短小，脉动多在关部及寸部，而尺部常不明显。

【主病机制】主气虚、气郁。《素问·脉要精微论》说："短则气病。"心气亏虚，无力鼓动血行，则气血不仅难以达于四末，亦不能充盈脉道，致使寸口脉搏动短小且无力。气滞血瘀或痰凝食积，致使气机阻滞，脉气不能伸展而见短脉者，必短涩而有力。故短而有力为气郁，短而无力为气虚。

二十五、动脉

【脉象特征】滑数有力，独显关部。特点是具有短、滑、数三种脉象的特征，脉搏动部位在关部明显，应指如豆粒动摇。

【主病机制】主惊恐、疼痛。惊则气乱，痛则气结，阴阳不和，气血阻滞。故因惊、因痛致使阴阳相搏，气血运行乖乱，脉行躁动不安，则出现滑数而短的动脉。

二十六、促脉

【脉象特征】脉来急数，时有中止，止无定数。特点是脉率较快且有不规则的歇止。

【主病机制】主阳盛实热、气血痰食停滞。阳邪亢盛，热迫血行，心气亢奋，故脉来急数；热灼阴津则津血衰少，心气受损，脉气不相接续，故脉有歇止；气滞、血瘀、痰饮、食积等有形实邪阻滞，脉气接续不及，亦可形成间歇。两者均为邪气内扰，脏气失常所致，故其脉来促而有力。

二十七、结脉

【脉象特征】脉来缓慢，时有中止，止无定数。特点是脉来迟缓，脉律不齐，有不规则的歇止。

【主病机制】主阴盛气结、寒痰血瘀。阴寒偏盛则脉气凝滞，故脉率缓慢；气结、痰凝、血瘀等积滞不散，心阳被抑，脉气阻滞而失于宣畅，故脉来缓慢而时有一止，且为结而有力；若久病气血衰弱，尤其是心气、心阳虚衰，脉气不续，故脉来缓慢而时有一止，且为结而无力。

二十八、代脉

【脉象特征】脉来缓慢，时有中止，止有定数。特点是脉律不齐，表现为有规则的歇止，歇止时间较长，脉势较软弱。

【主病机制】主脏气衰微，疼痛惊恐病证。脏气衰微，元气不足，以致脉气不相接续，故脉来时有中止，止有定数，脉势软弱，常见于心脏器质性病变。疼痛、惊恐见代脉，是因暂时性的气结、血瘀、痰凝等阻抑脉道，血行涩滞，脉气不能衔接，而致脉代而应指有力。（表 10－1）

表 10 - 1　　　　　　　　　　常见病脉归类简表

脉纲	共同特点	相类脉		
		脉名	脉象	主病
浮脉类	轻取即得	浮	举之有余，按之不足	表证，亦见于虚阳浮越证
		洪	脉体阔大，充实有力，来盛去衰	热盛
		濡	浮细无力而软	虚证，湿困
		散	浮取散漫而无根，伴至数或脉力不匀	元气离散，脏气将绝
		芤	浮大中空，如按葱管	失血，伤阴之际
		革	浮而搏指，中空边坚	亡血、失精、半产、崩漏
沉脉类	重按始得	沉	轻取不应，重按始得	里证
		伏	重按推至筋骨始得	邪闭、厥病、痛极
		弱	沉细无力而软	阳气虚衰、气血俱虚
		牢	沉按实大弦长	阴寒内积、疝气、癥积
迟脉类	一息不足四至	迟	一息不足四至	寒证，亦见于邪热结聚
		缓	一息四至，脉来怠缓	湿病，脾胃虚弱，亦见于平人
		涩	往来艰涩，迟滞不畅	精伤、血少；气滞、血瘀、痰食内停
		结	迟而时一止，止无定数	阴盛气结，寒痰瘀血；气血虚衰
数脉类	一息五至以上	数	一息五至以上，不足七至	热证；亦主里虚证
		疾	脉来急疾，一息七八至	阳极阴竭，元气欲脱
		促	数而时一止，止无定数	阳热亢盛，瘀滞、痰食停积；脏气衰败
		动	脉短如豆，滑数有力	疼痛，惊恐
虚脉类	应指无力	虚	举按无力，应指松软	气血两虚
		细	脉细如线，应指明显	气血俱虚，湿证
		微	极细极软，似有似无	气血大虚，阳气暴脱
		代	迟而中止，止有定数	脏气衰微；疼痛、惊恐、跌仆损伤
		短	首尾俱短，不及本部	有力主气郁，无力主气损
实脉类	应指有力	实	举按充实而有力	实证；平人
		滑	往来流利，应指圆滑	痰湿、食积、实热；青壮年；孕妇
		弦	端直以长，如按琴弦	肝胆病、疼痛、痰饮等；老年健康者
		紧	绷急弹指，状如转索	实寒证、疼痛、宿食
		长	首尾端直，超过本位	阳气有余，阳证、热证、实证；平人

区别相似——脉象鉴别

在28种常见病脉中，有些脉象很相似，容易混淆不清，应注意相似脉的鉴别。

1. 浮脉与芤脉、革脉、散脉：4种脉象的脉位均表浅，轻取皆可得。不同的是，浮脉举之有余，重按稍减而不空，脉形不大不小；芤脉浮大无力，中间独空，如按葱管；革脉是浮取弦大搏指，外急中空，如按鼓皮；散脉是浮而无根，至数不齐，脉力不匀。

2. 沉脉、伏脉与牢脉：3种脉象的脉位均在皮下深层，故轻取不应。不同的是，沉脉重按乃得；伏脉较沉脉部位更深，须推筋着骨始得，甚则暂时伏而不见；牢脉沉取实大弦长，坚牢不移。

3. 迟脉与缓脉、结脉：三者脉率均小于五至。但迟脉一息不足四至；缓脉虽然一息四至，但脉来怠缓无力；结脉不仅脉率不及四至，而且有不规则的歇止。

4. 数脉与疾脉、滑脉、促脉：4种脉象的共同点是脉率均有快于正常脉象的感觉。不同的是，数脉一息五至以上，不足七至；疾脉一息七八至；滑脉仅指脉形往来流利，应指圆滑似数但并不数；促脉不仅脉率每息在五至以上，且有不规则的歇止。

5. 细脉与微脉、弱脉、濡脉：4种脉象都是脉形细小且脉势软弱无力。细脉形小而应指明显，主要从脉搏的形态而言；微脉则极软极细，按之欲绝，若有若无，起落模糊，不仅从脉形言，而且主要指脉搏的力量弱；弱脉为沉细而无力；濡脉为浮细而无力，即脉位与弱脉相反，轻取即得，重按反不明显。

6. 实脉与洪脉：二者在脉势上都是充实有力。但实脉应指有力，举按皆然，来去俱盛；而洪脉状若波涛汹涌，盛大满指，来盛去衰。

7. 短脉与动脉：二者在脉搏搏动范围上都较小，仅关部明显。但短脉常兼迟涩；动脉其形如豆，常兼滑数有力之象。

8. 结脉与代脉、促脉：三者均属有歇止的脉象。但促脉为脉数而中止，结脉为脉缓而中止，二者歇止均不规则；代脉是脉来一止，其脉率可快可慢，且歇止有规则，歇止时间较长。

 复合相兼——相兼病脉

凡两种或两种以上的单一脉同时出现，复合构成的脉象，称为"相兼脉"或"复合脉"。

由于疾病是一个复杂的过程，可以由多种致病因素相兼致病，疾病中邪正斗争的形势会不断发生变化，疾病的性质和病位亦可随之而变。因此，患者的脉象经常是相兼出现。

1. 浮紧脉：多见于外感寒邪之表寒证，或风寒痹病疼痛。

2. 浮缓脉：多见于风邪伤卫，营卫不和的太阳中风证。

3. 浮数脉：多见于风热袭表的表热证。

4. 浮滑脉：多见于表证夹痰，常见于素体多痰湿而又感受外邪者。

5. 沉迟脉：多见于里寒证。

6. 沉弦脉：多见于肝郁气滞，或水饮内停。

7. 沉涩脉：多见于血瘀，尤常见于阳虚而寒凝血瘀者。

8. 沉缓脉：多见于脾虚，水湿停留。

9. 沉细数脉：多见于阴虚内热或血虚。

10. 弦紧脉：多见于寒证、痛症，常见于寒滞肝脉，或肝郁气滞等所致疼痛等。

11. 弦数脉：多见于肝郁化火或肝胆湿热、肝阳上亢。

12. 弦滑数脉：多见于肝火夹痰，肝胆湿热或肝阳上扰、痰火内蕴等病证。

13. 弦细脉：多见于肝肾阴虚或血虚肝郁，或肝郁脾虚等证。

14. 滑数脉：多见于痰热、湿热或食积内热。

15. 洪数脉：多见于阳明经证、气分热盛之外感热病及脏腑实热证。

第十一讲
提纲挈领，纲举目张
——八纲辨证

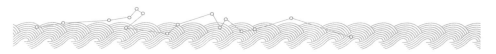

常见证的辨治是中医学的特色与精华，是中医在诊治疾病时应当遵循的原则。

所谓"辨证"，就是将四诊所收集的病史、症状、体征进行综合分析，从而求得对疾病本质的认识，作出证的判断的辨证思维过程。辨证的目的在于抓住疾病的本质，判断出疾病证候名称，从而为论治提供可靠的理论依据。

"症"，是指疾病的单个症状、体征，如头痛、发热、苔黄、脉细等。它是机体病变的客观表现，亦是判断疾病和进行辨证的原始而重要的依据。

"证"是对疾病所处一定阶段的病因、病性、病位等所作出的病理性概括。它是对疾病本质认识的阶段性诊断结论。

"证候"，即证之外候。常指某某证所表现的、具有内在联系的症状及体征。

"病"是对疾病全过程的特点和规律所作的概括。

它们的相互关系是："病"与"证"的确定，均以"症"为主要依据。同一"证"，可见于多种"病"，而同一"病"，又可表现为不同的"证"。因此，在治疗上就有"同病异治""异病同治"，其理就是"证"的异与同。每一证都有一定的证候表现于外。

面对临床诸多疾病的种种外在表现，我们如何来透过现象，寻找到疾病的本质呢？在中医学辨证理论体系中，就有一个纲举目张的八纲辨证方法。

所谓八纲，是指表、里、寒、热、虚、实、阴、阳八个纲领。运用八纲中表里、寒热、虚实、阴阳这四对矛盾作为辨证的纲领，对临床疾病进行综合分析，从而辨别病变部位的表里、病理属性的寒热、邪正盛衰的虚实、疾病类别的阴阳的辨证方法，称为八纲辨证。任何疾病，从大体的方面来说，病位非表即里，病性非寒即热，邪正力量的对比，非正气不足之虚，即邪气亢盛之实，最后可归纳为阴、阳两大类。抓住此"八纲"者，即可纲举目张，把握住疾病的基本规律。

 ## 表里寒热虚实——基本证候

一、内外有别——辨病位的表里

疾病之病位，从整体而言，不外在表或在里。表与里是相对的概念，如皮肤与筋骨相对而言，皮肤属表，筋骨属里；脏与腑相对而言，腑属表，脏属里；经络与脏腑相对而言，经络属表，脏腑属里。

（一）表证

表证是指外感邪气侵入机体，正气抗邪于肤表浅层所反映的轻浅证候。

【主要表现】恶寒（风），或恶寒发热，头身疼痛，喷嚏，鼻塞，流涕，咽喉痒痛，微有咳嗽、气喘，舌淡红，舌苔薄，脉浮。

【证因分析】外邪袭表，正邪相争，阻遏卫气的正常宣发、温煦功能，故见恶寒发热；外邪束表，经气郁滞不畅，不通则痛，故有头身疼痛；肺主皮毛，鼻为肺窍，皮毛受邪，内应于肺，鼻咽不利，故喷嚏、鼻塞、流清涕，咽喉痒痛；肺气失宣，故微有咳嗽、气喘；病邪在表，尚未入里，没有影响胃气的功能，舌象没有明显变化，故舌淡红、苔薄；正邪相争于表，脉气鼓动于外，故脉浮。

表证见于外感病初期，具有起病急、病位浅、病程短的特点。

（二）里证

里证是指内在脏腑、气血受病所反映的证候。

【主要表现】里证的范围极为广泛，其表现多种多样，概而言之，凡非表证（及半表半里证）的特定证候，一般都属里证的范畴。其证候特征以脏腑症状为主要表现，详见脏腑辨证。

【证因分析】形成里证的原因有三个方面：一是外邪袭表，表证不解，病邪传里，形成里证；二是外邪直接入里，侵犯脏腑等部位，即所谓"直中"为病；三是情志内伤，饮食劳倦等因素，直接损伤脏腑气血，或脏腑气血功能紊乱而出现种种证候。

（三）半表半里证

半表半里证是指病变既非完全在表，又未完全入里，病位处于表里过渡阶段所反映的证候。

【主要表现】寒热往来，胸胁苦满，心烦喜呕，默默不欲饮食，口苦，咽干，目眩，脉弦。

【证因分析】半表半里证在六经辨证中通常称为少阳病证。病在半表半里，正邪纷争，正胜则发热，邪胜则恶寒，故寒热往来。胆之经脉循行两胁，邪犯其地，经气不畅，故见胸胁苦满。胆热犯胃，胃失和降，故神情默默，不欲饮食。热郁则心烦，胃气上逆则喜呕。胆火上炎，灼伤津液，故口苦咽干。少阳经脉起目锐眦，且胆与肝合，肝开窍于目，邪热循经上干清窍，故头目昏眩。脉弦是肝胆气郁，失于柔和之故。

二、寒热对立——辨病性的寒热

寒热是辨别疾病性质的两个纲领。《景岳全书·传忠录》说："寒热者，阴阳之化也。"由于寒热较突出地反映了疾病中机体阴阳的偏盛偏衰、病邪属性的属阴属阳，而阴阳是决定疾病性质的根本，所以说寒热是辨别疾病性质的纲领。

（一）寒证

寒证是指感受寒邪，或阳虚阴盛，导致机体功能活动衰退所表现的具有冷、凉特点的证候。由于阴盛可表现为寒的证候，阳虚亦可表现为寒的证候，故寒证有实寒证、虚寒证之分。

【主要表现】常见恶寒，畏寒，冷痛，喜暖，口淡不渴，肢冷蜷卧，痰、涎、涕清稀，小便清长，大便稀溏，面色白，舌淡，苔白而润，脉紧或迟等。

【证因分析】因感受寒邪，或过服生冷寒凉所致，起病急骤，体质壮实者，多为实寒证；因内伤久病，阳气虚弱而阴寒偏胜者，多为虚寒证。寒邪袭于表，多为表寒证；寒邪客于脏腑，或因阳虚阴盛所致者，多为里寒证。

由于寒邪遏制，阳气被郁，或阳气虚弱，阴寒内盛，形体失却温煦，故见恶寒、畏寒、肢凉、冷痛、喜暖、踡卧等症；寒不消水，津液未伤，故口不渴，痰、涎、涕、尿等分泌物、排泄物澄澈清冷，苔白而润。

（二）热证

热证是指感受热邪，或脏腑阳气亢盛，或阴虚阳亢，导致机体功能活动亢进所表现的具有温、热特点的证候。由于阳盛可表现为热的证候，阴虚亦可表现为热的证候，故热证有实热证、虚热证之分。

【主要表现】常见发热，恶热喜冷，口渴欲饮，面赤，烦躁不宁，痰、涕黄稠，小便短黄，大便干结，舌红，苔黄燥少津，脉数等。

【证因分析】因外感火热阳邪，或过服辛辣温热之品，或体内阳热之气过盛所致，病势急骤，形体壮实者，多为实热证；因内伤久病，阴液耗损而阳气偏亢者，多为虚热证。风热之邪袭于表，多为表热证；热邪盛于脏腑，或因阴虚阳亢所致者，多为里热证。

由于阳热偏盛，津液被耗，或因阴液亏虚而阳气偏亢，故见发热、恶热、面赤、烦躁不宁、舌红、苔黄、脉数等一派热象证候；热伤阴津，故见口渴欲饮、痰涕黄稠、小便短黄、大便干结、舌燥少津等症。

三、虚实必分——辨邪正的虚实

虚实是辨别邪正盛衰的两个纲领。《素问·通评虚实论》说："邪气盛则实，精气夺则虚。"实主要指邪气盛实，虚主要指正气不足，所以实与虚是用以概括和辨别邪正盛衰的两个纲领。

（一）实证

实证是指人体感受外邪，或疾病过程中阴阳气血失调，体内病理产物蓄积，以邪气盛、正气不虚为基本病理，表现为有余、亢盛、停聚特征的各种证候。

【主要表现】由于感邪性质的差异，致病的病理因素不同，以及病邪侵袭、停积部位的差别，因而证候表现各不相同，所以很难以哪几个症状作为实证的代表。临床一般是新起、暴病多实证，病情急剧者多实证，体质壮实者多实证。

【证因分析】实证范围极为广泛，临床表现十分复杂，其证因病机主要可概括为两个方面：一是风寒暑湿燥火、疫疠以及虫毒等邪气侵犯人体，正气奋起抗邪，故病势较为亢奋、急迫，以寒热显著、疼痛剧烈，或呕泻咳喘明显、二便不通、脉实等症为突出表现。二是内脏功能失调，气化失职，气机阻滞，形成痰、饮、水、湿、脓、瘀血、宿食等有形病理物质，壅聚停积于体内。因此，风邪、寒邪、暑邪、湿邪、热邪、燥邪、疫毒为病，痰阻、饮停、水泛、食积、虫积、气滞、血瘀、脓毒等病理改变，一般都属实证的范畴。

（二）虚证

虚证是指人体阴阳、气血、津液、精髓等正气亏虚，而邪气不著，表现为不足、松弛、衰退特征的各种证候。

【主要表现】各种虚证的表现极不一致，各脏腑虚证的表现更是各不相同，所以很难用几个症状全面概括。临床一般以久病、势缓者多虚证，耗损过多者多虚证，体质素弱者多虚证。

【证因分析】形成虚证的病因病机，虽可以由先天禀赋不足所导致，但主要是由后天失调和疾病耗损所产生，如饮食失调，营血生化之源不足；思虑太过、悲哀卒恐、过度劳倦等，耗伤气血营阴；房事不节，耗损肾精元气；久病失治、误治，损伤正气；大吐、大泻、大汗、出血、失精等，使阴液气血耗损等，均可形成虚证。

四、阴阳各异——辨病证的阴阳

阴阳是八纲中的总纲，是辨别疾病属性的两个纲领。由于阴、阳分别代表事物相互对立的两个方面，它无所不指，也无所定指，故疾病的性质、临床的证候，一般都可归属于阴或阳的范畴，所以阴阳是辨证的基本大法。

八纲中的表里、寒热、虚实六纲，可以从不同侧面概括病情，但只能说明疾病某一方面的特征，而不能反映疾病的全貌，而阴阳两纲则可以对病情进行总的归纳，使复杂的证候纲领化，因此，阴阳两纲可以统帅其他六纲而成为八纲中的总纲。

（一）阴证与阳证

1. 阴证：凡见抑制、沉静、衰退、晦黯等表现的里证、寒证、虚证，以及症状表现于内的、向下的、不易发现的，或病邪性质为阴邪致病、病情变化较慢等，均属阴证范畴。

2. 阳证：凡见兴奋、躁动、亢进、明亮等表现的表证、热证、实证，以及症状表现于外的、向上的、容易发现的，或病邪性质为阳邪致病、病情变化较快等，均属阳证范畴。

（二）阴虚证与阳虚证

1. 阴虚证：指体内阴液亏少而无以制阳，滋润、濡养等作用减退所反映的虚热证候。

[主要表现] 形体消瘦，口燥咽干，两颧潮红，五心烦热，潮热，盗汗，小便短黄，大便干结，舌红少津或少苔，脉细数等。

[证因分析] 导致阴虚证的原因，主要有：热病之后，或杂病日久，伤耗阴液；情志过极，火邪内生，久而伤及阴精；房事不节，耗伤阴精；过服温燥之品，使阴液暗耗。

阴液亏少，则机体失却濡润滋养，同时由于阴不制阳，则阳热之气相对偏旺而生内热，故表现为形体消瘦、两颧潮红、五心烦热、潮热盗汗等一派虚热、干燥不润、虚火内扰的证候。

阴虚证的辨证依据是，病久体弱，以五心烦热、尿黄便结、颧红、舌红少津、脉细数等为主要表现。

2. 阳虚证：指体内阳气亏损，机体失却温养，推动、蒸腾、气化等作用减退所反映的虚寒证候。

[主要表现] 畏冷，肢凉，口淡不渴，或喜热饮，或自汗，小便清长或尿少不利，大便稀薄，面色㿠白，舌淡胖，苔白滑，脉沉迟（或为细数）无力。

[证因分析] 形成阳虚证的原因，主要有：久病损伤，阳气亏虚，或气虚进一步发展；久居寒凉之处，或过服寒凉清苦之品，阳气逐渐耗伤；年高而命门之火渐衰。

由于阳气亏虚，机体失却温煦，不能抵御阴寒之气，而寒从内生，于是出现畏冷肢凉等一派病性属虚、属寒的证候；阳气不能蒸腾、气化水液，则见便溏、尿清或尿少不利、舌淡胖等症；阳虚水湿不化，则口淡不渴，阳虚不能温化和蒸腾津液上承，则可见渴喜热饮。

阳虚证的辨证依据是，病久体弱，以畏冷肢凉、小便清长、面白、舌淡等为主要表现。

（三）亡阴证与亡阳证

1. 亡阴证：指体内阴液严重耗损而将欲竭所反映的危重证候。

[主要表现]汗热味咸而黏、如珠如油，身灼肢温，虚烦躁扰，恶热，口渴饮冷，皮肤皱瘪，小便极少，面赤颧红，呼吸急促，唇舌干燥，脉细数疾等。

[证因分析]亡阴可以是在病久而阴液亏虚基础上的进一步发展，也可因壮热不退、大吐大泻、大汗不止、大量出血、严重烧伤致阴液暴失而成。

由于阴液欲绝，阴不能制阳，故见脉细数疾、身灼烦渴、面赤唇焦、呼吸急促等阴竭阳盛的证候，阳热逼迫欲绝之阴津外泄，故见汗出如油。亡阴所涉及的脏腑，常与心、肝、肾等有关，临床一般不再逐一区分。亡阴若救治不及，势必阳气亦随之而衰亡。

亡阴证的辨证依据是，有阴液严重耗损的病理基础，以身热烦渴、唇焦面赤、脉数疾，而汗出如油为主要表现。

由于阴阳互根，所以亡阴与亡阳皆可相互累及而最终导致同损俱亡。但具体证候中，常有先后、主次之别。

2. 亡阳证：指体内阳气极度衰微而将欲脱所反映的危重证候。

[主要表现]冷汗淋漓、汗质稀淡，神情淡漠，肌肤不温，手足厥冷，呼吸气弱，面色苍白，舌淡而润，脉微欲绝等。

[证因分析]亡阳一般是在阳气由虚而衰的基础上的进一步发展，但亦可因阴寒之邪极盛而致阳气暴伤，或因大汗、失精、大失血等阴血消亡而阳随阴脱，或因剧毒刺激、严重外伤、瘀痰阻塞心窍等而使阳气暴脱。

由于阳气极度衰微而欲脱，失却温煦、固摄、推动之能，故见冷汗、肢厥、面色苍白、神情淡漠、气息微弱、脉微等垂危病状。临床所见的亡阳证，一般是指心肾阳气虚脱。由于阴阳互根之理，故阳气衰微欲脱，可使阴液亦消亡。

亡阳证的辨证依据是，有长期阳虚病史，或有导致阳气暴亡的因素，以四肢厥冷、面色苍白、冷汗淋漓、气息微弱、脉微欲绝为主要表现。

相兼错杂转化——证候关系

八纲中，表里寒热虚实阴阳，各自概括着一个方面的病理本质，然而病理本质的各个方面是互相联系着的。八纲证候间的相互关系，主要可归纳为证候相兼、证候错杂、证候转化、证候真假四个方面。

一、证候相兼

证候相兼是指在疾病的某一阶段，在病位（表、里）、性质（寒、热）、邪正盛衰（虚、实）三者之间相互联系所形成的综合证候。

八纲辨证在临床上常见的相兼证候有表实寒证、表实热证、里实寒证、里实热证、里虚寒证、里虚热证等，其临床表现一般是有关纲领证候的相加。如恶寒重发热轻、头身疼痛、无汗、脉浮紧等，为表实寒证；五心烦热、盗汗、口咽干燥、颧红、舌红少津、脉细数等，为里虚热证。

二、证候错杂

证候错杂是指在疾病的某一阶段，八纲中相互对立的两纲病症同时并见所表现的综合性证候。八纲中表里寒热虚实的错杂关系，可以表现为表里同病、寒热错杂、虚实夹杂，临床辨证应对其进行综合分析。

1. 表里错杂：在同一患者身上，既有表证，又有里证，称为表里错杂，又称表里同病。辨证的关键在于分清表里之缓急。

2. 寒热错杂：在同一患者身上，既有寒证，又有热证，称为寒热错杂。辨证的关键在于分清寒热的多少。寒多热少者，应以治寒为主，兼顾热证。反之，热多寒少者，应以治热为主，兼顾寒证。

3. 虚实错杂：在同一患者身上，既有虚证，又有实证，称为虚实错杂，又称虚实夹杂。包括实证夹虚，虚证夹实两个方面。辨证的关键在于分清虚实的孰多孰少。实证夹虚，矛盾的主要方面是"实"；虚证夹实，矛盾的主要方面是"虚"。

三、证候转化

证候转化是指在疾病发展变化过程中，八纲中相互对立的表里、寒热、虚实证候，在一定条件下互易其位，相互转化为对立的另一纲证候。

证候转化是证候的本质与现象均已变换，在证候转化这种质变之前，往往有一个量变的过程，因而在证候转化之先，又可以呈现出证候相兼、证候错杂的关系。证候的转化有两种可能，一是病情由浅及深、由轻而重，向加重方向转化；二是病情由重而轻、由深而浅，向好转方向转化。

1. 表里转化：是指病情由表入里而转化为里证，或病邪由里出表。掌握病势的表里出入变化，对于预测疾病的发展与转归具有重要意义。

（1）由表入里：指证候由表证转化为里证。表明病情由浅入深，病势发展。六淫等邪袭表，若不从外解，则常常内传入里，表现为表证的症状消失而出现里证的证候。如先有恶寒发热、脉浮等表证的证候；当恶寒消失，出现但发热不恶寒、舌红苔黄、脉洪数等症时，表示表邪已入里化热而形成里热证。表证转化为里证，一般见于外感病的初、中期阶段，由于机体未能抗邪向外，或邪气过盛，或护理不当，或失治误治等原因，邪气不从外解，以致向里传变，使病情加重。

（2）由里出表：指在里的病邪有向外透达所表现的证候，表明病情有向愈的趋势。某些里证在治疗及时、护理得当时，机体抵抗力增强，驱邪外出，从而表现出病邪向外透达的症状或体征。如麻疹患儿热毒内闭，则疹不出而见发热、喘咳、烦躁，若麻毒外透，则疹出而烦热喘咳消除；外感温热病中，见发热烦渴等症，随汗出而热退身凉，烦躁等症减轻，便是邪气从外透达的表现。

2. 寒热转化：指疾病的寒热性质发生相反的转变。寒证化热示阳气旺盛，热证转寒示阳气衰惫。

（1）寒证化热：指原为寒证，后出现热证，而寒证随之消失。寒证化热常见于外感寒邪未及时发散，而机体阳气偏盛，阳热内郁到一定程度，寒邪化热，形成热证；或是寒湿之邪郁遏，而机体阳气不衰，由寒而化热；或因使用温燥之品太过，亦可使寒证转化为热证。如寒湿痹病，初为关节冷痛、重着、麻木，病程日久，或过服温燥药物，而变成患处红肿灼痛；哮病因寒引发，痰白稀薄，久之见舌红苔黄，痰黄而稠；痰湿凝聚的阴疽冷疮，其形漫肿无头、皮色不变，以后转为红肿热痛而成脓等，均属寒证转化为热证。

（2）热证转寒：指原为热证，后出现寒证，而热证随之消失。常见于邪热毒气严重的情况之下，或因失治、误治，以致邪气过盛，耗伤正气，正不胜邪，功能衰败，阳气耗散，故而转为虚寒证，甚至出现亡阳的证候。如疫毒痢初期，高热烦渴、舌红脉数、泻痢不止，若急骤出现四肢厥冷、面色苍白、脉微，或病程日久，而表现出畏冷肢凉、面白舌淡，皆是由热证转化为寒证。

3. 虚实转化：指疾病的虚实性质发生相反的转变。提示邪与正之间的盛衰关系出现了本质性变化。实证转虚为疾病的一般规律；虚证转实常常是证候的虚实夹杂。

（1）实证转虚：指原先表现为实证，后来表现为虚证。邪正斗争的趋势，或是正气胜邪而向愈，或是正不胜邪而迁延。故病情日久，或失治误治，正气伤而不足以御邪，皆可形成实证转化为虚证。如本为咳嗽吐痰、息粗而喘、苔腻脉滑，久之见气短而喘、声低懒言、面白、舌淡、脉弱；或初期见高热、口渴、汗多、脉洪数，后期见神疲嗜睡、食少、咽干、舌嫩红无苔、脉细数等，均是邪虽去而正已伤，由实证转化为虚证。

（2）虚证转实：指正气不足，脏腑功能衰退，组织失却濡润充养，或气机运化迟钝，以致气血阻滞，病理产物蓄积，邪实上升为矛盾的主要方面，而表现以实为主的证候。虚证转实，实际上是因虚而致实，故并非病势向好的方向转变，而是提示病情发展。如心阳气虚日久，温煦无能，推运无力，则可血行迟缓而成瘀，在原有心悸、气短、脉弱等心气虚证的基础上，而后出现心胸绞痛、唇舌紫黯、脉涩等症，则是心血瘀阻证，血瘀之实已超过心气之虚，可视作虚证转实。又如脾肾阳虚，不能温运气化水液，以致水湿泛滥，形成水肿；失血之后，面白、舌淡、脉细，为血虚之候，由于血虚不能润肠，以致腑气不畅，而见大便燥结难下、腹胀、口臭等症。这一般都是因虚而致实，并不是真正的虚证转化为实证。

四、证候真假

证候真假是指某些疾病在病情的危重阶段，可以出现一些与疾病本质相反的"假象"，掩盖着病情真象的证候。所谓"真"，是指与疾病内在本质相符的证候；所谓"假"，是指疾病表现出某些不符合常规认识的假象，即与病理本质所反映的常规证候不相应的某些表现。

1. 寒热真假：当病情发展到寒极或热极的时候，有时会出现一些与其寒、热本质相反的"假象"症状或体征，即所谓真寒假热、真热假寒。

（1）真热假寒证：指内有真热而外见某些假寒的"热极似寒"证候。

［主要表现］四肢凉甚至厥冷，神识昏沉，面色紫黯，脉沉迟。身热，胸腹灼热，口鼻气灼，口臭息粗，口渴引饮，小便短黄，舌红苔黄而干，脉有力。

［证因分析］由于邪热内盛，阳气郁闭于内而不能布达于外，故可表现出四肢凉甚至厥冷、脉沉迟等类似阴证的假寒现象；邪热内闭，气血不畅，故见神识昏沉、面色紫黯；热邪内蕴，伤津耗液，故见身热、胸腹灼热、口鼻气灼、口臭息粗、口渴引饮、小便短黄、舌红苔黄而干、脉有力等实热证的表现。

真热假寒证常有热深厥亦深的特点，故可称作热极肢厥证，古代亦有称阳盛格阴证者。

（2）真寒假热证：指内有真寒而外见某些假热的"寒极似热"证候。

［主要表现］自觉发热，欲脱衣揭被，触之胸腹无灼热、下肢厥冷；面色浮红如妆，非满面通红；神志躁扰不宁，疲乏无力；口渴但不欲饮；咽痛而不红肿；脉浮大或数，按之无力；便秘而便质不燥，或下利清谷；小便清长（或尿少浮肿），舌淡，苔白。

[证因分析] 由于阳气虚衰，阴寒内盛，逼迫虚阳浮游于上、格越于外，故可表现为自觉发热、欲脱衣揭被、面色浮红如妆、躁扰不宁、口渴咽痛、脉浮大或数等颇似阳热证的表现。但因其本质为阳气虚衰，肢体失其温煦、水液不得输布、气化，故触之胸腹必然无灼热，且下肢厥冷、口渴而不欲饮、咽部不红肿、面色亦不会满面通红，并见疲乏无力、小便清长，或尿少而浮肿、便质不燥，甚至下利清谷、脉按之无力、舌淡、苔白等里虚寒的证候，故可知其所现"热"症为假象。

真寒假热的实际是阳虚阴盛而阳气浮越，故又称虚阳浮越证，古代亦有称阴盛格阳证、戴阳证者。

[寒热真假的鉴别] 辨别寒热证候的真假，应以表现于内部、中心的症状为准、为真，肢末、外部的症状是现象、可能为假，故胸腹的冷热是辨别寒热真假的关键，胸腹灼热者为热证，胸腹部冷而不灼热者为寒证。对于寒热真假的辨别，《温疫论·论阳证似阴》说："捷要辨法，凡阳证似阴，外寒而内必热，故小便血赤；凡阴证似阳者，格阳之证也，上（外）热下（内）寒，故小便清白。但以小便赤白为据，以此推之，万不失一。"

2. 虚实真假：虚证与实证，都有真假疑似的情况。《内经知要》所说"至虚有盛候""大实有羸状"，就是指证候的虚实真假。

（1）真实假虚证：指本质为实证，反见某些虚羸现象的证候。

[主要表现] 神情默默，倦怠懒言，身体羸瘦，脉象沉细，但虽默默不语却语时声高气粗；虽倦怠乏力却动之觉舒；肢体羸瘦而腹部硬满拒按；脉沉细而按之有力。

[证因分析] 由于热结肠胃、痰食壅积、湿热内蕴、瘀血停蓄等，邪气大积大聚，以致经脉阻滞，气血不能畅达，因而表现出神情默默、倦怠懒言、身体羸瘦、脉象沉细等类似虚证的假象。但病变的本质属实，故虽默默不语却语时声高气粗，虽倦怠乏力却动之觉舒，虽肢体羸瘦而腹部硬满拒按，脉虽沉细却按之有力。

（2）真虚假实证：指本质为虚证，反见某些盛实现象的证候。

[主要表现] 腹部胀满，呼吸喘促，或二便闭涩，脉数，但腹虽胀满而有时缓解，或触之腹内无肿块而喜按；虽喘促但气短息弱；虽大便闭塞而腹部不甚硬满；虽小便不利但无舌红口渴等症。并有神疲乏力，面色萎黄或淡白，脉虚弱，舌淡胖嫩等症。

[证因分析] 其病机多为脏腑虚衰，气血不足，运化无力，气机不畅，故可出现腹部胀满、呼吸喘促、二便闭塞等类似实证的假象。但其本质属虚，故腹部胀满而有时缓解，或内无肿块而喜按，可知并非实邪内积，而是脾虚不运所致；喘促而气短息弱，可知并非邪气壅滞、肺失宣降，而是肺肾气虚、摄纳无权之故；大便闭塞而腹部不甚硬满，系阳气失其温运之能而腑气不行的表现；阳气亏虚而不能气化水液，或肾关开合不利，可表现为小便不通；神疲乏力、面色萎黄或淡白、脉虚弱、舌淡胖嫩，更是正气亏虚的本质表现。所以《顾氏医镜》说："心下痞痛，按之则止，色悴声短，脉来无力，虚也；甚则胀极而不得食，气不舒，便不利，是至虚有盛候。"

[虚实真假的鉴别]《古今医案》说："证有真假凭诸脉，脉有真假凭诸舌。果系实证，则脉必洪大躁疾而重按有力；果系实火，则舌必干燥焦黄而敛束且坚牢也。岂有重按全无脉者，而尚得谓之实证；满舌俱胖嫩者，而尚得谓之实火哉？"可见虚实真假之辨，关键在于脉象的有力无力、有神无神，其中尤以沉取之象为真谛；其次是舌质的嫩胖与苍老，言语呼吸的高亢粗壮与低怯微弱；患者体质状况、病之新久、治疗经过等，也是辨析的依据。

第十二讲
为官在位，失职追责
——脏腑辨证

脏腑各自的功能，《黄帝内经》说："心者，君主之官也，神明出焉。肺者，相傅之官，治节出焉。肝者，将军之官，谋虑出焉……脾胃者，仓廪之官……肾者，作强之官，伎巧出焉。"人如一国，脏腑犹各负其职的官员。君有君权，官有官职，君臣上下，相互协同，才会有"主明则下安"的安康。反之，则有"十二官危"的疾病。

因而所谓脏腑辨证，就是辨别疾病在何脏何腑、属于什么性质的病变。即在认识脏腑生理功能、病变特点的基础上，将四诊所收集的症状、体征及有关病情资料，进行综合分析，从而判断疾病所在的脏腑部位及其病性的一种辨证方法。

 ## 君主之官失职——心病辨证

中医藏象学说认为，心主血脉，具有推动血液在脉道中运行不息，以濡养脏腑、组织、官窍的作用；心主神明，为"五脏六腑之主"，为人体精神和意识思维活动的中枢，是生命活动的主宰。其华在面，开窍于舌，在体主脉，外应虚里，与小肠相表里。五行属火，通于夏气。在声为笑，在志为喜，在液为汗，在味为苦，在色为赤。

基于心的生理功能、特性及其与形体官窍的联系，心的常见病症主要有心悸怔忡，胸痹心痛，失眠多梦，心慌健忘，神志昏迷，谵言妄语，哭笑无常，或登高而歌、狂躁妄动、打人毁物等精神错乱症状；面色无华，或晦暗不泽，舌质浅淡，舌强语謇，青紫瘀斑，舌烂生疮，口中发苦，大汗淋漓，脉虚弱或结、代、促、涩；以及患者的症状、体征主要表现在面部、颧部、左胸、脉管、手心等部位，例如两颧发红、色如涂朱、心前区疼痛；虚里部其动应衣、手臂内侧麻木、手足心潮热多汗、无脉症等，在常见证的辨治原则指导下，皆属心病系统。

一、常见证型

（一）心血虚证

心血虚证是指血液亏虚，心神失于濡养所反映的虚弱证候。

【主要表现】心悸健忘，失眠多梦，头晕眼花，面色淡白或萎黄，唇舌色淡，脉细无力。

【证因分析】本证多因劳神过度而耗血，或失血过多，或久病伤及营血等引起；也可因脾失健运或肾精亏损，生血之源不足而导致。血液不足，心失所养，心动失常，故见心悸；血虚心神失养，神不守舍，则见失眠、多梦；血虚不能上荣于头、面，故见头晕眼花、健忘、面色淡白或萎黄，唇、舌色淡；血少脉道失充，故脉细无力。

本证以心悸、失眠、多梦与血虚症状共见为辨证要点。

（二）心阴虚证

心阴虚证是指阴液亏损，心神失养，虚热内扰所反映的虚热证候。

【主要表现】心烦心悸，失眠多梦，口燥咽干，形体消瘦，手足心热，潮热盗汗，两颧潮红，舌红少苔乏津，脉细数。

【证因分析】本证多因思虑劳神太过，暗耗心阴；或因温热火邪，灼伤心阴；或因肝肾等脏阴亏，累及于心所致。阴液亏少，心失濡养，心动失常，故见心悸；心神失养，虚火扰神，神不守舍，则见心烦不宁、失眠、多梦；阴虚失润，不能制阳，故口燥咽干，形体消瘦；手足心热，午后潮热，盗汗，颧红，舌红少津，脉细数等，均为阴虚内热之象。

本证以心烦、心悸、失眠与阴虚症状共见为辨证要点。

（三）心气虚证

心气虚证是指心气不足，鼓动无力所反映的虚弱证候。

【主要表现】心悸胸闷，精神疲倦，气短自汗，活动后诸症加重，面色淡白，舌质浅淡，脉虚弱。

【证因分析】本证多由素体虚弱，或久病失养，或先天不足、脏器缺损，或年高脏气衰弱等原因导致。心气虚弱，鼓动无力，故见心悸、胸闷；气虚卫外不固，故自汗；功能活动衰减，故气短、神疲；动则气耗，故活动劳累后诸症加剧；气虚运血无力，气血不足，血失充荣，故面色淡白、舌淡、脉虚。

本证以心悸、神疲与气虚症状共见为辨证要点。

（四）心阳虚证

心阳虚证是指心阳虚衰，温运失司，虚寒内生所反映的虚寒证候。

【主要表现】心悸怔忡，心胸憋闷或痛，气短自汗，畏冷肢凉，神疲乏力，面色㿠白，或面唇青紫，舌质淡胖或紫暗，舌苔白滑，脉弱。

【证因分析】本证常由心气虚进一步发展，或由其他脏腑病证波及心阳而成。心阳虚衰则推运无力，阳失温煦则虚寒内生。心阳虚衰，鼓动、温运无力，心动失常，故轻则见心悸，重则为怔忡；心阳虚弱，宗气衰少，胸阳不展，故心胸憋闷、气短；温运血行无力，心脉痹阻不通，则见心胸疼痛；阳虚而阴寒内生，温煦失职，故见畏寒肢冷；阳虚卫外不固，则可见自汗；温运乏力，血脉失充，寒凝而血行不畅，故见面色㿠白或面唇青紫、舌质紫暗、脉弱；舌质淡胖、苔白滑，为阳虚寒盛，水湿不化之象。

本证以心悸怔忡、心胸憋闷与阳虚症状共见为辨证要点。

（五）心火亢盛证

心火亢盛证是指火热内炽，扰乱心神所反映的实热证候。

【主要表现】发热，口渴，心烦，失眠，便秘，尿黄，面红，舌尖红绛，苔黄，脉数有力。甚或口舌生疮、溃烂疼痛；或见小便短赤、灼热涩痛；或见吐血、衄血；或见狂躁谵语、神识不清。

【证因分析】本证多因情志抑郁化火；或火热之邪内侵；或过食辛辣刺激、温补之品，久蕴化火，内炽于心所致。心火炽盛，内扰于心，神不守舍，则为发热，心烦，失眠；火邪伤津，故口渴，便秘，尿黄；火热炎上，则面赤，舌尖红绛；气血运行加速，则脉数有力。若以口舌生疮、赤烂疼痛为主者，称为心火上炎证。若兼小便赤、涩、灼、痛者，称为心火下移证，习称为心移热于小肠，由于心火炽盛，灼伤津液，以致尿少色赤而排尿灼热涩痛。若吐血、衄血表现突出者，称为心火迫血妄行证。若以狂躁谵语，神识不清为主症者，称为热扰心神证或热闭心神证。

本证以发热、心烦、吐衄、舌赤生疮、尿赤涩灼痛等症为辨证要点。

（六）心脉痹阻证

心脉痹阻证泛指瘀血、痰浊、阴寒、气滞等阻痹心脉所反映的证候。

【主要表现】心悸怔忡，心胸憋闷疼痛，痛引肩背内臂，时作时止。或以刺痛为主，舌质晦暗或有青紫斑点，脉细、涩、结、代；或以心胸憋闷为主，体胖痰多，身重困倦，舌苔白腻，脉沉滑或沉涩；或以遇寒痛剧为主，得温痛减，畏寒肢冷，舌淡苔白，脉沉迟或沉紧；或以胀痛为主，与情志变化有关，喜太息，舌淡红，脉弦。

【证因分析】本证多因正气先虚，心阳不振，运血无力，而致气滞、血瘀、痰浊、阴寒等邪气痹阻，心脉瘀阻，故其性质多属本虚标实。心阳不振，失于温运，或瘀血内阻，心脏搏动失常，故见心悸怔忡。阳气不宣，血行无力，心脉阻滞不通，故心胸憋闷疼痛。手少阴心经之脉横出腋下，循肩背、内臂后缘，故痛引肩背内臂。

瘀阻心脉，以刺痛为特点，伴见舌暗、或有青紫色斑点、脉细涩或结或代等瘀血内阻的症状。痰阻心脉，以闷痛为特点，多伴体胖痰多、身重困倦、苔白腻、脉沉滑或沉涩等痰浊内盛的症状。寒凝心脉，以痛势剧烈、突然发作、遇寒加剧、得温痛减为特点，伴见畏寒肢冷、舌淡苔白、脉沉迟或沉紧等寒邪内盛的症状。气滞心脉，以胀痛为特点，其发作往往与精神因素有关，常伴见胁胀、善太息、脉弦等气机郁滞的症状。

本证以心悸怔忡，心胸憋闷疼痛与瘀血症状共见为辨证要点。

（七）痰蒙心神证

痰蒙心神证是指痰浊蒙蔽心神所反映的证候。

【主要表现】神情痴呆，意识模糊，甚则昏不知人，或神情抑郁，表情淡漠，喃喃独语，举止失常。或突然昏仆，不省人事，口吐涎沫，喉有痰声。并见面色晦暗，胸闷，呕恶，舌苔白腻，脉滑等症。

【证因分析】本证多因湿浊酿痰，阻遏气机；或因情志不遂，气郁生痰；或痰浊内盛，夹肝风内扰，致痰浊蒙蔽心神所致。痰浊上蒙心神，神明失司，故见神情痴呆、意识模糊、甚则昏不知人。情志不遂，肝失疏泄，气郁痰凝，痰气互结，蒙蔽神明，则见神情抑郁、淡漠痴呆、或神志错乱、喃喃独语、举止失常。若痰浊内盛，引动肝风，肝风夹痰，闭阻心神，则可表现为突然昏仆、不省人事、口吐涎沫、喉中痰鸣。痰浊内阻，清阳不升，浊气上泛，气血不畅，故面色晦暗；痰阻胸阳，胃失和降，则胸闷、恶心呕吐。舌苔白腻、脉滑、均为痰浊内盛之征。

本证以神志抑郁、错乱、痴呆、昏迷与痰浊症状共见为辨证要点。

（八）痰火扰神证

痰火扰神证是指火热痰浊交结，扰闭心神所反映的证候。

【主要表现】发热，口渴，胸闷，气粗，咯吐黄痰，喉间痰鸣，心烦，失眠，甚则神昏谵语，或狂躁妄动，打人毁物，不避亲疏，胡言乱语，哭笑无常，面赤，舌质红，苔黄腻，脉滑数。

【证因分析】本证多因精神刺激，思虑动怒，气郁化火，炼液为痰，痰火内盛；或外感温热、湿热之邪，热邪煎熬，灼津为痰，痰火内扰所致。本证既可见于外感热病，又可见于内伤杂病。外感热病中，由于邪热内蕴，里热蒸腾上炎，则见发热、面红目赤、呼吸气粗；热灼津伤，故便秘尿黄；痰火扰乱或蒙闭心神，可见烦躁不宁、神昏谵语。内伤杂病中，由于精神刺激，痰火内盛，闭扰心神，轻则心烦失眠，重则神志狂乱而见胡言乱语、哭笑无常、狂躁妄动、打人毁物。痰火内盛，故有吐痰黄稠，或喉间痰鸣；痰阻气机，则胸闷不舒；舌红、苔黄腻、脉滑数，均为痰火内盛之象。

本证以神志狂躁、神昏谵语与痰热症状共见为辨证要点。

（九）瘀阻脑络证

瘀阻脑络证是指瘀血犯头，阻滞脑络所反映的证候。

【主要表现】头晕头痛经久不愈，痛如锥刺、痛处固定，或健忘，失眠，心悸，或头部外伤后昏不知人，面色晦暗，舌质紫暗或有斑点，脉细涩。

【证因分析】本证多因头部外伤，瘀血停积于脑内；或久痛入络，瘀血内停，阻塞脑络所致。瘀血阻滞脑络，不通则痛，故头痛持续、痛如针刺、痛处固定；脑络不通，气血不得正常流布，脑失所养，则头晕不已；瘀血不去，新血不生，心神失养，故有健忘、失眠、心悸等症；外伤严重，脑神受损，则昏不知人；面色晦暗、舌质紫暗或有斑点、脉细涩等，为瘀血内阻之征。

本证以头痛、头晕与瘀血症状共见为辨证要点。

二、相似证鉴别

在心病辨证中，要特别注意以下几个相似证候的鉴别。

（一）心气虚证与心阳虚证

从生理上言，心阳包括心气，但在病理上，心气虚与心阳虚是有差别的。尽管二者在证候表现上均可出现心悸怔忡、气短自汗、劳累后加重等症，但前者主要只有心悸、气短、自汗、乏力、舌淡、脉虚等症状，而且无明显寒象表现。后者，则在心气虚证的基础上，尚有形寒肢冷、舌体胖嫩等寒象。

（二）心血虚证与心阴虚证

二者均可出现心悸头晕，健忘多梦等心失所养、心神不安的症状，但前者多有面、睑、唇、舌等处颜色的浅淡，脉细，且无明显虚热表现；后者由于阴虚生内热，故不但有五心烦热、盗汗颧红、舌红少苔等明显的虚热症状，而且虚热扰神之心烦、失眠等心神不安的表现更为突出。

（三）痰蒙心神证与痰火扰神证

二者虽然都有精神错乱，或神识不清等神志异常和"痰"的见症，但前者痰性偏寒，故见痰多色白、苔腻脉滑、面色晦暗等；"重阴则癫""阴主静"，故神志异常以抑郁消沉、喃喃独语或发癫痫为特征。后者痰性偏热，故见痰多色黄稠、舌质红、苔黄腻、脉滑数、面赤口渴等，"重阳则狂""阳主动"，故神志异常以烦躁亢奋、打人毁物或者发狂为特征。

至于心脉痹阻证，它是一个虚实夹杂的证候，其证虽然是心脉阻痹，而共见心悸怔忡、心胸憋闷等，但导致阻痹的原因却又有血瘀、寒凝、痰浊、气滞的不同而兼症有别。

相傅之官失职——肺病辨证

中医藏象学说认为，肺主气、司呼吸，吸清呼浊，吐故纳新，生成宗气，营运全身，贯注心脉，助心行血；肺又主宣发，通调水道，为"水之上源"，输布津液，宣散卫气，滋润皮毛，并主嗅觉和发声；开窍于鼻，在体合皮毛，外应胸膺，其经脉起于中焦，下络大肠，肺与大肠互为表里。其性肃降，五行属金，通于秋气。在声为哭，在志为悲，在液为涕，在味为辛，在色为白，在变动为咳、喘、哮。肺居胸中，上连气道、喉咙、鼻窍，合称肺系。

基于肺的生理功能、特性及其与形体官窍的联系，肺的常见病症主要有胸闷胸痛，咳嗽气逆，气道不通，呼吸不利，张口抬肩，甚而喘哮，气短声微，声音嘶哑，面部浮肿，大便不调，小便不畅，皮毛憔悴，容易感冒，自汗盗汗，鼻塞流涕，鼻翼扇动，嗅觉不灵，咽喉痒痛，喉中痰鸣，口有辛味；以及患者的症状、体征主要表现在鼻、咽、喉部、胸部、缺盆、肛门等处，例如咽喉病、肛门病、胸痛等，在常见证的辨治原则指导下，皆属肺病系统。

一、常见证型

（一）肺气虚证

肺气虚证是指肺气虚弱，呼吸无力，卫外不固所反映的虚弱证候。

【主要表现】咳嗽无力，气短而喘，动则尤甚，咳痰清稀，声低懒言，或有自汗、畏风，易于感冒，神疲体倦，面色淡白，舌淡苔白，脉弱。

【证因分析】本证多因久病咳喘，耗伤肺气；或因脾虚失运，生化不足，肺失充养所致。由于肺气亏虚，呼吸功能减弱，宣降无权，气逆于上，加之宗气生成不足，所以咳嗽无力、气短而喘；动则耗气，肺气更虚，则咳喘加重；肺气虚，宗气衰少，发声无力，则声低懒言。肺虚，津液不得布散，聚而为痰，故吐痰清稀。肺气亏虚，不能宣发卫气于肤表，腠理失密，卫表不固，故见自汗、畏风，且易受外邪侵袭而反复感冒。面色淡白、神疲体倦、舌淡苔白、脉弱，均为气虚不能推动气血，功能衰减之象。

本证以咳嗽无力、气短而喘、自汗与气虚症状共见为辨证要点。

（二）肺阴虚证

肺阴虚证是指肺阴亏虚，虚热内扰所反映的虚热证候。

【主要表现】干咳无痰，或痰少而黏、不易咯出，或痰中带血，声音嘶哑，口燥咽干，形体消瘦，五心烦热，潮热盗汗，两颧潮红，舌红少苔乏津，脉细数。

【证因分析】本证多因燥热伤肺，或痨虫蚀肺，或汗出伤津，或素嗜烟酒、辛辣燥热之品，或久病咳喘，老年体弱，渐致肺阴亏虚而成。肺阴不足，失于滋润，肺中乏津，或虚火灼肺，以致肺热叶焦，失于清肃，气逆于上，故干咳无痰，或痰少而黏、难以咳出；甚则虚火灼伤肺络，络伤血溢，则痰中带血。肺阴不足，咽喉失润，且为虚火所蒸，以致声音嘶哑。阴虚阳无所制，虚热内炽，故见午后潮热、五心烦热；热扰营阴则盗汗；虚火上炎，故两颧发红；阴液不足，失于滋养，则口燥咽干、形体消瘦；舌红少苔乏津、脉细数，为阴虚内热之象。

本证以干咳、痰少难咯、潮热、盗汗等症为辨证要点。

（三）风寒犯肺证

风寒犯肺证是指风寒侵袭，肺卫失宣所反映的证候。

【主要表现】咳嗽，咳少量稀白痰，气喘，微有恶寒发热，鼻塞，流清涕，喉痒，或见身痛无汗，舌苔薄白，脉浮紧。

【证因分析】本证多因风寒外邪侵袭肺卫，致使肺卫失宣而成。肺司呼吸，外合皮毛，风寒外感，最易袭表犯肺，肺气被束，失于宣降而上逆，则为咳嗽、气喘；肺津不布，聚成痰饮，随肺气逆于上，故咳痰色白质稀；鼻为肺窍，肺气失宣，鼻咽不利，则鼻塞、流清涕、喉痒。风寒袭表，卫阳被遏，不能温煦肌表，故见微恶风寒；卫阳抗邪，阳气浮郁在表，故见发热；风寒犯表，凝滞经络，经气不利，故头身疼痛；寒性收引，腠理闭塞，故见无汗；舌苔薄白、脉浮紧，为感受风寒之征。

本证多有外感风寒的病史，以咳嗽、咳稀白痰与风寒表证共见为辨证要点。

（四）风热犯肺证

风热犯肺证是指风热侵袭，肺卫失宣所反映的证候。

【主要表现】咳嗽，痰少而黄，气喘，鼻塞，流浊涕，咽喉肿痛，发热，微恶风寒，口微渴，舌尖红、苔薄黄、脉浮数。

【证因分析】本证多因风热外邪，侵袭肺卫，致使肺卫失宣而成。风热袭肺，肺失清肃，肺气上逆，故咳嗽；风热熏蒸，津气敷布失常，故咯少量黄痰；肺气失宣，鼻窍不利，津液为热邪所灼，故鼻塞流浊涕；风热上扰，咽喉不利，故咽喉肿痛。风热袭表，卫气抗邪，阳气浮郁于表，故有发热；卫气被遏，肌表失于温煦，故微恶风寒；热伤津液，则口微渴；舌尖红、苔薄黄、脉浮数，为风热袭表犯肺之征。

本证多有感受风热的病史，以咳嗽、痰少色黄与风热表证共见为辨证要点。

（五）燥邪犯肺证

燥邪犯肺证是指外感燥邪，肺失宣降所反映的证候。燥邪有偏寒、偏热的不同，而有温燥袭肺证和凉燥袭肺证之分。

【主要表现】干咳无痰，或痰少而黏、不易咯出，甚则胸痛，痰中带血，或见鼻衄、口、唇、鼻、咽、皮肤干燥，尿少，大便干结，舌苔薄而干燥少津。或微有发热恶风寒，无汗或少汗，脉浮数或浮紧。

【证因分析】本证多因时处秋令，或干燥少雨之地，感受燥邪，耗伤肺津，肺卫失和，或因风温之邪化燥伤及肺所致。燥邪犯肺，肺津耗损，肺失滋润，清肃失职，故干咳无痰，或痰少而黏、难以咯出，咳甚损伤血络，而见胸痛、咯血、鼻衄。燥邪伤津，清窍、皮肤失于滋润，则为口、唇、鼻、咽、皮肤干燥，苔薄而干燥少津；肠道失润，则大便干燥；津伤液亏，则小便短少。燥袭卫表，卫气失和，故微有发热恶风寒。

夏末秋初，燥与热合，多为温燥，腠理开泄，则见出汗，脉浮数。秋末冬初，若燥与寒合，多见凉燥，寒主收引，腠理闭塞，故表现为无汗、脉浮紧。

本证与气候干燥有关，以干咳痰少、鼻咽口舌干燥等为辨证要点。

（六）肺热炽盛证

肺热炽盛证是指火热炽盛，壅积于肺，肺失清肃所反映的实热证候。

【主要表现】发热，口渴，咳嗽，气粗而喘，甚则鼻翼扇动，鼻息灼热，胸痛，或有咽喉红肿疼痛，小便短黄，大便秘结，舌红苔黄，脉洪数。

【证因分析】本证多因风热之邪入里，或风寒之邪入里化热，蕴结于肺所致。肺热炽盛，肺失清肃，气逆于上，故见咳嗽、气喘，甚则鼻翼扇动、气粗息灼；邪气郁于胸中，阻碍气机，则胸痛；肺热上熏于咽喉，气血壅滞，故咽喉红肿疼痛。里热蒸腾，向外升散，则发热较甚；热盛伤津，则口渴欲饮、大便秘结、小便短黄；舌红苔黄、脉洪数，为邪热内盛之征。

本证以新病势急、咳喘气粗、鼻翼扇动与火热症状共见为辨证要点。

（七）痰热壅肺证

痰热壅肺证是指痰热交结，壅滞于肺，肺失清肃所反映的证候。

【主要表现】咳嗽，咯痰黄稠而量多，胸闷，气喘息粗，甚则鼻翼扇动，喉中痰鸣，或咳吐脓血腥臭痰，胸痛，发热口渴，烦躁不安，小便短黄，大便秘结，舌红苔黄腻，脉滑数。

【证因分析】本证多因邪热犯肺，肺热炽盛，灼伤肺津，炼液成痰；或宿痰内盛，郁而化热，痰热互结，壅阻于肺所致。痰壅热蒸，肺失清肃，气逆上冲，故咳嗽气喘、气粗息涌，甚则鼻翼扇动；痰热互结，随肺气上逆，故咯痰黄稠而量多，或喉中痰鸣；若痰热阻滞肺络，气滞血壅，肉腐血败，则见咳吐脓血腥臭痰；痰热内盛，壅塞肺气，则胸闷胸痛。里热炽盛，蒸达于外，故见发热；热扰心神，则烦躁不安；热灼津伤，则口渴、小便黄赤、大便秘结；舌红苔黄腻、脉滑数，为典型的痰热内盛之征。

本证以发热、咳喘、痰多黄稠等症为辨证要点。

（八）寒痰阻肺证

寒痰阻肺证是指寒饮痰浊停聚于肺，肺失宣降所反映的证候。

【主要表现】咳嗽，痰多、色白、质稠或清稀、易咯，胸闷，气喘，或喉间有哮鸣声，恶寒，肢冷，舌质淡，苔白腻或白滑，脉弦或滑。

【证因分析】本证多因素有痰疾，罹感寒邪，内客于肺；或因外感寒湿，侵袭于肺，转化为痰；或因脾阳不足，寒从内生，聚湿成痰，上干于肺所致。痰浊（寒痰）阻肺，肺失宣降，肺气上逆，则咳嗽、呼吸喘促、咳痰色白而黏稠、量多易咯；寒饮停肺，肺气上逆，则痰色白而清稀、量多易咳；痰气搏结，上涌气道，故喉中痰鸣，时发喘哮；痰浊或寒饮凝闭于肺，肺气不利，故胸部满闷。寒性凝滞，阳气被郁而不能外达，形体四肢失于温煦，故恶寒、肢冷。舌淡，苔白腻或白滑，脉弦或滑，为寒饮痰浊内停之象。

本证以咳喘、痰白量多易咳等症为辨证要点。痰稀者为寒饮停肺证，痰稠者为寒痰阻肺证。

（九）饮停胸胁证

饮停胸胁证是指水饮停于胸腔，阻碍气机所反映的证候。

【主要表现】胸廓饱满，胸胁部胀闷或痛，咳嗽，气喘，呼吸、咳嗽或身体转侧时牵引胁痛，或有头目晕眩，舌苔白滑，脉沉弦。

【证因分析】本证多因中阳素虚，气不化水，水停为饮；或因外邪侵袭，肺失通调，水液运行输布障碍，停聚为饮，流注胸腔而成。

饮停胸胁，气机受阻，升降失司，络脉不利，故胸胁饱胀疼痛、气短息促；水饮停于胸腔，上迫于肺，肺失宣降，胸胁气机不利，故咳嗽、呼吸及身体转侧时牵引作痛。饮邪遏阻，清阳不升，故头目晕眩；水饮内停，故可见脉沉弦、苔白滑。

本证以胸廓饱满、胸胁胀闷或痛等症为辨证要点。

（十）风水相搏证

风水相搏证是指风邪外袭，肺卫失宣，水湿泛溢肌肤所反映的证候。

【主要表现】眼睑头面先肿，继而遍及全身，上半身肿甚，来势迅速，皮肤薄而发亮，小便短少，或见恶寒重发热轻，无汗，舌苔薄白，脉浮紧。或见发热重恶寒轻，咽喉肿痛，舌苔薄黄，脉浮数。

【证因分析】本证多由风邪外感，肺卫受病，宣降失常，通调失职，风遏水阻，风水相搏，泛溢肌肤而成。风为阳邪，上先受之，肺居上焦，为水之上源，风邪犯肺，宣发肃降失职，不能通调水道，风水相搏，水气泛溢，故水肿起于眼睑头面，上半身水肿较重；由于是外邪新感，所以发病较快，水肿迅速，皮肤发亮；上源不通，水液不能下输膀胱，则见小便短少。若伴见恶寒重、发热轻、无汗、苔薄白、脉浮紧等症，为风水偏寒；若伴见发热重、恶寒轻、咽喉肿痛、舌红、脉浮数等症，为风水偏热。

本证以突起头面浮肿与卫表症状共见为辨证要点。

二、相似证鉴别

在肺病辨证中，要特别注意以下几个相似证候的鉴别。

（一）风热犯肺证与风寒犯肺证

二者均属外感新病，均有咳嗽及表证症状，但前者为发热重恶寒轻，痰少色黄，流浊涕，舌苔薄黄，脉浮数；后者为恶寒重发热轻，痰白清稀，流清涕，舌苔薄白，脉浮紧。

（二）肺阴虚证与燥邪犯肺证

二者虽然均有干咳少痰，或痰黏难咯，甚或咯血、口燥咽干等共同表现，但前者多为久病，属内燥；后者多为新病，属外燥。从症状上分，前者尚有明显的潮热、盗汗、颧红、脉细数等阴虚火旺之症；后者则常兼恶寒发热、头身痛、脉浮等表证的证候。

燥邪犯肺证，有较强的时令性发病特征，初秋紧承炎夏，故燥多兼温；深秋已近寒冬，燥多兼凉。所以，临床燥邪犯肺之证，又有温燥与凉燥之分。证候表现上，温燥者多兼见风热表证见症，凉燥者则多兼见风寒表证见症。

 # 仓廪之官失职——脾病辨证

中医藏象学说认为，脾主运化水谷、水液，输布精微，为气血生化之源，后天之本；脾又主统血，能统摄血液在脉内运行。其华在唇，开窍于口，在体主肌肉、四肢，外应于腹，与胃相表里。脾气主升，喜燥恶湿。五行属土，通于长夏。在声为歌，在志为思，在液为涎，在味为甘，在色为黄，在变动为呕吐。

基于脾的生理功能、特性及其与形体官窍的联系，脾的常见病症主要有食欲不振，脘腹满闷，腹胀便溏，身体困重，头重如裹，月经过多，或淋沥不尽，崩漏便血，尿血肌衄，水肿腹水，白带白浊，四肢痿软，肌肉消瘦，久泻脱肛，内脏下垂，气短下坠，面色萎黄，唇色浅淡，口角流涎，呕吐呃逆，口腔溃疡，口淡无味，或口中发甜；以及患者症状、体征主要表现在前顶部、额部、眼睑、胃脘部及四肢和全身肌肉等部位，例如脘腹胀痛，肢麻肉瞤，眼睑下垂，四肢肌肉萎缩等，在常见证的辨治原则指导下，皆属脾病系统。

一、常见证型

（一）脾气虚证

脾气虚证是指脾气不足，运化失职所反映的虚弱证候。

【主要表现】不欲食，纳少，脘腹胀满，食后胀甚，或饥时饱胀，大便溏稀，肢体倦怠，神疲乏力，少气懒言，形体消瘦，或肥胖、浮肿，面色淡黄或萎黄，舌淡苔白，脉缓或弱。

【证因分析】本证多因寒湿侵袭，饮食不节，或劳倦过度，或忧思日久，吐泻太过，损伤脾土，或禀赋不足，素体虚弱，或年老体衰，或大病初愈，调养失慎等所致。脾主运化，脾气虚弱，健运失职，输精、散精无力，水湿不运，故见食欲不振、进食量少、脘腹胀满；食后脾气愈困，故腹胀愈甚；饥饿之时，脾气更乏，中虚气滞，故饥饿时饱胀；脾虚失运，清浊不分，水湿下注肠道，则见大便稀溏；脾为气血生化之源，脾虚化源不足，不能充达肢体、肌肉，故肢体倦怠、形体消瘦；气血不能上荣于面，故面色淡黄或萎黄；脾气虚，气血化生不足，脏腑功能衰退，故神疲乏力、少气懒言。若脾气虚弱，水湿不运，泛溢肌肤，则可见形体肥胖，或肢体浮肿；舌淡苔白、脉缓或弱，为脾气虚弱之征。

本证以食少、腹胀、便溏与气虚症状共见为辨证要点。

（二）脾虚气陷证

脾虚气陷证是指脾气虚弱，中气下陷所反映的虚弱证候，又称中气下陷证。

【主要表现】脘腹重坠作胀，食后益甚，或便意频数，肛门重坠，或久泄不止，甚或脱肛，或小便浑浊如米泔，或内脏、子宫下垂，气短懒言，神疲乏力，头晕目眩，面白无华，食少，便溏，舌淡苔白，脉缓或弱。

【证因分析】本证多由脾气虚进一步发展，或因久泄久痢，或劳累太过，或妇女孕产过多，产后失于调护等，损伤脾气，清阳下陷所致。脾气主升，能升发清阳，举托内脏。脾气虚衰，升举无力，气坠于下，故脘腹重坠作胀，食后更甚。中气下陷，内脏失于举托，故便意频数，肛门重坠，或久泄不止，甚或脱肛，或子宫下垂，或胃、肝、肾等脏器下垂。脾主散精，精微不能正常输布，清浊不分，反注膀胱，故小便浑浊如米泔。清阳不升，头目失养，故头晕目眩；脾气虚弱，健运失职，故食少、便溏；化源亏乏，气血津液不能输布全身，脏腑功能减退，故见气短懒言、神疲乏力、面白无华、舌淡苔白、脉缓或弱。

本证以脘腹重坠、内脏下垂与气虚症状共见为辨证要点。

（三）脾阳虚证

脾阳虚证是指脾阳虚衰，失于温运所反映的虚寒证候。

【主要表现】食少，腹胀，腹痛绵绵，喜温喜按，畏寒怕冷，四肢不温，面白少华或虚浮，口淡不渴，大便稀溏，甚至完谷不化，或肢体浮肿，小便短少，或白带清稀量多，舌质淡胖或有齿痕，舌苔白滑，脉沉迟无力。

【证因分析】本证多因脾气虚进一步发展；或因过食生冷、外寒直中、过用苦寒，损伤脾阳；或肾阳不足，命门火衰，火不生土，以致脾阳虚衰，温运失职，寒从内生，水谷失运，水湿不化。脾阳虚衰，运化失权，则为纳呆腹胀、大便稀溏，甚至完谷不化；阳虚失运，寒从内生，寒凝气滞，故脘腹隐痛、冷痛，喜温喜按。脾阳虚衰，水湿不化，泛溢肌肤，则为肢体浮肿、小便短少；水湿下注，损伤带脉，带脉失约，则为白带清稀量多。脾阳虚衰，温煦失职，故畏寒怕冷、四肢不温；阳虚气血不荣，水气上泛，故面白无华或虚浮，舌质淡胖、边有齿痕，苔白滑；脉沉迟无力，为阳虚失运所致。

本证以食少、腹胀腹痛、便溏与虚寒症状共见为辨证要点。

（四）脾不统血证

脾不统血证是指脾气虚弱，不能统摄血行所反映的虚弱证候。

【主要表现】便血、尿血、吐血、鼻衄、紫斑，妇女月经过多、崩漏，食少，便溏，神疲乏力，气短懒言，面色萎黄，舌淡，脉细无力。

【证因分析】本证多由久病气虚，或劳倦过度，损伤脾气，以致统血无权所致。脾气亏虚，运血乏力，统血无权，血溢脉外，而见各种慢性出血症状。血从胃肠外溢，则见吐血或便血；血从膀胱外溢，则见尿血；血从肌肤外渗，则表现为紫斑；血从鼻外渗，则为鼻衄；冲任不固，则妇女月经过多，甚或崩漏。脾气虚弱，运化失职，故食少便溏；化源亏少，气血不足，头面失于滋养，功能衰减，故见面色萎黄、神疲乏力、气短懒言；舌淡苔白、脉细无力，为脾气虚弱，气血两虚之象。

本证以各种慢性出血与气血两虚症状共见为辨证要点。

（五）寒湿困脾证

寒湿困脾证是指寒湿内盛，困阻脾阳，脾失温运所反映的寒湿证候，又称寒湿中阻证、太阴寒湿证。

【主要表现】脘腹胀闷，口腻纳呆，泛恶欲呕，口淡不渴，腹痛便溏，头身困重，或小便短少，肢体肿胀，或身目发黄，面色晦暗不泽，或妇女白带量多，舌体淡胖，舌苔白滑或白腻，脉濡缓或沉细。

【证因分析】本证多因淋雨涉水，居处潮湿，气候阴雨，寒湿内侵伤中；或由于饮食失节，过食生冷、瓜果，以致寒湿停滞中焦；或因嗜食肥甘，湿浊内生，困阻中阳所致。外湿内湿，互为因果，以致寒湿困阻，脾阳失运。脾喜燥恶湿，寒湿内盛，脾阳受困，运化失职，水湿内停，脾气郁滞，则脘腹痞胀或痛、食少；脾失健运，湿滞气机，则口腻、纳呆；水湿下渗，则大便稀溏；脾失健运，影响胃失和降，胃气上逆，故泛恶欲呕；湿为阴邪，其性重浊，泛溢肢体，遏郁清阳，则头身困重。若寒湿困脾，阳气被遏，水湿不运，泛溢肌肤，可见肢体肿胀、小便短少；寒湿困阻中阳，若肝胆疏泄失职，胆汁外溢，加之气血运行不畅，则为面目肌肤发黄、晦暗不泽；若寒湿下注，损伤带脉，带脉失约，妇女可见白带量多；口淡不渴、舌体胖大、苔白滑腻、脉濡缓或沉细，均为寒湿内盛之象。

本证以纳呆、腹胀、便溏、身重、苔白腻等症为辨证要点。

（六）湿热蕴脾证

湿热蕴脾证是指湿热内蕴，脾失健运所反映的湿热证候。

【主要表现】脘腹胀闷，纳呆，恶心欲呕，口中黏腻，渴不多饮，便溏不爽，小便短黄，肢体困重，或身热不扬，汗出热不解，或见面目发黄色鲜明，或皮肤发痒，舌质红，苔黄腻，脉滑数。

【证因分析】本证多由外感湿热之邪；或本为脾气虚弱，湿邪中阻，湿郁化热；或嗜食肥甘厚腻，饮酒无度，酿成湿热，内蕴脾胃所致。湿热阻滞中焦，纳运失健，升降失常，气机阻滞，则脘腹痞闷、纳呆食少、恶心呕吐；湿热蕴脾，上蒸于口，则口中黏腻、渴不多饮；湿热下注，阻碍气机，大肠传导失司，则便溏而不爽；湿热交结，热蒸于内，湿泛肌肤，阻碍经气，气化不利，则为肢体困重、小便短黄；湿遏热伏，郁蒸于内，故身热不扬；湿热之邪，黏滞缠绵，故汗出热不解；若湿热蕴结脾胃，熏蒸肝胆，疏泄失权，胆汁不循常道而泛溢肌肤，则见面目发黄色鲜明；湿热行于皮里，则皮肤发痒；舌质红、苔黄腻、脉滑数，均为湿热内蕴之征。

本证以腹胀、纳呆、发热、身重、便溏不爽、苔黄腻等症为辨证要点。

二、相似证鉴别

在脾病辨证中，要特别注意以下几个相似证候的鉴别。

（一）脾气虚证与脾阳虚证

脾阳虚证常是脾气虚进一步发展的结果，因而往往兼有脾气虚的一些表现。然而，脾气虚证以食少、腹胀、便溏等消化功能紊乱的症状为主，且有一般气虚见症而无明显寒、凉表现，脾阳虚证则是在脾气虚证候的基础上，更见"阳虚则寒"的寒、凉表现为特征。

（二）脾气虚证与脾虚气陷证

尽管二者都有一般气虚的见症，但前者以消化功能紊乱的食少、腹胀、便溏等为证候特征，而后者则以气坠、内脏下垂等为证候特征。

（三）湿热蕴脾证与寒湿困脾证

虽然二者都可有脘腹胀闷、呕恶纳呆、肢体困重、面目肌肤发黄等症状。但前者病性属湿热，故有舌质红、苔腻而黄、身热起伏、脉濡而数、黄疸色泽鲜明而为阳黄；而后者病性属寒湿，故见舌质淡、苔腻白滑、口淡不渴、脉濡而缓、黄疸色泽晦暗而为阴黄，无热象表现。

 # 将军之官失职——肝病辨证

中医藏象学说认为，肝藏血，具有贮藏血液，调节血量的功能；主疏泄，能调畅气机，疏泄胆汁，促进胃肠消化，调节精神情志而使人心情舒畅，调节生殖功能而有助于女子调经、男子泄精。肝其华在爪，开窍于目，在体主筋，外应两胁，与胆相表里。肝气升发，性喜条达。五行属木，通于春气；在声为呼，在志为怒，在液为泪，在味为酸，在色为青，在变动为握。足厥阴肝经绕阴器，循少腹，布胁肋，系目，上额，交巅顶。少腹、胸胁、头顶是肝经经脉循行反映于体表的重要区域。

基于肝的生理功能、特性及其与形体官窍的联系，肝的常见病症主要有情志失常，或抑郁消沉，或急躁易怒，胆怯易惊，头晕目眩，月经不调，血少经闭，吐血崩漏，肢体麻木，屈伸不利，手足拘挛，震颤抽搐，颈项强直，角弓反张，眼花干涩，活动呆滞，视物模糊，目赤肿痛，畏光流泪，直视斜视，爪甲变形，枯脆开裂，皮色发青，喜食酸味；以及患者的症状、体征主要表现在头顶部、头部两侧、胸部两胁、小腹两旁，例如头顶痛，偏头痛，耳热暴聋，胁肋腹痛，胀满痞块，阴部瘙痒，少腹癥积，行经胀痛，阴囊挛缩，睾丸肿痛等，在常见证的辨治原则指导下，皆属肝病系统。

一、常见证型

（一）肝血虚证

肝血虚证是指血液亏损，肝失濡养所反映的虚弱证候。

【主要表现】头晕眼花，视力减退或夜盲，或见肢体麻木，关节拘急，手足震颤，肌肉瞤动，或为妇女月经量少、色淡，甚则闭经，爪甲不荣，面白无华，舌淡，脉细。

【证因分析】本证多因脾胃虚弱，化源不足；或因失血过多，或因久病重病，失治误治伤及营血所致。肝开窍于目，肝血不足，目失所养，故目眩、视物模糊或夜盲；肝在体为筋，爪甲为筋之余，筋失血养，则肢体麻木、关节拘急、手足震颤、肌肉瞤动、爪甲不荣；女子以肝为先天，肝血不足，冲任失养，血海空虚，故月经量少、色淡，甚则闭经；血虚不能上荣头面，故面白无华、头晕；舌淡、脉细，为血虚之象。

本证以眩晕、视力减退、月经量少、肢麻手颤等与血虚症状共见为辨证要点。

（二）肝阴虚证

肝阴虚证是指阴液亏损，肝失濡润，阴不制阳，虚热内扰所反映的虚热证候。

【主要表现】头晕眼花，两目干涩，视力减退，或胁肋隐隐灼痛，面部烘热或两颧潮红，或手足蠕动，口咽干燥，五心烦热，潮热盗汗，舌红少苔乏津，脉弦细数。

【证因分析】本证多由情志不遂，气郁化火，耗伤肝阴；或热病后期，灼伤阴液；或肾阴不足，水不涵木，累及肝阴，以致肝失濡养，头目、筋脉失润，阴不制阳，虚热内扰。肝阴不足，头目失濡，故头晕眼花、两目干涩、视力减退；肝络失养，虚火内灼，疏泄失职，故胁肋隐隐灼痛；筋脉失滋，筋膜挛急，则见手足蠕动；阴虚不能制阳，虚热内蒸，故五心烦热、午后潮热；阴虚内热，迫津外泄，则为盗汗；虚火上炎，故面部阵阵烘热、两颧潮红；阴液不能上承，则口干咽燥；舌红少津、脉弦细数，为肝阴不足，虚热内炽之征。

本证以头晕、目涩、胁痛等与虚热症状共见为辨证要点。

（三）肝郁气滞证

肝郁气滞证是指肝失疏泄，气机郁滞所反映的证候。

【主要表现】情志抑郁，善太息，胸胁、少腹胀满疼痛，走窜不定；或咽部异物感，或颈部瘿瘤、瘰疬，或胁下肿块。妇女可见乳房作胀疼痛，月经不调，痛经，舌苔薄白，脉弦。病情轻重与情绪变化的关系密切。

【证因分析】本证多因精神刺激，情志不遂；病邪侵扰，阻遏肝脉；其他脏腑病变的影响，使肝气郁结，失于疏泄、条达所致。肝性喜条达而恶抑郁，肝失疏泄，气机郁滞，经气不利，故胸胁或少腹胀满窜痛、情志抑郁寡欢、善太息；女子以血为本，冲任隶属于肝，肝郁气滞，血行不畅，气血失和，冲任失调，故见乳房作胀或痛、痛经、月经不调；若肝气郁结，气不行津，津聚为痰，或气郁化火，灼津为痰，肝气夹痰循经上行，搏结于咽喉，可见咽部有异物感，吞之不下、吐之不出；痰气搏结于颈部，则为瘿瘤、瘰疬；若气滞日久，血行瘀滞，肝络瘀阻，日久可形成肿块结于胁下；苔白、脉弦，为肝气郁滞之象。

本证多与情志因素有关，以情志抑郁、胸胁或少腹胀痛等症为辨证要点。

（四）肝火炽盛证

肝火炽盛证是指火热炽盛，内扰于肝所反映的实热证候。

【主要表现】头晕胀痛，痛如刀劈，面红目赤，口苦口干，急躁易怒，耳鸣如潮，甚或突发耳聋，失眠，噩梦纷纭，或胁肋灼痛，吐血、衄血，小便短黄，大便秘结，舌红苔黄，脉弦数。

【证因分析】本证多因情志不遂，肝郁化火，或因火热之邪内侵，或他脏火热累及于肝，以至肝经气火上逆所致。肝气郁结，气郁化火，肝火内炽，热灼气阻，则胁肋灼痛；肝火炽盛，循经上攻头目，气血壅滞脉络，故头晕胀痛、面红目赤；肝藏魂，心藏神，热扰神魂，则心神不宁，魂不守舍，而见急躁易怒、失眠、噩梦纷纭；肝热移胆，循胆经上冲于耳，故见耳鸣如潮，甚则突发耳聋；肝火夹胆气上溢，则口苦；热盛迫血妄行，则见吐血、衄血；火邪灼津，故口渴、大便秘结、小便短黄；舌红苔黄、脉弦数，均为肝经实火内炽之象。

本证以头痛、烦躁、耳鸣、胁痛等与火热症状共见为辨证要点。

（五）肝阳上亢证

肝阳上亢证是指肝阳亢扰于上，肝肾阴亏于下所反映的证候。

【主要表现】眩晕耳鸣，头目胀痛，面红目赤，急躁易怒，失眠多梦，头重脚轻，腰膝酸软，舌红少津，脉弦有力或弦细数。

【证因分析】本证多因素体阳盛，性急多怒，肝阳偏旺；或长期恼怒焦虑，气郁化火，阳气偏亢而暗耗阴液；或平素肾阴亏虚，或房劳太过，年老阴亏，水不涵木，阴不制阳，肝阳偏亢所致。

肝为刚脏，体阴用阳。肝阳升发太过，血随气逆，冲扰于头，则头目胀痛、眩晕耳鸣；气血上冲于面、目，血络充盈，则面红目赤；亢阳扰动心神、肝魂，则急躁易怒、失眠多梦；肝阳亢于上，则肾阴亏于下，上盛而下虚，木旺耗水，水不涵木，阴不制阳，则头重脚轻、步履不稳；肝肾阴亏，筋骨失养，则腰膝酸软无力；舌红少津、脉弦有力或弦细数，为肝阳亢盛，肝肾阴亏之征。

本证以眩晕耳鸣、头目胀痛、面红、烦躁、腰膝酸软等症为辨证要点。

（六）肝风内动证

肝风内动证泛指因风阳、火热、阴血亏虚所反映的以肢体抽搐、眩晕、震颤等为主要表现的证候。根据病因病性、临床表现的不同，常可分为肝阳化风证、热极生风证、阴虚动风证和血虚生风证等。

1. 肝阳化风证：指肝阳上亢，肝风内动所反映的证候。

[主要表现] 眩晕欲仆，步履不稳，头胀头痛，急躁易怒，耳鸣，项强，头摇，肢体震颤，手足麻木，语言謇涩，面赤，舌红，或有苔腻，脉弦细有力。甚至突然昏仆，口眼㖞斜，半身不遂，舌强语謇。

[证因分析] 本证多由肝阳素亢，耗伤阴液，或肝肾阴亏，阴不制阳，阳亢阴虚日久而化风，从而表现出具有"动摇"特点的证候。肝阳上亢，阴不制阳，阳亢化风，则经常头晕欲仆、头摇；阳亢而气血上壅，上实下虚，则行走飘浮、步履不稳；气血壅滞络脉，则头胀头痛、面赤；风动筋脉挛急，阴亏筋脉失养，则项强、肢体震颤、手足麻木；风阳窜扰，夹痰阻碍舌络，则语言謇涩；舌红、脉弦细有力，为阳亢阴虚化风之征。若风阳暴升，气血逆乱，肝风夹痰，蒙蔽心神，则见突然昏仆、喉中痰鸣；风痰窜扰经络，经气不利，则见口眼㖞斜、半身不遂、舌强语謇。

本证以眩晕、肢麻震颤、头胀痛、面赤，甚至突然昏仆、口眼㖞斜、半身不遂等症为辨证要点。

2. 热极生风证：指邪热炽盛，热极动风所反映的证候。

[主要表现] 高热口渴，烦躁谵语或神昏，颈项强直，两目上视，手足搐搦，角弓反张，牙关紧闭，舌质红绛，苔黄燥，脉弦数。

[证因分析] 本证多因外感温热病邪，邪热亢盛，热闭心神，燔灼筋膜，伤津耗液，筋脉失养所致。邪热内盛，则高热持续；热扰心神，则烦躁不安、谵语；热闭心神，则神志昏迷；邪热炽盛，燔灼肝经，伤津耗液，筋脉失养而拘挛，则四肢抽搐、颈项强直、两目上视、角弓反张、牙关紧闭；舌红绛、苔黄燥、脉弦数，为肝经热盛之征。

本证以高热烦渴、神昏谵语、四肢抽搐、舌红绛、苔黄燥等症为辨证要点。

3. 阴虚动风证：指肝阴亏虚，虚风内动所反映的证候。

［主要表现］手足震颤、蠕动，或肢体抽搐，眩晕耳鸣，口燥咽干，形体消瘦，五心烦热，潮热颧红，舌红少津，脉弦细数。

［证因分析］本证多见于外感热性病后期，阴液耗损；或内伤久病，阴液亏虚，筋脉失养所致。肝阴不足，筋脉失养，筋膜挛急，则见手足震颤、蠕动，或肢体抽搐；阴虚不能上滋，故头晕、眼花、耳鸣；阴虚不能制阳，虚热内蒸，故五心烦热、午后潮热、两颧发红；阴液不能上承，则口干咽燥；舌红少津、脉弦细数，为肝阴不足，虚热内炽之征。

本证以眩晕、手足震颤、蠕动与阴虚内热症状共见为辨证要点。

4. 血虚生风证：指肝血亏虚，虚风内动所反映的证候。

［主要表现］眩晕，肢体震颤、麻木，手足拘急，肌肉眴动，皮肤瘙痒，爪甲不荣，面白无华，舌质淡白，脉细或弱。

［证因分析］本证多见于内伤杂病，因久病血虚，或急、慢性失血，而致营血亏虚，筋脉肌肤失养所致。肝血不足，不能上荣头面，故头晕、目眩、面白；肝在体为筋，爪甲为筋之余，筋失血养，则肢体震颤、手足拘急、肌肉眴动、爪甲不荣；肢体、皮肤失养，则见肢体麻木、皮肤瘙痒；舌淡、脉细或弱，为血虚之象。

本证以眩晕、肢麻、震颤、瘙痒、拘急、眴动等与血虚症状共见为辨证要点。

（七）寒滞肝脉证

寒滞肝脉证是指寒邪侵袭，凝滞肝经所反映的实寒证候。

【主要表现】少腹冷痛，阴部坠胀作痛，或阴器收缩引痛，或巅顶冷痛，得温则减，遇寒痛增，恶寒肢冷，舌淡，苔白润，脉沉紧或弦紧。

【证因分析】本证多因感受外寒，寒凝肝经经脉所致。足厥阴肝经绕阴器，循少腹，上巅顶。寒性收引、凝滞，寒袭肝经，阳气被遏，失于温煦，气血运行不畅，经脉收引挛急，故见少腹牵引阴器收缩痛或坠胀冷痛，或见巅顶冷痛；寒为阴邪，阻遏阳气而失于敷布，则见恶寒肢冷；寒凝气血，故疼痛遇寒加剧，得热痛减；舌淡、苔白润、脉沉紧或弦紧，均为寒盛之象。

本证以少腹、前阴、巅顶冷痛与实寒症状共见为辨证要点。

二、相似证鉴别

在肝病辨证中，要特别注意以下几个相似证候的鉴别。

（一）肝郁气滞证、肝火上炎证与肝阳上亢证

肝郁气滞证是肝病中最常见的基本证型，其病理发展往往又能导致肝郁血瘀、肝郁化火、肝阳上亢、肝木乘土。正是因为"肝郁气滞"病理发展的多样性，因而临床上，肝郁气滞证、肝火上炎证与肝阳上亢证，常存在着因果转化关系，在病机和证候表现方面，也颇相近似，所以要注意这三个证的鉴别。

肝郁气滞证的临床表现以抑郁不乐、胁肋胀痛、不欲饮食、善太息等"郁"的症状为主，全身无明显寒热之象，而且其病与情绪变动关系密切。而肝火上炎证以目赤肿痛、烦躁易怒、口苦口渴、胁肋灼痛、尿黄便结、脉弦而数等"火"的症状为主，而无明显阴虚表现，一般病势较急而病程较短。肝阳上亢证则以头目胀痛、烦躁眩晕、头重脚轻、面热口苦、脉弦有力等"上亢"的症状为主，并有阴虚表现，为虚实夹杂证候，一般病程较长而病势略缓。

（二）肝血虚证与肝阴虚证

这是肝病中最常见的两个虚损证候。从生理上言，血属于阴的范围，而血虚又往往可发展成阴虚，因此二者在证候表现上，又均可见到头晕眼花、多梦易惊、两目干涩、视物模糊、肢体麻木、手足蠕动震颤、经筋拘挛、妇女月经量少等症。但前者尚有面白、舌淡、脉细等表现，而无明显阴虚内热见症；后者则尚有五心烦热、潮热盗汗、午后颧红、舌红少苔、脉细而数等明显的阴虚内热表现。

（三）肝阳化风证、热极动风证、血虚动风证与阴虚动风证

肝风内动证，根据所致成"动风"的原因不同，分为肝阳化风证、热极动风证、血虚动风证与阴虚动风证。尽管有"风象"（眩、麻、痒、抽、颤）是这四个证的共同点，但是"风象"的程度，在其不同证中却又有区别，应予注意。一般而言，肝阳化风证为阳亢阴虚，上盛下虚，其证中之风象，以眩晕、头摇、震颤或"卒中"为特征；热极生风证为火热炽盛，病势急而重，其证中之风象，则以四肢抽搐、颈项强直、两目上翻或角弓反张为特征；阴虚动风证多见于热病后期，阴液亏损，其证中之风象，常以眩晕、手足震颤、蠕动为特征，且全身有虚热表现；血虚生风证多见于慢性久病，血虚失养，其证中之风象，以头目眩晕、肢体麻木、筋脉拘急、皮肤干燥瘙痒为特征。后二者因其皆是由阴虚或血虚所致，故又常统称为"虚风内动"。

 ## 作强之官失职——肾病辨证

中医藏象学说认为，肾的主要生理功能是主藏精，主管人体生长、发育与生殖。肾内寄元阴元阳，元阴属水，元阳属火，为脏腑阴阳之根本，故称肾为"先天之本""水火之宅"。肾藏精生髓主骨，而"脑为髓海"，"肾者，水脏，主津液"，主命火、主纳气，肾合膀胱，腰为肾之府，其华在发，齿为骨之余，肾上开窍于耳，下开窍于二阴。位居下焦，性宜潜藏。五行属水，通于冬气。在声为呻，在志为恐，在色为黑，在味为咸，在液为唾。

基于肾的生理功能、特性及其与形体官窍的联系，肾的常见病症主要有男性阳痿、遗精滑泄，精冷稀少；女性无月经，宫寒不孕，滑胎小产，白带崩漏；小儿发育迟缓，五迟五软，囟门迟闭；肢体痿软，足不任身，举止迟钝，遗尿夜尿，小便失禁，淋沥不尽，尿闭水肿，消渴多尿，呼多吸少，动则气喘，咳则小便出，发脱花白，稀疏斑秃，耳鸣耳聋，五更泄泻，喜伸战栗，面色黧黑，牙齿松动，容易脱落等；以及患者的症状、体征主要表现在枕后、颈部、背部、腰部、腘窝、足跟、足心、外阴部等处，例如颈项强痛，腰脊酸痛，不能转侧，屈伸艰难，足跟疼痛，足内翻或外翻，缩阴症，等等，在常见证的辨治原则指导下，皆属肾病系统。

一、常见证型

（一）肾阳虚证

肾阳虚证是指肾阳亏虚，机体失却温煦所反映的虚寒证候。

【主要表现】头目眩晕，面色㿠白或黧黑，腰膝酸冷疼痛，畏冷肢凉，下肢尤甚，精神萎靡，性欲减退，男子阳痿早泄、滑精精冷，女子宫寒不孕，或久泄不止，完谷不化，五更泄泻，或小便频数清长，夜尿频多，舌淡，苔白，脉沉细无力，尺脉尤甚。

【证因分析】本证多因素体阳虚，老年体衰，久病不愈，房事太过，或其他脏腑病变伤及肾阳，以致命门火衰，温煦失职，性欲减退，火不暖土，气化不行。

肾主骨，腰为肾之府，肾阳虚衰，温煦失职，不能温暖腰膝，故见腰膝酸冷、疼痛；肾居下焦，肾阳失于温煦，故畏冷肢凉，下肢尤甚；阳虚不能温运气血上荣于面，面部血络失充，故面色㿠白；肾阳虚惫，阴寒内盛，气血运行不畅，则面色黧黑；阳虚温煦功能减弱，不能振奋精神，则精神萎靡；阳虚不能温运气血上养清窍，则头目晕眩。命门火衰，性功能减退，可引起性欲低下，男子见阳痿、早泄、滑精、精冷；女子见宫寒不孕。肾阳不足，火不暖土，脾失健运，则久泄不止、完谷不化、五更泄泻；肾阳虚，气化失职，肾气不固，故小便频数清长、夜尿频多；舌淡苔白、脉沉细无力、尺脉尤甚，为肾阳不足之象。

本证以腰膝酸冷、性欲减退、夜尿多与虚寒症状共见为辨证要点。

（二）肾虚水泛证

肾虚水泛证是指肾的阳气亏虚，气化无权，水液泛溢所反映的证候。

【主要表现】腰膝酸软，耳鸣，身体浮肿，腰以下尤甚，按之没指，小便短少，畏冷肢凉，腹部胀满，或见心悸，气短，咳喘痰鸣，舌质淡胖，苔白滑，脉沉迟无力。

【证因分析】本证多由久病损伤肾阳，或素体阳气虚弱，气化无权，水湿泛溢所致。肾阳不足，不能蒸腾气化，水湿内停，泛溢肌肤，故身体浮肿；肾居下焦，阳虚气化不行，水湿趋下，故腰以下肿甚、按之没指，小便短少；水气犯脾，脾失健运，气机阻滞，则腹部胀满；水气凌心，抑遏心阳，则心悸；水寒射肺，肺失宣降，则咳嗽气喘、喉中痰声漉漉；阳虚温煦失职，故畏冷肢凉、腰膝酸冷；舌质淡胖、苔白滑、脉沉迟无力，为肾阳亏虚，水湿内停之征。

本证以水肿下肢为甚、尿少、畏冷肢凉等症为辨证要点。

（三）肾阴虚证

肾阴虚证是指肾阴亏损，失于滋养，虚热内扰所反映的虚热证候。

【主要表现】腰膝酸软而痛，头晕，耳鸣，齿松，发脱，男子阳强易举、遗精、早泄，女子经少或经闭、崩漏，失眠，健忘，口咽干燥，形体消瘦，五心烦热，潮热盗汗，骨蒸发热，午后颧红，小便短黄，舌红少津、少苔或无苔，脉细数。

【证因分析】本证多因禀赋不足，肾阴素亏；虚劳久病，耗伤肾阴；老年体弱，阴液自亏；情欲妄动，房事不节，阴精内损；温热后期，消灼肾阴；过服温燥，劫夺肾阴所致。肾阴亏虚，腰膝失养，则腰膝酸软；阴虚精亏髓减，清窍失充，则头晕耳鸣、健忘遗事；齿为骨之余，肾之华在发，肾阴失滋，则齿松发脱；肾阴亏损，虚热内生，相火扰动，性功能亢进，则男子阳强易举，精关不固，而见遗精、早泄；肾阴亏虚，女子则月经来源不足，冲任不充，故月经量少、经闭；阴不制阳，虚火扰动，迫血妄行，则见崩漏下血；虚火上扰心神，故心烦少寐；肾阴不足，失于滋润，则口燥咽干、形体消瘦；虚火内扰，则五心烦热、潮热盗汗、骨蒸发热、午后颧红、小便短黄；舌红少苔或无苔少津、脉细数，为阴虚内热之象。

本证以腰酸而痛、遗精、经少、头晕耳鸣等与虚热症状共见为辨证要点。

（四）肾精不足证

肾精不足证是指肾精亏损，脑与骨、髓失充所反映的虚弱证候。

【主要表现】小儿生长发育迟缓，身体矮小，囟门迟闭，智力低下，骨骼痿软；男子精少不育，女子经闭不孕，性欲减退；成人早衰，腰膝酸软，耳鸣耳聋，发脱齿松，健忘恍惚，神情呆钝，两足痿软，动作迟缓，舌淡，脉弱。

【证因分析】本证多因先天禀赋不足，后天失养，肾精不充；或因久病劳损，房事不节、耗伤肾精所致。小儿肾精不充，不能主骨生髓充脑，不能化气生血，生长肌肉，则发育迟缓、身体矮小、囟门迟闭、智力低下、骨骼痿软；肾精不足，生殖无源，不能兴动阳事，故性欲减退，生育功能低下，男子表现为精少不育，女子表现为经闭不孕；成人肾精亏损，无以充髓实脑，则健忘恍惚、神情呆钝；肾之华在发，齿为骨之余，精亏不足，则发枯易脱、齿松早脱；肾开窍于耳，脑为髓海，精少髓亏，则耳鸣耳聋；肾精不养腰府，则腰膝酸软；精亏骨失充养，则两足痿软、行动迟缓；舌淡、脉弱，为虚弱之象。

本证多与先天不足有关，以生长发育迟缓、早衰、生育功能低下等症为辨证要点。

（五）肾气不固证

肾气不固证是指肾气亏虚，失于封藏固摄所反映的虚弱证候。

【主要表现】腰膝酸软，神疲乏力，耳鸣失聪；小便频数而清，或尿后余沥不尽，或遗尿，或夜尿频多，或小便失禁；男子滑精、早泄；女子月经淋漓不尽，或带下清稀量多，或胎动易滑，舌淡，苔白，脉弱。

【证因分析】本证多因先天禀赋不足，年幼肾气未充；老年体弱，肾气衰退；早婚、房劳过度，损伤肾气；久病劳损，耗伤肾气，以致精关、膀胱、经带、胎气不固所致。肾气亏虚，腰膝、脑神、耳窍失养，则腰膝酸软、耳鸣失聪、神疲乏力；肾气亏虚，固摄无权，膀胱失约，则小便频数清长、尿后余沥不尽、夜尿频多、遗尿、小便失禁；肾气亏虚，失于封藏，精关不固，精液外泄，则滑精、早泄；肾气亏虚，带脉失固，则带下清稀量多；冲任之本在肾，肾气不足，冲任失约，则月经淋漓不尽；肾气亏虚，胎气不固，以致胎动不安、滑胎、小产；舌淡、脉弱，为肾气亏虚，失于充养所致。

本证以腰膝酸软，小便、精液、经带、胎气不固与气虚症状共见为辨证要点。

二、相似证鉴别

在肾病辨证中，要特别注意以下两个相似证候的鉴别。

（一）肾阳虚证与肾虚水泛证

尽管两证病性均为虚寒，均可见形寒肢冷、手足不温、舌质淡胖、舌苔白滑等阳虚之症，但前者偏重于脏腑功能衰退，性功能减弱，后者偏重于气化无权而以水肿、尿少为主症。

（二）肾阴虚证、肾阳虚证与肾精不足证

三者在临床上都可见到腰痛、腰膝酸软、耳鸣失聪、性功能改变、齿松发脱、尺脉无力等表现。其区别是，"阴虚则热"，故肾阴虚一般尚有形体消瘦、五心烦热，潮热盗汗，男子遗精，女子梦交，咽干口燥，舌红少津，脉细数等虚热见症；"阳虚则寒"，故肾阳虚证一般还有形寒怕冷，手足不温，面色㿠白，阳痿滑精，小便频多清长，或尿少浮肿，舌淡胖，舌苔白等寒象见症；而肾精不足证，除以生殖、生长发育异常为主症外，全身既无明显虚热表现，又无明显虚寒见症。

 腑官失职——腑病辨证

胃、大肠、小肠、胆、膀胱等腑分别与脾、肺、心、肝、肾等脏互为表里，具有受盛而传化水谷的生理功能，泻而不藏，实而不满，以降为顺，以通为用。

胃主受纳腐熟水谷，为"水谷之海"，胃气以降为顺，喜润恶燥。小肠主受盛化物，

泌别清浊。大肠能吸收水分，排泄糟粕。胆能贮藏和排泄胆汁，帮助脾胃对饮食的消化，胆气宜降，为"中清之腑"；胆又主决断，与情志活动有关。膀胱具有贮藏及排泄尿液的功能。

因而病理条件下，胃的病变主要反映在受纳、腐熟功能障碍及胃失和降，胃气上逆。多因饮食失节，或外邪侵袭等所致。常见食纳异常，胃脘痞胀疼痛，恶心呕吐，嗳气，呃逆等症。

小肠的病变多因寒、热、湿热等邪侵袭，或饮食所伤，或虫体寄生等所致，主要反映在泌别清浊功能和气机的失常。常见腹胀，肠鸣，腹痛，腹泻等症。

大肠的病变多因感受湿热之邪，或热盛伤津，或阴血亏虚等所致，主要反映在大便传导功能的失常。常见便秘，腹泻，便下脓血以及腹痛、腹胀等症。

胆的病变常因湿热侵袭，肝病影响等所致，主要反映在影响消化和胆汁排泄、情绪活动等的异常。常见口苦，黄疸，胆怯，易惊等症。

膀胱的病变多因湿热侵袭，或肾病影响膀胱所致，主要反映在排尿功能的异常。常见尿频，尿急，尿痛，尿闭等症。

一、常见证型

（一）胃气虚证

胃气虚证是指胃气虚弱，胃失和降所反映的虚弱证候。

【主要表现】胃脘隐痛或痞胀、按之觉舒，食欲不振，或得食痛缓，食后胀甚，嗳气，口淡不渴，面色萎黄，气短懒言，神疲倦怠，舌质淡，苔薄白，脉弱。

【证因分析】本证多因饮食不节，饥饱失常，劳倦过度，久病失养，其他脏腑病证的影响等，损伤胃气所致。胃主受纳、腐熟，胃气以降为顺。胃气亏虚，受纳、腐熟功能减退，胃气失和，气滞中焦，则胃脘隐痛或痞胀，不思饮食；胃气本已虚弱，食后不负其消化之任，故食后胃脘胀满更甚；病性属虚，故按之觉舒；胃气失和，不能下降，反而上逆，则时作嗳气。胃虚影响及脾，脾失健运，化源不足，气血虚少而不能上荣于面，则面色萎黄；全身脏腑功能衰减，则气短懒言，神疲倦怠。舌质淡，苔薄白，脉弱，为气虚之象。

本证以胃脘痞满、隐痛喜按、食少与气虚症状共见为辨证要点。

（二）胃阳虚证

胃阳虚证是指阳气不足，胃失温煦所反映的虚寒证候。

【主要表现】胃脘冷痛，绵绵不已，时发时止，喜温喜按，食后缓解，泛吐清水或夹有不消化食物，食少脘痞，口淡不渴，倦怠乏力，畏寒肢冷，舌淡胖嫩，脉沉迟无力。

【证因分析】本证多因饮食失调，嗜食生冷，或过用苦寒、泻下之品，或脾胃素弱，阳气自衰，或久病失养，其他脏腑病变的影响，伤及胃阳所致。胃阳不足，虚寒内生，寒凝气机，故胃脘冷痛；性属虚寒，故其痛绵绵不已，时作时止，喜温喜按，食后、按压、得温均可使病情缓解；受纳腐熟功能减退，水谷不化，胃气上逆，则食少、呕吐清水或夹不消化食物；阳虚气弱，全身失于温养，功能减退，则畏寒肢冷、体倦乏力；阳虚内寒，津液未伤，则口淡不渴；舌淡胖嫩、脉沉迟无力，为虚寒之象。

本证以胃脘冷痛、喜温喜按、畏冷肢凉等症为辨证要点。

（三）胃阴虚证

胃阴虚证是指阴液亏虚，胃失濡润和降所反映的虚热证候。

【主要表现】胃脘嘈杂，饥不欲食，或痞胀不舒，隐隐灼痛，干呕，呃逆，口燥咽干，大便干结，小便短少，舌红少苔乏津，脉细数。

【证因分析】本证多因热病后期，胃阴耗伤；或情志郁结，气郁化火，灼伤胃阴；或吐泻太过，伤津耗液；或过食辛辣、香燥之品，过用温热辛燥药物，耗伤胃阴所致。胃喜润而恶燥，以降为顺。胃阴不足，虚热内生，热郁于胃，气失和降，则胃脘隐痛而有灼热感、嘈杂不舒、痞胀不适；胃中虚热扰动，消食较快，则有饥饿感，而胃阴失滋，纳化迟滞，则饥不欲食；胃失和降，胃气上逆，可见干呕、呃逆；胃阴亏虚，阴津不能上滋，则口燥咽干；不能下润肠道，则大便干结；小便短少、舌红少苔乏津、脉细数，为阴液亏少之征。

本证以胃脘嘈杂、灼痛、饥不欲食与虚热症状共见为辨证要点。

（四）胃热炽盛证

胃热炽盛证是指火热壅滞于胃，胃失和降所反映的实热证候。

【主要表现】胃脘灼痛、拒按，渴喜冷饮，或消谷善饥，或口臭，牙龈肿痛溃烂，齿衄，小便短黄，大便秘结，舌红苔黄，脉滑数。

【证因分析】本证多因过食辛辣、酒醴、肥甘、燥烈刺激之品，化热生火；或因情志不遂，肝郁化火犯胃；或为邪热内侵，胃火亢盛所致。火热之邪熏灼，壅塞胃气，阻滞不通，则胃脘灼痛而拒按；胃火炽盛，受纳腐熟功能亢进，则消谷善饥；胃火内盛，胃中浊气上冲，则口气秽臭；胃经经脉络于龈，胃火循经上炎，气血壅滞，则牙龈红肿疼痛，甚至化脓、溃烂；血得热而妄行，损伤龈络，则齿龈出血；热盛伤津，则口渴喜冷饮、小便短黄、大便秘结；舌红苔黄、脉滑数，为火热内盛之象。

本证以胃脘灼痛、消谷善饥等与实火症状共见为辨证要点。

（五）寒饮停胃证

寒饮停胃证是指寒饮停积于胃，胃失和降所反映的证候。

【主要表现】脘腹痞胀，胃中有振水声，呕吐清水痰涎，口淡不渴，眩晕，舌苔白滑，脉沉弦。

【证因分析】本证多因饮食不节，嗜饮无度；或手术创伤，劳倦内伤，脾胃受损，中阳不振，脾失健运，水停为饮，留滞胃中，胃失和降所致。寒饮停留中焦，气机阻滞，胃失和降，则脘腹痞胀；饮邪留积胃腑，则胃中有振水声；饮停于胃，胃气上逆，水饮随胃气上泛，则呕吐清水痰涎；饮邪内阻，清阳不升，则头晕目眩；饮为阴邪，津液未伤，则口淡不渴；苔白滑、脉沉弦，为水饮内停之征。

本证以脘腹痞胀，胃中有振水声，呕吐清水等症为辨证要点。

（六）寒滞胃肠证

寒滞胃肠证是指寒邪侵袭胃肠，阻滞气机所反映的实寒证候。

【主要表现】胃脘、腹部冷痛，痛势暴急，遇寒加剧，得温则减，恶心呕吐，吐后痛缓，口淡不渴，或口泛清水，腹泻清稀，或腹胀便秘，面白或青，恶寒肢冷，舌苔白润、脉弦紧或沉紧。

【证因分析】本证多因过食生冷，或脘腹受冷，寒凝胃肠所致。寒主收引、凝滞，寒邪侵犯胃肠，凝滞气机，故脘腹冷痛，痛势急剧；寒邪得温则散，故疼痛得温则减；遇寒气机凝滞加重，则痛势加剧；胃气上逆，则恶心呕吐；寒伤胃阳，水饮不化，随胃气上逆，则口中泛吐清水；吐后气滞暂得舒畅，则吐后痛减；寒不伤津，故口淡不渴；寒邪阻遏，阳气不能外达，血行不畅，则恶寒肢冷，面白或青；舌苔白润，脉弦紧或沉紧，为阴寒内盛，凝阻气机之象。

本证多有寒冷刺激的诱因，以胃脘、腹部冷痛，痛势急剧等症为辨证要点。

（七）食滞胃肠证

食滞胃肠证是指饮食停积胃肠所反映的证候。

【主要表现】脘腹胀满疼痛、拒按，厌食，嗳腐吞酸，呕吐酸馊食物，吐后胀痛得减，或腹痛、肠鸣、矢气臭如败卵，泻下不爽，大便酸腐臭秽，舌苔厚腻，脉滑或沉实。

【证因分析】本证多因饮食不节，暴饮暴食，食积不化所致；或因素体胃气虚弱，稍有饮食不慎，即停滞难化而成。胃肠主受纳、运化水谷，以和降为顺。暴饮暴食，或饮食不慎，食滞胃肠，气失和降，阻滞不通，则脘腹胀满疼痛而拒按；食积于内，腐熟不及，则拒于受纳，故厌恶食物；胃中未消化之食物夹腐浊之气上逆，则嗳腐吞酸，或呕吐酸馊食物；吐后宿食得以排出，故胀痛可减；食滞肠道，阻塞气机，则腹胀腹痛、肠鸣、矢气多而臭如败卵；腐败食物下注，则泻下之物酸腐臭秽；胃肠秽浊之气上蒸，则舌苔厚腻；脉滑或沉实，为食积之象。

本证多有伤食病史，以脘腹痞胀疼痛、呕泻酸馊腐臭等症为辨证要点。

（八）虫积肠道证

虫积肠道证是指蛔虫等寄生肠道，耗吸营养，阻滞气机所反映的证候。

【主要表现】胃脘嘈杂，时作腹痛，或嗜食异物，大便排虫，或突发腹痛，按之有条索状物，甚至剧痛，呕吐蛔虫，面黄体瘦，睡中啮齿，鼻痒，或面部出现白色斑，唇内有粟粒样白点，白睛见蓝斑。

【证因分析】本证多因进食不洁的瓜果、蔬菜等，虫卵随饮食入口，在肠道内繁殖孳生所致。虫居肠道，争食水谷，吮吸精微，故觉胃中嘈杂而贪食，久则面黄体瘦；蛔虫扰动，则腹痛时作，虫安则痛止，或随便出而排虫；若蛔虫钻窜，聚而成团，抟于肠中，阻塞不通，则腹痛扪之有条索状物；蛔虫上窜，侵入胆道，气机逆乱则脘腹阵发剧痛，呕吐蛔虫；阳明大肠经入下齿、环唇口、行面颊，阳明胃经起于鼻、入上齿、布面颊，虫积肠道，湿热内蕴，循经上熏，故可表现为鼻痒、啮齿、面部生白色虫斑、唇内有粟粒样白点；肺与大肠相表里，白睛属肺，蛔虫寄居肠道，故可见巩膜蓝斑。

本证以腹痛、面黄体瘦、大便排虫等症为辨证要点。

（九）肠燥津亏证

肠燥津亏证是指津液亏损，肠失濡润，传导失职所反映的证候。

【主要表现】大便干燥如羊屎，艰涩难下，数日一行，腹胀作痛，或可于左少腹触及包块，口干，或口臭，或头晕，舌红少津，苔黄燥，脉细涩。

【证因分析】本证多因素体阴亏，年老阴津不足，嗜食辛辣燥烈食物，汗、吐、下、久病、温热病后期等耗伤阴液所致。阴津损伤，肠道失濡，大便失润，传导不行，则大便干燥秘结，坚硬如羊屎，难以排出，甚或数日一行；大肠有燥屎，气机阻滞，则腹胀作痛，或左下腹触及包块；腑气不通，秽浊不能下排而上逆，则口中出气秽臭，甚至干扰清阳而见头晕；阴津亏损，不能上润，则口干咽燥、舌红少津；阴液不能充盈濡润脉道，则脉细涩。

本证多属病久而势缓，以大便燥结、排便困难与津亏症状共见为辨证要点。

（十）肠道湿热证

肠道湿热证是指湿热内蕴，阻滞肠道所反映的证候。

【主要表现】身热口渴，腹痛腹胀，下痢脓血，里急后重，或暴泻如水，或腹泻不爽、粪质黄稠秽臭、肛门灼热、小便短黄、舌质红、苔黄腻、脉滑数。

【证因分析】本证多因夏秋之季，暑湿热毒之邪侵犯肠道；或饮食不节，进食腐败不洁之物，湿热秽浊之邪蕴结肠道而成。湿热之邪侵犯肠道，阻碍气机，气滞不通，则腹痛腹胀；湿热侵袭肠道，气机紊乱，清浊不别，水液下趋，则暴注下迫；湿热内蕴，损伤肠络，瘀热互结，则下痢脓血；火性急迫而湿性黏滞，湿热疫毒侵犯，肠道气机阻滞，则腹痛阵作而欲泻却排便不爽、肛门滞重、呈里急后重之象；肠道湿热不散，秽浊蕴结下泄，则腹泻不爽而粪质黄稠、秽臭，排便时肛门有灼热感；湿热蒸达于外，则身热；热邪伤津，泻下耗液，则口渴、尿短黄；舌质红、苔黄腻、脉滑数，为湿热内蕴之象。

本证以腹痛、暴泻如水、下痢脓血、大便黄稠秽臭等与湿热症状共见为辨证要点。

（十一）膀胱湿热证

膀胱湿热证是指湿热侵袭，蕴结膀胱所反映的证候。

【主要表现】小便频数、急迫、短黄、排尿灼热、涩痛，或小便浑浊、尿血、有砂石，或腰部、小腹胀痛、发热、口渴、舌红、苔黄腻、脉滑数或濡数。

【证因分析】本证多因外感湿热之邪，侵袭膀胱；或饮食不节，嗜食辛辣，化生湿热，下注膀胱，致使膀胱气机不畅所致。湿热郁蒸膀胱，气化不通，下迫尿道，故尿频尿急、小便灼热、排尿涩痛；湿热煎熬，津液被灼，则尿短少而色黄；湿热伤及血络，迫血妄行，则尿血；湿热久恋，煎熬尿浊结成砂石，则尿中或 X 线检查可见砂石；膀胱湿热波及小腹、腰部，经气失调，则腰部、小腹胀痛；发热、口渴、舌红、苔黄腻、脉滑数，为湿热内蕴之征。

本证以小便频急、灼涩疼痛等与湿热症状共见为辨证要点。

（十二）胆郁痰扰证

胆郁痰扰证是指痰浊或痰热内扰，胆郁失宣所反映的证候。

【主要表现】胆怯易惊、惊悸不宁、失眠多梦、烦躁不安、胸胁闷胀、善太息、头晕目眩、口苦、呕恶、吐痰涎、舌淡红或红、苔白腻或黄滑、脉弦缓或弦数。

【证因分析】本证多因情志不遂，气郁化火，灼津为痰，痰热互结，内扰心神，胆气不宁，心神不安所致。胆为清净之府，主决断，痰浊内蕴，胆气不宁，失于决断，则胆怯易惊、睡眠易醒；胆失疏泄，经气不畅，则胸胁闷胀、善太息；痰热内扰心神，神不守舍，则烦躁不安、惊悸不宁、失眠多梦；胆脉上络头目，痰热循经上扰，则头晕目眩；胆气犯胃，胃失和降，则泛恶欲呕；热迫胆气上溢，则口苦；舌淡红、苔白腻、脉弦缓，为痰浊内蕴的表现；若舌红、苔黄滑、脉弦数，则为痰热内蕴之征。

本证以胆怯、惊悸、烦躁、失眠、眩晕、呕恶等症为辨证要点。

二、相似证鉴别

胃肠胆膀胱病辨证，要特别注意以下几个相似证候的鉴别。

（一）脾气虚证与胃气虚证、脾阳虚证与胃阳虚证

脾气虚、胃气虚证与脾阳虚、胃阳虚证均有食少、脘腹隐痛及气虚或阳虚的共同症状，但脾阳虚、脾气虚以脾失运化为主，胀或痛的部位在大腹，腹胀腹痛、便溏、水肿等症突出；胃阳虚、胃气虚以受纳腐熟功能减弱，胃失和降为主，胀或痛的部位在胃脘，脘痞隐痛、嗳气等症明显。

（二）胃阴虚证与胃热炽盛证

二者均属胃的热证，都可见脘痛、口渴、脉数等症，但前者为虚热，常见嘈杂、饥不

欲食，舌红少苔，脉细；后者为实热，常见消谷善饥，口臭，牙龈肿痛，齿衄，脉滑。

（三）湿热蕴脾证与肠道湿热证

二者均属湿热为病，可见发热、口渴、尿黄、舌红、苔黄腻、脉滑数等症。但前者病势略缓，除有腹胀、纳呆、呕恶、便溏等胃肠症状外，并有身热不扬、汗出热不解、肢体困重、口腻、渴不多饮，或有黄疸、肤痒等症状；后者则病势较急，病位以肠道为主，腹痛、暴泻如水、下痢脓血、大便黄稠秽臭等为突出表现。

脏腑相累——脏腑兼病辨证

凡两个或两个以上脏腑的病证并见者，称为脏腑兼病。

人体各脏腑之间，即脏与脏、脏与腑、腑与腑之间，是一个有机联系的整体。它们在生理上既分工又合作，共同完成各种复杂的生理功能，以维持生命活动的正常进行，因而在发生病变时，它们之间则相互影响，或由脏及脏，或由脏及腑，或由腑及腑等。脏腑兼证，并不等于两个及以上脏腑证候的简单相加，而是在病理上存在着内在联系和相互影响的规律，如具有表里关系的脏腑之间，兼证较为常见；脏与脏之间的病变，可有生克乘侮的兼病关系；有的是因在运行气血津液方面相互配合失常，有的则因在主消化、神志、生殖等功能方面失却有机联系等。因此，辨证时应当注意辨析脏腑之间有无先后、主次、因果、生克等关系，这样才能明确其病理机制，作出恰当的辨证施治。

一、常见证型

（一）心肾不交证

心肾不交证是指心与肾的阴液亏虚，阳气偏亢所反映的虚热证候。

【主要表现】心烦失眠，惊悸健忘，头晕，耳鸣，腰膝酸软，梦遗，口咽干燥，五心烦热，潮热盗汗，便结尿黄，舌红少苔，脉细数。

【证因分析】本证多因忧思劳神太过，郁而化火，耗伤心肾之阴；或因虚劳久病，房事不节等导致肾阴亏耗，虚阳亢动，上扰心神所致。肾阴亏损，水不济火，不能上养心阴，心火偏亢，扰动心神，则见心烦、失眠、多梦、惊悸；肾阴亏虚，骨髓失充，脑髓失养，则头晕、耳鸣、健忘；腰膝失养，则腰膝酸软；虚火内炽，相火妄动，扰动精室，则梦遗；阴虚阳亢，虚热内生，则口咽干燥、五心烦热、潮热、盗汗；舌红、少苔或无苔、脉细数，为阴虚火旺之征。

本证以心烦、失眠、腰酸、耳鸣、梦遗与虚热症状共见为辨证要点。

（二）心肾阳虚证

心肾阳虚证是指心与肾的阳气虚衰，失于温煦所反映的虚寒证候。

【主要表现】畏寒肢冷，心悸怔忡，胸闷气喘，肢体浮肿，小便不利，神疲乏力，腰膝酸冷，唇甲青紫，舌淡紫，苔白滑，脉弱。

【证因分析】本证多因心阳虚衰，病久及肾；或因肾阳亏虚，气化无权，水气凌心所致。肾阳不振，蒸腾气化无权，水液内停，泛溢肌肤，则肢体浮肿、小便不利；肾阳虚，不能温煦腰膝，则腰膝酸冷；肾阳虚不能温煦心阳，水气上犯凌心，以致心阳不振，心气鼓动乏力，则心悸怔忡、胸闷气喘；温运无力，血行不畅而瘀滞，则唇甲青紫、舌质淡紫；心肾阳虚，形体失于温养，脏腑功能衰退，则畏寒肢冷、神疲乏力；苔白滑、脉弱，为心肾阳虚，水湿内停之象。

本证以心悸、水肿与虚寒症状共见为辨证要点。

（三）心肺气虚证

心肺气虚证是指心肺两脏气虚所反映的虚弱证候。

【主要表现】胸闷，咳嗽，气短而喘，心悸，动则尤甚，吐痰清稀，神疲乏力，声低懒言，自汗，面色淡白，舌淡苔白，或唇舌淡紫，脉弱或结或代。

【证因分析】本证多因久病咳喘，耗伤肺气，累及于心；或因老年体虚，劳倦太过等，使心肺之气虚损所致。心气虚弱，鼓动无力，则见心悸怔忡；肺气虚弱，呼吸功能减弱，失于宣降，则为咳嗽、气短而喘；宗气亏虚，气滞胸中，则胸闷；肺气虚卫外不固，则自汗；动则耗气，加重气虚程度，故活动后诸症加剧；肺气虚，不能输布津液，水液停聚为痰，则痰液清稀；气虚脏腑功能活动减弱，则见头晕、神疲、声低懒言、面色淡白；舌淡、脉弱或结或代，为心肺气虚之征。

本证以咳喘、心悸、胸闷与气虚症状共见为辨证要点。

（四）心脾气血虚证

心脾气血虚证是指脾气亏虚，心血不足所反映的虚弱证候。简称心脾两虚证。

【主要表现】心悸怔忡，头晕，多梦，健忘，食欲不振，腹胀，便溏，神疲乏力，或见皮下紫斑，女子月经量少色淡、淋漓不尽，面色萎黄，舌淡嫩，脉弱。

【证因分析】本证多因久病失调，思虑过度；或因饮食不节，损伤脾胃，生化不足；或因慢性失血，血亏气耗，渐致心脾气血两虚。脾主运化，脾虚气弱，运化失职，水谷不化，故食欲不振而食少、腹胀、便溏；脾气亏损，气血生化不足，心血不足，心失所养，心神不宁，则心悸怔忡、失眠多梦、头晕、健忘；脾虚不能摄血，血不归经，则皮下出血而见紫斑，女子月经量少色淡、淋漓不尽；面色萎黄、倦怠乏力、舌质淡嫩、脉弱，均为气血亏虚之征。

本证以心悸、神疲、头晕、食少、腹胀、便溏等症为辨证要点。

（五）心肝血虚证

心肝血虚证是指血液亏少，心肝失养所反映的证候。

【主要表现】心悸心慌，多梦健忘，头晕目眩，视物模糊，肢体麻木、震颤，女子月经量少色淡，甚则经闭，面白无华，爪甲不荣，舌质淡白，脉细。

【证因分析】本证可因思虑过度，失血过多，脾虚化源不足，久病亏损等所致。心血不足，心失所养，心神不宁，故见心悸怔忡、健忘、失眠多梦；肝血不足，目失所养，则视力下降、视物模糊；爪甲、筋脉失于濡养，则爪甲不荣、肢体麻木或震颤；女子以血为本，心肝血虚，冲任失养，则月经量少色淡，甚则经闭；血虚头目失养，则头晕目眩、面白无华；舌、脉失充，则舌淡白、脉细。

本证以心悸、多梦、眩晕、肢麻等与血虚症状共见为辨证要点。

（六）脾肺气虚证

脾肺气虚证是指脾肺两脏气虚所反映的虚弱证候。

【主要表现】食欲不振，食少，腹胀，便溏，久咳不止，气短而喘，咯痰清稀，面部虚浮，下肢微肿，声低懒言，神疲乏力，面白无华，舌淡，苔白滑，脉弱。

【证因分析】本证多因久病咳喘，耗伤肺气，子病及母，影响脾气；或饮食不节，脾胃受损，土不生金，累及于肺所致。久病咳喘，肺气虚损，呼吸功能减弱，宣降失职，气逆于上，则咳嗽不已、气短而喘；肺气虚，不能输布水津，聚湿生痰，故咯痰清稀；脾气虚，运化失职，则食欲不振而食少、腹胀、便溏；脾虚不能运化水液，水气泛溢肌肤，则面部虚浮、下肢微肿；气虚全身脏腑功能活动减退，故少气懒言、神疲乏力；气虚运血无力，面部失养，则面白无华；舌淡、苔白滑、脉弱，为气虚之征。

本证以咳嗽、气喘、咯痰、食少、腹胀、便溏与气虚症状共见为辨证要点。

（七）肺肾气虚证

肺肾气虚证是指肺肾气虚，摄纳无权所反映的虚弱证候，又称肾不纳气证。

【主要表现】咳嗽无力，呼多吸少，气短而喘，动则尤甚，吐痰清稀，声低，乏力，自汗，耳鸣，腰膝酸软，或尿随咳出，舌淡紫，脉弱。

【证因分析】本证多因久病咳喘，耗伤肺气，病久及肾；或劳伤太过，先天不足，老年体弱，肾气亏虚，纳气无权所致。肺为气之主，肾为气之根，肺司呼吸，肾主纳气。肺气虚，呼吸功能减弱，则咳嗽无力，气短而喘，吐痰清稀；宗气不足，卫表不固，则语声低怯，自汗，乏力；肾气虚，不主摄纳，气不归元，则呼多吸少；耳窍失充，则耳鸣；腰膝失养，则腰膝酸软；肾气不固，可见尿随咳出；动则耗气，肺肾更虚，故喘息加剧；舌淡，脉弱，为气虚之征。

本证以久病咳喘、呼多吸少、动则尤甚与气虚症状共见为辨证要点。

（八）肺肾阴虚证

肺肾阴虚证是指肺肾阴液亏虚，虚热内扰所反映的虚热证候。

【主要表现】咳嗽痰少，或痰中带血，或声音嘶哑，腰膝酸软，形体消瘦，口燥咽干，骨蒸潮热，盗汗，颧红，男子遗精，女子经少，舌红少苔，脉细数。

【证因分析】本证多因燥热、痨虫耗伤肺阴；或久病咳喘，损伤肺阴，病久及肾；或房劳太过，肾阴耗伤，不能上润，由肾及肺所致。肺肾两脏，阴液互滋，"金水相生"。肺阴亏损，失于滋养，虚火扰动，肺失清肃，则咳嗽痰少；损伤血络，则痰中带血；虚火熏灼，咽喉失滋，则声音嘶哑；肾阴不足，腰膝失于滋养，则腰膝酸软；阴虚火旺，扰动精室，精关不固，则为遗精；阴精不足，精不化血，冲任空虚，则月经量少；虚火亢盛，迫血妄行，则女子崩漏；肺肾阴亏，失于滋养，虚热内生，则口燥咽干、形体消瘦、骨蒸潮热、盗汗颧红；舌红少苔、脉细数，为阴虚内热之象。

本证以干咳、少痰、腰酸、遗精等与虚热症状共见为辨证要点。

（九）肝火犯肺证

肝火犯肺证是指肝火炽盛，上逆犯肺，肺失肃降所反映的实热证候。

【主要表现】胸胁灼痛，急躁易怒，头胀头晕，面红目赤，口苦口干，咳嗽阵作，痰黄稠黏，甚则咳血，舌红，苔薄黄，脉弦数。

【证因分析】本证多因郁怒伤肝，气郁化火，或邪热内蕴，肝火炽盛，上逆犯肺；或邪热蕴肺，咳甚牵引胸胁，影响肝气升发，郁而化火犯肺所致。肝属木，主升发；肺属金，主肃降。肝肺二脏，升降相应，则气机条畅。肝火炽盛，上逆犯肺，木火刑金，肺失清肃，肺气上逆，则咳嗽阵作；火热灼津，炼液成痰，则痰黄稠黏；火灼肺络，迫血妄行，则为咳血；肝火内郁，经气不畅，则胸胁灼痛、急躁易怒；肝火上扰，气血上逆，则头晕头胀、面红目赤；热蒸胆气上逆，则口苦；口干、舌红、苔薄黄、脉弦数，为肝经实火内炽之征。

本证以胸胁灼痛、急躁易怒、咳嗽痰黄或咳血等与实热症状共见为辨证要点。

（十）肝胆湿热证

肝胆湿热证是指湿热内蕴，肝胆疏泄失常所反映的证候。

【主要表现】身目发黄，胁肋胀痛，或胁下有痞块，纳呆，厌油腻，泛恶欲呕，腹胀，大便不调，小便短赤，发热或寒热往来，口苦口干，舌红，苔黄腻，脉弦滑数。或为阴部潮湿、瘙痒、湿疹，阴器肿痛，带下黄稠臭秽等。

【证因分析】本证多因外感湿热之邪，侵犯肝胆或肝经；或嗜食肥甘，酿生湿热；或脾胃纳运失常，湿浊内生，郁结化热，湿热壅滞肝胆所致。湿热蕴阻，肝胆疏泄失职，气机不畅，则胁肋胀痛；湿热内阻，胆汁不循常道，泛溢肌肤，则身目发黄；湿热郁蒸，胆气上溢，则口苦；湿热内阻，脾胃升降、纳运失司，胃气上逆，则厌食恶油、泛呕欲呕、腹部胀满、大便不调。肝经绕阴器，过少腹，湿热循经下注，则可见阴部潮湿、瘙痒、起丘疹，或阴器肿痛，或带下色黄秽臭。邪居少阳胆经，枢机不利，正邪相争，则寒热往来；发热、口渴、小便短赤、舌红、苔黄腻、脉弦滑数，均为湿热内蕴之象。

本证以胁肋胀痛、身目发黄，或阴部瘙痒、带下黄臭等与湿热症状共见为辨证要点。

（十一）肝胃不和证

肝胃不和证是指肝气郁结，胃失和降所反映的证候。

【主要表现】胃脘、胁肋胀满疼痛，走窜不定，嗳气，吞酸嘈杂，呃逆，不思饮食，情绪抑郁，善太息，或烦躁易怒，舌淡红，苔薄黄，脉弦。

【证因分析】本证多因情志不舒，肝气郁结，横逆犯胃，胃失和降所致。情志不遂，肝失疏泄，肝气横逆犯胃，胃气郁滞，则胃脘、胸胁胀满疼痛，走窜不定；胃气上逆而见呃逆、嗳气；肝失条达，情志失调，则精神抑郁、善太息；气郁化火，肝性失柔，则烦躁易怒；木郁作酸，肝气犯胃，则吞酸嘈杂；胃不主受纳，则不思饮食；苔薄白；脉弦，为肝气郁结之象；若气郁化火，则舌红苔薄黄、脉弦数。

本证以脘胁胀痛、嗳气、吞酸、情绪抑郁等症为辨证要点。

（十二）肝郁脾虚证

肝郁脾虚证是指肝失疏泄，脾失健运所反映的证候，又称肝脾不调证。

【主要表现】胸胁胀满窜痛，善太息，情志抑郁，或急躁易怒，食少，腹胀，肠鸣矢气，便溏不爽，或腹痛欲便、泻后痛减，或大便溏结不调，舌苔白，脉弦或缓。

【证因分析】本证多因情志不遂，郁怒伤肝，肝失条达，横乘脾土；或饮食不节、劳倦太过，损伤脾气，脾失健运，土反侮木，肝失疏泄而成。肝失疏泄，经气郁滞，则胸胁胀满窜痛；太息可引气舒展，气郁得散，故胀闷疼痛可减；肝气郁滞，情志不畅，则精神抑郁；气郁化火，肝失柔顺之性，则急躁易怒；肝气横逆犯脾，脾气虚弱，不能运化水谷，则食少腹胀；气滞湿阻，则肠鸣矢气、便溏不爽，或溏结不调；肝气犯脾，气机郁滞，运化失常，故腹痛则泻；便后气机得以条畅，则泻后腹痛暂得缓解；苔白、脉弦或缓，为肝郁脾虚之征。

本证以胁胀作痛、情志抑郁、腹胀、便溏等症为辨证要点。

（十三）肝肾阴虚证

肝肾阴虚证是指肝肾阴液亏虚，虚热内扰所反映的虚热证候，又称肝肾虚火证。

【主要表现】头晕，目眩，耳鸣，健忘，胁痛，腰膝酸软，口燥咽干，失眠多梦，低热或五心烦热，颧红，男子遗精，女子月经量少，舌红，少苔，脉细数。

【证因分析】本证多因久病失调，阴液亏虚；或因情志内伤，化火伤阴；或因房事不节，耗伤肾阴；或因温热病久，津液被劫，皆可导致肝肾阴虚，阴不制阳，虚热内扰。肝肾阴虚，肝络失滋，肝经经气不利，则胁部隐痛；肝肾阴亏，水不涵木，肝阳上扰，则头晕目眩；肝肾阴亏，不能上养清窍，濡养腰膝，则耳鸣、健忘、腰膝酸软；虚火上扰，心神不宁，故失眠多梦；肝肾阴亏，相火妄动，扰动精室，精关不固，则男子遗精；肝肾阴亏，冲任失充，则女子月经量少；阴虚失润，虚热内炽，则口燥咽干、五心烦热、盗汗颧红、舌红少苔、脉细数。

本证以腰酸胁痛、眩晕、耳鸣、遗精等与虚热症状共见为辨证要点。

（十四）脾肾阳虚证

脾肾阳虚证是指脾肾阳气亏虚，虚寒内生所反映的虚寒证候。

【主要表现】腰膝、下腹冷痛，畏冷肢凉，久泄久痢，或五更泄泻，完谷不化，便质清冷，或全身水肿，小便不利，面色㿠白，舌淡胖，苔白滑，脉沉迟无力。

【证因分析】本证多由久泄久痢，脾阳损伤，不能充养肾阳；或水邪久踞，肾阳受损，不能温暖脾阳，导致脾肾阳气同时损伤，虚寒内生，温化无权，水谷不化，水液潴留。脾主运化，肾司二便。脾肾阳虚，运化、吸收水谷精微及排泄二便功能失职，则见久泄久痢不止；不能腐熟水谷，则见完谷不化、大便清冷；寅卯之交，阴气极盛，阳气未复，命门火衰，阴寒凝滞，则黎明前腹痛泄泻，称为五更泄；脾肾阳虚，不能温化水液，泛溢肌肤，则为全身水肿、小便短少；腰膝失于温养，故腰膝冷痛；阳虚阴寒内盛，气机凝滞，故下腹冷痛；阳虚不能温煦全身，则畏冷肢凉；阳虚水泛，面部浮肿，故面色㿠白；舌淡胖、苔白滑、脉沉迟无力，均为阳虚失于温运，水寒之气内停之征。

本证以久泻久痢、水肿、腰腹冷痛等与虚寒症状共见为辨证要点。

二、相似证鉴别

脏腑兼病辨证中，要特别注意以下几个相似证候的鉴别。

（一）心脾气血虚证与心肝血虚证

二者均有心血不足，心及心神失养，而见心悸、失眠多梦等症，但前者兼有脾虚失运，血不归经的表现，常见食少、腹胀、便溏、慢性失血等症；后者兼有肝血不足，失于充养的表现，常见眩晕、肢麻、视力减退、经少等症。

（二）心肺气虚证、脾肺气虚证与肺肾气虚证

三者均有肺气虚，呼吸功能减退，而见咳喘无力、气短、咯痰清稀等症。心肺气虚证则兼有心悸怔忡、胸闷等心气不足的证候；肺脾气虚证则兼有食少、腹胀、便溏等脾失健运的证候；肺肾气虚证则兼有呼多吸少、腰酸耳鸣、尿随咳出等肾失摄纳的证候。

（三）肝胆湿热证与湿热蕴脾（脾胃湿热）证

二者均有发热、肢体困重、口渴不欲多饮、舌质红、苔黄腻、脉滑数等湿热证候，但前者病位主在肝胆，故以胁肋胀痛、肝胆肿大、黄疸口苦、阴部瘙痒、带下色黄腥臭、睾丸肿痛等足厥阴肝经循行部位上的症状为主要表现；后者病位主在脾胃，故以脘腹胀满、食少纳呆、恶心呕吐、厌恶油腻、大便不调等消化道功能紊乱的症状为主要表现。

（四）肝胃不和证、肝郁脾虚证与胃肠气滞证

前二者均有肝气郁结，而见胸胁胀满疼痛、情志抑郁或烦躁等表现，但肝胃不和证兼胃失和降，常有胃脘胀痛、嗳气、呃逆等症；肝郁脾虚证兼脾失健运，常有食少、腹胀、便溏等症。胃肠气滞证则肝气郁结的证候不明显，而但见胃肠气机阻滞的症状，以脘腹胀痛走窜、嗳气、肠鸣、矢气等为主要表现。

（五）心肾不交证、肺肾阴虚证与肝肾阴虚证

三者都有肾阴虚的证候，均见腰膝酸软、耳鸣、遗精及阴虚内热的表现。但心肾不

交证兼心阴亏虚，虚火扰神，故心悸、心烦、失眠多梦等症明显；肺肾阴虚证兼肺阴亏损，肺失清肃，故有干咳、痰少难咯等表现；肝肾阴虚证兼肝阴虚损，失于滋养，常见胁痛、目涩、眩晕等症。

（六）脾肾阳虚证与心肾阳虚证

二者均有畏冷肢凉、舌淡胖、苔白滑等虚寒证候，且有腰膝酸冷、小便不利、浮肿等肾阳虚水湿内停的表现。但前者并有久泄久痢、完谷不化等脾阳虚，运化无权的表现；后者则心悸怔忡、胸闷气喘、面唇紫暗等心阳不振，血行不畅的症状突出。

第十三讲
因病尝百草
——中药性味功效

 中药基本知识

中药是中医学的一个重要组成部分，是中医临床各科的基础。中药主要有三大类，一是植物药，二是动物药，三是矿物药，其中以植物本草药为主体，所以中药学，古代亦称之为本草学，如我们经常所说的《本草纲目》《神农本草经》《本草类要》《本草求真》等。

一、产之有地——道地药材

天然药材的分布和生产都离不开一定的自然条件。我国疆域辽阔，地处亚非东部，大部分地处北温带，并有大兴安岭北部的寒温带、秦岭淮河以南的亚热带，及华南低纬度的热带，加之地貌复杂，江河湖泽、山陵丘壑、平原沃野及辽阔的海域，形成了复杂的自然地理环境，水土、日照、气候、生物分布等生态环境各地不尽相同，南北迥异，差别很大，因而为多种药用动植物的生长提供了有利的条件。这同时也就使各种药材的生产，无论品种、产地和质量都有一定的地域性，这就是自古以来医家们非常重视"道地药材"的缘故。

所谓道地药材，它是指历史悠久、产地适宜、品种优良、产量宏丰、炮制考究、疗效突出、带有地域特点的药材。《本草衍义》说："凡用药必择土地所宜者，则药力具，用之有指。"说明气候、水土、自然与药材的生产、气味的形成、疗效的高低都有密切的关系。从中医学最早的药物专著《神农本草经》起，众多的本草文献都记载了名贵药材的品种产地资料，如甘肃的当归，宁夏的枸杞，青海的大黄，内蒙古的黄芪，东北的人参、细辛、五味子，山西的党参，河南的地黄、牛膝、山药、菊花，云南的三七、茯苓，四川的黄连、川芎、贝母、乌头，山东的阿胶，浙江的贝母，江苏的薄荷，广东的陈皮、砂仁，等等，自古以来都被称为道地药材，沿用至今。然而，各种道地药材的生产毕竟是有限的，难以完全满足需要，实际上在不影响疗效的情况下，不可过于拘泥道地药材的地域限制。为了进一步发展优质高效的道地药材生产，国家正在实施按国际科学规范管理标准（GAP）建立新的药材生产基地。

二、采之有时——中药采集

中药的采收时节和方法对确保药物的质量有着密切的关联。因为动植物在其生长发育的不同时期，其药用部分所含有效及有害成分各不相同，因此药物的疗效和毒副作用也往往有较大差异，故药材必须在适当的时候采集。孙思邈在《千金方》中说："早则药势未成，晚则盛时已歇。"《千金翼方》亦说："夫药采取，不知时节，不以阴干曝干，虽有药名，终无药实，故不依时采取，与朽木不殊，虚费人工，卒无神益。"近代药物化学研究证实，人参中的人参皂苷以 8 月份含量最高，麻黄中的麻黄生物碱秋季含量最高，槐花在花蕾时芦丁含量最高，青蒿中青蒿素含量以 7 月至 8 月中花蕾出现前为最高峰，故槐花、青蒿均应在开花前采收为好。每种植物都有一定的采收时节和方法，按药用部位的不同可归纳为以下几个方面：

全草类：大多数在植物枝叶茂盛、花朵初开时采集，从根以上割取地上部分，如益母草、荆芥、紫苏、豨莶草等；如须连根入药的则可拔起全株，如柴胡、小蓟、车前草、地丁等；而须用带叶花梢的则更需适时采集，如夏枯草、薄荷等。

叶类：通常在花蕾将放或正盛开的时候最适于采收，因为此时叶片茂盛、性味完壮、药力雄厚，如枇杷叶、荷叶、大青叶、艾叶等。有些特定的药物如桑叶，需在深秋经霜后采集疗效更好。

花类：一般采收未开放的花蕾或刚开放的花朵，以免香味散失、花瓣散落而影响质量，如菊花、金银花、月季花、旋覆花等。

果实、种子类：果实类药物除青皮、枳实、覆盆子、乌梅等少数药材要在果实未成熟时采收果皮或果实外，一般都在果实成熟时采收，如瓜蒌、槟榔、马兜铃等。以种子入药的，通常在完全成熟后采集，如莲子、杏仁、沙苑子、菟丝子等。有些既用全草又用种子入药的，可在种子成熟后割取全草，将种子打下后分别晒干贮存，如车前子、紫苏子等。有些种子成熟时易脱落，或果壳易裂开使种子散失者，如茴香、牵牛子、豆蔻、凤仙子等，则应在刚成熟时采集。容易变质的浆果如枸杞子、女贞子等，最好在略熟时于清晨或傍晚时分采收。

根、根茎类：一般以秋末或春初即 8 月、2 月采收为佳，因为春初"津润始萌，未充枝叶，势力淳浓"，"至秋枝叶干枯，津润归流于下"，且"春宁宜早，秋宁宜晚"（《本草纲目》）。现代药理研究证明，早春及晚秋时植物的根茎中有效成分含量最高，此时采集则产量和质量都较高，如天麻、葛根、玉竹、大黄、桔梗、苍术等。

树皮、根皮类：通常在春、夏时节植物生产旺盛，植物体内浆液充沛时采集，则药效较强，疗效较好，并容易剥离，如黄柏、杜仲、厚朴等。

动物昆虫类药材，为保证药效也必须根据生长活动季节采集，如一般潜藏在地下的小动物，如全蝎、土鳖虫、地龙、蟋蟀、蝼蛄、斑蝥等虫类药材，大都在夏末秋初捕捉其虫，此时气温高，湿度大，宜于生长，是采收的最好季节。

矿物药全年皆可采收，不拘时间，择优采选即可。

总之，无论植物药、动物药及矿物药，采收方法各不相同。正如《本草蒙筌》所说："茎叶花实，四季随宜，采未老枝茎，汁正充溢，摘将开花蕊，气尚包藏，实收已熟，味纯，叶采新生，力倍。入药诚妙，治病方灵。其诸玉石禽兽虫鱼，或取无时，或收按节，亦有深义，非为虚文，并各遵依，勿恣孟浪。"足见中医学对药物的采集十分讲究。

三、制之有规——中药炮制

炮制，古时又称"炮炙""修事""修治"，是指药物在应用或制成各种剂型前，根据医疗、调剂、制剂的需要，而进行必要的加工处理的过程，它是我国的一项传统制药技术。《本草蒙筌》说："凡药制造，贵在适中，不及则功效难求，太过则气味反失。"可见炮制得当对保证药效、用药安全、便于制剂和调剂都有十分重要的意义。

（一）优质高效——炮制的目的

1. 纯净药材，保证质量，分拣药物，区分等级：一般中药原药材，多附着泥土、夹带沙石及非药用部分和其他异物，必须经过挑拣修治，水洗清洁，才能使药物纯净，方可保证质量，提供药用。同一药物，来源不同，入药部位还需分拣出根、茎、叶、子等，贵重药品如人参、三七尚须分拣，区分优劣等级。

2. 切成饮片，便于调剂制剂：将净选后的中药材，经过软化、切削、干燥等加工工序，制成一定规格的药材（如片、段、丝、块等），称为"饮片"，以便于准确称量、计量，按处方调剂，同时增加药材与溶剂之间的接触面积，利于有效成分的煎出，便于制剂。

3. 干燥药材，便于贮藏：药材经晒干、阴干、烘干、炒制等炮制加热处理，使之干燥，并使所含酶类失去活性，防止霉变，便于保存，久不变质。特别是一些具有活性的药物，如种子类药材白扁豆、赤小豆等，必须加热干燥，才能防止萌动变质。再如桑螵蛸、露蜂房、刺猬皮等动物药，不经炮制就很难保存。

4. 矫味矫臭，便于服用：一些动物药及一些具有特殊臭味的药物，经过麸炒、酒制、醋制后，能起到矫味矫臭的作用，以便临床服用。

5. 降低毒副作用，提高用药安全：对一些毒副作用较强的药物经过加工炮制后，可以明显降低药物毒性及其副作用，使之广泛用于临床，并确保安全用药，如醋煮甘遂、大戟，甘草银花水煮川乌、草乌等。

6. 增强药物功能，提高临床疗效：如延胡索经醋制以后，能增强活血止痛功效；麻黄、紫菀、款冬花经蜜制后，可增强润肺止咳作用；红花经酒制后，活血作用增强；淫羊藿经用羊脂炒后，能增强补肾助阳作用。

7. 改变药物性能，扩大应用范围：如生地黄功专清热凉血、滋阴生津，而经酒制成熟地黄后则成滋阴补血、生精填髓之品了；生何首乌补益力弱且不收敛，能截疟解毒、润肠通便，经黑豆汁拌蒸成制何首乌后，功专滋补肝肾、补益精血、涩精止崩；再如天南星经姜矾制后称制南星，功能燥湿化痰、祛风解痉，药性辛温燥烈，而经牛胆汁制后称胆南星，变为药性凉润、清化热痰，息风定惊之品；等等。

8. 引药入经，便于定向用药：有些药物经炮制后，可以在特定脏腑经络中发挥治疗作用，如知母、黄柏、杜仲经盐炒后，可增强入肾经的作用；柴胡、香附、青皮经醋炒后，能增强入肝经的作用；这样则便于临床定向选择用药。

（二）精益求精——常用的方法

1. 修治法：包括纯净、粉碎、切制药材三道工序。

（1）纯净药材：借助一定的工具，用手工或机械的方法，如挑、筛、簸、刷、刮、挖、撞等方法，去掉泥土杂质、非药用部分及药效作用不一致的部分，使药物清洁纯净，这是原药材加工的第一道程序。

（2）粉碎药材：以捣、碾、研、磨、锉等方法，使药材粉碎达到一定粉碎度，以符合制剂和其他炮制的要求，以便于有效成分的提取和利用。现多用粉碎机直接研磨成粉末，如人参粉、贝母粉、三七粉、黄连粉，以供散剂、制剂或其他炮制使用。

（3）切制药材：用刀具采用切、铡的方法将药切成片、段、丝、块等一定的形状，使药物有效成分易于溶出，并便于进行其他炮制，也利于干燥、贮藏和调剂时称量。

2. 水制法：用水或其他辅料处理药材的方法，称为水制法。其目的主要是清洁药物、除去杂质、软化药物、便于切制、降低毒性及调整药性等。常用的具体方法：

（1）漂洗：将药物置于宽水或长流水中，反复换水，以去除杂质、盐味及腥味。

（2）浸泡：将质地松软或经水泡易损失有效成分的药物，置于水中浸湿立即取出，称为"浸"，又称"沾水"；而将药物置于清水或辅料药液中，使水分渗入，药材软化，便于切制，或用以除去药物的毒质及非药用部分，称为"泡"。

（3）闷润：根据药材质地的软坚，加工时的气温、工具的不同，而采用淋润、洗润、泡润、浸润、晾润、露润等多种方法，使清水或其他液体辅料徐徐渗入药物组织内部，至内外的湿度均匀，便于切制饮片。

（4）喷洒：对一些不宜用水浸泡，但又需要潮湿者，可采用喷洒湿润的方法。而在炒制药物时，按不同要求，可喷洒清水、酒、醋、蜜水、姜汁等辅料药液。

（5）水飞：是借药物在水中的浮沉性质分取药材极细粉末的方法。将不溶于水的药材粉碎后置乳钵、碾槽、球磨机等容器内，加水共研，然后再加入多量的水搅拌，粗粉即下沉，细粉混悬水中，随水倾出，剩余之粗粉再研再飞。倾出的混悬液沉淀后，将水除净，干燥后即成极细粉末。此法所制粉末既细，又减少了研磨中粉末的飞扬损失。常用于矿物类、甲壳类药物的制粉，如水飞朱砂、炉甘石、滑石、蛤粉、雄黄等。

3. 火制法：是将药物经火加热处理的方法。根据加热的温度、时间和方法的不同，又分为炒、炙、烫、煅、煨等。

（1）炒：将药物置于锅中加热不断翻动，炒至一定程度取出。根据"火候"大小，又分为炒黄、炒焦、炒炭，故我们在一些中药处方中，常见有炒紫苏子、炒牛蒡子，焦山楂、焦白术，艾叶炭、地榆炭、姜炭等。

（2）炙：将药物与液体辅料共置锅中加热拌炒，使辅料渗入药物组织内部或附着于药物表面，以改变药性，增强疗效或降低毒副作用的方法称为"炙法"。常用的液体辅料有蜜、酒、醋、姜汁、盐水等。如蜜炙百部、蜜炙款冬花、蜜炙枇杷叶可增强润肺止咳作用；酒炙川芎、酒炙当归、酒炙牛膝可增强活血之功；醋炙香附、醋炙柴胡可增强疏肝止痛功效；盐炙杜仲、盐炙黄柏可引药入肾而增强补肾作用；姜炙半夏、姜炙竹沥可增强止呕作用。

（3）烫：先在锅内加热中间物体，如砂石、滑石、蛤粉等，温度可达 150 ℃～300 ℃，用以烫炙药物，使其受热均匀，膨胀松脆，筛去中间物体，至冷即得。

（4）煅：将药物用猛火直接或间接煅烧，使质地松脆，易于粉碎，便于有效成分的煎出，以充分发挥疗效。坚硬的矿物药或贝壳类药多用煅烧法制，因而我们常在中药处方中看到诸如煅紫石英、煅龙骨、煅牡蛎之类药。

（5）煨：将药物用湿面或湿纸包裹，置于热火灰中或用油纸与药物隔层分开进行加热的方法，称为"煨法"。其目的是除去药物中的部分挥发性及刺激性成分，以缓和药性降低副作用，增强疗效。如煨肉豆蔻、煨木香、煨生姜、煨葛根等。

4. 水火共制法：这类炮制方法是既要用水又要用火，有些药物还必须加入其他辅料进行炮制，包括蒸、煮、炖等法。

（1）蒸法：是以水蒸气或附加成分将药物蒸熟。它分清蒸与加辅料蒸两种方法。前者，清蒸玄参、清蒸桑螵蛸，后者，如酒蒸山茱萸、酒蒸大黄等。

（2）煮法：是将药物与水或辅料置锅中同煮。它可减低药物的毒性、烈性或附加成分，增强药物的疗效。

（3）炖法：是蒸法的演变和发展，其方法是将药物置于钢罐或搪瓷器皿中，同时加入一定的液体辅料，盖严后放入水锅中炖一定时间。其优点是不致使药效走失、辅料挥发掉，如炖制黄精等。

5. 其他制法：包括发酵、发芽、精制等。

（1）发酵：在一定的条件（温度等）下使药物发酵，从而改变原来药物的性质，可增强和胃消食作用，如神曲、建曲等。

（2）发芽：将具有发芽能力的种子药材用水浸泡后，经常保持一定的湿度和温度，使其萌发幼芽，如谷芽、麦芽等。

（3）精制：多为水溶性天然结晶药物，先经过水溶除去杂质，再浓缩、静置后析出结晶即成，如精制芒硝、精制玄明粉等。

四、名正言顺——中药的命名

中药来源广泛，品种繁多，名称各异。其命名方法，丰富多彩，妙趣横生，体现了劳动人民的聪明才智。

1. 以突出功效而命名：如益母草，功擅活血调经，主治妇女经闭、经痛、月经不调、产后瘀血腹痛等，为妇科经产要药，故名"益母"；防风功能防范风邪侵袭，祛风息风，故名"防风"；续断功擅续筋骨、疗折伤，故名"续断"；覆盆子能补肾助阳，固经缩尿，善治肾虚夜尿频多，古时尿以入盆，服此良药，小便正常，故可以覆（尿）盆也。

2. 以药用部位而命名：如植物药中芦根、茅根用根茎入药；苦楝根皮、桑根白皮即以根皮入药；桑叶、紫苏叶、大青叶等用叶片入药；紫苏梗、荷梗、藿香梗等以茎入药；桂枝、桑小枝等以嫩枝入药；牛蒡子、莱菔子等即以种子入药；菊花、芫花、款冬花、旋覆花等即以花入药。动物药如龟甲、鳖甲、水牛角、羚羊角、黄狗肾、刺猬皮、全蝎等都是以入药部分来命名的。

3. 以产地而命名：如川黄连、川黄柏、川续断、杭白芍、藏红花、广陈皮、云茯苓、吉林参等。

4. 以形态而命名：如大腹皮，即以形似大腹而命名；乌头，因其块根形像乌鸦之头而命名；人参乃状如人形，功参天地，故名；罂粟壳、金樱子都是因其形状似罂（口小腹大的瓶子）而得名；牛膝的茎节膨大，似牛的膝关节，故名牛膝；马兜铃则因其似马脖子下挂的小铃铛而得名。

5. 以气味而命名：如麝香，因香气远射而得名；丁香、茴香、檀香、安息香等因具有特殊的香气，故以"香"字命名；败酱草、臭梧桐则因具有特殊臭气而得名；鱼腥草，以其具有浓烈的鱼腥气味而命名。

6. 以滋味而命名：如五味子，因其皮肉甘酸，核中辛苦，全果皆有咸味，五味俱全而得名；细辛以味辛而得名；苦参以其味苦而得名；酸枣仁以其味酸而得名；甘草以其味甘而得名。

7. 以颜色而命名：如色黄的中药有黄芩、黄柏、黄连、大黄等；色黑的中药有黑丑、玄参、墨旱莲等；色白的中药有白芷、白果、白矾、葱白、薤白等；色紫的中药有紫草、紫参、紫花地丁等；色红的中药有红花、红枣、丹参、赤芍等；色青的中药有青皮、青蒿、青黛等。

8. 以生长季节而命名：如半夏在夏季的一半（农历五月间）采收，故名半夏；夏枯草生长到夏至后枯萎，故冠以夏字；金银花以花蕾入药，花初开时洁白如银，数天后变为金黄，黄白相映，鲜嫩悦目，故名金银花，其中以色白的花蕾入药为好，故简称银花。

9. 以秉性而命名：如肉苁蓉，为肉质植物，补而不峻，药性从容和缓，故名肉苁蓉；急性子因秉性急猛异常而得名；王不留行，性走而不守，其通经下乳之功甚速，虽有帝王之命，也不能留其行，故名王不留行；沉香以体重性沉降，入水沉于底者为佳而得名。他如浮小麦浮于水上、磁石有磁性、滑石性滑腻，均与秉性有关。

10. 以动物特征命名：如马蹄莲、鸡血藤、猫爪草、鸭跖草、鹅不食草等。

五、独特之性——中药气味归经

不同的中药具有不同的性能，简称药性，药性是对中药作用的基本性质和特征的高度概括。中药能治疗各种疾病，主要依靠其所具有的偏性，这个偏性是恢复人体内在平衡、治愈疾病的关键所在。中药性能主要体现在四气、五味、归经、升降浮沉等方面。

（一）寒热温凉——中药的四气

四气，是指中药所具有的寒、热、温、凉四种不同的药物特性，如薄荷给人清凉的感觉，所以它的"气"就是凉，生姜给人温热的感觉，所以它的"气"就是温。不同的药物都具有不同的气，它反映着药物在影响人体阴阳盛衰，寒热变化方面的作用倾向。寒、凉与温、热属于两类不同的性质，寒与凉、温与热仅是程度上的差异，凉之甚者为寒，所以有时也把凉称为"微寒"，而温之极为热，所以有时也把热称为"大温"。在这"四气"之外，有些中药性质平和，既不过热，也不过寒，这类药中医学称之为"平性"。但每一种平性药，其实还是具有偏温或偏凉的特性的，所以中医学对药物性能的描述，仍习惯地称为"四气"，而不称五气。

中药所具有的四气对疾病的治疗有什么意义呢？我们知道，人是一种恒温动物，所以在正常情况下，人体需要通过产热和散热之间的平衡调节来保持体温的恒定。当内外因素扰乱人体内在平衡，导致疾病发生后，人体的产热和散热的平衡往往也会遭到破坏，如果产热多于散热，那么就会出现发热、功能亢进等症状，而如果散热多于产热，那又会出现畏寒、功能衰退等症状，这也就意味着疾病往往可以分为两大类，即中医学所说的热证与寒证。中药所具有的四气就是用来纠正疾病状态下人体的寒热失衡。寒凉药可以抑制人体的新陈代谢，减慢脏腑组织器官的活动和血液循环，所以用来治疗热证；温热药物可以增强人体的新陈代谢，加快脏腑组织器官的活动和血液循环，所以用来治疗寒证。这就是中医所说的"热者寒之""寒者热之"之义。寒凉药如黄连、石膏、金银花等，多具有清热、泻火、解毒之功，多用治热证；温热药如附子、桂枝、干姜等，具有温阳、散寒、救逆之功，多用治寒证。

熟练掌握药物的不同属性，就可以根据病证之寒热，针锋相对，"反其道"而行之，疗寒病以热药，疗热病以寒药。

（二）辛甘酸苦咸——中药的五味

味，就是味道，也就是味蕾对中药的感觉，本义是指药物和食物的真实滋味。药物和食物的滋味其实并不止五种，但辛、甘、酸、苦、咸是其最基本的滋味，故名"五味"。有些药物没有特殊的味道，称为淡味，由于其味道不显，因而中医学常把淡味并附于甘味；还有些药物具有涩味，由于涩与酸常并存而类似，所以又把涩味并附到酸味之中；这样以合五行配属五脏关系，故名五味。药物的味道与功效有密切的关系，正确认识和

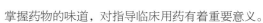

掌握药物的味道，对指导临床用药有着重要意义。

中药所具有的五味有什么作用和意义呢？不知道大家有没有吃过芥末？芥末辛辣，吃时往往会有明显的"通鼻窍"感觉，这就说明辛味具有开通、发散的作用。我们日常生活中也常会用到辛味的发散和开通之功用，比如说平时受点风寒，鼻塞流涕，头痛恶寒，这时熬上一碗姜汤，趁热喝下，再盖上被子出一身汗，人就会感觉轻松很多，这就是利用了生姜气温味辛的特性来发散风寒，驱除病邪。据此之理，所以中医学认为：

辛味药物具有发散、行气、活血的作用。如麻黄、桂枝之辛能发散风寒之邪；木香、香附之辛能行气除满；川芎、红花之辛能活血化瘀。

甘味药物具有补益、和中、缓急的作用。如人参、黄芪之甘能补气；熟地黄、枸杞子之甘能补血滋肝肾；甘草、饴糖之甘能和中、缓急止痛。

酸味药物具有收敛固涩的作用。如诃子、乌梅之酸能涩肠止泻；金樱子之酸能涩精止带；五味子之酸能收敛止汗。

苦味药物具有通泄、清泄、降泄、燥湿的作用。如大黄之苦能泻热通便；栀子之苦能清泻火热以除烦；苦杏仁之苦能泄肺以平喘咳；黄连之苦能清热燥湿。

咸味药物具有泻下、软坚的作用。如芒硝之咸能软坚通便；牡蛎之咸能软坚散结。

药物的气与味是密切相关的，两者结合起来，才能反映药物的性能和功效。每味药物都具气和味，如桂枝辛温，大黄苦寒，生地黄甘寒等。药物的气味相同，则作用近似；气味不同，则作用不同。即使味同而气异，或气同而味异，作用也往往不同。如麻黄与薄荷，其味皆辛，但气一温一凉，故均用于发散解表，麻黄适于风寒表证，薄荷则适于风热表证；黄柏与生地黄，其气皆寒，但味一苦一甘，故黄柏用于湿热证，生地黄则用于热病阴伤证。所以，药物气味的复杂性，决定了药物功效的多样性。临床应用中药时，必须既熟悉其共性，又掌握其个性，才能准确有效。

（三）选择性效能——中药的归经

"归"，是归属、专任的意思；"经"，是指人体的经络及其所络属的脏腑。"归经"也就是指不同的药物对某一经络及其所属脏腑具有特殊的选择性治疗作用。中药为什么会有这个作用？这是中医理论认为，人体生命的原始物质元阴与元阳相互作用产生气，气携带有生命原物质相互作用而产生的效能，这种效能通过经络传递到脏腑，就产生了脏腑的各种生理活动。所以经络的实质，我们认为就是气将其携带的效能向靶器官传递的一个路径。是否可以这么设想，如果中药能增强或减弱气在某个路径上的传递，那么它就能实现对某一脏腑功能的改变，这也就是"归经"的实质。如果把五味与五脏的关系和归经理论相结合，那么，五味入五脏就意味着五味可以对气在不同的路径上的传导产生影响。如酸味入肝，是因为酸味可以影响气所携带的效能向肝传递；苦味入心，是因为苦味可以影响气所携带的效能向心传递；甘味入脾，是因为甘味可以影响气所携带的效能向脾传递；辛味入肺，是因为辛味可以影响气所携带的效能向肺传递；咸味入肾，是因为咸味可以影响气所携带的效能向肾传递。

对中药的应用，现在有的人往往只看到西医研究的其所含的有效成分、药理作用，而事实上中药能起到治疗作用的关键，却是在于中药所具有的自然特性。这种自然特性包括中药的四气、五味以及归经，中药能纠正人体被破坏的内在平衡，也全靠这种自然特性。如果忽略了这种自然特性，我们就不可能从本质上去认识和理解中药的作用，甚至会出现很多偏差。比如说牡蛎这味药，其主要成分无非是碳酸钙，从药理上研究除了能中和胃酸外没有任何作用，中医学却认为牡蛎具有滋阴潜阳、软坚散结、镇惊安神、收敛固脱的作用，这些能在实验室中发现吗？不能！这些作用有效吗？临床证实非常有效！那中医是如何发现这些作用的呢？那就是通过对药物自然特性的认识！中医学认为，牡蛎生于水中，具有阴寒之气，所以能滋阴潜阳；牡蛎质地重坠，所以能镇惊安神；牡蛎味咸而涩口，所以能软坚散结、收敛固脱。正是因为古代医家注意到了药物所具有的自然特性，以及这种特性对人体内在平衡的作用，才有了今天丰富多彩、疗效确切的中药。

中药的自然特性为什么能对疾病起到明显的治疗作用呢？我们知道，中医所用的药物，大多来自于天然的动物、植物及矿物，这些药物都是在自然环境中孕育产生的，它们在和自然界的气候、地理环境等综合因素对抗、适应的过程中，势必会在体内形成一种能对抗和适应外界因素的物质，就好比人生活在自然界中，时刻要抵御外界的微生物对人体造成侵犯和破坏，所以在人体内就会形成一种能抵御微生物入侵的防御物质，如免疫球蛋白、白细胞、淋巴细胞等，所以在不同自然环境因素下形成的药物，它体内所产生的物质是完全不同的。不同的物质能对人体内在平衡产生不同的影响，这就构成了中药变化万千的作用和功效。

如生长在炎热干旱地带的植物（如芦荟等），往往会在体内产生具有清凉滋润特性的物质，用以对抗外界的炎热和干旱，这种具有清凉滋润特性的物质，对人体内在平衡的影响就是抑制人体新陈代谢、减缓脏腑的活动、减慢血液循环等，所以可以用来治疗人体功能亢进而引起的火热病证。如生长在高寒地带的植物（如雪莲等），往往会在体内产生具有温热特性的物质来对抗外界的寒冷，这种具有温热特性的物质，对人体内在平衡的影响就是促进人体的新陈代谢、增强脏腑活动、加快血液循环等，所以可以用来治疗人体功能衰退而引起的虚寒病证。

归经是以脏腑经络理论为基础，以药物所治证为依据而确定的。脏腑、经络都是机体的功能单位和构成部分，也是疾病发生和传变的场所。归经理论把药物的具体疗效与脏腑、经络的病证结合起来，用以说明某些药物对某些脏腑、经络的病变起主要作用。如朱砂、茯神，能宁心安神，归入心经；党参、白术，能健脾补中，归入脾经；桔梗、杏仁，能止咳平喘，归入肺经等。掌握药物的归经，它既可以为辨证选药提供依据，又可以为随症加减用药指出方向。

（四）上下有序——中药的升降浮沉

升降浮沉，是指药物作用于机体后的四种不同趋向。升是上升举陷，趋向于上；降是下降平逆，趋向于下；浮是发散向外，趋向于表；沉是泄利向内，趋向于里。升浮药都主上行而向外，有升阳、发散、催吐等作用；沉降药都主下行而向内，有潜阳、降逆、收敛、清热、渗湿、泻下、止吐等作用。

对升降浮沉的认识，主要是由药物对于机体升降出入异常所引起的疾病的治疗作用，以及对于不同部位的疾病治疗趋向论定的。如升麻、柴胡能解在上在表之邪，举下陷之气，则为升浮；厚朴能治在下在里之病，导气机以下行，则为沉降。中药为什么会有这种升降或浮沉的特性呢？我们还是要从中药所蕴含的自然特性上去寻找答案。在前面讲到，中药具有寒、热、温、凉四气，而物理学知识告诉我们，热往往会使物质的分子向上运动，所以温热药作用于人体，会导致人体内的各种物质分子产生向上、向外的运动，从而表现出升浮的性能。而寒凉药物作用于人体，则会导致人体物质分子产生向下、向内的运动，从而表现出沉降性能。这就是中药四气和升降浮沉之间的关系。

此外，药物的性味、质地的轻重、药用部分等，也与作用趋向有关。一般来说，味属辛甘，气属温热的药物，大多升浮，如麻黄、桂枝、紫苏之类；味属酸苦咸，气属寒凉的药物大多沉降，如大黄、芒硝之类；花叶及质轻的药物，大多能升浮，如桑叶、薄荷、升麻之类；子实及质地重的药物，大多偏于沉降，如紫苏子、枳实、磁石、赭石之类。

如果不注意中药的这种升浮、沉降的特性，治疗上焦病症，你选择质地重坠的沉降药，治疗下焦病症，你却去选择质地轻扬的升浮药，这就好比你想在水面游泳时，偏要在你身上绑上一块大石头，而你想潜到水底时，偏偏给你套上轻浮的救生圈，你说这是一种什么样的滋味？所以，我们在使用中药时千万不能忽视这种升降浮沉的特性。

药物的升降浮沉趋向，还可因炮制和配伍而起变化。酒炒者主升，醋炒者主收敛，姜汁炒者主散，盐炒者主下行。少数升浮药配伍在多数沉降药中，便随之下降；反之，少数沉降药随着多数升浮药而上升。掌握好药物的升降浮沉性能，才能在临床上根据疾病的病位、病势恰当地选用药物。

功效不同，门类有别——中药分类

一、解表药

（一）发散风寒药

1. 麻黄：见《神农本草经》。为麻黄科多年生草本状小灌木草麻黄、木贼麻黄或中麻黄的草质茎。主产于山西、内蒙古、河北、甘肃、辽宁、吉林等地。

[别名异名] 净麻黄、麻黄绒、炙麻黄、龙沙。

[性味归经] 辛、微苦，温。归肺、膀胱经。

[功效应用] ①发汗解表：用于外感风寒所致恶寒、发热、头痛、身痛、无汗、脉浮紧等表实证，常与桂枝等同用，如麻黄汤（《伤寒论》）。②宣肺平喘：用于肺气壅遏的喘咳，常与杏仁等止咳平喘药同用。治疗风寒外束、肺气壅遏之喘咳，常与干姜、细辛、半夏等同用，如小青龙汤（《伤寒论》）；治疗热邪壅肺，发热喘咳者，常配伍石膏、杏仁、甘草，即麻杏石甘汤（《伤寒论》）。③利水消肿：用于水肿兼有表证者，常配石膏、生姜等，如越婢汤（《金匮要略》）。此外，取其温经散寒作用，亦可治疗风寒湿痹及阴疽证。

现代常用于治疗感冒、支气管炎、支气管哮喘、肺炎、百日咳、急性肾炎、风湿性关节炎等。

[用法用量] 煎服：1.5～5 g。

[使用注意] 本品发汗力强，用量不宜过大，且外感轻证及心悸、失眠、肺虚喘咳者均当忌用或慎用。生用发汗力强，炙用发汗力弱，老人、体虚及小儿宜用炙麻黄。

2. 桂枝：见《新修本草》。为樟科植物肉桂的嫩枝。主产于广东、广西等地。

[别名异名] 嫩桂枝、桂枝尖、川桂枝、桂枝木、炒桂枝、柳桂。

[性味归经] 辛、甘，温。归肺、心、膀胱经。

[功效应用] ①解肌散寒：用于风寒表证之恶寒、发热、头痛、无汗或有汗者。表实无汗者，常与麻黄相须为用，如麻黄汤（《伤寒论》）；表虚有汗者，常与白芍、大枣等同用，如桂枝汤（《伤寒论》）。②温经止痛：用于寒邪凝滞，经脉不通所致的多种疼痛。治风寒湿痹，肩臂关节酸痛，常配附子、生姜等，如桂枝附子汤（《伤寒论》）；治寒凝血瘀、月经不调、经闭、痛经，多与当归、川芎、吴茱萸、白芍、牡丹皮等同用，如温经汤（《金匮要略》）。③通阳化气：用于阴寒阻遏，阳气不行，水湿停留所致的痰饮喘咳及小便不利、水肿等。前者，常配伍茯苓、白术、甘草等，如苓桂术甘汤（《金匮要略》）；后者，常配伍茯苓、猪苓、泽泻等，如五苓散（《伤寒论》）。此外，还可温通心阳，治疗心阳不振所致的心悸、胸闷、脉结代及胸痹等，如炙甘草汤（《伤寒论》），治疗心动悸、脉结代；

枳实薤白桂枝汤（《金匮要略》），治疗胸痹等，均用有桂枝。

现代常用于预防和治疗感冒、流行性感冒、风湿性关节炎、神经痛、慢性支气管炎、心源性及肾性水肿、慢性结肠炎等。

[用法用量] 煎服：1.5～5 g；或入丸、散。

[使用注意] 本品辛温助阳，易于伤阴，故风热表证、阴虚火旺、各种出血证以及孕妇忌服。

3. 紫苏：见《药性论》。为唇形科植物紫苏的叶或带叶小软枝。

[别名异名] 苏叶。

[性味归经] 辛，温。归肺、脾、胃经。

[功效应用] ①解表散寒：用于风寒外感所致之恶寒发热、咳嗽胸闷，常与防风、川芎、陈皮、甘草、生姜同用，即苏叶汤（《不知医必要》）；亦常与前胡、杏仁等同用，如杏苏散（《温病条辨》）。②和胃宽中：用于脾胃气滞之脘痞纳呆、恶心呕吐，可配伍黄连、木香、白术、大腹皮、半夏等；若胃气不和呕吐，或妊娠呕吐，可与藿香、陈皮、砂仁同用；若治痰气互结之梅核气，常配伍半夏、厚朴等，如半夏厚朴汤（《金匮要略》）。③理气安胎：用于气机不利所致之胸闷腹胀、恶心呕吐、胎动不安，常与黄连、陈皮、砂仁等配伍。④解鱼蟹毒：用治进食鱼蟹中毒而致呕吐、腹痛、泄泻，单用煎服；或与藿香、陈皮、半夏、生姜等同用。此外，本品煎水温洗，可治阴囊湿疹。

现代常用于治疗感冒、急性或慢性气管炎、急性或慢性胃炎、妊娠呕吐等。

[用法用量] 煎服：6～12 g（治鱼蟹中毒可用 30～60 g）。外用：适量，捣敷；研末掺或煎水洗。

[使用注意] 本品具有温散之性，故温病及气弱表虚、心肾虚弱、胎元不固者忌用。

4. 生姜：见《本草经集注》。为姜科多年生草本植物姜的新鲜根茎。全国大部分地区均有种植。

[别名异名] 鲜生姜、鲜姜。

[性味归经] 辛，温。归肺、胃经。

[功效应用] ①发汗解表：用于外感风寒之恶寒发热、头痛、鼻塞。轻者，可与红糖等量煎服，或与紫苏同用；重者，可作其他辛温解表药的辅助品，以增强发汗解表作用，如桂枝汤（《伤寒论》）。②温中止呕：用于胃寒呕吐，单用，或与半夏配伍，如小半夏汤（《金匮要略》）；属胃热呕吐者，可配伍黄连、竹茹等。③温肺化饮：用于风寒咳嗽、痰多清稀，常配伍紫苏、紫菀、杏仁等。此外，本品口服、含漱，可解半夏、南星、乌头、闹羊花、鱼蟹毒；单用煎服，治胃脘痛及痢疾；捣烂加温敷头上，可治秃疮。

现代常用于治疗感冒，消化道溃疡，胃肠炎及鱼蟹、附子、半夏、南星中毒急救。

[用法用量] 煎服：3～10 g；捣汁冲服或含漱。外用：适量，捣敷，或涂患处。

[使用注意] 阴虚内热及热盛之证忌用。

5. 香薷：见《名医别录》。为唇形科多年生草本植物海州香薷的带花全草。我国南北各地多有分布，主产于江西、河北、河南等地。

[别名异名] 香菜、香茹、陈香薷、香茸。

[性味归经] 辛，微温。归肺、胃经。

[功效应用] ①解表祛暑，化湿和中：用于夏日乘凉饮冷，外感于寒，内伤于湿所致恶寒发热、头痛、无汗、身体疼痛、肢体倦怠、胸痞腹痛、呕吐泄泻，可配伍白扁豆、厚朴，即香薷饮（《太平惠民和剂局方》）。②行水消肿：用于水湿停滞之遍身浮肿、小便不利、脚气，单用，或配伍白术，即薷术丸（《僧深集方》）。

现代常用于治疗胃肠型感冒、急性胃肠炎、肾炎性水肿、脚气水肿等。

[用法用量] 煎服，3～10 g；或研末。

[使用注意] 阴虚有热及表虚者忌服。

6. 荆芥：见《吴普本草》。为唇形科植物荆芥的全草。全国各地均有种植，主产于江苏、浙江、江西、湖北、河北等地。

[别名异名] 假苏、姜芥、稳齿菜、四棱杆蒿、荆芥穗、炒荆芥、荆芥炭。

[性味归经] 辛，微温。归肺、肝经。

[功效应用] ①祛风解表：用于外感风寒之恶寒发热、头痛身痛、无汗脉浮，常配伍防风、羌活、紫苏叶等，如荆芥败毒散（《摄生众妙方》）；用于外感风热之发热、微恶风寒、无汗或有汗不畅、头身疼痛、咽喉肿痛，常配伍金银花、连翘、淡竹叶、桔梗等，如银翘散（《温病条辨》）。②透疹止痒：用于麻疹透发不畅而有表证者，常配伍蝉蜕、葛根、薄荷或麻黄、防风等；治疗风疹瘙痒，单用研粉撒布患处，反复揉搓，或配伍防风、蝉蜕等；治疗湿疹，常配伍黄柏、白鲜皮、苦参等。③消痈解毒：用于疮痈初起兼有表证者，常配伍金银花、土茯苓、蒲公英、连翘、赤芍等。④理血止血：用于吐血、衄血、便血、尿血、崩漏，炒炭后配合其他止血药同用。⑤祛风止痉：用于风中经络之牙关紧闭，口眼㖞斜，可配伍蝉蜕、防风等。

现代常用于治疗感冒、流行性感冒、咽喉炎、扁桃体炎、风湿性关节炎、偏头痛、牛皮癣、荨麻疹、疖肿。

[用法用量] 煎服：5～10 g；或入丸、散。外用：适量，捣敷，或研末调敷；或煎水洗。用于止血需炒炭。

[使用注意] 本品主能祛风，故表虚自汗、阴虚头痛者忌服。

7. 防风：见《神农本草经》。为伞形科多年生草本植物防风的根。主产于东北三省及内蒙古、河北等地。

[别名异名] 青防风、口防风、关防风、东防风、西防风、山防风。

[性味归经] 辛，甘，微温。归膀胱、肝、脾经。

[功效应用] ①散风解表：用于外感表证之发热、恶寒、头痛、身痛，常与荆芥同用。风寒或风湿表证，常配伍羌活、独活、藁本、前胡等，如荆防败毒散（《摄生众妙方》）、九味羌活汤（《此事难知》）；风热表证之发热恶风、咽痛口渴者，常与薄荷、金银花、连翘等配伍。若与黄芪、白术同用，更能扶正祛邪，用治卫气不足，肌表不固，复感风邪者，如玉屏风散（《丹溪心法》）。②祛风止痒：用于风邪所致多种皮肤瘙痒病，风寒所致者，配伍麻黄、白芷、苍耳子等，如消风散（《太平惠民和剂局方》）；风热所致者，配薄荷、蝉蜕、白僵蚕等；湿热所致者，配土茯苓、白鲜皮等。③胜湿止痛：用于风寒湿痹、筋脉拘挛、肢节疼痛，常与羌活、秦艽、川芎等同用，如蠲痹汤（《百一选方》）。④祛风止痉：用于破伤风之牙关紧闭、抽搐痉挛，常与天南星、白附子、天麻等同用，如玉真散（《本事方》）。此外，还有止泻、止血作用，如痛泻要方（《景岳全书》）治疗肝旺脾虚所致腹痛泄泻；槐角丸（《丹溪心法》）治疗痔疮便血等都有防风。

现代常用于治疗伤风感冒、荨麻疹、风湿性关节炎等。

[用法用量] 煎服：3～10 g。

[使用注意] 发散祛风用生防风；止泻用炒防风；止血用防风炭。药性偏温，阴血亏虚，热病动风者忌用。

8. 羌活：见《神农本草经》。为伞形科多年生草本植物羌活或宽叶羌活等的根茎和根。主产于四川、甘肃、青海。

[别名异名] 川羌活、西羌活、蚕羌。

[性味归经] 辛、苦，温。归膀胱、肝、肾经。

[功效应用] ①解表散寒：用于外感风寒，恶寒、发热、头痛、一身肢节疼痛，常与防风、细辛、川芎等同用，如九味羌活汤（《此事难知》）。②通痹止痛：用于风湿痹痛，肩、臂、肢节疼痛，常与独活、防风、蔓荆子等同用，如羌活胜湿汤（《内外伤辨惑论》）。

现代常用于治疗感冒、风湿性关节炎、青光眼、破伤风、荨麻疹、皮肤瘙痒等。

[用法用量] 煎服：6～15 g；或入丸、散。

[使用注意] 血虚痹痛者忌服。

9. 白芷：见《神农本草经》。为伞形科多年生草本植物兴安白芷、川白芷、杭白芷等的根。多产于四川、湖北、湖南、江苏、辽宁、吉林等地。

[别名异名] 香白芷、川白芷。

[性味归经] 辛，温。芳香。归肺、胃经。

[功效应用] ①祛风解表：用于外感风寒，眉棱骨头痛，牙痛，鼻渊痛。治疗外感头身痛，常配伍羌活、细辛、防风等，如九味羌活汤（《此事难知》）；治疗鼻渊流浊涕，常配伍薄荷、辛夷、苍耳子等，如苍耳子散（《三因方》）；治疗前额头痛、眉棱骨痛，单用，即都梁丸（《百一选方》）；或配伍川芎、防风等，如川芎茶调散（《太平惠民和剂局方》）。治疗牙痛，属寒者，可配伍细辛等；属热者，可配伍石膏等。②消肿排脓：用于疮疡肿痛及乳痈。初起，红肿热痛者，常配伍金银花、穿山甲、天花粉等，如仙方活命饮（《外科发挥》），亦可与大黄、天花粉等研末外敷；脓已成者，可与黄芪、皂角刺等同用。治疗乳痈，又常配伍瓜蒌、贝母、蒲公英等。③燥湿止带：用于带下证。寒湿带下者，常配伍白术、海螵蛸、苍术；湿热带下者，可配伍黄柏、车前草等。此外，还可祛风止痒，用于皮肤风湿瘙痒。

现代常用于治疗感冒头痛、鼻窦炎、鼻旁窦炎、痈疖肿毒、盆腔炎等。

[用法用量] 煎服：3～10 g；或入丸、散。外用：适量，研粉撒或调敷。

[使用注意] 阴虚血热者忌服。

10. 细辛：见《神农本草经》。为马兜铃科植物辽细辛或华细辛的全草。主产于东北及陕西等地。

[别名异名] 小辛、细草、少辛、独叶草、金盆草、北细辛、山人参、辽细辛、华细辛。

[性味归经] 辛，温。归肺、肾经。

[功效应用] ①发散风寒：用于外感风寒之恶寒发热、头痛、身痛，常与羌活、防风、荆芥等配伍，如九味羌活汤（《此事难知》）；若阳虚外感之恶寒发热、脉反沉者，可与麻黄、附子等同用，如麻黄附子细辛汤（《伤寒论》）。②温肺化饮：用于痰饮咳嗽，常配伍干姜、茯苓、五味子、甘草，即苓甘五味姜辛汤（《金匮要略》）；若兼风寒外束而见恶寒发热、不渴者，可配伍麻黄、桂枝、半夏等，如小青龙汤（《伤寒论》）。③祛风止痛：用于风寒偏正头痛、牙痛、风湿痹痛。治头痛，常与川芎、羌活、白芷等配伍，如川芎茶调散（《太平惠民和剂局方》），也可与雄黄等量研末吹鼻使用，左边疼吹入右鼻，右边疼吹入左鼻，即至灵散（《圣济总录》）；治风湿痹痛，常与羌活、防风、秦艽等同用；治牙痛，可单用煎汤含漱，或与荜茇等量煎汤热漱，如细辛汤（《圣济总录》），或与荆芥、露蜂房等量煎汤热漱，即细辛散（《御药院方》），若胃火牙痛，可与黄柏、石膏煎水含漱。此外，研末，醋调敷脐部，可治口疮糜烂；与皂角共研粉吹鼻，可治卒然昏迷，牙关紧闭。

现代常用于治疗上呼吸道感染、慢性支气管炎、支气管哮喘、肺炎、鼻炎、鼻窦炎、

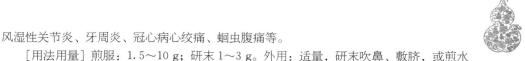

风湿性关节炎、牙周炎、冠心病心绞痛、蛔虫腹痛等。

[用法用量] 煎服：1.5～10 g；研末 1～3 g。外用：适量，研末吹鼻、敷脐，或煎水含漱。

[使用注意] 气虚多汗、血虚头痛、阴虚咳嗽者忌服。反藜芦。

11. 藁本：见《神农本草经》。为伞形科多年生草本植物藁本或辽藁本、火藁本的根茎及根。主产于河南、四川、陕西及东北各地。

[别名异名] 川藁本、藁板、西芎。

[性味归经] 辛，温。归膀胱经。

[功效应用] ①解表散寒：用于外感风寒之恶寒、发热无汗、头痛、鼻塞、尤以巅顶头痛为甚者，常与川芎、细辛、葱白等同用，如神术散（《太平惠民和剂局方》）。②祛风胜湿：用于风湿痹痛，肢节疼痛，常与羌活、独活等配伍，如羌活胜湿汤（《内外伤辨惑论》）。

现代常用于治疗流行性感冒、风湿性关节炎、头痛、鼻炎、鼻窦炎、神经性皮炎等。

[用法用量] 煎服：3～10 g。

[使用注意] 血虚头痛者忌服。

12. 苍耳子：见《备急千金要方·食治》。为菊科植物苍耳的带总苞果实。

[别名异名] 葈耳实、苍子、苍棵子、牛虱子、炒苍耳子。

[性味归经] 甘、苦，温。归肺、肝经。

[功效应用] ①散风通窍：用于风寒头痛、鼻渊流涕，单用炒研口服；或与辛夷、白芷、薄荷同用，如苍耳散（《济生方》）。②除湿止痛：用于风湿痹痛，肌肉麻木，可与羌活、防风、当归、牛膝等同用，如史国公药酒。此外，与地肤子、白鲜皮、白蒺藜等煎水内服或外洗，可治风疹瘙痒，疥癣湿疹；单用煎水热含，可治牙痛。

现代常用于治疗感冒、慢性鼻窦炎、鼻旁窦炎、疟疾、风湿性关节炎、荨麻疹等。

[用法用量] 煎服：3～10 g；或入丸、散。外用：适量，煎水熏洗。

[使用注意] 血虚头痛、痹痛者忌服。

13. 辛夷：见《神农本草经》。为木兰科落叶灌木或乔木辛夷或玉兰等的花蕾。主产于河南、四川、湖南、安徽、浙江等地。

[别名异名] 辛夷苞、辛夷花、木笔花、迎春花、姜朴花。

[性味归经] 辛，温。归肺、胃经。

[功效应用] 散风解表，宣通鼻窍：用于风寒感冒，头痛鼻塞、鼻流清涕，可与白芷、防风、川芎等同用，如苍耳散（《济生方》）。

现代常用于治疗鼻炎、鼻旁窦炎、变应性鼻炎。

[用法用量] 煎服：3～10 g；或入丸、散。外用：适量，研末塞鼻；或水浸蒸馏滴鼻。

[使用注意] 阴虚火旺者忌服。

14. 葱白：见《名医别录》。为百合科多年生草本植物葱的近根部的鳞茎。全国各地均有栽培。

[别名异名] 葱茎白、葱白头。

[性味归经] 辛，温。归肺、胃、肝经。

[功效应用] ①散寒解表：用于风寒感冒初起之轻证，常配伍豆豉，即葱豉汤（《肘后备急方》），或与麻黄、桂枝、生姜同用。②通阳回厥：用于阴寒内盛，虚阳上浮的面赤、肢厥、下利、脉微，常与干姜、附子同用，即白通汤（《伤寒论》）；若寒凝气阻，脘腹疼

痛，或小便闭胀者，亦可炒热外熨脐部或小腹部。③解毒消肿：用于疮疡、乳痈，捣烂醋调外敷，或捣烂加蜂蜜外用；治疗阴囊肿痛，可与乳香同用捣涂患处。④止血杀虫：用于痔疮出血，可煎汤熏；用于赤白下痢，可合米煮粥，空腹食之；用于蛔虫急腹痛，可捣汁麻油调服；用于蛲虫病，可与大蒜同用生食。

现代常用于治疗感冒、疮疖初起、急性乳腺炎、蛲虫病等。

[用法用量] 煎服：10～15 g；或生食。外用：适量，捣敷；炒熨；煎水洗。

15. 鹅不食草：见《食性本草》。为菊科一年生柔软草本植物石胡荽的带花全草。分布于东北、华北、华南、中南、西南及陕西。

[别名异名] 食胡荽、石胡荽、疟疾草、地胡椒、球子草、散星草、二郎戟、通天窍、雾水沙。

[性味归经] 辛，温。归肺、肝、脾经。

[功效应用] ①祛风散寒：用于风寒感冒，鼻塞头痛，可单用揉搓嗅之取嚏；用于风湿痹痛，可与筋骨草、土羌活、白牛膝、淫羊藿、骨碎补同用，泡酒服。②止咳平喘：用治小儿百日咳，鲜草浓煎后制糖浆口服；治疗哮喘，可研汁和泡酒。③通窍除翳：用于鼻渊、鼻塞不通，可取鲜草捣烂塞鼻孔内，或与辛夷蒸馏提取芳香水滴鼻，亦可研末，以少许吹鼻内，每日3～4次；用于中风窍闭，可与皂角等分为末，吹鼻；用于目赤肿痛、羞明昏暗、云翳外障，可配青黛、川芎共为细末，少许吹鼻，以泪出为度，每日3～4次，即吹鼻碧云散（《原机启微》）。④止疟疗疮：用于疟疾，可用鲜草捻成团填于鼻内，初感有喷嚏，宜稍忍耐，过一夜再换；用于一切肿毒，可与炮穿山甲、当归尾配伍，酒水煎服。并将药渣捣烂外敷。

现代多用于急性鼻炎、慢性单纯性鼻炎、肥厚性鼻炎、变应性鼻炎、疟疾、面神经麻痹、软组织损伤、小儿不完全性蛔虫性肠梗阻等。

[用法用量] 煎服：3～10 g。外用：捣烂塞鼻；研末搐鼻或捣敷。

[使用注意] 胃病患者慎用。

16. 胡荽：见《食疗本草》。为伞形科一年生草本植物芫荽的带根全草。我国各地区均有种植。

[别名异名] 香荽、胡菜、芫荽、莞荽、莲荽菜、满天星。

[性味归经] 辛，温。归肺、脾经。

[功效应用] ①发汗透疹：用于风寒束表，麻疹透发不畅及风寒感冒，恶寒发热，单用煎水内服，或煎汤局部熏洗；亦常与荆芥、浮萍、薄荷等同用。②消食下气：用于食欲不振、胃脘痞闷、食滞胃痛，可供调味使用；亦可与山楂、神曲、麦芽、橘皮、半夏等同用。

现代常用于治疗麻疹、风疹、慢性胃炎、消化不良、泌尿系感染、痔疮、脱肛等。

[用法用量] 煎服：10～15 g（鲜品 15～30 g）。外用：适量，煎水熏洗或捣敷。

[使用注意] 麻疹已透，或虽未透出而热毒壅滞，非风寒外束者忌服。

17. 柽柳：见《本草图经》。为柽柳科灌木或小乔木柽柳、桧柽柳的细嫩枝叶。主产于河北、河南、山东、安徽、湖北、云南、福建、广东等地。

[别名异名] 河柳、赤柽、三春柳、春柳、三眠柳、长寿仙人柳、观音柳、垂丝柳、西河柳、赤柽柳、红筋柳、山川柳、红柳。

[性味归经] 辛，平。归肺、胃、心经。

[功效应用] ①解表透疹：用于麻疹初期，透发不畅，或表邪外束，疹毒内陷者，常配伍薄荷、蝉蜕、淡竹叶、牛蒡子等，如竹叶柳蒡汤（《先醒斋医学广笔记》）；亦可煎汤

熏洗擦摩。②疏风止痒：用于风疹瘙痒，煎服并煎水外洗，常与荆芥、防风、薄荷等同用。③祛风除湿：用于风湿痹痛，常与羌活、独活、秦艽等配伍。

现代常用于治疗麻疹、感冒、风湿性关节炎、鼻咽癌、疥癣等。

[用法用量] 煎服：3～15 g。外用：适量，煎水洗。

[使用注意] 麻疹已透，及体虚多汗者忌服。

（二）发散风热药

1. 薄荷：见《雷公炮炙论》。为唇形科多年生草本植物薄荷的全草或叶。全国各地均有栽培。

[别名异名] 苏薄荷、南薄荷。

[性味归经] 辛，凉。归肺、肝经。

[功效应用] ①疏散风热：用于外感风热及温病初起所致发热、微恶寒、头痛、无汗，常与金银花、连翘、荆芥、牛蒡子等同用，如银翘散（《温病条辨》）。②清头目，利咽喉：用于风热上攻所致头痛、目赤，常与菊花、桑叶、蔓荆子等配伍；咽喉肿痛者，常与荆芥、牛蒡子、桔梗等同用。③发表透疹：用于麻疹初期，或风热外束疹发不畅，常配伍蝉蜕、牛蒡子、葛根等。此外，与柴胡、白芍等同用，能疏肝解郁，治疗肝郁胁痛，胸闷，如逍遥散（《太平惠民和剂局方》）；煎汁或捣汁外涂，治火毒疮疡。

现代常用于治疗感冒、上呼吸道炎、流行性脑脊髓膜炎、流行性乙型脑炎、腮腺炎、急性咽喉炎、肺炎、肝炎、神经衰弱、甲状腺肿、视神经炎等。

[用法用量] 煎服：3～5 g；或入丸、散。外用：适量，捣汁或煎汁涂。

2. 牛蒡子：见《本草图经》。为菊科 2 年生草本植物牛蒡的果实。全国各地均有分布。

[别名异名] 恶实、鼠黏子、大力子、毛然然子、毛锥子、黏苍子、鼠尖子、大牛子、牛子、炒牛子。

[性味归经] 辛、苦，凉。归肺、胃经。

[功效应用] ①疏散风热：用于风热感冒之喉痒咳嗽，吐痰不爽，常与金银花、连翘、薄荷等同用，如银翘散（《温病条辨》）。②利咽散结：用于风火或热毒所致之咽喉肿痛，常与连翘、射干、黄芩等同用。若与甘草等量为散，即启关散（《普济方》）。③宣肺透疹：用于麻疹初期，透发不畅，风疹瘙痒，可与荆芥、浮萍、防风、桎柳、金银花等同用。④解毒消肿：用于痈肿疮毒兼有风热或便秘者，可与蒲公英、野菊花、地丁等同用。

现代常用于治疗呼吸道感染、急性扁桃体炎、咽喉炎、支气管炎、肺炎、流行性腮腺炎、麻疹、荨麻疹等。

[用法用量] 煎服：5～10 g；或入散剂。外用：适量，煎水含漱。

[使用注意] 气虚色白、大便自利或泄泻者，慎服。痈疽已溃，非便秘者不宜服。

3. 蝉蜕：见《药性论》。为蝉科昆虫黑蚱羽化时脱落的皮壳。主产于山东、河南、河北、湖北、江苏、四川等地。

[别名异名] 蝉壳、蝉退皮、蝉退壳、知了皮、蝉退、蝉衣、虫退、唧唧猴皮、金蝉皮。

[性味归经] 咸、甘，寒。归肺、肝经。

[功效应用] ①疏散风热：用于风热感冒及温病初起之发热恶风、头痛咽痛，常与薄荷、牛蒡子、金银花、菊花等同用。若表里俱热、发热、恶风、口渴，可再加石膏、知母等。风热所致咽痛、失音者，常配伍桔梗、胖大海、牛蒡子等。②透疹止痒：用于麻疹初期，疹出不畅，常与葛根、牛蒡子、升麻等同用；用于风疹瘙痒，可配伍荆芥、白蒺藜、

防风、蛇蜕等。③明目退翳：用于风热目赤，常与菊花、谷精草等同用，如蝉花散（《一草亭目科全书》）；用于翳膜遮睛，常配伍石决明、草决明、夏枯草等。④祛风止痉：用于破伤风，单用，或与天南星、天麻、全蝎、僵蚕、朱砂同用，即五虎追风散；用于小儿惊痫，夜啼不安，可与朱砂同用，如蝉蝎膏（《赤水玄珠》），亦可配伍钩藤、全蝎、僵蚕等。此外，与麝香少许共研，棉裹塞耳中，可治聤耳出脓；煎水洗，且以五苓散内服，可治小儿阴肿；与白僵蚕等量为末，醋调涂四周，治疗疔疮。

现代常用于治疗流行性感冒、支气管炎、咽喉炎、小儿麻疹、破伤风、角膜白斑、慢性肾炎、慢性荨麻疹、化脓性中耳炎等。

［用法用量］煎服：3～5 g；或入丸、散（对慢性肾炎、破伤风须大量，15～30 g）。外用：适量，煎水洗；或研末调敷。

［使用注意］孕妇忌服；痘疹虚寒证不宜服。

4. 桑叶：见《神农本草经》。为桑科落叶乔木桑的叶。全国大部分地区均产。

［别名异名］冬桑叶、霜桑叶、嫩桑叶、炙桑叶。

［性味归经］苦、甘，寒。归肺、肝经。

［功效应用］①疏散风热：用于外感风热，或温病初起之头痛、发热、咽痒、咳嗽，常与菊花、薄荷、连翘等药同用，如桑菊饮（《温病条辨》）。②清燥润肺：用于燥热伤肺之咳嗽咽干、痰黄黏稠或干咳少痰，常与杏仁、沙参、麦冬等同用，如桑杏汤、沙参麦门冬汤（《温病条辨》）等。③平抑肝阳：用于肝阳上亢所致头痛眩晕、烦躁易怒，常与菊花、石决明、白芍等同用。④清肝明目：用于风热、或肝火上炎所致的目赤肿痛，常配伍菊花、夏枯草、决明子等；用于肝阴不足之眼目昏花，常与黑芝麻同用，如桑麻丸（《医级》）。此外，还可凉血，用于治血热吐血，可单用，如独圣散（《圣济总录》）。

现代常用于治疗感冒、上呼吸道感染、百日咳、结膜炎、角膜炎、角膜溃疡、高血压、慢性胆囊炎、失音、支气管扩张等。

［用法用量］煎服：5～10 g；或入丸、散。外用：煎水洗；或捣敷。

5. 菊花：见《神农本草经》。为菊科多年生草本植物菊的头状花序。我国大部分地区有栽培，主产于安徽、河南、浙江。

［别名异名］滁菊、杭菊、甘菊、家菊、黄菊花、白菊花、药菊、甜菊花、真菊、贡菊、徽菊、祁菊、川菊、亳菊。

［性味归经］甘、苦，凉。归肺、肝经。

［功效应用］①疏散风热：用于外感风热及温病初起，发热、头昏痛，常与桑叶、薄荷、荆芥、连翘等配伍，如桑菊饮（《温病条辨》），亦可与石膏、川芎同用。②清肝明目：用于风热或肝火上攻所致目赤肿痛，常与桑叶、蝉蜕、夏枯草、决明子等同用；若属肝肾阴虚之眼目昏花，可配伍枸杞子、山茱萸、地黄等，如杞菊地黄丸（《医级》）。③清热解毒：用于热毒疮疡，常与蒲公英、地丁、金银花等同用。此外，本品还可平肝潜阳，治疗肝阳眩晕之头痛，可与金银花等量煎水当茶饮，或与石决明、钩藤、白芍等同用。

现代常用于治疗感冒发热、结膜炎、高血压、动脉硬化症、冠心病、神经症、视神经炎等。

［用法用量］煎服：10～15 g；或泡茶；或入丸、散。

［使用注意］疏散风热多用黄菊花；清肝平肝多用白菊花。气虚胃寒，食少泄泻者宜少用。

6. 蔓荆子：见《本草经集注》。为马鞭草科落叶灌木或小乔木单叶蔓荆或蔓荆的果实。主产于山东、浙江、江西、福建等地。

[别名异名] 蔓荆实、荆子、万荆子、蔓青子、炒蔓荆子。

[性味归经] 苦、辛，凉。归肝、胃、膀胱经。

[功效应用] ①疏散风热，清利头目：用于外感所致头昏头痛，目昏多泪。若因风热所致者，可配伍薄荷、菊花等；若因风寒所致者，可配伍川芎、白芷、细辛等；若因中气不足，清阳不升所致者，可与黄芪、人参、升麻、葛根等同用。②祛风胜湿：用于风湿痹痛，常与羌活、独活、川芎、防风等同用，如羌活胜湿汤（《内外伤辨惑论》）。

现代常用于治疗神经性头痛、高血压头痛、流行性感冒、风湿性关节炎等。

[用法用量] 煎服：6～10 g；浸酒，或入丸、散。

7. 柴胡：见《神农本草经》。为伞形科多年生草本植物北柴胡或狭叶柴胡等的根。主产于辽宁、甘肃、河北、河南、湖北、四川。

[别名异名] 北柴胡、春柴胡、软柴胡、嫩柴胡、醋炒柴胡、鳖血炒柴胡、细叶柴胡、茹草、红柴胡、地熏、竹叶柴胡、山柴胡。

[性味归经] 苦、微寒。归肝、胆经。

[功效应用] ①发表泄热：用于邪在少阳之寒热往来、口苦咽干、心烦喜呕，常与黄芩、半夏等同用，如小柴胡汤（《伤寒论》）；用于外感发热，常与葛根、黄芩等同用，如柴葛解肌汤（《伤寒六书》）。②疏肝解郁：用于肝郁气滞之胸膈满闷、胁肋胀痛，以及肝郁血虚之两胁作痛、乳胁胀痛、月经不调。治疗肝郁胁痛，常与芍药、香附、枳壳等同用，如柴胡疏肝散（《景岳全书》）；治疗肝郁血虚之胁痛、乳胀、月经不调，常与当归、白芍等同用，如逍遥散（《太平惠民和剂局方》）。③升阳举陷：用于气虚下陷之久泻脱肛、阴挺下脱、内脏下垂，常与党参、黄芪、升麻等同用，如补中益气汤（《脾胃论》）。此外，还可截疟，用于疟疾、寒热阵作，常配伍黄芩、常山、草果等。

现代常用于治疗感冒、流行性感冒、上呼吸道炎、急性支气管炎、淋巴结炎、蜂窝织炎、急性水肿性胰腺炎、神经痛、单纯性胃炎、急性胆囊炎、急性肾盂肾炎、无黄疸型肝炎等。

[用法用量] 煎服：3～10 g；或入丸、散。

[使用注意] 本品具有升发之性，故凡患者虚而气逆不降，或阴虚火旺，虚阳上升者，均宜慎用。

8. 升麻：见《神农本草经》。为毛茛科多年生草本植物升麻、兴安升麻或大三叶升麻的根茎。主产于陕西、四川、辽宁、吉林、黑龙江、河北。

[别名异名] 周升麻、周麻、鸡骨升麻、鬼脸升麻、绿升麻。

[性味归经] 甘、辛、微苦，凉。归肺、脾、胃经。

[功效应用] ①发表透疹：用于风热感冒，发热头痛及麻疹初期，透发不畅，常与葛根、赤芍、甘草等同用，如升麻葛根汤（《阎氏小儿方论》）。若斑疹热毒较甚者，加牛蒡子、紫草等。②清热解毒：用于胃火炽盛之齿痛口疮，单用煎汤，热漱咽之，或与石膏、黄连配伍，如清胃散（《医宗金鉴》）；治咽喉疼痛，常与玄参、牛蒡子等同用。③升阳举陷：用于气虚下陷之子宫脱垂、久泻脱肛，常与柴胡、党参、黄芪同用，如补中益气汤（《脾胃论》）。

现代常用于治疗麻疹、急性咽喉炎、口腔炎、扁桃体炎、子宫脱垂、胃下垂、脱肛等。

[用法用量] 煎服：用于升阳，3～5 g（宜蜜炙酒炒）；用于清热解毒，可用 15 g（宜生用）。外用：适量，研末调敷，或煎汤淋洗，或含漱。

[使用注意] 上盛下虚、阴虚火旺及麻疹已透者忌服。

9. 葛根：见《神农本草经》。为豆科多年生藤本植物野葛、干葛藤的块根。分布于华北、华东、中南、西南广大地区。

[别名异名] 干葛、甘葛、粉葛、煨葛根。

[性味归经] 甘、辛，凉。归脾、胃经。

[功效应用] ①解肌退热：用于表证发热，无论风寒与风热表证兼项强者，均可使用。发热重者，常与柴胡、黄芩、石膏等配伍，如柴葛解肌汤（《伤寒六书》）；恶寒重者，常与麻黄、桂枝等同用，如葛根汤（《伤寒论》）。若表虚汗出者，可配伍枝枝、芍药等，如桂枝加葛根汤（《伤寒论》）。②生津止渴：用于热病口渴及消渴证。治热病津伤口渴，常与知母、天花粉、芦根等同用；治阴虚消渴，常与天花粉、麦冬等配伍，如玉泉散（《百代医宗》）。③升阳止泻：用于脾虚泄泻，煨用，并常与党参、白术、茯苓等同用，如七味白术散（《六科准绳》）；属湿热泻痢兼表证者，常与黄芩、黄连同用，如葛根芩连汤（《伤寒论》）。④透发麻疹：用于麻疹初起，疹出不畅，常与升麻等同用，如升麻葛根汤（《小儿药证直诀》）。

现代常用于治疗感冒、高血压、冠心病心绞痛、早期突发性耳聋、糖尿病、肠炎、细菌性痢疾、内脏下垂等。

[用法用量] 煎服：6～15 g。解肌退热、生津、透疹宜生用，升阳止泻宜煨用。

[使用注意] 热入营血所致的斑疹忌用。

10. 淡豆豉：见《本草汇言》。为豆科植物大豆的成熟种子经蒸罨加工发酵制成。各地均有生产。

[别名异名] 香豉、淡豉、香豆豉、豉、大豆豉。

[性味归经] 苦、辛，平。归肺、胃经。

[功效应用] ①发表解肌：用于外感表证或温病初起者，常与淡竹叶、金银花、牛蒡子等同用，如银翘散（《温病条辨》）；属风寒外感者，常配伍葱白，即葱豉汤（《肘后备急方》）。②清热除烦：用于热病烦闷、不眠，常与栀子同用，即栀子豉汤（《伤寒论》）。此外，单用水煎服并洗乳房，可治断奶乳胀。

现代常用于治疗感冒发热、胃炎、急性胆囊炎等。

[用法用量] 煎服：6～12 g；或入丸剂。外用：适量，捣敷；或炒焦研末调敷。

11. 浮萍：见《神农本草经》。为浮萍科多年生漂浮植物紫萍或浮萍的全草。全国各地池沼均有分布，主产于湖北、江苏、浙江、福建、四川等地。

[别名异名] 浮萍草、紫背浮萍、水萍、田萍。

[性味归经] 辛，寒。归肺、膀胱经。

[功效应用] ①发散风热：用于风热表证，身热无汗，单用，或与荆芥、防风、薄荷、连翘等同用。②宣毒透疹：用于麻疹初期，疹透不畅，单用，或配伍桎柳、芫荽、薄荷、蝉蜕等，内服、外洗均可；用于风疹瘙痒，常与蝉蜕、防风等同用。③利水消肿：用于小便不利、一身尽肿，兼有寒热无汗等表证者，单用，或配伍麻黄、连翘、泽泻、车前子等。

现代常用于治疗感冒、荨麻疹、湿疹、小儿麻疹、急性肾炎等。

[用法用量] 煎服：3～10 g（鲜品 15～30 g），捣汁或入丸、散。外用：适量，煎水熏洗，或研末撒布调敷。

[使用注意] 表虚自汗者禁用。

12. 木贼：见《嘉祐补注本草》。为木贼科多年生草本植物木贼的地上部分。分布于黑龙江、吉林、辽宁、河北、安徽、湖北、四川、云南、山西、陕西、甘肃、内蒙古、新疆、青海等地。

[别名异名] 木贼草、节节草、节骨草、无心草。

[性味归经] 甘、苦，平。归肺、肝、胆经。

[功效应用] ①疏散风热，明目退翳：用于风热目赤、翳膜遮睛，常与谷精草、蝉蜕同用，如神消散（《证治准绳》）。若眼花多泪，可与苍术、防风、夏枯草配用。②止血：用于肠风下血、血痢、血崩、月经淋漓，单用，或与地榆、藕节等同用。

现代常用于治疗急性或慢性结膜角膜炎、急性泪囊炎、黄疸型病毒性肝炎、慢性肝炎等。

[用法用量] 煎服：3～10 g。

[使用注意] 气血虚者慎服。

二、清热药

（一）清热泻火

1. 石膏：见《神农本草经》。为硫酸盐类矿物石膏的矿石。主产于湖北、安徽、山东、河南、湖南、四川、贵州、山西、甘肃等省。

[别名异名] 生石膏、软石膏、白虎、冰石、煅石膏。

[性味归经] 辛、甘，寒。归肺、胃经。

[功效应用] ①清热泻火：用于温热病壮、烦渴、大汗出、脉洪大之气分实热证，常与知母、芦根、天花粉等同用，如白虎汤（《伤寒论》）；邪热伤津耗气而致身热、烦渴、脉大无力者，再加人参，如白虎加人参汤（《伤寒论》）；邪渐深入，气血两燔，症见高热、神昏、谵语、发斑、吐血、衄血者，宜配伍犀角、生地黄、牡丹皮、玄参、栀子等，如清温败毒饮（《疫疹一得》）。②清泄肺热：用于肺热咳喘，常与麻黄、杏仁、甘草同用，如麻杏石甘汤（《伤寒论》）。③清泄胃热：用于胃火上炎所致头痛、牙龈肿痛，常与生地黄、知母、牛膝等同用，如玉女煎（《景岳全书》）。治头痛，亦可与川芎、白芷各等份，研粉冲服，如石膏散（《赤水玄珠》）；治牙痛，亦常配伍升麻、地骨皮等，如石膏升麻散（《古今医统》）。此外，与知母、乌梅、天花粉等同用，又治消渴证。④收湿敛疮：用于痈疽疮疡、水火烫伤、湿疹、金疮出血。疮疡红肿热痛者，可用生品与黄柏、生甘草等研粉调涂，如拔毒散（《证治准绳》）；溃疡后期溃而不敛者，可用煅石膏与升麻同用，如九一丹（《医宗金鉴》）；治湿疹、臁疮，可配伍枯矾、轻粉等研粉调敷；治水火烫伤，可单用撒布，或配伍黄柏、青黛；治金疮出血，可配伍松香、珍珠等，共研粉敷于患处。

现代常用于治疗流行性感冒、流行性乙型脑炎、流行性脑脊髓膜炎、上呼吸道感染、流行性出血热、急性支气管炎、支气管哮喘、肺炎、湿疹、烧烫伤、外伤出血、口腔溃疡、牙龈炎、牙周炎等。

[用法用量] 煎服：15～60 g（大剂量可至 240 g），宜打碎先煎；或入丸、散。外用：适量，煅后研末撒；或调敷。

[使用注意] 脾胃虚寒及血虚，阴虚发热者慎服。

2. 寒水石：见《吴普本草》。为天然产的红石膏与方解石。前者，主产于辽宁、吉林、内蒙古、甘肃、河北、山西、山东等地；后者，主产于河南、安徽、江苏、浙江、江西、广东、湖北等地。

[别名异名] 凝水石、方解石。

[性味归经] 辛、咸，大寒。归心、胃、肾、肺经。

[功效应用] ①清热泻火，除烦止渴：用于温病邪入气分，大热、烦渴，可配伍石膏、

滑石、杏仁、金银花、竹茹、通草、金汁煎服，如三石汤（《温病条辨》）。若烦热发狂，可与黄连等量为细末，浓煎甘草汤调服，即鹊石散（《本事方》）。②解毒消肿：用于小儿丹毒、皮肤热赤，可用水调和猪胆汁涂之；水火烫伤者，单用烧研敷之，或与石膏、炉甘石各 30 g，冰片 3 g，研极细粉敷之。此外，配伍滑石、冬葵子等，可治热证小便不利。

现代多用于流行性乙型脑炎、烧烫伤等。

[用法用量] 煎服：10～30 g（宜先煎）；或入丸、散。外用：研末掺；或调敷。

[使用注意] 本品质量重，性大寒，易损中气、中阳，故脾胃虚寒及体弱气少者忌用。阴虚有火者也不宜服。

3. 知母：见《神农本草经》。为百合科多年生草本植物知母的根茎。主产于河北、山西等地。

[别名异名] 毛知母、光知母、肥知母、盐知母。

[性味归经] 苦、甘，寒。归肺、胃、肾经。

[功效应用] ①清热泻火：用于外感热病之高热口渴，汗出心烦，常配伍石膏、粳米、甘草，即白虎汤（《伤寒论》）。②滋阴降火：用于阴虚发热、骨蒸盗汗，常与秦艽、地骨皮、青蒿等同用，如秦艽鳖甲散（《卫生宝鉴》）；若阴虚肾火旺盛而致遗精梦泄、腰酸咽干、盗汗咽痛，可配伍黄柏、地黄等，如知柏地黄丸（《医宗金鉴》）；治消渴，可与山药、黄芪、鸡内金、葛根、五味子、天花粉同用，即玉液汤（《医学衷中参西录》）。③清肺润燥：用于肺热、肺燥咳嗽，常配伍沙参、麦冬、石膏、桔梗、地骨皮等，如知母甘桔汤（《症因脉治》）。此外，慢性咽喉疼痛、咽干声嘶者，亦常与玄参、生地黄、甘草同用。

现代常用于治疗流行性乙型脑炎、流行性脑脊髓膜炎、肺结核、慢性支气管炎、泌尿系感染、糖尿病、口腔炎、咽喉炎等。

[用法用量] 煎服：6～12 g。

[使用注意] 脾胃虚寒，大便溏泄者忌用。

4. 芦根：见《本草经集注》。为禾本科多年生高大草本植物芦苇的根茎。全国大部分地区均有分布。

[别名异名] 鲜芦根、干芦根、苇根、苇茎、活芦根、芦柴根、芦通、芦芽根、甜梗子。

[性味归经] 甘，寒。归肺、胃经。

[功效应用] ①清热生津：用于热病伤津、烦热口渴，常与天花粉、麦冬等同用；亦可以其鲜汁与麦冬汁、梨汁、荸荠汁、藕汁共服，如五汁饮（《温病条辨》）。②清泄肺热：用于痰热互结之肺痈之咳吐腥臭浓痰，肺热咳嗽及风热感冒而有口干、舌燥、咳嗽者。治疗痰热互结之肺痈，常与薏苡仁、桃仁、冬瓜子、鱼腥草等同用，如苇茎汤（《备急千金要方》）；治疗风热感冒咳嗽者，常与金银花、连翘、桑叶、桔梗、杏仁等同用，如桑菊饮（《温病条辨》）。③清胃止呕：用于胃热呕哕、反胃、呃逆，单用浓煎频饮，或用鲜芦根配伍鲜竹茹、生姜、粳米等，如芦根饮子（《备急千金要方》）。④利尿通淋：用于热淋涩痛、小便短赤，常配伍车前子、白茅根等。

现代常用于治疗肺脓肿、上呼吸道感染、急性支气管炎、肺炎、急性胃炎等。

[用法用量] 煎服：15～30 g（鲜品 60～120 g）；或捣汁。

5. 天花粉：见《雷公炮炙论》。为葫芦科植物瓜蒌的根。全国大部分地区均产。

[别名异名] 栝楼根、瓜蒌根、白药、瑞雪、天瓜粉、花粉、屎瓜根、栝楼粉。

[性味归经] 甘、微苦、酸，微寒。归肺、胃经。

[功效应用] ①清热生津：用于热病伤津之心烦口渴，单用，或与芦根、沙参、麦冬、

知母、生地黄等同用；治消渴，若属气阴两虚者，常配伍黄芪、知母、葛根、五味子等，如玉液汤（《医学衷中参西录》）；若属肺胃火盛，阴亏津伤所致者，常配伍黄连、生地黄、藕汁等，如消渴方（《丹溪心法》）。此外，与贝母、瓜蒌、天冬、麦冬、生地黄等配伍，又可清肺润肺，治肺热燥咳。②消肿排脓：用于疮疡肿毒、乳痈，常配伍金银花、贝母等，如内消散（《医宗金鉴》），亦可单用，或与赤小豆等量研粉醋调涂之。

现代常用于治疗糖尿病、急性乳腺炎、急性支气管炎、肺炎等。

[用法用量] 煎服：10～12 g；或入丸、散。外用：研末撒或调敷。

[使用注意] 脾胃虚寒，大便滑泄者忌服。

6. 竹叶：见《名医别录》。为禾本科多年生常绿乔木或灌木植物淡竹的叶。主要分布于长江流域。

[别名异名] 淡竹叶。

[性味归经] 甘、淡，寒。归心、肺、胃经。

[功效应用] ①清热除烦：用于温病初起之烦热口渴，常与金银花、薄荷、连翘等同用，如银翘散（《温病条辨》）；用于热病后期，热伤气阴，胃热烦渴，可与人参、麦冬、石膏等配伍，如竹叶石膏汤（《伤寒论》）。用于小儿心热夜啼，常与钩藤、蝉蜕、灯心草等配伍。②清心利尿：用于心火上炎及心热移于小肠所致口舌生疮、小便短赤、淋漓涩痛，常配伍木通、生地黄、甘草梢等，如导赤散（《医方简义》）。

现代常用于治疗流行性感冒、流行性乙型脑炎、上呼吸道感染、泌尿系感染、急性肾炎、口腔溃疡等。

[用法用量] 煎服：6～12 g。

7. 淡竹叶：见《神农本草经》。为禾本科多年生草本植物淡竹叶或中华淡竹叶的干燥茎叶。分布于长江流域及江南各地。

[别名异名] 竹叶门冬青、迷身草、竹叶麦冬、野麦冬、淡竹米、土麦冬、山鸡米。

[性味归经] 甘、淡，寒。归心、胃、小肠经。

[功效应用] ①清热除烦：用于热病伤津，心烦口渴，常与石膏、芦根、天花粉等同用；外感风热或温病初起者，常配伍金银花、连翘、薄荷等，如银翘散（《温病条辨》）。②利尿通淋：用于热淋尿赤、口舌生疮，常配伍车前子、木通、灯心草等。若与茵陈、栀子、黄芩同用，又治湿热黄疸。

现代多用于急性感染引起的发热、烦渴、泌尿系感染、尿路结石。

[用法用量] 煎服：6～12 g。

[使用注意] 无实火湿热者慎服。体虚有寒者忌服。

8. 鸭跖草：见《本草拾遗》。为鸭跖草科一年生草本植物鸭跖草的全草。全国大部分地区均有分布。

[别名异名] 竹叶菜、耳环草、蓝花草、翠蝴蝶、碧蝉花、鸭仔草、三角菜、三荚菜、桂竹草、蓝花水竹草、鸭脚草。

[性味归经] 甘，寒。归肺、胃、膀胱、肾、小肠经。

[功效应用] ①清热解毒：用于外感风热所致的感冒发热、咽喉肿痛，常与荆芥穗、金银花、薄荷、大青叶、黄芩等同用，又可单用煎服，或捣汁服，外用鲜草捣汁点喉；用于疮疡肿毒、毒蛇咬伤、关节肿痛，可配伍赤芍、牡丹皮、紫花地丁等，又可鲜品捣烂外敷，或煎水洗患处。②利尿消肿：用于风水浮肿，或膀胱湿热之小便不利，可与鱼腥草、车前草等同用，亦可单用大量煎服。

现代常用于治疗流行性感冒、急性咽炎、急性扁桃体炎、腮腺炎、黄疸型病毒性肝炎、急性肠炎、痢疾、疟疾、高血压、急性血吸虫病、流行性腮腺炎并发脑膜脑炎、睑腺炎、宫颈糜烂等。

[用法用量] 煎服：10～15 g（鲜品 60～90 g，大剂量可用 150～210 g）；或捣汁。外用：适量，捣敷；或捣汁点喉。

[使用注意] 脾胃虚弱者用量宜小。

9. 栀子：见《神农本草经》。为茜草科常绿灌木栀子的果实。长江流域及江南各地多有分布。

[别名异名] 生栀子、炒栀子、焦栀子、黑栀子、栀子皮、枝子。

[性味归经] 苦，寒。归心、肝、肺、胃、三焦经。

[功效应用] ①泻火除烦：用于热郁胸膈，烦热懊侬，躁扰不宁，常与淡豆豉同用，即栀子豉汤（《伤寒论》）；若火毒炽盛，高热烦躁、神昏谵语者，可与黄连、黄芩、黄柏配伍，即黄连解毒汤（《外台秘要》）；若肝热目赤肿痛者，可与菊花、黄芩、甘草等同用。②清热利湿：用于湿热黄疸，常与茵陈、大黄同用，即茵陈蒿汤（《伤寒论》），若配黄柏、甘草，即栀子柏皮汤（《伤寒论》）；用于小便短赤涩痛，常配伍木通、瞿麦、车前子等，如八正散（《太平惠民和剂局方》）。③凉血止血：用于血热妄行之吐血、衄血、尿血，常与侧柏叶、茅根、生地黄等同用。衄血者，亦可单用烧灰吹鼻中。此外，生栀子单用，或与乳香、没药水调，或醋调涂敷，对外伤性肿痛可消肿止痛；若与蒲公英、金银花等量煎服，并以鲜金银花捣敷，治疮疡肿痛。

现代常用于治疗感冒高热、黄疸型病毒性肝炎、急性结膜炎、上消化道出血、鼻出血、口舌生疮、乳腺炎、疮疡肿毒、急性肾炎、尿道炎、急性肾盂肾炎、膀胱炎、泌尿系结石、软组织扭伤等。

[用法用量] 煎服：3～10 g。外用：适量，研末调敷。

[使用注意] 脾虚便溏、食少者忌用。

10. 夏枯草：见《神农本草经》。为唇形科多年生草本植物夏枯草的花穗或果穗。主产于江苏、安徽、浙江、河南。

[别名异名] 夏枯球、夏枯头、棒槌草、铁色草、大头花。

[性味归经] 苦、辛，寒。归肝、胆经。

[功效应用] ①清肝火：用于肝阳上亢或肝火上炎所致的头痛、目眩、目赤疼痛，常配伍牛膝、龙胆、羚羊角等；肝郁目珠疼痛，至夜尤甚者，常与香附、生地黄、枸杞子等同用，如楼氏经验方；肝虚目赤疼痛，视物不清，常与当归、白芍等同用。阴虚阳亢之头痛眩晕，常配伍杜仲、牛膝、石决明等。②散郁结：用于痰火郁结之瘰疬、瘿瘤，单用煎膏常服，或与玄参、浙贝母、昆布等随症配用，如夏枯草膏（《医宗金鉴》）。此外，单用煎服，又治咽喉肿痛；与蒲公英等量酒煎服，可治乳痈。

现代常用于治疗高血压、腮腺炎、急性结膜炎、角膜炎、慢性咽喉炎、结核性淋巴结肿大、单纯性甲状腺肿、甲状腺炎等。

[用法用量] 煎服：6～15 g；熬膏或入丸、散。外用：适量，煎水洗；或捣敷。

11. 决明子：见《神农本草经》。为豆科一年生草本植物决明的成熟种子。主产于安徽、广西、四川、浙江、广东等地。

[别名异名] 草决明、马蹄决明、假绿豆、马蹄子、羊角豆、还瞳子、狗尿豆、千里光、猪骨明。

[性味归经] 苦、甘，微寒。归肝、大肠经。

[功效应用] ①清肝明目：用于肝火上炎或肝经风热所致目赤肿痛，羞明多泪。肝火

者，常配伍夏枯草、石决明、栀子等；风热者，常配伍桑叶、菊花、木贼等；若肝肾不足、青盲内障，常与沙苑子、枸杞子、生地黄等同用。②润肠通便：用于肠燥便秘，可单味研末或煎水服，亦可配伍火麻仁、郁李仁等。此外，本品与黄芩、菊花、钩藤等同用，可治疗肝阳上亢之眩晕、头痛。

现代常用于治疗急性结膜炎、角膜溃疡、习惯性便秘、高血压、高胆固醇血症等。

[用法用量] 煎服：10～15 g；或研末服，5～10 g。外用：适量，研末调敷。

[使用注意] 本品能滑肠，故脾虚便溏者忌用。

12. 谷精草：见《开宝本草》。为谷精草科一年生草本植物谷精草的带花茎的花序。主产于长江流域及江南各地。

[别名异名] 天星草、灌耳草、珍珠草。

[性味归经] 辛、甘，凉。归肝、胃经。

[功效应用] 疏散风热，明目退翳：用于肝经风热之目赤肿痛、目翳、雀目、偏正头痛，单用炖鸭肝服，亦可与荆芥、龙胆、赤芍等同用，如谷精龙胆散（《证治准绳》）。

现代常用于治疗急性结膜炎。

[用法用量] 煎服：6～15 g；或入丸、散。

[使用注意] 血虚目疾者禁用。

【现代研究】本品水浸剂在试管内对奥杜盎式小芽胞癣菌、铁锈色小芽胞癣菌等均有不同程度的抑制作用。

13. 密蒙花：见《开宝本草》。为醉鱼科落叶灌木密蒙花的干燥花或花蕾。分布于湖北、湖南、四川、贵州、陕西、云南、福建、广东、广西等地。

[别名异名] 蒙花、黄饭花、水棉花、老蒙花、小棉花、羊耳朵、米汤花。

[性味归经] 甘，微寒。归肝经。

[功效应用] ①清肝明目退翳：用于肝热目赤、畏光、多眵、多泪、目昏生翳，常与菊花、石决明、木贼草、白蒺藜等同用，如密蒙花散（《太平惠民和剂局方》）；若肝虚目昏、干涩生翳障者，可配伍熟地黄、枸杞子、山茱萸、菟丝子等。②祛风清热：治疗外感风热，目赤肿痛，可与菊花、木贼草等同用。若挟湿热浸淫之眼赤肿痛较甚、目胞湿烂者，可以配伍白术、龙胆、黄连等，以清热燥湿。

现代常用于治疗急性或慢性结膜炎、视神经萎缩等。

[用法用量] 煎服：6～15 g；或入丸、散。

14. 青葙子：见《神农本草经》。为苋科一年生草本植物青葙的种子。全国大部分地区均产。

[别名异名] 牛尾花子、狗尾巴子。

[性味归经] 苦，微寒。归肝经。

[功效应用] ①清肝明目：用于肝火上炎之目赤肿痛、目生翳膜、视物昏暗、青盲，常配伍蝉蜕、白菊花、夏枯草、决明子、密蒙花等。②平肝潜阳：用于肝阳上亢之头晕头痛、心烦、耳鸣，单用，或配伍夏枯草、苦丁茶、野菊花等。

现代常用于治疗高血压、急性结膜炎、白内障、眼睑炎等。

[用法用量] 煎服：10～15 g。

【现代研究】本品含脂肪油（主要是青葙子油脂）和丰富的硝酸钾及烟酸。动物实验证明青葙子有降压作用。

（二）清热燥湿

1. 黄芩：见《神农本草经》。为唇形科多年生草本植物黄芩、滇黄芩、黏毛黄芩、丽江黄芩的根。主要分布于河北、辽宁、内蒙古、山西、河南、山东、陕西等地。

[别名异名] 枯芩、子芩、条芩、腐肠、空肠、元芩。

[性味归经] 苦，寒。归肺、脾、胃、胆、大肠、小肠经。

[功效应用] ①清热燥湿：用于湿温、湿热泻痢、黄疸、热淋。治湿温发热、胸闷、苔腻，常配伍豆蔻、滑石、通草等，如黄芩滑石汤（《温病条辨》）；治泻痢，可配伍黄连、芍药、甘草等，如黄芩汤、葛根芩连汤（《伤寒论》）；治湿热黄疸，常配伍茵陈、栀子、郁金、大黄、丹参、川楝子等，可增强清肝利胆退黄的作用；治湿热淋证，单用，或与木通、车前子等同用。②清热泻火：用于温热病壮热烦渴及肺热咳嗽。治温热病壮热烦渴，常与黄连、栀子、黄柏同用，即黄连解毒汤（《外台秘要》）；治肺热咳嗽，单用为丸，即清金丸（《丹溪心法》）；或配伍桑白皮、瓜蒌、前胡等，如清气化毒饮（《医宗金鉴》）。③清热解毒：用于热毒疮肿及咽喉肿痛。治热毒疮肿，常配伍金银花、连翘、白芷、野菊花等；治咽喉肿痛，可与射干、山豆根、桔梗等同用。④凉血止血：用于血热妄行之吐血、咳血、衄血、便血、崩漏，单用炒炭煎服，或与生地黄、白茅根等凉血、止血药同用，亦可与大黄、黄连等同用，如泻心汤（《金匮要略》）。⑤清热安胎：用于胎热不安，常与白术、当归同用，以养血健脾、清热安胎，如当归散（《金匮要略》）。

现代常用于治疗细菌性痢疾、肠炎、小儿急性呼吸道感染、急性或慢性支气管炎、急性扁桃体炎、钩端螺旋体病、传染性肝炎、高血压、流行性脑脊髓膜炎、肾炎、肾盂肾炎、沙眼等。

[用法用量] 煎服：3～10 g。外用：适量，煎水洗，或研粉撒。

[使用注意] 脾胃虚寒及妊娠胎动不安因虚寒所致者忌用。

2. 黄连：见《神农本草经》。为毛茛科多年生草本植物黄连、三角叶黄连、峨眉野连、云南黄连的根茎。分布于四川、贵州、湖北、湖南、陕西等地；云南黄连多分布于云南、西藏等地。

[别名异名] 川连、鸡爪黄连、雅连、云连、野连。

[性味归经] 苦，寒。归心、胃、肝、胆、大肠经。

[功效应用] ①清热燥湿：用于湿热泄泻、痢疾，单用，或与黄芩、木香、白头翁等同用，如香连丸（《兵部手集方》），葛根芩连汤（《伤寒论》）；用于湿热黄疸，常与茵陈、栀子、黄柏等配伍；用于中焦湿温、霍乱吐利，常配伍厚朴、半夏、菖蒲等，如连朴饮（《霍乱论》）；用于小儿疳热、泄泻少食、腹痛胀满，可配伍使君子或雷丸、芜荑及麦芽、神曲、木香等消食行气药，如三圣丸（《普济方》）。②泻火解毒：用于心火亢奋之烦躁不眠，或温热病之高热心烦、神昏谵语，常配伍栀子、黄芩、黄柏等，如黄连解毒汤（《外台秘要》），三黄石膏汤（《伤寒论》）；热盛伤阴，心烦不眠者，宜与阿胶、鸡子黄或当归、生地黄等同用，如黄连阿胶汤（《伤寒论》），朱砂安神丸（《医学发明》）；治疗血热妄行之吐血、衄血，常配伍黄芩、大黄，即泻心汤（《金匮要略》）。治疗胃热呕吐，常配伍吴茱萸、竹茹、半夏等，如左金丸（《丹溪心法》），黄连橘皮竹茹半夏汤（《温热经纬》）；治胃热口渴、消谷善饥，常配伍天花粉、地黄等；治胃火牙龈肿痛，常与石膏、升麻同用，如清胃汤（《兰室秘藏》）；治疮痈、口舌生疮、咽喉肿痛，单用、配方，内服、外用均可。研末，茶油调搽，可治水火烫伤；浸入人乳，或煎汁点眼，可治目赤肿痛；浸汁涂患处，可治耳道流脓。

现代常用于治疗急性或慢性细菌性痢疾、急性肠胃炎、流行性脑脊髓膜炎、猩红热、霍乱、溃疡性结肠炎、百日咳、大叶性肺炎、肺脓肿、肺结核、烧伤、外科局部感染、阴道炎、宫颈糜烂、口腔颌面部炎症、化脓性中耳炎等。

[用法用量] 煎服：1.5～10 g；或入丸、散，0.5～1 g。外用：适量，研末调敷、煎水洗；或浸汁点眼。

[使用注意] 胃寒呕吐，脾虚泄泻，五更泄泻者忌用。

3. 黄柏：见《神农本草经》。为芸香科落叶乔木黄檗及黄皮树的树皮。黄柏主产于东北及华北者，习称"关黄柏"；黄柏主产于四川、湖北、贵州、云南、江西、浙江等地者，习称"川黄柏"。

[别名异名] 檗木、檗皮、黄檗、关黄柏、川黄柏、柏皮。

[性味归经] 苦，寒。归肾、膀胱、大肠经。

[功效应用] ①清热燥湿：用于湿热泻痢，黄疸，痿躄，淋证，带下。治泻痢，单用，或配伍黄连、白头翁等，如白头翁汤（《伤寒论》）；治湿热黄疸，常配伍茵陈、栀子、大黄等，如栀子柏皮汤（《伤寒论》）；治痿躄、足膝肿痛，可配伍苍术，牛膝等，如二妙散（《丹溪心法》）、三妙丸（《医学正传》）；治湿热淋证、小便混浊，常配伍木通、知母、生地黄等；治带下黄稠，多配伍车前子、山药、芡实、白果，即易黄汤（《傅青主女科》）。②清热解毒：用于热毒疮疡、烫伤，可配伍黄连、黄芩、栀子，即黄连解毒汤（《外台秘要》）；亦可与大黄、滑石、冰片研粉，外敷局部。③泻热退蒸：用于阴虚火旺之骨蒸潮湿、遗精、盗汗，常配伍知母、熟地黄、龟甲等，如大补阴丸（《丹溪心法》），知柏地黄丸（《医宗金鉴》）。此外，制成20%～30%的煎液滴耳，可治聘耳流脓；单用，或与苦参、荆芥等内服兼外洗，可治湿疮、湿疹。

现代多用于急性或慢性细菌性痢疾、肠炎、急性黄疸型肝炎、流行性脑脊髓膜炎、急性结膜炎、化脓性中耳炎、多种外科感染、急性泌尿系感染、宫颈糜烂、真菌性阴道炎、滴虫阴道炎、湿疹、脓疱疹、带状疱疹等。

[用法用量] 煎服：3～10 g；或入丸、散。外用：适量，研末调敷；或煎水浸渍。

[使用注意] 脾虚泄泻，胃弱食少者忌服。

4. 龙胆：见《神农本草经》。为龙胆科多年生草本植物龙胆或三叶龙胆的根及根茎。龙胆分布于我国南北各地；三花龙胆分布于黑龙江、吉林、辽宁等地。

[别名异名] 龙胆草、胆草、山龙胆、四叶胆、水龙胆。

[性味归经] 苦，寒。归肝、胆经。

[功效应用] ①清热燥湿：用于湿热黄疸，阴肿，阴痒，白带，湿疹。治疗黄疸，常与茵陈、栀子、板蓝根、金钱草等同用；治疗阴肿、阴痒、白带、湿疹，常配伍黄柏、苦参等，内服、外洗均可。②清泻肝火：用于肝胆实火所致胁痛、口苦、头晕、头痛、耳鸣、耳聋、目赤及肝经热盛生风、高热惊厥、手足搐搦。治肝胆实火，常与柴胡、黄芩、栀子等配伍，如龙胆泻肝汤（《医宗金鉴》）；治肝经热盛生风，常与钩藤、牛黄、黄连等同用，如凉惊丸（《小儿药证直诀》）。

现代常用于治疗肝炎、胆囊炎、中耳炎、脑膜炎、流行性乙型脑炎、高血压、泌尿系感染、阴部湿疹等。

[用法用量] 煎服：3～10 g；或入丸、散。外用：适量，研末捣敷或调敷。

[使用注意] 脾胃寒者忌用。

5. 秦皮：见《神农本草经》。为木樨科落叶乔木苦枥白蜡树或小叶白蜡树等的树皮。主产于陕西、河北、河南等地。

[别名异名] 北秦皮、岑皮、蜡树皮、苦榴皮、秦白皮、梣皮。

[性味归经] 苦、涩，寒。归肝、胆、大肠经。

[功效应用] ①清热燥湿：用于湿热下痢，里急后重，腹痛。属急性者，常配白头翁、

233

黄连、黄柏同用，即白头翁汤（《伤寒论》）；属慢性者，可与生地榆、椿根皮等量同用。②清肝明目：用于肝胆热盛所致的目赤肿痛，目生翳膜。单用煎水洗眼，可治目赤生翳；与竹叶、大黄、黄连等煎服；可治眼暴肿痛，配黄连、滑石，为末，泡汤乘热熏洗，即秦皮散。此外，还可止带，用于湿热赤白带下，可与黄柏、椿根皮、蛇床子等同用。

现代常用于治疗细菌性痢疾、阿米巴痢疾、结膜炎、睑腺炎、妇女带下症等。

[用法用量] 煎服：5～10 g；或入丸剂。外用：适量，煎水洗。

[使用注意] 脾胃虚寒者忌服。

6. 苦参：见《神农本草经》。为豆科植物苦参的根。全国各地均有分布，以山西、湖北、河南、河北产量较大。

[别名异名] 苦骨、地骨、川参、凤凰爪、牛参。

[性味归经] 苦，寒。归肝、大肠、小肠经。

[功效应用] ①清热燥湿：用于湿热泻痢，常与木香、甘草同用，即香参丸（《沈氏尊生书》），或与黄连、黄柏等配伍；用于湿热黄疸，常配伍茵陈、栀子、车前子等；用于湿热带下，可配伍黄柏、龙胆、白鲜皮等。②杀虫止痒：用于疥癣、湿疹、皮肤瘙痒，常与枯矾、硫黄、黄柏、白鲜皮、蛇床子等同用。③利水消肿：用于水肿、小便不利、腹水，单用煎服，或与茯苓、白术等配伍。此外，若与桔梗同用，又治痰饮咳嗽。

现代常用于治疗急性扁桃体炎、细菌性痢疾、急性胃肠炎、急性传染性肝炎、慢性支气管炎、喘息型慢性气管炎、室性早搏、窦性心动过速、心房纤颤、滴虫阴道炎、血吸虫病腹水、脂溢性皮炎、阴部湿疹等。

[用法用量] 煎服：3～12 g；或入丸、散。外用：适量，煎水洗。

[使用注意] 脾胃虚寒者忌服。反藜芦。

7. 白鲜皮：见《药性论》。为芸香科多年生草本植物白鲜的根皮。主产于辽宁、陕西、内蒙古、河北、山东、河南、安徽、四川、江苏、浙江、江西、贵州等地。

[别名异名] 臭根皮、八股牛皮。

[性味归经] 苦，寒。归脾、胃、膀胱经。

[功效应用] 清热解毒，燥湿止痒：用于湿疹瘙痒、疥癣、黄水疮、阴部肿痒，常与防风、何首乌、苍术、金银花等同用，如白鲜皮汤（《疡医大全》）；亦可与苦参、地肤子、蛇床子等煎水外洗。此外，取其清热、解毒、除湿功效，适当配伍，又治湿热黄疸和湿热痹痛。

现代多用于慢性湿疹、荨麻疹、疥癣、急性或慢性黄疸型病毒性肝炎、风湿性关节炎等。

[用法用量] 煎服：6～10 g。外用：适量，煎水洗。

[使用注意] 虚寒证忌服。

8. 苦豆子：见《新疆中草药手册》。为豆科灌木植物苦豆的全草及种子。主产于河北、河南、山西、陕西、甘肃、内蒙古、新疆、西藏等地。

[别名异名] 布亚（维名）。

[性味归经] 苦，寒。有毒。归胃、大肠、小肠经。

[功效应用] ①清热燥湿：用于湿热痢疾。带下，单用炒至黑色，研末内服，或全草水煎内服；用于热毒疮疡，取苦豆子煎水外洗；治疗湿疹、顽癣，用干馏油配10％软膏外擦。②和胃止痛：用于胃痛、吐酸，可与生姜、蒲公英等同用。

现代常用于治疗急性或慢性细菌性痢疾、阿米巴痢疾、胃肠炎、皮肤化脓性感染、湿疹等。

[用法用量] 全草煎服：1.5～3 g；种子炒黑研末：1 g。外用：适量，煎水外洗。

[使用注意] 内服过量，或炒制不合要求，可发生头晕、恶心、呕吐、腹胀、烦躁等不良反应。

9. 三棵针：见《分类草药性》。为小檗科常绿灌木刺黑珠、毛叶小檗、黑石珠的根皮或茎皮。刺黑珠主产于四川、湖北、贵州等地；毛叶小檗主产于陕西、宁夏、甘肃、青海、山西等地；黑石珠主产于西藏等地。

[别名异名] 刺黄连。

[性味归经] 苦，寒。归脾、胃、大肠、肝、胆经。

[功效应用] ①清热燥湿：用于湿热泻痢、黄疸，可单用水煎服。治泻痢，亦可与吴茱萸根、映山红根等配伍。②泻火解毒：用于痈肿疮毒、丹毒、水火烫伤，可研末水调，或麻油调敷；用于咽喉肿痛，可与山慈菇、雪胆水煎服。此外，单用磨水点眼，或与车前子、光明草、茶菊花、龙胆同煎服，又治暴发目赤；与滑石、青黛、生石膏为末，凡士林调擦，又治湿疹。

现代常用于治疗急性细菌性痢疾、肠炎、黄疸、痈疖、湿疹等。

[用法用量] 煎服：15～30 g（鲜品 30～60 g）；或研末泡酒。外用：适量，研末撒敷。

10. 马尾连：见《本草纲目拾遗》。为毛茛科多年生草本植物多叶唐松草、贝加尔唐松草等的根茎及根。分布于四川、云南、西藏、甘肃等地。

[别名异名] 马尾黄连、金丝黄连、草黄连。

[性味归经] 苦，寒。归心、肝、胆、胃、大肠经。

[功效应用] ①清热燥湿：用于胃肠湿热之泄泻、痢疾，可与木香共为细末服；用于湿热黄疸、胁肋胀痛、小便不利，可配伍茵陈、栀子、车前子等。②泻火解毒：用于感冒发热，可与菊花、薄荷、金银花同用；用于热病烦渴，可与栀子各 1 g，水煎服；用于热毒上攻之口舌生疮、咽喉肿痛、目赤肿痛，可与黄芩、栀子、黄柏、牛蒡子、连翘、甘草等同用；用于痈肿疮疡，既可研末调敷，又可配伍蒲公英、甘草共煎服；用于水火烫伤，可与紫草、地榆、大黄、冰片、黄芩同用。

现代常用于治疗急性胃肠炎、细菌性痢疾、病毒性肝炎、扁桃体炎、结膜炎、烧烫伤等。

[用法用量] 煎服：3～15 g；或研末；或制成冲剂。外用：适量，鲜品捣敷；或煎水洗；或研末撒；或制成软膏敷。

（三）清热解毒

1. 金银花：见《履巉岩本草》。为忍冬科多年生半常绿缠绕性木质藤本植物忍冬的花蕾。我国大部分地区均产。

[别名异名] 忍冬花、银花、苏花、双花、金花、金藤花、二花、二宝花、金银花炭。

[性味归经] 甘，寒。归肺、胃经。

[功效应用] ①清热解毒：用于热毒壅盛之痈肿疮疡，咽喉肿痛，乳痈，肠痈，脱疽，淋证。治疮痈，既可单用鲜品捣烂外敷，又可煎水外洗，亦可与蒲公英、地丁、野菊花等配伍，如五味消毒饮（《医宗金鉴》）；治咽喉肿痛，常与板蓝根、山豆根、黄芩等同用；治乳痈，常与青皮、陈皮、蒲公英、地丁等同用；治肠痈，常与大黄、牡丹皮、红藤等配伍；治脱疽，可与玄参、当归、甘草同用，即四妙勇安汤（《验方新编》）；治淋证，常与海金沙、白茅根、车前子等配伍。②解表清热：用于外感风热，温病初起，常与连翘、牛蒡子、薄荷等同用，如银翘散（《温病条辨》）；用于高热烦渴、神昏谵语，常与石膏、芦

根、连翘、竹叶、犀角、玄参、生地黄等同用，如清营汤（《温病条辨》）。③解毒止痢：用于热毒血痢，常与黄连、黄芩、芍药等配伍。

现代常用于治疗流行性感冒、扁桃体炎、咽喉炎、急性结膜炎、角膜炎、角膜溃肿、大叶性肺炎、肺脓肿、肺结核、流行性乙型脑炎、钩端螺旋体病、高脂血症、病毒性肝炎、细菌性痢疾、急性肠炎、婴幼儿腹泻、胆道感染、阑尾炎、宫颈糜烂、乳头破裂、外伤感染、小儿痱毒、蜂窝织炎、骨髓炎、败血症、荨麻疹等。

[用法用量] 煎服：10～30 g；或入丸、散。外用：研末调敷；煎水外洗；或鲜品捣敷。

[使用注意] 脾胃虚寒及气虚疮疡脓清无热者忌用。

2. 连翘：见《神农本草经》。为木犀科落叶灌木植物连翘的果实。主产于山西、河南、陕西、山东。

[别名异名] 青连翘、连翘壳、连翘心、大翘子、连壳、落翘。

[性味归经] 苦，微寒，归心、胆、小肠经。

[功效应用] ①清热解毒散结：用于痈肿疮疡，常与金银花、蒲公英、野菊花等同用；若疮疡红肿未溃，常与皂角刺、穿山甲等同用，如加减消毒饮（《外科真诠》）；若疮疡溃烂、红肿、脓出不愈者，可与金银花、天花粉、牡丹皮等配伍，如连翘解毒汤（《疡医大全》）；治乳痈肿痛，可与瓜蒌、青皮、橘叶等配伍，如连翘饮（《证治准绳》）；治肠痈腹痛，可配伍红藤、败酱草、大黄等；治痰火凝结之瘰疬，可配伍夏枯草、牡蛎、玄参等；治瘿瘤，可与夏枯草、海藻、黄药子等同用；治喉痹，可与马勃、山豆根、板蓝根等同用。②疏散风热：用于风热外感、温病初起，常与金银花、薄荷等同用，如银翘散（《温病条辨》）。若邪热入里，初涉营分而致心烦谵语、斑疹隐隐，可与水牛角、生地黄、金银花等同用，如清营汤（《温病条辨》）。③清心利尿：用于热淋涩痛，可与车前子、白茅根、木通、竹叶等配伍，如如圣散（《杂病源流犀烛》）。

现代常用于治疗感冒、流行性感冒、流行性乙型脑炎、流行性脑脊髓膜炎、腮腺炎、上呼吸道感染、乳腺炎、急性肾炎、阑尾炎、痈疖、病毒性心肌炎等。

[用法用量] 煎服：10～15 g；或入丸、散。外用：适量，煎水洗。

[使用注意] 脾胃虚弱，气虚发热，痈疽已溃、脓稀色淡者忌服。

3. 穿心莲：见《广东中草药》。为爵床科一年生草本植物穿心莲的全草或叶。长江以南温暖地区多有栽培，主产于广东、福建等地。

[别名异名] 春莲秋柳、一见喜、榄核莲、斩蛇剑、金香草、苦草。

[性味归经] 苦，寒。归心、肺经。

[功效应用] ①清热解毒：用于毒热蕴结之发热头痛、咽喉肿痛、目赤疼痛、胃火牙痛、肺热咳喘、肺痈咳吐脓血，单味研末，装胶囊吞服，或配伍使用；用于疮疖痈肿、丹毒肿痛、蛇虫咬伤、水火烫伤，煎服并捣汁外涂。②清热利湿：用于湿热壅滞之腹痛泄泻、赤白下痢、湿热黄疸、脘腹胀痛、尿频涩痛，煎服，或研末制成片剂或装入胶囊吞服；治疗湿疹，研末合甘油调搽。

现代常用于治疗流行性感冒、呼吸道感染、咽喉炎、扁桃体炎、细菌性痢疾、急性肠炎、伤寒、结核病、肺脓肿、钩端螺旋体病、麻风病、急性或慢性肝炎、急性阑尾炎、胆道感染、胆囊炎、急性肾盂肾炎、盆腔炎、阴道炎、宫颈糜烂、流行性腮腺炎、化脓性中耳炎、流行性乙型脑炎、疖肿、蜂窝织炎、烧烫伤、蛇咬伤、带状疱疹、神经性皮炎等。

[用法用量] 煎服：10～15 g；或研末。外用：煎汁涂或研末调敷。

[使用注意] 本品味苦，口服可致胃脘不适，食欲减退，故宜装入胶囊吞服，或用糖

水送服。脾胃虚弱者慎服。

4. 大青叶：见《名医别录》。为十字花科植物菘蓝、爵床科植物马蓝、马鞭草科植物路边青、蓼科植物蓼蓝的叶或枝叶。菘蓝叶主产于江苏、安徽、河北、河南、浙江等地；马蓝叶主产于福建、广西、广东、江西等地；路边青主产于湖南、湖北、江西等地；蓼蓝叶主产于河北、北京、山西等地。

[别名异名] 大青、蓝叶、蓝菜。

[性味归经] 苦、寒。归心、胃、肝经。

[功效应用] ①泻火解毒：用于温热病邪入营血之高热、神昏、发斑、舌绛，常配伍犀角、玄参、栀子等，如犀角大青汤（《张氏医通》）；用于外感风热，温病初起之发热微恶风寒、头痛、咽痛，可配伍金银花、薄荷、牛蒡子等；用于热毒壅盛之咽喉肿痛、口舌糜烂，可与升麻、大黄、生干地黄同用，如大青汤（《圣济总录》）；防治疔、疖、痱子，可单用鲜叶煎服，或煎汁，加薄荷油适量，洗患处。②凉血止血：用于温病发斑、血热吐衄，可配伍生石膏、玄参、牡丹皮、赤芍、广犀角、炒栀子、大蓟、小蓟、甘草、粳米等；血淋、尿血者，可配伍生地黄，水煎调冰糖服。此外，还可治疗湿热黄疸，可配伍茵陈、大黄、栀子等；治疗湿热泻痢，可配伍白头翁、马齿苋、秦皮、黄连等；治疗肺热咳喘、痰稠，可配伍黄芩、鱼腥草、石膏等。

现代常用于治疗上呼吸道感染、流行性感冒、扁桃体炎、咽喉炎、腮腺炎、猩红热、流行性乙型脑炎、大叶性肺炎、急性胃肠炎、急性细菌性痢疾、病毒性肝炎等。

[用法用量] 煎服：10～15 g（鲜品 30～60 g）；或捣汁饮。外用：适量，捣敷或煎水洗。

[使用注意] 本品苦寒，故脾胃虚寒，大便溏泄者忌服。

5. 板蓝根：见《新修本草》。为十字花科植物菘蓝或爵床科植物马蓝等的根。前者主产于河北、江苏、安徽、陕西；后者主产于浙江、广东、广西等地。

[别名异名] 靛青根、蓝靛根、靛根。

[性味归经] 苦，寒。归肝、胃、肺经。

[功效应用] ①清热解毒：用于头面红肿焮痛、咽喉肿痛、口舌生疮、痈肿疮毒、痄腮等多种热毒病证，常与黄连、牛蒡子、马勃、玄参、僵蚕等同用，如普济消毒饮（《医方集解》）；用于外感发热、温病初起、咽痛头痛，单用，或与金银花、荆芥等同用。②凉血消斑：用于温病高热、发斑发疹、舌绛紫暗，常与生地黄、紫草、黄芩等同用，如神犀丹（《温热经纬》）。

现代常用于治疗流行性感冒、流行性脑脊髓膜炎、流行性乙型脑炎、腮腺炎、急性咽喉炎、扁桃体炎、急性或慢性肝炎等。

[用法用量] 煎服：10～15 g。

[使用注意] 体虚而无实火热毒者忌服。

6. 青黛：见《药性论》。为爵床科植物马蓝、蓼科植物蓼蓝，十字花科植物菘蓝、草大青，或豆科植物木蓝的茎叶经加工制成的干燥色素。主产于福建、云南、江苏、河北、安徽，以河北、福建、云南产量大，福建产质量最佳，称为建青黛。夏、秋季加工采收。

[别名异名] 靛花、青蛤粉、青缸花、淀花、靛沫花。

[性味归经] 咸，寒。归肝、肺、胃经。

[功效应用] ①清热解毒：用于热毒疮痛、口舌生疮、小儿鹅口疮、黄水疮、丹毒、湿疹，常与黄柏、石膏、滑石同用，研末干撒，或油调外敷，即青黛散（《经验方》）；用于痄腮肿痛，单用，或配伍冰片适量，用温水调敷患处。②凉血消斑：用于血热妄行之吐

血、咯血、衄血及热毒发斑，常配伍生地黄、石膏、黄芩、焦栀子、升麻等，如青黛石膏汤（《重订通俗伤寒论》）；治疗鼻出血，可用脱脂棉或纱布沾青黛、血余炭塞鼻。③清肝泻火：用于肝火炽盛、热极生风之高热抽搐、惊痫、昏迷，单用，或配伍牛黄、龙胆、黄连、钩藤等，如凉惊丸（《小儿药证直诀》）。④泻肺止咳：用于肺经热盛之痰热咳嗽，常与瓜蒌子、川贝母、海浮石同用，如青黛海石丸（《症因脉治》）。此外，若与胡连、干蟾、芦荟等同用，又治小儿疳积发热。

现代常用于治疗流行性感冒、流行性腮腺炎、流行性乙型脑炎、慢性支气管炎、支气管扩张、病毒性肺炎、心肌炎、慢性粒细胞白血病、病毒性肝炎、中耳炎、口腔溃疡等。

［用法用量］煎服：1.5～3 g；或入丸、散，外用：干撒或调敷。

［使用注意］本品寒凉，脾胃虚寒者忌用。

7. 贯众：见《神农本草经》。为鳞毛蕨科植物粗茎鳞毛蕨或蹄盖蕨科植物峨眉蕨、乌毛蕨科植物乌毛蕨、狗脊蕨、紫萁科植物紫萁、球子蕨科植物荚果蕨等的根茎及叶柄基部。粗茎鳞毛蕨主产于东北；峨眉蕨主产于华北、华中；乌毛蕨主产于华中、华南；狗脊蕨主产于华东、华南；紫萁主产于华中、华东；荚果蕨主产于东北、华北、西北。

［别名异名］贯节、贯众炭、贯仲、管仲、贯中、贯钟。

［性味归经］苦，微寒。归肝、脾经。

［功效应用］①清热解毒：用于预防和治疗风热外感、温热斑疹、疮疡肿毒、痄腮，单用，或与大青叶、板蓝根、金银花、连翘等配伍。②凉血止血：用于血热吐血、衄血、尿血、便血、血痢、崩漏，炒炭单用，或配伍使用。吐血者，取贯众炭与血余炭、侧柏汁同煎，即管仲汤（《万病回春》）；治崩漏下血，尿血、便血，可与海螵蛸同用。③杀虫：用于蛔虫、蛲虫、绦虫、钩虫等多种肠道寄生虫病。治蛔虫，常与苦楝根皮等量煎服；杀蛲虫，可单用煎水熏洗肛门，或与苦楝根皮、鹤虱等同用；杀绦虫，可与槟榔、雷丸等同用；杀钩虫，可与槟榔、苦楝根皮、紫苏、榧子、雷丸、鹤虱等配伍。

现代常用于预防和治疗流行性感冒、麻疹、流行性乙型脑炎、流行性脑脊髓膜炎、流行性腮腺炎、细菌性痢疾、病毒性肺炎、功能失调性子宫出血、支气管扩张咯血、肺结核咯血、上消化道出血、产后出血、热带性嗜酸性粒细胞增多症、蛔虫病、钩虫病、蛲虫病、烧烫伤等。

［用法用量］煎服：5～10 g；或入丸、散。外用：适量，研末调涂；或熏洗。

［使用注意］阴虚有热及脾胃虚寒者忌用。孕妇慎用。

8. 蒲公英：见《新修本草》。为菊科多年生草本植物蒲公英的带根全草。分布于我国大部分地区。

［别名异名］蒲公丁、婆婆丁、仆公英、仆公罂、黄花草、黄花三七。

［性味归经］苦、甘，寒。归肝、胃经。

［功效应用］①清热解毒：用于热毒疮痈、咽喉肿痛、肝热目赤及乳痈、肠痈、肺痈。治疗疮痈，常单用捣敷，或与金银花、紫花地丁、野菊花、天葵子同用，即五味消毒饮（《医宗金鉴》）；治疗咽喉肿痛，可与板蓝根、金银花、玄参等配伍；治疗目赤，单用，或与菊花、金银花等煎服或滴眼用；治疗乳痈，单用外敷，或内服，也可与金银花藤同煎浓汤加酒服；治疗肠痈，可与大黄、赤芍、牡丹皮等配伍；若与芦根、鱼腥草、冬瓜子等同用，可治肺痈。②清利湿热：用于湿热黄疸或小便淋漓涩痛。治黄疸者，常配伍茵陈、栀子等；治淋证，常配伍金钱草、车前子、茅根等。

现代常用于治疗急性乳腺炎、淋巴结炎、急性阑尾炎、急性上呼吸道感染、急性胆道感染、急性肝炎、急性扁桃体炎、流行性腮腺炎、眼结膜炎、肺炎、胃炎、肠炎、痢疾、尿路感染、骨髓炎、脉管炎、急性或慢性鼻旁窦炎等多种感染性炎症及毒蛇咬伤等。

[用法用量] 煎服：8～10 g（大剂量 60～120 g）。外用：适量，捣敷。

[使用注意] 过量使用，可致缓泻。偶有胃肠道反应，如恶心呕吐、腹部不适等。

9. 紫花地丁：见《本草纲目》。为堇菜科多年生草本植物紫花地丁的带根全草。主产于长江流域下游至南方各地。

[别名异名] 甜地丁、地丁草、箭头草、猫耳朵草、独行虎。

[性味归经] 苦、辛，寒。归心、肝经。

[功效应用] 清热解毒：用于痈肿、疔疮、丹毒、毒蛇咬伤，常取鲜品捣烂绞汁服，并以其渣敷患处，或与金银花、蒲公英、野菊花等同用，如五味消毒饮（《医宗金鉴》）；用治乳痈，常与蒲公英、瓜蒌等同用，并用渣外敷；用于肠痈，常与红藤、大黄、牡丹皮等同用。

现代常用于治疗毛囊炎、蜂窝织炎等外科化脓性炎症以及淋巴结结核、黄疸型病毒性肝炎、肠炎、细菌性痢疾、肾炎、膀胱炎、前列腺炎、眼结膜炎、睑腺炎、阑尾炎、肺脓肿、蛇咬伤。

[用法用量] 煎服：10～30 g（鲜品 30～60 g）；或绞汁服。外用：适量，捣敷。

10. 野菊花：见《本草正》。为菊科植物野菊的头状花序。全国大部分地区均有分布。

[别名异名] 野山菊、山菊花、千层菊、黄菊花、路边菊、苦薏。

[性味归经] 苦、辛，寒。归肺、肝经。

[功效应用] ①清热解毒：用于痈肿疔疮、咽喉肿痛、风火赤眼，单用煎汤当茶饮。治疗疮毒，亦可单用鲜品捣敷，或与蒲公英、地丁、金银花、天葵子同用，即五味消毒饮；治疗目赤肿痛，常与桑叶、夏枯草等同用。②平肝潜阳：用于肝阳眩晕，单用，或与钩藤、夏枯草等同用。③疏风清热：用于预防和治疗风热感冒、温病初起，单用煎服，或配伍薄荷、桔梗等。此外，单用，或配伍苦参、黄柏、蛇床子等煎汤外洗，或内服，又治疗皮肤瘙痒。

现代常用于治疗外科急性感染、口腔炎、扁桃体炎、乳腺炎、腮腺炎、急性结膜炎、睑腺炎、宫颈糜烂、感冒、流行性感冒、流行性脑脊髓膜炎、肺炎、支气管炎、高血压等。

[用法用量] 煎服：10～15 g（鲜者 30～60 g）。外用：适量，捣敷，煎水淋洗，或漱口。

11. 重楼：见《神农本草经》。为百合科多年生草本植物七叶一枝花的根茎。产于广西、四川、云南、贵州、陕西等地。

[别名异名] 蚤休、重楼金线、独脚莲、三层草、草河车、铁灯盏、七子莲、螺丝七、白河车、七叶一枝花、金线重楼。

[性味归经] 苦、辛，寒。有小毒。归肝经。

[功效应用] ①清热解毒：用于热毒蕴结所致咽喉肿痛、单双乳蛾，单用，或配伍玄参、生地黄、黄芩、赤芍、山豆根、连翘、薄荷等；用于毒蛇咬伤，单用，或与半边莲鲜品研末服或煎服，并捣烂外敷；用于痈肿疔毒、疮疖肿痛、瘰疬痰核，单用，或配伍金银花、连翘、黄连、赤芍、当归、红花、炙穿山甲、蒲公英等。②息风定惊：用于温热病，热毒炽盛之高热神昏、惊痫抽搐，常配伍犀角、钩藤、黄芩等。

现代常用于治疗扁桃体炎、腮腺炎、乳腺炎、淋巴结结核、流行性脑脊髓膜炎、流行性乙型脑炎、毒蛇咬伤、慢性支气管炎、小儿肺炎、疟疾、宫颈糜烂、脱肛、神经性皮炎、蜂窝织炎、肺癌等。

[用法用量] 煎服：5～10 g；磨汁、捣汁或入散剂。外用：适量，捣敷；或研末调涂。

[使用注意] 体虚、无实火热毒者、阴证外疡及孕妇均忌服。

12. 拳参：见《本草图经》。为蓼科多年生草本植物拳参或耳叶蓼的根茎。主产于华北、西北及山东、河南、江苏、湖北等地。

[别名异名] 红重楼、红蚤休、草河车、紫参、山虾子、虾参、倒根草、刀枪药、马蜂七。

[性味归经] 苦，微寒。有小毒。归肝、胃、大肠经。

[功效应用] ①清热解毒：用于热毒所致痈肿疮毒、咽喉肿痛、毒蛇咬伤，单用，或与金银花、地丁等同煎服，亦可用鲜品捣烂外敷。②凉血止血：用于血热妄行之出血、吐血、衄血，可与阿胶、乌梅、甘草等水煎服；用于创伤出血，可研末外敷；用于痔疮出血，单用煎汤，熏洗患处。③止泻止痢：用于胃肠湿热所致泄泻、痢疾，单用，或与黄芩、芍药等配伍。此外，本品还可清肝定惊，与钩藤、全蝎、僵蚕、牛黄等配伍，用于热病高热神昏、惊痫抽搐以及破伤风等。

现代常用于治疗肝炎、细菌性痢疾、肠炎、慢性支气管炎、肺结核、淋巴结结核、子宫出血、痈疖、口腔炎、牙龈炎等。

[用法用量] 煎服：3～10 g；或研末，入丸、散。外用：适量，捣敷，或煎水含漱，或洗涤。

[使用注意] 无实火热毒者不宜。阴证外疡忌服。

13. 漏芦：见《神农本草经》。为菊科多年生草本植物祁州漏芦或禹州漏芦的根。主产于东北、华北、西北等地。

[别名异名] 野兰、鬼油麻、椰头花。

[性味归经] 苦、咸，寒。归胃、大肠经。

[功效应用] ①清热解毒，消肿排脓：用于痈疽发背，常与生黄芪、连翘、大黄等同用，如漏芦汤（《集验背疽方》）；用于瘰疬，常与紫花地丁、浙贝母、金银花同用；用于痄腮，可与板蓝根、牛蒡子、甘草同用。②通经下乳：用于乳痈肿痛，乳汁不下及湿痹拘挛，骨节疼痛。治乳痈，可与瓜蒌、蛇蜕同用，即漏芦散（《太平惠民和剂局方》）；治乳汁不通，常与穿山甲、王不留行等同用；治痹痛，可与地龙、生姜配伍，即古圣散（《圣济总录》）。

现代常用于治疗乳腺炎、乳汁不通、腮腺炎、风湿性关节炎等。

[用法用量] 煎服：5～10 g（鲜者 50～100 g）；或入丸、散。外用：适量，煎水洗；或研末调敷。

[使用注意] 气虚、疮疡平塌不起者及孕妇忌服。

14. 土茯苓：见《本草纲目》。为百合科攀援状灌木土茯苓的根茎。我国南部各省均有分布。

[别名异名] 禹余粮、刺猪苓、过山龙、仙遗粮、过岗龙、山归来、久老薯、山遗粮、尖光头。

[性味归经] 甘、淡，平。归肝、胃经。

[功效应用] ①解毒消肿：用于梅毒，单用煎服，或与金银花、白鲜皮、威灵仙、甘草等同用；用于痈肿疮疡、瘰疬溃烂、丹毒恶疮，单用煎服；或研末醋调敷，也可配伍金银花、连翘、蒲公英等。②杀虫止痒：用于风湿热毒郁于肌肤所致皮肤瘙痒、癣疮，水煎

当茶饮，或配伍生地黄、赤芍、地肤子、黄连、苦参、龙胆等；用于阴痒，可与蛇床子、地肤子、白矾、花椒煎汤熏洗或坐浴。③除湿活络：用于风湿痹痛、筋骨拘挛、关节不利，可配伍威灵仙、寻骨风、鸡血藤等。此外，若与车前草、滑石、木通、萹蓄等同用，又治尿淋涩痛。

现代常用于治疗钩端螺旋体病、梅毒、荨麻疹、皮肤溃疡、风湿性关节炎、泌尿系感染、肾炎性水肿、肾结核、颈淋巴结结核、慢性胃炎、消化不良、功能失调性子宫出血、白带过多等。

[用法用量] 煎服：15～30 g。外用：适量，研末调敷。

[使用注意] 肝肾阴亏者慎服。

15. 鱼腥草：见《名医别录》。为三白草科多年生草本植物蕺菜的带根全草。主产于长江流域以南各地。

[别名异名] 蕺菜、臭腥草、奶头草。

[性味归经] 辛，寒。归肺经。

[功效应用] ①清热解毒，消痈排脓，用于肺热咳嗽及肺痈。治疗肺热咳嗽，常与黄芩、桑白皮、桔梗、贝母等同用；治疗肺痈，常配伍芦根、桔梗、冬瓜子、天花粉等。若与金银花、紫花地丁、连翘等配伍，内服或外用，又治热毒疮疡。②利尿通淋：用于热淋涩痛，单用，或与木通、滑石、车前子等同用。此外，与山楂炭同用，可治痢疾；煎汤熏洗，可治妇女外阴瘙痒。

现代常用于治疗肺脓肿、肺炎、急性或慢性气管炎、泌尿系结石、泌尿系感染、局部化脓性炎症、中耳炎、肠炎、子宫颈炎等。

[用法用量] 煎服：10～15 g（鲜者 30～60 g）或捣汁服。外用：适量，煎水熏洗或捣敷。

[使用注意] 虚寒证及阴性外疡忌服。

16. 金荞麦：见《李氏草秘》。为蓼科多年生草本植物天荞麦的根茎及根。分布于我国中部、东部和西南部。

[别名异名] 金锁银开、苦荞头、野荞子、铁石子、透骨消、蓝荞头、荞麦三七、开金锁。

[性味归经] 苦、酸，寒。归肺、肝经。

[功效应用] ①清热解毒：用于痈肿疮毒、乳痈、蛇咬伤，多外用，可配伍蒲公英、地丁等，若配合煎汤内服效果更佳；用于咽喉肿痛，可单用，亦可配伍射干、山豆根等；治瘰疬，常与何首乌等药同用。②清泄肺热：用于肺热咳嗽，可与麻黄、杏仁、石膏等同用；用于肺痈，单用，亦可与桔梗、鱼腥草、桃仁、薏苡仁等同用。③祛风除湿：用于风湿痹痛，可与独活、牛膝、当归等同用。此外，若与焦山楂、生甘草同用，又治痢疾；与马蹄金、凤尾草、蕹菜同用，又治湿热黄疸。

现代常用于治疗扁桃体炎、肺脓肿、肺炎、肺源性心脏病、肺气肿、细菌性痢疾、风湿性关节炎等。

[用法用量] 煎服：15～45 g；外用：适量，捣汁涂敷。

17. 大血藤：见《简易草药》。为木通科落叶攀援灌木大血藤的茎藤。主产于我国南部各地。

[别名异名] 血藤、大活血、红藤、血木通、过血藤、八卦藤、山红藤、大血通、红血藤。

[性味归经] 苦，平。归肝、大肠经。

[功效应用] ①祛风通络：用于风湿痹痛、腰膝酸痛、四肢麻木，单味煎服，或配伍牛膝、青皮、长春七、朱砂七等。②活血散瘀：用于瘀血阻滞之月经不调、经闭腹痛，可配伍当归、赤芍、地黄、川芎、香附等；用于跌打损伤、瘀血肿痛，可与骨碎补共捣烂外敷，或与乳香、没药、苏木等同用。③解毒消痈：用于毒热瘀结之肠痈腹痛，常配伍金银花、连翘、牡丹皮等，如红藤煎（《临床经验汇编》）；用于乳痈肿痛，煎服并捣敷。④利尿通淋：用于湿热内蕴之血淋，小便不利，可与白茅根、车前草等同用。

现代常用于治疗风湿性关节炎、急性或慢性阑尾炎、乳腺炎、肠道寄生虫病、泌尿系统感染、瘤型麻风结节反应、烧烫伤等。

[用法用量] 煎服：10～15 g；研末；或浸酒。外用：适量，捣敷。

[使用注意] 本品活血散瘀，有碍胎元，故孕妇慎服。

18. 败酱草：见《神农本草经》。为败酱科多年生草本植物黄花败酱或白花败酱等的带根全草。全国大部分地区均有分布，主产于长江流域中下游各省。

[别名异名] 鹿肠、泽败、鹿酱、苦菜、苦猪菜、野苦菜。

[性味归经] 苦、辛，微寒。归肝、肺、胃、大肠经。

[功效应用] ①消痈排脓：用于肠痈、肺痈、热毒疮痈、痄腮。治肠痈未成脓者，常与金银花、牡丹皮、赤芍等配伍；治肠痈已成脓者，常与薏苡仁、附子等同用，如薏苡附子败酱散（《金匮要略》）；治肺痈、咳吐脓血，常与鱼腥草、芦根、桔梗等配伍；治疮痈及痄腮，鲜品捣敷并煎水内服。②祛瘀止痛：用于血瘀而致的胸痛、腹痛、腹胀、腹部硬块、产后瘀滞腹痛，水煎服，或配伍五灵脂、当归、川芎、赤芍、白芍、乳香、没药、泽兰等。

现代常用于治疗急性阑尾炎、流行性腮腺炎、乳腺炎、淋巴管炎、肺脓肿、急性或慢性肝炎、肠炎、痢疾、子宫颈炎、眼结膜炎、毒蛇咬伤等。

[用法用量] 煎服：10～15 g（鲜者 60～120 g）。外用：适量，捣敷。

[使用注意] 脾胃虚弱，食少泄泻者忌服。

19. 射干：见《神农本草经》。为鸢尾科多年生草本植物射干的根茎。主产于湖北、河南、江苏、安徽等地。

[别名异名] 嫩射干、射干片、乌善、扁竹、开喉箭、剪刀草、蝴蝶花根、铁扁担、山蒲扇、绞剪草、野萱花。

[性味归经] 苦，寒。有小毒。归肺、肝经。

[功效应用] ①解毒利咽：用于痰热壅盛，或感受风热所致的咽喉肿痛，常与荆芥、连翘、山豆根、牛蒡子、桔梗等同用。②消痰定喘：用于痰涎壅盛、咳嗽上气等症。治风热咳嗽、痰涎壅盛者，可与前胡、杏仁、贝母同用；治风寒咳嗽、痰多清稀者，常与麻黄、细辛、生姜、五味子等同用，如射干麻黄汤（《金匮要略》）。此外，还可去瘀散结，用于跌打损伤，单用捣敷。

现代常用于治疗扁桃体炎、支气管炎、哮喘、肺炎、咽喉炎、肝脾大、腮腺炎、乳腺炎等。

[用法用量] 煎服：3～10 g；或入丸、散；或鲜用捣汁服。外用：适量，研末吹喉；或调敷。

[使用注意] 其性善降，服之易泻，脾虚便溏及无实火者不宜服。孕妇忌用。

20. 山豆根：见《开宝本草》。为豆科灌木越南槐的根。主产于广西、广东、贵州等地。

[别名异名] 山大豆根、苦豆根、广豆根。

[性味归经] 苦，寒。归心、肺、胃、大肠经。

[功效应用] 解毒利咽：用于热毒上攻之咽喉肿痛，牙龈肿痛，单用煎服或含漱；或配伍玄参、麦冬、桔梗、射干、牛蒡子、甘草等。若与大黄、升麻、朴硝制蜜丸治疗上证，即山豆根丸（《仁斋直指方》）。此外，单用内服，又治湿热黄疸，赤白痢疾，有清利湿热之能；研末调敷，还治疮癣。

现代常用于治疗咽喉炎、扁桃体炎、钩端螺旋体病、宫颈糜烂等。

[用法用量] 煎服：10～15 g；或磨汁。外用：适量，含漱；或捣敷。

[使用注意] 脾胃虚寒泄泻者忌服。

21. 马勃：见《名医别录》。为马勃科植物脱皮马勃、大颓马勃或紫颓马勃的子实体。主产于内蒙古、甘肃、陕西、江苏、湖北等地。

[别名异名] 马屁勃、灰菇、牛屎菌、灰包菌、人头菌、大气菌、鸡肾菌。

[性味归经] 辛，凉。归肺经。

[功效应用] ①利咽消肿：用于肺热上壅之咽喉肿痛，鼻干咽燥，单味研粉吹喉，或蜜水调服，或为丸噙咽；亦常与板蓝根、牛蒡子、连翘、射干、黄芩、玄参、荆芥、薄荷等同煎服。②清肺止咳：用于肺热咳嗽兼咽喉肿痛，声音嘶哑，可研末，炼蜜为丸吞服；亦可配伍前胡、杏仁、荆芥、薄荷、蝉蜕、牛蒡子、锦灯笼、桔梗、甘草等同煎服。③凉血止血：用于血热妄行之吐血、衄血，外伤出血等。治吐血、衄血，可单用研粉，米汤调下，或与侧柏叶、白茅根、黄芩炭、炒栀子等同用；治外伤出血，可研粉撒敷患处。

现代常用于治疗急性咽炎、急性扁桃体炎、流行性腮腺炎、急性支气管炎、支气管扩张、外伤出血、鼻出血、外科手术出血、疖肿等。

[用法用量] 煎服：3～5 g（包煎）；或入丸、散。外用：适量，研末撒；或调敷；或吹喉。

[使用注意] 风寒咳嗽失音者忌用。外用止血，须经高温蒸气消毒。

22. 青果：见《日华子诸家本草》。为橄榄科植物橄榄的果实。分布于广东、广西、四川、云南、台湾、福建等地。

[别名异名] 橄榄、青橄榄、甘榄、橄榄子。

[性味归经] 甘、酸、涩，平。归肺、胃经。

[功效应用] ①清肺利咽：用于肺虚火郁而致干咳少痰、咳嗽痰血，可与瓜蒌、海浮石、浙贝母、栀子等同用；用于咽喉肿痛。口干舌燥，常与生地黄、玄参、麦冬等同用；咽痛音哑者，可与桔梗、甘草等配伍。②生津止渴：用于暑热烦渴，单用服食，或捣汁，与梨汁、甘蔗汁同饮。③醒酒和胃：用于醉酒、鱼蟹毒，可煎浓汁频饮，或单味嚼食。④止泻止痢：用于泄泻、痢疾，单味煎服。

现代常用于治疗急性咽喉炎、急性细菌性痢疾等。

[用法用量] 煎服：6～12 g；或熬膏；入丸剂。

23. 锦灯笼：见《神农本草经》。为茄科多年生草本植物酸浆的全草。我国大部分地区均有分布。

[别名异名] 灯笼草、酸浆、金灯笼、灯笼果、天泡果、鬼灯笼。

[性味归经] 酸、苦，寒。归肺、脾经。

[功效应用] ①清热化痰：用于肺热咳嗽，痰多黄稠，常与桑叶、瓜蒌、桔梗、前胡、杏仁等同用。②利咽消肿：用于咽喉肿痛，单味煎服，或与牛蒡子、射干、桔梗、甘草等配伍。③利水通淋：用于水肿、小便不利、淋证，可与车前草、海金沙、金钱草、泽兰等同用。

现代常用于治疗急性支气管炎、肺炎、咽喉炎、扁桃体炎、尿路感染、肾炎性水肿。

[用法用量] 煎服：5～10 g。外用：适量，捣敷；或煎水洗。

[使用注意] 脾胃虚弱者及孕妇禁服。

24. 金果榄：见《本草纲目拾遗》。为防己科植物金果榄或青牛胆的块根。主产于广西、湖南、贵州等地。

[别名异名] 金楛榄、地胆、九牛胆、地苦胆、金牛胆、山茨菇、金线吊葫芦、九牛子、九龙胆、雪里开。

[性味归经] 苦，寒。归肺、胃经。

[功效应用] ①清热解毒：用于咽喉肿痛、乳蛾、口舌生疮，单用水煎服，或与连翘、牛蒡子同用，亦可与硼砂、冰片、八爪金龙共为末，吹于患处；用于痈肿疮毒，可与鲜苍耳草捣汁服，亦可加冰片少许，加醋磨汁外敷；用于水火烫伤，可与土大黄、生地榆各等量，研粉，麻油调涂患处。②除湿止泻：用于湿热泻痢，单用煎服或研粉服，亦可与海蚌含珠、地锦等同用。

现代常用于治疗急性咽喉炎、扁桃体炎、痈、疖、急性细菌性痢疾、烧烫伤。

[用法用量] 煎服：3～10 g；研末每次 1～2 g。外用：适量，捣敷；或研末吹喉。

[使用注意] 脾胃虚寒者忌服。

25. 木蝴蝶：见《本草纲目拾遗》。为紫葳科高大乔木木蝴蝶的种子。主产于云南、广西、贵州。

[别名异名] 千张纸、玉蝴蝶、云故纸、破布子、白玉纸、白千层、鸭船层纸、海船皮、千纸肉。

[性味归经] 苦、甘，凉。归肝、肺、胃经。

[功效应用] ①清肺利咽：用于肺热壅盛之干咳、声音嘶哑、咽喉肿痛，可与胖大海、蝉蜕、甘草、冰糖，或玄参、沙参、麦冬、金银花同用；用于外感风热，或痰热蕴肺所致咳嗽，可与款冬花、桑白皮、杏仁等配伍。②疏肝和胃：用于肝胃气痛，单味研末，陈酒调服，亦可与木香、金铃子同用。此外，本品外用，又有收敛生肌作用，对于痈疽溃后久不收口，以及湿热所致下部浸淫，恶疮脓水淋漓，可研末撒布疮面，或用菜油调敷。

现代常用于治疗咽喉炎、久咳音哑、急性或慢性支气管炎、扁桃体炎、神经性胃痛等。

[用法用量] 煎服：6～10 g；研末，1.5～3 g。外用：适量，敷贴；或研末撒患处。

26. 白头翁：见《神农本草经》。为毛茛科多年生草本植物白头翁的根。分布于黑龙江、吉林、辽宁、河北、山东、河南、安徽、山西、陕西、江苏等地。同属植物兴安白头翁、朝鲜白头翁、细叶白头翁和蒙古白头翁的根亦供药用。

[别名异名] 白头公、野丈人。

[性味归经] 苦，寒。归大肠经。

[功效应用] ①解毒止痢：用于热毒血痢，单用，或与黄连、黄柏、秦皮同用，如白头翁汤（《金匮要略》）；若属产后血虚下痢，可配伍阿胶、甘草等，如白头翁加甘草阿胶汤（《金匮要略》）。②杀虫止痒：用于阴痒，可与苦参、蛇床子等煎水冲洗阴道。③凉血止血：用于血热所致鼻衄、痔疮出血、崩漏下血，单用，或配方使用；治衄血，可与黄芩、白茅根等配伍；治痔疮出血，常与地榆、槐角等同用；治崩漏下血，可与棕榈炭、莲蓬炭等同用。此外，与薏苡仁、樗白皮、苦参等同用，又治妇女带下症。

现代常用于治疗阿米巴痢疾、细菌性痢疾及滴虫阴道炎等。

[用法用量] 煎服：10～15 g（鲜者 15～30 g）。外用：适量，捣涂或煎水冲洗。

27. 马齿苋：见《本草经集注》。为马齿苋科一年生肉质草本植物马齿苋的全草。全国各地均产。

[别名异名] 马齿草、马齿菜、长命菜、安乐菜、蛇草、狮子草、蚂蚁菜。

[性味归经] 酸，寒。归胃、大肠经。

[功效应用] ①清利湿热：用于湿热泻痢、便下脓血，单用，或与黄连、黄芩、白头翁、车前子等同用；或与粳米煮粥，如马齿粥（《圣惠方》）；亦可稍煮后加大蒜拌食。②解毒消肿：用于热毒疮疡，单用大剂量煎服，并外洗；或以鲜品捣烂外敷；或与蒲公英、地丁等配伍使用。③凉血止血：用于血热妄行之尿血、便血、痔疮出血、崩漏下血，单用捣汁服，或与地榆、槐角、凤尾草等同用。

现代常用于治疗急性胃肠炎、细菌性痢疾、病毒性肝炎、肺脓肿、泌尿系感染、慢性肾炎、钩虫病、乳腺炎、急性阑尾炎、皮肤化脓性感染、黄水疮、臁疮、足癣感染、糜烂渗出性皮损、产后出血、功能失调性子宫出血、淋巴结结核溃烂、小儿腹泻及百日咳等。

[用法用量] 煎服：10～15 g（鲜品 60～120 g）；或捣汁饮。外用：捣敷，烧灰研末调敷或煎水洗。

[使用注意] 脾胃虚寒肠滑泄泻者忌服。不得与鳖甲同用煎服。

28. 鸦胆子：见《本草纲目拾遗》。为苦木科常绿灌木或小乔木鸦胆子的果实。主产于广东、广西等地。

[别名异名] 老鸦胆、苦榛子、苦参子、鸦蛋子、鸭蛋子、鸭胆子、小苦楝。

[性味归经] 苦，寒。有毒。归大肠、肝经。

[功效应用] ①解毒止痢：用于热毒血痢、里急后重，单用去壳，囫囵吞服，或龙眼肉包裹、开水冲服。②截疟：用于疟疾，单用入胶囊或龙眼肉包裹。③腐蚀赘疣：用于鸡眼、寻常疣，捣烂敷患处。

现代常用于治疗阿米巴痢疾、疟疾、滴虫阴道炎、肛门裂、赘瘤等。

[用法用量] 内服：用龙眼肉或胶囊包裹，饭后吞服，每次 15～20 粒，1 日 3 次。外用：适量，捣敷。

[使用注意] 本品对胃肠有刺激，故脾胃虚弱、呕吐者及孕妇忌服。

29. 地锦草：见《嘉祐补注神农本草》。为大戟科一年生草本植物地锦草的全草。全国各地均产。

[别名异名] 血见愁、铺地锦、草血竭、奶浆草、粪脚草、铺地红、卧蛋草。

[性味归经] 苦、辛，平。归肝、胆、胃、大肠经。

[功效应用] ①清利湿热：用于热毒泻痢、便下脓血，单用，或与白头翁、马齿苋、黄连等同煎服；用于湿热黄疸、小便不利，可配伍茵陈、栀子等；用于淋证、小便涩痛，单用，或与白茅根、车前草等同用。②清热解毒：用于疮疡肿毒、蛇咬伤，既可内服，亦可捣烂外敷。③化瘀止血：用于多种内外出血证。治吐衄，可配生地黄、牡丹皮；治便血、血痢、痔疮出血，可配伍地榆、槐花；治崩漏下血，可配伍蒲黄、茜草；治外伤出血，可捣敷，或用干品研末外敷。

现代常用于治疗细菌性痢疾、肠炎、尿路感染、黄疸、上消化道出血、痔疮出血等。

[用法用量] 煎服：10～15 g（鲜品加倍）；或入散剂。外用：鲜品适量，捣敷；或干品研末撒。

30. 委陵菜：见《救荒本草》。为蔷薇科多年生草本植物委陵菜的根或带根全草。全国大部地区有分布。

[别名异名] 翻白菜、翻白草、天青地白、老鸦爪。

[性味归经] 苦，寒。归大肠、肺、肝经。

[功效应用] ①凉血止痢：用于痢疾腹痛，常与白头翁、十大功劳等同用。②凉血止血：用于血热妄行之月经过多、崩漏下血、衄血、咯血、尿血、便血等，单用鲜草或干品水煎，加少量红糖服；亦可配伍侧柏叶、大蓟、小蓟等。

现代常用于治疗急性细菌性痢疾、阿米巴痢疾、各种出血性疾病。

[用法用量] 煎服：15～30 g；研末或浸酒。外用：适量，煎水洗；或捣敷；或研末敷。

31. 翻白草：见《救荒本草》。为蔷薇科多年生草本植物翻白草的全草。全国各地均有分布。

[别名异名] 细沙扭、鸡脚爪、土人参、茯苓草、天青地白。

[性味归经] 甘、微苦，平。归肝、脾、大肠经。

[功效应用] ①清热解毒：用于咽喉肿痛、口舌生疮，鲜草适量，捣烂取汁含咽，或与地丁水煎服；用于痈肿疮毒、乳痈，单用，水酒煎服，或与鲜犁头草、鲜半边莲、鲜天胡荽洗净捣烂，外敷患处；用于瘰疬痰核，可用黄酒浸12小时，隔水炖，加红糖服；用于臁疮溃烂，单用煎汤熏洗患处；用于痄腮，单用其根，烧酒磨汁涂患处。②收敛止血：用于各种内外出血证，单用煎服或揉碎外敷患处。此外，若与白头翁、赤芍、甘草同用，又治赤白痢疾。

现代常用于治疗急性咽炎、喉炎、口舌糜烂、疖痈、阿米巴痢疾、颈淋巴结结核、急性乳腺炎、带下症等。

[用法用量] 煎服：10～15 g。

32. 半边莲：见《本草纲目》。为桔梗科多年生蔓生草本植物半边莲的全草。分布于江南和长江流域各地。

[别名异名] 半边花、瓜仁草、金菊草、脱水草、细米草。

[性味归经] 辛，凉。归心、小肠、肺经。

[功效应用] ①清热解毒：用于疔疮肿毒、乳痈、蛇虫咬伤，单用鲜草煎服，或捣汁服，渣外敷。②利水消肿：用于水肿臌胀、泄泻、痢疾，单用，或配伍使用。治疗水肿臌胀，常与茯苓、猪苓、白茅根、泽泻、大腹皮等同用。

现代常用于治疗蛇虫咬伤、疖肿、急性肾炎性水肿、晚期血吸虫病、肝硬化腹水等。

[用法用量] 煎服：10～15 g（鲜草30～60 g）。外用：适量，捣敷患处。

[使用注意] 虚性水肿忌用。

33. 白花蛇舌草：见《广西中药志》。为茜草科一年生草本植物白花蛇舌草的带根全草。分布于广东、广西、湖南、福建、浙江、江苏、云南、江西等地。

[别名异名] 蛇舌草、羊须草、蛇总管、二叶葎、蛇舌癀。

[性味归经] 苦、甘，寒。归胃、大肠、小肠、膀胱经。

[功效应用] ①清热利湿：用于膀胱湿热、小便短赤、淋沥热痛，单用，或与车前草、半边莲、石韦等同用。②解毒消痈：用于热毒疮痈、咽喉肿痛、毒蛇咬伤、肠痈，内服，或捣敷患处；治疗疮痈，常与金银花、连翘、菊花同用；治疗肠痈，常配伍红藤、败酱草等。此外，利用其清热解毒作用，亦可治疗多种癌症。

现代常用于治疗尿路感染、急性扁桃体炎、急性咽喉炎、阑尾炎、盆腔炎、附件炎、胃癌、食管癌、直肠癌等。

[用法用量] 煎服：30～60 g；或捣汁。外用：适量，捣敷。

34. 山慈菇：见《本草拾遗》。为兰科多年生草本植物独蒜兰、杜鹃兰的假球茎。主

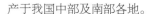

产于我国中部及南部各地。

[别名异名] 山茨菇、朱菇、毛菇、毛慈菇。

[性味归经] 甘、微辛，寒。归肝、脾、肾经。

[功效应用] 解毒消肿：用于痈疽疔毒，瘰疬结结核，单用煎服，或捣烂外敷，或与麝香、千金子、大戟、雄黄、五倍子、朱砂等研末，用糯米糊制成锭子，研服，或磨汁外涂，如紫金锭（《百一选方》），亦可与金银花、蒲公英、地丁等配伍；用于热毒上攻之咽喉肿痛，可与山豆根、射干、重楼同用，如秘传解毒丸（《普济方》）；用于毒蛇咬伤，可用鲜品适量，捣烂敷伤口周围。

现代常用于治疗疮疖、颈淋巴结结核、蛇咬伤等。还可用于乳腺癌、宫颈癌、食管癌、肺癌、胃癌、恶性淋巴癌、皮肤癌、慢性和迁延性肝炎等。

[用法用量] 煎服：3～5 g；或磨汁；或入丸、散。外用：适量，磨汁涂；或研末调敷。

[使用注意] 正虚体弱者慎服。

35. 熊胆：见《药性论》。为熊科动物黑熊的干燥胆汁。主产于东北及华北地区。

[别名异名] 黑瞎子胆。

[性味归经] 苦，寒。归肝、胆、脾、胃经。

[功效应用] ①明目祛翳：用于肝热目赤，目生翳障，可用熊胆少许，入冰片 1～2 片，化水点眼，如熊胆丸（《齐东野语》）。②解毒杀虫：用于疮毒肿痛，咽喉肿痛，单用，或与冰片少许，研末，猪胆汁调搽患处。③清热镇痉：用于小儿高热所致惊痫瘛疭，可用熊胆与乳汁、竹沥同用化服。

现代常用于治疗小儿高热抽搐、结膜炎、龋齿等。

[用法用量] 内服：入丸、散，0.15～0.3 g。外用：适量，研末调敷；或点眼。

[使用注意] 恶防己、地黄。虚证禁用。

36. 千里光：见《本草图经》。为菊科多年生草本植物的千里光的全草。主产于我国南部各地。

[别名异名] 千里及、眼明草、九里光、黄花草、一扫光、天青红、木莲草、九里明。

[性味归经] 苦、辛，寒。归肝、肺、大肠经。

[功效应用] ①清热解毒：用于痈肿疮毒，单用煎服，或鲜品捣敷，亦可与金银花、蒲公英、地丁、野菊花同用；用于咽喉肿痛，可与重楼、桔梗、玄参、甘草等同用；用于水火烫伤，可与白及水煎浓汁外搽；用于毒蛇咬伤，可用鲜草与雄黄 20∶1 配合，捣烂敷患处。②清热利湿：用于湿热泻痢，单用煎服，或配伍使用；用于淋证、小便不利，可与穿心莲各 10 g，水煎服。③清肝明目：用于目赤肿痛，单用煎汤熏洗，或与夏枯草、决明子、谷精草等同煎服，或制成眼药水滴眼。④杀虫止痒：用于干湿癣疮、湿疹、阴囊瘙痒，单用水煎洗患处，或煎汁浓缩成膏，涂搽患处。

现代常用于治疗上呼吸道感染、扁桃体炎、咽喉炎、流行性脑脊髓膜炎、大叶性肺炎、急性细菌性痢疾、急性肠炎、急性阑尾炎、黄疸型病毒性肝炎、胆囊炎、钩端螺旋体病、滴虫阴道炎、子宫颈炎、外伤感染、烧烫伤感染、大面积褥疮、下肢溃疡、毒血症、败血症、慢性支气管炎、稻田皮炎、急性或亚急性结膜炎、慢性结膜炎、沙眼、浅层点状角膜炎、角膜溃疡等。

[用法用量] 煎服：10～15 g（鲜品 15～30 g）。外用：适量，煎水洗；捣敷；或熬膏涂。

[使用注意] 脾胃虚寒泄泻者忌服。

37. 白蔹：见《神农本草经》。为葡萄科藤本植物白蔹的块根。主要分布于华东、中南、华北、东北地区。

[别名异名] 白蔹根、见肿消、山地瓜、猫儿卵、穿山老鼠。

[性味归经] 苦、辛，微寒。归心、脾、肝经。

[功效应用] ①解毒散结：用于痈肿疮疡，瘰疬痰核。治疮疡初起，可单用研末水调敷，或鲜品捣敷、并煎水内服，亦可配伍金银花、连翘、蒲公英、地丁等；若疮疡脓成未溃者，可配伍皂角、苦参、天南星等制膏外用，以促其溃破排脓；若疮疡溃后不敛者，可与白及、络石藤共研粉，干撒疮口以生肌收口，如白蔹散（《鸡峰普济方》）。治瘰疬，常与玄参、赤芍、大黄等研末，醋调外敷患处，如白蔹散（《太平圣惠方》）。②敛疮生肌：用于水火烫伤，单用研末外敷，或与地榆各等分为末外用；用于手足皲裂，可与白及、大黄、冰片为伍。

现代常用于治疗痈、疖、脓肿等急性化脓性感染及急性淋巴结炎。

[用法用量] 煎服：5～15 g。外用：适量，研末撒；或调涂。

[使用注意] 脾胃虚寒及无实火者忌服。反乌头。

38. 四季青：见《本草拾遗》。为冬青科常绿乔木冬青的叶。分布于长江流域以南各地。

[别名异名] 四季青叶、小叶冬青。

[性味归经] 苦、涩，寒。归肺、胃、大肠、小肠经。

[功效应用] ①清热解毒：用于水火烫伤、热毒疮疡、溃而不敛，煎水外洗，或制成药膏、乳剂外涂，亦可捣烂外敷；用于肺热咳嗽、咽喉肿痛、泄泻痢疾，煎水内服。②收敛止血：用于创伤出血，鲜品捣烂外敷。此外，还可治疗脱疽。

现代多用于烧烫伤、急性或慢性支气管炎、肺炎、急性咽喉炎、扁桃体炎、肠炎、细菌性痢疾、泌尿系感染、血栓闭塞性脉管炎、下肢溃疡等。治疗下肢溃疡，可以浓缩煎剂加鱼肝油等乳制剂外用。

[用法用量] 煎服：15～60 g。外用：适量，捣敷；或制成乳剂；水剂；膏剂外涂。

39. 绿豆：见《开宝本草》。为豆科一年生草本植物绿豆的成熟种子。全国大部分地区均有种植。

[别名异名] 青小豆。

[性味归经] 甘，寒。归心、胃、肝经。

[功效应用] ①清热解暑：用于暑热烦渴、尿赤，单用煮汤饮服，亦可以与西瓜翠衣、荷叶、青蒿等同用，以增强其消暑化湿之功。②清热解毒：用于热毒疮疡肿毒，单用煎服，或与大黄为末加薄荷汁、蜂蜜调敷患处。用于误服巴豆、附子、砒石等药物中毒，可单用研末，加冷开水浸泡，滤汁内服，或与黄连、甘草同用。

现代多用于预防中暑、药物中毒之解救等。

[用法用量] 煎服：15～30 g（大剂量可以用至 120 g）；或研末，生研绞汁。外用：适量，研末调敷。

[使用注意] 药用不可以去皮。脾胃虚寒滑泻者慎服。

（四）清热凉血

1. 生地黄：见《神农本草经》。为玄参科多年生草本植物地黄和怀庆地黄的根茎。主产于河南、河北、陕西等地。

[别名异名] 地黄、鲜地黄、怀生地、原生地、干生地、怀地黄。

[性味归经] 甘、苦，凉。归心、肝、肾经。

[功效应用] ①清热凉血：用于温热病热入营血，壮热烦渴、斑疹隐隐、神昏、舌绛，常与玄参、丹参、赤芍、金银花、连翘等同用，如清营汤（《温病条辨》）；用于血热吐衄，可以鲜生地黄与生侧柏叶、生荷叶等同用，如四生丸（《妇人良方》）；用于血热尿血、血淋，可与白茅根、大蓟、小蓟等同用；用于妇女崩漏下血，可以鲜地黄汁与益母草汁同服。②滋阴清热：用于阴虚内热、骨蒸潮热，可与知母、地骨皮同用。若为热病后期，余热未尽，阴津已伤而见低热不退、夜热早凉、口干发热、舌红脉数，可用干地黄与知母、青蒿、鳖甲等同用，如青蒿鳖甲汤（《温病条辨》）；用于温病伤津，肠燥便秘，可与玄参、麦冬同用，如增液汤（《温病条辨》）；若肺肾阴虚之劳热咳嗽，或痰中带血，可配伍川贝母、麦冬、百合等。③生津止渴：用于热病伤阴，烦渴多饮，可与沙参、麦冬、玉竹等同用，如益胃汤（《温病条辨》）。此外，若与荆芥、防风、牡丹皮、白蒺藜、白鲜皮等凉血祛风药同用，又治血分风热所致风疹瘙痒。

　　现代常用于治疗高血压、糖尿病、冠心病、甲状腺功能亢进症、病毒性心肌炎、慢性肾衰竭、流行性出血热、流行性脑脊髓膜炎、过敏性紫癜、荨麻疹、湿疹、脂溢性皮炎、神经性皮炎、功能失调性子宫出血、消化道出血、口腔溃疡、牙周炎等。

　　[用法用量] 煎服：10～15 g（大剂量 30～60 g）；熬膏；或入丸、散。外用：适量，捣敷。

　　[使用注意] 脾胃虚弱，胃虚食少及胸膈多痰者慎服。

　　2. 玄参：见《神农本草经》。为玄参科多年生草本植物玄参的根。主要分布于长江流域及江南各省。

　　[别名异名] 元参、玄元参、黑玄参、黑参。

　　[性味归经] 甘、苦、咸，寒。归肺、胃、肾经。

　　[功效应用] ①清热凉血：用于温病热入营血、伤阴劫液、身热口干、舌绛发斑，常与生地黄、犀角、丹参等配伍，如清营汤（《温病条辨》）；若邪陷心包之神昏，常与连翘心、莲心等配伍，如清宫汤（《温病条辨》）。②滋阴降火：用于阴虚燥咳，虚火咽痛，肠燥便秘。治疗阴虚肺燥之干咳少痰、咯血潮热，常配伍百合、川贝母等，如百合固金汤（《验方集解》）；治疗虚火上炎之咽喉肿痛，常配伍生地黄、麦冬、甘草等，如养阴清肺汤（《重楼玉钥》）；咽痛属风热者，可配伍荆芥、桔梗、黄芩等，如玄参解毒汤（《外科正宗》）；治疗阴虚肠燥便秘，常配伍生地黄、麦冬等，如增液汤（《温病条辨》）。③解毒散结：用于瘰疬痰核，痈肿疮疡，脱疽。治疗瘰疬痰核，可配伍浙贝母、牡蛎，即消瘰丸（《医学心悟》）；治疗痈肿疮疡，可配伍金银花、连翘、紫花地丁等。若配伍金银花、当归、甘草，即四妙勇安汤（《验方新编》），可治脱疽证。

　　现代常用于治疗热性传染病之高热、神昏、出血、慢性咽炎、扁桃体炎、颈淋巴结结核、颈淋巴结炎、血栓闭塞性脉管炎、肺结核等。

　　[用法用量] 煎服：10～12 g（大剂量 30～90 g）。

　　[使用注意] 脾胃虚寒、胸闷、少食、便溏者忌用。反藜芦。

　　3. 牡丹皮：见《神农本草经》。为毛茛科多年生落叶小灌木牡丹的根皮。主产于安徽、河南、河北、山东、四川、陕西等地，全国各地均有栽培。

　　[别名异名] 粉牡丹、丹皮、酒丹皮、丹皮炭、丹根、牡丹根皮。

　　[性味归经] 苦、辛，寒。归心、肝、肾经。

　　[功效应用] ①清热凉血：用于温热病热入血分而见身热发斑、血热吐血、衄血、舌绛、脉数者，常与犀角、地黄、赤芍同用，即犀角地黄汤（《备急千金要方》）；治热病后期，热伏阴分，夜热早凉，常与青蒿、鳖甲等同用，如青蒿鳖甲汤（《温病条辨》）；治阴

虚发热、腰酸眩晕，常与地黄、山茱萸等同用，如六味地黄丸（《小儿药证直诀》）；治妇女血虚、经前发热，常与青蒿、地骨皮、黄柏、熟地黄、白芍等同用。②活血散瘀：用于血滞所致多种病症。治瘀血闭经、癥瘕积聚，常与桃仁、茯苓、赤芍、川芎、桂枝同用，即桂枝茯苓丸（《金匮要略》）；治跌打伤痛、癥瘕积聚，常与桃仁、茯苓、赤芍、桂枝同用，即桂枝茯苓丸（《金匮要略》）；治火毒疮疡，常与金银花、连翘、白芷等药配伍；治肠痈腹痛，可配伍大黄、芒硝、桃仁、冬瓜子，即大黄牡丹皮汤（《金匮要略》）；治跌打损伤、瘀血肿痛，又可与赤芍、乳香、没药等同用。③清肝泻火：用于肝郁火旺之日晡潮热、头痛目涩、颊赤口干及妇女月经不调，常与栀子、柴胡、芍药、当归等同用，如丹栀逍遥散（《内科摘要》）。

现代常用于治疗原因不明的发热、肺结核、肾结核、小儿夏季热、妇科术后低热、经闭、痛经、阑尾炎、跌打损伤、疮痈等。

[用法用量] 煎服：5～10 g；或入丸、散。

[使用注意] 血虚有寒、孕妇及月经过多者慎服。

4. 赤芍：见《本草经集注》。为毛茛科多年生草本植物芍药、草芍药、川芍药的根。主产于内蒙古、河北、辽宁、黑龙江、吉林。

[别名异名] 赤芍药、京赤芍、木芍药、红芍药。

[性味归经] 苦，微寒。归肝、脾经。

[功效应用] ①清热凉血：用于血热所致多种病症。治血热痈肿、焮热疼痛，常与当归、川芎、金银花、连翘等同用；治血热吐衄、斑疹色赤，常与犀角、生地黄、牡丹皮等同用，如犀角地黄汤（《备急千金要方》）。②散瘀止痛：用于血滞经闭、产后瘀滞腹痛，可与当归、川芎、桃仁、红花、炮姜等同用；治跌打损伤、血瘀肿痛，常与乳香、没药、当归、桃仁等同用；治血瘀头痛，可与川芎、白芷、当归、羌活等配伍；治胸痹心痛，可与川芎、降香、红花、丹参配伍，即冠心二号方。③清肝泄火：用于肝火上炎之目赤肿痛及肝郁气滞所致胁痛。前者，常与菊花、夏枯草、决明子等同用；后者，常与柴胡、香附、陈皮等同用。

现代常用于治疗经闭、痛经、痈疖、跌打损伤、冠心病、脑震荡后遗症等。

[用法用量] 煎服：5～10 g；或入丸、散。

[使用注意] 血虚者慎服，反藜芦。

5. 紫草：见《神农本草经》。为紫草科多年生草本植物紫草、新藏紫草或黄花软紫草的根。主产于东北、华北、新疆、西藏。

[别名异名] 山紫草、野紫草。

[性味归经] 苦，寒。归心、肝经。

[功效应用] ①凉血活血，解毒透疹：用于血热毒盛、斑疹不透，或斑出紫黑、色不红活，常与赤芍、蝉蜕等配伍，如紫草快斑汤（《张氏医通》）；若麻疹不透、疹色紫暗、兼咽喉肿痛者，可与牛蒡子、山豆根、甘草等配伍，如紫草消毒饮（《张氏医通》）；用于预防麻疹，减轻症状或减少发生，可用紫草 10 g 煎服，每日 1 次，连服 3 日；用于血热吐血、衄血，可与生地黄、白果肉等同用；用于水火烫伤，可用紫草研末，入植物油浸泡数天，滤取油液，涂敷患处，或配伍大黄、牡丹皮、黄柏等，麻油熬膏外用；治痈疽肿毒，可配伍当归、白芷、血竭、轻粉等制膏外用，如生肌玉红膏（《外科正宗》）；治湿疹，可配伍黄连、黄柏等，如紫草膏（《仁斋直指方》）。②清热利尿，滑肠通便：用于血热毒盛、小便淋痛、大便秘结。治疗血淋，常配伍车前子、栀子、连翘；治疗便秘，常与瓜蒌等分用。此外，与茵陈同用，又可治疗湿热黄疸。

现代常用于治疗小儿麻疹、过敏性紫癜、血小板减少性紫癜、子宫绒毛膜上皮癌、急性或慢性肝炎、玫瑰糠疹、扁平疣、银屑病、婴儿皮炎、湿疹等。

[用法用量] 煎服：3～10 g；或入散剂。外用：适量，熬膏，或制油涂。

[使用注意] 脾胃虚寒及大便溏薄者忌用。

6. 水牛角：见《名医别录》。为牛科动物水牛的角。主产于华南、华东地区。

[性味归经] 苦、咸，寒。归心、肝、胃经。

[功效应用] ①清热凉血：用于血热妄行之斑疹、吐血、衄血、血淋，煎服，或研末服，常代犀角与生地黄、牡丹皮、赤芍等配伍。②解毒定惊：用于温病高热、神昏、谵语及惊风抽搐，可代犀角与石膏、玄参、羚羊角等同用，如紫雪丹（《中华人民共和国药典》）；用于痈肿疮疡、咽喉肿痛，可与黄连、黄芩、连翘等同用，如水牛角解毒丸（《卫生部药品标准·中药成方制剂》）。用于咽喉肿痛，亦可与野菊花、板蓝根、荆芥穗等配伍。

现代常用于治疗流行性乙型脑炎、败血症、夏季热、精神分裂症、原发性血小板减少性紫癜、咽喉炎、口舌糜烂、疮疖等。

[用法用量] 煎服：15～30 g（大剂量 60～120 g），宜先煎 3 小时以上；或研末，每次 3～10 g。

（五）清泻虚热

1. 青蒿：见《神农本草经》。为菊科一年生草本植物黄花蒿或青蒿的全草。全国大部分地区均产。

[别名异名] 蒿、草蒿、三庚草、野兰蒿、黑蒿、香蒿、苦蒿、臭蒿、黄蒿、臭青蒿。

[性味归经] 苦、微辛，寒。归肝、胆经。

[功效应用] ①清热解暑：用于暑热外感之头晕胸闷、恶心，单用，或与金银花、荷叶、西瓜翠衣等同用；用于小儿感受暑热而见小便不利者，常以鲜品与车前草同用。②退热除蒸：用于阴虚发热、骨蒸潮热、夜热盗汗，常配伍秦艽、知母、鳖甲等，如清骨散（《证治准绳》）。③截疟：用于疟疾寒热，单用鲜品急煎服，或捣汁内服；兼感暑湿者尤佳，可配伍淡竹茹、半夏等，如蒿芩清胆汤（《通俗伤寒论》）。④祛湿杀虫：用于皮肤湿疹、疥疮、瘙痒，可与艾叶适量，煎水熏洗。

现代常用于治疗原因不明之发热、夏令感冒、中暑、疟疾、肺结核、慢性支气管炎、脂溢性皮炎等。

[用法用量] 煎服：3～10 g；或入丸、散；或鲜品捣汁服，30～120 g。外用：捣敷或煎汤熏洗。

[使用注意] 截疟以鲜品为佳，且不宜久煎。

2. 白薇：见《神农本草经》。为萝藦科多年生草本植物直立白薇或蔓生白薇的根。全国大部分地区有分布。

[别名异名] 白薇根、香白薇、东白薇、白微、龙胆白薇、白尾。

[性味归经] 苦、咸，寒。归肺、肝、胃经。

[功效应用] ①凉血退热：用于温热病后期，虚热骨蒸，常与生地黄、青蒿、地骨皮等药同用；治疗产后血虚发热、低热不退，可配伍人参、当归、甘草，即白薇汤（《本事方》）；治疗肺热咳嗽，常配伍浙贝母、海蛤壳等，共奏清热化痰之效。②利尿通淋：用于热淋、血淋，常与滑石、木通、淡竹叶、生地黄等同用。③解毒疗疮：用于疮痈肿毒、咽喉肿痛，既可内服，也可鲜品捣敷。

现代常用于治疗体虚低热、肺结核潮热、泌尿系感染等。

[用法用量]煎服：3～10 g。外用：适量，捣敷。

　　3. 地骨皮：见《神农本草经》。为茄科落叶蔓生灌木植物枸杞的根皮。全国各地均产。

　　[别名异名]枸杞根、山杞子根、红榴根皮、地辅、荃皮。

　　[性味归经]甘、淡，寒。归肺、肾经。

　　[功效应用]①凉血退蒸：用于阴虚血热所致骨蒸潮热、盗汗、小儿疳积发热，常与知母、鳖甲等同用，如清骨散（《证治准绳》）。②清泄肺热：用于肺热咳喘，常配伍桑白皮、甘草等，如泻白散（《小儿药证直诀》）。③凉血止血：用于血热妄行所致吐血、衄血、尿血，常与白茅根、侧柏叶等同用。此外，还可泄邪热而止烦渴，治疗消渴尿多，常配伍生地黄、天花粉等。

　　现代常用于治疗肺结核、糖尿病、高血压、慢性荨麻疹、药疹、过敏性紫癜、接触性皮炎、泛发性湿疹、青年扁平疣等。

　　[用法用量]煎服：6～15 g。

　　[使用注意]脾虚便溏者不宜用。

　　4. 银柴胡：见《本草纲目》。为石竹科多年生草本植物银柴胡的根。分布于陕西、甘肃、内蒙古、宁夏等地。

　　[别名异名]银胡、沙参儿、土参、山马踏菜根。

　　[性味归经]甘、苦，凉。归肝、胃经。

　　[功效应用]①凉血退蒸：用于阴虚发热、骨蒸潮热、盗汗，常与青蒿、鳖甲、胡黄连等同用，如清骨散（《证治准绳》）。②消疳退热：用于小儿疳热、纳呆、羸瘦，常与胡黄连、党参、白术等同用。

　　现代多用于治疗肺结核、骨关节结核、颈淋巴结结核、夏季热等所致低热，小儿疳积发热。

　　[用法用量]煎服：3～10 g；或入丸、散。

　　[使用注意]外感风寒及血虚无热者忌服。

　　5. 胡黄连：见《新修本草》。为玄参科多年生草本植物胡黄连或西藏胡黄连的根茎。胡黄连产于印度、印度尼西亚；西藏胡黄连产于西藏、云南、四川。

　　[别名异名]胡连、假胡连。

　　[性味归经]苦，寒。归肝、胃、大肠经。

　　[功效应用]①退蒸消疳：用于阴虚骨蒸、潮热、盗汗，常与银柴胡、地骨皮、鳖甲等同用，如清骨散（《证治准绳》）；用于小儿疳积发热，常与党参、白术、使君子等配伍，如肥儿丸（《医宗金鉴》），亦可用胡黄连15 g、五灵脂30 g，同研细末，以雄猪胆汁和丸如绿豆大，每日服1次，每次服10～20丸，米汤送服。②清热燥湿：用于湿热泻痢，单用，或与黄柏、黄芩、苦参等同用；用于痔疮，研末，与鹅胆汁外涂，瘘管已成者，可与穿山甲、石决明、槐花制丸服用。③凉血止血：用于热伤血络之吐血、衄血、痢血、便血，常与生地黄各等分，猪胆汁为丸服，即胡黄连散（《普济方》）。此外，与穿山甲（烧存性）等分为末，茶或鸡子清调涂，可治痈疮；人乳浸渍点眼，治疗目赤。

　　现代常用于治疗结核病、消耗性疾病之发热、黄疸型肝炎、肠炎、上消化道出血、结膜炎等。

　　[用法用量]煎服：3～10 g；或入丸、散。外用：适量，研末调敷；或浸汁点眼。

　　[使用注意]脾胃虚弱者慎服。

三、泻下药

（一）攻下

1. 大黄：见《神农本草经》。为蓼科多年生草本植物掌叶大黄、唐古特大黄或药用大黄的根茎。主产于甘肃、青海、四川西北部等地。

[别名异名] 将军、锦纹大黄、生大黄、熟大黄、酒大黄、大黄炭、川军、酒军。

[性味归经] 苦，寒。归胃、脾、大肠、肝、心包经。

[功效应用] ①泻下通便：用于胃肠实热便秘、腹部胀满、疼痛拒按，甚至高热不退、日晡潮热、神昏谵语，常与芒硝、枳实、厚朴同用，如大承气汤（《伤寒论》）；若脾阳不足之冷积便秘者，可配伍人参、附子、干姜等，如温脾汤（《备急千金要方》）；若兼气血不足之便秘，可配伍人参、当归等，如黄龙汤（《伤寒六书》）；若热结津伤之便秘，可配伍麦冬、生地黄、玄参，如增液承气汤（《温病条辨》）。②泻火解毒：用于热毒疮疡，研末调敷，或磨汁外涂，亦可与金银花、蒲公英、连翘等煎服；用于肠痈腹痛，可配伍牡丹皮、桃仁、芒硝、瓜蒌子，如大黄牡丹汤（《金匮要略》）；用于暴赤眼痛、口舌糜烂、咽喉肿痛，可单用开水泡服当茶饮。此外，单用研粉，用蜂蜜或麻油调涂敷患处，可治水火烫伤。③凉血止血：用于热伤血络之吐血、衄血、咯血，常与黄连、黄芩、生地黄、牡丹皮、栀子等配伍，如泻心汤（《金匮要略》）；现代治吐血、便血，常单用大黄粉，或配伍白及粉、乌贼骨粉内服；用于血淋，常配伍白茅根、血余炭等。④清利湿热：用于湿热泻痢，黄疸，淋证。治泻痢初起，可单用，或与黄连、黄芩、白芍等同用；治湿热黄疸、胸腹胀满、尿赤便秘，常与茵陈蒿、栀子同用，如茵陈蒿汤（《伤寒论》），若湿热内蕴、胁肋胀痛，可配伍柴胡、黄芩、郁金、枳壳等；治湿热淋证、小便短赤、灼热刺痛，可配伍木通、车前子、瞿麦、萹蓄、滑石等，如八正散（《太平惠民和剂局方》）。⑤逐瘀通经：用于瘀血阻滞诸证。治瘀血经闭，可配伍当归、益母草、红花、芍药等；治产后瘀阻腹痛、恶露不尽，常与桃仁、䗪虫等配伍，如下瘀血汤（《金匮要略》）；治跌打损伤、瘀血肿痛，常配伍桃仁、红花、乳香、没药、自然铜、骨碎补等，如夺命丹（《伤科补要》）。

现代常用于治疗便秘、消化不良、急性肠炎、细菌性痢疾、上消化道出血、急性肠梗阻、急性胰腺炎、急性胆囊炎、胆结石、急性黄疸型肝炎、急性扁桃体炎、口腔溃疡、牙龈炎、高脂血症、宫颈糜烂、阴道炎、盆腔炎、慢性前列腺炎、蜂窝织炎、脂溢性皮炎、湿疹、带状疱疹、泌尿系感染、泌尿道结石、烧烫伤、肿瘤等。

[用法用量] 煎服：3～12 g（泻下通便宜后下，或用开水泡服，不宜久煎）；或研末入丸、散，0.5～3 g。外用：适量，研末调敷；或煎水洗。

[使用注意] 生用泻下力强，熟用泻下力较缓而长于泻火解毒、清利湿热；酒制功擅活血，且善清上焦血分之热；炒炭长于凉血止血。本品峻烈攻下，易伤正气，脾胃虚寒、气血虚弱、妇女胎前产后、月经期、哺乳期均当慎用。

2. 芒硝：见《名医别录》。为天然硫酸钠矿物经煮炼而得的精制结晶。主产于河北、河南、山东、山西、江苏、安徽等省的碱土地区。

[别名异名] 盆消、马牙消、硝石。

[性味归经] 苦、咸，寒。归胃、大肠经。

[功效应用] ①攻积软坚：用于实热积滞，大便燥结，单用，或与大黄等同用，如大承气汤，调胃承气汤（《伤寒论》）。②泻火解毒：用于疮疡肿毒，咽喉肿痛，口舌生疮，目赤肿痛。治咽痛、口疮，常配伍硼砂、朱砂、冰片等，吹喉或扑撒患处，如冰硼散（《外科正宗》），也可制成西瓜霜（芒硝置西瓜中 2～3 日后扫取瓜壳上之结晶）吹喉；治

目赤肿痛，可水化点眼。此外，用纱布包裹芒硝，分置于乳房上，用胸带固定，可治疗乳痈或用于回乳。单用本品煎水熏洗，可治痔疮肿痛。

现代常用于治疗便秘、乳腺炎、急性咽喉炎、大骨节病、急性胆囊炎、痔疮、阑尾炎等。

[用法用量] 溶化服：3～10 g；或入丸、散。外用：适量，研末吹喉或化水点眼。

[使用注意] 本品易伤中阳，故脾胃虚寒者忌服。孕妇忌服。

3. 番泻叶：见《饮片新参》。为豆科草本状小灌木狭叶番泻叶或尖叶番泻叶的小叶。云南、海南有栽培。

[别名异名] 旃那叶、泻叶、泡竹叶。

[性味归经] 甘、苦，寒。归大肠、胃、脾、肝经。

[功效应用] ①泻热通便：用于热结便秘及老年习惯性便秘，单味沸水泡服，或研末，蜂蜜为丸服；亦可与枳实、厚朴等同用。②行水消胀：用于腹水臌胀，单味沸水泡汤服，或与二丑、大腹皮等同用。

现代常用于治疗热结便秘、产褥期便秘、习惯性便秘、急性机械性肠梗阻、胆道蛔虫病等。

[用法用量] 煎服：1.5～5 g（宜后下），沸水泡服或入丸、散 1.5～3 g。

[使用注意] 多服可引起恶心呕吐、腹痛、肠黏膜炎症、盆腔出血等。体虚、妊娠、授乳、月经期妇女、下部出血者忌用。若配藿香、香附等芳香类药可减轻胃肠反应。

4. 芦荟：见《开宝重订本草》。为百合科多年生草本植物库拉索芦荟、好望角芦荟及斑纹芦荟的叶汁浓缩后的制成品。产于广东、海南、广西、福建等地。

[别名异名] 真芦荟、草芦荟、卢会、讷会、象胆、奴会、劳伟。

[性味归经] 苦，寒。归肝、胃、大肠经。

[功效应用] ①泻下清肝：用于热结便秘，头晕目赤，且又烦躁失眠，肝火旺盛者，常与朱砂同用，即更衣丸（《先醒斋医学广笔记》）。若治肝经实火、心经有热所致的头晕头痛、耳聋耳鸣、狂躁易怒、惊痫抽搐而兼见大便秘结者，常与黄连、大黄、龙胆、青黛等同用，如当归芦荟丸（《医学六书》）。②杀虫疗疳：用于小儿虫积腹痛、面色萎黄消瘦之疳积证，常与人参、白术、茯苓、使君子、神曲、麦芽等同用，如肥儿丸（《医宗金鉴》）。此外，还可杀虫疗癣，用于疥癣，单用研末调涂。

现代常用于治疗大便秘结、小儿营养不良、蛔虫病。

[用法用量] 内服：入丸、散，1.5～4.5 g。外用：适量，研末调敷。

[使用注意] 孕妇忌服。

（二）润下

1. 火麻仁：见《神农本草经》。为桑科一年生草本植物大麻的种仁。全国各地均有栽培。

[别名异名] 麻子、麻子仁、大麻子、大麻仁、白麻子、冬麻子、火麻子。

[性味归经] 甘，平。归脾、胃、大肠经。

[功效应用] ①润肠通便，滋养补虚：用于年老体弱、妇女产后由于津亏血少所致肠燥便秘，可单用捣烂，加米煮粥服，或与大黄、枳实、杏仁、白芍、厚朴同用，即麻子仁丸（《伤寒论》）。②通淋活血：用于小便淋漓涩痛，可与米煮粥，着葱、椒煮熟空腹食；用于月经不调，可与桃仁、红花等同用。此外，若与黄柏、栀子共研调涂，可治水火烫伤。

现代常用于治疗老年性便秘、尿路感染等。

［用法用量］煎服：10～15 g；或入丸、散。外用：捣敷或榨油涂。

［使用注意］脾肾不足之泄泻、阳痿、遗精、带下者忌用。

2. 郁李仁：见《神农本草经》。为蔷薇科落叶灌木郁李、欧李或长梗郁李的种子。主产于辽宁、吉林、内蒙古、河南、山东等地。

［别名异名］郁里仁、李仁肉。

［性味归经］苦、甘、辛，平。归大肠、小肠经。

［功效应用］①润肠通便：用于肠燥便秘、气滞腹痛，常与桃仁、杏仁、柏子仁等同用，如五仁丸（《世医得效方》），若与朴硝、当归、生干地黄同用，即郁李仁饮（《圣济总录》）。②利水消肿：用于水肿腹满、小便不利、脚气浮肿，可与桑根白皮、赤小豆、茅根、橘皮、紫苏同用，即郁李仁汤（《圣济总录》）。

现代常用于治疗习惯性便秘、脚气水肿等。

［用法用量］煎服：3～10 g；或入丸、散。

［使用注意］阴虚液亏者及孕妇慎用。

3. 松子仁：见《开宝本草》。为松科常绿乔木红松、马尾松等的种子。

［别名异名］松子、海松子、新罗松子。

［性味归经］甘，温。归肝、肺、大肠经。

［功效应用］①润肠通便：用于年老体虚、妇女产后津亏、血少性肠燥便秘，常与柏子仁、火麻仁、核桃仁、黑芝麻等同用。②润肺止咳：用于肺燥咳嗽，可与松子30 g，胡桃仁60 g，共捣如泥，加蜂蜜收膏服用。

现代常用于治疗老人、病后、妇女产后之便秘。

［用法用量］煎服：5～10 g；或入膏、丸。

［使用注意］便溏、湿痰者忌用。

（三）逐水

1. 甘遂：见《神农本草经》。为大戟科多年生肉质草本植物甘遂的块根。分布于陕西、河南、甘肃、山西等地。

［别名异名］煨甘遂、制甘遂、炒甘遂、主田、甘泽、重泽、苦泽、肿手花根。

［性味归经］苦，寒。有毒。归脾、肺、肾经。

［功效应用］①泻水逐饮：用于水肿胀满，胸腹积水，二便不通及风痰癫痫。治周身水肿，可配伍牵牛子，即二气汤（《圣济总录》）；治胸腔积液、腹水，与芫花、大戟等分研末，枣汤送服，即十枣汤（《伤寒论》），亦可与麝香或冰片少许，温开水调糊敷脐中及中极穴；治风痰癫痫，可以甘遂末纳猪心中，煨熟，与朱砂末制丸服，即遂心丹（《济生方》）。②消肿散结：用于痈肿疮毒，单用研粉，水调外敷。

现代多用于肝硬化腹水、渗出性胸膜炎所致胸腔积液、急性或慢性肾炎性水肿等。

［用法用量］煎服：0.5～3 g；或入丸、散，0.3～1 g。外用：适量，研末调敷。

［使用注意］本品有毒，孕妇及年老体弱者慎用或忌用。反甘草。醋制或面裹煨可降低毒性。

2. 大戟：见《神农本草经》。为大戟科多年生草本植物大戟的根。主产于江苏、广西、广东、云南等地。

［别名异名］下马仙、龙虎草、膨胀草、黄花大戟、天平一枝香、大戟。

［性味归经］苦，寒。有毒。归肺、脾、肾、大肠经。

［功效应用］①逐水通便：用于水湿停滞之水肿胀满、胸腹积水、二便不通，常配伍芫花、甘遂、大枣，即十枣汤（《伤寒论》），亦可单用研末，装胶囊内吞服；用于痰饮积

聚胸膈所致咳喘胁痛胸闷，常配伍甘遂、白芥子，即控涎丹（《三因方》）。②消肿散结：用于毒热壅结之痈疡肿毒、瘰疬痰核，煎服，并用鲜根捣烂外敷。

现代常用于治疗急性或慢性肾炎性水肿、肝硬化腹水、晚期血吸虫病腹水、结核性胸膜炎、胸腔积液、结核性腹膜炎引起的腹水、扁桃体炎、淋巴结结核、风疹、脚气等。

[用法用量] 煎服：1.5～3 g；或研末，0.3～1 g。外用：适量，捣敷；或煎水熏洗。

[使用注意] 虚寒水肿及孕妇忌服。体弱者慎用。反甘草。

3. 芫花：见《神农本草经》。为瑞香科落叶灌木芫花的花蕾。主产于安徽、江苏、浙江、四川、山东、湖南等地。

[别名异名] 醋芫花、闹鱼花、棉花条、芫条花、银腰带。

[性味归经] 辛、苦，温。有毒。归肺、脾、肾经。

[功效应用] ①泻水逐饮：用于身面浮肿，胸胁积水，大腹水肿，二便不通，功似大戟、甘遂，而尤能泻胸胁水饮，单用，或配伍甘遂、大戟、大枣、牵牛子等，如十枣汤（《伤寒论》），舟车丸（《景岳全书》）。②杀虫疗疮：用于头疮、白秃、顽癣，单用研末，或与雄黄共研，猪脂调膏外涂。此外，煎水含漱，或研末擦痛处令热可治牙痛。

现代常用于治疗渗出性胸膜炎、肝硬化腹水、病毒性肝炎、精神分裂症、癫痫等。

[用法用量] 煎服：1.5～3 g；或入丸、散。外用：适量，研末调敷或煎水含漱。

[使用注意] 体质虚弱者及孕妇忌服。反甘草。

4. 商陆：见《神农本草经》。为商陆科多年生草本植物商陆的根。我国大部分地区均有分布。

[别名异名] 见肿消、山萝卜、水萝卜、长不老、湿萝卜、春牛头、下山虎、牛大黄。

[性味归经] 苦，寒。有毒。归肺、肾、大肠经。

[功效应用] ①泻下逐水：用于水肿胀满、二便不利之实证，单用煮粥食，或与茯苓、泽泻、赤小豆等同用，如疏凿饮子（《济生方》）。②解毒散结：用于痈肿疮毒，鲜商陆和盐少许捣敷；用于瘰疬，水煎，红糖为饮服。此外，单用研粉，炼蜜为丸，或制糖浆服用，可祛痰止咳平喘，治疗痰多咳嗽气喘。

现代多用于急性或慢性肾炎性水肿、肝硬化腹水、慢性气管炎、淋巴结结核、消化道出血等。

[用法用量] 煎服：3～10 g；或入散剂。外用：适量，捣敷。

[使用注意] 本品有毒，内服宜醋制或久蒸后用，外用宜生用。脾虚水肿者及孕妇忌服。

5. 牵牛子：见《雷公炮炙论》。为旋花科一年生攀援草本植物牵牛或毛牵牛的种子。药材商品以种皮呈灰黑色者名黑丑，淡黄色者名为白丑，合称为二丑。全国大部分地区均产。

[别名异名] 草金铃、金铃、黑牵牛子、白牵牛子、黑丑、白丑、二丑、喇叭花子、丑牛。

[性味归经] 苦、辛，寒。有毒。归肺、肾、大肠经。

[功效应用] ①泻下逐水：用于水肿胀满、臌胀腹水、二便不利，单用，或与小茴香等同用，如禹功散（《儒门事亲》），重症者，常配伍大戟、甘遂、芫花、青皮等，如舟车丸（《丹溪心法》）；若肠胃积滞之大便秘结、腹部胀气，单用，或配伍大黄、枳实、槟榔、焦三仙等。②杀虫攻积：用于虫积腹痛，大便干结，常与槟榔同用研末，开水冲服。

现代常用于治疗肝硬化腹水、肾炎性水肿、蛔虫病、绦虫病等。

[用法用量] 煎服：3～5 g；或入丸、散，1～3 g。

[使用注意] 体虚者及孕妇忌服。

6. 巴豆：见《神农本草经》。为大戟科常绿乔木巴豆的种子。主产于广东、广西、福建、台湾、云南、四川、湖北等地。

[别名异名] 巴菽、刚子、江子、老阳子、双眼龙、猛子仁、巴果、双眼虾、八百力、芒子、豆贡、巴豆霜。

[性味归经] 辛，热。有大毒。归胃、大肠经。

[功效应用] ①温下寒积：用于寒积便秘，可单用巴豆霜装胶囊服，或与干姜、大黄研末蜜丸服，如三物备急丸（《金匮要略》）；用于小儿痰食壅滞、疳积，常与胆南星、朱砂、神曲等同用。②逐水消肿：用于腹水臌胀，常与杏仁泥为丸，开水送服；或取霜3 g，与轻粉1.5 g，隔数层纱布贴肚脐上。③解毒疗疮：用于疮疡疔毒，脓成未溃，常与乳香共捣为膏，敷贴患处。若与雄黄按10∶1配伍，研磨成糊，用纱布3～4层包裹外擦患处，又治顽癣。④祛痰利咽：用于喉痹痰阻所致呼吸困难，可单用巴豆霜，吹入喉中引起呕吐，排出痰涎即愈。

现代常用于治疗便秘、痢疾、白喉、血吸虫病腹水、肝硬化腹水、疥癣、喉梗阻、支气管哮喘、急性或慢性肠炎、急性阑尾炎、神经性皮炎等。

[用法用量] 内服：入丸、散，0.1～0.3 g（用巴豆霜）。外用：适量，捣膏涂；或以绢包擦患处。

[使用注意] 巴豆有大毒，内服多去油取霜用，名巴豆霜。无寒实积滞、孕妇及体弱者忌服。不宜与牵牛子同用。

7. 千金子：见《开宝本草》。为大戟科2年生草本植物续随子的种子。主产于河北、河南、浙江等地。

[别名异名] 千金丙、菩萨豆、续随子、滩板救、小巴豆、千金子霜、续随子霜。

[性味归经] 辛，温。有毒。归肝、肾、大肠、膀胱经。

[功效应用] ①逐水消肿：用于水湿停滞之水肿胀满、二便不通、脐腹胀痛，单味压榨去油，取霜服用，或炒去油，配大黄为末、酒水为丸，白汤送服；亦可与葶苈子、防己、槟榔等同用。②破血散结：用于瘀血阻滞之癥瘕积聚、血瘀经闭，去油研碎，黄酒送服，或配伍轻粉、青黛研末，以糯米软饭混合为丸，与大枣肉同用嚼服。③解毒杀虫：用于疥癣疮毒、痈疽发背、毒蛇咬伤、皮肤赘疣，捣烂外敷。

现代常用于治疗肝硬化腹水、晚期血吸虫病等。

[用法用量] 内服：入丸、散，0.9～1.5 g（去油，取霜用）。外用：适量，研敷。

[使用注意] 本品峻烈有毒，不可多用、久服。脾虚便溏者及孕妇忌服。

四、祛风湿药

（一）祛风寒湿

1. 独活：见《神农本草经》。为伞形科多年生草本植物重齿毛当归或毛当归等的根或根茎。前者主产于湖北、四川；后者主产于安徽、浙江、江西等地。

[别名异名] 独摇草、独滑、长生草、川独活、香独活、山独活、大活。

[性味归经] 辛、苦，温。归肾、膀胱经。

[功效应用] ①祛风胜湿：用于风寒湿痹之腰膝酸痛、肢体麻木、屈伸不利，常配伍杜仲、秦艽、当归、牛膝、桑寄生、防风等，如独活寄生汤（《备急千金要方》）；若风中经络之失音不语、手足不随、口眼㖞斜，可与生地黄汁、竹沥同煎服。②发散解表：用于外感风寒湿邪所致恶寒发热、头痛身疼、肢体沉重，常配伍荆芥、防风、川芎、羌活等同

用，如荆防败毒散（《摄生众妙方》）。

现代常用于治疗风湿性关节炎、慢性支气管炎、感冒、面神经麻痹等。

[用法用量] 煎服：3～10 g；或入丸、散。

[使用注意] 阴虚血燥者慎服。

2. 威灵仙：见唐代侯宁极《药谱》。为毛茛科攀援性灌木威灵仙的根。主产于我国南部各省及河南、山东等地。

[别名异名] 葳灵仙、铁脚威灵仙、灵仙、九草阶、黑木通、七寸风、牛闲草、老虎须、灵仙藤、芝查藤根、铁丝灵仙、黑灵仙。

[性味归经] 辛，温。归膀胱经。

[功效应用] ①祛风湿，通经络：用于风湿痹痛、肢体麻木、屈伸不利、中风手足不遂，单用研末，温酒送服；或与羌活、秦艽、防风、红花、当归、乳香、没药等同用。②软化鱼骨：用于诸骨鲠喉，可单用大剂量浓煎含咽；或与砂仁、砂糖同煎服。此外，鲜根捣烂，浸米醋 3 日，取醋浸液涂患处，可治痄腮。

现代常用于治疗风湿性关节炎、鱼骨鲠喉、腮腺炎、急性黄疸型病毒性肝炎等。

[用法用量] 煎服：5～10 g，浸酒；或入丸、散。外用：适量，捣敷。

[使用注意] 气血虚弱者忌用。

3. 川乌：见唐代侯宁极《药谱》。为毛茛科多年生草本植物乌头（栽培品）的块根（主根）。主产于四川、陕西等地。

[别名异名] 川乌头、炮川乌、炒川乌、制川乌。

[性味归经] 辛，热。有大毒。归心、脾经。

[功效应用] ①祛寒除湿：用于风寒湿痹之历节疼痛、肢体麻木、拘挛疼痛、屈伸不利，常配伍麻黄、白芍、黄芪、甘草等，如乌头汤（《金匮要略》）；用于中风瘫痪、口眼㖞斜、语言謇涩、步履不正，可与五灵脂同用研末，入龙脑、麝香研细和匀，滴水为丸服用。②散寒止痛：用于寒邪所致心腹冷痛，常与附子、花椒、赤石脂等同用，如乌头赤石脂丸（《金匮要略》）；用于寒疝腹痛，常与桂枝汤合用，如乌头桂枝汤（《金匮要略》）；用于年久头风头痛，可与天南星等分为末，葱汁调涂太阳穴；若面糊为丸如小豆大，以绵裹之置痛处，可治牙痛。此外，捣碎水煎，去滓温洗，可治疥癣。

现代常用于治疗风湿性关节炎、类风湿关节炎、坐骨神经痛、心绞痛等。

[用法用量] 煎服：制川乌，1.5～5 g；或入丸、散。外用：适量，研末调敷。

[使用注意] 川乌头毒性极强，入煎剂宜久煎 1 小时以上，且阴虚阳盛、热证疼痛者及孕妇忌服。

4. 蕲蛇：见《雷公炮炙论》。为蝰蛇科动物五步蛇的除去内脏的全体。分布于湖北、江西、浙江等地。

[别名异名] 蕲州白花蛇、白花蛇、五步蛇、盘蛇、龙蛇、五步跳。

[性味归经] 甘、咸，温。归肝经。

[功效应用] ①祛风通络：用于风湿顽痹之经络不通、肌肤麻木、筋脉拘挛及中风半身不遂、口眼㖞斜，常与羌活、防风、秦艽、当归、天麻等浸酒使用，如白花蛇酒（《濒湖集简方》）。②定惊止痉：用于小儿急、慢惊风及破伤风。用于小儿急惊风，常与羚羊角、钩藤、黄连、天竺黄，或与牛黄、麝香、全蝎、冰片同用，如白花蛇丸（《圣济总录》）；用于破伤风，可与蜈蚣、乌梢蛇共为散，煎酒调服，如定命散（《圣济总录》）。③祛风止痒：用于疥癣瘙痒，可与天麻、薄荷、荆芥配伍，酒、蜜熬膏服，如驱风膏（《医垒元戎》）。

现代常用于治疗风湿性关节炎、类风湿关节炎、脑卒中后遗症、湿疹、疥癣、神经性皮炎。

[用法用量] 煎服：3～10 g；或研末 1～1.5 g；或浸、熬膏；或入丸、散。

[使用注意] 阴虚内热及血虚生风者禁用。

5. 乌梢蛇：见《药性论》。为游蛇科动物乌梢蛇除去内脏的干燥全体。主产于浙江、江苏、贵州、湖北等地。

[别名异名] 剑脊乌梢、黑花蛇、乌峰蛇、青蛇、乌风蛇、青大将、剑脊蛇、黑乌梢、黑风蛇。

[性味归经] 甘、咸，平。有小毒。归肝、肺经。

[功效应用] ①祛风通络：用于风湿顽痹之肌肤不仁、骨节疼痛、不能伸举，常与天南星、全蝎、防风、羌活、麻黄、独活等同用，如乌蛇丸（《太平圣惠方》）。②息风止痉：用于小儿急、慢惊风，可与麝香、皂荚等同用，如乌蛇散（《卫生家宝》）；用于破伤风，可与白花蛇、蜈蚣研散用，如定命散（《圣济总录》）。此外，与干荷叶、枳壳共为散，蜜酒调服，即三味乌蛇散，可治一切干湿癣，有杀虫止痒之能。

现代常用于治疗风湿性关节炎、类风湿关节炎、颈椎病、破伤风、骨及关节结核、疥癣等。

[用法用量] 煎服：3～12 g；酒浸；或焙干研末为丸、散。外用：适量，烧炭调敷。

[使用注意] 血虚生风者忌用。

6. 木瓜：见《雷公炮炙论》。为蔷薇科灌木贴梗海棠的果实。主产于安徽、浙江、湖北、四川等地。

[别名异名] 木瓜实、宣木瓜、皱皮木瓜、贴梗海棠。

[性味归经] 酸，温。归肝、脾经。

[功效应用] ①舒筋活络：用于风湿痹痛、肢体关节酸重疼痛，单用浸酒服，或与羌活、独活、五加皮等同用；若痹证又兼肾虚、腰痛膝软者，可配伍牛膝、狗脊、桑寄生；若筋急项强，不可转侧者，可配伍乳香、没药、生地黄，如木瓜煎（《普济本事方》）。用于脚气水肿，每与吴茱萸、槟榔、紫苏叶等同用，如鸡鸣散（《朱氏集验方》）。②化湿和胃：用于湿浊中阻之吐泻转筋。偏寒者，常配伍吴茱萸、小茴香、紫苏等，如木瓜汤（《三因方》）；偏热者，常配蚕沙、黄连、栀子等，如蚕矢汤（《霍乱论》）。

现代常用于治疗风湿性关节炎、急性胃肠炎、腓肠肌痉挛等。

[用法用量] 煎服：5～10 g；或入丸、散。外用：适量，煎水熏洗。

[使用注意] 精血虚、真阴不足者不宜用。

7. 蚕沙：见《本草纲目》。为蚕蛾科昆虫家蚕蛾幼虫的干燥粪便。主产于浙江、四川、河南、江苏、湖南等地。

[别名异名] 晚蚕砂、原蚕砂、原蚕屎、马鸣肝、晚蚕矢、二蚕沙。

[性味归经] 甘、辛，温。归肝、脾经。

[功效应用] ①祛风除湿：用于各种痹证，水煎服，或单用蒸热，更熨患处。若与羌活、独活、威灵仙、秦艽、牛膝等同用，可治风寒湿痹；若与防己、薏苡仁、滑石等配伍，可治风湿热痹，如宣痹汤（《温病条辨》）；若患者关节僵硬变形，可与全蝎、蕲蛇、土鳖虫等同用。②和胃化湿：用于湿浊中阻而致吐泻转筋，常与木瓜、薏苡仁、吴茱萸、半夏等同用，如蚕矢汤（《霍乱论》）。③活血通经：用于经闭、痛经，单用炒黄，水酒煮服，如蚕沙酒（《内经拾遗方论》）。此外，炒炭，研末内服，可治吐血、衄血、便血；单用，或与白鲜皮、地肤子、蝉蜕等煎汤外洗，可治风疹、湿疹。

现代常用于治疗风湿性关节炎、急性胃肠炎、白细胞减少症、荨麻疹、湿疹、皮肤瘙痒症等。

[用法用量] 煎服：6～15 g（宜布包）。外用：适量，炒熨，煎水外洗，或研末调敷。

8. 伸筋草：见《分类草药性》。为石松科多年生草本植物石松的带根全草。我国南北各地多有分布。

[别名异名] 宽筋藤、舒筋草、狮子毛草、狮子草、筋骨草、凤尾伸筋、穿山龙。

[性味归经] 苦、辛，温。归肝、脾、肾经。

[功效应用] ①祛风除湿：用于风湿痹痛、四肢关节屈伸不利，单用煎服或浸酒饮，或与羌活、独活、桂枝、威灵仙等配伍。②活血通络：用于跌打损伤、瘀肿疼痛，可与苏木、土鳖虫、红花、桃仁等煎服，泡酒或外洗；用于小儿麻痹后遗症，可与南蛇藤根、松节、寻骨风、威灵仙、茜草共煎服。③解毒疗疮：用于带状疱疹，单用研末，茶油或麻油调糊涂患处。

现代常用于治疗风湿性关节炎、跌打损伤、小儿麻痹后遗症等。

[用法用量] 煎服：10～15 g；或浸酒。外用：适量，捣敷。

9. 寻骨风：见《植物名实图考》。为马兜铃科多年生缠绕草本植物绵毛马兜铃的根茎或全草。主产于河南、江苏、湖南、江西等地。

[别名异名] 巡骨风、清骨风、白面风、白毛藤、黄木香、穿地节、地丁香。

[性味归经] 苦，平。归肝经。

[功效应用] ①祛风通络：用于风湿痹痛、肢体麻木、筋脉拘挛，可单味煎水服，酒浸，或制成浸膏服、浸膏片和注射液等多种剂型使用；亦可配伍威灵仙、老鹳草、川芎等。②通络止痛：用于胃脘疼痛，牙痛，疝气疼痛，跌打伤痛。治疗胃脘痛，可取根煎水服，或将生药放口内嚼烂吞服，或配伍海螵蛸、陈皮等；治疗牙痛，单味煎水含漱；治疗疝气疼痛，可以鲜根加水煮鸡蛋服食；治跌打伤痛，单味煎水或泡酒服，并以鲜品捣烂外敷；治金创出血，可以叶捣烂敷伤口。此外，煎水外洗，可治疗皮肤瘙痒。

现代常用于治疗风湿性关节炎、类风湿关节炎及各种原因引起的胃痛、睾丸痛、钩蚴皮炎，并用于治疗癌症。

[用法用量] 煎服：10～15 g；或泡酒服。外用：适量，捣敷；煎水含漱；或洗。

10. 松节：见《本草经集注》。为松科常绿乔木油松或马尾松等枝干的松节。前者，主产于东北、华北、西北等地；后者，主产于江南各地。

[别名异名] 黄松木节、油松节、松榔头。

[性味归经] 苦，温。归心、肝经。

[功效应用] 祛风通络止痛：用于风寒湿痹，肢体疼痛及跌打肿痛。治疗风寒湿痹，单用浸酒，或配伍羌活、独活、防风、威灵仙等；治疗跌打肿痛，可与乳香、没药、赤芍等同用。

现代常用于治疗风湿性关节炎、大骨节病、跌损瘀痛等。

[用法用量] 煎服：10～15 g；或浸酒。外用：适量，浸酒涂擦。

[使用注意] 阴虚血燥者慎服。

11. 海风藤：见《本草再新》。为胡椒科常绿攀援藤本植物风藤的根茎。主产于福建、浙江、广东、台湾等地。

[别名异名] 风藤、巴岩香。

[性味归经] 辛，苦，微温。归肝经。

[功效应用] 祛风湿，通经络：用于风寒湿痹之关节疼痛、筋脉拘挛、屈伸不利，常

与羌活、独活、秦艽、桂枝、当归等同用，如程氏蠲痹汤（《医学心悟》）；用于跌打损伤，可配伍参三七、土鳖虫、红花等。此外，与追地风等量浸酒服，又可止哮平喘，治疗久咳、哮喘。

现代常用于治疗风湿性关节炎、跌打损伤、支气管哮喘、支气管炎等。

［用法用量］煎服：6～15 g；或浸酒。

12. 青风藤：见《本草纲目》。为防己科落叶缠绕藤本植物青藤、华防己或清风藤等的茎藤。主产于江苏、浙江、湖北、湖南等地。

［别名异名］清风藤、青藤、寻风藤、大叶青绳儿、追骨风、大风藤。

［性味归经］苦、辛，温。归肝、脾、肾经。

［功效应用］①除湿疗痹：用于风湿痹痛、肢节肿痛、鹤膝风，煎服，浸酒服，或煎水洗患处；亦可配伍当归、赤芍、威灵仙、寻骨风、薏苡仁等。②祛风通络：用于风邪中络之口眼㖞斜、言语失利、口角流涎，可配伍白僵蚕、白附子、全蝎、荆芥、防风等。③利尿消肿：用于水湿内停所致水肿、脚气、小便不利，可配伍薏苡仁、防己、白术、泽泻等。

现代多用于风湿性关节炎、类风湿关节炎、面神经麻痹、肾炎性水肿、泌尿系感染、坐骨神经痛、三叉神经痛、痈肿恶疮、损伤瘀痛等。

［用法用量］煎服：10～15 g；浸酒或熬膏。外用：适量，煎水洗。

［使用注意］孕妇及体虚者慎用。

13. 路路通：见《本草纲目拾遗》。为金缕梅科落叶高大乔木枫香树的果实。主产于华北、中南、东南、西南各地。

［别名异名］枫球子、九空子、枫树球、枫果、狼眼。

［性味归经］苦、微涩，平。归肝、胃经。

［功效应用］①祛风通络：用于风湿痹痛、手足拘挛，常与秦艽、海风藤、羌活、当归、桑枝等同用。②利水除湿：用于小便不利、水肿，常与茯苓、猪苓、薏苡仁、白术等配伍。③通经下乳：用于月经不调、经闭、痛经，常与益母草、当归、柴胡等配伍；用于跌打损伤，可与赤芍、丹参、苏木、泽兰等水煎，内服或外洗；用于乳汁不通，常配伍穿山甲、通草等。此外，单用，或与蝉蜕、白鲜皮、苦参、生地黄、赤芍等配伍，内服或外洗，又治风疹瘙痒。

现代多用于治疗风湿性关节炎、类风湿关节炎、荨麻疹、湿疹、变应性鼻炎、少乳、血管神经性水肿、跌打损伤等。

［用法用量］煎服：3～10 g。外用：适量，煎水洗。

［使用注意］月经过多者及孕妇忌用。

（二）祛风湿热

1. 秦艽：见《神农本草经》。为龙胆科多年生草本植物大叶龙胆或粗茎龙胆等的根。主产于甘肃、陕西、山西、四川、云南等地。

［别名异名］西秦艽、左秦艽、秦胶、秦纠、炒秦艽、川秦艽。

［性味归经］苦、辛，平。归胃、肝、胆经。

［功效应用］①祛风除湿：用于风湿痹痛，筋脉拘挛。治风寒湿痹，配伍羌活、独活、桂枝、海风藤等；治湿热痹痛，配伍防风、防己、牡丹皮、赤芍、忍冬藤等。②清热退蒸：用于虚劳骨蒸潮热，常配伍鳖甲、知母、地骨皮等，如秦艽鳖甲散（《卫生宝鉴》）；用于小儿疳积发热，可与胡黄连、使君子、槟榔、鸡内金等同用。③利湿退黄：用于湿热黄疸，可与茵陈、栀子、金钱草、泽泻等同用。

现代常用于治疗风湿性关节炎、类风湿关节炎、结核病、消耗性疾病的发热骨蒸、黄疸型病毒性肝炎、小儿单纯性营养不良等。

[用法用量] 煎服：5～10 g；或浸酒；入丸、散。外用：研末撒。

[使用注意] 气血亏虚、身痛发热、虚寒疼痛、尿清便溏者忌服。

2. 防己：见《神农本草经》。为防己科多年生缠绕藤本植物粉防己或马兜铃科多年生攀援藤本植物广防己等的根。前者药材称为汉防己，主产于浙江、安徽、江西、湖北等地；后者药材称为木防己，主产于广东、广西等地。

[别名异名] 汉防己、粉防己、木防己、广防己。

[性味归经] 苦、辛，寒。归膀胱、肾、脾经。

[功效应用] ①利水消肿：用于水肿，臌胀，脚气。属实证者，常配伍葶苈子、椒目、大黄等，如己椒苈黄丸（《金匮要略》）；若属虚证，常与黄芪、白术、甘草等同用，如防己黄芪汤（《金匮要略》）。②祛风止痛：用于风寒湿痹。风邪重者，常配伍防风、羌活、独活等；湿热痹痛，常配伍薏苡仁、滑石、蚕沙等，如宣痹汤（《温病条辨》）；寒湿痹痛，可与附子、肉桂等同用。

现代常用于治疗风湿性关节炎、各种神经痛、心源性水肿、肾炎性水肿、营养不良性水肿、高血压等。

[用法用量] 煎服：5～10 g。

[使用注意] 汉防己利水消肿作用较强，木防己祛风止痛作用较好。本品苦寒较甚，不宜大量使用，以免损伤胃气。胃气虚弱者，及阴虚无湿热者忌用。

3. 桑枝：见《本草图经》。为桑科植物桑的嫩枝。

[别名异名] 嫩桑枝、炒桑枝、炒小枝、桑条。

[性味归经] 苦，平。归肝经。

[功效应用] ①祛风通络：用于风湿痹痛、四肢拘挛，常与防风、羌活、独活、秦艽、海风藤等同用，如蠲痹汤（《百一选方》）；若治风湿热痹，常与络石藤、忍冬藤、赤芍、地龙等同用。②祛风行水：用于脚气浮肿，单用 60 g，水煎，空腹服。此外，若与桑叶、茺蔚子各 15 g 水煎，趁热洗脚 30 分钟，可治肝阳眩晕；与益母草久煎熬膏，黄酒或温水冲服，可治白癜风。

现代常用于治疗风湿性关节炎、高血压、慢性肾炎等。

[用法用量] 煎服：30～60 g；或煎膏。外用：适量，煎水熏洗。

4. 豨莶草：见《新修本草》。为菊科一年生草本植物腺梗豨莶、豨莶和毛梗豨莶的地上部分。全国大部分地区有产。

[别名异名] 黏糊菜、黏不扎、棉黍棵、铜锤草、大接骨、风湿草。

[性味归经] 苦，寒。归肝、肾经。

[功效应用] ①祛湿通络：用于风湿痹痛、四肢麻木、筋骨疼痛、腰膝无力，单用酒蒸，晒干为末，炼蜜为丸，即豨莶散（《活人方汇编》），或与臭梧桐合用，如豨桐丸（《养生经验合集》）；治中风口眼㖞斜、手足不遂、语言謇涩，还常与蕲蛇、人参、黄芪、当归、川芎、威灵仙等配伍。②清热解毒：用于痈肿疮毒及湿疹瘙痒，内服、捣敷外用均可。治痈肿疮毒，亦可配伍蒲公英、野菊花等；治疗湿疹瘙痒，亦可配伍白蒺藜、苍耳子、地肤子、白鲜皮等，煎水熏洗。

现代常用于治疗风湿性关节炎、湿疹、荨麻疹、高血压、脑血管意外后遗症。

[用法用量] 煎服：10～12 g（大剂量 30～60 g）；捣汁或入丸、散。外用：适量，捣敷或研末撒；或煎水熏洗。

5. 臭梧桐：见汪连仕《采药书》。为马鞭草科落叶灌木或小乔木海州常山的嫩枝和叶。主产于江苏、安徽、浙江、湖北、四川等地。

[别名异名] 八角梧桐、海州常山、楸叶常山、泡花桐、泡火桐、地梧桐、短桐子、山梧桐、臭桐柴。

[性味归经] 苦、甘，平。归肝、肺经。

[功效应用] ①祛风湿，通经络：用于风湿痹痛、四肢麻木、半身不遂，单用水煎服，或研粉制丸；或与豨莶草等同用，如豨桐丸（《济世养生经验集》）；用于湿疹、手癣、痱子发痒，单用煎水洗浴。②平肝潜阳：用于肝阳上亢的眩晕头痛，单用，或与豨莶草、钩藤、菊花、夏枯草等配伍。

现代常用于治疗风湿性关节炎、高血压、慢性气管炎、疟疾、痢疾、水田皮炎、痔疮等。

[用法用量] 煎服：10～15 g（鲜品30～60 g）；或浸酒；或入丸、散。外用：适量，煎水洗；或研末调敷；或捣敷（用于高血压不宜久煎）。

6. 海桐皮：见《海药本草》。为豆科高大乔木植物刺桐的干皮或根皮。主产于广东、广西、云南、贵州、四川、浙江、福建等地。

[别名异名] 刺桐皮、钉桐皮、接骨药。

[性味归经] 苦、辛，平。归肝、脾经。

[功效应用] ①祛风通络：用于风湿痹痛、四肢拘挛、腰膝酸痛或麻木不仁，常与薏苡仁、生地黄、牛膝、五加皮等同用，如海桐皮酒（《杂病源流犀烛》）；若拘挛日久，肝肾不足者，配伍熟地黄、山茱萸、牛膝等，如海桐皮散（《小儿卫生总微论方》）。②杀虫止痒：用于皮肤疥癣、湿疹瘙痒，常与木槿皮、蛇床子、大黄等研末调涂，或煎水洗。此外，单用煎汤漱口，可治风虫牙痛。

现代常用于治疗风湿性关节炎、类风湿关节炎、湿疹、疥癣等。

[用法用量] 煎服：6～12 g；或浸酒。外用：适量，煎水洗；或研末调敷。

[使用注意] 血虚者不宜服。

7. 络石藤：见《本草拾遗》。为夹竹桃科常绿攀援灌木络石的带叶藤茎。主产于我国南部各省及河南、山东等地。

[别名异名] 石龙藤、络石草、鬼系腰、石薜荔、白花藤、爬山虎、鹿角草、乳风藤、沿壁藤、石盘藤、软筋藤、吸壁藤。

[性味归经] 苦，微寒。归肝、肾经。

[功效应用] ①祛风通络：用于风湿痹痛、筋脉拘挛、屈伸不利偏热者，常单用浸酒，或配伍忍冬藤、青风藤、伸筋草、当归、丹参、乳香、没药、桑枝等。②利咽消痈：用于痈肿疮疡，可与乳香、没药、皂角刺等配伍，如止痛灵宝散（《外科精要》）；用于咽喉肿痛，单用水煎，慢慢含咽。③凉血消肿：用于跌打损伤、瘀滞肿痛，可与桃仁、红花、伸筋草、透骨草等同用。

现代常用于治疗风湿性关节炎、类风湿关节炎、风湿热、痈疖、扁桃体炎、咽炎等。

[用法用量] 煎服：6～10 g；浸酒或入散剂。外用：适量，研末调敷；或捣汁洗。

[使用注意] 脾胃虚寒、大便溏泻者忌服。

8. 雷公藤：见《中国药用植物志》。为卫矛科攀援藤木植物雷公藤的根、叶及花。主产于湖南、浙江、江西、安徽、广东、福建、台湾等地。

[别名异名] 黄藤、黄藤根、黄药、断肠草、水莽草、菜虫药、南蛇根、三棱花、旱禾草、红药、红紫根、黄藤草、黄藤木等。

[性味归经] 苦、辛，凉。有大毒。归肝、肺经。

[功效应用] ①祛风除湿，通络止痛：用于风湿痹痛，四肢屈伸不利。②解毒杀虫：用于皮肤发痒、腰带疮，可以花叶捣烂搽敷，或研末调擦。

现代常用于治疗类风湿关节炎、坐骨神经痛等。

[用法用量] 多制成合剂、注射剂、片剂；或煎服，10～15 g。外用：适量，捣烂外敷；或研末调擦。

[使用注意] 本品有大毒，内服宜慎。如服用根皮30～60 g可致死。中毒症状为剧烈呕吐、腹痛、腹泻、血便、胸闷、气短、心跳无力、脉搏细弱、血压下降、发绀、体温下降、休克及呼吸衰竭，2～3日后出现脱发、浮肿、尿毒症以至急性肾衰竭。一般在中毒后24小时死亡，最多不超过4日，如中毒能度过5日，预后较好。中毒解救民间常服鲜羊血200～300 mL。口服雷公藤制剂主要出现消化道反应如恶心、上腹部不舒适、轻度疼痛、胃纳减退、呕吐等，偶有头晕、口干、心跳、流泪、皮肤瘙痒等反应。

9. 老鹳草：见《滇南本草》。为牻牛儿苗科一年生草本植物牻牛儿苗或老鹳草及其同属若干植物的地上部分。主产于河北、山西、山东及河南、陕西、新疆、东北等地。

[别名异名] 老鹳嘴、老鸦嘴、老鸹嘴、鹌子嘴、老鸹筋、五叶草、破铜钱。

[性味归经] 苦、微辛，平。归肝、肾、大肠经。

[功效应用] ①祛风除湿：用于风寒湿痹之肌肤麻木、筋骨酸痛，单用煎水服，或熬膏服；亦可配伍桂枝、当归、红花、芍药等泡酒服。②燥湿止泻：用于泄泻、痢疾，单用煎水服，或配伍铁苋菜、地锦草等。③活血调经：用于妇女经行受寒、月经不调，单用，或加入调经复方中；用于跌打损伤，常配伍当归、红花。此外，制成软膏涂敷，可治疗疮痈疔疖、湿疮及小面积水火烫伤等。

现代常用于治疗风湿性关节炎、类风湿关节炎、坐骨神经痛、急性或慢性胃肠炎、细菌性痢疾、阿米巴痢疾、疱疹性角膜炎等。

[用法用量] 煎服：10～15 g；或浸酒；或熬膏。外用：适量，捣烂加酒炒热外敷；或制软膏外涂。

10. 穿山龙：见《东北药用植物志》。为薯蓣科多年生缠绕草本植物穿龙薯蓣的根茎。分布于除新疆外的全国大部分地区。

[别名异名] 穿龙骨、穿地龙、狗山药、穿山骨、火藤根、黄姜、竹根薯、地龙骨、串山龙。

[性味归经] 苦，平。归肝、肾、肺经。

[功效应用] ①祛风除湿：用于风寒湿痹所致之关节疼痛、腰腿酸痛、筋骨麻木，单用水煎，加红糖服，或与淫羊藿、防风、香加皮、威灵仙、独活、赤芍等配伍。②活血消肿：用于痈肿恶疮，可与鲜苎麻根等量捣烂外敷；用于腰肌闪伤、跌打损伤，瘀血疼痛，单用水煎服，或浸酒服。③化痰止咳：用于痰湿壅肺之咳嗽、痰多，单用水煎服，或制片服用。

现代常用于治疗风湿性关节炎、跌打损伤、痈疖、支气管炎。

[用法用量] 煎服：10～15 g（鲜品15～30 g）；或浸酒。外用：适量，鲜品捣敷。

11. 丝瓜络：见《本草再新》。为葫芦科植物丝瓜的老熟果实的维管束。

[别名异名] 丝瓜网、丝瓜壳、瓜络、丝瓜筋、丝瓜瓤。

[性味归经] 甘，凉。归肺、胃、肝经。

[功效应用] ①通经活络：用于经络阻滞所致胸胁疼痛，胸痹心痛，风湿痹痛，经脉拘挛，肢体麻木，乳汁不畅。治胸胁疼痛，常配伍郁金、枳壳、桔梗等；治胸痹心痛，常

配伍橘络、丹参、薤白等；治风湿痹痛，常配伍桂枝、秦艽、威灵仙、独活、海风藤等；治乳汁不畅，常配伍路路通、穿山甲、王不留行等。②解毒消肿：用于痈肿疮毒、乳痈，常与金银花、连翘、蒲公英等同用。③清热化痰：用于痰热咳嗽，常与瓜蒌、贝母、桑白皮等同用。

现代常用于治疗急性乳腺炎、乳汁不通、支气管炎、肺炎、风湿性关节炎、痈疖、冠心病、坐骨神经痛等。

[用法用量] 煎服：5～15 g；或烧存性研末服，每次1.5～3 g。外用：适量，煅存性；研末调敷。

（三）祛风湿强筋骨

1. 五加皮：见《神农本草经》。为五加科落叶灌木五加或无梗五加等的根皮。主产于湖北、河南、安徽、浙江等地。

[别名异名] 南五加皮。

[性味归经] 辛、苦、微甘，温。归肝、肾经。

[功效应用] ①祛风除湿，强壮筋骨：用于风湿痹痛、腰脚酸软肿痛、筋骨拘挛、小儿行迟，单用，或与杜仲、牛膝、木瓜等配伍。治风湿，多浸酒使用，如五加皮酒（《外科大成》）；治小儿行迟，多为丸、散。若与骨碎补、续断、威灵仙等同用，又治跌打损伤，如五加四灵散（《外科大成》）。②利水消肿：用于水肿、小便不利，常与茯苓皮、大腹皮、生姜皮、橘皮同用，即五皮饮（《麻科活人全书》）。此外，本品外用，又有燥湿止痒作用，可治湿疹、阴囊湿痒，常与黄柏、蛇床子等煎水熏洗，或研末敷。

现代常用于治疗风湿性关节炎、急性肾炎、阴囊湿疹、外伤骨折等。

[用法用量] 煎服：5～10 g；浸酒或入丸、散。

[使用注意] 阴虚火旺者慎服。

2. 桑寄生：见《神农本草经》。为桑寄生科常绿小灌木桑寄生或槲寄生的枝叶。前者主产于福建、台湾、广东、四川、云南等地；后者，我国南北各地多有分布。

[别名异名] 北寄生、广寄生、桑上寄生。

[性味归经] 苦、甘，平。归肝、肾经。

[功效应用] ①祛风湿，补肝肾，强筋骨：用于风湿痹痛、腰膝酸痛、筋骨痿弱，常与独活、秦艽、杜仲、防风、牛膝等同用，如独活寄生汤（《备急千金方》）。②养血安胎：用于肝肾虚损，冲任不固之胎动不安、胎漏，常与当归、续断、菟丝子、阿胶等同用，如桑寄生散（《证治准绳》）、寿胎丸（《医学衷中参西录》）。

现代常用于治疗风湿性关节炎、冠心病、心绞痛、高血压、高脂血症、先兆流产、小儿麻痹症、皮肤干燥症、冻疮等。

[用法用量] 煎服：10～18 g；入散剂；浸酒或捣汁服。

3. 狗脊：见《神农本草经》。为蚌壳蕨科植物金毛狗脊的根茎。主产于四川、福建、江西、浙江、云南等地。

[别名异名] 百枝、狗青、扶盖、金毛狗、金狗脊。

[性味归经] 苦、甘，温。归肝、肾经。

[功效应用] ①补肝肾，祛风湿：用于肝肾亏虚之腰膝酸痛、足膝无力、俯仰困难，常与萆薢、菟丝子为丸，即狗脊丸（《太平圣惠方》），或与牛膝、续断、杜仲等同用；若风寒湿痹兼有腰脊疼痛者，可配伍五加皮、桑枝、海风藤等。②固肾涩精缩尿：用于肾虚尿频、遗尿、遗精，常与益智、桑螵蛸等配用；用于冲任虚寒之带下、白浊，可与鹿茸、白蔹，用艾煎醋汁为丸服，如白蔹丸（《普济方》）。此外，茸毛外敷，止诸疮出血。

现代常用于治疗风湿性关节炎、类风湿关节炎、腰肌劳损、性功能障碍、遗精、尿频、骨质疏松、外伤出血等。

[用法用量] 煎服：5～10 g；浸酒；熬膏或入丸剂。外用：茸毛适量，外敷。

[使用注意] 阴虚有热，小便不利者慎服。

4. 千年健：见《本草纲目拾遗》。为天南星科多年生草本植物千年健的根茎。主产于广西、云南地区。

[别名异名] 千年见。

[性味归经] 辛、微苦，温。归肝、肾经。

[功效应用] 祛风湿，强筋骨：用于风湿痹痛、腰膝酸软、肢节酸痛、拘挛麻木，常配伍虎骨、牛膝、五加皮、枸杞子等。此外，以酒磨服，可治胃痛；捣敷或研末调敷，可治痈疽疮肿。

现代常用于治疗风湿性关节炎、类风湿关节炎、中风后遗症、慢性胃炎等。

[用法用量] 煎服：5～10 g；或浸酒。外用：捣敷；或研末调敷。

[使用注意] 阴虚内热者慎服。

5. 雪莲花：见《本草纲目拾遗》。为菊科多年生草本植物绵头雪莲花、大苞雪莲花、水母雪莲花的带花全株。分布于新疆、甘肃、云南、西藏、青海等地。

[别名异名] 雪莲、雪荷花、大拇花、大木花。

[性味归经] 甘、苦，温。归肝、脾、肾经。

[功效应用] ①补肾助阳：用于肾虚阳痿，腰膝酸软，可单用，或与冬虫夏草泡酒服。②调经止血：用于下元虚冷、寒凝血脉所致月经不调、经闭、痛经、崩漏下血，常与党参、峨参炖鸡食。③祛风湿，强筋骨：用于风湿痹痛兼腰膝酸软无力，可单用泡酒服，或与五加皮、狗脊、桑寄生等同用。

现代常用于治疗性功能减退症、风湿性关节炎、体虚头晕、耳鸣眼花等。

[用法用量] 煎服：6～12 g；或浸酒。外用：适量，捣敷。

[使用注意] 内服宜慎，过量可致大汗淋漓。孕妇忌服。

6. 鹿衔草：见《滇南本草》。为鹿蹄草科多年生常绿草本植物鹿蹄草或圆叶鹿蹄草的干燥全草。前者主要分布于中南、华东、西南等地；后者主要分布于东北、内蒙古、新疆等地。

[别名异名] 破血丹、鹿安茶、红肺筋草。

[性味归经] 甘、苦，温。归肝、肾经。

[功效应用] ①益肾强腰：用于肾虚腰痛，常与桑寄生、独活、牛膝、杜仲等配伍。②祛风除湿：用于风湿痹痛，可与当归、桂枝、薏苡仁、木瓜等同用；用于淋浊、泄泻、痢疾，单用煎服。③活血调经：用于月经过多，崩漏下血，单用与肉炖服，或与棕榈炭、地榆炭同用；用于肺结核咳血，可与白及、阿胶配伍；用于外伤出血，鲜品捣敷，或干品研末外敷，或与三七等研末调敷。

现代常用于治疗风湿性关节炎、肺结核咳血、肠炎、细菌性痢疾、外伤性出血等。

[用法用量] 煎服：10～15 g。外用：适量，捣敷或研末撒。

7. 石楠叶：见《名医别录》。为蔷薇科常绿灌木或小乔木石楠的干燥叶。分布于长江流域及江南各地。

[别名异名] 石南叶、红树叶、石岩树叶、栾茶。

[性味归经] 辛、苦，平。归肝、肾经。

[功效应用] ①祛风湿，强筋骨：用于风湿痹症，兼肝肾不足而见腰膝酸软者，可与

狗脊、牛膝、枸杞子等同用。②祛风止痒：用于风疹瘙痒，单味煎服，或与花椒共煎，加白矾、滑石搅匀，涂搽患处。③祛风止痛：用于头风头痛，单用煎服，或浸酒服，或配伍白芷、川芎、天麻、藁本等。

现代常用于治疗风湿性关节炎、腰肌劳损等。

[用法用量] 煎服：10～15 g；或浸酒服。外用：适量，研末撒。

[使用注意] 阴虚火旺者慎服。

五、化湿药

1. 藿香：见《名医别录》。为唇形科多年生草本植物广藿香或藿香的全草。前者主产于广东；后者多分布于江苏、浙江、四川等地。

[别名异名] 广藿香、土藿香。

[性味归经] 辛，微温。归脾、胃、肺经。

[功效应用] ①化湿醒脾：用于湿阻中焦，运化失职所致脘腹胀满、不欲饮食、恶心呕吐、倦怠、苔腻，常与苍术、半夏、厚朴等同用，如不换金正气散（《太平惠民和剂局方》）；湿温初起，湿热并重者，常与黄芩、滑石、茵陈等配伍，如甘露消毒丹（《温病条辨》）。②开胃止呕：用于湿阻中焦，或胃寒所致呕吐，单用，或与半夏、白豆蔻等同用；属脾胃虚弱者，可配伍党参、甘草等；属胃热所致者，可配伍黄连、竹茹、枇杷叶等；属妊娠呕吐者，可砂仁、半夏等同用。③发汗解表：用于风寒外感，内伤生冷所致寒热头痛、腹痛吐泻，常与紫苏、白芷、厚朴、半夏等同用，如藿香正气散（《太平惠民和剂局方》）；用于中暑发热、烦渴、恶心、呕吐，可与金银花、连翘等同用。此外，煎汤漱口，或与枯矾少许研末搽牙根上，可治口臭。

现代常用于治疗胃肠型感冒、急性胃肠炎、中暑等。

[用法用量] 煎服：5～10 g（鲜品加倍）；或入丸、散。外用：适量，煎水含漱；或研末外敷。

2. 佩兰：见《本草再新》。为菊科多年生草本植物兰草的茎叶。主产于江苏、浙江、河北、山东、广西、四川等地。

[别名异名] 兰草、大泽兰、香水兰、省头草、香草、针尾凤、佩兰叶、醒头草。

[性味归经] 辛，平。芳香。归脾、胃经。

[功效应用] ①化湿醒脾：用于湿阻中焦所致脘腹胀满、不欲饮食、恶心呕吐，常与藿香、苍术、豆蔻等配伍使用。因性平而芳香，故尤宜于脾经湿热、口中甜腻之脾瘅，单用，或与黄连、芦根等同用。②解暑辟秽：用于感受暑湿或湿温所致恶寒发热、头胀头痛、胸闷纳呆，常与薄荷、桑叶、大青叶、藿香等配伍。

现代常用于治疗夏季胃肠型感冒等。

[用法用量] 煎服：6～10 g（鲜品 10～15 g）。

[使用注意] 阴虚，气虚者忌服。

3. 苍术：见《神农本草经》。为菊科多年生草本植物南苍术的或北苍术的根茎。前者主产于江苏、安徽、浙江等地；后者主产于东北、华北地区。

[别名异名] 茅术、茅苍术、制苍术、京苍术、炒苍术、南苍术、赤术。

[性味归经] 辛、苦，温。归脾、胃经。

[功效应用] ①祛风胜湿：用于各种痹症。治风湿或寒湿引起的关节肢体疼痛，可与防风、羌活、桂枝、秦艽等同用；治热痹，或湿热下注之足膝肿痛、痿软无力及带下秽浊，常与黄柏等同用，如二妙散（《丹溪心法》），三妙丸（《医学正传》），四妙丸（《成方

便读》）；治湿温多汗、一身尽痛，可与生石膏、知母等同用，如白虎加苍术汤（《类证活人书》）。②燥湿健脾：用于脾为湿困而见脘腹胀闷、不欲饮食、呕吐、泄泻，常与厚朴、陈皮同用，如平胃散（《太平惠民和剂局方》）。若脾虚湿聚，水湿内停的痰饮，或水溢之水肿，可与茯苓、猪苓、泽泻等同用，如胃苓汤（《证治准绳》）。③散寒解表：用于外感风寒之头痛无汗，可与藁本、细辛、羌活、白芷等同用，如神术散（《太平惠民和剂局方》）。④除障明目：用于内外翳障、青盲、夜盲，常与黑芝麻或猪肝等同用。

现代常用于治疗消化不良、胃炎、胃溃疡、胃酸过多、风湿性关节炎和麻疹后角膜软化、夜盲症等。

［用法用量］煎服：5～10 g；熬膏或入丸、散。

［使用注意］本品苦温燥烈，故阴虚内热、气虚多汗者忌服。

4. 厚朴：见《神农本草经》。为木兰科落叶乔木厚朴或凹叶厚朴的树皮或根皮。主产于四川、湖北、浙江、贵州、湖南等地。

［别名异名］厚皮、重皮、赤朴、烈朴、川朴、紫油朴、紫油厚朴、紫朴、温朴。

［性味归经］苦、辛，温。归脾、胃、大肠经。

［功效应用］①燥湿行气：用于湿阻中焦之脘腹胀满、呕吐泄泻，常与苍术、陈皮等同用，如平胃散（《太平惠民和剂局方》）；由于积滞便秘、腹满胀痛，常与大黄、枳实等同用，如大承气汤、小承气汤（《伤寒论》）。②降逆平喘：用于痰湿阻肺之咳嗽气喘、舌苔白腻，常配伍半夏、紫苏子、杏仁等；若外感风寒引动宿痰所致咳喘、恶寒、发热、头痛，常配伍桂枝、杏仁、芍药等，如桂枝加厚朴杏仁汤（《伤寒论》）；若七情郁结、痰凝气阻而致梅核气，常配伍半夏、茯苓、紫苏等，如半夏厚朴汤（《金匮要略》）。此外，若与黄连同用，可治痢疾；与槟榔、乌梅配伍，可治虫积腹痛。

现代常用于治疗急性或慢性胃炎、肠炎、细菌性痢疾、阿米巴痢疾、胃肠神经症、消化不良、慢性支气管炎、支气管哮喘、肺气肿、蛔虫病等。

［用法用量］煎服：3～10 g；或入丸、散。燥湿除满宜生用，止呕宜姜汁炒用。

［使用注意］气虚津伤者及孕妇慎用。

5. 砂仁：见《本草原始》。为姜科多年生草本植物阳春砂或缩砂的成熟果实或种子。主产于广东、海南、广西等地。

［别名异名］缩砂仁、春砂仁、蜜砂仁、香砂仁、缩砂蜜。

［性味归经］辛，温。归脾、胃经。

［功效应用］①化湿行气：用于湿阻中焦，脾胃气滞之脘腹胀满、呕吐、泄泻、苔腻，常配伍豆蔻、枳实、厚朴、木香、陈皮等；若脾胃虚弱兼湿阻者，常配伍党参、白术、木香、茯苓等，如香砂六君子汤（《中国医学大辞典》）。②温中止泻：用于脾胃虚寒之腹痛、泄泻、食少纳呆，单用研末服；或与附子、干姜、白术、陈皮等同用。③理气安胎：用于妊娠恶阻、气滞胎动不安，单用为散，生姜自然汁少许，开水冲服；也可与白术、紫苏、半夏等同用，有热者，与黄芩同用。

现代常用于治疗慢性胃炎、胃和十二指肠球部溃疡、消化不良、胃肠炎、细菌性痢疾、妊娠呕吐等。

［用法用量］煎服：1.5～5 g；或入丸、散。

［使用注意］本品芳香温燥，故阴虚有热者忌服。不宜久煎。

6. 豆蔻：见《本草拾遗》。为姜科多年生草本植物白豆蔻的果实。分布于南亚地区，我国广东、海南、广西、云南亦有栽培。

［别名异名］白豆蔻、白蔻、白蔻仁、蔻仁、白叩仁、蔻米、紫豆蔻。

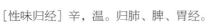

[性味归经] 辛，温。归肺、脾、胃经。

[功效应用] ①化湿行气：用于湿阻气滞，常与陈皮等同用；湿温初起脘闷不食、舌苔浊腻，常配伍厚朴、滑石、薏苡仁、通草等，如三仁汤（《温病条辨》）。若热邪偏盛者，可配伍黄芩、滑石、黄连等，如黄芩滑石汤（《温病条辨》）。②温中止呕：用于胃寒腹痛、恶心、呕吐、呃逆，单用为末，即白豆蔻散（《赤水玄珠》），或配伍生姜、半夏、党参等；湿阻中焦所致者，常与藿香、半夏、陈皮等同用。

现代常用于治疗急性胃炎、胃溃疡、慢性细菌性痢疾、慢性结肠炎、急性肾盂肾炎、尿道炎等。

[用法用量] 煎服：1.5～5 g；或入丸、散。

[使用注意] 阴虚血燥而无寒湿者忌服。宜后下。

7. 草豆蔻：见《雷公炮炙论》。为姜科多年生草本植物草豆蔻的种子。主产于广东、海南、广西等地。

[别名异名] 豆蔻、漏蔻、草蔻、偶子、草蔻仁、草叩、草叩仁。

[性味归经] 辛，温。归脾、胃经。

[功效应用] 温中燥湿：用于中焦寒湿不化所致脘腹满闷、呕吐泄泻、食欲不振、口泛清涎、舌苔白腻，可配伍藿香、紫苏梗、半夏、苍术、厚朴、砂仁等。

现代常用于治疗急性或慢性胃炎、胃溃疡、慢性结肠炎、慢性细菌性痢疾、消化不良、疟疾等。

[用法用量] 煎服：3～5 g。

[使用注意] 本品温燥，津亏血少者忌服。

8. 草果：见《本草品汇精要》。为姜科多年生草本植物草果的果实。主产于云南、广西、贵州等地。

[别名异名] 草果仁、草果子。

[性味归经] 辛，温。归脾、胃经。

[功效应用] ①除寒燥湿：用于寒湿停滞脾胃所致脘腹胀满、呕吐、食少、泄泻，常配伍厚朴、陈皮、白术、半夏、生姜、砂仁等。②除痰截疟：用于痰浊壅盛之疟疾，或疟疾兼有中焦寒湿阻滞者，可配伍柴胡、黄芩、半夏、苍术、佩兰、草豆蔻、槟榔、常山、厚朴等，如截疟七宝饮（《杨氏家藏方》），达原饮（《瘟疫论》）。

现代常用于治疗疟疾、慢性胃炎、消化不良、急性肠炎、细菌性痢疾等。

[用法用量] 煎服：3～5 g。

[使用注意] 气虚血亏或无寒湿实邪者忌服。

六、利水渗湿药

（一）利水消肿

1. 茯苓：见《神农本草经》。为多孔菌科植物茯苓的干燥菌核。主产于安徽、湖北、河南、云南等地。

[别名异名] 茯菟、茯灵、伏灵、白茯苓、云苓、松苓、朱茯苓。

[性味归经] 甘、淡，平。归心、脾、肺经。

[功效应用] ①利水渗湿：用于水湿停滞，兼有脾虚之小便不利、水肿胀满，常配伍猪苓、泽泻、白术、桂枝，即五苓散（《伤寒论》）；用于热淋、小便不利，常配伍栀子、赤芍、甘草、当归，即五淋散（《太平惠民和剂局方》）。②健脾补中：用于脾虚湿盛之证。若见倦怠乏力、食少、腹胀、泄泻者，常与党参、白术、山药、莲子等同用，如四君子

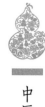
汤、参苓白术散（《太平惠民和剂局方》）；若见痰饮停滞、眩晕、心悸、咳嗽者，常与半夏、橘皮、桂枝、枳实等同用，如二陈汤（《太平惠民和剂局方》）；若见带下白浊明显者，可与山药等分为末，米饮调服。③宁心安神：用于心脾两虚，气血不足之心悸、失眠、健忘，常配伍人参、当归、龙眼肉、酸枣仁、柏子仁、五味子等，如归脾汤（《济生方》）；若心气虚不能藏神，惊恐而不能安卧者，常配伍人参、龙齿、远志等，如安神定志丸（《医学心悟》）。

现代常用于治疗肾炎性水肿、心源性水肿、营养不良性水肿、神经衰弱、慢性胃炎、胃溃疡、消化不良、慢性支气管炎、结核性胸膜炎、肝硬化腹水、子宫颈炎及附件炎等。

[用法用量] 煎服：10～15 g。

[使用注意] 虚寒滑精，或气虚下陷者忌服。

2. 茯苓皮：见《本草纲目》。为多孔菌科植物茯苓菌核的外皮。

[别名异名] 苓皮。

[性味归经] 甘、淡，平。归心、脾经。

[功效应用] 利水消肿：用于水湿停滞之头面四肢悉肿、心腹胀满、胸膈烦闷、饮食不下，常与桑白皮、生姜皮、陈橘皮、大腹皮等分同用，如五皮散（《中藏经》）。

现代常用于治疗心源性水肿、肾性水肿、肝硬化腹水、营养不良性水肿、脚气性水肿等。

[用法用量] 煎服：10～15 g。

3. 茯神：见《名医别录》。为多孔菌科植物茯苓抱有松根的菌核。

[别名异名] 伏神。

[性味归经] 甘、淡，平。归心、脾经。

[功效应用] ①宁心安神：用于心虚血少所致心悸、失眠、健忘、惊痫，常配伍当归、黄芪、五味子、柏子仁、酸枣仁、远志等，如养心汤（《证治准绳》）。若与远志、石菖蒲等分为散，可治痰浊蒙蔽心神而健忘者，如三神散（《古今医统》）。②健脾利水：用于脾虚水停之小便不利，可配伍白术、泽泻、猪苓等。

现代常用于治疗神经衰弱、冠心病、心律失常、肾性水肿、泌尿道感染等。

[用法用量] 煎服：10～15 g。

[使用注意] 本品用朱砂拌红，可加强安神定志的作用。

4. 薏苡仁：见《神农本草经》。为禾本科一年或多年生草本植物薏苡的种仁。全国大部分地区均有分布。

[别名异名] 薏米、苡仁、米仁、苡米、尿珠子、炒苡米。

[性味归经] 甘、淡，凉。归脾、肺、肾经。

[功效应用] ①渗湿利水，健脾补中：用于小便不利，水肿，脚气及脾虚泄泻，尤以脾虚湿盛者最为适用，单用或配伍使用。湿胜者，常配伍茯苓、大腹皮、猪苓等；脾虚者，常配伍白术、山药、车前子等。②除湿疗痹：用于湿热痹痛、筋脉拘挛，单用浸酒，即薏苡仁酒（《本草纲目》）；或配伍麻黄、杏仁、甘草等，如麻黄杏仁薏苡甘草汤（《金匮要略》）。③清热排脓：用于肺痈及肠痈。前者，常与芦根、冬瓜子、桃仁等配伍，即苇茎汤（《备急千金要方》）；后者，常配伍败酱草、牡丹皮、桃仁等，如薏苡附子败酱散（《金匮要略》）。此外，单用薏苡仁 60 g，与大米混合蒸饭或煮粥食，连续服 15～30 日，可治扁平疣。

现代常用于治疗急性或慢性肾炎、肾盂肾炎、肺脓肿、阑尾炎、慢性胃肠炎、多发性神经炎、扁平疣等。

［用法用量］煎服：10～30 g；或入丸、散。

5. 猪苓：见《神农本草经》。为多孔菌科植物猪苓的干燥菌核。分布于陕西、河南、河北、湖南、湖北、浙江、福建、甘肃、内蒙古等地。

［别名异名］枫苓、野猪粪、猪屎苓、黑猪苓、粉猪苓。

［性味归经］甘、淡，平。归脾、肾、膀胱经。

［功效应用］利水渗湿：用于水湿停滞所致之小便不利、水肿、泄泻、淋浊，单用，或与茯苓、泽泻、白术同用，即四苓散（《明医指掌》）；若小便不利，兼有发热、口渴等阴虚症状者，可配伍阿胶、滑石、茯苓、泽泻，即猪苓汤（《伤寒论》）。

现代常用于治疗肾炎性水肿、风湿性心脏病水肿、急性肠炎、急性尿潴留、急性泌尿系感染等。

［用法用量］煎服：6～15 g；或入丸、散。

［使用注意］无水湿者忌服，以免伤阴。

6. 泽泻：见《神农本草经》。为泽泻科多年生沼泽植物泽泻的块茎。主产于福建、浙江、四川、江西等地。

［别名异名］建泽泻、川泽泻、盐泽泻。

［性味归经］甘、淡，寒。归肾、膀胱经。

［功效应用］泄热利水：用于下焦湿热所致小便不利、水肿、淋浊、带下、泄泻，常与茯苓、猪苓、白术等配伍，如五苓散（《伤寒论》）；若与白术同用，即白术散（《素问病机气宜保命集》）。

现代常用于治疗肾炎性水肿、风湿性心脏病水肿、急性尿潴留、睾丸鞘膜积液、高血压、糖尿病、围绝经期综合征、前列腺炎、高脂血症等。

［用法用量］煎服：6～12 g；或入丸、散。

［使用注意］肾虚滑精者忌服。

7. 冬瓜皮：见《开宝重定本草》。为葫芦科植物冬瓜的外层果皮。

［别名异名］白瓜皮、东瓜皮。

［性味归经］甘，凉。归肺、脾经。

［功效应用］①清热利水：用于水肿、小便不利、脚气，单用，或与五加皮，生姜皮等同用；亦可与白茅根、赤小豆、玉米须等配伍。②清热解暑：用于暑热烦渴、小便短赤，可与西瓜皮各等量，煎水当茶饮；用于消渴，可与麦冬、黄连同用。此外，与鲫鱼炖服可以催乳；与干茄根煎汤热洗，可治手足冻疮。

现代常用于治疗肾炎、糖尿病、营养不良性水肿等。

［用法用量］煎服：15～30 g。

8. 玉米须：见《滇南本草》。为禾本科一年生草本植物玉蜀黍的花柱。

［别名异名］玉蜀黍须、棒子须、玉蜀黍蕊、棒子毛、玉麦须。

［性味归经］甘、淡，平。归膀胱、肝、胆经。

［功效应用］①利尿通淋：用于小便不利、水肿，单用煎汤代茶饮，或配伍茯苓皮、冬瓜皮、赤小豆等；治淋证，常与金钱草、通草、冬葵子、琥珀、枳壳等同用。②利胆退黄：用于胁肋疼痛、黄疸，常配伍茵陈、金钱草、郁金等。③平肝潜阳：用于肝阳眩晕，单味煎汤代茶饮。此外，本品还可止血，用于血热所致吐血、衄血、崩漏下血、发斑，常与生地黄、白茅根、黄芩等同用。

现代常用于治疗急性或慢性肾炎性水肿、营养不良性水肿、泌尿系感染、晚期血吸虫病腹水、病毒性肝炎、胆囊炎、胆石症、原发性高血压等。

[用法用量] 煎服：15～30 g。

9. 胡芦：见《日华子诸家本草》。为葫芦科藤本植物瓠瓜的果实。我国大部分地区均有栽培。

[别名异名] 壶卢、胡芦瓜、瓠匏、瓠瓜、腰舟、匏瓜。

[性味归经] 甘、淡，平。归肺、脾、肾经。

[功效应用] 利水消肿：用于湿热壅盛之水肿、小便不利，常与茯苓皮、冬瓜皮、大腹皮等同用；用于热淋涩痛，常与车前子、木通、滑石等同用；用于血淋证，常配伍小蓟、白茅根等；用于黄疸，常与茵陈、栀子、虎杖等配伍。

现代常用于治疗肾炎性水肿、尿路感染、黄疸、糖尿病等。

[用法用量] 煎服：15～30 g。

[使用注意] 脾胃虚寒者忌服。

10. 香加皮：见《中药志》。为萝藦科落叶缠绕灌木杠柳的根皮。主产于吉林、辽宁、山西、河南、河北、山东等地。

[别名异名] 北五加皮、杠柳皮、臭五加、山五加皮、香五加皮。

[性味归经] 辛、苦，微温。有毒。归肝、肾经。

[功效应用] ①祛风除湿：用于风寒湿痹之脚膝拘挛、筋骨疼痛、屈伸不利，可配伍当归、白芍、威灵仙、鸡血藤、薏苡仁、全蝎等。②强壮筋骨：用于肝肾虚损之筋骨软弱、脚痿无力、小儿行迟，可配伍木瓜、牛膝等分为末，温开水送服。③利水消肿：用于水湿泛滥之水肿、心悸、气短、小便不利，可配伍陈皮、生姜皮、茯苓皮、大腹皮等。

现代常用于治疗风湿性关节炎、心源性水肿、肾炎性水肿等。

[用法用量] 煎服：5～10 g；浸酒；或入丸、散。

[使用注意] 血热及肝阳上亢者忌服。

11. 枳椇子：见《新修本草》。为鼠李科落叶乔木枳椇带有肉质果柄的果实或种子。华北、中南、西南各省多有分布。

[别名异名] 鸡距子、拐枣、还阳草、棘枸、白石枣、万寿果、龙爪、碧久子、金钩钩、枳枣、转钮子。

[性味归经] 甘、酸，平。归心、肝、脾经。

[功效应用] ①醒酒通便：用于酒醉烦热、呕吐、口渴、二便不利，单用，或与麝香制丸服用，即枳椇子丸（《世医得效方》）；亦可配伍葛花、绿豆共煎服。②祛风通络：用于肝风内动之手足搐搦及小儿惊风，单用水煎服；亦可与蛇莓等量煎服。若泡酒服用，又治风湿麻木。

现代常用于治疗醉酒、风湿性关节炎等。

[用法用量] 煎服：10～15 g；或浸酒，入丸剂。

[使用注意] 脾胃虚寒者忌用。

12. 泽漆：见《神农本草经》。为大戟科二年生草本植物泽漆的全草。全国大部分地区均有分布。

[别名异名] 绿叶绿花草、五朵云、五盏灯、乳草、猫儿眼睛草。

[性味归经] 辛、苦，凉。有毒。归大肠、小肠、脾经。

[功效应用] ①利水消肿：用于水肿胀满，单用，或与大枣同用。若肺脾失调而水肿、喘息者，可配伍人参、白术、桑白皮等。②化痰止咳：用于痰饮喘咳，可配伍半夏、白前、甘草等，如泽漆汤（《金匮要略》）。③解毒杀虫：用于瘰疬，熬膏内服或外敷，或与夏枯草、浙贝母、牡蛎等同用；用于癣疮，可研末，香油调搽，或以鲜泽漆白浆敷癣上。

现代常用于治疗淋巴结结核、骨髓炎、细菌性痢疾、腮腺炎、支气管炎、无黄疸型病毒性肝炎等。

[用法用量] 煎服：3～10 g；熬膏或入丸、散。外用：适量，煎水洗，熬膏涂或研末调敷。

[使用注意] 脾胃虚弱者慎用。

13. 蝼蛄：见《神农本草经》。为蝼蛄科昆虫蝼蛄的干燥全虫。全国大部分地区有分布。

[别名异名] 土狗、地狗、地牯牛、拉拉狗、拉蛄、土狗崽。

[性味归经] 咸，寒。小毒。归胃、大肠、小肠、膀胱经。

[功效应用] ①利水消肿：用于小便不利或尿闭，单用，焙干，研粉服用，或以活蝼蛄1枚，生研，入麝香少许，新汲水调下，如蝼蛄麝香散（《圣济总录》）；用于水肿胀满、二便不通，可配伍大戟、甘遂、芫花、大黄等为末服，如半边散（《普济方》）。②解毒消肿：用于痈肿疮毒、瘰疬恶疮，单用研末调涂，或用鲜品捣汁外涂。

现代常用于治疗急性肾炎、产后尿潴留、肝硬化腹水、淋巴结结核等。

[用法用量] 煎服：3～4.5 g；研末1～3 g。外用：适量，研末调敷。

[使用注意] 体虚者慎服，孕妇忌服。

14. 荠菜：见《备急千金要方·食治》。为十字花科一年生或二年生草本植物荠菜的全草。全国大部分地区均有分布。

[别名异名] 荠、护生草、芊菜、净肠草、菱角菜、地米菜、假水菜、地地菜、上巳菜、清明草。

[性味归经] 甘，凉。归心、肝、脾经。

[功效应用] ①凉血止血：用于血热所致吐血、衄血、咯血、尿血、月经过多、崩漏下血，单用，或与仙鹤草、侧柏叶、大蓟、小蓟、地榆、白茅根等水煎服。②平肝明目：用于肝阳上亢及肝热目赤肿痛。治疗肝阳上亢，可与夏枯草、决明子等同用；治疗肝热目赤肿痛，取鲜草捣绞取汁点眼中。③清热利湿：用于湿热泻痢，可配伍马齿苋、铁苋菜、地锦等；用于尿淋、尿浊，可配伍车前草、萆薢、连钱草等。此外，荠菜煮蛋后食蛋饮汤，还治积滞不化，小儿疳积。

现代常用于治疗上消化道出血、功能失调性子宫出血、高血压、痢疾、肠炎、肾性水肿等。

[用法用量] 煎服：15～30 g（鲜品30～60 g）；或入丸、散。外用：适量，捣汁点眼。

（二）利水通淋

1. 车前子：见《神农本草经》。为车前科多年生草本植物车前或平车前的种子。我国大部分地区有产。

[别名异名] 车前实、猪耳朵穗子、凤眼前仁、炒车前仁、车前仁。

[性味归经] 甘，寒。归肾、膀胱经。

[功效应用] ①清热利尿：用于小便不利、全身浮肿，或膀胱湿热之小便赤涩热痛，常与萹蓄、木通、滑石等配伍，如八正散（《太平惠民和剂局方》）。②渗湿止泻：用于暑热泄泻、小便不利，可配伍香薷、人参、茯苓、猪苓，即车前子散（《杨氏家藏方》）。③清肝明目：用于肝热目赤肿痛，可与菊花、密蒙花、黄芩同用。若肝肾俱虚、视物昏花者，可与熟地黄、菟丝子、枸杞子等配伍。④化痰止咳：用于咳嗽痰多，可与桔梗、杏仁、紫菀等同用。

现代常用于治疗急性或慢性肾炎、尿路感染、急性角膜炎、支气管炎、高血压、阴道毛滴虫病等。

[用法用量] 煎服：5～10 g（布包入煎）；或入丸、散。

[使用注意] 凡内伤劳倦、阳气下陷、肾虚滑精及内无湿热者慎用。

2. 滑石：见《神农本草经》。为硅酸盐类矿物滑石的块状体。主产于江西、山东、江苏、陕西、山西、河北、福建、浙江、广东、广西、辽宁等地。

[别名异名] 画石、飞滑石。

[性味归经] 甘、淡，寒。归胃、膀胱经。

[功效应用] ① 利尿通淋：用于湿热下注所致小便不利、尿频涩痛、小腹胀痛，常与木通、车前子、萹蓄、栀子等同用，如八正散（《太平惠民和剂局方》），亦可研末，用车前汁和涂脐四周。另外，也常用于湿热为患的黄疸、水肿等症。②清热解暑：用于感受暑热之心烦口渴、小便赤涩，常与生甘草同用，如六一散（《伤寒标本》）。③祛湿敛疮：用于湿疹、湿疮、痱子、脚气趾缝烂裂，常与枯矾、黄柏、甘草等研粉外用。

现代常用于治疗急性泌尿系感染、泌尿系结石、中暑等。

[用法用量] 煎服：10～12 g；或入丸、散。外用：研末掺或调敷。

[使用注意] 脾虚气弱、滑精、热病伤津者忌服。孕妇慎服。

3. 木通：见《药性论》。为木通科缠绕灌木白木通或三叶木通、木通的茎。白木通主产于西南地区；三叶木通主产于山西、河北、河南、山东地区；木通主产于陕西、山东、江苏、安徽等地。

[别名异名] 通草、丁翁、八月炸藤。

[性味归经] 苦，凉。归心、小肠、膀胱经。

[功效应用] ①清热利尿：用于小便不利、淋漓涩痛，常与车前子、萹蓄、滑石等同用，如八正散（《太平惠民和剂局方》）；用于水肿，常与茯苓、猪苓、桑白皮等同用；用于心火上炎，又下移小肠致心烦、口疮、尿赤者，常与竹叶、生地黄、甘草同用，如导赤散（《小儿药证直诀》）。②通经下乳：用于血瘀经闭，常与桃仁、红花、赤芍、牛膝、延胡索等同用；用于乳汁不通，常与王不留行、穿山甲、猪蹄等同用。此外，若与忍冬藤、海桐皮、防己、薏苡仁等同用，又治风湿热痹。

现代常用于治疗急性尿路感染、前列腺炎、肾小球肾炎、产后尿潴留、急性乳腺炎、经闭、产后少乳、关节炎等。

[用法用量] 煎服：3～5 g；或入丸、散。

[使用注意] 年老体弱者慎用，孕妇忌用。

4. 通草：见《本草拾遗》。为五加科灌木脱落木的茎髓。主产于贵州、四川、云南、广西、湖南等地。

[别名异名] 白通草、方通草、大通草、丝通草、通草根。

[性味归经] 甘、淡，微寒。归肺、胃经。

[功效应用] ①利尿通淋：用于湿热内蕴之小便不利、淋漓涩痛、水肿、黄疸、湿温病，常与滑石、石韦、冬葵子等同用，如通草饮子（《普济方》）。②通气下乳：用于产后乳汁不下，常与黄芪、人参、当归、桔梗、麦冬、猪蹄等同用，如通乳丹（《傅青主女科》）。此外，与细辛、附子等分为末，和蜜，绵裹少许纳鼻中，可治鼻塞不通，即通草散（《三因方》）。

现代常用于治疗泌尿系感染及结石、乳汁不通等。

[用法用量] 煎服：6～12 g；或入丸、散。外用：适量，研末绵裹塞鼻。

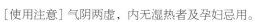

[使用注意] 气阴两虚，内无湿热者及孕妇忌用。

5. 瞿麦：见《神农本草经》。为石竹科多年生草本植物瞿麦或石竹的带花全草。全国大部分地区均有分布。

[别名异名] 瞿麦穗。

[性味归经] 苦，寒。归心、肾、小肠、膀胱经。

[功效应用] ①清热利尿：用于小便不利、淋漓涩痛、水肿，常与木通、萹蓄、滑石等同用，如八正散（《太平惠民和剂局方》）。②活血通经：用于血瘀经闭，常与赤芍、丹参、红花等同用。

现代常用于治疗尿路感染、泌尿系结石等。

[用法用量] 煎服：15～30 g。

6. 萹蓄：见《神农本草经》。为蓼科一年生草本植物萹蓄的全草。全国大部分地区均产。

[别名异名] 扁竹、扁蓄、竹节草、扁竹蓼、牛筋草、牛鞭草。

[性味归经] 苦，微寒。归膀胱、小肠经。

[功效应用] ①利尿通淋：用于小便淋漓不畅、尿道热痛，常与瞿麦、滑石、木通等配伍，如八正散（《太平惠民和剂局方》）；若治疗浊淋，可与萆薢、海金沙、石韦等同用。②清热除湿：用于湿热黄疸，可与茵陈、黄柏等同用；用于痢疾，可与仙鹤草煎服。③杀虫止痒：用于蛲虫病，单用煎汤内服或熏洗，亦可配伍榧子、槟榔、槐花米、十大功劳煎服；用治蛔虫腹痛，可单味煎汤，加醋调服；用治皮肤湿疹、阴痒，可单用煎水外洗，或配伍地肤子、蛇床子、白鲜皮等。

现代常用于治疗泌尿系感染、泌尿系结石、细菌性痢疾、黄疸型病毒性肝炎及钩虫病等。

[用法用量] 煎服：10～15 g；或入丸、散。杀虫单用 30～60 g，鲜品捣汁饮 50～100 g。外用：适量，捣敷，或煎水洗。

[使用注意] 脾胃虚弱及阴虚患者慎服。

7. 地肤子：见《神农本草经》。为藜科一年生草本植物地肤的果实。主产于河北、山西、山东、河南等地。

[别名异名] 扫帚子、扫帚菜子、铁扫把子、地葵、地麦、落帚子。

[性味归经] 辛、苦，寒。归膀胱经。

[功效应用] ①利尿通淋：用于膀胱湿热所致淋漓涩痛、小便不利，常与瞿麦、通草、冬葵子、猪苓等同用，如地肤子汤（《备急千金要方》）。②祛湿止痒：用于湿疹、疥癣，常与苦参、白鲜皮、黄柏、生地黄等配伍；用于阴囊瘙痒，可与苦参、蛇床子、花椒、龙胆、白矾等煎水外洗。此外，与黄柏、苍术等煎服，又治湿热带下。

现代常用于治疗湿疹、疥癣、荨麻疹、泌尿系感染等。

[用法用量] 煎服：6～15 g。外用：适量，煎水洗。

【现代研究】本品含三萜皂苷、维生素 A 等。水浸剂对许兰黄癣菌、奥杜盎小芽胞癣菌、铁锈色小芽胞癣菌、羊毛状小芽胞癣菌、星形奴卡菌等皮肤真菌有不同程度的抑制作用。

8. 海金沙：见《嘉祐补注神农本草》。为海金沙科植物海金沙的干燥成熟孢子。主产于广东、浙江及江南各省区。

[别名异名] 左旋藤灰、蛤蟆藤、罗网藤、铁线藤、吐丝草、鼎擦藤、猛古藤。

[性味归经] 甘、淡，寒。归膀胱、小肠经。

[功效应用] ①利水通淋：用于湿热下注所致的热淋、血淋、石淋、膏淋等诸淋涩痛。治热淋急病，可以本品为末，甘草汤送服；治血淋，可以本品为末，新汲水或砂糖水送服；治石淋，可与鸡内金、金钱草等配伍；治膏淋，常与滑石、麦冬、甘草同用，如海金沙散（《世医得效方》）。②清热解毒：用于肝郁胁痛、湿热黄疸，可与阴行草、车前子、白英等同用。

现代常用于治疗尿路感染、尿路结石、肾炎性水肿、肺炎、流行性腮腺炎、流行性乙型脑炎、上呼吸道感染、扁桃体炎、支气管炎等。

[用法用量] 煎服：6～15 g（宜包煎）。

[使用注意] 肾阴亏虚者慎用。

9. 石韦：见《神农本草经》。为水龙骨科多年生草本植物石韦、北京石韦、毡毛石韦、有柄石韦、庐山石韦的叶片。各地多有野生，主要分布于湖南、湖北、浙江、河南、江西、江苏、安徽、河北等地。

[别名异名] 石苇、石剑、石兰、金星草、金汤匙。

[性味归经] 苦、甘，微寒。归肺、膀胱经。

[功效应用] ①利尿通淋：用于淋证，水肿，小便不利。治热淋，常配伍车前子、木通、瞿麦等，如石韦汤（《金生指迷方》）、石韦散（《证治准绳》）；治石淋，常配伍滑石、金钱草、海金沙等，如石韦散（《古今录验方》）；治血淋尤为适宜，常配伍蒲黄、当归、芍药各等分研粉，温酒冲服，即石韦散（《备急千金要方》）；用于水肿，小便不利，可配伍茯苓、泽泻、车前子等。②凉血止血：用于血热所致吐血、衄血、崩漏下血，单用，或与侧柏叶、栀子等同用。③清肺化痰：用于痰热咳嗽，单用，或与槟榔各等分研末等，姜汤送服，即石韦散（《圣济总录》）；亦可配伍鱼腥草、百部等。

现代常用于治疗尿路结石、急性或慢性肾炎、肾盂肾炎、慢性支气管炎、支气管哮喘、肺结核咯血等。

[用法用量] 煎服：10～15 g；或研末。外用：适量，研末调敷。

[使用注意] 阴虚及无湿热者忌服。

10. 冬葵子：见《神农本草经》。为锦葵科一年生草本植物冬葵的种子。分布于全国各地。

[别名异名] 葵子、葵菜子、冬苋菜子、冬寒菜子。

[性味归经] 甘，寒。归大肠、小肠、膀胱经。

[功效应用] ①利尿通淋：用于小便不利、淋漓涩痛、水肿，常与茯苓、车前子、海金沙等配伍；妊娠水肿、身重、小便不利者，与茯苓同用，杵为散，即葵子茯苓散（《金匮要略》）。②通经下乳：用于乳汁不通、乳房胀痛，可与砂仁等量为末，热酒冲服；亦可与穿山甲、王不留行、黄芪、猪蹄等配伍。③润肠通便：用于大便秘结，可与郁李仁、桃仁等同用。

现代常用于治疗泌尿系感染、结石、乳汁不通、大便燥结等。

[用法用量] 煎服：10～15 g。

[使用注意] 脾虚肠滑者忌服。孕妇慎服。

11. 灯心草：见《开宝本草》。为灯心草科多年生草本植物灯心草的茎髓。全国各地均有分布，主产于江苏、四川、贵州、云南等地。

[别名异名] 灯心、灯草、龙须草、水灯心、老虎须。

[性味归经] 甘、淡，微寒。归心、肺、小肠经。

[功效应用] ①利水通淋：用于心热下移小肠所致小便短赤、淋漓涩痛，常与车前子、

栀子、木通等同用，如八正散（《太平惠民和剂局方》）。②清心除烦：用于心经火盛所致心烦不寐、小儿夜啼、惊痫，可单味煎水代茶服；或配伍竹叶、蝉蜕、朱砂等。婴儿夜啼，亦可用灯心草煅炭研末，涂母乳头上喂之。③除湿退黄：用于湿热黄疸，可与白英各30 g，水煎服，或配伍鲜地骨皮、阴行草等。此外，本品煅炭与冰片同研吹喉，可治疗乳蛾。

现代常用于治疗膀胱炎、尿道炎、肾炎、急性咽炎、兴奋型神经症等。

[用法用量] 煎服：2～5 g。外用：适量，研末撒；或吹喉。

[使用注意] 脾虚肠滑者忌服。孕妇慎服。

12. 萆薢：见《神农本草经》。为薯蓣科多年生缠绕藤本植物粉背薯蓣、叉蕊薯蓣、山萆薢或纤细薯蓣等的块茎。主产于浙江、安徽、江西、湖南等地。

[别名异名] 硬饭团、山田薯、白菝葜、百枝、竹木、赤节、麻甲头、粉萆薢、土薯蓣、绵萆薢。

[性味归经] 苦，平。归肾、胃、肝经。

[功效应用] ①利湿别浊：用于小便不利、尿液浑浊、白如米泔之膏淋。常配伍黄柏、茯苓、车前子、石菖蒲等，如萆薢分清饮（《医学心悟》）；阳虚湿浊下注者，常与益智、乌药、石菖蒲同用，即萆薢分清饮（《丹溪心法》）。②祛湿疗痹：用于风湿痹痛，肢体麻木。属湿热所致者，常与桑枝、络石藤等配伍；属寒湿所致者，常与附子、桂枝等同用。此外，若与黄柏、苦参、薏苡仁等同用，又治皮肤湿疹等瘙痒性皮肤病。

现代常用于治疗急性尿道炎、膀胱炎、慢性前列腺炎、乳糜尿、周围神经炎、风湿性关节炎、皮肤湿疹、慢性皮炎、脓疱疮、高脂血症等。

[用法用量] 煎服：10～15 g；或入丸、散。

[使用注意] 肾虚阴亏者忌服。

（三）利湿退黄

1. 茵陈：见《神农本草经》。为菊科多年生草本植物茵陈蒿的幼嫩茎叶。全国大部分地区均有分布。

[别名异名] 因尘、茵陈蒿、因陈蒿、绵茵陈、绒蒿、细叶青蒿。

[性味归经] 苦、辛，凉。归肝、胆、脾经。

[功效应用] ①利湿退黄：用于黄疸。若黄色鲜明如橘子色、发热、小便不利、大便秘结者，常配伍栀子、大黄，即茵陈蒿汤（《伤寒论》）；若黄色晦暗如烟熏、纳少脘闷、神疲畏寒者，常配伍附子、干姜、炙甘草，即茵陈四逆汤（《玉机微义》）；若身重困倦、小便不利证候显著者，可配伍茯苓、猪苓等，如茵陈五苓散（《金匮要略》）。②祛湿止痒：用于湿疹瘙痒、遍身风痒、疥癣，单用煎服，或外洗，也可与黄柏、苦参、土茯苓等同用。

现代常用于治疗急性或慢性黄疸型病毒性肝炎、肝硬化、胆囊炎、胆系感染、胆石症、胆道蛔虫病、高血压、冠心病、高脂血症、普通感冒、流行性感冒、浅层真菌感染、钩端螺旋体病、糖尿病等。

[用法用量] 煎服：10～15 g。外用：适量，煎水洗。

2. 金钱草：见《本草纲目拾遗》。为唇形科多年生草本植物活血丹或报春花科植物过路黄、旋花科植物马蹄金及伞形科植物白毛天胡荽等的全草。主产于江苏、广东、湖南、四川等地。

[别名异名] 连钱草、铜钱草、马蹄草、透骨消、透骨风、穿墙草、大叶金钱草、江苏金钱草。

[性味归经] 甘、咸，微寒。归肝、胆、肾、膀胱经。

[功效应用] ①利尿通淋：用于湿热壅盛所致各种淋证、水肿，单用，或与海金沙、冬葵子、萹蓄、瞿麦、车前子、鸡内金等同用。②利胆退黄：用于湿热黄疸，常配伍茵陈、栀子、大黄、枳壳、柴胡等。③解毒消肿：用于热毒疮痈、颜面肿痛、毒蛇咬伤、跌打损伤、癣疮、湿疹，鲜品捣敷，或煎水外洗。④祛风止痛：用于风湿痹痛，煎服，或捣绒酒炒热，外敷。此外，与冰糖炖服，又治伤风咳嗽。

现代常用于治疗尿路感染、尿路结石、黄疸型病毒性肝炎、疮疖、腮腺炎、风湿性关节炎、湿疹等。

[用法用量] 煎服：10～15 g（鲜者 30～60 g）；浸酒或捣汁。外用：适量，捣敷；绞汁涂；或煎水洗。

[使用注意] 阴疽诸毒、脾虚泄泻忌用。

3. 虎杖：见《名医别录》。为蓼科多年生灌木状草本植物虎杖的根茎。主产于华东、中南、西南各地。

[别名异名] 苦杖、斑杖、紫金龙、活血龙、大叶蛇总管、川筋龙、花斑竹根、活血丹、阴阳莲、土大黄、酸汤杆、黄地榆、酸筒管、水黄芩、搬倒甑、血三七、土黄连、九龙根、蛇总管。

[性味归经] 苦、酸，凉。归肝、胆、肺经。

[功效应用] ①清热利湿：用于湿热黄疸，胁痛，单用，或与茵陈、金钱草等配伍；用于淋浊、带下，可与萆薢、薏苡仁同用。②活血通经：用于瘀血经闭、产后瘀血腹痛，常与桃仁、红花、延胡索等同用；用于跌打损伤，常与乳香、没药、三七、当归等配伍。③清热解毒：用于水火烫伤，单用研末，香油调敷，或与地榆、冰片共研末，香油调涂；用于痈肿疮毒，毒蛇咬伤，鲜品捣敷或煎汤内服。④祛痰止咳：用于痰热咳嗽，单用煎服，或与贝母、黄芩、枇杷叶、杏仁等同用。此外，本品还有泄热通便作用，可治热结便秘。

现代常用于治疗黄疸型病毒性肝炎、胆囊结石、尿路感染、尿路结石、烧烫伤、痈疮、蛇咬伤、经闭、痛经、大叶性肺炎、慢性支气管炎等。

[用法用量] 煎服：10～30 g；浸酒或入丸、散。外用：适量，研末，烧灰撒，熬膏或煎水浸渍。

[使用注意] 部分患者有恶心、呕吐、腹泻等反应。孕妇忌服。

4. 地耳草：见《生草药性备要》。为金丝桃科一年生草本植物地耳草的全草。主产于广东、广西、四川、湖南、福建、江西等地。

[别名异名] 田基黄、雀舌草、七寸金、小田基黄、黄花仔、黄花草、对叶草、细叶黄、痧子草、小元宝草。

[性味归经] 辛、苦，寒。归肝、胆经。

[功效应用] ①利湿退黄：用于湿热黄疸，单味大剂量煎水服；或配伍茵陈、金钱草、白茅根等。②清热解毒：用于内痈，外痈，痢疾，毒蛇咬伤。治肺痈，可单用，或配伍鱼腥草、桔梗、甘草等；治肠痈，可与白花蛇舌草、红藤、青木香等同用；治乳痈、热疖肿痛、毒蛇咬伤等，可单味煎水服，并以鲜品捣烂外敷；治目赤肿痛，可煎水外洗。③活血消肿：用于跌打损伤，瘀血肿痛，捣烂敷患处，并配合酒煎内服。

现代常用于治疗急性或慢性病毒性肝炎、急性阑尾炎、急性结膜炎、皮肤化脓性感染等。

[用法用量] 煎服：15～30 g（鲜品加倍）。外用：捣敷或煎水外洗。

5. 垂盆草：见《四川中药志》。为景天科多年生肉质草本植物垂盆草的全草。我国南北各地均有分布。

[别名异名] 狗牙半支、半枝莲、三叶佛甲草、狗牙草、鸡舌草、佛指甲。

[性味归经] 甘、淡，凉。归肺、脾、肝经。

[功效应用] ①清热利湿：用于湿热黄疸、胁肋疼痛，单用，或配伍茵陈、板蓝根、栀子等；用于淋证、小便不利，可配伍车前草、萹蓄等；用于湿热泻痢，可配伍马齿苋、地锦等。②清热解毒：用于疮疖肿毒，肺痈，肠痈，乳痈，虫蛇咬伤，咽喉肿痛，水火烫伤等。治疮痈、乳痈、烫伤、蛇咬伤，可以鲜草捣汁服，外用鲜草适量捣烂敷患处；治咽喉肿痛，可以鲜草捣汁含漱。

现代常用于治疗急性或慢性肝炎、肠炎、痢疾、蜂窝织炎、乳腺炎、阑尾炎、肺脓肿、蛇咬伤、烧烫伤、带状疱疹等。

[用法用量] 煎服：15～30 g（鲜品50～100 g）；或捣汁。外用：适量，捣敷；或研末调搽；或取汁外涂。

[使用注意] 脾胃虚寒者慎服。

6. 鸡骨草：见《岭南采药录》。为豆科木质藤本植物广东相思子的带根全草。分布于广东、广西等地。

[别名异名] 红母鸡草、石门坎、黄食草、细叶龙鳞草、大黄草、猪腰草。

[性味归经] 甘、微苦，凉。归脾、肝、胆经。

[功效应用] ①清热利湿：用于湿热黄疸，常与红枣同煎服，或与地耳草、茵陈、栀子等同用；用于小便不利、尿淋刺痛，可与海金沙、叶下珠等同用。②疏肝散瘀：用于肝郁胁痛、胃脘胀痛，可与两面针、救必应同用；用于跌打损伤、瘀血疼痛，单用水煎服，或捣烂外敷。③解毒消痈：用于毒蛇咬伤、乳痈，鲜叶捣烂外敷。

现代常用于治疗急性黄疸型病毒性肝炎、肝硬化腹水等。

[用法用量] 煎服：10～15 g；或入丸、散。外用：适量，捣敷。

7. 珍珠草：见《植物名实图考》。为大戟科一年生草本植物叶下珠的全草。江南各省区多有分布。

[别名异名] 叶下珠、日开夜合、阴阳草、真珠草、老鸦珠、夜合珍珠、落地油柑、夜合草、叶后珠、油柑草。

[性味归经] 甘、微苦，凉。归肝、肺经。

[功效应用] ①清热解毒：用于痈肿疮疡、毒蛇咬伤，鲜品捣烂外敷。②清利湿热：用于湿热泻痢。可与铁苋菜各30 g，水煎加糖调服，或配伍老鹳草；用于湿热黄疸，可与马鞭草、半边草同用；用于淋证、水肿，可与茯苓、车前草、萹蓄等同用。③清肝明目：用于肝热目赤，可与夏枯草、菊花、决明子等配伍；用于夜盲症，可与猪肝、枸杞子、菊花等炖服。此外，与胡芦茶、瘦猪肉炖服，可治小儿疳积。

现代常用于治疗结膜炎、夜盲症、肾炎性水肿、泌尿系感染、黄疸、肠炎、细菌性痢疾、无名肿毒、蛇咬伤等。

[用法用量] 煎服：15～30 g。外用：适量，捣敷。

七、温里药

1. 附子：见《神农本草经》。为毛茛科植物乌头（栽培品）的旁生块根（子根）。主产于四川、陕西等地。

[别名异名] 制附片、熟附片、淡附片、黑附块、盐附片、炮附子、川附子、生附子。

[性味归经] 辛，大热。有毒。归心、脾、肾经。

[功效应用] ①回阳救逆：用于阳气衰微所致的各种病症。治疗因大汗、大吐、大泻，以及其他原因所致冷汗淋漓、四肢厥冷、脉微欲绝的亡阳虚脱证，常与干姜、甘草同用，如四逆汤（《伤寒论》）；治疗寒邪入里、四肢厥冷、腹痛吐泻者，可与干姜、肉桂、人参等同用，如回阳救急汤（《伤寒六书》）；治疗阳衰而表不固之冷汗不止者，可与炙黄芪同用，如芪附汤（《魏氏家藏方》）。②助阳行水：用于肾阳衰弱之身面浮肿、腰以下肿甚、腰痛酸重、尿少，及脾阳不足之肢体浮肿、腹胀便溏。治疗肾阳衰弱之身面浮肿、腰以下肿甚，常与白术、茯苓等同用，如真武汤（《伤寒论》）；治疗脾阳不足之肢体浮肿、腹胀便溏，常与干姜、白术、草果等同用，如实脾饮（《济生方》）。③补阳益火：用于肾阳不足所致的腰膝酸痛、胃寒足冷、阳痿滑精、小便频数，可与肉桂、熟地黄、枸杞子、山茱萸等同用，如右归丸（《景岳全书》）；用于脾肾阳虚之脘腹冷痛、大便溏泻，常与党参、白术、干姜等同用，如附子理中丸（《三因方》）。④散寒通痹：用于风寒湿痹、骨节疼痛，常与桂枝、白术、甘草同用，如甘草附子汤（《伤寒论》）。⑤助阳解表：用于素体阳虚，感受风寒所致恶寒发热、脉反沉者，常与麻黄、细辛同用，如麻黄附子细辛汤（《伤寒论》）。

现代常用于治疗冠心病、肺源性心脏病、风湿性心脏病、肾炎、心源性休克等伴有心力衰竭者、血栓闭塞性脉管炎、溃疡病、胃肠神经症、慢性结肠炎等。

[用法用量] 煎服：3～15 g（宜先煎0.5～1小时）；或入丸、散。

[使用注意] 本品辛热燥烈，有毒，宜炮制内服。阴虚阳盛、真热假寒者及孕妇忌服。反半夏、贝母、白蔹、瓜蒌、白及。畏犀角。

2. 干姜：见《神农本草经》。为姜科植物姜的干燥根茎。

[别名异名] 淡干姜、干姜片、白姜、均姜、干生姜。

[性味归经] 辛，热。归脾、胃、肺、心经。

[功效应用] ①温中散寒：用于脾胃虚寒之脘腹冷痛、下利清谷、恶心呕吐、口泛清涎，常与党参、白术、甘草同用，即理中丸（《伤寒论》）。②回阳通脉：用于阴寒内盛、阳气衰微之四肢厥冷、脉微欲绝之亡阳虚脱证，常配伍附子、甘草，即四逆汤（《伤寒论》）。③温肺化痰：用于寒饮喘咳、呼吸短促困难，常配伍茯苓、甘草、细辛、五味子等，如苓甘五味姜辛汤。此外，研末水调敷脚心，可治暴赤眼。

现代常用于治疗慢性胃炎、胃和十二指肠溃疡、小儿单纯性消化不良、慢性结肠炎、慢性支气管炎、经后期腹痛、心力衰竭、心肌梗死合并休克等。

[用法用量] 煎服：3～10 g。

[使用注意] 本品大辛大热，易耗阴液，动胎气，故阴虚内热、血热妄行者忌服，孕妇慎服。

3. 肉桂：见《名医别录》。为樟科常绿乔木植物肉桂的干皮或粗枝皮。主产于广东、广西、云南等地。

[别名异名] 官桂、安桂、桂皮、紫桂、玉桂、牡桂。

[性味归经] 辛、甘，大热。归肾、脾、心、肝经。

[功效应用] ①补火助阳：用于肾阳不足，命门火衰所致形寒肢冷、腰膝软弱、阳痿、遗精、尿频，常与附子、熟地黄、山茱萸等同用，如肾气丸（《金匮要略》）；脾肾阳虚见脘腹冷痛、食少泄泻者，常与附子、干姜、白术等同用，如附桂理中丸（《三因方》）；若下元虚冷，虚阳上浮、见上热下寒者，可用以引火归元。②散寒止痛：用于寒凝气滞或寒凝血瘀所致脘腹冷痛、寒湿痹痛、腰膝疼痛及经闭、痛经，单味研末冲服，或配伍其他散

寒止痛药。血寒经闭痛经者，常与当归、干姜、熟地黄等同用，如理阴煎（《沈氏尊生书》）。③温通经脉：用于阴疽和气血虚寒之痈肿脓成不溃或溃后日久不敛口。治阴疽，常配伍熟地黄、鹿角胶、麻黄等，如阳和汤（《外科全生集》）；治痈肿脓成不溃或溃后日久不敛口，常配伍黄芪、当归等，如托里黄芪汤。此外，还可温运阳气以鼓舞气血生长，治疗气血衰少之证，常以少量肉桂配入补气养血药中，如十全大补汤（《医学发明》）。

现代常用于治疗慢性肾炎、糖尿病、性功能减退、胃肠胀气及绞痛、血栓闭塞性脉管炎、慢性深部脓肿、支气管哮喘、风湿性关节炎、类风湿关节炎、脊柱炎、腰肌劳损等。

[用法用量] 煎服：2～5 g；或入丸、散，1～2 g。外用：研末调敷患处。

[使用注意] 本品含挥发油，不宜久煎，须后下或另泡汁服。官桂作用较弱，用量可适量增加。阴虚火旺、里有实热、血热妄行者及孕妇忌用。

4. 吴茱萸：见《神农本草经》。为芸香科常绿灌木或小乔木吴茱萸将近成熟的果实。主产于贵州、广西、湖南、云南、陕西、浙江、四川等地。

[别名异名] 吴萸、淡吴萸。

[性味归经] 辛、苦，温。有小毒。归肝、脾、胃经。

[功效应用] ①散寒止痛：用于肝寒气滞诸痛。治厥阴头痛、干呕吐涎沫，常与人参、生姜等同用，如吴茱萸汤（《伤寒论》）；治寒疝作痛，常与小茴香、金铃子、木香同用，如导气汤（《医方简义》）；治寒湿脚气上逆之腹痛、闷乱不识人，可与木瓜、槟榔、生姜同用，如吴萸木瓜汤（《时方讲义》）；治经寒腹痛、月经后期，常与当归、芍药、川芎、桂枝等配伍，如温经汤（《金匮要略》）。②下气止呕：用于胃中虚寒之食后欲吐、腹痛，或干呕吐涎沫及肝火犯胃之胁痛、吞酸、呕吐。用于胃寒食后欲吐、腹痛，亦可用吴茱萸汤；用于肝火犯胃之胁痛呕吐等，常与黄连为丸用，如左金丸（《丹溪心法》）。③引火下行：用于口舌生疮、肝阳眩晕、头痛，单用为末，醋调外敷足心。④助阳止泻：用于脾肾虚寒之泄泻，常配伍五味子、肉豆蔻、补骨脂，即四神丸（《内科摘要》）。此外，煎水外洗，可治阴部湿痒、生疮。

现代常用于治疗胃和十二指肠溃疡、胃炎、神经性呕吐、子宫阵缩无力和出血、高血压、湿疹、神经性皮炎等。

[用法用量] 煎服：1.5～5 g；或入丸、散。外用：适量，蒸热熨；研末调敷；或煎水洗。

[使用注意] 本品辛热燥烈，能损气动火，故阴虚有热者忌服。

5. 小茴香：见《本草图经》。为伞形科多年生草本植物茴香的果实。我国各地均有栽培，主产于山西、内蒙古等地。

[别名异名] 怀香、茴香、野茴香、大茴香、谷茴香、谷香、香子、小香。

[性味归经] 辛，温。归肝、肾、脾、胃、膀胱经。

[功效应用] ①温肾散寒：用于寒疝腹痛、睾丸偏坠，常与吴茱萸、川楝子、乌药、木香、橘核等配伍；用于月经延后、行经腹痛等，常与熟地黄、当归、白芍、川芎、延胡索、五灵脂等同用。②理气和胃：用于胃寒气滞之脘腹胀痛、呕吐少食，常配伍半夏、吴茱萸、生姜、木香、砂仁等。此外，与桑螵蛸焙干研末服用，治疗遗尿。

现代常用于治疗慢性睾丸炎、睾丸结核、睾丸鞘膜积液、阴囊象皮肿、嵌闭性小肠疝、慢性支气管炎、慢性胃炎、胃肠痉挛、消化不良、肌肉挫伤疼痛、蛇咬伤、脚气病等。

[用法用量] 煎服：3～10 g；或入丸、散。外用：适量，研末调敷；或炒热温熨。

[使用注意] 本品辛温，故热毒炽盛及阴虚火旺者忌服。

6. 丁香：见《雷公炮炙论》。为桃金娘科常绿乔木植物丁香的花蕾。主产于马来西亚、印度尼西亚及东非沿海国家，我国海南、广东亦有栽培。

[别名异名] 公丁香、雄丁香、丁子香。

[性味归经] 辛，温。归脾、胃、肾经。

[功效应用] ①温中降逆：用于胃寒呕吐、呃逆。治呕吐，常与半夏等量同用；治呃逆，常与柿蒂、生姜同用，如丁香柿蒂汤（《症因脉治》）；脾胃虚寒吐泻者，常配伍白术、砂仁、豆蔻等。②温肾助阳：用于肾阳不足所致腰膝酸软、阴冷、阳痿，常与附子、肉桂、巴戟天等同用。此外，本品浸于70%乙醇中外擦，还可治疗体癣、足癣等。

现代常用于治疗慢性胃炎、胃肠神经症、消化不良、体癣、手足癣等。

[用法用量] 煎服：2～5 g；或入丸、散。外用：适量，研末，酒浸外擦。

7. 高良姜：见《名医别录》。为姜科多年生草本植物高良姜的根茎。主产于广东、广西、台湾等地。

[别名异名] 良姜、良姜片、风姜、小良姜、高凉姜、蛮姜、海良姜。

[性味归经] 辛，热。归脾、胃经。

[功效应用] ①散寒止痛：用于胃寒所致脘腹冷痛，常与炮姜同用，如二姜丸（《太平惠民和剂局方》）；用于心腹卒然绞痛如刺，可与肉桂、当归、厚朴等同用，如高良姜汤（《备急千金要方》）；用于胃寒肝郁，脘腹胀痛，多与香附同用，如良附丸（《良方集腋》）；治寒疝腹痛，可与小茴香同用。②温中止呕：用于胃寒气逆之呕吐清水、四肢不温，常与半夏、生姜、大枣同用，如冰壶汤（《圣济总录》）；胃气虚寒、噫气不止者，常与人参、白术、茯苓等同用。

现代常用于治疗胃和十二指肠溃疡、慢性胃炎、急性胃肠炎等。

[用法用量] 煎服：3～5 g；或入丸、散。

[使用注意] 本品辛热性燥，易伤阴助火，故肝胃火郁之胃痛、呕吐，及阴虚有热者忌服。

8. 胡椒：见《新修本草》。为胡椒科常绿藤本植物胡椒的果实。药材商品有白胡椒和黑胡椒之分。国内产于广东、海南、广西、云南等地；国外产于马来西亚、印度尼西亚、印度南部、泰国、越南等地。

[别名异名] 浮椒、白胡椒、黑胡椒。

[性味归经] 辛，热。归胃、大肠经。

[功效应用] ①温中散寒：用于脾胃虚寒之脘腹冷痛、呕吐、泄泻，单用，或与生姜、高良姜、半夏、大枣等同用。②开胃进食：用于食欲不振、脘闷不适，常作调味品使用。此外，研粉煮沸外洗，又治阴囊湿疹；浸酒外涂，可治冻疮；与荜茇等分为末，布包，咬患痛处，治风虫牙痛。

现代多用于胃肠炎、慢性胃炎、小儿单纯性消化不良等。

[用法用量] 煎服：1.5～3 g；或入丸、散。外用：适量，研末调敷；或置膏药内贴之。

[使用注意] 阴虚有火者忌服。

9. 花椒：见《日用本草》。为芸香科灌木或小乔木花椒的果皮。我国大部分地区均有分布。

[别名异名] 川椒、蜀椒、秦椒、点椒。

[性味归经] 辛，温。有毒。归脾、胃、肾经。

[功效应用] ①温中散寒：用于脘腹冷痛、呕吐、泄泻，可与干姜、党参等同用，如大建中汤（《金匮要略》）；久寒腹痛下甚者，常与附子、干姜同用，即椒附汤，或将本品炒热，布包熨痛处；治里寒腹泻，常与苍术配伍，如椒术丸（《普济方》）。②杀虫止痛：用于蛔虫腹痛、呕吐或吐蛔，单用，或与乌梅同用。挟寒者，可再配伍生姜、细辛、桂枝等，如理中安蛔汤（《万病回春》）；挟热者，可再配伍黄连、黄柏、枳实等。此外，煎汤浸洗，可治漆疮、手足皲裂；6%的水煎液加红糖30～60 g，乘热服用，可以回乳；单用醋煎口含可治齿痛；单用，或与苦参、蛇床子、地肤子、黄柏等煎水外洗，可治湿疹。

　　现代常用于治疗胃肠痉挛、急性胃炎、蛔虫病、蛲虫病、蛔虫性肠梗阻、胆道蛔虫病、湿疹等。

　　[用法用量] 煎服：1.5～4.5 g；或入丸、散。外用：适量，研末调敷，或煎水浸洗。

　　[使用注意] 本品辛热有毒，故阴虚火旺者忌服。孕妇慎服。

　　10. 荜茇：见《新修本草》。为胡椒科藤本植物荜茇的未成熟果穗。主产于云南、海南、广东。

　　[别名异名] 荜拨、荜拨梨、椹圣、鼠尾。

　　[性味归经] 辛，热。归脾、胃、大肠经。

　　[功效应用] ①温中散寒：用于胃肠虚寒之脘腹疼痛、呕吐呃逆、腹痛腹泻，单用，或配伍高良姜、干姜、厚朴、党参、诃子等。②祛寒止痛：用于寒气外束，火郁于内之牙痛、偏头痛，单用研末涂搽，或与胡椒同用；治偏头痛，亦可研末搐鼻使用。

　　现代常用于治疗慢性胃炎、慢性肠炎、慢性痢疾、冠心病心绞痛、偏头痛、鼻窦炎、乳腺炎、月经不调等。

　　[用法用量] 煎服：1.5～3 g；或入丸、散。外用：适量，研末搐鼻，或纳蛀牙孔中。

　　[使用注意] 实热郁火，及阴虚火旺者忌服。

　　11. 荜澄茄：见《雷公炮炙论》。为胡椒科攀援性藤本植物荜澄茄或樟科落叶灌木或小乔木山鸡椒的果实。前者主产于印度尼西亚、马来半岛、印度等地；小乔木山鸡椒的果实分布于长江流域以南各地。

　　[别名异名] 澄茄、毕茄。

　　[性味归经] 辛，温。归脾、胃、肾、膀胱经。

　　[功效应用] ①温中散寒：用于胃寒呕吐，呃逆及脘腹胀满冷痛。用于胃寒呕吐、呃逆，常与高良姜、半夏、丁香、吴茱萸同用；用于脘腹胀满冷痛，常与高良姜、木香、青皮同用。若夹有食积者，可与炒麦芽、神曲、莱菔子等配伍。②暖肾散寒止痛：用于寒疝腹痛，可与胡芦巴、吴茱萸、延胡索等同用；用于尿频、尿浊，可与乌药、益智、鸡内金、芡实等配伍。

　　现代常用于治疗慢性胃炎、睾丸和附睾肿痛、阿米巴痢疾等。

　　[用法用量] 煎服：1.5～3 g；或入丸、散。

　　[使用注意] 辛温助火，阴虚有热及热证患者忌用。

八、理气药

　　1. 陈皮：见《神农本草经》。为芸香科植物福橘或朱橘等多种橘类的果皮。分布于长江流域以南各地。

　　[别名异名] 橘皮、黄橘皮、新会皮。

　　[性味归经] 辛、苦，温。归脾、肺经。

　　[功效应用] ①理气健脾：用于脾胃气滞所致脘腹胀满、食欲不振、恶心呕吐，常与

木香、枳壳等配伍；脾虚气滞者，常配党参、白术、茯苓等，如异功散（《小儿药证直诀》）；胃寒气逆所致呕吐、哕逆者，常与生姜同用，如橘皮汤（《金匮要略》）；体弱，或胃虚有热之呕逆者，常与党参、竹茹、大枣等同用，如橘皮竹茹汤（《金匮要略》）；肝气乘脾所致腹痛、泄泻者，可配伍白术、白芍、防风，即痛泻要方（《景岳全书》）。②燥湿化痰：用于湿浊中阻所致脘腹胀满、纳呆、呕吐、便溏、苔腻，常与苍术、厚朴等同用，如平胃散（《太平惠民和剂局方》）；痰湿阻肺所致咳嗽痰多、气逆者，常配伍半夏、茯苓等，如二陈汤（《太平惠民和剂局方》）。

现代常用于治疗消化不良、慢性胃炎、慢性肠炎、妊娠呕吐、神经性呕吐、支气管炎、上呼吸道炎、耳源性眩晕、急性乳腺炎等。

［用法用量］煎服：3～10 g；或入丸、散。

［使用注意］气虚及阴虚燥咳者忌用。

2. 橘核：见《日华子诸家本草》。为芸香科植物福橘或朱橘等多种橘类的种子。

［别名异名］橘子核、橘仁、橘米。

［性味归经］苦，平。归肝、肾经。

［功效应用］理气散结止痛：用于疝气疼痛、睾丸肿痛，常与川楝子、小茴香、荔枝核、延胡索等同用；用于乳痈疼痛，单用黄酒煎服，或将本品碾细，以25％乙醇或一般甜酒、白酒适量调湿，敷于患处，干燥后随即更换。

现代常用于治疗疝气、睾丸鞘膜积液、急性或慢性睾丸炎、急性乳腺炎等。

［用法用量］煎服：3～10 g；或入丸、散。外用：研末，酒调敷。

3. 橘络：见《本草求原》。为芸香科植物福橘或朱橘等多种橘类的果皮内层的筋络。

［别名异名］橘丝、橘筋。

［性味归经］甘、苦，平。归肝、脾经。

［功效应用］通络顺气化痰：用于痰气交阻之咳嗽胸痛。痰湿壅盛者，常与半夏、茯苓等同用；痰热壅盛者，常与桑白皮、瓜蒌皮、川贝母等配伍；肺结核咳嗽咯血者，每与白及、瓜蒌皮、丝瓜络等配伍。此外，与当归、红花等同用，又治气滞血瘀之胸胁疼痛；与钩藤、当归、赤芍等同用，又治风痰阻络之口眼㖞斜。

现代常用于治疗肺结核、胸部挫伤、肋间神经痛等。

［用法用量］煎服：3～5 g。

4. 青皮：见《本草图经》。为芸香科常绿小乔木福橘或朱橘等多种橘类的未成熟的果皮或幼果。主产于福建、浙江、广东、广西、江西、湖南、贵州等南方各地。

［别名异名］小青皮、青橘皮、青柑皮、个青皮。

［性味归经］苦、辛，微温。归肝、胆、脾经。

［功效应用］①疏肝破气：用于肝郁气滞之胁肋胀痛，常与柴胡、枳壳、香附、川楝子等同用；用于乳房胀痛，常与瓜蒌、橘叶、蒲公英等配伍；用于疝气疼痛，常与乌药、川楝子、小茴香、橘核等配伍；用于胸部挫伤、气滞血瘀疼痛，可与郁金、柴胡、三棱、乳香等配伍。②消积导滞：用于食积气滞之胃脘胀满、食少嗳腐，常配伍神曲、山楂、麦芽等，如青皮丸（《沈氏尊生书》）。

现代常用于治疗急性或慢性肝炎、胆囊炎、肝脾大、消化不良、肋间神经痛、乳腺炎、乳腺增生症、腹股沟斜疝、睾丸炎、前列腺炎、支气管哮喘等。

［用法用量］煎服：3～10 g；或入丸、散。

［使用注意］本品性烈，气虚及汗多者慎服。

5. 枳实：见《神农本草经》。为芸香科常绿小乔木枸橘、酸橙或香圆等的幼果。

[别名异名] 川枳实、江枳实、湘枳实。

[性味归经] 苦、酸、辛，微温。归脾、胃经。

[功效应用] ①破气消积：用于食积停滞，腹胀便秘，积滞泻痢，运化无力。食滞不化、嗳腐胀满者，常与山楂、麦芽、神曲等同用，如木香大安丸（《证治准绳》）；热结便秘腹痛胀满者，常与大黄、芒硝、厚朴为伍，即大承气汤（《伤寒论》）；湿热积滞之泻痢不畅者，常配伍大黄、黄连、黄芩等，如枳实导滞丸（《脾胃论》）；脾虚运化无力者，常配伍白术、木香、砂仁，即香砂枳术丸（《摄生秘剖》）。②化痰消痞：用于湿痰咳嗽，常与半夏、橘皮、茯苓等同用，如导痰汤（《济生方》）；治痰浊阻滞胸阳所致胸痹，常与薤白、桂枝、瓜蒌等配伍，如枳实薤白桂枝汤（《金匮要略》）。③升阳举陷：用于气虚下陷所致子宫脱垂、脱肛、胃下垂，单用，或与黄芪、白术等同用。此外，研末调涂，可治小儿头疮；醋渍炒热外熨，可治风疹。

现代常用于治疗急性消化不良、急性或慢性肝炎、细菌性痢疾、急性胃肠炎、结核性胸膜炎、胸腔积液、冠心病、心力衰竭、心源性休克、感染性休克、过敏性休克、便秘、胃下垂、子宫脱垂、脱肛、疝气、小儿头疮等。

[用法用量] 煎服：3～10 g；或入丸、散。外用：适量，研末调涂，或炒热熨。

[使用注意] 脾胃虚弱者及孕妇慎服。

6. 枳壳：见《雷公炮炙论》。为芸香科常绿小乔木枸橘、酸橙、香圆或玳玳花等将成熟的果实。主产于福建、江西、四川、浙江、江苏、广东、贵州等地。

[别名异名] 江枳壳、川枳壳、苏枳壳、炒枳壳。

[性味归经] 苦、辛，微温。归肺、脾、大肠经。

[功效应用] ①行气宽中：用于气滞胁肋胀满，脘腹胀痛，胸闷咳嗽，呕逆纳呆。若属肝郁所致者，可配伍柴胡、白芍、香附、茯苓等；若属脾胃气滞所致者，常配伍陈皮、木香、砂仁、乌药等；若属痰壅气滞所致者，常配伍半夏、陈皮、紫苏子等；若属食积不化所致者，常配伍神曲、麦芽、莱菔子等。②升阳举陷：用于久泻脱肛、子宫下垂，单用大剂量，或与黄芪、白术、升麻等同用。此外，枳壳尚可祛风止痒，单用，或与荆芥、防风等同用，治疗风疹瘙痒；与甘草等量煎服，可治小儿秘涩；若长期服用熟地黄、阿胶、白术等补益药，为防其滋腻腹胀，可酌加枳壳少许。

现代常用于治疗急性或慢性肝炎、细菌性痢疾、急性或慢性支气管炎、肺气肿、胃扩张、胃下垂、消化不良、脱肛、疝气、子宫脱垂、痔疮、跌打损伤、风疹、牙齿疼痛等。

[用法用量] 煎服：3～10 g（大剂量 15～60 g）；或入丸、散。

[使用注意] 脾胃虚弱者及孕妇慎服。

7. 木香：见《神农本草经》。为菊科多年生草本植物云木香、越西木香、川木香的根。云木香原产印度，我国云南、四川、广西也有种植。越西木香、川木香主产于四川西部。

[别名异名] 云木香、南木香、广木香。

[性味归经] 辛、苦，温。归肝、脾、胃、大肠经。

[功效应用] ①行气止痛：用于脾胃气滞之脘腹胀痛，单用，或与砂仁、藿香、丁香等同用，如木香调气散（《张氏医通》）；用于胃肠气滞之泻痢后重，可与黄连同用，如香连丸（《太平惠民和剂局方》）。②健脾消食：用于脾虚气滞之脘腹胀满、食少便溏者，可与党参、白术等同用，如香砂六君子汤（《时方歌括》）；用于饮食积滞、脘腹胀满、大便秘结或泻而不爽，可与大黄、槟榔等配伍，如木香槟榔丸（《儒门事亲》）。③疏肝利胆：

用于腹胀胁痛、黄疸，可与大黄、郁金、茵陈同用；用于疝气疼痛，常与小茴香、川楝子等同用，如导气汤（《医方简义》）。此外，与赤芍、姜黄、丁香等同用，又治寒凝气滞之胸痹心痛，如二香散（《经验良方》）。

现代常用于治疗急性胃肠炎、细菌性痢疾、消化道溃疡、胆囊炎、胆石症、黄疸型病毒性肝炎、冠心病等。

[用法用量] 煎服：1.5～5 g；磨汁或入丸、散。

[使用注意] 阴虚津液不足者慎服。不宜久煎。行气止痛宜生用，止泻宜煨用。

8. 沉香：见《名医别录》。为瑞香科常绿乔木白木香或沉香的含树脂的心材。前者，主产于海南、广东、广西；后者主产于印度、马来西亚等地。

[别名异名] 盔沉香、沉香片、沉香屑、蜜香、沉水香。

[性味归经] 辛、苦，温。归脾、胃、肾经。

[功效应用] ①行气止痛：用于寒凝气滞之胸膈痞闷，心腹胀满，常与香附、砂仁、甘草同用，即沉香降气散（《太平惠民和剂局方》）。若与乌药、木香、槟榔同用，即沉香四磨汤（《卫生家宝》）。②降逆止呕：用于胃寒呕吐、呃逆，常与丁香、豆蔻、紫苏叶、柿蒂同用，即沉丁二香散。③温肾纳气：用于下元虚冷，肾不纳气之虚喘，常与附子、生姜同用，即沉香散；用于痰饮喘咳，常与紫苏子、陈皮、半夏、前胡等同用。

现代常用于治疗慢性胃炎、胃神经症、支气管哮喘、肺气肿等。

[用法用量] 煎服：1.5～3 g；磨汁或入丸、散。

[使用注意] 阴虚火旺、气虚下陷者慎服。

9. 檀香：见《名医别录》。为檀香科常绿小乔木檀香的干燥木质心材，主产于印度尼西亚、马来西亚、印度及我国海南、云南、台湾等地。

[别名异名] 白檀香、黄檀香。

[性味归经] 辛，温。归肺、脾、胃经。

[功效应用] 行气散寒止痛：用于寒凝气滞所致脘腹冷痛、噎膈呕吐，常与砂仁、豆蔻、丁香等同用，如沉香磨脾散（《仁斋直指方》）；用治胸痹心痛，常配伍丹参、砂仁，即丹参饮（《医学金针》）。

现代常用于治疗冠心病、心绞痛、神经性胃痛、胃和十二指肠溃疡等。

[用法用量] 煎服：3～5 g；或入丸、散。

[使用注意] 阴虚火旺、气热吐衄者慎服。

10. 川楝子：见《神农本草经》。为楝科乔木川楝的果实。主产于四川、湖北、贵州、河南等地。

[别名异名] 楝实、金铃子、炒川楝子。

[性味归经] 苦，寒。有小毒。归肝、胃、小肠经。

[功效应用] ①理气止痛：用于肝胆火盛，气机郁滞之胁肋疼痛、脘腹胀痛、自感痛处有热、情绪焦躁、睡眠不佳、食欲不振，常配伍延胡索等，如金铃子散（《太平圣惠方》）；用于疝气疼痛，常配伍小茴香、荔枝核、吴茱萸、肉桂、乌药等；用于妇女痛经，常配伍香附、枳壳、当归等。②杀虫止痒：用于虫积腹痛，可配伍乌梅、槟榔、花椒等；用于头癣瘙痒，焙黄研末，熟猪油或凡士林调成 50% 油膏涂搽。

现代常用于治疗慢性肝炎、慢性胃炎、十二指肠球部溃疡、睾丸鞘膜积液、附睾炎、小肠疝气、乳腺炎等。

[用法用量] 煎服：5～10 g；或入丸、散。外用：适量，研末调敷。

[使用注意] 脾胃虚寒者忌服。

11. 乌药：见《本草拾遗》。为樟科常绿灌木或小乔木乌药的块根。主产于浙江、湖南、广东、广西、安徽。

[别名异名] 台乌药、天台乌药、衡州乌药。

[性味归经] 辛，温。归肺、脾、肾、膀胱经。

[功效应用] ①行气止痛：治中寒气滞之腹部冷痛，可配伍沉香、生姜、党参等；治寒凝气滞之小肠疝气，可与小茴香、川楝子、木香等同用，如天台乌药散（《医学发明》）；治经期腹痛，常与木香、当归等同用，如乌药汤（《济阴纲目》）。②温肾散寒：用于肾阳虚寒之小便频数、遗尿，可与益智、山药各等分研末，黄酒为丸，淡盐汤送服，即缩泉丸（《校注妇人良方》）。

现代常用于治疗浅表性胃炎、月经不调、疝气、老年性前列腺肥大等。

[用法用量] 煎服：5～10 g；磨汁；或入丸、散。

[使用注意] 气虚、内热者忌服。

12. 青木香：见《本草蒙筌》。为马兜铃科多年生落叶藤本植物马兜铃或北马兜铃的根。主产于浙江、江苏、安徽、湖北、湖南等地。

[别名异名] 土青木香、马兜铃根、独行根、云南根、青藤香、蛇参根、天仙藤根、白青木香。

[性味归经] 苦、辛，微寒。归肝、胃经。

[功效应用] ①行气止痛：用于胁肋疼痛、胸腹胀痛，单用，或与柴胡、香附子、延胡索、陈皮等同用；用于痧胀腹痛，单用捣汁，或研末服用；用于疝气，常配伍川楝子、橘核等。②清热解毒：用于痈肿疔疮，单用研粉，调敷患处，或以鲜品捣敷；用于毒蛇咬伤，可与雄黄共研末，酒调外敷，亦可与白芷配伍，内服并外用，或与穿心莲、重楼等同用；用于泻痢腹痛，可单用捣汁服，或干品研末服，亦可与葛根、黄连、木香等同用。③除湿止痒：用于皮肤湿疮瘙痒，单用煎水外洗，并研末外撒，或麻油调搽，或配伍明矾、五倍子、炉甘石等。

现代常用于治疗高血压、慢性胃炎、消化不良、皮肤溃疡、湿疹、肠炎、痢疾、小肠疝气等。

[用法用量] 煎服：3～10 g；或入丸、散剂，1.5～3 g。外用：适量，研末调敷，或磨汁涂。

[使用注意] 本品苦寒，脾胃虚寒者慎服。用量不宜过多，多服易致恶心呕吐。

13. 荔枝核：见《本草衍义》。为无患子科常绿乔木荔枝的种子。主产于广东、海南、福建、广西。

[别名异名] 荔枝、枝核、大荔核。

[性味归经] 甘、涩，温。归肝、肾经。

[功效应用] ①行气止痛：用于肝郁气滞，寒凝经脉所致寒疝腹痛、睾丸肿痛，可与茴香、青皮等分研末，以酒送服，或与小茴香、吴茱萸、橘核等同用，如疝气内消丸（《北京市中药成方选集》）；用于妇女痛中血气刺痛，煅烧存性，与香附等分共研细末，盐酒送服。②温中散寒：用于中焦寒凝气滞之心腹胃脘疼痛、食欲不振，可与木香等分研末，清汤调服。

现代常用于治疗慢性胃炎、肠痉挛、腹股沟斜疝、睾丸鞘膜积液等。

[用法用量] 煎服：5～10 g；或入丸、散。

[使用注意] 无寒湿气滞者忌服。

14. 香附：见《本草纲目》。为莎草科多年生草本植物莎草的根茎。主产于山东、浙江、湖南、河南等地。

[别名异名] 雀头香、莎草根、香附子、香附米、生香附、制香附。

[性味归经] 辛、微苦、甘，平。归肝、三焦经。

[功效应用] ①疏肝解郁：用于肝郁气滞之胁肋胀痛、脘腹胀满、纳食不香、胸闷善叹息，常配伍柴胡、白芍、郁金、枳壳、陈皮、厚朴、山楂等，如柴胡疏肝散（《景岳全书》）；用于乳房胀痛、乳痈初起，可配伍金银花、蒲公英、赤芍、乳香、没药等；用于寒凝肝脉之疝气腹痛，可配伍小茴香、吴茱萸、川楝子、乌药等。②温经止痛：用于肝气郁滞之月经不调、经行腹痛，常配伍柴胡、当归、白芍、熟地黄、红花、五灵脂、川楝子、桃仁等，如定经汤（《傅青主女科》）。此外，香附子炒后为末，米饮送服，可治崩漏下血；其末以紫苏汤调下，可治胎动不安；与姜黄同为散剂内服，可治跌打损伤。

现代常用于治疗月经不调、痛经、经闭、乳腺增生症、不孕症、胃炎、消化道溃疡、肝炎、抑郁症等。

[用法用量] 煎服：6～10 g；或入丸、散。外用：适量，研末撒；调敷；或作饼热熨。

[使用注意] 气虚无滞及阴虚血热者忌服。

15. 佛手：见《滇南本草》。为芸香科常绿小乔木或灌木佛手的果实。主产于四川、广东等地。

[别名异名] 佛手片、陈佛手、鲜佛手、五指柑、佛手香橼。

[性味归经] 辛、苦、酸，温。归肝、胃、肺经。

[功效应用] ①疏肝解郁：用于肝郁气滞或肝胃不和之胁肋胀痛、脘腹痞满，可与柴胡、香附、郁金等同用。②理气和中：用于脾胃气滞之脘腹胀痛、呕恶少食，可与砂仁、木香、香附等配伍。③燥湿化痰：用于咳嗽痰多，可与半夏、橘皮等同用。

现代常用于治疗肝炎、胃和十二指肠溃疡、萎缩性胃炎、急性或慢性支气管炎等。

[用法用量] 煎服：3～10 g；或泡茶。

[使用注意] 阴虚有火，无气滞症状者慎服。

16. 香橼：见《本草图经》。为芸香科常绿灌木或小乔木枸橼或香圆的成熟果实。长江以南各省多有分布。

[别名异名] 陈香橼、香橼皮、香橼片。

[性味归经] 苦、辛、酸，温。归肝、脾、肺经。

[功效应用] ①疏肝解郁：用于肝郁气滞之胁肋胀痛，常与柴胡、郁金、香附、佛手等同用。②理气宽中：用于中焦气滞之脘腹胀满、嗳气吞酸、气逆呕吐，常配伍半夏、生姜、木香、砂仁、豆蔻等。③燥湿化痰：用于痰饮壅肺之咳嗽胸闷、痰多气喘，常配伍半夏、细辛、茯苓、紫苏子等。

现代常用于治疗慢性病毒性肝炎、胃炎、慢性支气管炎等。

[用法用量] 煎服：3～5 g；或入丸、散。

[使用注意] 阴虚血燥者及孕妇、气虚者慎服。

17. 玫瑰花：见《食物本草》。为蔷薇科灌木玫瑰的花蕾或初开放的花。主产于江苏、浙江、福建、山东、四川、河北等地。

[别名异名] 徘徊花、笔头花、湖花、刺玫花。

[性味归经] 甘、微苦，温。归肝、脾经。

[功效应用] ①理气解郁：用于肝郁气滞之胁痛、腹胀，单用冲服当茶饮，或与香附、当归、郁金、延胡索、川楝子等同用；用于肝郁犯胃之胸胁脘腹胀痛、呕恶少食，可与香

附、佛手、郁金、砂仁、川楝子、白芍等同用。②活血止痛：用于月经不调、经前乳房胀痛，单用水煎冲黄酒、红糖服，或与当归、川芎、益母草、白芍等配伍；用于跌打损伤、风湿痹证之腰腿疼痛，可单用泡酒服，或配方服用。此外，与紫花地丁、蒲公英同煎服，又治疮疡初起、乳痈。

现代常用于治疗慢性胃炎、胃神经症、食管痉挛、慢性肝炎、支气管炎、风湿性关节炎、细菌性痢疾、消化不良、妇女月经过多、赤白带下等。

[用法用量] 煎服：3～5 g；或浸酒；或熬膏；或泡茶饮。

18. 绿萼梅：见《本草纲目》。为蔷薇科植物绿萼梅的花蕾。主产于江苏、浙江。

[别名异名] 梅花、白梅花、绿梅花。

[性味归经] 苦、甘、微酸，凉。归肝、胃、肺经。

[功效应用] ①疏肝解郁：用于肝胃气滞之脘腹胀满、胁肋胀痛、嗳气纳呆，可与柴胡、香附、木香、枳壳等同用。②化痰散结：用于痰气郁结之梅核气，可与半夏、厚朴、紫苏等配伍。

现代常用于治疗胃炎、高血压、咽部神经症等。

[用法用量] 煎服：3～5 g；或入丸、散。

19. 娑罗子：见《本草纲目》。为七叶树科落叶乔木七叶树或天师栗的果实或种子。主产于浙江、江苏、河南、陕西、四川、湖北、贵州等地。

[别名异名] 梭罗子、苏罗子、开心果、索罗果、武吉、娑婆子、天师栗。

[性味归经] 甘，温。归肝、胃经。

[功效应用] 疏肝解郁，和胃止痛：用于肝郁气结，肝胃气滞诸症，可单用捣碎煎服，或烧灰冲酒服。胸胁胀痛者，可配伍郁金、青皮等；经前乳房胀痛、经行腹痛者，可与当归、川芎、香附、路路通等配伍；胃寒疼痛者，可与干姜、吴茱萸配伍。此外，单用捣碎煎服，可治疗疳积虫痛。

现代常用于治疗胃和十二指肠溃疡、痢疾、疟疾等。

[用法用量] 煎服：3～10 g；或烧存性研末服。

[使用注意] 气虚及阴虚者忌用。

20. 薤白：见《神农本草经》。为百合科多年生草本植物小根蒜或薤的鳞茎。全国大部分地区均有分布。

[别名异名] 薤根、野蒜、小独蒜、藠头。

[性味归经] 辛、苦，温。归肺、胃、大肠经。

[功效应用] ①通阳散结：用于痰浊凝滞胸中，阳气不得宣通所致胸痹作痛，或兼见喘咳多唾，常与瓜蒌、半夏、枳实等同用，如枳实薤白桂枝汤、瓜蒌薤白白酒汤、瓜蒌薤白半夏汤（《金匮要略》）；胸痹兼见瘀血阻滞者，可再加丹参、红花、赤芍、郁金、蒲黄、五灵脂等。②行气导滞：用于脘腹胀闷、不欲饮食，常配伍橘皮、枳壳、神曲等；湿热泻痢者，常配伍黄连、黄柏、秦皮等。此外，鲜品捣烂外敷，可治各种疮疖。

现代常用于治疗冠心病、心绞痛、细菌性痢疾等。

[用法用量] 煎服：5～10 g（鲜品 30～60 g）；或入丸、散。外用：适量，捣敷，或捣汁涂。

21. 天仙藤：见《本草图经》。为马兜铃科植物马兜铃的带叶茎藤。主产于浙江、江苏、湖北、江西、河南等地。

[别名异名] 都铃藤、三百两银、兜铃苗、长痧藤、马兜藤、青木香藤、臭拉秧子、香藤。

[性味归经] 苦，温。归肝、脾经。

[功效应用] ①行气活血止痛：用于肝胃不和之胃脘痛，可配伍川楝子、香附子、木香等；用于疝气腹痛，可与乌药、吴茱萸、小茴香等同用；用于产后儿枕腹痛，可与延胡索、山楂等同用；用于风湿痹痛，可与防风、威灵仙、独活、羌活等配伍。若肩臂酸痛者，可与羌活、姜黄、白芷等同用，如天仙藤散（《仁斋直指方》）。②利水消肿：用于妊娠水肿，可与白术、茯苓、大腹皮等配伍，如天仙藤散（《妇人良方》）。此外，鲜品捣烂外敷患处，可治乳痈。

现代常用于治疗风湿性关节炎、妊娠水肿、浅表性胃炎等。

[用法用量] 煎服：6～12 g；或作散剂。外用：适量，捣烂外敷。

[使用注意] 体虚者慎服。

22. 大腹皮：见《开宝本草》。为棕榈科植物槟榔的果皮。主产于广东、海南、云南、台湾等地。

[别名异名] 槟榔皮、大腹毛、槟榔衣、大腹绒。

[性味归经] 辛，微温。归脾、胃经。

[功效应用] ①行气宽中：用于湿阻气滞之脘腹胀满及食积气滞之脘痞、嗳气、吞酸、大便失常。治湿阻气滞者，常与藿香、橘皮等配伍；治食积气滞者，常配伍山楂、神曲、麦芽、枳实等。②利水消肿：用于水湿停滞之肌肤水肿、小便不利，常与茯苓皮、生姜皮、五加皮等同用，如五皮饮（《麻科活人全书》）；用于脚气浮肿，常与槟榔、木通、牵牛子等配伍。

现代常用于治疗急性胃肠炎、胃肠型感冒、小儿单纯性消化不良、慢性病毒性肝炎、肾炎性水肿、泌尿系感染等。

[用法用量] 煎服：6～10 g；或入丸剂。外用：适量，煎水洗；或研末调敷。

[使用注意] 本品辛温下气，故气虚、体虚者慎服。

23. 甘松：见《本草纲目》。为败酱科多年生矮小草本植物甘松香或宽叶甘松的根茎及根。分布于云南、四川、西藏、甘肃、青海等地。

[别名异名] 甘松香、香松。

[性味归经] 辛、甘，温。芳香。归脾、胃经。

[功效应用] ①行气止痛：用于寒凝气滞之脘腹胀痛、不思饮食，可与山柰、干姜、木香、砂仁、厚朴、陈皮等同用；若脾虚运化无力而胀满者，可配伍党参、白术、木香等。②开郁醒脾：用于思虑伤脾之不思饮食，可与柴胡、郁金、香附等同用。此外，单味泡汤含漱，可治牙痛。

现代常用于治疗神经性胃痛、胃肠痉挛、癔症、神经衰弱等。

[用法用量] 煎服：3～5 g；或入丸、散。外用：适量，泡水含漱，或煎水洗。

[使用注意] 气虚血热者忌服。

24. 九香虫：见《本草纲目》。为蝽科昆虫九香虫的干燥全体。分布于除东北、西北以外全国各地。

[别名异名] 打屁虫、屁巴虫、黑兜虫、屁板虫、蜣螂虫。

[性味归经] 咸，温。归脾、肝、肾经。

[功效应用] ①理气止痛：用于肝胃气滞所致脘腹胀痛，可与香附、木香、延胡索、川楝子等同用；用于寒郁中焦所致脘腹冷痛，可与高良姜、橘皮、白术等配伍。②温肾助阳：用于肾阳不足所致阳痿早泄、尿频，单味研末服，或浸酒服；亦可与补骨脂、巴戟天、淫羊藿等同用。若属肾亏腰酸明显者，可与杜仲、续断、熟地黄等配伍。

现代常用于治疗神经性胃痛、胃炎、性功能低下、老人尿频等。

[用法用量] 煎服：3～10 g；或入丸、散，0.6～1.2 g。

[使用注意] 阴虚内热者忌服。

25. 刀豆：见《救荒本草》。为豆科一年生缠绕草质藤本植物刀豆的种子。主产于江苏、湖北、安徽、四川、广西等地。

[别名异名] 刀豆子、挟剑豆、大刀豆、马刀豆、刀鞘豆、大弋豆。

[性味归经] 甘，温。归胃、肾经。

[功效应用] ①降气止呃：用于中焦虚寒所致呃逆、呕吐，单用，或配伍丁香、柿蒂、吴茱萸、干姜等。②温肾助阳：用于肾虚腰痛，可以刀豆2粒，包于猪腰子内烧熟食；或取子7枚烧存性，研粉拌糯米饭吃。此外，研末冲服可治小儿疝气；与甘草、冰糖共煎，可治顿咳。

现代常用于治疗神经性呃逆、百日咳等。

[用法用量] 煎服：10～15 g；研末服：3～5 g。

[使用注意] 胃阴不足呃逆者忌用。

26. 柿蒂：见《本草拾遗》。为柿科落叶乔木柿树的宿存花萼。

[别名异名] 柿钱、柿丁、柿子把、柿萼。

[性味归经] 苦、涩，平。归肺、胃经。

[功效应用] 降逆止呃：用于胃气上逆之呃逆、呕吐、气膈反胃。属胃寒所致者，常配伍丁香、生姜等，如丁香柿蒂汤（《症因脉治》）；属胃热所致者，可与竹茹、黄连、人参、芦根、赭石等同用。

现代常用于治疗慢性胃炎、膈肌痉挛等引起的呃逆、呕吐。

[用法用量] 煎服：6～12 g；或入散剂。

九、消食药

1. 山楂：见《新修本草》。为蔷薇科落叶乔木或大灌木山楂或野山楂等的果实。前者主产于华北、东北地区；后者主要分布于南部各地。

[别名异名] 山里红、山查、楂肉、焦山楂、炒山楂、山楂炭。

[性味归经] 酸、甘，微温。归脾、胃、肝经。

[功效应用] ①消食化积：用于肉食、乳食、面食等各种食积，尤以肉食、乳食积滞为佳，可单用煮食，亦常与神曲、麦芽、莱菔子、陈皮等同用，如保和丸（《丹溪心法》）。②散瘀行气：用于瘀血阻滞之心腹刺痛及月经不调，经闭，痛经，产后瘀血腹痛。用于心腹刺痛，常与川芎、丹参、红花等同用；用于月经不调、闭经、产后瘀血腹痛，常与当归、香附、红花等配伍。若与橘核、小茴香、乌药等同用，又治疝气腹痛。③止泻止痢：用于泻痢腹痛，可单用焦山楂水煎服，或用山楂炭研末服。

现代常用于治疗消化不良，高脂血症、冠心病、心绞痛、原发性高血压、慢性胃炎、急性或慢性肠炎、细菌性痢疾、急性或慢性病毒性肝炎、慢性肾盂肾炎、绦虫病、月经逾期不至或闭经。

[用法用量] 煎服：6～12 g；或入丸、散。外用：煎水洗或捣敷。

[使用注意] 脾胃虚弱、胃酸过多者慎服。

2. 神曲：见《药性论》。为辣蓼、青蒿、杏仁等加入面粉或与麸皮混合，经发酵而成的曲剂。我国各地均能生产。

[别名异名] 六曲、六神曲。

［性味归经］辛、甘，温。归脾、胃经。

［功效应用］消食健胃：用于饮食积滞所致消化不良、脘腹胀满、呕吐泄泻，常与山楂、麦芽、莱菔子等同用，如保和丸（《丹溪心法》）；若脾胃虚弱，不能化食者，可再加党参、白术、茯苓等，如小保和丸（《医方集解》）；若丸药中有金石类药物，恐难以消化，可以神曲糊为丸，如磁朱丸（《备急千金要方》）。

现代常用于治疗消化不良、慢性胃炎、慢性肠炎、慢性痢疾、产后回乳等。

［用法用量］煎服：6～12 g；或入丸、散。

［使用注意］脾阴不足、胃火炽盛者忌服。孕妇慎服。

3. 麦芽：见《本草纲目》。为禾本科植物大麦的颖果发芽干燥而成。全国各地均产。

［别名异名］生麦芽、炒麦芽、麦蘖、大麦毛、大麦芽。

［性味归经］甘，微温。归脾、胃经。

［功效应用］①健胃消食：用于饮食积滞所致消化不良、脘腹胀闷、呕吐、泄泻，常与山楂、神曲等同用；治小儿乳积不化之吐乳，可单用煎服。②回乳：用于乳汁郁积，乳房胀痛或需断乳者，可单用生品60～120 g，水煎服。此外，若于补脾益气药物中酌加本品，可使补而不滞，防止腹胀；治疗肝郁气滞、肝脾不和之证，可单用或复方使用。

现代常用于治疗消化不良、营养不良、妇女回乳等。

［用法用量］煎服：9～15 g（回乳用 60 g 以上）；或入丸、散。

［使用注意］哺乳期宜慎用。

4. 谷芽：见《本草纲目》。为禾本科植物稻的成熟果实，经加工而发芽者。

［别名异名］稻芽。

［性味归经］甘，平。归脾、胃经。

［功效应用］①消食化积：用于食积停滞之胀满、泄泻，可与山楂、神曲、橘皮水煎服；亦可与白术、砂仁、甘草配伍。②健脾开胃：用于脾虚食少，单用，或与党参、白术、砂仁、炙甘草制丸或研粉服，如谷神丸（《澹寮集验方》）。

现代常用于治疗消化不良。

［用法用量］煎服：10～15 g（大剂量 30 g）；或研末。

5. 莱菔子：见《本草衍义补遗》。为十字花科一年生或二年生草本莱菔的种子。

［别名异名］萝卜子、炒莱菔子。

［性味归经］辛、甘，平。归肺、胃经。

［功效应用］①消食导滞：用于食积气滞之脘腹胀满、嗳气吞酸及积滞泻痢后重。治食积气滞之脘腹胀满，常与神曲、山楂、半夏等同用，如保和丸（《丹溪心法》）；治积滞泻痢后重，可与白芍、大黄、木香同用。②降气化痰：用于痰壅气滞之咳嗽痰喘，常与紫苏子、白芥子同用，即三子养亲汤（《韩氏医通》）。白萝卜子焙干研粉，白糖水送服，可治百日咳。此外，还可行气化瘀，用于跌打损伤之瘀血胀痛，单用生品研烂，热酒调敷。

现代常用于治疗消化不良、慢性病毒性肝炎、慢性支气管炎、肠梗阻、阴道毛滴虫病、高血压、肥大性脊椎炎、大骨节病、痢疾、颈淋巴结结核、硅沉着病、肺结核、过敏性肠炎、慢性溃疡性结肠炎。

［用法用量］煎服：5～10 g；或入丸、散。外用：适量，研末调敷。

［使用注意］气虚者慎用。

6. 鸡内金：见《本草蒙筌》。为雉科动物家鸡的干燥砂囊内膜。杀鸡后，取出砂囊剖开，趁热将内壁剥下。

［别名异名］炙内金、炙鸡金、鸡肫皮、鸡黄皮、鸡肫胵。

[性味归经] 甘，平。归脾、胃、膀胱经。

[功效应用] ①健胃消食：用于饮食停滞、小儿疳积，单用，或与神曲、麦芽、山楂同用。②固精缩尿：用于遗尿、小便频数，可与桑螵蛸、黄芪、龙骨、牡蛎等配伍；用于遗精，单用炒焦研末用，或与莲肉、菟丝子等同用。此外，还可消石化坚，用于淋证和结石。

现代常用于治疗消化不良，慢性肝炎，胆、肾、膀胱结石，遗精，遗尿等。

[用法用量] 煎服：3～10 g；或入丸、散。外用：适量，焙干研末调敷，或生贴。

7. 鸡矢藤：见《生草药性备要》。为茜草科蔓生草本植物鸡屎藤的全草或根。分布于长江流域及其以南各地。

[别名异名] 鸡屎藤、毛葫芦、甜藤、牛皮冻、清风藤、香藤。

[性味归经] 甘、苦，微寒。归肝、胆、脾、胃经。

[功效应用] ①消食健胃：用于饮食停滞，单用，或与山楂、神曲等同用；用于脾虚食少，可与党参、白术、麦芽等配伍。②化痰止咳：用于热痰咳嗽，单用，或与瓜蒌、胆南星、枇杷叶、黄芩等配伍。③清热解毒：用于痈肿疮毒、水火烫伤，可煎服，或取鲜叶捣烂外敷；用于咽喉肿痛，可与金银花、连翘、板蓝根、黄芩等同用。

现代常用于治疗消化不良、急性支气管炎、肺炎、咽喉炎等。

[用法用量] 煎服：10～15 g（大剂量30～60 g）；或浸酒。外用：适量，捣敷，或煎水洗。

8. 隔山消：见《本草纲目》。为萝藦科植物耳叶牛皮消的块根。主产于四川、江西、江苏等地。

[别名异名] 隔山撬、隔山锹、白首乌、白何首乌、白木香、和平参、飞来鹤。

[性味归经] 苦、甘，平。归肝、肾、脾、胃经。

[功效应用] ①补肝肾、强筋骨：用于肝肾不足之腰膝酸痛，常与牛膝、菟丝子、杜仲、续断、补骨脂、枸杞子等同用；用于阳痿，常与淫羊藿、党参、山药、菟丝子、金樱子同煎服。②益精安神：用于心悸失眠、头晕耳鸣，常与酸枣仁、远志、枸杞子、合欢皮、太子参等同用。③健胃消食：用于脾胃虚弱之食欲不振、消化不良、小儿疳积，可与糯米草、鸡矢藤各等分，研粉，加米粉蒸熟食；或与太子参、鸡内金、山楂、麦芽、莱菔子等同用。④解毒疗疮：用于无名肿毒，鲜品适量，捣烂，对酒或醋少许敷患处。此外，本品生用还可润肠通便，治肠燥便秘。

现代常用于治疗阳痿、遗精、坐骨神经痛、神经衰弱、老年习惯性便秘、高脂血症等。

[用法用量] 煎服：6～15 g（鲜品15～30 g）；或研末，1～3 g；或浸酒。外用：适量，鲜品捣敷。

[使用注意] 内服不宜过量。

9. 阿魏：见《新修本草》。为伞形科多年生草本植物阿魏、新疆阿魏或宽叶阿魏的油胶树脂，主产于我国新疆及伊朗、阿富汗等国。

[别名异名] 臭阿魏、五彩魏。

[性味归经] 苦、辛，温。归肝、脾、胃经。

[功效应用] ①消积化滞：用于肉食停滞、胃呆不纳，常与山楂、黄连、连翘等同用，如阿魏丸（《医学纲目》）。②消痞散结：用于腹中痞块、瘀血癥瘕，多与雄黄、肉桂、乳香、没药、血竭等配用，制成硬膏外敷，如阿魏化痞膏（《何日中手集》）。

现代常用于治疗消化不良、肝脾大、疟疾、痢疾等。

[用法用量] 内服：1～1.5 g，多入丸、散，不宜入煎剂。外用：适量，熬制药膏；或研末入膏药内贴敷。

[使用注意] 脾胃虚弱者及孕妇忌服。

十、驱虫药

1. 使君子：见《开宝重定本草》。为使君子科植物使君子的果实。主产于四川、广东、广西等地。

[别名异名] 留求子、五棱子、索子果、冬均子、病柑子、使君肉。

[性味归经] 甘，温。有小毒。归脾、胃经。

[功效应用] ①杀虫：用于蛔虫病、蛲虫病，尤宜于蛔虫病。单用嚼服，或配伍使用，如与槟榔合煎。②消积健脾：用于小儿疳积，常与胡黄连、芜荑、党参、白术等配伍。

现代常用于治疗蛔虫病、蛲虫病等。

[用法用量] 煎服：10～12 g；或入丸、散。

[使用注意] 忌用热茶送服。多食或食后饮热茶能引起呃逆、呕吐、眩晕等反应，故不宜多用。

2. 苦楝皮：见《经史证类备急本草》。为楝科落叶乔木苦楝或川楝的根皮或树皮。主产于华北、华东、中南及西南各地。

[别名异名] 楝皮、楝根木皮、双白皮。

[性味归经] 苦，寒。有小毒。归肝、脾、胃经。

[功效应用] ①清热燥湿：用于疥疮、头癣，单用研末，以醋或猪脂适量调匀涂患处。②驱虫：用于蛔虫病、钩虫病、蛲虫病，单味煎服，或与芜荑、雷丸、鹤虱、槟榔等同用。治蛲虫，亦可研末，以蜜制成栓剂，塞入肛门，或与百部、乌梅，每晚煎浓汤灌肠，连用3～4日；用于阴道滴虫病，煎汤外洗，或制栓剂外用。

现代常用于治疗疥癣、蛔虫病、蛲虫病、阴道毛滴虫病等。

[用法用量] 煎服：6～10 g（鲜品15～30 g）。外用：适量，研末调涂，或煎汤熏洗，或制栓剂用。

[使用注意] 对胃有刺激性，故体弱、孕妇及肝炎、肾炎患者慎服。

3. 槟榔：见（李当之《药录》）。为棕榈科乔木槟榔的种子。分布于海南、广东、广西、福建、台湾等地。

[别名异名] 白槟榔、花槟榔、大腹子、槟榔玉。

[性味归经] 辛、苦，温。归脾、胃、大肠经。

[功效应用] ①杀虫消积：用于绦虫、蛔虫、蛲虫、钩虫、姜片虫等肠道寄生虫病，单用为末，葱蜜煎汤送服，或与使君子、苦楝根皮等同用，如化虫丸（《太平惠民和剂局方》）、万应丸（《医学正传》），驱绦虫、蛔虫效果较好。治绦虫病常与南瓜子同用。②下气通便：用于食积气滞之大便不畅或下痢后重，常与大黄、木香等同用，如木香槟榔丸（《儒门事亲》）、芍药汤（《医学正传》）。③利水消肿：用于脚气、水气浮肿，常与紫苏、吴茱萸、生姜等同用，如鸡鸣散（《证治准绳》）；若治水肿臌胀、腹大坚满者，常与牵牛子、甘遂、大戟等配伍，如舟车丸（《丹溪心法》）。此外，研末外用，可治聤耳出脓、金疮；煎水外洗，可治阴虱；与常山、草果同用，又治疟疾，如截疟七宝饮（《伤寒保命集》）。

现代常用于治疗绦虫、蛔虫、蛲虫、钩虫、姜片虫等多种寄生虫病；还可用于青光眼、痢疾、脚气病、肝硬化腹水等。

［用法用量］煎服：3～10 g（如单味驱虫，可用至 100～150 g）；或入丸、散。外用：适量，煎水洗，或研末调敷。

［使用注意］气虚下陷者慎服。

4. 南瓜子：见《现代实用中药》。为葫芦科植物南瓜的种子。全国大部分地区均产。

［别名异名］南瓜仁、白瓜子、金瓜米。

［性味归经］甘，温。归胃、大肠经。

［功效应用］①驱虫：用于绦虫、蛔虫、血吸虫病，去皮生食；或微炒，研烂加冰糖或蜂蜜空腹服，每次 60～120 g。治绦虫。②健脾益气：用于脾胃虚弱之面色萎黄，可与核桃仁、花生仁同用。

现代常用于治疗牛带绦虫、猪带绦虫，产后少乳等。

［用法用量］煎服：50～100 g；研末；或制成乳剂。

5. 雷丸：见《神农本草经》。为多孔菌科植物雷丸菌的干燥菌核。主产于四川、贵州、云南、湖北、广西、陕西等地。

［别名异名］竹苓、雷实、竹铃芝、木连子。

［性味归经］苦，寒。有小毒。归胃、大肠经。

［功效应用］杀虫消积：用于虫积腹痛，小儿疳积。驱绦虫，可单用；驱蛔虫病、钩虫病，常与苦楝根皮、槟榔、牵牛子、大黄等同用，如万应丸（《医学正传》）；治疗小儿疳积，常与使君子、榧子肉、鹤虱、槟榔各等分，研粉服用。

现代常用于治疗绦虫、钩虫、蛲虫病等。

［用法用量］煎服：6～10 g；尤宜入丸、散，每次 5～8 g。

［使用注意］有虫积而脾胃虚寒者慎用。本品不宜加热，加热后有效成分雷丸素易破坏。

6. 鹤虱：见《新修本草》。为菊科植物天名精（北鹤虱）或伞形科植物野胡萝卜（南鹤虱）的果实。北鹤虱，主产于河南、山西、陕西、甘肃、湖北、贵州等地；南鹤虱，主产于浙江、安徽、湖北、云南、湖南、贵州等地。

［别名异名］北鹤虱、南鹤虱。

［性味归经］苦、辛，平。归脾、胃经。

［功效应用］杀虫消积：用于各种肠道寄生虫病，如蛔虫、蛲虫、钩虫、绦虫等所致虫积腹痛，单用，或与使君子、槟榔、苦楝皮等同用，如化虫丸（《太平惠民和剂局方》）；若与党参、神曲、麦芽等同用，又治小儿疳积。

现代常用于治疗蛔虫病、蛲虫病、绦虫病等。

［用法用量］煎服：3～10 g；或入丸、散。

7. 榧子：见《新修本草》。为红豆杉科常绿乔木榧的种子。主要分布于华东及中南各省。

［别名异名］彼子、榧实、赤果、玉榧、香榧子、木榧子、大榧子。

［性味归经］甘，平。归肺、胃、大肠经。

［功效应用］①杀虫消积：用于蛔虫、绦虫、钩虫、姜片虫等虫积腹痛和小儿疳积，单用炒香嚼服，或与使君子、大蒜瓣同用。治绦虫病，亦可与槟榔、南瓜子配伍。②润肺止咳：用于肺燥咳嗽少痰，煎服，或炒后嚼服；亦可与川贝母、瓜蒌、炙桑叶、沙参等同用。此外，又治肠燥便秘。

现代常用于治疗蛔虫病、绦虫病、钩虫病、姜片虫病等。

［用法用量］煎服：3～10 g；或入丸、散；或 10～20 枚炒熟，每晚临睡前去壳嚼食。

8. 芜荑：见《神农本草经》。为榆科落叶小乔木或灌木大果榆果实的加工品。主产于华北、东北各地。

[别名异名] 臭芜荑、山榆仁、白芜荑、大果榆糊。

[性味归经] 辛、苦，平。归脾、胃经。

[功效应用] 消积杀虫：用于虫积腹痛及小儿疳积。治虫积，单用为末，米饮送服，或与雷丸、干漆共为末，温水调服，即芜荑散（《奇效良方》），亦可与苦楝根皮、使君子、槟榔等合为丸剂，如化虫丸（《医方集解》）；治小儿疳积，常与党参、白术、山药、鸡内金等健脾益气药同用。此外，单用为末，蜜调涂，可治疮疥、湿癣。

现代常用于治疗蛔虫病、蛲虫病、小儿疳积等。

[用法用量] 煎服：5～10 g；或入丸、散。外用：研末调敷。

[使用注意] 脾胃虚弱者慎服。

十一、止血药

（一）凉血止血

1. 小蓟：见《本草经集注》。为菊科多年生草本植物小蓟的全草或根。全国各地均产。

[别名异名] 千针草、刺蓟菜、刺儿菜、刺角菜、小蓟炭。

[性味归经] 甘、微苦，凉。归肝、脾经。

[功效应用] ①凉血止血：用于血热妄行之吐血、咯血、尿血、便血、崩漏等，常与大蓟、栀子、侧柏叶等同用，如十灰散（《十药神书》）；尤以血淋尿血为宜，常与生地黄、滑石、木通等配伍，如小蓟饮子（《济生方》）。②清热消肿：用于热毒疮疡初起，既可煎服，亦可单用鲜品捣烂外敷。

现代常用于治疗支气管扩张出血、肺结核咯血、消化道溃疡出血、痔疮出血、功能失调性子宫出血、急性肾小球肾炎、肾盂肾炎、急性尿路感染、泌尿系结石、蜂窝织炎、外伤感染、病毒性肝炎、原发性高血压等。

[用法用量] 煎服：5～10 g（鲜品 30～60 g）；或捣汁。外用：适量，捣敷。止血宜炒炭用。

[使用注意] 虚寒出血及脾胃虚寒者禁服。

2. 大蓟：见《本草经集注》。为菊科多年生草本植物大蓟的全草或根。我国大部分地区均产。

[别名异名] 马蓟、刺蓟、虎蓟、野刺菜、生大蓟、大蓟根、大蓟炭。

[性味归经] 甘、苦，凉。归肝、脾、肾经。

[功效应用] ①凉血止血：用于血热妄行之衄血、吐血、咯血、尿血、便血、月经过多，捣绞取汁服，或配伍侧柏叶、茜草根、小蓟、白茅根、栀子、大黄、牡丹皮、棕榈皮等；妇女崩漏不止者，可配伍棕榈炭、艾叶炭、阿胶珠、仙鹤草、桑寄生、续断炭、当归炭、蒲黄炭、白术等。②散瘀消肿：用于热毒痈疡、疔疮赤肿、瘰疬痰核、水火烫伤，鲜品捣敷或捣汁外涂。

现代常用于治疗上消化道出血、功能失调性子宫出血、疖痈、阑尾炎、乳腺炎等。

[用法用量] 煎服：5～10 g（鲜品 30～60 g）。外用：适量，捣敷。用于止血常炒炭用。

3. 地榆：见《神农本草经》。为蔷薇科多年生草本植物地榆的根及根茎。主产于浙江、安徽、湖北、湖南、山东、河南、河北等地。

[别名异名] 黄瓜香、玉扎、山枣参、山红枣根、酸赭、生地榆、炒地榆、地榆炭。

[性味归经] 苦、酸，微寒。归肝、胃、大肠经。

[功效应用] ①凉血收敛止血：用于多种血热出血证，尤宜于下焦血热所致便血、痔血，常配伍槐角、生地黄、荆芥、防风等；崩漏下血者，常配伍生地黄、黄芩、炒蒲黄、莲房等；血痢经久不愈者，常配伍黄连、木香、乌梅、诃子肉等，如地榆丸（《普济方》）。②解毒敛疮：用于水火烫伤、痈肿疮疡，常以生品研粉外敷，或制成油膏涂擦，同时配伍其他清热解毒药内服；用于湿疮、皮肤溃烂，可以生地榆煎浓液，纱布浸湿外敷，亦可用地榆粉，加煅石膏粉、枯矾研匀，扑撒患处，或加适量麻油调敷。

现代常用于治疗上消化道出血、痔疮出血、功能失调性子宫出血、烧烫伤、湿疹等。

[用法用量] 煎服：10～15 g；或入丸、散。外用：研末撒或调敷。

[使用注意] 本品酸寒，有瘀血者及虚寒者忌用。对于大面积烧伤，不宜使用地榆制剂外涂，以防其所含水解型鞣质被身体大量吸收而引起中毒性肝炎。

4. 槐花：见《日华子诸家本草》。为豆科落叶乔木槐的花朵或花蕾。全国各地均产，以河北、山东、河南、广东、江苏、辽宁为多。

[别名异名] 槐米、槐蕊。

[性味归经] 苦，微寒。归肝、大肠经。

[功效应用] ①凉血止血：用于血热妄行所致痔疮出血、肠风便血、吐血、衄血、咯血、尿血、血淋、崩漏，常炒炭与荆芥穗、地榆等同用。②涩肠止泻：用于赤白痢疾，可与白芍、枳壳、甘草同煎服。③清肝泻火：用于肝火上炎所致头痛、目赤，可单用，或与夏枯草、菊花同用。

现代常用于治疗溃疡性结肠炎、痔疮出血、痢疾下血等多种出血症；亦治银屑病、颈淋巴结结核、暑疖等；单用煎水代茶饮，可治高血压。此外，与三七、丹参、川芎、赤芍等同用，又治冠心病。

[用法用量] 煎服：6～15 g；或入丸、散。外用：适量，煎水熏洗或研末撒。

[使用注意] 本品味苦性寒，脾胃虚寒者慎用。

5. 侧柏叶：见《药性论》。为柏科植物侧柏的嫩枝和叶。全国大部分地区均产。

[别名异名] 柏叶、丛柏叶、扁柏叶、侧柏炭。

[性味归经] 苦、涩，微寒。归肺、肝、大肠经。

[功效应用] ①凉血止血：用于血热妄行之咯血、吐血、衄血、尿血、便血、崩漏，单用，或与白茅根、大蓟、小蓟等同用。配伍鲜生地黄、鲜荷叶、鲜艾叶，即四生丸（《妇人良方》）；若治虚寒性出血，可与干姜、艾叶配伍，即柏叶汤（《金匮要略》）。②祛痰止咳：用于痰热咳嗽，单用，或与红枣浓煎当茶饮。③生发止痒：用于脱发、头皮瘙痒，可以鲜品浸泡于60%的乙醇中7日，取药液外涂，每日3次，也可与制何首乌、熟地黄、女贞子等补益肝肾药同煎服。④解毒散结：用于轻度水火烫伤及痄腮。用于轻度烫伤，多以侧柏叶末麻油调涂；用于痄腮，可以侧柏叶末蛋清调敷。此外，单用水煎当茶饮，又可治高血压。

现代常用于治疗急性或慢性细菌性痢疾、支气管炎、肺结核、百日咳、消化道出血、斑秃、烧烫伤等。

[用法用量] 煎服：6～12 g；或入丸、散。外用：适量，煎水洗；捣敷；或研末调敷。

[使用注意] 本品寒凉，多服、久服易致头晕、恶心、胃中不适、食欲减退。

6. 白茅根：见《本草经集注》。为禾本科多年生草本植物白茅的根茎。全国各地均有分布。

[别名异名] 茅根、地节根、茅草根、丝茅草根、鲜茅根、茅根炭。

[性味归经] 甘，寒。归肺、胃、小肠经。

[功效应用] ①凉血止血：用于血热所致吐血、咯血、衄血、尿血，尤以尿血为佳。单用大量煎服，或与生地黄、侧柏叶、栀子、牡丹皮等同用，如十灰散（《十药神书》）。②清热利尿：用于热淋、水肿、黄疸、小便不利，可与木通、车前子、金钱草等同用。③清热生津：用于热病烦渴、胃热呕哕、肺热喘急，单用，或与芦根等配伍。

现代常用于治疗急性肾炎、急性病毒性肝炎、上消化道出血、泌尿系感染等。

[用法用量] 煎服：15～30 g（鲜品 60～120 g）。

[使用注意] 脾胃虚寒、溲多不渴者忌服。

7. 苎麻根：见《药性论》。为荨麻根科植物苎麻的根及根茎。

[别名异名] 苎根、苎麻头。

[性味归经] 甘，寒。归肝、心、膀胱、脾经。

[功效应用] ①清热解毒：用于热毒蕴结之疔疮、痈疽疮疡、丹毒、痔疮肿痛、蛇虫咬伤，鲜根捣敷患处，或配伍黄连、黄芩、金银花、连翘、蒲公英等；用于天行热疾、大渴大狂，鲜根捣汁饮。②散瘀止痛：用于跌打损伤、瘀血肿痛、骨折疼痛，捣碎，好酒煎服，并捣烂外敷。③凉血止血：用于热伤血络之咯血、吐血、衄血、尿血、崩漏、紫癜，单用，亦可配伍白茅根、茜草根、侧柏叶等。④清热安胎：用于胞宫蕴热，胎动不安胎漏下血、腹痛难忍，可配伍黄芩、竹茹等。治胎漏下血，亦常与香附、阿胶、当归、生地黄、桑寄生等同用。⑤利尿通淋：用于湿热下注之尿道滞涩疼痛、小便不通、白浊，可配伍生地黄、木通、淡竹叶、车前草、白茅根、六一散等；或与蛤粉同用，捣细罗为散，温水调服。

现代多用于支气管扩张、消化道出血、尿路感染、肾炎性水肿、妊娠水肿、前列腺炎、习惯性流产、赤白带下等。

[用法用量] 煎服：5～15 g；或捣汁。外用：捣敷或煎水洗。

[使用注意] 脾胃虚弱、久病泄泻及非血热所致病者忌服。

8. 羊蹄：见《神农本草经》。为蓼科多年生草本植物羊蹄或尼泊尔羊蹄的根。前者，全国大部分地区均产；后者，分布于我国中部及西南部。

[别名异名] 土大黄、牛舌大黄、牛舌根、羊舌头、败毒菜根。

[功效应用] ①凉血止血：用于血热妄行所致吐血、衄血、咯血、便血、痔血、崩漏下血，单味煎服或研末冲服；亦可与其他止血药同用。②杀虫止痒：用于疥疮，顽癣和妇女阴肿瘙痒。治疥疮，可以鲜根加醋，磨汁或捣汁，再加猪油调匀成膏敷患处；治顽癣，可将鲜根洗净，加醋磨汁涂患处，或将本品碾碎浸入 75% 乙醇中 1 周，取滤液涂患处；治妇女阴痒，可单味煎水外洗。③泻下通便：用于热结便秘，单味煎水服。④解毒消肿：用于疮痈肿毒、跌打损伤，可以醋磨汁外涂，或取鲜根捣烂，以酒炒热，敷患处。此外，与五加皮同用，可治黄疸。

现代常用于治疗鼻出血、功能失调性子宫出血、内痔出血、血小板减少性紫癜、手足癣、体癣、脂溢性皮炎、肛门周围炎、急性乳腺炎等。

[用法用量] 煎服：10～15 g（鲜品 30～45 g）；或研末服，3～5 g。外用：捣敷；磨汁涂或煎水洗。

[使用注意] 本品苦寒伐胃，故脾胃虚寒者忌用。

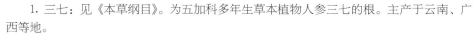

（二）化瘀止血

1. 三七：见《本草纲目》。为五加科多年生草本植物人参三七的根。主产于云南、广西等地。

[别名异名] 金不换、血参、参三七、田三七、田七、田漆、滇七。

[性味归经] 甘、微苦，温。归肝、胃经。

[功效应用] ①化瘀止血：用于咯血、吐血、衄血、尿血、便血、崩漏下血等各种内外出血证，单味研末，温开水送服，或配伍花蕊石、血余炭、龙骨等，如化血丹（《医学衷中参西录》）；用于外伤出血，可用散剂撒布伤口。②消肿定痛：用于瘀血阻滞之心腹疼痛、痛经、跌打损伤、瘀血青肿疼痛及痈肿疮疡肿痛，单用研末内服，亦可与桃仁、红花、当归、泽兰等同用，如泽兰汤（《医学心悟》）。

现代常用于治疗冠心病、心绞痛、高脂血症、上消化道出血、肺结核或肺脓肿咯血、颅脑外伤、血尿、眼出血、血小板减少性紫癜、重症肝炎、慢性肝炎、小儿急性肾炎等。

[用法用量] 煎服：5～10 g；或研末吞服，1.5～3 g。外用：适量，磨汁涂；研末撒；或调敷。

[使用注意] 本品活血化瘀有碍胎元，故孕妇忌用。治出血尤以兼有瘀滞者为宜。

2. 茜草：见《神农本草经》。为茜草科多年生蔓生草本植物茜草的根及根茎。全国大部分地区均有分布，主产于陕西、河北、河南、山东等地。

[别名异名] 血见愁、过山龙、活血丹、红龙须根、沙茜秧根、五爪龙、红棵子根、小活血龙、红茜草、红茜根、茜草根、茜根、茜根炭。

[性味归经] 苦，寒。归心、肝经。

[功效应用] ①凉血止血：用于血热或血瘀所致之咯血、吐血、衄血、尿血、崩漏，单用，或配伍大蓟、小蓟、白茅根、栀子、侧柏叶、牡丹皮等，如十灰散（《十药神书》）；治疗血痢，可配伍黄连、黄芩、地榆等；治冲任不固之崩漏下血，可配伍黄芪、白术、龙骨、牡蛎、海螵蛸、棕榈炭、五倍子、阿胶珠等；治疗外伤出血，可与白及、紫珠等研粉撒敷患处。②活血祛瘀：用于瘀血经闭及产后瘀阻、恶露不下，单用30 g，黄酒煎服，或配伍当归、桃仁、红花、益母草等；治疗跌打损伤、血瘀肿痛，可配伍红花、赤芍、苏木、乳香、没药、骨碎补等，煎服，或外用捣敷。

现代常用于治疗功能失调性子宫出血、上消化道出血、产后恶露不尽、痛经、经闭、跌打损伤等。

[用法用量] 煎服：6～10 g（鲜品10～20 g）；或入丸、散。外用：适量，捣敷。

[使用注意] 本品生用活血，炒用止血。性味苦寒，故脾胃虚寒及无瘀滞者忌服。

3. 蒲黄：见《神农本草经》。为香蒲科植物长苞香蒲、狭叶香蒲、宽叶香蒲或其同属多种植物的花粉。我国大部分地区有生产。

[别名异名] 蒲棒花粉、蒲草黄、生蒲黄、炒蒲黄、蒲黄炭。

[性味归经] 甘、辛，平。归肝、心经。

[功效应用] ①活血祛瘀：用于经闭腹痛，产后瘀痛，跌打损伤，单独生用，或与其他活血祛瘀药同用，如失笑散（《太平惠民和剂局方》），即由蒲黄、五灵脂配伍而成。②化瘀止血：用于用于吐血、衄血、咯血、尿血、便血、崩漏及创伤出血，常炒炭单用，或与其他止血药合用；外伤出血，多外敷使用。此外，若生用，并配伍冬葵子、生地黄，即蒲黄散（《证治准绳》），可治血淋涩痛。

现代常用于治疗膀胱炎、尿道炎所致血尿、小便涩痛，慢性结肠炎所致便血，产后子宫收缩不良之出血，冠心病，心绞痛等。

[用法用量] 煎服：5～10 g；或入丸、散。外用：研末撒或调敷。

[使用注意] 孕妇慎用。

4. 花蕊石：见《嘉祐补注神农本草》。为变质岩类岩石蛇纹大理岩的石块。产于陕西、河南、河北等地。

[别名异名] 花乳石、白云石。

[性味归经] 酸、涩，平。归肝经。

[功效应用] 化瘀止血：用于内有瘀血的咯血、吐血、衄血、便血、崩漏，常与三七、茜草、血余炭等同用；用于金疮出血，可单用为末撒患处；亦可与硫黄共研末外掺伤口，如花蕊石散（《太平惠民和剂局方》）。

现代常用于治疗出血症。

[用法用量] 煎服：10～15 g（包煎）；或研末吞服，每次1～1.5 g。外用：适量，研末外掺或调敷。

[使用注意] 凡无瘀滞者及孕妇忌服。

5. 降香：见《经史证类备急本草》。为豆科植物降香檀的根部心材。主产于海南、云南、广西。进口降香为印度黄檀的心材。

[别名异名] 紫藤香、降真香、降真。

[性味归经] 辛、温。归肝、心、脾经。

[功效应用] ①活血行气止痛：用于气滞血瘀所致诸痛，单用，或配方。治胁痛，可配伍郁金、桃仁、丝瓜络；治胃痛，可配伍蒲黄、五灵脂；治跌打瘀痛，可配伍乳香、没药；治疝气，可配伍乌药、小茴香、川楝子；治胸痹心痛，可配伍川芎、赤芍、丹参、红花，如冠心二号方。②化瘀止血：用于金疮出血，单用研粉外敷；用于内伤吐血、咯血，可与花蕊石、乳香、没药共为极细末，童便或黄酒送服。

现代常用于治疗跌打损伤、冠心病、心绞痛、痈疽肿痛等。

[用法用量] 煎服：3～5 g；或研末吞服1～2 g；或入丸、散。外用：适量，研末敷。

（三）收敛止血

1. 白及：见《神农本草经》。为兰科多年生草本植物白及的块茎。分布于华中、华南、华东及甘肃、陕西、四川、云南等地。

[别名异名] 地螺丝、连及草、白及粉。

[性味归经] 苦、甘、涩，微寒。归肺、胃、肝经。

[功效应用] ①收敛止血：用于肺、胃出血，单用研末，糯米汤调服，即独圣散，亦可随证配伍。治肺结核咯血，可与枇杷叶、藕节、阿胶、生地黄等养阴、止血、止咳药同用，如白及枇杷丸（《证治准绳》）；治胃出血，常与海螵蛸配伍，即乌及散；若治外伤出血，可单用本品粉末掺患处，或配伍煅石膏等。②消肿生肌：用于痈肿疮疡，不论未溃、已溃者均可使用。未溃者，常与金银花、天花粉、皂角刺、乳香等同用，如内消散（《医宗金鉴》）；疮痈已溃，久不收口者，可与煅石膏为末外用。此外，研粉用麻油调敷患处，可治手足皲裂；配冰片少许制成软膏，可涂敷肛裂。

现代常用于治疗肺结核、支气管扩张、胃和十二指肠溃疡出血、外伤出血、痈疖肿毒等。

[用法用量] 煎服：3～15 g；研粉服，1.5～3 g。外用：适量，研粉撒或调涂患处。

[使用注意] 外感咳血，肺痈初起及肺、胃有实热者忌服。反乌头。

2. 仙鹤草：见《伪药条辨》。为蔷薇科多年生草本植物龙芽草的全草。我国南北各地均有分布。

[别名异名] 龙芽草、黄龙尾、金顶龙芽、老鹳嘴、毛脚茵、脱力草、刀口药、牛头草、毛鸡草、狼牙草。

[性味归经] 苦、涩，平。归肝、心、肺、脾经。

[功效应用] ①收敛止血：用于咯血、吐血、衄血、便血、尿血、崩漏、外伤等各种出血，单用，或随证配伍。属血热妄行者，可配伍生地黄、侧柏叶、栀子、牡丹皮等；属虚寒性出血者，可与党参、黄芪、炮姜、熟地黄等同用。②清肠止痢：用于泄泻、痢疾，尤宜慢性久痢，可与苦参、秦皮等同用。③解毒截疟：用于疟疾，单用大剂量煎服，或研粉，于发疟前冲服；用于痈肿疮疡，既可内服，亦可捣敷。④杀虫止痒：用于阴痒，可煎水熏洗患处。此外，与红枣同煮食，可治脱力劳伤，有调补气血之能。

现代多广泛应用于各种出血、滴虫阴道炎、胃肠炎、痢疾、乳腺炎等。

[用法用量] 煎服：10～15 g（大剂量 30～60 g）。外用：捣敷。

3. 紫珠：见《本草拾遗》。为马鞭草科落叶灌木杜虹花、白棠子树、华紫珠、老鸦糊的叶。分布于我国南部各地。

[别名异名] 紫珠草、止血草、螃蟹目、紫荆。

[性味归经] 苦、微涩，凉。归肺、肝、胃、大肠经。

[功效应用] ①收敛止血：用于咯血、呕血、衄血，单用，或与仙鹤草、大蓟、墨旱莲、白及等配伍应用；用于尿血、血淋，可与小蓟、白茅根等同用；用于便血痔血，可与地榆、槐花等配伍；用于外伤出血，可研末外掺，或取鲜品捣烂，外敷。②解毒消肿：用于疮痈肿毒、毒蛇咬伤，可单用鲜叶煎汤外洗，或鲜叶捣敷；治疗烧伤，可用 1∶1 紫珠草液调三黄散（大黄、黄芩、黄柏等分研粉），涂布创面。此外，咽喉痛肿者，也可水煎代茶频饮。

现代常用于治疗各种出血症、烧烫伤、痈疖等。

[用法用量] 煎服：5～10 g（鲜品 30～60 g）；或研粉 1～1.5 g，每日服 3～4 次。外用：适量，鲜品捣敷，或研末撒。

4. 棕榈炭：见《日华子诸家本草》。为棕榈科常绿乔木棕榈的叶鞘纤维。主要分布于我国南部及西南部地区。

[别名异名] 陈棕炭、棕板炭、棕炭。

[性味归经] 苦、涩，平。归肝、脾经。

[功效应用] 收敛止血：用于各种出血症。治疗鼻衄，单用棕榈炭随左右吹之，或与大蓟、桦皮、龙骨等分为末，米饮调服，即棕榈散（《鸡峰普济方》）；用于妇女经血不止、崩漏，可单用棕榈炭研粉，淡酒调服或与侧柏叶炭各等分，研粉，酒调服，即棕榈皮散（《圣济总录》）；或配伍血余炭、墨旱莲煎服；用于脾胃虚弱、冲脉不固，常配伍黄芪、白术、海螵蛸等，如固冲汤（《医学衷中参西录》）；用于肠风泻血，可用棕榈炭、艾叶炭、附子同用；用于血淋，单用炒为末，冲服。上述诸证若属血热妄行者，亦可与大蓟、小蓟、茅根、侧柏叶同用，如十灰散（《十药神书》）。此外，鲜棕皮与鲜向日葵花盘同用，又治肝阳眩晕。

现代常用于治疗各种出血症、高血压等。

[用法用量] 煎服：6～15 g；研末冲服 3～5 g。外用：适量，研末撒。

[使用注意] 本品止血，宜炒炭。因其收敛性强，故以出血而无瘀滞者为宜。

5. 血余炭：见《神农本草经》。为人发洗净后经加工焖煅制成的炭块。

[别名异名] 血余。

[性味归经] 苦，平。归肝、胃经。

[功效应用] ①收敛化瘀止血：用于多种出血症。治咯血、吐血，常与三七、花蕊石等同用，如化血丹（《医学衷中参西录》）；治衄血、外伤出血，可单用研粉外用；治便血，可与地榆、槐花同用，如三灰散（《类证治裁》）；治崩漏下血，可与棕榈炭、侧柏炭等配伍。②利尿通淋：用于血淋、小便不利（《金匮要略》）。

现代常用于治疗咯血、呕血、便血、尿血、子宫出血、口鼻、齿龈出血及紫癜等各类出血。

[用法用量] 煎服：3～10 g；或研末服，1.5～3 g。外用：适量，研末撒；调涂。

[使用注意] 内服有令人恶心的不良反应，故胃弱者不宜用。

6. 藕节：见《药性论》。为睡莲科植物莲的根茎的节部。

[别名异名] 光藕节、藕节疤。

[性味归经] 甘、涩，平。归肝、肺、胃经。

[功效应用] 收敛止血：用于各种出血症，有止血而不留瘀之特点，尤以吐血、衄血、咯血等上部出血最宜。治吐血，可与荷蒂同用，如双荷散（《太平圣惠方》）；治血热吐衄不止，可配伍生地黄、大蓟，如藕节散（《赤水玄珠》）；治咯血，可与阿胶、白及、枇杷叶等配伍，如白及枇杷丸（《证治准绳》）；治血淋尿血，可配伍小蓟、通草、滑石等，如小蓟饮子（《重订严氏济生方》）；治虚寒性崩漏下血，可与艾叶、炮姜等同用。

现代常用于治疗多种出血症。

[用法用量] 煎服：10～30 g（鲜品 30～60 g）。

7. 檵木：见《植物名实图考》。为金缕梅科植物檵木的茎叶或花。长江以南各地多有分布。

[别名异名] 檵木叶、檵花、檵木花。

[性味归经] 苦、涩，凉。归肝、胃、大肠经。

[功效应用] ①收敛止血：用于咯血、吐血、衄血、便血、崩漏，单用煎服，或与紫珠、仙鹤草等配伍；用于创伤出血，可研粉外敷。②清热解毒：用于烧烫伤，可取叶烧存性，麻油调涂，或取鲜叶捣烂绞汁，加茶油外涂；用于痈肿疮疡，可用鲜品捣敷，或研末敷。③涩肠止泻：用于泄泻、痢疾，单用煎服，或与水杨梅、海蚌含珠等同用。

现代常用于治疗鼻出血、上消化道出血、子宫出血、外伤出血、烧烫伤、痈疖、肠炎、痢疾等。

[用法用量] 煎服：茎叶，10～15 g；花，5～30 g。外用：适量，捣敷或研末敷，煎水洗或含漱。

（四）温经止血

1. 艾叶：见《本草经集注》。为菊科多年生草本植物艾的干燥叶。我国南北各地多有分布。

[别名异名] 蕲艾、艾蒿、艾绒、艾叶炭、陈艾叶、家艾、香艾、艾蓬。

[性味归经] 苦、辛，温。芳香。归肝、脾、肾经。

[功效应用] ①散寒止痛：用于下焦虚寒之少腹冷痛、月经不调、行经腹痛、宫寒不孕、胎动不安和带下症，常与香附、肉桂、当归等同用，如艾附暖宫丸（《仁斋直指方》）。若为脾胃虚寒所致脘腹冷痛，可单用煎服，或与干姜、吴茱萸、肉桂等配伍。②温经止血：用于虚寒性出血，尤宜于妇女月经过多、崩漏下血、妊娠下血，常以艾叶炭配伍阿胶、地黄、当归等，如胶艾四物汤（《金匮要略》）；若属血热妄行之吐血、衄血，常配伍鲜生地黄、鲜侧柏叶、鲜荷叶，即四生丸（《妇人良方》）。③温经通络：用于产后胞衣不

下、寒湿痹痛，可将艾绒制成艾条、艾炷，用于穴位烧灸。此外，本品煎汤外洗，又能祛湿止痒，治疗皮肤瘙痒，常配伍地肤子、白鲜皮、花椒等；鲜艾叶局部擦拭，每日数次，治寻常疣。

现代常用于治疗妇女月经不调、痛经、功能失调性子宫出血、先兆流产、慢性气管炎、急性细菌性痢疾、湿疹、疥癣等。

[用法用量] 煎服：3～10 g；或入丸、散；或捣汁服。外用：适量，捣绒熏灸；捣敷；煎水熏洗；或炒热温熨。

[使用注意] 温经散寒止痛宜生用；温经止血宜炒炭用。阴虚有血热者慎用。

2. 炮姜：见《珍珠囊》。为姜科植物姜的干燥根茎的炮制品。

[别名异名] 黑姜。

[性味归经] 苦、辛、涩，温。归脾、胃、肝经。

[功效应用] ①温经止血：用于虚寒性吐血、便血、崩漏下血，单用，或与棕榈、乌梅炭、灶心土等同用，如如圣散（《证治准绳》）。②温脾止泻：用于虚寒性腹痛泄泻，可与党参、炒白术、茯苓等同用。若与附子、白术、补骨脂等同用，可治脾肾阳虚泄泻。

现代常用于治疗功能失调性子宫出血、上消化道出血、慢性胃肠炎、萎缩性胃炎等。

[用法用量] 煎服：3～5 g；或入丸、散。

3. 灶心土：见《名医别录》。为久经柴草熏烧的土灶灶内底部中心的焦黄土块。

[别名异名] 伏龙肝、灶中黄土、釜下土、釜月下土。

[性味归经] 辛，微温。归脾、胃经。

[功效应用] ①温中止血：用于脾气虚寒，不能统血所致吐血、便血、衄血、崩漏等，单用，或与阿胶、白术、附子等同用，如黄土汤（《金匮要略》）。②和胃止呕：用于中焦虚寒，胃失和降所致呕吐反胃，可单味研末冲服或煎服，或与半夏、生姜等同用；治妊娠恶阻，常配伍砂仁、紫苏梗、生姜等。③温脾止泻：用于脾虚久泻，常与附子、干姜、白术等同用。此外，本品研末，油调敷，可用于痈肿疮疡等。

现代常用于治疗急性或慢性胃炎、慢性消化道出血、功能失调性子宫出血、慢性肠炎等。

[用法用量] 煎服：15～30 g（布包，先煎）；或用 60～120 g，煎汤代水煎药。冲服，3～10 g。外用：适量，研末调敷。

[使用注意] 热证呕吐、阴虚吐血者不宜用。

十二、活血化瘀药

（一）活血止痛

1. 川芎：见《汤液本草》。为伞形科多年生草本植物川芎的根茎。主产于四川、贵州、云南等地。

[别名异名] 芎䓖、香果、胡芎、京芎、贯芎、抚芎。

[性味归经] 辛，温。归肝、胆、心包经。

[功效应用] ①活血行气：用于血瘀气滞之月经不调、产后瘀滞腹痛、痛经、闭经、妊娠难产、胞衣不下，常配伍当归、白芍、熟地黄、香附、艾叶、益母草等，如桃红四物汤（《医垒元戎》）；用于胸痹心痛，常配伍丹参、当归、乳香、没药、桃仁、红花；用于疮疽化脓、体虚不溃，常配伍当归、穿山甲、皂角刺等，如托里消毒散（《医宗金鉴》）；用于跌打损伤、瘀血疼痛，可配伍乳香、没药、桃仁、当归尾等。②散风止痛：用于风寒湿痹之关节疼痛，常配伍羌活、独活、防风、秦艽等；用于风寒袭人、血滞气阻之头痛、

偏头痛，常配伍白芷、羌活、防风、细辛、薄荷等，如川芎茶调散（《太平惠民和剂局方》）；如兼风热者，可配伍菊花、蔓荆子、荆芥、薄荷、黄芩、金银花等。

现代常用于治疗冠心病心绞痛、急性缺血性脑病、急性脑血管病后遗症、脑震荡后遗头晕症、产后恶露不净、新生儿硬皮症、风湿性关节炎、慢性肝炎、肝硬化、过敏性紫癜等。

[用法用量] 煎服：3～5 g；或入丸、散。外用：研末撒或调敷。

[使用注意] 阴虚火旺、上盛下虚及气弱者忌服。

2. 延胡索：见《开宝重定本草》。为罂粟科多年生草本植物延胡索的块茎。主产于浙江、江苏、河北、内蒙古、山东等地。

[别名异名] 元胡、玄胡、延胡、元胡索、玄胡索、醋玄胡、醋元胡。

[性味归经] 辛、苦，温。归肝、脾经。

[功效应用] 活血行气止痛：用于气滞血瘀所致各种疼痛，单味研末冲服或制成片剂服用。脘腹疼痛，常与川楝子同用，即金铃子散（《保命集》）；胸痹刺痛，常配伍瓜蒌、薤白、郁金、丹参等；痛经，常配伍川芎、当归、白芍、香附等；经闭、癥瘕、产后瘀阻腹痛，常配伍三棱、莪术、红花、益母草等；疝气疼痛，常配伍橘核、川楝子等，如橘核丸（《济生方》）；跌打损伤、肢体疼痛，常配伍乳香、没药、姜黄、赤芍等。

现代常用于治疗各种内脏疾病所引起的疼痛、神经痛、月经痛及脑震荡头痛、外伤疼痛、冠心病、心律失常、胃和十二指肠溃疡、慢性胃炎、慢性睾丸炎、睾丸鞘膜积液、睾丸结核、局部麻醉等。

[用法用量] 煎服：5～10 g；或研末服，1.5～3 g。

[使用注意] 本品醋制可加强止痛作用。孕妇慎用。

3. 郁金：见《药性论》。为姜科植物郁金、莪术、姜黄的块根。主产于浙江、广东、广西、四川、云南。

[别名异名] 玉京、黄郁金、黑郁金、广郁金、川郁金、温郁金。

[性味归经] 辛、苦，凉。归心、肝、胆、肺经。

[功效应用] ①行气破瘀：用于气滞血瘀之胁肋胀闷、肝胃气痛、乳房胀痛、经行腹痛，常与柴胡、白芍、枳壳、陈皮、当归、丹参等同用。②疏肝利胆：用于肝胆郁热，胆汁外溢之黄疸、胁痛，常与茵陈蒿、栀子、生大黄、黄柏、枳实、焦三仙等同用。③清心开窍：用于湿温浊邪蒙蔽心窍所致神志不清，常与竹沥、石菖蒲等同用，如菖蒲郁金汤（《温病全书》）；用于癫痫痴呆，常与白矾、胆南星、丹参、菖蒲等配伍，如白金丸（《本事方》）。④凉血止血：用于血热所致吐血、衄血、尿血，单用为散服，或与生地黄、牡丹皮、栀子、牛膝等同用。

现代常用于治疗病毒性肝炎、胆囊炎、胆石症、冠心病心绞痛、癫痫等。

[用法用量] 煎服：6～12 g；磨汁或入丸、散。

[使用注意] 阴虚失血及无气滞血瘀者忌服。孕妇慎服。不可与丁香同服。

4. 姜黄：见《新修本草》。为姜科多年生宿根草本植物姜黄或郁金的根茎。主产于四川、广东、广西、福建等地。

[别名异名] 黄姜、宝鼎香、片姜黄、片子姜黄。

[性味归经] 辛、苦，温。归心、肝、脾经。

[功效应用] ①破血行气：用于血瘀气滞之心腹刺痛、胁肋胀痛、癥瘕积聚，常配伍丹参、乳香、没药、枳壳、川楝子、延胡索等；用于跌打损伤，常配伍桃仁、牡丹皮、苏木、当归、乳香、没药等，如姜黄汤（《伤科方书》）；用于痈肿疮疡，单用，或与大黄、

白芷、生南星为末，调敷；用于血瘀经闭、经来腹痛、产后壅滞腹痛，常配伍当归、白芍、艾叶、香附、五灵脂等。②祛风除湿：用于风寒湿痹之肩臂疼痛，常配伍羌活、防风、当归尾、桂枝、白术等，如姜黄散（《赤水玄珠》）。此外，与白芷、细辛等分为末外擦，可治牙痛。

现代常用于治疗高脂血症、冠心病、心绞痛、月经不调、经闭、风湿性关节炎、跌打损伤、肩周炎等。

［用法用量］煎服：3～10 g；或入丸、散。外用：适量，研末调敷。

［使用注意］血虚而无气滞血瘀者忌服。

5. 乳香：见《名医别录》。为橄榄科植物卡氏乳香树及其同属植物皮部渗出的油胶树脂。主产于索马里、埃塞俄比亚、阿拉伯半岛南部及苏丹、利比亚、土耳其等国。

［别名异名］熏陆香、乳头香、西香、天泽香、浴香、滴乳香、制乳香、明乳香。

［性味归经］辛、苦、温。归心、肝、脾经。

［功效应用］①活血行气止痛：用于血瘀气滞之各种疼痛，常与其他活血祛瘀药同用，如活络效灵丹（《医学衷中参西录》）即由乳香、没药、丹参、当归组成，治跌打瘀痛，内服、外用均可；治心血瘀阻之真心痛，配伍川芎、赤芍、丹参等确能减轻疼痛；治血瘀之四肢疼痛，常配伍当归、玄参、毛冬青等；治肠痈腹痛，与红藤、地丁、金银花、连翘等同用，如红藤煎；如与没药、雄黄、麝香同用，即醒消丸（《外科全生集》），可治痈疽肿毒；若与秦艽、羌活、当归、海风藤配伍，即蠲痹汤（《百一选方》），可治风湿痹痛。②消肿生肌：用于疮疡溃后不敛，常与没药研粉外用，即海浮散（《疮疡经验全书》），也可入膏药使用。

现代常用于治疗冠心病心绞痛、肝硬化、脑血管意外、急性乳腺炎、血栓闭塞性脉管炎、跌打损伤、急性化脓性感染等。

［用法用量］煎服：3～10 g；或入丸、散。外用：适量，研末调敷；或入膏药。

［使用注意］孕妇忌服。

6. 没药：见《药性论》。为橄榄科灌木或乔木没药树或爱伦堡没药树的皮部渗出的油胶树脂。主产于索马里、埃塞俄比亚、也门及印度等地。

［别名异名］制没药、末药。

［性味归经］苦、平。归心、肝经。

［功效应用］①活血止痛：用于跌打损伤、瘀血肿痛，常与乳香、血竭、红花等同用，如七厘散（《良方集腋》）；用于血瘀气滞之心腹诸痛、妇女经闭、痛经、产后腹痛，常与红花、延胡索、当归等同用。②消肿生肌：用于痈疽肿痛或疮溃不敛。前者，常与乳香、雄黄、麝香等同用，如醒消丸（《太平惠民和剂局方》）；后者，可与乳香共研细末，掺疮面，以膏贴之，即海浮散（《疡医大全》）。此外，没药浸乙醇外用，又治口疮、牙痛、喉痹。

现代常用于治疗跌打损伤、血栓闭塞性脉管炎、冠心病心绞痛、局部化脓性感染、伤口久不愈合、口腔炎、咽炎、痛经、闭经、高脂血症等。

［用法用量］煎服：3～10 g；或入丸、散。外用：适量，研末调敷。

［使用注意］无瘀滞者及孕妇忌服。

7. 五灵脂：见《开宝本草》。为鼯鼠科动物橙足鼯鼠的干燥粪便。主产于河北、山西等地。

［别名异名］寒号虫粪、寒雀粪、灵脂米、灵脂块、糖灵脂、醋灵脂。

［性味归经］苦、咸、甘、温。归肝、脾经。

［功效应用］①活血止痛：用于瘀血阻滞诸痛，单用，或与蒲黄同用，如失笑散（《太平惠民和剂局方》）。治胸痹心痛，可配伍丹参、川芎、乳香、没药等；治脘腹胁痛如刺者，可与延胡索、香附、没药等配伍，如手拈散（《医学心悟》）；治痛经、经闭、产后瘀血腹痛，可与益母草、当归等同用；治跌打骨折肿痛，可与乳香、没药、白及研末，热水麻油调涂患处。②化瘀止血：用于瘀血内阻，血不归经之妇女崩漏、经多色紫多块、少腹刺痛，单用，或与三七、蒲黄、生地黄等同用，如五灵脂丸《玉机微义》）。

现代常用于治疗冠心病心绞痛、肋间神经痛、坐骨神经痛、萎缩性胃炎、上消化道出血、产后子宫复旧不全、产后腹痛、痛经、跌打损伤等。

［用法用量］煎服：5～10 g（宜布包）；或入丸、散。

［使用注意］孕妇慎服。

8. 夏天无：见《浙江民间常用草药》。为罂粟科多年生草本植物伏生紫堇的全草或块茎。分布于江苏、安徽、浙江、江西、湖南、福建、台湾。

［别名异名］夏无踪、伏地延胡索、无柄紫堇。

［性味归经］苦、辛，凉。归肝、肾经。

［功效应用］①祛风除湿：用于风湿痹痛，单味煎服，或研末服。②通络止痛：用于中风偏瘫，单用捣烂，米酒或开水送服；用于腰痛无力，单用水煎服。③平肝潜阳：用于肝阳上亢，单味研粉冲服，或与夏枯草、钩藤等共煎服。

现代常用于治疗风湿性关节炎、腰肌劳损、坐骨神经痛、高血压、脑血管意外、小儿麻痹后遗症等。

［用法用量］煎服：5～15 g；或研末。

9. 枫香脂：见《新修本草》。为金缕梅科乔木枫香的树脂。产于浙江、江西、湖南、云南、福建等地。

［别名异名］枫脂、白胶、胶香、芸香。

［性味归经］苦、咸，平。归肝、脾、肺经。

［功效应用］①活血止痛：用于跌打损伤，单用研末敷，或与乳香同用；用于胃痛，单用研末，开水冲服；治疗年久牙痛，可与其末，揩擦患处。②解毒敛疮：用于瘰疬恶疮及诸疮不合。用于瘰疬恶疮，常熬制膏药敷贴；用于诸疮不合，与轻粉等量研粉，猪油和涂。③凉血止血：用于吐血不止，单用为散，开水调服；用于衄血，可与蛤粉等量，以好松烟墨汁调服。此外，慢慢吞用，可治鱼骨鲠喉。

现代常用于治疗跌打损伤、胃和十二指肠溃疡、颈淋巴结结核等。

［用法用量］煎服：3～5 g；或入丸、散。外用：适量，研末撒；调敷；或制膏摊贴。

（二）活血调经

1. 丹参：见《神农本草经》。为唇形科多年生草本植物丹参的根。主产于河北、安徽、江苏、四川等地。

［别名异名］赤参、紫丹参、红根、紫党参、山红萝卜、活血根、烧酒壶根、大红袍、血参根、血丹参、赤丹参、酒丹参。

［性味归经］苦，微寒。归心、肝经。

［功效应用］①活血祛瘀：用于血热瘀滞之月经不调、痛经、闭经、腹中包块及产后恶露不尽，可单用，即丹参散（《妇人良方》），亦可与当归、红花、桃仁、益母草等同用；用于瘀血闭阻之胸痹心痛、心悸、气短，可与红花、赤芍、降香、川芎同用，即冠心二号方（北京地区协作方）；用于肝郁胁痛，可与鳖甲、牡蛎、青皮等同用；用于血瘀气滞之胃脘疼痛，可与檀香、砂仁配伍使用，如丹参饮（《医学金针》）；用于跌打损伤，瘀血疼

痛，可与当归、乳香、没药同用，如活络效灵丹（《医学衷中参西录》）。②除烦安神：用于温热病热入营血之烦躁谵语，常配伍生地黄、玄参、竹叶等，如清营汤（《温病条辨》）；用于精血亏虚之长期头昏痛、失眠、精神不振，可单用研末泡酒服用，或与五味子煎水服。③消肿止痛：用于痈疮肿痛、乳痈，常与金银花、连翘、没药等同用；用于热痹之关节肌肉肿痛，可单用水煎服。

现代常用于治疗月经不调、冠心病心绞痛、慢性肝炎、肝硬化、肝脾大、神经衰弱、高血压、血栓闭塞性脉管炎、乳腺炎等。

[用法用量] 煎服：3～10 g；或入丸、散。外用：适量，熬膏涂，或煎水熏洗。

[使用注意] 无血瘀者慎服。

2. 红花：见《开宝重定本草》。为菊科一年生草本植物红花的筒状花冠。主产于河南、湖北、四川、云南、浙江等地。

[别名异名] 草红花、红蓝花、刺红花。

[性味归经] 辛，温。归心、肝经。

[功效应用] ①活血通经：用于血瘀经闭、痛经、产后血瘀腹痛、恶露不尽，常与桃仁、当归、川芎等同用，如桃红四物汤（《医垒元戎》）。②祛瘀止痛：用于各种瘀血疼痛。治胸痹、胸闷、心痛，常与丹参、川芎、赤芍等同用，如北京地区协作方冠心二号方；胸胁血瘀刺痛者，常配伍柴胡、当归、桃仁等；疮痈肿痛者，常与赤芍、生地黄、连翘、金银花等配伍；跌打瘀痛者，可以红花油或红花酒（用乙醇浸成的红花酊，或用米酒煎煮之制剂）外擦。此外，尚有活血透斑疹之功，治疗热郁血滞所致斑疹色不红活，可与当归、紫草、大青叶等同用，如当归红花饮（《麻科活人书》）。

现代常用于治疗月经紊乱、产后胎盘残留子宫、冠心病、急性或慢性肌肉劳损、外伤性皮下充血肿胀、急性关节扭伤、亚急性腱鞘炎、褥疮、血栓闭塞性脉管炎、脑血栓、脑栓塞等。

[用法用量] 煎服：3～10 g。

[使用注意] 本品小量和血，大量祛瘀。月经过多者及孕妇忌用。

3. 桃仁：见《本草经集注》。为蔷薇科落叶小乔木桃或山桃的种仁。

[别名异名] 桃仁泥、光桃仁、桃核仁。

[性味归经] 苦、甘，平。归心、肝、大肠经。

[功效应用] ①破血行瘀：用于瘀血阻滞所致的多种病证。血瘀经闭、痛经、腹中包块等，常与红花、当归、赤芍等同用，如桃红四物汤（《医宗金鉴》）；产后瘀阻者，可与当归、川芎、炮姜等同用，如生化汤（《傅青主女科》）；蓄血发狂见少腹硬满者，常与水蛭、虻虫、大黄同用，如抵挡汤（《伤寒论》）；跌打损伤、瘀血肿痛者，常与红花、当归、穿山甲等同用，如复元活血汤（《医学发明》）；此外，还可用治火毒壅盛、气滞血凝的肺痈及肠痈。治肺痈，常与芦根、薏苡仁等同用，如苇茎汤（《备急千金要方》）；治肠痈，常与大黄、牡丹皮等同用，如大黄牡丹皮汤（《金匮要略》）。②润肠通便：用于血燥津亏之便秘，常与杏仁、郁李仁等同用，如五仁丸（《世医得效方》）。③止咳平喘：用于气逆喘咳、胸膈满闷，单用本品合粳米煮粥食，或与杏仁配伍，可增强疗效，如双仁丸（《圣济总录》）。

现代常用于治疗月经不调、经闭腹痛、肺脓肿、阑尾炎、习惯性便秘等。

[用法用量] 煎服：5～10 g；或入丸、散。外用：适量，捣敷。

[使用注意] 孕妇忌用。

4. 益母草：见《本草图经》。为唇形科 1 年或 2 年生草本植物益母草和细叶益母草的全草。全国大部分地区均产。

[别名异名] 益母、茺蔚、益母艾、坤草、红花艾、益母蒿、苦草、月母草、四棱草。

[性味归经] 辛、苦，微寒。归心、肝、肾经。

[功效应用] ①活血调经：用于血瘀所致的月经不调、痛经、闭经、产后腹痛、恶露不尽，常单用熬膏或制成口服液，如益母草膏，益母草口服液（《中华人民共和国药典·一部》2005 年版）；或与当归、赤芍、丹参、川芎等同用，如益母草丸（《集验良方》）。治产后恶露不尽，亦可配伍当归、川芎、乳香等药，如送胞汤（《傅青主女科》）。②利水消肿：用于水瘀互阻所致的水肿、小便不利，常配伍白茅根、车前子、桑白皮、茯苓等；用于血热瘀滞之血淋、尿血，常与车前子、石韦、木通同用。③清热解毒：用于疮疡肿毒、乳痈，鲜品捣汁内服，渣外敷，或与金银花、蒲公英、地丁等同用。

现代常用于治疗慢性附件炎、慢性盆腔炎、慢性子宫颈炎、阴道炎、子宫内膜炎、急性肾小球肾炎、高血压、冠心病、高黏血症、风湿性关节炎、跌打损伤等。

[用法用量] 煎服：10～30 g；或熬膏；或入丸、散。外用：适量，煎水洗，或捣敷。

[使用注意] 阴虚血少者忌服。

5. 泽兰：见《神农本草经》。为唇形科多年生草本植物地瓜儿苗的茎叶。我国南北各地多有分布。

[别名异名] 地瓜儿苗、草泽兰。

[性味归经] 苦、辛，微温。归肝、脾、小肠经。

[功效应用] ①活血祛瘀：用于月经不调、行经腹痛、血瘀经闭、产后瘀滞腹痛，常与当归、丹参、白芍、香附等同用；用于跌打损伤、瘀血肿痛，可配伍桃仁、红花、降香、当归、川芎等；用于痈肿疮疡，既可捣烂外敷，又可煎水服用，亦可与金银花、当归、甘草同用。②利水消肿：用于小便不利，身面浮肿，可与防己同用。

现代常用于治疗妇女月经不调、痛经、跌打损伤、急性肾炎性水肿等。

[用法用量] 煎服：5～10 g；或入丸、散。外用：适量，捣敷或煎水熏洗。

[使用注意] 无瘀者慎服。

6. 牛膝：见《神农本草经》。为苋科多年生草本植物牛膝的根。主产于河南、山西、河北、山东等地。

[别名异名] 怀膝、淮牛膝、怀牛膝、怀夕。

[性味归经] 甘、苦、酸，平。归肝、肾经。

[功效应用] ①活血祛瘀：用于瘀血阻滞的月经不调、痛经、闭经、产后腹痛，常与桃仁、红花、当归、川芎等同用；用于产后胞衣不下，可与冬葵子同用；用于跌打损伤，常配伍当归、川芎、续断等。②补肝肾，强筋骨：用于下肢无力、腰膝酸痛因肝肾不足所致者，可与杜仲、续断、补骨脂等配伍；湿热偏胜者，常与苍术、黄柏同用，即三妙丸（《医学正传》）；风湿所致下肢关节疼痛，常配伍独活、木瓜、防己、萆薢等。③引血下行：用于血热妄行之吐血、衄血，可与小蓟、白茅根、栀子等配伍；用于阴虚火旺所致龈肿齿痛，口疮，常配伍地黄、石膏、知母等，如玉女煎（《景岳全书》）；用于肝阳上亢之头晕目眩，常配伍赭石、龙骨、牡蛎等，如镇肝息风汤（《医学衷中参西录》）。④利尿通淋：用于热淋尿痛、尿血，常与瞿麦、滑石、通草等配伍，如牛膝汤（《备急千金要方》）。此外，牛膝生用捣敷，可治金疮疼痛。

现代常用于治疗高血压、脑血管痉挛性头痛、风湿性关节炎、急性尿路感染、膀胱结石、月经不调、急性扁桃体炎、牙龈炎等。

[用法用量] 煎服：10～15 g；或浸酒、熬膏；或入丸、散。外用：适量，捣敷。

［使用注意］凡中气下陷、脾虚泄泻、下元不固、梦遗失精、月经过多者及孕妇均忌服。

7. 鸡血藤：见《本草纲目拾遗》。为豆科攀援灌木密花豆、白花油麻藤或香花岩豆藤等的藤茎。主产于广西等地。

［别名异名］血风藤、猪血藤、活血藤、大血藤。

［性味归经］甘、苦，温。归肝、肾经。

［功效应用］①补血活血：用于血虚及血瘀之月经不调、经闭腹痛，常与当归、川芎、白芍、地黄等同用。②舒筋活络：用于中风肢体麻木瘫痪，常与黄芪、丹参、地龙等同用；用于风湿痹痛，可与羌活、独活、防风、秦艽、威灵仙等同用；用于跌仆损伤、瘀血作痛，常配伍炮穿山甲、当归、桃仁、红花、大黄等。

现代常用于治疗再生障碍性贫血、月经不调、经闭、乳腺增生症、风湿性关节炎、脑卒中后遗症、脑震荡后遗症、坐骨神经痛、腰椎间盘突出症、放射线引起的白细胞减少症等。

［用法用量］煎服：10～15 g（大剂量30 g）；或浸酒。

8. 王不留行：见《神农本草经》。为石竹科草本植物麦蓝菜的种子。主产于河北、山东、辽宁等地。

［别名异名］留行子、王不留、麦蓝子、大麦牛、炒王不留行、剪金花、金盏银台。

［性味归经］苦，平。归肝、胃经。

［功效应用］①活血通经：用于血瘀经闭、痛经，常与当归、川芎、香附、红花等配伍。②下乳消痈：用于产后乳汁不下，常与穿山甲同用，如涌泉散（《卫生宝鉴》）；若气血亏虚之乳汁稀少者，常配伍黄芪、当归、猪蹄等；用于乳痈肿痛，常与蒲公英、天花粉、赤芍、瓜蒌、夏枯草等配伍。③利尿通淋：用于淋证，可配伍瞿麦、石韦、冬葵子等。

现代常用于治疗乳汁不通、急性乳腺炎等。

［用法用量］煎服：5～10 g。

［使用注意］孕妇及血虚无瘀者忌服。

9. 月季花：见《本草纲目》。为蔷薇科常绿直立灌木月季花的花蕾或初开放的花。我国各地普遍栽培。

［别名异名］四季花、月月红、长春花、月月花、月季红、月光花。

［性味归经］甘，温。归肝经。

［功效应用］①活血通经：用于气血瘀滞之月经不调、小腹胀痛，单用开水泡服，或与丹参、益母草、当归、香附等同用。②消肿止痛：用于瘰疬未溃，可与芫花、沉香入鲫鱼腹内，水酒煮熟，去药食鱼，或与夏枯草、浙贝母、牡蛎等同用；用于疮疖肿痛，可单用鲜品捣烂外敷，或研末冲服。此外，单用捣烂外敷并研末酒冲服，又治跌打损伤。

现代常用于治疗月经不调、痛经、跌打损伤、无名肿痛等。

［用法用量］煎服：3～5 g；或研末。外用：适量，捣敷。

［使用注意］孕妇忌服。

（三）活血疗伤

1. 马钱子：见《本草纲目》。为马钱科乔木植物马钱的干燥种子。主产于印度、越南、泰国、缅甸等地。我国云南产常绿乔木植物马钱藤的成熟种子亦可代替马钱子用。

［别名异名］番木鳖、马前。

［性味归经］苦，寒。有大毒。归肝、脾经。

[功效应用]①祛风通络：用于风湿痹痛、拘挛麻木、半身不遂，油炸后入丸、散用，日服2次，每次0.1～0.2 g；用于面瘫，可湿润后切成薄片，成行排在胶布上，贴于患部。②散瘀止痛：用于跌打损伤、骨折肿痛，可与麻黄、乳香、没药等分为丸，如九分散（《急救应验良方》）；用于咽喉肿痛，可与青木香、山豆根为末吹喉，如番木鳖散（《医方摘要》）。

现代常用于治疗风湿性关节炎、坐骨神经痛、面神经麻痹、重症肌无力、跌打骨折等。

[用法用量]内服：入丸、散，0.1～0.5 g（1日量）。外用：适量，研末醋调涂；或研末吹喉。

[使用注意]内服未经炮制或剂量过大者，均易中毒，甚至死亡。体虚者及孕妇忌服。

2. 自然铜：见《雷公炮炙论》。为天然黄铁矿的含硫化铁矿石。主产于四川、广东、湖南、云南、河北及辽宁等地。

[别名异名]元铜、煅自然铜。

[性味归经]辛，平。归肝经。

[功效应用]续筋接骨，散瘀止痛：用于跌仆骨折、瘀肿疼痛，常配伍乳香、没药、苏木、血竭等，如八厘散（《医宗金鉴》）；与乳香、没药、当归、羌活各等分为散，温酒送服，即自然铜散（《张氏医通》）。

现代常用于治疗外伤性瘀肿、骨折等。

[用法用量]煎服：3～10 g；或研末服，0.2～0.3 g。外用：适量，研末撒或调敷。

3. 苏木：见《新修本草》。为豆科常绿小乔木苏木的干燥心材。产于广西、广东、台湾、贵州、云南、四川等地。

[别名异名]苏方木、红紫、赤木、苏枋。

[性味归经]甘、咸，平。归心、肝、脾经。

[功效应用]①活血祛瘀：用于血瘀经闭、痛经，常与当归、川芎、红花、牛膝等配伍，如通经丸（《类证治裁》）；用于产后血晕、胀闷欲死，常与荷叶、肉桂、鳖甲等同用，如苏枋饮（《圣济总录》）；用于心腹疼痛，常与丹参、川芎、延胡索等配伍；用于痈肿疮毒，可与金银花、连翘、白芷等同用。②消肿止痛：用于跌打损伤、瘀血肿痛，常与乳香、红花、血竭等同用，如八厘散（《医宗金鉴》）。此外，单味研极细末敷患处包扎固定，可治断指。

现代常用于治疗跌打损伤、骨折、闭经、痛经、冠心病、心绞痛等。

[用法用量]煎服：3～10 g；或研末、熬膏。外用：适量，研末撒。

[使用注意]孕妇及月经过多者忌服。

4. 骨碎补：见《本草拾遗》。为水龙骨科附生草本植物槲蕨或中华槲蕨等的根茎。主产于湖北、江西、浙江、广东、四川等地。

[别名异名]猴姜、石毛姜、过山龙、石岩姜、石良姜、毛姜、申姜、毛贯仲、碎补、鸡姜。

[性味归经]苦，温。归肝、肾经。

[功效应用]①补肾强腰：用于肾虚腰痛、久患痹证、下肢无力，可配伍杜仲、续断、独活、桑寄生、牛膝、威灵仙等；用于肾虚耳鸣、耳聋、牙痛，单用蜜炙为末服，或与熟地黄、山茱萸、牡丹皮、茯苓、泽泻等同用；用于肾虚久泻、脱肛，可配伍党参、补骨脂、肉豆蔻、吴茱萸、五味子、炒山药等。②接骨续筋：用于跌打损伤、筋断骨折，取鲜品和生姜同捣汁外敷，或浸酒内服，亦可与自然铜、土鳖虫、续断、乳香、没药等

同用。

现代常用于治疗风湿性关节炎、软组织损伤、关节脱位、闭合性骨折、腰肌劳损、遗精、慢性肠炎、慢性细菌性痢疾、牙周病等。

[用法用量]煎服：10～15 g；浸酒或入丸、散。外用：捣敷。

[使用注意]阴虚及无血瘀者慎服。

5. 血竭：见《新修本草》。为棕榈科多年生常绿藤本植物麒麟竭及同属植物的果实及树干渗出的树脂。主产于广东、海南、台湾及印度尼西亚、马来西亚等地。

[别名异名]麒麟血、骐麟竭、木血竭、海蜡。

[性味归经]甘、咸，平。归心、肝经。

[功效应用]①止血生肌：用于外伤出血和疮疡不敛。用于外伤出血，可单用，或配伍等分蒲黄，研末外敷；用于疮疡不敛，常与炉甘石、朱砂、冰片等同用，如生肌散（《经验方》）。②散瘀定痛：用于跌打损伤，瘀血肿痛及瘀血阻滞所致心腹刺痛、痛经、经闭、产后腹痛。治跌打损伤，常配伍乳香、没药、红花等，酒调服并外敷，如七厘散（《良方集腋》）。

现代常用于治疗软组织损伤、创伤出血、外科疮疡、湿疹等。

[用法用量]研末服：1～1.5 g；或入丸、散。外用：适量，研末撒或调敷，或入膏药。

[使用注意]本品不宜入煎剂。孕妇及月经期，无瘀血者不宜服。

6. 儿茶：见（《饮膳正要》）。为豆科植物儿茶的枝干或茜草科植物儿茶钩藤的枝叶煎汁浓缩而成的干燥浸膏。豆科植物儿茶，主产于云南、海南；茜草科植物儿茶，主产于印度尼西亚、马来西亚等地。

[别名异名]孩儿茶、黑儿茶、铁儿茶、乌爹泥、乌丁泥、西谢、方儿茶。

[性味归经]苦、涩，凉。归心、肺经。

[功效应用]①收湿敛疮：用于湿疹、疮疡多脓水，或久溃不收口，常与龙骨、轻粉、血竭、冰片、乳香等同用，研粉外撒；用于咽喉肿痛，可与硼砂、柿霜、冰片等研粉吹患处；用于口疮，牙龈溃烂，常与黄柏、硼砂、青黛、薄荷等研粉外搽。②活血疗伤：用于跌打伤痛、筋断骨折，常与乳香、没药、血竭等同用，如七厘散（《同寿录》）。③化瘀止血：用于吐血、衄血、尿血、便血、血痢、崩漏，可配伍侧柏叶、白茅根、茜草等；用于外伤出血，可单用，或与煅龙骨、象皮、降香、血竭、白及等研末撒疮口。④清热化痰：用于痰热咳嗽，可与细辛、猪胆汁为丸服，或配伍黄芩、浙贝母、百部等。

现代常用于治疗跌打损伤、外伤出血、消化道出血、功能失调性子宫出血、湿疹等。

[用法用量]煎服：1～3 g；或入丸、散。外用：研末撒或调敷。

7. 刘寄奴：见《新修本草》。为菊科多年生直立草本植物奇蒿的全草。各地均产，以江苏、浙江、江西等地产量为多。

[别名异名]化食丹、六月雪、金寄奴、千粒米、白花尾、苦连婆。

[性味归经]苦，温。归心、肝、脾经。

[功效应用]①活血祛瘀：用于跌打损伤、瘀血肿痛，单用煎水服，或与骨碎补、延胡索各等分，同煎兑酒或小便服，如流伤饮（《伤科秘方》）；亦可与乳香、没药、红花等同用。用于血滞经闭、痛经，可与当归、川芎、桃仁、红花等配伍。用于产后瘀滞腹痛、恶露不下，可与甘草等分为末，水酒煎服。②化瘀止血：用于金疮出血，单用捣烂外敷；或配伍五倍子、茜草等。③消食化积：用于食积泻痢、脘腹胀痛，单味煎服；或与山楂、神曲、枳壳、白术、木香等同用。

现代常用于治疗跌打损伤、闭经、痛经、外伤出血等。

[用法用量] 煎服：3～10 g。外用：适量，捣敷，或研末撒。

[使用注意] 本品不宜多服，多服令人吐利。行血宜酒炒；止血宜醋炒。气血虚弱者及孕妇忌用。

（四）活血消癥

1. 莪术：见《药性论》。为姜科植物莪术的根茎。主产于浙江、广西、四川。

[别名异名] 蓬莪术、醋莪术、温莪术、山姜黄、臭屎姜、广术、文术、黑心姜。

[性味归经] 苦、辛，温。归肝、脾经。

[功效应用] ①破血行气：用于血瘀气滞所致闭经、痛经，常与三棱、川芎、牛膝等同用，如三棱丸（《六科准绳》）；用于癥瘕积聚，可与三棱、红花、鳖甲、赤芍、香附等配伍；若以鲜品捣烂酒调外敷，又治跌打肿痛。②消积化食：用于饮食积滞、胸腹痞胀作痛、呕吐酸水、气胀、肠鸣，可与三棱、青皮、谷芽、麦芽等同用。

现代常用于治疗闭经、痛经、食积消化不良、肝脾大、肝硬化、跌打损伤肿痛等。

[用法用量] 煎服：4.5～5 g；或入丸、散。

[使用注意] 气血两虚，脾胃虚弱无积滞者慎服。孕妇忌用。

2. 三棱：见《本草拾遗》。为黑三棱科多年生草本植物黑三棱等的块茎。主产于江苏、河南、山东、江西、安徽等地。

[别名异名] 荆三棱、京三棱、山棱、光三棱、醋三棱。

[性味归经] 苦、辛，平。归肝、脾经。

[功效应用] ①破血行气：用于血瘀气滞之闭经、癥瘕、产后瘀滞腹痛，常与莪术、牛膝、蒲黄、牡丹皮、当归等同用，如三棱丸（《六科准绳》）。②消积止痛：用于食积气滞、脘腹胀痛，常与莪术、青皮、麦芽等同用，如三棱煎（《选奇方》）。若脾胃虚弱之纳呆、乏力，可配伍党参、白术、茯苓、甘草等。

现代常用于治疗宫外孕、子宫肌瘤、血管瘤、甲状腺或乳腺的良性肿瘤、肝脾大、肝癌、消化不良等。

[用法用量] 煎服：3～10 g。

[使用注意] 本品破血祛瘀，易伤正气，气虚体弱、血枯经闭、月经过多者及孕妇忌用。

3. 水蛭：见《神农本草经》。为水蛭科动物日本医蛭、宽体金线蛭、茶色蛭等的全体。全国大部分地区均有分布。

[别名异名] 马蜞、马蛭、蚂蟥、马鳖、红蛭、蚂蟥蜞、水麻贴、沙塔干、门尔哥蚂里。

[性味归经] 咸、苦，平。有毒。归肝、膀胱经。

[功效应用] ①破血逐瘀：用于跌打损伤、瘀血疼痛，单用，焙干研粉服，或与乳香、没药、血余炭等配伍，如接骨如神散（《普济方》）；用于瘀血内阻之心腹胀痛、大便不通，可与大黄、牵牛子研末，温酒送服，如夺命散（《济生方》）。②通经消癥：用于血瘀经闭、癥瘕，常与虻虫、桃仁、大黄同用，如抵挡汤（《金匮要略》）；若癥瘕日久渐至正虚者，可配伍三棱、莪术、黄芪、当归等，如理冲丸（《医学衷中参西录》）。

现代常用于治疗脑血栓形成、颅内出血、高脂血症、冠心病、高血压、闭经、子宫内膜异位症、输卵管阻塞性不孕症、跌打损伤、骨折等。

[用法用量] 煎服：3～10 g；或入丸、散，每次 0.5～1.5 g（大剂量每次 3 g）。

[使用注意] 体弱血虚、无瘀血停聚者及孕妇忌服。

4. 虻虫：见《本草经集注》。为虻科昆虫复带虻及其他同属近缘昆虫雌虻的干燥全体。全国大部分地区均有分布。

[别名异名] 蜚虻、牛虻、牛蝇子、牛蚊子、牛苍蝇、瞎虻虫。

[性味归经] 苦，微寒。有毒。归肝经。

[功效应用] 破血逐瘀：用于瘀血凝滞之血滞经闭、产后瘀血腹痛、癥瘕积聚，常与水蛭、䗪虫、大黄、桃仁等药同用，如大黄䗪虫丸（《金匮要略》）；用于跌打损伤，瘀滞疼痛，可与桃仁、苏木、乳香、没药等药同用。

现代常用于治疗闭经、痛经、早期肝硬化、肝脾大、子宫肌瘤等。

[用法用量] 煎服：1.5～3 g；或入丸、散，0.3～0.5 g。

[使用注意] 年老体弱者及孕妇忌服。

5. 斑蝥：见《神农本草经》。为芫菁科昆虫南方大斑蝥或黄黑小斑蝥的干燥全虫。主产于河南、辽宁、广西、安徽、四川、贵州、湖南、云南、江苏等地。

[别名异名] 斑猫、花斑毛、花壳虫、斑蚝、龙尾、花罗虫。

[性味归经] 辛，热。有大毒。归肝、肾、胃经。

[功效应用] ①破血通经：用于瘀血阻滞之闭经、癥瘕，可与桃仁、大黄等同用，为散或为丸冲服。如斑蝥通经丸（《济阴纲目》）。②攻毒蚀疮：用于痈疽肿硬不溃，可将本品研末，和蒜捣膏贴敷；用于顽癣，本品微炒为末，蜜调敷，或与土槿皮、蜈蚣、全蝎、肉桂、细辛等共研末，白酒调敷；用于瘰疬、瘘疮，常与草乌、黄连等研末外掺。此外，浸酒搓擦患处，可治秃发；研末穴位外贴发泡，可治风湿痹痛、面瘫等。

现代常用于治疗原发性肝癌和其他肿瘤、病毒性肝炎。外用治疗风湿性关节炎、神经痛、神经性皮炎等。

[用法用量] 内服：入丸、散，0.03～0.05 g。外用：适量，研末，敷贴发泡，或酒浸涂。

[使用注意] 本品有大毒，内服宜慎，应严格掌握剂量。体弱、孕妇、高血压、心或肾功能不全及泌尿系感染者忌用。因有腐蚀作用，外用涂敷面积不宜过大。

6. 穿山甲：见《名医别录》。为鲮鲤科动物鲮鲤的鳞甲。主产于广东、广西、云南、湖南、贵州等地。

[别名异名] 鲮鲤甲、川山甲、山甲、甲片、麒麟片、炮山甲、炮甲珠。

[性味归经] 咸、微寒。归肝、胃经。

[功效应用] ①通经下乳：用于乳腺不通而见乳房胀痛，单用，或配伍王不留行、路路通、通草等；用于瘀血经闭，可配伍桃仁、红花、白芍、牛膝、香附等。②消肿排脓：用于痈疮初起，红肿焮痛，常配伍皂角刺、当归尾、赤芍、红花、乳香、没药、金银花、浙贝母、陈皮等，如仙方活命饮（《校注妇人良方》）；用于痈肿脓成不溃者，常配伍黄芪、皂角刺、当归、川芎，即透脓散（《外科正宗》）；用于瘰疬瘿瘤，可配伍夏枯草、浙贝母、玄参等。③活血通络：用于风寒湿痹之手足麻木、肢体拘挛、四肢疼痛，常配伍羌活、防风、天麻、川芎、当归、独活、伸筋草、威灵仙等。此外，外伤出血、手术出血，也可炒黄研细末敷。

现代常用于治疗哺乳妇女乳汁不足、闭经、腹痛、风湿性关节炎、类风湿关节炎、脑血管意外、痈疖、乳腺癌等。

[用法用量] 煎服：5～10 g；或入散剂。外用：适量，研末撒；或调敷。

[使用注意] 气血不足、痈疽已溃者慎服。

十三、化痰止咳平喘药

（一）温化寒痰

1. 半夏：见《神农本草经》。为天南星科多年生小草本植物半夏的块茎。我国大部分地区均有分布。

[别名异名] 法半夏、姜半夏、清半夏、制半夏、半夏曲、竹沥半夏、生半夏、三叶半夏、地茨菇。

[性味归经] 辛，温。有小毒。归脾、胃、肺经。

[功效应用] ①燥湿化痰：用于脾湿不化，痰饮内停所致的咳嗽痰多、咳喘气逆或痰逆头眩，常与陈皮、茯苓、甘草配伍，即二陈汤（《太平惠民和剂局方》）；若属外寒内饮，痰多清稀者，可配伍干姜、细辛等，如小青龙汤（《伤寒论》）；若属痰热咳嗽，亦可与瓜蒌、黄芩等配伍，如清气化痰丸（《医方考》）；若系风痰吐逆、眩晕头痛，可与白术、天麻等配伍，如半夏白术天麻汤（《医学心悟》）。②降逆止呕：用于多种呕逆证，尤适用于胃寒、痰饮湿浊阻滞于胃引起的呕吐，常与生姜配伍，即小半夏汤（《金匮要略》）；胃热呕吐者，可与黄连、竹茹等同用，如黄连橘皮竹茹半夏汤（《顾氏医镜》）；胃虚呕吐者，常与党参、白蜜等配伍，如大半夏汤（《金匮要略》）；妊娠呕吐者，可配紫苏梗、砂仁等。③消痞散结：用于痰湿内阻，寒热互结所致的胸脘痞闷，常与瓜蒌、黄连配伍，即小陷胸汤（《伤寒论》）；气郁痰结所致的梅核气，常与厚朴、紫苏叶、茯苓等同用，如半夏厚朴汤（《金匮要略》）。若与昆布、海藻、浙贝母等同用，又治痰核瘰疬。此外，生半夏与生南星同研，醋调敷，可解毒消肿，治疗痈肿未溃；与葱白捣揉成团，塞患乳对侧鼻孔，可治乳痈。

现代常用于治疗急性或慢性支气管炎、百日咳、耳源性眩晕、各种呕吐、痈肿未溃、急性或慢性化脓性中耳炎。

[用法用量] 煎服：5～10 g；或入丸、散。外用：适量，研末调敷；捣揉塞鼻；或浸乙醇中滴耳。

[使用注意] 阴虚有热、肺燥干咳、津伤口渴及一切血证均忌服。反乌头。

2. 胆南星：见《本草纲目》。为天南星粉用牛胆汁拌制而成的加工品。主产于四川、河南、贵州、云南、广西等地。

[别名异名] 胆星。

[性味归经] 苦，凉。归心、肝、肺经。

[功效应用] ①清热化痰：用于痰热内结之咳嗽气喘、痰黄黏稠、咳痰困难、胸膈痞满，甚则气急呕恶，常配伍黄芩、瓜蒌子、枳实、陈皮、茯苓、半夏等，如清气化痰丸（《医方考》）。②豁痰镇惊：用于痰热壅盛之中风瘫痪、惊痫抽搐、头风晕眩、小儿惊风、痰迷不醒、口流涎沫、手足拘挛，常配伍牛黄、天竺黄、生大黄、羚羊角、郁金、石菖蒲、远志、竹沥、黄连等。

现代常用于治疗慢性支气管炎、支气管哮喘、脑血管意外、癫痫、精神分裂症、破伤风等。

[用法用量] 煎服：3～10 g。

[使用注意] 阴虚燥咳者及孕妇忌服。

3. 禹白附：见《中药志》。为天南星科多年生草本植物独角莲的块茎。主产于河南、陕西、四川、湖北等地。

[别名异名] 牛奶白附、鸡心白附、白附子、制白附。

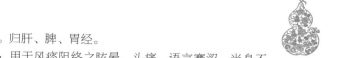

　　[性味归经] 辛、甘，大温。有毒。归肝、脾、胃经。

　　[功效应用] ①祛风痰，定惊止痛：用于风痰阻络之眩晕、头痛、语言謇涩、半身不遂，常配伍天南星、全蝎、远志、石菖蒲等，如解语丹（《医学心悟》）；用于破伤风、颈项强直、肢体抽搐、角弓反张、牙关紧闭，常与天南星、防风、白芷、天麻、羌活同用，即玉真散（《医宗金鉴》）；用于偏正头痛，常配伍白芷、川芎、半夏、天麻、蔓荆子等。②解毒散结：用于毒蛇咬伤，可与生南星等分为末，水酒调涂，或与雄黄研粉外用；用于瘰疬痰核，可单用捣敷患处。

　　现代常用于治疗脑血栓形成、脑栓塞、面神经麻痹、癫痫、破伤风、淋巴结结核、蛇咬伤等。

　　[用法用量] 煎服：3～10 g；或浸酒。外用：捣烂敷或研末调敷。

　　[使用注意] 孕妇忌服。生品内服宜慎，一般炮制后用。全草名独角莲，也可入药，杵烂外敷，可治毒蛇咬伤、瘰疬、跌打损伤等。

　　4. 关白附：见《名医别录》。为毛茛科多年生草本植物黄花乌头的块根。主产于辽宁、吉林等地。

　　[别名异名] 白附子、竹节白附。

　　[性味归经] 辛、甘，热。有毒。归肝、胃经。

　　[功效应用] ①祛风解痉：用于风痰壅盛所致中风，癫痫，面瘫，偏正头痛，破伤风。治疗中风痰盛抽搐，常配伍天南星、半夏、陈皮等，如白附饮；口眼㖞斜、半身不遂者，常与全蝎、白僵蚕同用，如牵正散（《杨氏家藏方》）；治癫痫，常配伍皂角、天南星、蜈蚣等；治偏正头痛，常配伍细辛、白芷、川芎等；治破伤风，常配伍天南星、天麻、防风等，如玉真散（《外科正宗》）。②散寒止痛：用于寒湿痹痛和寒疝腹痛。用于寒湿痹痛，可配伍乌头、独活、桂枝等；用于寒疝腹痛，可以本品研末，调敷脐上，以艾灸3～5壮。此外，与雄黄共研末，姜汁调擦，可治疗汗斑；研末醋调敷患处，可治疥癣；煮烂，加皮硝，再煎滚，每日洗2～3次，可治脚汗。

　　现代常用于治疗脑血管意外、面神经麻痹、三叉神经痛、破伤风、风湿性关节炎等。

　　[用法用量] 煎服：3～5 g；或研末服，0.5～1.5 g。外用：适量，煎汤洗；或研末调敷。

　　[使用注意] 本品辛热有毒，故生品一般不作内服。阴虚或热盛者，孕妇忌服。

　　5. 白芥子：见《新修本草》。为十字花科一年生或二年生草本植物白芥的种子。主产于安徽、河南、山东、四川、河北、陕西、山西等地。

　　[别名异名] 炒芥子、辣菜子、芥菜子、芥末子。

　　[性味归经] 辛，温。归肺、胃经。

　　[功效应用] ①豁痰利气：用于寒痰壅滞之胸胁满闷、咳嗽喘急、痰多清稀，常与紫苏子、莱菔子同用，即三子养亲汤（《韩氏医通》）。若饮积胸胁、咳唾胸痛、不能转侧者，需配伍甘遂、大戟等，如控涎丹（《三因方》）。②散结消肿：用于痰滞经络所致肩臂肢体疼痛、麻痹，常配伍马钱子、没药、桂心等，如白芥子散（《证治准绳》）；痰湿流注肌肉，凝聚不散而引起的阴疽肿痛，常与熟地黄、鹿角胶、肉桂、麻黄等同用，如阳和汤（《外科全生集》）。此外，本品研末醋调敷，又治风湿痹痛、肿毒初起等。

　　现代常用于治疗慢性气管炎、肺气肿、渗出性胸膜炎、骨结核、慢性骨髓炎、慢性淋巴结炎、类风湿关节炎、肌肉深部脓肿等。

　　[用法用量] 煎服：3～10 g；或入丸、散。外用：研末醋调敷。

　　[使用注意] 肺虚咳嗽、阴虚火旺者忌用。

6. 皂荚：见《神农本草经》。为豆科落叶乔木皂荚的果实。主产于四川、河北、河南、山西、山东等地。

[别名异名] 皂角、焦皂角、猪牙皂角、牙皂、大皂荚。

[性味归经] 辛、咸、温。有小毒。归脾、大肠经。

[功效应用] ①祛痰止咳：用于顽痰阻塞之胸满咳喘、时吐稠痰，单用为末，蜜丸，枣汤送服，如皂荚丸（《金匮要略》）。②通窍开闭：用于中风口噤及癫痫痰盛、神昏窍闭。用于中风口噤，可与细辛、薄荷、南星、半夏、雄黄等为末，吹鼻取嚏，如通关散（《丹溪心法附余》）；用于癫痫痰盛、神昏窍闭，可与白矾等分为末，温水调灌取吐，如稀涎散（《圣济总录》）。若治大便燥结不通，可单用煅炭存性，研末，米汤送下；亦可与细辛等量研末服。此外，还可散结消肿、除湿杀虫，用于疮癣疥癞，可与雄黄、蛇床子、轻粉等入黄蜡中制膏剂外搽，如神异膏（《证治准绳》）；用于疮肿未溃者，可与蓖麻仁捣烂外敷。

现代常用于治疗慢性支气管炎、脑血管意外、癫痫、蛔虫性肠梗阻、急性乳腺炎、疥癣等。

[用法用量] 内服：入丸、散 1～3 g。外用：适量，研末搐鼻；或煎水洗；或研末撒、调敷；或熬膏涂。

[使用注意] 口服可刺激胃肠黏膜，引起呕吐、腹泻，故仅能小剂量研粉或入丸剂使用。孕妇忌服。

7. 皂角刺：见《本草衍义补遗》。为豆科植物皂荚的棘刺。产地同皂荚。

[别名异名] 皂刺、皂针、皂角针、天丁、皂荚刺。

[性味归经] 辛，温。归肝、胃经。

[功效应用] ①消肿排脓：用于痈疽疮肿、乳痈、瘰疬痰核，常与穿山甲、金银花、生甘草等同用，如仙方活命饮（《校注妇人良方》）；痈疽脓成不溃者，常与黄芪、当归、川芎、穿山甲配伍，即透脓散（《外科正宗》）。②搜风杀虫：用于麻风，皮癣。治麻风，可与大枫子油、大黄等同用，如追风散（《证治准绳》）；治癣癞，常与醋浓煎，外涂。

现代常用于治疗急性扁桃体炎、乳腺炎、痈疮、乳汁不通等。

[用法用量] 煎服：3～10 g；或入丸、散。外用：适量，醋煎涂；研末撒；或调敷。

[使用注意] 痈疽已溃者不宜服。孕妇忌服。

8. 旋覆花：见《神农本草经》。为菊科多年生草本植物旋覆花的头状花序。主产于河南、河北、江苏、安徽、浙江等地。

[别名异名] 全福花、伏花、金沸花、金钱菊、夏菊、复花、黄熟花。

[性味归经] 苦、辛、咸，微温。归肺、脾、胃、大肠经。

[功效应用] ①消痰行水：用于痰壅气逆之顽痰胶结、咳痰不爽、胸膈痞闷，常与桔梗、桑白皮、半夏、前胡等同用。②降逆止呕：用于脾胃虚寒，或痰浊中阻所致呕吐、噫气、心下痞满，常与赭石、人参、半夏等配伍，如旋覆代赭石汤（《伤寒论》）。

现代常用于治疗急性或慢性支气管炎、胃神经症、胃扩张等。

[用法用量] 煎服：3～10 g（包煎）；或入丸、散。

[使用注意] 阴伤劳嗽、津伤燥咳者忌服。

9. 白前：见《名医别录》。为萝藦科多年生草本植物柳叶白前和芫花叶白前的根及根茎。分布于长江流域及江南各地。

[别名异名] 嫩白前、炙白前。

[性味归经] 苦、辛，微温。归肺经。

[功效应用] 祛痰降气：用于咳嗽痰多，气逆喘息。偏寒者，常与半夏、紫菀等同用，

如白前汤（《备急千金要方》）；偏热者，常与桑白皮、地骨皮等同用。若配伍荆芥、桔梗、陈皮等，又治风寒咳嗽、痰多气逆。

现代常用于治疗急性或慢性支气管炎，肺气肿合并支气管炎之咳嗽等。

[用法用量] 煎汤服：3～10 g。

[使用注意] 气虚咳嗽者忌用。

10. 猫爪草：见《中药材手册》。为毛茛科多年生小草本植物小毛茛的块根。分布于长江中、下游各省及河南、贵州等地。

[别名异名] 小毛茛、三散草。

[性味归经] 辛、苦，平。有小毒，归肝、肺经。

[功效应用] 解毒散结：用于瘰疬结核，单用水煎，以黄酒或江米甜酒为引服；或与夏枯草适量，熬膏贴患处。此外，单用煎服，又治肺结核咳嗽。

现代多用于颈淋巴结结核、肺结核等。

[用法用量] 煎服：15～30 g。外用：研末撒；或熬膏贴患处。

（二）清化热痰

1. 川贝母：见《神农本草经》。为百合科多年生草本植物卷叶贝母、甘肃乌花贝母或棱砂贝母等的鳞茎。主产于四川、云南、甘肃、青海等地。

[别名异名] 贝母、川贝、松贝、尖贝。

[性味归经] 苦、甘，凉。归肺经。

[功效应用] ①润肺止咳：用于虚劳咳嗽，或痰中带血，常配伍百合、沙参、玄参、石斛、炙紫菀、炙枇杷叶、白茅根等；治肺热咳嗽、痰黄黏稠，可配伍黄芩、知母、杏仁、甘草等。②化痰散结：用于痰火凝结之瘰疬痰核、疔肿、疮痈、乳痈、喉痹，煎服或研末吞服；亦可配伍牡蛎、玄参、蒲公英、连翘等。

现代常用于治疗上呼吸道感染、急性或慢性支气管炎、肺结核、肺脓肿、扁桃体炎、百日咳、乳腺炎等。

[用法用量] 煎服：3～10 g；或入丸、散。外用：研末撒或调敷。

[使用注意] 脾胃虚寒及寒湿咳嗽者忌用。反川乌头、草乌头、附子。

2. 浙贝母：见《轩岐救正论》。为百合科多年生草本植物浙贝母的鳞茎。主产于浙江、江苏、安徽、湖南、江西等地。

[别名异名] 浙贝、象贝、象贝母、大贝母、土贝母、元宝贝、珠贝。

[性味归经] 苦，寒。归肺、心经。

[功效应用] ①清热化痰：用于风热袭肺及痰热郁肺之咳嗽。前者，常配伍桑叶、前胡、牛蒡子等；后者，常与桑白皮、瓜蒌、知母同用。若风热喉痹、痰壅气急，常与紫苏子、前胡、玄参、桔梗等配伍。②散结消痈：用于瘰疬，疮痈，乳痈初起肿痛。治瘰疬，常与玄参、牡蛎同用，如消瘰丸（《医学心悟》）；治疮痈、乳痈，常与蒲公英、连翘、天花粉等同用，如消痈散毒汤（《玉案方》）。若与鱼腥草、芦根、薏苡仁等配伍，又治肺痈；配伍海藻、昆布，可治瘿瘤。此外，还可和胃抑酸，用于肝脾不和之胃脘疼痛、泛酸嗳气，常与海螵蛸同用，如乌贝散（《中药文献研究摘要》）。

现代常用于治疗上呼吸道感染、咽喉炎、支气管炎、肺脓肿、胃和十二指肠溃疡、乳腺炎、甲状腺肿、颈淋巴结结核、慢性淋巴结炎。

[用法用量] 煎服：3～10 g；或入丸、散。外用：适量，研末撒。

[使用注意] 本品性偏寒润，寒痰、湿痰证忌用。反乌头。

3. 瓜蒌：见《神农本草经》。为葫芦科多年生草质藤本植物栝楼的果实。主产于山东、安徽、河南等地。

[别名异名] 栝楼、全栝楼、栝楼皮、栝蒌实。

[性味归经] 甘、苦，寒。归肺、胃、大肠经。

[功效应用] ①清热化痰：用于痰热壅肺之咳痰黄稠、胸膈痞满，常与黄芩、枳实、胆南星等同用，如清气化痰丸（《医方考》）；停饮积聚，胸闷气急者，可与半夏、枳实、陈皮等配伍。②宽胸散结：用于胸痹，结胸。痰热互结心下之小结胸证，常与半夏、黄连同用，即小陷胸汤（《伤寒论》）；痰浊结聚之胸痹心痛，常与薤白、半夏同用，如瓜蒌薤白半夏汤（《金匮要略》）。③消肿散结：用于火毒蕴结之乳痈，肺痈，肠痈。治乳痈，常与蒲公英、金银花、连翘、穿山甲等同用；治肺痈，常与金银花、鱼腥草、芦根等同用；治肠痈，常配伍蒲公英、牡丹皮等。④润肠通便：用于肠燥便秘，可与甘草同煎，加蜜调服，即瓜蒌煎；亦可配伍火麻仁、郁李仁、枳实等。

现代常用于治疗急性支气管炎、胸膜炎、肺炎、肺脓肿、冠心病、乳腺炎等。

[用法用量] 煎服：10～12 g；捣汁或入丸、散。外用：捣敷。

[使用注意] 脾胃虚寒，大便不实，有寒痰、湿痰者不宜用。反乌头。

4. 竹茹：见《名医别录》。为禾本科多年生常绿乔木或灌木植物淡竹的茎杆除去外皮后刮下的中间层。主产于长江流域和南部各省。

[别名异名] 淡竹茹、竹二青。

[性味归经] 甘，微寒。归肺、胃、胆经。

[功效应用] ①清热化痰：用于痰热犯肺所致咳嗽气喘、咳痰黄稠，常与黄芩、瓜蒌等同用；胆火挟痰，犯肺扰心所致胸闷痰多、心烦失眠、惊悸，常配伍枳实、半夏、茯苓等，如温胆汤（《三因方》）；中风、痰迷心窍致舌强不语者，常配伍胆南星、菖蒲、茯苓等、如涤痰汤（《济生方》）。②清胃止呕：用于胃热呕逆，常与黄连、生姜等同用；痰热互结致烦闷呕逆者，常配伍陈皮、半夏，如黄连橘皮竹茹半夏汤（《温热经纬》）；胃虚有热，呕吐哕逆者，常配伍人参、陈皮等，如橘皮竹茹汤（《金匮要略》）；妊娠恶阻者，可配伍黄芩、砂仁等。此外，还可凉血止血，治疗吐血、衄血、崩漏等，单用，或配入其他止血方中。

现代常用于治疗慢性支气管炎、急性或慢性胃炎、神经症等。

[用法用量] 煎服：6～10 g。

[使用注意] 祛痰多生用，止呕多姜汁炒用。

5. 竹沥：见《名医别录》。为禾本科多年生常绿乔木或灌木植物淡竹的茎用火烤灼而流出的液汁。

[别名异名] 竹油、淡竹沥、竹汁。

[性味归经] 甘、寒。归心、肺、肝经。

[功效应用] ①清热涤痰：用于痰热壅肺之咳喘痰黄稠，单用，或与半夏、黄芩、大黄、橘皮等同用，如竹沥达痰丸（《沈氏尊生书》）。②定惊开窍：用于痰热蒙蔽清窍所致中风不语。惊痫癫狂，单用，或与胆南星、牛黄等同用。此外，本品点眼，可治小儿目赤；渍黄柏点舌，可治小儿重舌。

现代常用于治疗急性上呼吸道炎、急性支气管炎、肺炎、流行性脑脊髓膜炎、流行性乙型脑炎等。

[用法用量] 冲服：30～60 g。

[使用注意] 本品性寒质滑，故寒嗽及脾虚便溏者忌用。

6. 天竺黄：见《开宝本草》。为禾本科植物青皮竹等因被寄生的竹黄蜂咬洞后，而于竹节间储积的伤流液，经干涸凝结而成的块状物质。主产于云南、广东、广西等地。

[别名异名] 天竹黄、竹黄、竹黄精、竹膏、竹糖。

[性味归经] 甘、寒。归心、肝、胆经。

[功效应用] ①清热化痰：用于痰热咳喘，常与瓜蒌、桑白皮等配伍。②清心定惊：用于小儿痰热惊风，常与胆南星、朱砂、麝香、雄黄、钩藤等同用，如抱龙丸（《小儿药证直诀》）；用于中风痰壅、痰热癫痫，常与石菖蒲、郁金、黄连等同用。若与牛黄、黄连、竹叶卷心同用，又治热病神昏谵语。

现代常用于治疗慢性支气管炎、支气管哮喘、支气管肺炎、癫痫、脑卒中、脑震荡后遗症等。

[用法用量] 煎服：3～5 g；或研末冲服，0.6～1 g。

7. 前胡：见《雷公炮炙论》。为伞形科多年生草本植物白花前胡或紫花前胡的根。主产于浙江、湖南、安徽、江西等地。

[别名异名] 岩风、小防风、土当归、鸭脚前胡、鸡脚前胡。

[性味归经] 苦、辛、微寒。归肺、脾经。

[功效应用] ①疏风清热：用于外感风热之头痛、发热、咳嗽、痰多、鼻塞、流涕，常配伍牛蒡子、桔梗、白前、桑叶、薄荷等。②降气化痰：用于痰热壅肺之咳嗽气喘、痰多黏稠、胸膈痞闷，常配伍桑白皮、浙贝母、杏仁等，如前胡散（《太平圣惠方》）。

现代常用于治疗感冒、流行性感冒、急性或慢性支气管炎等。

[用法用量] 煎服：1.5～10 g；或入丸、散。

[使用注意] 阴虚火炽、气血虚少者慎用。恶皂荚；畏藜芦。

8. 桔梗：见《神农本草经》。为桔梗科多年生草本植物桔梗的根。主产于安徽、河北、河南、湖北、辽宁、吉林、内蒙古。

[别名异名] 苦桔梗、白桔梗、津梗、玉桔梗、炙桔梗。

[性味归经] 苦、辛、平。归肺经。

[功效应用] ①宣肺祛痰：用于外邪犯肺之咳嗽多痰、鼻塞胸闷。风寒咳嗽痰多者，常与杏仁、紫苏叶、半夏、生姜等同用，如杏苏散（《温病条辨》）；风热咳嗽、痰稠难咯者，常与桑叶、菊花、杏仁等同用，如桑菊饮（《温病条辨》）。②开音利咽：用于肺气失宣之咽喉肿痛、音哑，常与甘草、薄荷、牛蒡子等同用，如加味甘桔汤（《医学心悟》）。③消痈排脓：用于痰火郁闭之肺痈胸痛、咳吐脓血，常与鱼腥草、生薏苡仁、冬瓜子、贝母、忍冬藤、白茅根、甘草同用。

现代常用于治疗大叶性肺炎、肺脓肿、上呼吸道感染、支气管炎、肺炎、急性扁桃体炎、急性咽炎、喉炎、猩红热等。

[用法用量] 煎服：3～5 g；或入丸、散。

[使用注意] 阴虚久嗽、气逆及咳血者忌服。

9. 胖大海：见《本草纲目拾遗》。为梧桐科落叶乔木胖大海的种子。主产于越南、泰国、印度尼西亚、马来西亚等。

[别名异名] 安南子、大洞果、大发、通大海。

[性味归经] 甘、淡、凉。归肺、大肠经。

[功效应用] ①清肺利咽：用于肺热声嘶、咽喉疼痛、痰热咳嗽及干咳无痰，单味泡服，或配伍玉蝴蝶、蝉蜕、沙参、甘草等。②润肠通便：用于热邪内蕴之大便秘结，头痛目赤，单味泡服，或配伍火麻仁、郁李仁、杏仁等。此外，开水泡发加冰糖调服，可治大便下血。

现代常用于治疗急性扁桃体炎，急性或慢性咽喉炎、习惯性便秘等。

[用法用量] 煎服：5～10 g；或泡茶。

10. 海藻：见《神农本草经》。为马尾藻科植物羊栖菜或海蒿子的藻体。主产于广东、福建、浙江、山东、辽宁等沿海地区。

[别名异名] 淡海藻、海带花、乌菜、海萝、鹿角茸、海菜芽、大叶藻。

[性味归经] 咸，寒。归肝、胃、肾经。

[功效应用] ①消痰软坚：用于痰火凝结所致的瘿瘤，瘰疬，睾丸肿痛。治疗瘿瘤结肿，常与昆布、贝母、半夏等同用，如海藻玉壶汤（《外科正宗》）；治疗瘰疬痰核，可与夏枯草、连翘、玄参等同用，如内消瘰疬丸（《疡医大全》），亦可以海藻浸酒服用；治睾丸肿胀疼痛，可配伍橘核、昆布、川楝子等，如橘核丸（《济生方》）。②利水消肿：用于脚气浮肿和水肿，可与泽泻、防己、车前子等同用。

现代常用于治疗慢性淋巴结炎、地方性甲状腺肿、单纯性甲状腺肿、颈淋巴结结核、心绞痛、高血压、动脉硬化症等。

[用法用量] 煎服：5～15 g；浸酒；或入丸、散。

[使用注意] 脾胃虚寒蕴湿者忌服。反甘草。

11. 昆布：见《吴普本草》。为海带科植物海带或翅藻科植物昆布等的叶状体。主产于山东、辽宁、浙江等沿海地区。

[别名异名] 海昆布。

[性味归经] 咸，寒。归肝、胃、肾经。

[功效应用] ①化痰软坚：用于痰火凝结之瘿瘤、瘰疬，常与海藻、海蛤壳、羊靥、通草等同用，如昆布丸（《广济方》）。②利水消肿：用于水肿胀满、脚气浮肿，可与茯苓、猪苓、白术、泽泻等同用。此外，煎汤常服，可预防肝阳上亢。

现代常用于治疗单纯性甲状腺肿、淋巴结结核、肾炎性水肿、肝硬化、睾丸肿大、高血压等。

[用法用量] 煎服：10～15 g；或入丸、散。

[使用注意] 本品性寒滑利，脾虚便溏者及孕妇忌服。反甘草。

12. 黄药子：见《本草图经》。为薯蓣科多年生草质缠绕藤本植物黄独的块茎。分布于长江流域及江南各省区。

[别名异名] 黄药、黄独、金线吊虾蟆、黄药根、铁秤砣、金丝吊蛋。

[性味归经] 苦，寒。有小毒。归肺、肝经。

[功效应用] ①解毒消肿：用于火毒上攻之咽喉肿痛，可与地龙等研粉调服；用于痰火凝结所致之瘿瘤、瘰疬，单用水煎服，或浸酒服用；用于痈肿疮疡、蛇蛟伤、犬咬伤，捣敷或磨汁涂敷。②凉血止血：用于吐血、咳血、衄血，单用捣碎煎服。此外，还可止痛，用于胃痛及疝气痛。

现代常用于治疗甲状腺肿、淋巴结结核、慢性气管炎、百日咳、咽喉炎、食管癌、贲门癌、胃癌、乳腺癌等。

[用法用量] 煎服：5～10 g。外用：适量，捣敷；或研末调敷。

[使用注意] 内服宜慎。过量可出现恶心、呕吐、腹痛、泄泻、心悸、惊厥、昏迷等中毒症状。

13. 海蛤壳：见《神农本草经》。为帘蛤科动物文蛤或青蛤等数种海蛤的贝壳。我国沿海各地均产。

[别名异名] 蛤壳、煅蛤壳、海蛤粉、蛤粉、海蛤。

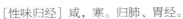

[性味归经] 咸，寒。归肺、胃经。

[功效应用] ①清肺化痰：用于痰热咳喘、痰稠色黄、不易咯出，常配伍海浮石、瓜蒌子等；若痰火内郁，灼伤肺络，症见胸胁疼痛、咯吐痰血者，常与青黛同用，即黛蛤散（《卫生鸿宝》）。②软坚散结：用于痰火凝滞所致瘿瘤、瘰疬，常与海藻、昆布等同用，如海蛤散（《圣济总录》）。③利水消肿：用于水气浮肿、小便不利，可与滑石、木通、猪苓等配伍；用于臌胀腹水，常与防己、桑白皮、葶苈子、郁李仁等同用，如海蛤丸（《圣济总录》）。此外，还可抑酸止痛，用于胃痛泛酸，单用煅研内服。研末外用还可敛疮收口，治疗疮口不敛。

现代常用于治疗肺气肿、慢性支气管炎、淋巴结结核、甲状腺肿、甲状腺癌、胃溃疡等。

[用法用量] 煎服：10～15 g；或入丸、散。外用：适量，研末调敷。

[使用注意] 内服一般宜生用；制酸、外用宜煅用。

14. 海浮石：见《本草纲目拾遗》。为胞孔科动物脊突苔虫、瘤苔虫的骨骼；或火山喷出的岩浆凝固形成的多孔状石块。前者俗称石花，主产于浙江、江苏、福建、广东沿海；后者又称大浮海石，或小浮海石，主产于辽宁、山东、福建、广东沿海。

[别名异名] 水花、白浮石、浮石、浮小石、水泡石、海石。

[性味归经] 咸，寒。归肺、肾经。

[功效应用] ①清肺化痰：用于痰热壅肺之咳喘、咯痰黄稠难出，常配伍胆南星、贝母、瓜蒌等，如清膈煎（《景岳全书》）；若肝火灼肺，久咳痰中带血者，可配伍青黛、栀子、瓜蒌子等，如咳血方（《丹溪心法》）。②软坚散结：用于瘿瘤、瘰疬，常与海藻、昆布、牡蛎、贝母等同用。③利尿通淋：用于血淋或砂淋，可单味研末，生甘草煎汤调下，如海金散（《直指方》）。治血淋，亦可配伍小蓟、蒲黄、木通；治砂淋，常与海金沙、石韦、金钱草等同用。

现代常用于治疗支气管炎、支气管扩张咳血、肺动脉高压咳血、淋巴结结核、泌尿系结石等。

[用法用量] 煎服：10～15 g（宜打碎先煎）；或入丸、散。

[使用注意] 虚寒咳嗽者忌服。

15. 瓦楞子：见《本草备要》。为蚶科动物魁蚶、泥蚶或毛蚶的贝壳。主产于浙江、江苏、山东、广东、辽宁等地。

[别名异名] 蚶壳、瓦垄子、蚶子壳、魁蛤壳、花蚬壳、瓦垄蛤皮、血蛤皮、瓦弄子。

[性味归经] 甘、咸，平。归肝、脾经。

[功效应用] ①消痰软坚：用于顽痰积结之稠黏难咳，可与海浮石、贝母、旋覆花同用；用于瘿瘤、瘰疬，常与海藻、昆布、牡蛎等配伍。②化瘀散结：用于癥瘕痞块，单用为丸，即瓦垄子丸（《万氏家抄方》）；亦可与三棱、莪术、桃仁等同用。③制酸止痛：用于气滞血瘀之胃脘疼痛、嘈杂、吐酸，常与香附、五灵脂、海螵蛸、木香同用。

现代常用于治疗胃和十二指肠溃疡、小儿佝偻病、肺结核、淋巴结结核等。

[用法用量] 煎服，10～15 g（宜久煎）；或入丸、散，每次1～3 g。软坚散结宜生用；制酸止痛宜煅用。

16. 礞石：见《嘉祐补注神农本草》。为变质岩类岩石绿泥石片岩或云母片岩的矿石。绿泥石片岩，主产于湖南、湖北、江苏、四川等地；云母片岩，主产于河北、河南等地。

[别名异名] 青礞石、金礞石、煅礞石。

[性味归经] 甘、咸，平。归肺、肝经。

[功效应用] 坠痰镇惊：用于顽痰积结之咳嗽喘急、癫痫、便秘，常与大黄、黄芩、沉香同用，即礞石滚痰丸（《丹溪心法附余》）；用于小儿惊风，可以薄荷汁、白蜜调服。

现代多用于狂躁型精神病、小儿急惊风等。

[用法用量] 煎服：10～15 g；或入丸、散。

[使用注意] 脾胃虚弱者及孕妇慎用。

（三）止咳平喘

1. 杏仁：见《神农本草经》。为蔷薇科落叶乔木杏或山杏等味苦的种子。主产于东北、华北各地。

[别名异名] 杏仁核、杏核仁、杏子、杏梅仁。

[性味归经] 苦，微温。有小毒。归肺、大肠经。

[功效应用] ①止咳平喘：随配伍之不同，用于多种咳嗽气喘。风寒咳嗽，常配伍紫苏叶、半夏、陈皮、生姜等，如杏苏散（《温病条辨》）；风热咳嗽，常配伍桑叶、菊花、桔梗、薄荷等，如桑菊饮（《温病条辨》）；燥热咳嗽，常配伍桑叶、贝母、沙参等，如桑杏汤（《温病条辨》）；肺热咳喘，常配伍麻黄、石膏、甘草，即麻杏石甘汤（《伤寒论》）。②润肠通便：用于肠燥便秘，常与郁李仁、桃仁等同用，如五仁丸（《世医得效方》）。此外，去皮捣研，入轻粉、麻油调搽患处，可治诸疮肿毒。

现代常用于治疗急性或慢性气管炎、肺炎、支气管哮喘、百日咳、习惯性便秘、外阴瘙痒等。

[用法用量] 煎服：5～10 g；或入丸、散。外用：适量，捣敷。

[使用注意] 苦杏仁有毒，用量宜控制，过量可出现昏迷、惊厥、呼吸麻痹、瞳孔散大等中毒症状，最后导致死亡。中毒者须立即静脉注射亚硝酸钠，然后缓慢静脉注射硫代硫酸钠急救解毒。民间内服杏树皮或杏树根煎剂进行解救。阴虚咳嗽及大便溏泄者不宜用。婴儿慎用。

2. 紫苏子：见《本草经集注》。为唇形科植物紫苏的果实。主产于湖北、江苏、河南、山东、江西、浙江、四川等地。

[别名异名] 苏子、黑苏子、铁苏子。

[性味归经] 辛，温。归肺、大肠经。

[功效应用] ①降气化痰，止咳平喘：用于痰涎壅盛之胸闷气逆、咳嗽喘息，常与半夏、陈皮、前胡、厚朴等同用，如苏子降气汤（《太平惠民和剂局方》），亦常与白芥子、莱菔子同用，即三子养亲汤（《韩氏医通》）。②利膈宽肠：用于气滞胸腹满闷，大便秘结，可与麻子仁、杏仁、枳壳等配伍。

现代常用于治疗支气管炎、支气管哮喘、肺气肿等。

[用法用量] 煎服：5～10 g；或入丸、散。

[使用注意] 本品能耗气，滑肠，故气虚久嗽、脾虚便溏者慎用。

3. 百部：见《名医别录》。为百合科多年生草本植物蔓生百部、直立百部或对叶百部的块根。蔓生百部主产于我国北部、中部、东南各省；直立百部主产于山东、河南至长江中下游各省及福建；对叶百部主产于长江流域至海南。

[别名异名] 百条根、大百部、蜜百部、炙百部、蒸百部、百部草。

[性味归经] 甘、苦，平。归肺经。

[功效应用] ①润肺止咳：用于各种新久咳嗽，可单味煎汤服。伤风咳嗽者，常配伍桔梗、荆芥、紫菀等；肺虚久咳不已者，常配伍沙参、麦冬、百合、黄芪等，如百部汤（《本草汇言》）；痨嗽痰血者，可与白及、川贝母、阿胶、生地黄等同用；小儿顿咳者，可

单味制成糖浆服，或与紫菀、款冬花、沙参、白前等同用。②灭虱杀虫：用于头虱，体虱，阴虱和蛲虫病。灭虱，可以20%的百部醇浸液涂搽，或以50%水煎剂外洗；治蛲虫，可单味煎浓汁，每晚作保留灌肠，并配合内服。此外，以鲜品切断，用断面涂搽，可治疗风疹、瘾疹、疥癣、蚊虫叮咬等。

现代常用于治疗肺结核、急性和慢性支气管炎、百日咳、蛲虫病、钩虫病、滴虫阴道炎、荨麻疹、湿疹、皮炎、阿米巴痢疾等。

[用法用量] 煎服：5～10 g。外用：适量，煎水洗。

4. 紫菀：见《神农本草经》。为菊科多年生草本植物紫菀的根及根茎。主产于东北、华北、西北及河南、河北、安徽等地。

[别名异名] 紫苑、炙紫菀、夹板菜、驴耳朵菜、返魂草根、关公须。

[性味归经] 苦、辛、甘，微温。归肺经。

[功效应用] 润肺化痰止咳：用于各种外感、内伤所致咳嗽。风寒咳嗽气喘，可与麻黄、杏仁、细辛等同用；肺虚久咳，可与款冬花、百部同用，即紫菀百花散（《本草图经》）；用于阴虚肺结核咳嗽、痰中带血，常与知母、川贝母、阿胶等配伍，如紫菀汤（《医方集解》）；若治吐血、咯血者，可与茜草根等分为末，炼蜜为丸，即紫菀丸（《鸡峰普济方》）。

现代常用于治疗急性或慢性气管炎、肺结核及各种咳嗽痰多症。

[用法用量] 煎服：5～10 g；或入丸、散。

[使用注意] 有实热者慎服。

5. 款冬花：见《神农本草经》。为菊科多年生草本植物款冬的花蕾。主产于河南、甘肃、山西、陕西等地。

[别名异名] 冬花、炙冬花、款冬、久久花、艾冬花。

[性味归经] 辛、微苦，温。归肺经。

[功效应用] 润肺下气，止咳化痰：用于各种新久咳嗽。咳嗽偏寒者，常与紫菀、干姜、五味子配伍应用；久咳不止，或痰中带血者，常配伍百合、杏仁等，如百花膏（《济生方》）；若治暴咳，常配伍杏仁、贝母、五味子等，如款冬花汤（《圣济总录》）；若治肺痈之咳唾腥臭，或吐脓如粥者，常与桔梗、薏苡仁、甘草同用，即款花汤（《疮疡经验全书》）。

现代常用于治疗急性或慢性气管炎及其他原因引起的咳嗽、支气管哮喘、喘息型支气管炎合并肺气肿、肺结核等。

[用法用量] 煎服：3～10 g；熬膏或入丸、散。外伤暴咳宜生用，内伤久咳宜炙用。

[使用注意] 阴虚火旺或肺炎燔灼者慎服。

6. 马兜铃：见《药性论》。为马兜铃科多年生落叶藤本植物北马兜铃或马兜铃的果实。主产于河北、山东、陕西、辽宁、山西、河南、黑龙江等地。

[别名异名] 马兜零、炙马兜铃。

[性味归经] 苦、微辛，寒。有小毒。归肺、大肠经。

[功效应用] ①清肺化痰：用于肺热咳嗽、痰喘、声音嘶哑，常配伍桑白皮、地骨皮、贝母、杏仁、甘草、款冬花等，如门冬清肺饮（《证治准绳》）；若咳痰困难，咳嗽带血，可配伍阿胶、牛蒡子、杏仁等，如补肺阿胶汤（《小儿药证直诀》）。②泻热消肿，用于大肠邪热之痔疮肿痛、肠风下血，可配伍地榆、槐花、槐角、枳壳、连翘等。

现代常用于治疗急性咽喉炎、扁桃体炎、急性或慢性支气管炎、高血压、慢性骨髓炎、慢性化脓性脓肿等。

[用法用量] 煎服：3～10 g。

[使用注意] 本品寒凉，故虚寒咳喘及脾弱便泄者忌服。本品有毒，用量不宜过大，以免引起恶心、呕吐、头晕、气短等中毒症状。

7. 枇杷叶：见《名医别录》。为蔷薇科常绿小乔木枇杷的叶。主产于广东、江苏、浙江、福建、湖南、湖北等地。

[别名异名] 杷叶、炙枇杷叶。

[性味归经] 苦，凉。归肺、胃经。

[功效应用] ①清热化痰：用于痰热壅肺之咳嗽气喘、痰黄黏稠，可配伍黄芩、沙参、桑白皮、知母、杏仁、白茅根等；如枇杷清肺饮（《医宗金鉴》）；用于肺燥咳嗽、咳痰不爽，常与桑叶、麦冬、阿胶等配伍，如清燥救肺汤（《医门法律》）。②降逆止呕：用于胃热呕吐、吐物酸臭或干哕、口渴，常配伍竹茹、芦根、黄连、麦冬等。

现代常用于治疗急性或慢性支气管炎、支气管扩张、急性或慢性胃炎，消化不良等。

[用法用量] 煎服：5～10 g（鲜品 15～30 g）；熬膏或入丸、散。

[使用注意] 本品寒凉，故风寒咳嗽及胃寒呕吐者忌服。止咳宜炙用，止呕宜生用。

8. 桑白皮：见《药性论》。为桑科植物桑的根皮。主产于安徽、河南、浙江、江苏、湖南等地。

[别名异名] 桑根白皮、桑根皮、桑皮、白桑皮、炙桑皮。

[性味归经] 甘，寒。归肺、脾经。

【功效应用】①泻肺平喘：用于肺热咳嗽喘促，常与地骨皮、甘草、粳米同用，即泻白散（《小儿药证直诀》）。若水饮停肺之胀满喘急，可配伍麻黄、杏仁、葶苈子等。②利水消肿：用于诸般水肿、小便短少，尤宜于风水、皮水等阳水实证。若水湿逗留之身面浮肿、胀满气促、小便不利，常与茯苓皮、大腹皮等同用，如五皮饮（《中藏经》）。此外，心脾积热、熏蒸于上所致鹅口疮，亦可取鲜品捣汁涂敷。

现代常用于治疗支气管炎、肺炎、急性或慢性咽喉炎、妊娠水肿、急性肾小球肾炎。

[用法用量] 煎服：6～15 g；或入散剂。外用：适量，捣汁涂；或煎水洗。

[使用注意] 肺虚无火、小便利及肺寒咳嗽者不宜用。

9. 葶苈子：见《神农本草经》。为十字花科一年生或二年生草本植物葶苈、琴叶葶苈或播娘蒿的种子。主产于河北、辽宁、内蒙古、江苏、山东、安徽等地。

[别名异名] 苦葶苈、甜葶苈、丁苈。

[性味归经] 辛，苦，寒。归肺、膀胱经。

[功效应用] ①祛痰平喘：用于痰饮壅盛之胸满喘息、不能平卧、一身面目浮肿，常用大枣同煎服，即葶苈大枣泻肺汤（《金匮要略》）；若属肺热痰壅，可与泻白散同用；若痰涎壅盛，面有发绀、气急心悸者，可与黄芪、附子等同用。②行水消肿：用于水饮留阻肠间所致的肿满、尿少、口舌干燥，常与防己、椒目等同用，如己椒苈黄丸（《金匮要略》）；若水积胸胁、大便燥结、小便短少，又常与杏仁、大黄等同用，如大陷胸丸（《伤寒论》）。

现代常用于治疗支气管炎、支气管哮喘、慢性肺源性心脏病并发心力衰竭、肝硬化腹水及胸腔积液等。

[用法用量] 煎服：3～10 g；或入丸、散。外用：适量，煎水洗；或研末调敷。

[使用注意] 利水消肿宜生用；治痰饮咳喘宜炒用。

10. 白果：见《日用本草》。为银杏科落叶乔木银杏的种子。全国大部分地区有栽培。

[别名异名] 银杏、白果仁、白果肉、煨白果、炒白果。

　　[性味归经] 甘、苦、涩，平。有小毒。归肺、肾经。

　　[功效应用] ①敛肺祛痰：用于喘咳、气逆、痰多，常与麻黄、杏仁、桑白皮等同用，如定喘汤（《摄生众妙方》）。②收涩止带：用于带下。属虚寒带下者，可与莲子、胡椒、乌骨鸡煮食；属湿热带下者，可配伍黄柏、芡实、车前子等，如易黄汤（《傅青主女科》）。治疗小便白浊，单用生白果捣汁服，或与萆薢、益智等同用。③固精缩尿：用于遗精，尿频，遗尿。治疗遗精，可单味煮食；治疗尿频、遗尿，可与益智、桑螵蛸等同用。

　　现代常用于治疗慢性喘息性气管炎、肺结核、遗精、遗尿、盆腔炎、带下等。

　　[用法用量] 煎服：5～10 g（或5～10枚）。

　　[使用注意] 本品有毒，不可多食，小儿尤当注意。咳嗽痰稠不利者慎用。

　　11. 银杏叶：见《本草品汇精要》。为银杏科落叶乔木银杏的叶。

　　[别名异名] 白果叶。

　　[性味归经] 苦、涩，平。归肺、心、大肠经。

　　[功效应用] ①敛肺平喘：用于痰逆咳喘，单用，或与麻黄、紫苏子、杏仁等同用。②活血止痛：用于胸痹心痛，单用，或与川芎、红花等同用。③止泻止带：治疗小儿泄泻，可单用煎水，擦洗小儿手心、足心及心口窝，严重者可擦洗头顶；治疗白浊、带下，可与芡实、马齿苋、黄柏等同用。

　　现代多用于慢性气管炎、冠心病、心绞痛、小儿肠炎等。

　　[用法用量] 煎服：5～10 g；或研末服。

　　[使用注意] 有实邪者忌用。

　　12. 矮地茶：见《本草图经》。为紫金牛科常绿小灌木紫金牛的茎叶。分布于华东、中南、西南及陕西等地。

　　[别名异名] 平地木、紫金牛、叶下珍珠、野枇杷叶、叶下红、金牛草。

　　[性味归经] 苦，平。归肺、肝经。

　　[功效应用] ①止咳祛痰：用于肺热咳喘、咳痰黏稠者，单用，或与前胡、桔梗、胡颓叶、吉祥草等同用；用于寒痰咳喘、咳痰清稀者，可与麻黄、细辛、法半夏、干姜等配伍；用于肺结核咳嗽、咳痰带血者，单用制蜜丸，或配伍百部、白及、桑白皮、穿破石等。②活血止痛：用于跌打损伤，可与红花、当归、川芎等同用；用于风湿痹痛，常与威灵仙、八角枫、防己等配伍；用于经闭、痛经，可与当归、川芎、益母草等同用。③清利湿热：用于湿热黄疸，可配伍茵陈、金钱草等；用于水肿、小便不利，可与车前草、茯苓、猪苓等同用。此外，与鱼腥草各30 g水煎服，可治肺痈。

　　现代常用于治疗慢性气管炎、大叶性肺炎、肺结核、溃疡出血、肾炎、尿路感染、黄疸型病毒性肝炎、高血压等。

　　[用法用量] 煎服：10～12 g（大剂量30～60 g）；或鲜品捣汁服。外用：适量，捣烂敷；或煎水洗。

　　[使用注意] 脾胃虚弱者及孕妇忌服。

　　13. 华山参：见《陕西中草药》。为茄科多年生草本植物华山参的根。分布于陕西、山西、河南等地。

　　[别名异名] 热参、大柴参、秦参、白毛参、山烟。

　　[性味归经] 甘、微苦，温。有毒。归肺、脾、心经。

　　[功效应用] ①止咳平喘：用于咳嗽痰喘，可单用本品制成气雾剂喷服；或与款冬花、杏仁等同煎服。②温中止泻：用于虚寒泄泻，可与龙眼肉、冰糖共煎服。③宁心安神：用于虚烦失眠、心悸易惊，可与龙骨、酸枣仁、龙眼肉等同用。

现代常用于治疗慢性支气管炎、哮喘、肺气肿、神经衰弱等。

[用法用量] 煎服: 0.3~1 g; 或研末服, 0.1~0.2 g。

[使用注意] 本品有毒, 不宜多服、久服, 否则会出现口渴、咽喉灼热、烦躁、瞳孔散大等中毒症状。青光眼患者忌用。孕妇慎服。忌铁器、五灵脂、皂荚、黑豆、卤水、藜芦等。

14. 罗汉果: 见《岭南采药录》。为葫芦科多年生攀援藤本植物罗汉果的果实。主产于广西。

[别名异名] 拉汗果、假苦瓜。

[性味归经] 甘, 凉。归肺、大肠经。

[功效应用] ①清肺止咳: 用于痰热咳嗽、咽喉疼痛, 单用水煎当茶饮, 或与瓜蒌、沙参、贝母等同用; 用于百日咳, 可用罗汉果1个, 与柿饼15 g煎服。②润肠通便: 用于肠燥便秘, 煎服, 或与蜂蜜开水泡服。

现代常用于治疗慢性支气管炎、扁桃体炎、咽喉炎等。

[用法用量] 煎服: 10~15 g。

15. 满山红: 见《东北常用中草药手册》。为杜鹃花科多年生常绿灌木兴安杜鹃的叶。分布于东北、内蒙古等地。

[别名异名] 映山红、迎山红、靠山红、红杜鹃。

[性味归经] 苦、微辛, 平。小毒。归肺经。

[功效应用] 止咳祛痰平喘: 用于咳嗽、痰多、气喘, 单用浸酒服, 或入煎剂。

现代常用于治疗急性或慢性支气管炎、支气管哮喘等。

[用法用量] 煎服: 鲜叶15~30 g。

16. 胡颓子叶: 见《本草拾遗》。为胡颓子科植物胡颓子的叶。

[别名异名] 胡颓叶、蒲颓叶、潘桑叶。

[性味归经] 酸, 平。归肺经。

[功效应用] ①止咳平喘: 用于肺失清肃之咳嗽、气喘、痰多, 单用煎服, 或文火炒至微黄, 研末, 以热米汤送服。②止血消痈: 用于肺络损伤之咳痰带血及金疮出血, 痈疽发背。治疗肺络损伤之咳痰带血, 可与冰糖同煎服; 治疗金疮出血, 鲜叶捣烂敷患处。

现代常用于治疗慢性气管炎、支气管哮喘、肺结核咯血、蜂蜇伤、蛇咬伤等。

[用法用量] 煎服: 10~15 g (鲜品15~30 g); 或研末。外用: 适量, 捣敷。

十四、安神药

(一) 重镇安神

1. 朱砂: 见《神农本草经》。为天然的辰砂的矿石。主产于湖南、贵州、四川、云南等地。

[别名异名] 辰砂、丹砂、丹粟、赤丹、汞沙、朱宝砂。

[性味归经] 甘, 寒。有毒。归心经。

[功效应用] ①镇心安神: 用于心火亢盛, 灼伤阴血所致惊悸、心烦不寐, 常配伍黄连、生地黄、当归、甘草等, 如朱砂安神丸 (《医宗金鉴》); 高热惊风、神昏谵语者, 常配伍牛黄、麝香等, 如安宫牛黄丸 (《温病条辨》)、紫雪 (《外台秘要》)、至宝丹 (《太平惠民和剂局方》); 血虚心悸、失眠者, 常与当归、丹参、酸枣仁、柏子仁等同用; 惊恐或心虚所致惊悸、怔忡, 可以本品入猪心中炖服; 癫痫或心肾不交所致心悸失眠者, 常配伍磁石、神曲等, 如磁朱丸 (《本事方》)。②清热解毒: 用于疫毒瘴疟、咽喉肿痛、目赤

肿痛、口舌生疮及毒蛇咬伤，常配伍麝香、雄黄、冰片、硼砂等，内服或外用，如紫金锭（《百一选方》）、玉钥匙（《医宗金鉴》）、冰硼散（《外科正宗》）。

现代常用于治疗神经衰弱、心动过速、癫痫、急性咽喉炎、扁桃体炎、口腔溃疡、急惊风等。

[用法用量]冲服：0.3～1 g；或入丸、散；或拌他药（茯苓、茯神、灯心草等）。外用：适量，研末撒或吹喉。

[使用注意]本品有毒，内服不宜过量和持续服用。孕妇忌用。忌火煅。

2. 磁石：见《神农本草经》。为氧化物类矿物磁铁矿的矿石。主产于江苏、山东、辽宁、广东、安徽、河北等地。

[别名异名]玄石、处石、元武石、吸铁石、吸针石、戏铁石、灵磁石、活磁石、煅磁石。

[性味归经]咸，寒。归肾、肝、肺经。

[功效应用]①镇惊安神：用于肾虚肝旺，肝火上炎，扰动心神，或惊恐气乱，神不守舍所致心神不宁、惊悸失眠及癫痫，常与朱砂同用，如磁朱丸（《备急千金要方》），亦常与茯神、酸枣仁、远志等配伍。②平肝潜阳：用于肝肾阴虚，虚阳上亢之头晕目眩、急躁易怒，常与石决明、牡蛎、白芍、生地黄、天麻等同用。若热甚者，可配伍钩藤、菊花、夏枯草等。③聪耳明目：用于肝肾阴虚所致耳鸣耳聋及视物模糊，目暗不明。治耳鸣耳聋，可与猪肾同煮服，如磁石肾羹（《太平圣惠方》），或与熟地黄、山茱萸、石菖蒲、五味子同用，如耳聋左慈丸（《重订广温热论》）；治视物模糊、目暗不明，多配伍枸杞子、菊花、女贞子等。④纳气平喘：用于肾虚喘逆，常与熟地黄、核桃仁、五味子、蛤蚧同用。

现代常用于治疗精神分裂症，癫痫，高血压，神经衰弱，视网膜、视神经、玻璃体、晶状体病变，哮喘等。

[用法用量]煎服：15～30 g（宜打碎先煎）；或入丸、散1～3 g。

[使用注意]不易消化，不宜多服久服。脾胃虚弱者慎用。

3. 龙骨：见《神农本草经》。为古代哺乳动物象类、犀牛类、鹿类、牛类、三趾马等的骨骼化石。

[别名异名]生龙骨、煅龙骨。

[性味归经]甘、涩，平。归心、肝、肾经。

[功效应用]①镇静安神：用于心神不宁之心悸失眠、惊痫、癫狂，常与朱砂、远志、菖蒲等同用。心火亢盛之心烦不眠者，配伍黄连、栀子等；血不养心之心悸失眠者，配伍当归、酸枣仁等。②平肝潜阳：用于肝肾阴亏，虚阳上亢之头晕目眩、心烦易怒、耳鸣目胀，常配伍牡蛎、赭石、龟甲、白芍、生地黄、牛膝等，如镇肝息风汤（《医学衷中参西录》）。③收敛固涩：用于自汗，盗汗，遗精，遗尿，崩漏，带下，久泻，久痢及溃疡久不收口。气虚自汗者，常配伍黄芪、白术；阴虚盗汗者，常配伍生地黄、麦冬；遗精腰酸者，可配沙苑蒺藜、莲子、芡实等，如金锁固精丸（《医方集解》）；气虚不摄所致妇女崩漏不止者，常配伍黄芪、棕榈、白术、海螵蛸等，如固冲汤（《医学衷中参西录》）；遗尿者，可与桑螵蛸等分为末，盐汤送服；久泻久痢者，可配赤石脂；溃疡久不收口者，内服、外用均可。此外，与牡蛎研粉外扑，又治阴囊湿痒。

现代常用于治疗神经衰弱、癫痫、精神分裂症、注意缺陷多动障碍、儿童孤独症、胃肠神经症、前列腺增生症、湿疹等。

[用法用量]煎服：10～15 g（宜打碎先煎）；或入丸、散。外用：适量，研末撒敷；

或调敷。安神平肝宜生用；收敛固涩宜煅用。

[使用注意] 有湿热、实邪者忌用。

4. 龙齿：见《神农本草经》。为古代哺乳动物如象类、犀类、鹿类、牛类、三趾马等的牙齿化石。主产于河南、河北、山西、内蒙古、陕西、湖北等地。

[别名异名] 生龙齿、煅龙齿。

[性味归经] 甘、涩，凉。归心、肝经。

[功效应用] 镇惊安神：用于惊痫、癫狂、心悸、心烦、失眠、多梦，单用，或与茯神、钩藤、朱砂、铁粉等同用，如龙齿丸（《圣济总录》）。若恍惚善忘因气血不足者，可配伍人参、当归、酸枣仁、远志等，如归神丹（《世医得效方》）；心气不足以致心悸怔忡、失眠多梦者，可配人参、朱砂、菖蒲等，如远志丸（《张氏医通》）。此外，若与茯苓、白附子、蝉蜕、甘草各等分为末，薄荷汤下，又治小儿惊痫夜啼，如龙齿散（《太平圣惠方》）。

现代常用于治疗神经衰弱、癫狂、失眠等。

[用法用量] 煎服：10～15 g（宜打碎先煎）。

5. 琥珀：见《名医别录》。为古代松科植物的树脂埋藏地下经多年转化而成的化石样碳氢化合物。主产于云南、广西、河南、福建、贵州、辽宁等地。

[别名异名] 血珀、光珀、血琥珀、红琥珀。

[性味归经] 甘，平。归心、肝、膀胱经。

[功效应用] ①镇惊安神：用于心神不安、心悸失眠、多梦、健忘，常配伍朱砂、胆南星、远志、菖蒲等，如琥珀定志丸（《沈氏尊生书》）；用于癫痫，常与朱砂、全蝎等同用，如琥珀寿星丸（《太平惠民和剂局方》）。②活血化瘀：用于血瘀气滞所致的痛经、经闭、跌打瘀痛、癥瘕积聚，常与当归、莪术、白芍同用，即琥珀散（《灵苑方》）；用于胸痹心痛，单用为末，或配伍三七等。③利尿通淋：用于淋证、尿频、尿痛，尤以血淋最佳，单用，或配伍生地黄、木通、金钱草、赤芍。④明目祛翳：用于目生障翳、眼眩湿烂、生眵流泪，常与煅炉甘石、冰片共研末，点眼，如琥珀散（《疡医大全》）。

现代常用于治疗神经衰弱、癫痫、冠心病、泌尿系结石、心律失常、血滞经闭等。

[用法用量] 内服：研末，入丸、散，1.5～3 g。外用：适量，研末撒；或点眼；或入煎剂烊化。

（二）养心安神

1. 酸枣仁：见《雷公炮炙论》。为鼠李科落叶灌木或小乔木酸枣的种子。主产于山东、河北、河南、陕西、辽宁等地。

[别名异名] 枣仁、酸枣核。

[性味归经] 甘，平。归心、肝、脾、胆经。

[功效应用] ①养心安神：用于心肝血虚、不能滋养心神所致失眠、健忘、惊悸、怔忡，常与知母、茯苓、川芎等同用，如酸枣仁汤（《金匮要略》）；若用于心脾气虚所致倦怠、健忘、多梦、易醒、纳呆食少，可与党参、远志、茯苓同用，如归脾汤（《济生方》）；症情较重者，宜配朱砂、首乌藤等。②收敛止汗：用于自汗、盗汗，常与黄芪、党参、山茱萸、生地黄、白芍、麦冬等同用。若虚烦不眠兼多汗者尤为适用。

现代常用于治疗神经衰弱、贫血等。

[用法用量] 煎服：5～15 g；或入丸、散。

[使用注意] 凡有实邪郁火及患有滑泄症者慎服。

2. 柏子仁：见《新修本草》。为柏科常绿乔木侧柏的种仁。我国南北各地均有分布。

[别名异名] 柏实、柏子、柏仁、侧柏子。

[性味归经] 甘，平。归心、肝、脾经。

[功效应用] ①养心安神：用于心肝血虚，心神失养所致心悸、怔忡、失眠多梦，常配伍酸枣仁、茯神、五味子、远志等，如养心汤（《证治准绳》）。②润肠通便：用于年老、体衰、妇女产后、阴亏血枯所致大便秘结，常配伍桃仁、杏仁、郁李仁、松子仁等，如五仁丸（《世医得效方》）。③养阴止汗：用于阴虚盗汗，常与麻黄根、五味子、煅牡蛎等同用。此外，与当归同为蜜丸服用，又治脱发。

现代常用于治疗神经衰弱、血管神经性头痛、产后及老人便秘、脱发等。

[用法用量] 煎服：5～12 g；或入丸、散。

[使用注意] 便溏及有痰湿者忌用。神经衰弱而又便溏者宜去油取霜服用。

3. 灵芝：见《神农本草经》。为多孔菌科植物紫芝或赤芝的全株。前者分布于华南及浙江、福建等地；后者分布于华东、西南、华南及河北、山西。

[别名异名] 灵芝草、木灵芝、菌灵芝。

[性味归经] 甘、微苦，平。归心、脾、肺经。

[功效应用] ①滋补强壮：用于虚劳体弱、食少头晕，单用，或与龙眼肉、党参、白术、当归等同用。②止咳平喘：用于老年或小儿咳嗽、气喘，单用水煎服，或与党参、半夏、五味子等同用。③养心安神：用于气血不足，心神失养之心悸怔忡、失眠多梦，单用，或与龙眼肉、酸枣仁等同用。

现代常用于治疗消化不良、老年慢性支气管炎、小儿支气管哮喘、高胆固醇血症、白细胞减少症、冠心病等。

[用法用量] 煎服：3～15 g；或入丸、散，1～3 g。

4. 缬草：见《科学的民间药草》。为败酱科多年生草本植物缬草的根及根茎。分布于西北、华北及河南、山东、湖北、四川等地。

[别名异名] 小救驾、大救驾、七里香、拔地麻、满山香、抓地虎。

[性味归经] 辛、微甘，温。归心、肝经。

[功效应用] ①养心安神：用于心神不安、惊悸失眠，常与五味子、合欢皮同煎服，或浸酒服。若心脾两虚、气血双亏、心神失养者，可配伍黄芪、党参、龙眼肉、灵芝等。②活血止痛：用于血滞经闭、痛经，常与红花、丹参、益母草、泽兰、川芎等配伍；用于风湿痹痛、腰腿疼痛，可与独活、桑寄生、川芎同用；用于跌打损伤，可与红花、桃仁、乳香、没药、骨碎补配伍；用于气滞血瘀之脘腹刺痛，可与延胡索、木香、枳壳、五灵脂、蒲黄等同用。

现代多用于治疗神经衰弱、闭经、痛经、跌打损伤等。

[用法用量] 煎服：3～5 g，研末或浸酒服。

5. 首乌藤：见《本经逢原》。为蓼科植物何首乌的藤茎或带叶藤茎。

[别名异名] 夜交藤。

[性味归经] 甘、微苦，平。归心、肝、脾经。

[功效应用] ①养心安神：用于失眠多梦、惊悸、怔忡，常与柏子仁、合欢皮、酸枣仁等同用。②祛风通络：用于风湿痹痛、周身酸痛，常与威灵仙、独活、秦艽等配伍。此外，煎汤洗浴，又治疥癣瘙痒。

现代常用于治疗神经衰弱、风湿性关节炎、高血压、疥癣等。

[用法用量] 煎服：6～12 g。外用：煎汤洗浴；或捣敷。

6. 合欢皮：见《本草纲目拾遗》。为豆科落叶乔木植物合欢的树皮。全国大部分地区 **329**

均产。

[别名异名] 合昏皮、夜合皮、合欢木皮、绒花树皮。

[性味归经] 甘，平。归心、肝经。

[功效应用] ①解郁安神：用于思虑过度，情志不舒所致忿怒忧郁、虚烦不安、健忘失眠，可单用；亦可与郁金、远志、首乌藤、柏子仁、龙齿等同用。②活血消肿：用于跌打骨折和内、外痛。治疗跌打骨折，常与乳香、没药、麝香、当归、川芎、赤芍等同用，或与白芥子为末，黄酒调服，并外敷；治肺痈，可单用，或配伍白蔹，即合欢饮（《景岳全书》），或与鱼腥草、冬瓜子、桃仁配伍；治疗痈疽疮肿，常与蒲公英、野菊花等同用。

现代常用于治疗神经症、围绝经期综合征、肺脓肿、跌打损伤、关节和肌肉的慢性劳损性疼痛等。

[用法用量] 煎服：10～15 g。外用：适量，研末调敷。

7. 远志：见《神农本草经》。为远志科多年生草本植物细叶远志的根。主产于山西、陕西、河北、河南等地。

[别名异名] 远志肉、苦远志、小草根、远志筒、炙远志、炒远志。

[性味归经] 苦，辛，温。归心、肺、肾经。

[功效应用] ①养心安神：用于惊悸恐惧、心神不安、失眠健忘，常与党参、茯苓、菖蒲、酸枣仁等同用，如归脾汤（《济生方》）。②祛痰开窍：用于痰多咳嗽及痰阻心窍之神昏、癫痫。用于痰多咳嗽，多配伍半夏、陈皮、杏仁、桔梗、紫菀等；用于神昏癫痫，常配伍郁金、白矾、菖蒲等。③消肿止痛：用于痈疽肿毒，单用为末，浸酒服，渣敷患处，如远志酒（《三因方》）。

现代常用于治疗神经衰弱、神经症、癫痫、精神分裂症、脑震荡后遗症、注意缺陷多动障碍、慢性气管炎等。

[用法用量] 煎服：3～10 g；浸酒；或入丸、散。

[使用注意] 心肾有火、阴虚阳亢者忌服。

十五、平肝息风药

（一）平抑肝阳

1. 石决明：见《名医别录》。为鲍科动物九孔鲍或盘大鲍等的贝壳。前者分布于广东、福建沿海地区；后者分布于我国北部沿海一带。

[别名异名] 生石决、煅石决、鲍鱼壳、九孔螺、千里光、九孔石决明。

[性味归经] 咸，微寒。归肝经。

[功效应用] ①平肝潜阳：用于肝肾阴虚，肝阳上亢所致眩晕、头痛、失眠，常与生地黄、白芍、菊花、牡蛎等同用。②清肝明目：用于肝火炽盛之目赤肿痛，翳膜遮睛，可与决明子、龙胆、木贼、菊花等同用，也可研极细粉点眼使用；用于肝虚目疾，视物模糊，常与地黄、枸杞子、菟丝子、山茱萸等配伍，如石决明丸（《奇效方》）。此外，本品还可退虚热，治疗肝肾阴虚之骨蒸劳热，可配伍生地黄、鳖甲等。

现代常用于治疗原发性高血压、血管神经性头痛、脑震荡后遗症、青光眼、角膜炎、白内障、青少年近视、眼部外伤等。

[用法用量] 煎服：10～30 g（打碎先煎）；或入丸、散。外用：适量，水飞点眼。生用清肝、潜阳力强，煅用力缓。

[使用注意] 脾胃虚寒者忌用。

2. 珍珠母：见《饮片新参》。为珍珠贝科动物珍珠贝和马氏珍珠贝或蚌科动物，几种河蚌贝壳的珍珠层。主产于江苏、浙江、湖北、安徽等地。

［别名异名］珠母、真珠母。

［性味归经］甘、咸，寒。归心、肝经。

［功效应用］①平肝潜阳：用于肝阳上亢所致头晕、头疼、耳鸣、眼花、心烦、失眠，常配伍龙齿、钩藤、赭石、女贞子、墨旱莲、生地黄、白芍等。②镇惊安神：用于心悸、失眠、虚烦、多梦，常与远志、酸枣仁、炙甘草同用；痰热壅盛所致惊痫、癫狂，可配伍黄连、天竺黄、胆南星、郁金、石菖蒲、远志、僵蚕等。③清肝明目：用于肝热目赤肿痛或肝虚目昏。治疗肝热目赤肿痛，常与菊花、木贼、青葙子等配伍；治疗肝虚目昏，常与苍术、猪肝等同用。

现代常用于治疗高血压、风湿性心脏病、心律不齐（频发早搏）、溃疡病出血、神经衰弱、癫痫、老年性及难治性白内障、角膜翳、角膜炎、结膜炎、晶体混浊、视神经萎缩。

［用法用量］煎服：10～30 g（打碎先煎）。

［使用注意］胃寒者慎用。

3. 牡蛎：见《神农本草经》。为牡蛎科动物长牡蛎、大连湾牡蛎或近江牡蛎等的贝壳。我国沿海一带均有分布。

［别名异名］生牡蛎、煅牡蛎、海蛎子壳、左壳、左牡蛎、蛎蛤。

［性味归经］咸、涩，凉。归肝、肾经。

［功效应用］①镇惊安神：用于烦躁不安、心悸失眠、夜卧多梦，常与龙骨、酸枣仁、远志、首乌藤等同用。②益阴潜阳：用于阴虚阳亢之头痛、眩晕、耳鸣、肢麻及热病伤阴之虚风内动症。治阴虚阳亢之头痛、眩晕、耳鸣等，常与龙骨、赭石、龟甲、白芍等同用，如镇肝息风汤（《医学衷中参西录》）；治热病伤阴，虚风内动，常与鳖甲、炙甘草、生地黄、麦冬、阿胶等同用，如二甲复脉汤（《温病条辨》）。③收敛固脱：用于虚汗、崩带，遗精。治自汗、盗汗，常与黄芪、麻黄根、浮小麦同用，即牡蛎散（《太平惠民和剂局方》）；治遗精、滑精，可与莲须、芡实等同用，如金锁固精丸（《医方集解》）；治崩漏带下，常配伍阿胶、赤石脂、续断等。④软坚散结：用于痰火郁结所致之瘿瘤、瘰疬，常与玄参、贝母同用，即消瘰丸（《医学心悟》）。此外，还可抑酸，用于胃痛吐酸，单用煅研，或与海螵蛸、浙贝母共为粉末服；研粉外敷，可治金疮出血。

现代常用于治疗高血压、神经衰弱、小儿夜啼、甲状腺肿、肝脾大、消化道溃疡、萎缩性胃炎、肺结核盗汗、精神分裂症、围绝经期综合征、前列腺增生症。

［用法用量］煎服：10～30 g（先煎）；或入丸、散。外用：适量，研末干撒或调敷。潜阳、软坚宜生用；收敛，制酸宜煅用。

4. 紫贝齿：见《新修本草》。为宝贝科动物蛇首眼球贝、山猫宝贝或绶贝的贝壳。分布于海南岛、西沙群岛、南沙群岛及福建、台湾等地。

［别名异名］紫贝、文贝、紫贝子、蛇牙齿、海巴。

［性味归经］咸，平。归肝、心经。

［功效应用］①清肝明目：用于肝热目赤、目翳遮睛，可水飞点眼，或与菊花、蝉蜕、夏枯草等配伍煎水服。②镇惊安神：用治心阳躁动之心神不安、惊悸、怔忡、失眠等，可与朱砂、龙骨、磁石、琥珀、酸枣仁等同用。③平肝息风：用于肝阳上亢所致头晕目眩，可与石决明、牡蛎、天麻、钩藤等同用。

［用法用量］煎服：5～15 g（宜打碎先煎、久煎）；或研末。外用：适量，水飞点眼。

5. 赭石：见《神农本草经》。为氧化物类矿物赤铁矿的矿石。主产于山西、河北、山东、河南、广东、湖南、四川等地。

[别名异名] 生赭石、代赭、代赭石、钉赭石、赤赭石、煅赭石。

[性味归经] 苦，寒。归肝、胃、心经。

[功效应用] ①平肝潜阳：用于肝阳上亢所致头痛、眩晕、耳鸣，常与龙骨、牡蛎、龟甲、白芍等同用，如镇肝息风汤、建瓴汤（《医学衷中参西录》）；若肝火上炎，肝阳上亢所致头晕头痛、心烦难寐，可配伍磁石、珍珠母、冰片、半夏等，如脑立清（《上海市药品标准》）。②重镇降逆：用于肺胃气逆。治疗胃气上逆所致呕吐、噫气、呃逆，常与旋覆花、半夏、生姜等同用，如旋覆代赭汤（《伤寒论》）；治疗肺气上逆，气道喘息属虚者，可配伍党参、山茱萸等，如参赭镇逆汤（《医学衷中参西录》）；气喘属实者，可与紫苏子、杏仁等配伍。③凉血止血：用于血热妄行之吐血、衄血、崩漏，既可单味研粉调服；亦可配伍生地黄、侧柏叶、茜草等。此外，研末外用，可治创伤出血。

现代常用于治疗高血压、癫痫、内耳眩晕症、顽固性呃逆等。

[用法用量] 煎服：10～30 g（宜先煎）；或入丸、散。

[使用注意] 虚寒证及孕妇慎用。镇潜降逆宜生用；收敛止血宜煅用。

6. 蒺藜：见《神农本草经》。为蒺藜科植物蒺藜的果实。主产于河南、河北、山东、安徽及全国大部分地区。

[别名异名] 刺蒺藜、蒺藜子、白蒺藜、杜蒺藜、八角刺、三角蒺藜、硬蒺藜。

[性味归经] 苦、辛，温。归肝、肺经。

[功效应用] ①平肝潜阳：用于肝阳上亢之头晕、目眩、头痛、失眠，常与菊花、钩藤、白芍、夏枯草、牡蛎等同用。②清肝明目：用于风热，或肝热目赤肿痛，羞明流泪，翳障不明，常与菊花、蔓荆子、草决明等配伍，如白蒺藜散（《张氏医通》）。③祛风止痒：用于风疹瘙痒，常与蝉蜕、苦参、荆芥、当归、白鲜皮等同用。④疏肝解郁：用于肝郁气滞之胁肋胀痛、乳房胀痛、乳闭不通等，可与柴胡、枳壳、香附、郁金、白芍、炮穿山甲珠等同用。⑤行血散结：用于气血瘀滞之癥瘕积块、痈疽、瘰疬、月经闭止，单味煎服；研末服；或捣烂外敷。

现代常用于治疗高血压、高脂血症、血管神经性头痛、脑血管意外、白内障、青光眼、结膜炎、慢性肝炎、肝脾大、乳腺癌、白癜风、荨麻疹、脂溢性皮炎等。

[用法用量] 煎服：5～10 g；或入丸、散。外用：捣敷或研末撒。

[使用注意] 血虚气弱者及孕妇慎服。

7. 罗布麻：见《陕西中草药》。为夹竹桃科多年生草本植物罗布麻的全草。分布于东北、华北、西北及河南等地。

[别名异名] 吉吉麻、泽漆麻、野茶、野麻、红麻、茶叶花、罗布欢的尔。

[性味归经] 甘、苦，凉。归肝、肾经。

[功效应用] ①平肝潜阳：用于肝阳上亢之头痛、眩晕、心悸、失眠、多梦，单用其叶开水冲泡当茶喝；或配伍夏枯草、钩藤、菊花等。②清热利尿：用于小便不利、水肿，单用其根，水煎服；或与泽泻、猪苓、车前子、木通同用。

现代常用于治疗高血压、肾炎性水肿、心性水肿、肝硬化腹水、妊娠水肿等。

[用法用量] 煎服：6～10 g；或泡水饮。

[使用注意] 本品对胃黏膜刺激性较强，易致恶心、呕吐以及腹泻、上腹不适，也可出现心动过缓和早搏，内服不可过量。

8. 生铁落：见《神农本草经》。为生铁煅至红赤，外层氧化时被锤落的铁屑。各地均产。

［别名异名］铁落、铁屑。

［性味归经］辛，凉。归肝经。

［功效应用］①平肝镇惊：用于惊痫癫狂、热病谵妄、易惊善怒，单用煎服。治痰火上扰之狂症，可与远志、菖蒲、胆南星、朱砂等同用，如生铁落饮（《医学心悟》）。②泻火解毒：用于疮疡肿毒，研末调敷。③活络止痛：用于风湿痹痛、扭伤疼痛，可将铁落炒热，投酒中饮之，或外敷患处。

现代常用于治疗精神分裂症、癫痫等。

［用法用量］煎服：30～60 g；或入丸、散。外用：适量，研末调敷。

［使用注意］肝虚及脾胃虚寒者禁用。

（二）息风止痉

1. 羚羊角：见《神农本草经》。为牛科动物赛加羚羊的角。主产于新疆、青海、甘肃等地。

［性味归经］咸，寒。归肝、心经。

［功效应用］①清热息风：用于热极动风、惊痫抽搐，常与钩藤、白芍、生地黄、菊花等同用，如羚角钩藤汤（《通俗伤寒论》）；用于孕妇子痫抽搐，表现阴不足者，可配伍桑寄生、阿胶、麦冬、牡蛎等。②平肝潜阳：用于肝阳上亢的眩晕头痛，常与石决明、白芍、菊花、天麻等同用，如羚羊角汤（《医醇賸义》）。③清肝明目：用于肝火炽盛所致头痛目赤，常与龙胆、黄芩、决明子等同用，如羚羊角散（《太平惠民和剂局方》）。④凉血解毒：用于温热病高热神昏、谵语狂躁、热毒斑疹，常与犀角、石膏、玄参等配伍，如紫雪丹（《外台秘要》）。

现代常用于治疗感染性疾病引起的高热抽搐、原发性血小板减少性紫癜、青光眼、高血压脑病、血管性头痛等。

［用法用量］煎服：1～3 g；或磨汁、锉末服 0.3～0.5 g。

［使用注意］入汤剂宜另煎、久煎，冲服。本品性寒，脾虚慢惊者忌服。

2. 牛黄：见《神农本草经》。为牛科动物黄牛或水牛胆囊中的结石。宰牛时从胆囊中取出。

［别名异名］犀黄、西黄。

［性味归经］苦、甘，凉。归心、肝经。

［功效应用］①开窍豁痰：用于热病烦躁、神昏谵语、小儿急惊风、中风窍闭属痰热壅盛者，常与朱砂、栀子、黄连等同用，如牛黄清心丸（《痘疹世医心法》）、安宫牛黄丸（《温病条辨》）。②息风定惊：用于热甚所致之惊厥、四肢抽搐，常配伍朱砂、麝香、蝎尾等，如牛黄散（《小儿卫生总微论》）。③清热解毒：用于乳痈、瘰疬、肺痈、肠痈，常与乳香、没药同用，如犀黄丸（《外科全生集》）；用于火热上炎之咽喉肿痛、口舌疮疡、白喉，常与麝香、冰片、朱砂同用；用于一切痈疽肿毒，常与金银花、甘草、草河车同用，如牛黄解毒丸（《保婴撮要》）。

现代常用于治疗流行性乙型脑炎、带状疱疹、急性扁桃体炎、急性咽喉炎、牙龈炎、口腔溃疡、胆囊炎等。

［用法用量］内服：入丸、散，0.15～0.3 g。外用：研末撒；或调敷。

［使用注意］孕妇慎服，小儿脾胃虚寒者不宜用。恶龙骨、地黄、龙胆、蜚蠊、常山，畏牛膝、干漆。

3. 珍珠：见《开宝重定本草》。为珍珠贝科动物珍珠贝、马氏珍珠贝等贝类动物珍珠囊中的病态产物。主产于广东、广西、台湾等暖海地带，淡水养殖在黑龙江、安徽、江苏、浙江、湖南等地的江河湖泊中。

［别名异名］真珠、真珠粉、蚌珠、珠子、珍珠粉。

［性味归经］甘、咸，寒。归心、肝经。

［功效应用］①镇惊安神：用于心神不宁、惊痫抽搐。属痰热壅盛所致者，可配伍朱砂、琥珀、天竺黄、胆南星等，如金箔镇心丸（《沈氏尊生书》）；属心肝血虚所致之心悸失眠，可配伍茯苓、酸枣仁、五味子等。②清肝明目：用于肝虚有热所致目赤翳障，可与炉甘石、冰片、朱砂各等分，研末点眼。③解毒生肌：用于咽喉肿痛、口内诸疮，可用珍珠10 g、牛黄3 g，共研细粉吹患处；用于皮肤溃疡，久不愈合，可与冰片、象皮、乳香、没药等同用，如生肌散（《疡医大全》）。

现代常用于治疗流行性脑脊髓膜炎、流行性乙型脑炎、神经衰弱、扁桃体炎、口腔溃疡、结膜炎、眼睑炎、化脓性伤口感染、胃和十二指肠球部溃疡等。

［用法用量］内服：研末入丸散，0.3～0.10 g。外用：适量，研末撒敷点眼或吹喉。

［使用注意］非火热者及孕妇忌服。珍珠母之功效与之相近而力稍逊，可代替使用。

4. 钩藤：见《本草原始》。为茜草科木质藤本植物钩藤或华钩藤及同属多种植物的带钩枝茎。主产于江西、湖南、广东、四川、云南、湖北、广西等南部各地。

［别名异名］钩藤钩子、钩钩藤、嫩钩钩、金钩藤、挂钩藤、钩丁、钩耳、双钩、嫩钩藤。

［性味归经］甘，微寒。归心、肝经。

［功效应用］①清热平肝：用于肝火上攻，肝阳上亢之头晕目眩、面红耳赤、心烦易怒、失眠、耳鸣、肢体麻木，单用水煎服，或配伍天麻、黄芩、生石决明、川牛膝、首乌藤等，如天麻钩藤饮（《杂病证治新义》）。②息风定惊：用于热性病热盛动风、惊厥抽搐、小儿急惊风，常配伍羚羊角、天麻、全蝎、蜈蚣、菊花、黄连、天竺黄、郁金、胆南星等，如钩藤息风汤；用于孕妇子痫，可配伍当归、茯神、桑寄生等，如钩藤汤（《妇人良方》）。

现代常用于治疗高血压、脑血管意外、癫痫、面神经麻痹、孕妇胎动不安等。

［用法用量］煎服10～15 g（不宜久煎）。

［使用注意］体虚及无火邪者忌服。

5. 天麻：见《雷公炮炙论》。为兰科多年生寄生草本植物天麻的根茎。主产于云南、四川、陕西、贵州等地。冬、春两季采挖，冬采者名"冬麻"，质量优良；春采者名"春麻"，质量稍次。

［别名异名］鬼督邮、明天麻、冬天麻、赤箭、定风草。

［性味归经］甘，微温。归肝经。

［功效应用］①息风止痉：用于各种原因所致肝风内动，惊痫抽搐。治小儿急惊风，常与羚羊角、钩藤、全蝎等同用，如钩藤饮（《医宗金鉴》）；治小儿脾虚慢惊风，常与人参、白术、白僵蚕等配伍，如醒脾丸（《普济本事方》）；治破伤风之痉挛抽搐、角弓反张，常与天南星、白附子、防风等同用，如玉真散（《外科正宗》）。②平肝潜阳：用于肝阳上亢之眩晕头痛，常与钩藤、菊花等配伍，如天麻钩藤饮（《杂病证治新义》）。如痰较重者，宜配伍半夏、白术、茯苓等，如半夏天麻白术汤（《医学心悟》）。③祛风通络：用于风湿痹痛、关节屈伸不利，常与秦艽、羌活、桑枝等同用，如秦艽天麻汤（《医学心悟》）；用于中风手足不遂、肢体麻木，可与没药、乌头、麝香等同用，如天麻丸（《圣济总录》）；若肝肾亏虚所致肢体萎软无力、麻木不遂，可与杜仲、牛膝等同用。

　　现代常用于治疗原发性高血压、动脉硬化、三叉神经痛、风湿性关节炎、破伤风、流行性脑脊髓膜炎、流行性乙型脑炎等传染性疾病引起的脑神经刺激症状等。

[用法用量] 煎服：3～10 g；或入丸、散、酒剂。

6. 地龙：见《神农本草经》。为巨蚓科动物参环毛蚓或正蚓科动物背暗异唇蚓等的全体。参环毛蚓分布于广东、广西、福建等地；背暗异唇蚓分布于全国各地。

[别名异名] 广地龙、曲蟮、土地龙。

[性味归经] 咸，寒。归肝、脾、肺、膀胱经。

[功效应用] ①清热息风：用于高热烦躁、惊风抽搐，单用，或配伍钩藤、全蝎、石膏等。②平肝潜阳：用于肝阳上亢之眩晕、头痛兼有热象者，常与钩藤、夏枯草、石决明等同用。③通经活络：用于风湿痹痛，肢体麻木，屈伸不利。属风湿热痹者，常与桑枝、忍冬藤、络石藤、赤芍等同用；属风寒湿痹者，常与川乌、草乌、胆南星等同用，如小活络丸（《太平惠民和剂局方》）。治疗中风偏瘫、半身不遂，或口眼㖞斜，常与黄芪、当归等同用，如补阳还五汤（《医林改错》）；治疗跌打损伤、瘀滞肿痛，可配伍当归、苏木、桃仁等。④利尿通淋：用于热结尿闭、小便不利，单用，或与木通、车前子、泽泻等同用。⑤清肺平喘：用于邪热壅肺之哮喘，单用研末服，或用鲜地龙水煎，加白糖收膏用；亦可与麻黄、杏仁、黄芩、葶苈子等同用。此外，蚯蚓与白糖捣烂涂敷外用，可治痄腮、水火烫伤等。

现代常用于治疗慢性支气管炎、支气管哮喘、高血压、脑血管意外、流行性腮腺炎、跌打损伤、慢性肾炎等。

[用法用量] 煎服：5～15 g；或研末服，1～3 g。外用：适量，捣烂；或研末调敷。

7. 全蝎：见《开宝重定本草》。为钳蝎科动物问荆蝎的干燥全体。主产于河南、山东、湖北、安徽等地。

[别名异名] 全虫、蝎子、蝎尾。

[性味归经] 辛，平。有毒。归肝经。

[功效应用] ①息风止痉：用于急或慢惊风、中风面瘫、癫痫、破伤风等痉挛抽搐之证，常与蜈蚣同用为散服，如止痉散（《经验方》）；小儿急惊风，常配伍羚羊角、钩藤、天麻等；脾虚慢惊风，常与党参、白术、天麻等同用；中风面瘫、口眼㖞斜，常与白附子、白僵蚕同用，如牵正散（《杨氏家藏方》）；破伤风，常配伍天南星、蝉蜕等，如五虎追风散（《史全恩家传方》）。②解毒散结：用于疮疡肿毒、瘰疬结核和毒蛇咬伤。治疗疮痛，单用，或与栀子等量，麻油煎膏外敷；治疗瘰疬、蛇咬伤，可与蜈蚣研末，酒送服。③通络止痛：用于顽固性偏正头痛、风湿痹痛，单味研末吞服或配伍使用。治疗头痛，可配伍天麻、川芎、僵蚕、蜈蚣等；治疗风湿顽痹，单用研粉，每晨吞服 1.2 g，或配伍乳香等。

现代常用于治疗癫痫、破伤风、脑血管意外、面神经麻痹、流行性乙型脑炎抽搐、高血压和动脉硬化引起的头痛、风湿性关节炎、类风湿关节炎、血栓闭塞性脉管炎、淋巴结结核、骨结核、慢性气管炎、流行性腮腺炎、急性扁桃体炎、烧烫伤等。

[用法用量] 煎服：2～5 g；或研末服，0.1～5 g。外用：适量，研末调敷。

[使用注意] 本品有毒，用量不可过大，否则可致呼吸麻痹。蝎尾功效较全蝎为胜，用量宜减半。血虚生风者及孕妇慎用。

8. 蜈蚣：见《神农本草经》。为蜈蚣科动物少棘巨蜈蚣的干燥全体。主产于四川、湖北、浙江、江苏、安徽等地。

[别名异名] 百脚、天龙、金头蜈蚣。

[性味归经] 辛，温。有毒。归肝经。

[功效应用] ①息风止痉：用于肝风内动所致痉挛抽搐、口噤、角弓反张，单用，或与僵蚕、钩藤、全蝎、朱砂、麝香同用，如撮风散（《证治准绳》）；若与全蝎同用，即止痉散（《经验方》）。②解毒疗疮：用于疮疡肿毒，常与雄黄为末，猪胆汁调敷；治疗瘰疬溃烂，可与茶叶炙热、捣筛外敷；治疗蛇伤，可与雄黄、白芷、樟脑研粉，麻油调敷肿处。此外，焙干研末服，又治小儿百日咳及肺结核咳嗽。

　　现代常用于治疗脑血管意外、癫痫、破伤风、面神经麻痹、各种结核病、骨髓炎、百日咳、颌下淋巴结炎、甲沟炎、烧烫伤，以及各种癌症如胃癌、食管癌、肺癌、乳腺癌、皮肤癌、子宫癌等。

　　[用法用量] 煎服：1.5～4.5 g；或入丸、散。外用：适量，研末调敷。

　　[使用注意] 孕妇忌用。

　　9. 僵蚕：见《神农本草经》。为蚕蛾科昆虫家蚕蛾的幼虫感染白僵菌而僵死的干燥虫体。主产于浙江、江苏、四川等养蚕区。

　　[别名异名] 白僵蚕、僵虫、天虫、姜虫。

　　[性味归经] 辛、咸，平。归肺、肝经。

　　[功效应用] ①息风止痉：用于急或慢惊风、癫痫、破伤风等痉挛抽搐，常与全蝎、蜈蚣等同用。痰热壅盛者，可加胆南星、牛黄等；中风口眼㖞斜者，常与白附子、全蝎配伍，即牵正散（《杨氏家藏方》）；脾虚久泻而致慢惊抽搐者，可配伍党参、白术、天麻等，如醒脾散（《古今医统》）。②解毒散结：用于瘰疬痰核、疮疡肿毒、乳痈、痄腮等，可与金银花、连翘、板蓝根等清热解毒药同用；治疗瘰疬，可单用，或配伍夏枯草、浙贝母、牡蛎等可治乳痈，研末陈醋调敷。③祛风止痛：用于风热、肝热所致头痛目赤，常配伍荆芥、桑叶、木贼等，如白僵蚕散（《证治准绳》）；用于风热喉痛，常与桔梗、薄荷、防风、甘草等同用，如六味汤（《咽喉秘集》）。此外，本品还可祛风止痒，用于风疹瘙痒，单用，或与蝉蜕、防风、薄荷等同用。

　　现代常用于治疗小儿惊厥、颜面神经麻痹、破伤风、癫痫、急性喉炎、扁桃体炎、流行性腮腺炎、疖肿、颈淋巴结结核等。

　　[用法用量] 煎服：5～10 g；或入丸、散，0.5～1.5 g。外用：适量，研末撒敷或调敷患处。散风热宜生用；其他多炒用。

十六、补虚药

（一）补气

　　1. 人参：见《神农本草经》。为五加科多年生草本植物人参的根。野生者名野山参，人工栽培者称园参。主产于吉林、辽宁、黑龙江等地。野山参5～6月采挖；园参栽培6年以上者，在秋季茎叶将枯萎时采挖。

　　[别名异名] 山参、园参、吉林参、高丽参、别直参、红参、白参、糖参。

　　[性味归经] 甘、微苦，微温。归脾、肺经。

　　[功效应用] ①大补元气：用于大病、久病或大失血、大吐泻后元气虚极所致气短神疲、脉微欲绝，常单味浓煎服，即独参汤（《景岳全书》）；若气脱兼见肢冷、自汗等亡阳之象者，常与附子同用，即参附汤（《校注妇人良方》）。②补益脾气：用于脾气不足，生化无力所致倦怠少食、四肢乏力、胸脘痞闷、呕吐泄泻，常与白术、茯苓、炙甘草同用，即四君子汤（《太平惠民和剂局方》）；脾虚兼寒者，常配伍白术、干姜、炙甘草，即理中丸（《伤寒论》）；脾虚有湿，大便溏泄者，常配伍茯苓、白术、山药等，如参苓白术散（《太平惠民和剂局方》）；中气下陷、久泄脱肛者，常与黄芪、升麻、柴胡等同用，如补中

益气汤（《脾胃论》）。③补肺定喘：用于肺气不足所致喘促短气、言语无力、咳声低微及肺肾两亏、肾不纳气、呼多吸少、动则喘甚者，常配伍核桃仁、蛤蚧等，如人参胡桃汤（《济生方》）、人参蛤蚧散（《卫生宝鉴》）。④益气生津：用于气阴两伤所致口渴多汗、气短脉弱，常与麦冬、五味子同用，即生脉散（《内外伤辨惑论》）；用于消渴，常配伍天花粉、生地黄、知母等。⑤安神益智：用于心脾两亏、心神失养所致惊悸怔忡、失眠健忘、疲劳乏力，常配伍黄芪、白术、龙眼肉、酸枣仁等，如归脾汤（《济生方》）。此外，还有益气生血、壮阳等功效，用于血虚、阳痿及体虚外感等。治血虚，常配伍熟地黄、当归等；治阳痿，常配伍鹿茸、紫河车等；治体虚外感，常配伍羌活、柴胡等，如人参败毒散（《小儿药证直诀》）。

现代常用于治疗心源性休克、失血性休克及感染性休克、高胆固醇血症、冠状动脉粥样硬化、心绞痛、心肌营养不良、二尖瓣缺损、各种精神病和神经衰弱、糖尿病、慢性胃炎、胃酸缺乏症、溃疡病、急性病毒性肝炎、自主神经功能失调及各型阳痿、胃癌、肠癌、低蛋白血症、贫血、风湿性心脏病、肺源性脑病、肺结核、神经痛等。

[用法用量] 煎服：3～10 g（急救用 15～30 g）；研末吞服，1～2 g。

[使用注意] 本品入煎剂宜文火另煎，将参汁对入其他药汤内饮服。因补气作用较强，故不宜用于实证，如外感初起，或里热炽盛，或肝阳上亢，以及湿阻、食滞等证。反藜芦、恶皂荚，故不能与上药同用。服人参时，不可同时服用萝卜、茶叶等食物。人参价格昂贵，一般补益剂中多以党参代用，但虚脱危证，仍以人参为宜。

2. 西洋参：见《本草从新》。为五加科多年生草本植物西洋参的根。主产于美国、加拿大及法国，我国亦有栽培。

[别名异名] 西洋人参、洋参、西参、花旗参。

[性味归经] 甘、苦，寒。归心、肺、胃、肾经。

[功效应用] ①益肺降火：用于肺阴不足、阴虚火旺所致咳嗽气喘、咳痰带血，常配伍生地黄、阿胶、知母、川贝母等。②补气养阴：用于津液不足、咽干舌燥和热病气阴两伤所致身热汗多、口渴心烦、体倦少气，单味煎水服，或配伍石斛、麦冬、知母等，如王氏清暑益气汤（《温热经纬》）。此外，还可清肠止血。治疗肠热便血，可以本品蒸龙眼肉服。

现代常用于治疗久病体虚、神经衰弱、冠心病、急性心肌梗死、慢性支气管炎、萎缩性胃炎、肺结核、再生障碍性贫血、慢性肝炎、慢性肾炎、糖尿病等。

[用法用量] 煎服：3～5 g。

[使用注意] 本品较昂贵，宜另煎兑服。性寒易伤阳助湿，故中阳衰微、胃有寒湿者忌服。反藜芦。

3. 党参：见《本草从新》。为桔梗科多年生草本植物党参的根。主产于山西、陕西、甘肃及东北等地。

[别名异名] 台党参、潞党参、炒党参、野台党、防党、上党人参、黄参、狮头参。

[性味归经] 甘，平。归脾、肺经。

[功效应用] ①补中益气：用于脾胃虚弱之食少便溏、四肢倦怠，常与黄芪、白术、升麻等同用，如补中益气汤（《脾胃论》）。②补益肺气：用于肺气亏虚之气短喘咳、语言无力、声音低微，常与黄芪、五味子、紫菀等同用，如补肺汤（《永类钤方》）。③补气养血：用于血虚头晕、面色萎黄，常与鸡血藤、当归、白芍、熟地黄、制何首乌、丹参、肉桂、大枣同用。④益气生津：用于热伤气津之气短口渴，常配伍麦冬、五味子煎服。

现代常用于治疗神经衰弱、贫血、白血病、血小板减少症、胃溃疡、妊娠呕吐、肾炎等。

[用法用量] 煎服：10～15 g（大剂量 30～60 g）；或熬膏；或入丸、散。

[使用注意] 中满邪实者忌服。反藜芦、畏五灵脂。

4. 太子参：见《本草从新》。为石竹科多年生草本植物异叶假繁缕的块根。主产于江苏、山东、安徽等地。

[别名异名] 孩儿参、童参、米参。

[性味归经] 甘、微苦，微寒。归脾、肺经。

[功效应用] 补脾益肺，养阴生津：用于脾胃虚弱，常与黄芪、白术、茯苓等同用；食纳不香、口舌不燥、倦怠乏力、气阴两伤者，可配伍山药、扁豆、麦芽、石斛等；肺虚阴伤，咳嗽少痰，短气乏力者，常与沙参、麦冬、百合、贝母等同用。

现代常用于治疗病后体虚、口干乏力、神经衰弱、慢性支气管炎等。

[用法用量] 煎服：10～15 g。

5. 黄芪：见《神农本草经》。为豆科多年生草本植物黄芪或内蒙古黄芪等的根。主产于甘肃、山西、内蒙古及东北等地。

[别名异名] 黄耆、绵黄芪、棉芪、箭芪、北芪、炙黄芪。

[性味归经] 甘，微温。归肺、脾经。

[功效应用] ①补气升阳：用于脾肺气虚所致食少便溏、短气自汗，及脱肛、阴挺、内脏下垂等中气下陷之证，单用，或与人参、白术、升麻、柴胡等同用，如补中益气汤（《脾胃论》），治气血亏虚所致面黄唇短、头晕目眩、心悸失眠，常与当归同用，即当归补血汤（《内外伤辨惑论》）；与人参、酸枣仁、龙眼肉等同用，可治疗劳伤心脾所致之心悸、健忘、失眠，如归脾汤（《济生方》）。②固表止汗：用于表虚自汗，常与白术、防风或牡蛎、麻黄根、浮小麦等同用，如玉屏风散（《世医得效方》），牡蛎散（《太平惠民和剂局方》）；若属阴虚盗汗，须配伍生地黄、熟地黄、当归、黄连等，如当归六黄汤（《兰室秘藏》）。③托疮生肌：用于气血不足所致痈疽脓成久不溃破，或溃久不敛。若脓成日久不溃，可与当归、川芎、穿山甲、皂角刺配伍，即透脓散（《外科正宗》）；若疮痈溃久不敛，常与当归、熟地黄、党参、肉桂等同用，如十全大补汤（《太平惠民和剂局方》）；治小儿痘疮，气虚塌陷，可与人参、肉桂、炙甘草同用，如保元汤（《博爱心鉴》）。④利尿消肿：用于气虚水肿、小便不利，常配伍防己、白术，如防己黄芪汤（《金匮要略》）。此外，若与山药、天花粉、五味子等同用，可治消渴；配伍当归、赤芍、红花、川芎等，可治气虚血弱之风湿痹证，中风半身不遂，如补阳还五汤（《医林改错》）。

现代多用于病后体虚、胃和十二指肠溃疡、脱肛、子宫脱垂、胃下垂、肾下垂、慢性肝炎、慢性白细胞减少症、急性或慢性肾炎、慢性肾盂肾炎、慢性支气管炎、脑血管意外后遗症、缺血性心脏病、冠心病、糖尿病、虚性疮疡等。

[用法用量] 煎服：10～15 g（大剂量 30～60 g）。

[使用注意] 疮疡初起、毒热较剧、红肿热痛、气滞湿阻、食积停滞，及阴虚阳亢者忌用。

6. 白术：见《神农本草经》。为菊科多年生草本植物白术的根茎。浙江、江苏、湖南、湖北、四川、贵州、江西、福建、安徽等地均有栽培。

[别名异名] 于术、平术、冬白术、冬术、炒白术、焦白术。

[性味归经] 甘、苦，温。归脾、胃经。

[功效应用] ①补脾益气：用于脾胃虚弱所致食少便溏、脘腹胀满、倦怠乏力，常与党参、茯苓、炙甘草同用，即四君子汤（《太平惠民和剂局方》）。若脾胃虚寒之脘腹冷痛、

大便泄泻者，可配伍党参、干姜、炙甘草，即理中汤（《伤寒论》）。②燥湿利水：用于脾虚不运，水湿内停之痰饮或水肿。治疗痰饮，常与茯苓、桂枝等配伍，如苓桂术甘汤（《金匮要略》）；治疗水肿，常与茯苓、猪苓、泽泻等配伍，如五苓散（《伤寒论》）。属脾肾虚寒之阴水，可配伍附子、干姜、茯苓、大腹皮等，如实脾饮（《济生方》）。③固表止汗：用于表虚自汗，常配伍黄芪、防风等，如玉屏风散（《世医得效方》）。此外，还可补气安胎，用于脾虚气弱，胎动不安。有内热者，可配伍黄芩；兼气滞者，可配伍紫苏梗、砂仁、陈皮；兼气虚者，可配伍党参、茯苓、炙甘草；兼血虚者，可配伍熟地黄、当归、白芍；兼肾虚腰痛者，可配伍杜仲、续断、阿胶。

现代常用于治疗慢性消化不良、慢性非特异性结肠炎、白细胞减少症、肾性水肿、营养性水肿、妊娠水肿等。

[用法用量]煎服：3～12 g。

[使用注意]阴虚燥渴、气滞胀闷者忌服。

7. 山药：见《神农本草经》。为薯蓣科多年生缠绕草本植物薯蓣的根茎。主产于河南、山西、河北、陕西等地。

[别名异名]薯蓣、山芋、署豫、淮山药、佛掌薯、怀山药、炒山药。

[性味归经]甘，平。归脾、肺、肾经。

[功效应用]①补益脾胃：用于脾胃虚弱之倦怠少食、大便泄泻，常配伍党参、白术、茯苓、扁豆、莲子等，如参苓白术散（《太平惠民和剂局方》），若与白术、人参制丸服用即山芋丸（《圣济总录》）；若脾虚兼食积者，可与山楂、麦芽等同用；用于湿邪下注之带下，常配伍白术、苍术、车前子等，如完带汤（《傅青主女科》）。②补肺益阴：用于肺虚久咳、虚劳咳嗽，可配伍沙参、麦冬等；若肺肾两虚之喘咳，常配伍熟地黄、山茱萸、五味子等，如都气丸（《症因脉治》）。③固肾涩精：用于肾虚遗精，尿频，常与山茱萸、熟地黄等同用，如六味地黄丸（《小儿药证直诀》）；小便频数者，也可与益智、乌药为丸，即缩泉丸（《校注妇人良方》）。此外，若与黄芪、知母、天花粉、麦冬、葛根等配伍，又治气阴两亏之消渴证。

现代常用于治疗慢性肠炎、慢性胃炎、消化不良、慢性支气管炎、糖尿病、慢性肾炎、小儿遗尿等。

[用法用量]煎服：10～18 g；或入丸、散。外用：适量，捣敷。

[使用注意]本品甘能助湿生满，故湿盛中满，或实邪积滞者忌服。

8. 白扁豆：见《名医别录》。为豆科1年生草质藤本植物扁豆的种子。我国南北各地均有种植。

[别名异名]南扁豆、峨眉豆、膨皮豆、茶豆、藤豆、炒扁豆。

[性味归经]甘，平。归脾、胃经。

[功效应用]①健脾和中：用于脾胃虚弱，运化失职所致食欲不振、呕吐或泄泻、倦怠乏力、小儿疳积及妇女湿浊下注之白带过多，常配伍党参、白术、茯苓、炒山药、炙甘草等，如参苓白术散（《太平惠民和剂局方》）。②解暑化湿：用于暑湿内蕴，脾胃失和所致呕吐、腹泻，常与香薷、厚朴同用，即香薷饮（《太平惠民和剂局方》）。

现代常用于治疗夏季胃肠型感冒、急性胃肠炎、慢性肠炎、消化不良等。

[用法用量]煎服：10～15 g；或入丸、散。

[使用注意]健脾胃宜炒用；解暑热宜生用。

9. 甘草：见《神农本草经》。为豆科多年生草本植物甘草的根及根状茎。产于西北、华北、东北等地。

［别名异名］粉草、粉甘草、国老、生甘草、炙甘草、甜草。

［性味归经］甘，平。归心、肺、脾、胃经。

［功效应用］①补脾益气：用于脾胃虚弱之气短乏力、食少便溏，常配伍党参、白术、茯苓等，如四君子汤（《太平惠民和剂局方》）；用于气虚血亏所致心悸、自汗、脉结代者，可配伍人参、桂枝、生地黄、阿胶等，如炙甘草汤（《伤寒论》）。②润肺止咳：用于各种咳嗽气喘。风寒咳喘，常配伍麻黄、杏仁，即三拗汤（《太平惠民和剂局方》）；肺热咳喘，常配伍麻黄、杏仁、石膏，即麻杏石甘汤（《伤寒论》）；阴虚干咳，常配伍沙参、麦冬、桑叶等，如沙参麦门冬汤（《温病条辨》）；久咳不止，常配伍百部、白前、紫菀等，如止嗽散（《医学心悟》）。③清热解毒：用于疮疡肿痛、咽喉肿痛、热淋尿痛。治疮肿，常配伍金银花、连翘、蒲公英、赤芍等；治咽喉肿痛，常配伍桔梗、牛蒡子、射干、玄参等；治尿淋刺痛，常配伍木通、车前子、大黄、萹蓄、滑石等。④缓急止痛：用于脘腹及四肢挛急疼痛，常与芍药同用，即芍药甘草汤（《伤寒论》）。脾胃虚寒、脘腹挛急作痛者，可配桂枝、白芍、饴糖等，如小建中汤（《伤寒论》）。⑤调和药性：与补益药同用，使之缓和持久；与泻下药同用，使之泄而不猛；与温热药同用，使之热而不伤阴；与寒凉药同用，使之寒不败胃。

现代常用于治疗胃和十二指肠溃疡、病毒性肝炎、癌症、心律不齐、上呼吸道炎、支气管炎、支气管哮喘、胃痉挛痛、腓肠肌痉挛、疮疖脓肿、咽喉炎、尿道炎等。

［用法用量］煎服：1.5～10 g（大剂量者可至 30 g）；或入丸、散。外用：研末掺，或煎水洗。

［使用注意］清热解毒宜生用，补中缓急、润肺止咳多炙用。本品味甘，能助湿壅气，令人中满，凡湿盛胸腹胀满及呕吐浮肿者忌用。反大戟、芫花、甘遂、海藻。

10. 大枣：见《神农本草经》。为鼠李科落叶灌木或小乔木枣的果实。主产于河北、河南、山东、陕西等地。

［别名异名］干枣、红枣。

［性味归经］甘，温。归脾、胃经。

［功效应用］①补脾益气：用于脾胃虚弱之倦怠乏力、食少便溏，常配伍党参、白术、茯苓、陈皮等，如四君子汤（《世医得效方》）；若表虚营卫不和，可配伍桂枝、白芍、生姜等，如桂枝汤（《伤寒论》）。②养血安神：用于心血不足，心神失养之心烦失眠、心悸怔忡、面黄肌瘦，可配伍当归、白芍、酸枣仁、茯神、远志或龙骨、牡蛎等，如归脾汤（《济生方》）；用于血虚脏躁之精神不安、情绪抑郁、悲伤欲哭，可配伍甘草、小麦，即甘麦大枣汤（《金匮要略》）。③缓和药性：用于某些峻烈药物的配伍，达到攻邪不伤正的目的，如葶苈大枣泻肺汤、十枣汤（《金匮要略》）。

现代常用于治疗慢性胃炎、贫血、高血压、风湿性关节炎、胸膜炎、支气管炎、神经衰弱、癌症、眼睑炎等。单独大剂量持续服用，又治过敏性紫癜、血小板减少症。

［用法用量］煎服：10～15 g（大剂量可达 60 g）；或捣烂作丸。

［使用注意］凡有痰湿、积滞、齿病、虫病者均忌服。

11. 刺五加：见《全国中草药汇编》。为五加科多年生灌木刺五加的根茎或茎。主产于辽宁、吉林、黑龙江、河北、内蒙古等地。

［性味归经］甘，微苦，温。归脾、肺、心、肾经。

［功效应用］①益气健脾：用于脾肺气虚所致倦怠乏力、食欲不振、咳嗽气喘，单用，或与太子参、五味子等同用。②补肾强腰：用于肾虚腰膝酸痛，常与桑寄生、狗脊、杜仲等配伍；若风湿痹痛兼肝肾不足者，可与独活、秦艽、防风、杜仲等同用。③益智安神：

用于心脾两虚，心神失养、失眠、健忘，可与酸枣仁、远志、茯苓、人参等同用。

现代常用于治疗腰肌劳损、久病体虚、慢性支气管炎、神经衰弱等。

[用法用量] 煎服：10～15 g；或入丸剂、颗粒剂、口服液、注射剂。

12. 绞股蓝：见《救荒本草》。为葫芦科多年生攀援草本植物绞股蓝的根状茎或全草。分布于我国南部各地。

[别名异名] 七叶胆、小苦药、公罗锅底、遍地生根。

[性味归经] 苦、甘，微寒。归肺、脾、胃、心、肾、大肠经。

[功效应用] ①补脾益气：用于脾胃气虚之体倦乏力，食纳不佳，可与白术、茯苓同用。②化痰止咳：用于痰浊壅肺之咳嗽气喘、胸闷，常与半夏、橘红、茯苓、瓜蒌、葶苈子、白果等同用。③益气活血：用于气虚血瘀，脉络瘀阻所致胸痹心痛，常与丹参、当归、川芎、赤芍、苏木、菖蒲等配伍。④生津止渴：用于气阴两虚所致消渴、形瘦、乏力，可配伍太子参、天花粉、山茱萸、生地黄、玄参等。⑤解毒利湿：用于肝郁湿阻所致胁肋胀痛，常配伍板蓝根、茵陈、栀子、郁金、茯苓、香附、当归、五味子等。

现代常用于治疗慢性气管炎、支气管扩张、冠心病心绞痛、心肌梗死、糖尿病、慢性胃炎、消化性溃疡、急性或慢性胆囊炎、胆石症、慢性肝炎、血管性头痛等。

[用法用量] 煎服：15～30 g；或研末，3～5 g。

[使用注意] 少数患者服后有恶心、呕吐、腹胀、腹泻或便秘、头晕、眼花、耳鸣等轻微反应，但不影响服药。

13. 红景天：见《四部医典》。为景天科多年生草本植物红景天或大花红景天的根茎。产于西藏、四川、吉林等地。

[别名异名] 大花红景天。

[性味归经] 甘，微寒。归脾、肺经。

[功效应用] ①健脾益气：用于气虚体弱、气短乏力、脾虚带下、气血两虚，可单用煎服。带下偏多者，可配伍山药、白术、芡实等；气血两虚者，可配伍黄芪、党参、当归等。②养阴清肺：用于肺热咳嗽，可配伍黄芩、桑白皮等；阴虚燥咳者，可配伍沙参、百合等。此外，若与桃仁、红花、苏木、乳香等同用，又能活血散瘀，治疗跌打损伤。

现代常用于治疗久病体虚、妇女带下症、急性或慢性支气管炎、肺结核、跌打损伤等。

[用法用量] 煎服：3～10 g。

14. 沙棘：见《西藏常用中草药》。为胡颓子科落叶灌木或乔木沙棘的果实。产于西北、华北及四川、西藏、云南等地。

[别名异名] 醋柳果、沙枣、醋柳、酸刺子、酸刺。

[性味归经] 酸、涩，温。归肺、肝、胃经。

[功效应用] ①健胃消食：用于食积不化之脘腹胀痛、泄泻，单用水煎服，或制膏服用。②化痰止咳：用于咳嗽痰多，可与白葡萄干、广木香、栀子、甘草各等分，为末，加冰片少许，温开水送服；用于肺痈，可与鲜鱼腥草、桔梗等同用。③活血散瘀：用于经闭、跌打瘀肿，可与当归、红花等配伍。

现代常用于治疗消化不良、胃溃疡、胃炎、身体虚弱、月经不调等。

[用法用量] 煎服：3～10 g；或入丸、散。

15. 饴糖：见《本草经集注》。为米、大麦、小麦、粟或玉米等粮食经发酵糖化制成的糖。全国各地均产。

[别名异名] 黏糖、胶饴、软糖、麦芽糖。

［性味归经］甘，微温。归脾、胃、肺经。

［功效应用］①补脾益气：用于脾虚失运之食少纳差、肢体乏力、少气懒言、心悸而烦，常与黄芪、党参、桂枝、白芍、炙甘草、生姜等同用。②缓急止痛：用于虚寒腹痛，常配伍桂枝、白芍、大枣、生姜、甘草等，如小建中汤（《伤寒论》），气虚甚者，再加黄芪，如黄芪建中汤（《金匮要略》）。③润肺止咳：用于肺虚燥咳、气短作喘、干咳无痰、声音低微，常配伍杏仁、百部、紫菀、川贝母等。④排物解毒：用于误吞稻芒、鱼骨或草乌、乌头、附子产生的毒性反应，单味频频服食。

现代常用于治疗慢性胃炎、胃和十二指肠球部溃疡、慢性肠炎、肠粘连、慢性支气管炎等。

［用法用量］内服：烊化冲入汤药中，30～60 g；熬膏或入丸剂。

［使用注意］湿热内蕴、中满吐逆者忌服。

16. 蜂蜜：见《本草纲目》。为蜜蜂科昆虫中华蜜蜂等所酿的蜜糖。

［别名异名］白蜜、食蜜、白沙蜜、蜂糖、石蜜、生蜜、炼蜜、沙蜜、蜜、蜜糖。

［性味归经］甘，平。归肺、脾、大肠经。

［功效应用］①补中益气：用于脾胃虚弱之倦怠少食，可单独服食，更常作滋补丸药、膏剂之赋形剂，或作为某些补益药，如黄芪、甘草的炮制辅料。②缓急止痛：用于虚寒性腹痛，单用，或与人参、干姜等同用。③润肺止咳：用于肺虚久咳，或肺燥咳嗽，单用，或配伍使用，如琼玉膏（《申铁瓮方》），即由人参、生地黄、茯苓、白蜜组成。也常作某些化痰止咳药如款冬花、百部、紫菀等的炮制辅料。④润肠通便：用于体虚津枯之便秘，单用，或与当归、火麻仁、黑芝麻等同用，也常制成栓剂使用。此外，开水冲服，又解乌头毒；单用蜂蜜外涂，可治水火烫伤及冻疮。

现代常用于治疗慢性便秘、胃和十二指肠溃疡、烧烫伤、皮肤溃疡等。

［用法用量］冲服：15～30 g；或入丸、膏剂。外用：适量，涂局部。

［使用注意］痰湿内蕴、中满痞胀及肠滑泄泻者忌服。解毒宜生用，止咳、补虚宜炼用。

（二）补阳

1. 鹿茸：见《神农本草经》。为鹿科动物梅花鹿或马鹿的尚未骨化的幼角。前者产于东北、华北、华东、西北及西南地区；后者产于西北、东北、华北、西南地区。

［别名异名］斑龙珠。

［性味归经］甘、咸，温。归肝、肾经。

［功效应用］①壮阳益精：用于阳虚精亏所致畏寒乏力、腰膝酸痛、阳痿、遗精、遗尿、尿频、头晕、耳聋、不孕、不育、虚寒带下，研末单用，或与山药浸酒服；亦常与山茱萸、杜仲、补骨脂、熟地黄、淫羊藿等同用。②强筋健骨：用于筋骨痿软、小儿发育不良、行迟齿迟、囟门不合，单用，或与六味地黄丸合用。③固崩止带：用于冲任虚寒、带脉不固之崩漏下血，常与阿胶、海螵蛸、蒲黄、当归等同用，如鹿茸散（《备急千金要方》）。此外，还可用于疮疡不敛、阴疽内陷不起，常与黄芪、当归、肉桂等同用。

现代常用于治疗性功能减退、小儿发育迟缓、再生障碍性贫血、血小板减少症、白细胞减少症、风湿性心脏病、神经衰弱、病后体衰等。

［用法用量］内服：入丸、散，1～3 g；或浸酒服。

［使用注意］阴虚阳亢、内热盛者以及外感热病患者忌服。

2. 鹿角胶：见《神农本草经》。为鹿科动物梅花鹿或马鹿的角煎熬而成的胶块。主产于吉林、辽宁、黑龙江、北京、山东等地。

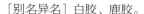

[别名异名] 白胶、鹿胶。

[性味归经] 甘、咸，温。归肝、肾经。

[功效应用] ①温肾助阳：用于肾阳不足之阳痿、遗精、腰膝无力、眩晕、耳鸣，单用，或与菟丝子、覆盆子、熟地黄、柏子仁等配伍，如斑龙丸（《百一选方》）。②温经止血：用于虚寒性吐血、咳血、便血、尿血、崩漏下血，常与人参、熟地黄、血余炭等同用，如鹿角胶丸（《医略六书》）。

现代常用于治疗性功能减退、再生障碍性贫血、骨关节结核。

[用法用量] 内服：开水或黄酒烊化服，3～10 g；或入丸、散、膏剂。

[使用注意] 服本品宜从小量开始，缓慢增加，不可骤用大量，以免阳升风动、头晕目赤，或伤阴动血。凡发热者忌服。

3. 紫河车：见《本草纲目》。为健康产妇的胎盘。

[别名异名] 胞衣、胎衣、人胞、混元丹、仙人衣。

[性味归经] 甘、咸，温。归肺、肝、肾经。

[功效应用] ①补肾益精：用于肝肾不足，精衰血少所致阳痿遗精、不育不孕、腰酸、头晕耳鸣、骨蒸，单用，或与熟地黄、龟甲等同用，如河车大造丸（《中国医学大辞典》）。②补血益气：用于气血亏虚所致消瘦乏力、面色萎黄、产后少乳，单用研末服，或与人参、黄芪、当归、熟地黄等同用。③补肺定喘：用于肺肾虚喘，常与人参、五味子等同用；用于肺结核咳嗽，可与百部、川贝母、天冬、麦冬、五味子等配伍。

现代常用于治疗神经衰弱、白细胞减少症、再生障碍性贫血、支气管哮喘、慢性支气管炎、肺结核、肝硬化腹水、皮肤溃疡等。

[用法用量] 内服：焙干研末，冲服，2～5 g；或入丸剂。

4. 淫羊藿：见《神农本草经》。为小檗科多年生草本植物淫羊藿、心叶淫羊藿或箭叶淫羊藿的茎叶。主产于山西、陕西、湖北、湖南、四川、广西、安徽等地。

[别名异名] 仙灵脾、三枝九叶草、肺经草。

[性味归经] 辛、甘，温。归肝、肾经。

[功效应用] ①温肾助阳：用于肾阳虚衰所致阳痿、遗精、尿频、腰膝无力，单用浸酒服，或与熟地黄、枸杞子、仙茅、巴戟天、肉苁蓉等同用，如赞育丹（《景岳全书》）。②祛风除湿，强健筋骨：用于风湿痹痛、四肢麻木拘挛，单用浸酒，或与威灵仙、川芎、桂心、苍耳子同用，即仙灵脾散（《太平圣惠方》）；兼肝肾不足所致筋骨痿软，中风瘫痪、手足不遂者，单用浸酒服，或配伍杜仲、巴戟天、桑寄生、狗脊等。

现代常用于治疗性功能障碍、风湿性关节炎、高血压、慢性支气管炎、小儿麻痹症、冠心病、神经衰弱、白细胞减少症等。

[用法用量] 煎服：3～10 g（大剂量可用至 15 g）；或浸酒、熬膏或入丸、散。

[使用注意] 阴虚相火易动者忌服。

5. 巴戟天：见《神农本草经》。为茜草科藤本植物巴戟天的根。产于广东、广西、福建等地。

[别名异名] 巴戟、鸡肠风、兔子肠、巴戟肉。

[性味归经] 辛、甘，温。归肝、肾经。

[功效应用] ①补肾助阳：用于男子肾虚阳痿，女子宫冷不孕，经寒不调及下焦虚寒之少腹冷痛、小便失禁或小便频数。治阳痿、宫冷，可与熟地黄、肉桂、补骨脂等同用；治尿频失禁，常配伍覆盆子、山药、益智。②逐寒湿，强筋骨：用于风冷腰膝疼痛，兼有肾阳不足者，常与杜仲、萆薢、菟丝子等同用，如金刚丸（《张氏医通》）。

现代常用于治疗风湿性关节炎、不育症、不孕症、阳痿、腰肌劳损等。

[用法用量] 煎服：5～10 g；或入丸、散；浸酒、熬膏。

[使用注意] 阴虚火旺，有湿热者忌服。

6. 仙茅：见《海药本草》。为石蒜科多年生草本植物仙茅的根茎。产于西南及长江以南各地。

[别名异名] 独脚仙茅、蟠龙草、冷饭草、小地棕根、地棕根、仙茅参、独脚丝茅、独脚黄茅、天棕、山棕。

[性味归经] 辛，热。有毒。归肝、肾经。

[功效应用] ①温肾壮阳：用于肾阳不足所致阳痿遗精、小便失禁、心腹冷痛，常与淫羊藿、巴戟天等同用；亦可与金樱子根及果实炖肉服。②祛寒除湿：用于寒湿痹痛、腰膝酸软，单用浸酒服；或配伍杜仲、独活、附子、淫羊藿等。

现代多用于治疗性功能减退、老年遗尿、妇女围绝经期高血压、风湿性关节炎、慢性肾炎等。

[用法用量] 煎服：3～10 g；浸酒或入丸、散。

[使用注意] 阴虚火旺者忌用。

7. 杜仲：见《神农本草经》。为杜仲科落叶乔木杜仲的树皮。主产于四川、陕西、湖北、湖南、贵州、云南等地。

[别名异名] 厚杜仲、绵杜仲、炒杜仲、焦杜仲、杜仲炭、木棉、思仲、丝棉皮、扯丝皮、丝连皮。

[性味归经] 甘、微辛，温。归肝、肾经。

[功效应用] ①补肝肾，强筋骨：用于各种腰疼。肝肾不足所致腰膝酸痛、筋骨无力、阳痿、尿频者，常与巴戟天、附子、仙茅、淫羊藿、熟地黄、山茱萸等同用，如赞育丹（《景岳全书》）；寒湿腰痛者，可与桂枝、独活、秦艽等配伍；妇女经期腰痛者，可与当归、川芎、白芍等同用；外伤腰痛者，常与续断、骨碎补、苏木等同用。②固经安胎：用于肾虚胎漏、胎动不安，常与续断、大枣同用，如杜仲丸（《证治准绳》）。此外，与白芍、石决明、牛膝、黄芩、夏枯草等同用，又治肝阳上亢之头晕目眩；用杜仲与猪脚炖汤服，可治小儿下肢瘫痪。

现代常用于治疗腰肌劳损、坐骨神经痛、骨质疏松症、小儿麻痹后遗症、高血压、风湿性关节炎、先兆流产、不孕症、跌打损伤等。

[用法用量] 煎服：10～15 g；浸酒；或入丸、散。

[使用注意] 本品辛温，阴虚火旺者慎服。

8. 续断：见《神农本草经》。为川续断科多年生草本植物川续断或续断的干燥根。主产于四川、湖南、湖北、贵州、云南等地。

[别名异名] 川断、山萝卜、川续断、六汗、接骨草、和尚头。

[性味归经] 苦、甘、辛，温。归肝、肾经。

[功效应用] ①补肝肾，强筋骨：用于肝肾不足之腰膝酸痛、足软无力，常与杜仲、牛膝、木瓜等同用，如续断丸（《扶寿精方》）。②行血脉，续筋骨：用于跌打损伤、筋断骨折，常与骨碎补、自然铜、土鳖虫、乳香、没药等同用。③益肾安胎：用于肝肾不固所致妊娠下血、胎动不安，常与桑寄生、菟丝子、阿胶同用，即寿胎丸（《医学衷中参西录》）。

现代常用于治疗腰肌劳损、跌打骨折、先兆流产、习惯性流产等。

[用法用量] 煎服：10～15 g；或入丸、散（崩漏下血宜炒用）。外用：适量，研

末撒。

[使用注意] 风湿热痹者忌服。

9. 肉苁蓉：见《神农本草经》。为列当科多年生寄生草本植物肉苁蓉、苁蓉或迷肉苁蓉等的带鳞片的肉质茎。主产于内蒙古、甘肃、新疆、青海等地。

[别名异名] 苁蓉、大芸、淡大芸、甜大芸。

[性味归经] 甘、咸，温。归肾、大肠经。

[功效应用] ①补肾益精：用于肾虚阳痿，久婚不孕，腰膝冷痛，筋骨无力。治肾虚阳痿、遗精早泄，常配伍熟地黄、菟丝子、五味子等；治精亏不孕，常与鹿角胶、当归、紫河车等同用；肝肾不足之腰膝冷痛、筋骨无力者，常配伍杜仲、巴戟天、萆薢等，如金刚丸（《张氏医通》）。②润肠通便：用于肠燥便秘，可大剂量煎水服，或配伍火麻仁、沉香等，如润肠丸（《济生方》）。

现代常用于治疗性功能减退、老人虚性便秘等。

[用法用量] 煎服：10～20 g。

[使用注意] 本品药力和缓，补阳而不燥，入药少则不效，故用量宜大。因能助阳、滑肠，故阴虚火旺及大便泄泻者忌用。胃肠有实热之大便秘结亦不宜使用。

10. 锁阳：见《本草衍义补遗》。为锁阳科多年生肉质寄生草本植物锁阳的肉质茎。主产于新疆、内蒙古、甘肃、青海等地。

[别名异名] 锁阳、地毛球、锈铁棒、锁严子。

[性味归经] 甘，温。归肝、肾经。

[功效应用] ①补肾养筋：用于肾虚肢痿、足膝软弱，常与熟地黄、牛膝、虎骨、龟甲等配伍，如虎潜丸（《丹溪心法》）；用于肾阳不足，阳痿遗精，常与桑螵蛸、龙骨等补骨固精药同用。②润肠通便：用于年老体衰，津枯血亏之肠燥便秘，可与肉苁蓉、火麻仁、当归、何首乌、生地黄等同用。

现代常用于治疗外周弛缓性瘫痪、周围神经炎、脊髓神经根炎、小儿麻痹后遗症、胃溃疡、子宫下垂、性功能减退、腰肌劳损、老年性便秘等。

[用法用量] 煎服：3～10 g；或入丸、散；或熬膏。

[使用注意] 肾虚火旺者不宜用。

11. 补骨脂：见《雷公炮炙论》。为豆科一年生草本植物补骨脂的果实。主产于四川、河南、陕西、安徽等地。

[别名异名] 破故纸、黑故子、破故子、婆固脂。

[性味归经] 苦、辛，温。归脾、肾经。

[功效应用] ①补肾壮阳：用于肾阳不足之阳痿遗精，腰膝冷痛。治阳痿，常与菟丝子、核桃仁、沉香等同用，如补骨脂丸（《太平惠民和剂局方》）；治腰膝冷痛或酸弱无力，常与杜仲、核桃仁同用，即青娥丸（《太平惠民和剂局方》）。②固精缩尿：用于滑精，遗尿，尿频。治滑精，常与青盐等分同炒为末服；治小儿遗尿，单用炒研末服；治肾气虚冷之小便无度，常与茴香等分为丸服，即破故纸丸（《家藏方》）。③助阳止泻：用于脾肾阳虚之泄泻，常与肉豆蔻、五味子、吴茱萸同用，即四神丸（《内科摘要》）。

现代常用于治疗阳痿、遗尿症、神经性尿频、前列腺增生症、溃疡性结肠炎、过敏性结肠炎、白癜风等。

[用法用量] 煎服：5～10 g；或入丸、散。外用：适量，研末擦；或浸酒搽。

[使用注意] 本品温燥，能伤阴助火，故阴虚火旺及大便燥结者忌服。

12. 益智：见《本草纲目拾遗》。为姜科多年生草本植物益智的果实。主产于海南岛、广东、广西、云南、福建等地。

[别名异名] 益智仁、益智子、摘芋子。

[性味归经] 辛，温。归肾、脾经。

[功效应用] ①暖肾固精缩尿：用于肾气虚寒不能固摄所致梦遗、滑精，常与乌药、山药同用，如三仙丸（《世医得效方》）；用于遗尿、尿频，常与乌药等分为末、山药糊丸，即缩泉丸（《校注妇人良方》）；用于寒疝腹痛，可与茴香、乌头、青皮同用，如益智仁汤（《济生方》）。②温中摄唾：用于脾肾阳虚、统摄无权所致腹痛吐泻、口涎自流，常配伍川乌、干姜、青皮等，如益智散（《太平惠民和剂局方》）；或与理中丸、六君子汤等同用。

现代常用于治疗遗精、遗尿、尿频、小儿多涎症等。

[用法用量] 煎服：3～10 g；或入丸、散。

[使用注意] 本品温热，能伤阴助火，故阴虚火旺，或因热而患遗精、崩漏者忌服。

13. 菟丝子：见《神农本草经》。为旋花科植物菟丝子或大菟丝子的种子。

[别名异名] 菟丝实、吐丝子、龙须子、萝丝子、黄藤子、黄萝子、豆须子、缠龙子、黄丝、菟丝饼、黄网子。

[性味归经] 甘、辛，平。归肝、肾、脾经。

[功效应用] ①补肾益精：用于肾虚阳痿，遗精早泄，耳鸣腰痛，小便不禁。治疗阳痿遗精，常与枸杞子、覆盆子、五味子、车前子同用，即五子衍宗丸（《摄生众妙方》）；治疗肾虚腰膝酸痛，可与杜仲、山药为丸服；治疗肾虚小便不禁，可配伍鹿茸、附子、桑螵蛸、五味子等，如菟丝子丸（《世医得效方》）。②养肝明目：用于肝肾不足之视物不明，常与熟地黄、车前子同用，即驻景丸（《太平惠民和剂局方》）。③补脾止泻：用于脾肾阳虚所致便溏泄泻，常与黄芪、党参、白术等同用。此外，若与续断、桑寄生、阿胶配伍，即寿胎丸（《医学衷中参西录》），善治胎漏下血、胎元不固；单用炼蜜为丸，即菟丝子丸（《全生指迷方》），可治消渴。

现代常用于治疗慢性肾炎、肾和膀胱结核、阳痿、遗精、腰肌劳损、耳源性眩晕、老年性白内障、视神经萎缩、先兆流产、月经不调等。

[用法用量] 煎服：10～15 g。

[使用注意] 本品平补阴阳，但仍偏补肾阳，故阴虚火旺、大便燥结、小便短赤者忌服。

14. 沙苑子：见《临证指南医案》。为豆科多年生高大草本扁茎黄芪或华黄芪的种子。主产于东北、华北等地。

[别名异名] 沙苑蒺藜、潼蒺藜、潼沙苑、夏黄草。

[性味归经] 甘，温。归肝、肾经。

[功效应用] ①补肾固精：用于肾虚不足之腰膝酸痛、遗精早泄、小便不禁，常与山药、莲须等同用，如金锁固精丸（《医方集解》）。②养肝明目：用于肝肾两亏之头晕眼花、目暗不明，单用为散，食后开水送服；亦可与枸杞子、熟地黄、女贞子等配用。

现代常用于治疗遗精早泄、不育症、不孕症、前列腺炎、习惯性流产、病毒性心肌炎、白内障、中心性浆液性脉络膜视网膜病变、视神经萎缩、青少年近视等。

[用法用量] 煎服：6～10 g；或入丸、散。

[使用注意] 相火炽盛，阳强易举者忌服。

15. 蛤蚧：见《雷公炮炙论》。为壁虎科动物蛤蚧除去内脏的全体。主产于广西、云南等地。

[别名异名] 仙蟾、大壁虎、蚧蛇。

[性味归经] 咸、微温。有小毒。归肺、肾经。

[功效应用] 补肺益肾，纳气定喘：用于肺肾不足之咳嗽虚喘，常与人参、核桃仁、五味子等同用，如人参蛤蚧散（《卫生宝鉴》）；用治肺结核咳嗽、骨蒸潮热，可与胡黄连、麦冬、款冬花等同用，如蛤蚧散（《太平圣惠方》）；用于肾阳不足之阳痿遗精、五更泄泻、小便频数，可单用研末，以酒送服，亦可与核桃仁、巴戟天、五味子、茯苓、白术等同用。

现代多用于治疗慢性支气管炎、支气管哮喘、肺源性心脏病、肺结核及神经衰弱等。

[用法用量] 煎服：3～5 g；或入丸、散。

[使用注意] 外感风寒喘嗽者忌用。

16. 核桃仁：见《本草纲目》。为胡桃科落叶乔木胡桃的种仁。主产于河北、山东、山西等地。

[别名异名] 胡桃肉、胡桃仁。

[性味归经] 甘，温。归肺、肾、大肠经。

[功效应用] ①补肾助阳：用于肾虚腰痛、腿脚酸软、起坐困难，常与补骨脂、杜仲同用，即青娥丸（《太平惠民和剂局方》）。②补肺定喘：用于虚寒喘咳或肺肾虚喘，常与人参、生姜同用，即人参胡桃汤（《济生方》）；久咳不止者，可与人参、杏仁共为蜜丸。③润肠通便：用于老人肾虚精亏及病后津液不足之肠燥便秘，单用，或配伍火麻仁、肉苁蓉、郁李仁、当归尾等。此外，单用煮粥服，可治石淋；捣碎和糖开水冲服，每日 3 次，可治脏躁证。

现代常用于治疗慢性喘息性支气管炎、支气管哮喘、风湿性关节炎、腰肌劳损、泌尿系结石、习惯性便秘、皮炎、湿疹、外耳道疖肿等。

[用法用量] 煎服：10～15 g；或入丸、散。外用：适量，捣敷。

[使用注意] 阴虚火旺、痰热咳嗽及大便溏泻者忌服。

17. 冬虫夏草：见《本草从新》。为麦角菌科植物冬虫夏草菌的子座及其寄生蝙蝠蛾科昆虫虫草蝙蝠蛾的幼虫尸体的复合体。主产于甘肃、青海、四川、西藏及云南等地。

[别名异名] 虫草、冬虫草、夏草冬虫。

[性味归经] 甘，温。归肾、肺经。

[功效应用] 补肺益肾，止血化痰：用于肾阳不足、精血亏虚之阳痿遗精、腰膝酸软，可单用浸酒，或与淫羊藿、杜仲、巴戟天等同用；治劳嗽痰血，可与阿胶、川贝母、沙参、麦冬等同用；肺肾虚喘者，可与人参、黄芪、核桃仁等配伍。此外，若与鸡、鸭、猪肉炖服，又有补肾固本、益身强体之能。

现代常用于治疗肺结核、老人虚喘、病后体虚、阳痿等。

[用法用量] 煎服：5～10 g；或入丸、散，1.5～3 g；或与鸡、鸭、猪肉共炖服。

[使用注意] 有表邪者慎用。

18. 胡芦巴：见《嘉祐补注神农本草》。为豆科 1 年生草本植物胡芦巴的种子。主产于河南、安徽、四川等地。

[别名异名] 葫芦巴、苦豆、芦巴子、胡巴、季豆、香豆子。

[性味归经] 苦，温。归肾、肝经。

[功效应用] ①温肾助阳：用于肾脏虚冷、寒疝腹痛、阴囊冷缩，单用，或与小茴香、荔枝核、乌药等同用；若与覆盆子、黄精、附子等配伍，又治肾虚阳痿、遗精、腰膝酸痛。②祛寒除湿：用于寒湿脚气之酸胀冷痛、行走无力，常与补骨脂、木瓜、牛膝等同用。

现代常用于治疗疝气、性功能减退、慢性前列腺炎、风湿性关节炎等。

[用法用量] 煎服：5～10 g；或入丸、散。

[使用注意] 阴虚火旺者及孕妇忌服。

19. 韭菜子：见《本草经集注》。为百合科多年生草本植物韭的种子。全国各地均产。

[别名异名] 韭子、韭菜仁。

[性味归经] 辛、甘，温。归肝、肾经。

[功效应用] ①补肝益肾：用于肝肾虚弱之腰膝酸软冷痛、筋骨疼痛、妇女阴寒少腹疼痛、疝痛，可配伍杜仲、续断、菟丝子、枸杞子、当归等。②壮阳固精：用于肾阳虚衰之阳痿、遗精、滑精、遗尿、小便频数、白带、淋浊，可配伍补骨脂、金樱子、芡实、桑螵蛸、淫羊藿、白龙骨等。③降逆止呃：用于顽固性呃逆，炒用，或生用研末服，每次9～15 g，每日 2 次。

现代常用于治疗阳痿、遗精、不孕症、风湿性关节炎、骨质疏松症、坐骨神经痛等。

[用法用量] 煎服：3～10 g；或入丸、散。

[使用注意] 阴虚火旺者忌服。

20. 阳起石：见《神农本草经》。为硅酸盐类矿物阳起石或阳起石石棉的矿石。主产于河北、河南、山东、湖北等地。

[别名异名] 羊起石、白石、石生。

[性味归经] 咸，微温。归肾经。

[功效应用] 温肾壮阳：用于肾阳虚衰所致男子阳痿、遗精、早泄、女子宫冷不孕以及下焦虚寒、腰膝冷痹，可单味研末服，亦常与鹿茸、补骨脂、菟丝子、巴戟天、肉苁蓉等同用作丸服。男子精冷不育者，亦可配伍韭菜子、鹿茸、菟丝子、原蚕蛾，如阳起石丸（《严氏济生方》）；妇女下元虚寒，冲任失摄及宫冷不孕者，亦可配伍干姜、吴茱萸、鹿茸、牛膝、熟地黄、白术等，如阳起石丸（《太平惠民和剂局方》）。

现代常用于治疗阳痿、不育症、不孕症、功能失调性子宫出血等。

[用法用量] 煎服：3～5 g；或入丸、散，1.5～3 g。外用：适量，研末调敷。

[使用注意] 本品一般不入煎剂。阴虚火旺者忌用。不宜久服。

21. 紫石英：见《神农本草经》。为卤化物类矿物萤石的矿石。产于浙江、江苏、辽宁、黑龙江、河北、湖南、湖北、甘肃等地。

[别名异名] 萤石、氟石。

[性味归经] 辛、甘，温。归心、肝、肺、肾经。

[功效应用] ①镇心安神：用于心神不宁、惊悸怔忡，可配伍当归、远志、酸枣仁、川贝母、茯苓、柏子仁、黄连，研末炼蜜为丸，枣汤送服。②降逆下气：用于肺寒咳逆上气，取煅紫石英水飞，每次 1.5 g，花椒泡汤送下。③温暖胞宫：用于妇女血海虚寒久不受孕，取煅紫石英配伍香附、当归、川芎、白术、枸杞子、熟地黄，研末炼蜜为丸，好酒送服。此外，单用研粉，生姜、米醋煎敷，可治疗痈肿疮毒。

现代常用于治疗神经症所见心悸、失眠、妇女不孕症等。

[用法用量] 煎服：6～12 g；或入丸、散。

[使用注意] 阴虚火旺者忌服。

22. 海狗肾：见《本草图经》。为海狗科动物海狗和海豹科动物斑海豹、点斑海豹的雄性外生殖器。海狗产于北太平洋，偶见于我国黄海及东海；海豹在我国主产于渤海及黄海沿岸海域。

[别名异名] 腽肭脐。

[性味归经] 咸，热。归肾经。

[功效应用] 温肾壮阳，补精益髓：用于肾阳不足，精髓亏虚所致的阳痿精冷、腰膝痿软、虚损劳伤、尿频、便溏等，单用研末服，或浸酒服；亦可配伍人参、鹿茸、阳起石、钟乳粉、炮附子、炮乌头等，如膃肭脐丸（《济生方》）。

现代常用于治疗性功能减退、精少不育症。治疗不育症，可配伍鹿茸、紫河车、人参等。

[用法用量] 内服：研末，每次1～3g，每日2～3次；或浸酒；或入丸、散。

[使用注意] 阴虚火旺，潮热咳嗽者忌服。

23. 海马：见《本草纲目拾遗》。为海龙科动物线纹海马、刺海马、大海马、三斑海马或小海马等多种海马除去内脏的干燥全体。主产于广东、福建、海南、浙江、台湾等地沿海。

[别名异名] 大海马、水马、马头鱼、龙落子、鰕姑。

[性味归经] 甘，温。归肝、肾经。

[功效应用] ①补肾壮阳：用于肾阳不足之虚证。治肾虚阳痿、遗精，可配伍淫羊藿、鹿茸、杜仲等；治肾不纳气之虚喘，可单用研末吞服，亦可配伍蛤蚧、沉香、人参、核桃仁等；治肾虚遗尿，可与桑螵蛸、菟丝子、沙苑子、五味子、覆盆子等同用。②调气活血：用于气滞血瘀而致癥瘕积聚，常与木香、大黄、青皮、白牵牛、巴豆等同用，如木香汤（《圣济总录》）；用于疔疮肿毒，常与穿山甲、水银、朱砂、雄黄等研粉外用，如海马拔毒散（《急救仙方》）；用于跌打损伤，可与血竭、当归、川芎、乳香、没药等配伍。此外，还可催生，单用研末服。

现代常用于治疗性功能下降和男性不育症。

[用法用量] 煎服：3～10g；或入散剂1～3g。外用：适量，研末撒。

[使用注意] 孕妇及阴虚火旺者忌服。

（三）补血

1. 当归：见《神农本草经》。为伞形科多年生草本植物当归的根。主产于甘肃、陕西、四川、云南等地。

[别名异名] 秦归、云归、当归尾、西当归。

[性味归经] 甘，辛，温。归肝、心、脾经。

[功效应用] ①补血养血：用于血虚诸证，常与黄芪同用，即当归补血汤（《内外伤辨惑论》）；气血两虚者，可配伍党参、白术等，如归脾汤（《济生方》）。②和血调经：用于血虚、瘀滞所致月经不调、经闭、痛经，常配伍熟地黄、白芍、川芎等，如四物汤（《太平惠民和剂局方》）；治经闭不通，可加桃仁、红花等，如桃红四物汤（《医垒元戎》）；治行经腹痛，可加香附、延胡索等。③活血止痛：用于虚寒、瘀滞诸痛。虚寒脘腹疼痛者，常配伍桂枝、白芍、羊肉、生姜等，如当归建中汤（《备急千金要方》）、当归生姜羊肉汤（《金匮要略》）；产后血瘀、少腹疼痛者，常与川芎、炮姜、桃仁等同用，如生化汤（《傅青主女科》）；跌仆损伤，瘀肿疼痛者，常与红花、桃仁、穿山甲等同用，如复元活血汤（《伤科汇纂》）；肢体瘀血作痛者，常配伍丹参、乳香、没药等，如活络效灵丹（《医学衷中参西录》）；风湿痹痛、肌肤麻木者，常配伍羌活、桂枝、秦艽等，如蠲痹汤（《百一选方》）；疮痈瘀滞作痛者，常配伍金银花、赤芍、皂角刺等，如仙方活命饮（《医宗金鉴》）。④润肠通便：用于血虚肠燥便秘，常配伍肉苁蓉、生何首乌、火麻仁等。

现代常用于治疗贫血、慢性粒细胞白血病、经前紧张症、月经不调、子宫内膜炎、附件炎、子宫颈炎、盆腔炎、不孕症、子宫脱垂、血栓闭塞性脉管炎、神经痛、肌肉痛、外

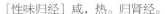

科术后疼痛、脑震荡后遗症、脑动脉硬化症、高血压、急性脑血栓、缺血性脑卒中、冠心病、心绞痛、类风湿关节炎、慢性肾炎、支气管哮喘、慢性气管炎、荨麻疹、湿疹、神经性皮炎、白癜风、斑秃、带状疱疹、细菌性痢疾、急性和慢性肝炎、肝硬化、小儿麻痹后遗症、慢性单纯性鼻炎、肥厚性或变应性鼻炎、鼻旁窦炎等。

[用法用量] 煎服：5～15 g。

[使用注意] 一般认为：补血宜用当归身，活血宜用当归尾，和血宜用全当归。

2. 熟地黄：见《本草图经》。为玄参科植物地黄或怀庆地黄的根茎，经加工蒸晒而成。主产于河南、浙江、河北、湖北等地。

[别名异名] 熟地、大熟地。

[性味归经] 甘，微温。归肝、肾经。

[功效应用] ①补血：用于血虚面色萎黄、眩晕、心悸、失眠、月经不调、崩漏，常与当归、白芍、川芎同用，即四物汤（《太平惠民和剂局方》）；心悸、失眠者，可再加酸枣仁、柏子仁等；血虚崩漏者，可再加阿胶、艾叶等，如艾胶汤（《金匮要略》）。②滋阴：用于肝肾阴虚之腰膝酸软、耳鸣眩晕、潮热、盗汗、遗精、消渴，常与山茱萸、山药等同用，如六味地黄丸（《小儿药证直诀》）；若阴虚火旺之潮热盗汗、咳嗽咯血者，可与龟甲、黄柏、知母等同用，如大补阴丸（《丹溪心法》）。

现代常用于治疗贫血症、高血压、糖尿病、神经衰弱、慢性肾炎、习惯性便秘等。

[用法用量] 煎服：10～30 g；或入丸、散；熬膏；或浸酒。

[使用注意] 脾胃虚弱、腹满便溏，或痰湿素盛者忌用。

3. 白芍：见《本草经集注》。为毛茛科多年生草本植物芍药的根。主产于东北、华北及河南、山东、陕西等地。全国各地均有栽培。

[别名异名] 芍药、川芍药、杭白芍、亳白芍、炒白芍。

[性味归经] 苦、酸，微寒。归肝、脾经。

[功效应用] ①养血敛阴：用于血虚月经不调、经闭、痛经、目眩耳鸣，常配伍熟地黄、当归、川芎，即四物汤（《太平惠民和剂局方》）；行经腹痛，可再加香附、延胡索等；冲任虚损所致月经过多、崩漏不止，可再加阿胶、艾叶、甘草，即胶艾汤（《金匮要略》）；用于外感风寒，表虚自汗，常与桂枝等同用，如桂枝汤（《伤寒论》）；若与龙骨、牡蛎、五味子配伍，则治阴虚阳浮所致盗汗。②平抑肝阳：用于肝阴不足，肝阳上亢所致头痛、眩晕、耳鸣、眼花，常与赭石、牡蛎、龙骨、生地黄、牛膝等同用，如镇肝息风汤（《医学衷中参西录》）。③柔肝止痛：用于肝气郁滞，肝胃不和所致胁肋、脘腹疼痛、手足拘挛疼痛。治疗胁痛，常与柴胡、香附、川芎等配伍，如柴胡疏肝散（《景岳全书》）；治疗胃肠、四肢痉挛疼痛，常与甘草配伍，即芍药甘草汤（《伤寒论》）；治疗下痢腹痛，常配伍木香、黄连、槟榔、黄芩等，如芍药汤（《保命集》）。

现代常用于治疗月经不调、痛经、盆腔炎、宫颈糜烂、颈椎病、腓肠肌痉挛、面肌痉挛、胃炎、上消化道溃疡、溃疡性结肠炎、急性阑尾炎、高血压等。

[用法用量] 煎服：5～10 g（大剂量 15～30 g）；或入丸、散。

[使用注意] 反藜芦。虚寒腹痛泄泻者慎用。

4. 阿胶：见《神农本草经》。为马科动物驴的皮去毛后熬制而成的胶块。主产于山东、河北、浙江、河南等地。

[别名异名] 生阿胶、阿胶珠、陈阿胶、驴皮胶、蛤粉、炒阿胶、蒲黄炒阿胶、傅致胶。

[性味归经] 甘，平。归肺、肝、肾经。

［功效应用］①补血养血：用于血虚诸证，尤以出血而致血虚者最佳，可单用，亦可与熟地黄、白芍、当归等同用，如阿胶四物汤（《杂病源流犀烛》）；若与桂枝、甘草、人参等同用，可治气虚血少之心动悸、脉结代，如炙甘草汤（《伤寒论》）。②滋阴润燥：用于阴虚津亏血燥所致的各种病证。治阴虚火旺之心烦失眠，常与黄连、鸡子黄、黄芩、白芍、生地黄等同用，如黄连阿胶汤（《伤寒论》）；治肺虚有热之燥咳，或痰中带血，常与马兜铃、牛蒡子、杏仁等同用，如补肺阿胶汤（《温病条辨》）；治燥邪伤肺之干咳无痰、鼻燥咽干、心烦口渴，常与麦冬、桑叶、杏仁等同用，如清燥救肺汤（《医门法律》）。③止血安胎：用于阴虚血热之吐血、衄血，可与生地黄、蒲黄等同用；用于妇女冲任虚损所致崩漏下血、月经过多、妊娠下血，常与生地黄、当归、白芍、川芎、甘草、艾叶炭等同用，如胶艾汤（《金匮要略》）；用于脾不统血之吐血、便血、崩漏下血，常与灶心土、生地黄、白术、附子、甘草等同用，如黄土汤（《金匮要略》）。④息风止痉：用于热病后期，阴虚动风之手足瘈疭，常与龟甲、鸡子黄等同用，如大定风珠、小定风珠（《温病条辨》）。

现代常用于治疗血小板减少性紫癜、贫血、再生障碍性贫血、白细胞减少症、先兆流产、上消化道出血、眼球出血、功能失调性子宫出血、神经衰弱、急性支气管炎、肺结核咯血等。

［用法用量］内服：入汤剂溶化，或另用黄酒或开水烊化，5～10 g 煎服；或入丸、散。

［使用注意］本品性质黏腻，有碍脾胃运化功能，脾胃虚弱者慎用。

5. 何首乌：见《日华子诸家本草》。为蓼科多年生缠绕草本植物何首乌的块根。主产于长江流域及江南各地。

［别名异名］生首乌、制首乌、首乌、地精、红内消、赤首乌。

［性味归经］甘、苦、涩，微温。归肝、肾经。

［功效应用］①补肝肾，益精血：用于肝肾精血亏虚之证。治精亏血虚之头昏眼花、须发早白、腰膝酸痛，常与当归、枸杞子、菟丝子、牛膝、茯苓、补骨脂同用，即七宝美髯丹（《医方集解》）；治血虚精亏之须发早白、脱发，常配伍熟地黄、生侧柏叶、女贞子等；治阴虚阳亢之头目眩晕、肢体麻木，可取生首乌与女贞子、桑寄生、生地黄、白芍、豨莶草等同用。②润肠通便：用于阴血不足之肠燥便秘，单用生何首乌水煎服，亦可配伍当归、肉苁蓉、火麻仁、黑芝麻等。③截疟：用于久疟不止，气血俱虚，可取生何首乌与党参、陈皮、煨姜、当归同用，即何人饮（《景岳全书》）。④解毒止痒：用于遍身疮肿痒痛，常与苦参、防风、薄荷等量煎汤，热洗，即何首乌散（《外科精要》）。此外，配伍夏枯草、昆布、土贝母、香附、当归、川芎等，还可治瘰疬。

现代常用于治疗动脉硬化、原发性高血压、冠心病、神经衰弱、荨麻疹、精神分裂症、高胆固醇血症等。

［用法用量］煎服：10～15 g；或熬膏、浸酒；或入丸、散。外用：适量，煎水洗；或研末撒、调涂。

［使用注意］大便溏泄及有湿痰者不宜用。

6. 龙眼肉：见《开宝重定本草》。为无患子科常绿乔木龙眼的假种皮。

［别名异名］桂圆、桂圆肉、圆肉、龙眼干。

［性味归经］甘，温。归心、脾经。

［功效应用］①补益心脾：用于思虑过度，劳伤心脾所致失眠，健忘，惊悸，怔忡。轻症，可单味煎汤常服，或浸酒服用；重症，可与人参、当归、酸枣仁等药同用，共收益

气养血安神之功，如归脾汤（《济生方》）。②益气养血：用于虚劳羸弱、气血不足，可与白糖、鸡蛋等同用，如玉灵膏（《随息居饮食谱》）。

现代常用于治疗神经衰弱、失眠、健忘等。

［用法用量］煎服：10～15 g（大剂量30～60 g）；浸酒熬膏或入丸剂。

［使用注意］湿阻中满及有停饮、痰、火者忌用。

7. 楮实子：见《名医别录》。为桑科落叶乔木构树的果实。

［别名异名］楮实、楮桃、毂树子、角树子、构泡、野杨梅子、毂实。

［性味归经］甘，寒。归肝、脾、肾经。

［功效应用］①滋补肝肾：用于肝肾阴虚所致腰膝酸痛、头晕眼花、盗汗、遗精、口干、便秘，可用煮黑豆汁浸泡本品，晒干再浸，直至豆汁渗尽后晒干，与枸杞子同煎，或炒焦研末，白汤调服。②养肝明目：用于肝热目翳及肝虚目昏，单用研末，蜜汤调服，或与荆芥穗、地骨皮等量研末，炼蜜为丸服。③利尿消肿：用于水气臌胀、浮肿，可与丁香、茯苓末为丸服。此外，单用1～2个为末服，可治喉痹。

现代常用于治疗围绝经期综合征、肾炎性水肿等。

［用法用量］煎服：6～10 g；或入丸、散。外用：适量，捣敷。

［使用注意］含油脂，有滑肠作用，故便溏者及脾胃虚弱者不宜服用。

（四）补阴

1. 北沙参：见《本草汇言》。为伞形科多年生草本植物珊瑚菜的根。产于辽宁、河北、山东、江苏、浙江、台湾、福建等地。

［别名异名］北条参、沙参、莱阳沙参、海沙参、辽沙参，条沙参。

［性味归经］甘，苦，微寒。归肺、胃经。

［功效应用］①润肺止咳：用于肺热燥咳、虚劳久咳，单用，或与麦冬、玉竹、天花粉等配伍，如沙参麦门冬汤（《温病条辨》）。②养胃生津：用于热病津伤之口渴咽干、食欲不振，常与麦冬、玉竹、生地黄等同用，如益胃汤（《温病条辨》）。此外，对于秋冬季节之皮肤干燥瘙痒，也可与麦冬、玉竹等同用。

现代常用于治疗慢性气管炎、肺结核、发热性感染性疾病恢复期等。

［用法用量］煎服：10～15 g；熬膏或入丸剂。

［使用注意］风寒咳嗽及肺、胃虚寒者忌服。反藜芦。

2. 南沙参：见《本经逢原》。为桔梗科植物轮叶沙参或杏叶沙参等的根。主产于安徽、江苏、浙江、贵州、四川、云南等地。

［别名异名］沙参、白沙参、白参、文希、泡参、桔参、泡沙参、土人参。

［性味归经］甘，凉。归肺、胃经。

［功效应用］①养阴润肺：用于阴虚肺燥之干咳痰少、咳痰不爽、咽干音哑，常与沙参、麦冬、知母、川贝母、玉竹等同用。②养胃生津：用于胃虚有热之口干咽燥、饥不欲食，可与玉竹、麦冬、生地黄等同用，如益胃汤（《温病条辨》）。

现代常用于治疗慢性支气管炎、肺结核、萎缩性胃炎等。

［用法用量］煎服：10～15 g（鲜品50～100 g）。

［使用注意］风寒咳嗽者忌服。反藜芦。

3. 百合：见《神农本草经》。为百合科多年生草本植物百合、细叶百合和麝香百合及其同属多种植物鳞茎的鳞叶。全国各地均产。

［别名异名］药百合、山百合、家百合、白百合。

［性味归经］甘，微寒。归肺、心经。

[功效应用] ①润肺止咳：用于肺燥或肺热咳嗽、虚劳久咳、痰中带血，常配伍生地黄、玄参、麦冬、川贝母等，如百合固金汤（《慎斋遗书》）。②清心安神：用于热病后期，余热未尽，气阴不足所致虚烦惊悸、神思恍惚、失眠多梦，常与知母、地黄等同用，如百合知母汤、百合地黄汤（《金匮要略》）。此外，取干品研粉制成百合海绵塞鼻，可治疗鼻衄。

现代常用于治疗支气管炎、支气管扩张、肺结核、肺气肿、神经衰弱、抑郁症、围绝经期综合征等。

[用法用量] 煎服：10～15 g。

[使用注意] 本品性寒润，故风寒咳嗽及中寒便溏者忌用。

4. 麦冬：见《神农本草经》。为百合科多年生草本植物沿阶草的块根。全国大部分地区均有分布或栽培。

[别名异名] 麦门冬、寸麦冬、寸冬。

[性味归经] 甘、微苦，微寒。归脾、胃、心经。

[功效应用] ①养阴润肺：用于燥伤肺阴之干咳少痰、咽干口渴、舌红少苔，常与沙参、玉竹、桑叶、天花粉、扁豆、甘草同用，如沙参麦冬汤（《温病条辨》）；亦可与天冬、白蜜同用，即二冬膏（《张氏医通》）。②益胃生津：用于胃阴不足之口渴舌燥，常与沙参、生地黄、玉竹同用，如益胃汤（《温病条辨》）。③清心除烦：用于心烦不安。温热病邪热入营、身热夜甚、烦躁不安，常配伍生地黄、玄参、丹参、竹叶心、黄连等，如清营汤（《温病条辨》）；治疗心肾阴虚之心烦失眠，可配伍丹参、茯神、五味子、酸枣仁、柏子仁、远志、生地黄、玄参等，如补心丹（《摄生秘剖》）。④润肠通便：用于热病后期之肠燥便秘，常与生地黄、玄参同用，即增液汤（《温病条辨》）。

现代常用于治疗胃和十二指肠溃疡、萎缩性胃炎、肺结核咯血、糖尿病、习惯性便秘等。

[用法用量] 煎服：6～12 g；或入丸、散。

[使用注意] 脾胃虚寒泄泻、风寒痰饮咳嗽者忌服。

5. 石斛：见《神农本草经》。为兰科多年生常绿草本植物金钗石斛及其多种同属植物的茎。主产于四川、贵州、云南、广西、台湾及长江流域各地。

[别名异名] 金钗石斛、黄草石斛、小黄草石斛、耳环石斛、鲜石斛、金石斛、川石斛、霍山石斛。

[性味归经] 甘，微寒。归胃、肺、肾经。

[功效应用] ①养胃生津：用于热病津伤、胃阴不足之口干燥渴，常与鲜生地黄、麦冬、天花粉等同用；消渴多饮、食多消瘦者，可以鲜石斛配伍天花粉、沙参、石膏、玉竹等；胃阴亏损所致食入即吐、时作干呕、舌光苔少者，可配伍鲜竹茹、沙参、麦冬等。②养阴清热：用于热病后期，余热未清之虚热不退者，可配伍白薇、知母、白芍。此外，还可明目强腰，用治肝肾阴虚所致视物昏花、翳障遮目，可与菊花、菟丝子、枸杞子、生地黄、熟地黄等同，如石斛夜光丸（《审视瑶函》）；下肢痿痹、步履无力者，可配伍熟地黄、牛膝、杜仲、虎骨等。

现代常用于治疗慢性胃炎、糖尿病、白内障等。

[用法用量] 煎服：6～12 g（鲜品15～30 g）；熬膏或入丸、散。

[使用注意] 温热病不可用之过早，以免滋补恋邪。热病津伤宜鲜用；阴虚舌干宜生用。

6. 玉竹：见《神农本草经》。为百合科多年生草本植物玉竹的根茎。主产于河南、河北、江苏、辽宁、湖南、江西、湖北等地。

[别名异名] 葳蕤、葳蕤、尾参、女萎、肥玉竹、百解药、连竹、西竹。

[性味归经] 甘，微寒。归肺、胃经。

[功效应用] ①养阴润肺：用于燥热伤肺所致咳嗽少痰、痰稠咽干，常与沙参、麦冬等配伍，如沙参麦门冬汤（《温病条辨》）；若素体阴虚，感受外邪而致发热、恶寒、咳嗽、咽干者，可配伍薄荷、白薇、葱白、桔梗等，如加减葳蕤汤（《重订通俗伤寒论》）。②养胃生津：用于胃热炽盛致津伤口渴、消谷善饥，常与沙参、麦冬、生地黄等配伍，如益胃汤（《温病条辨》）。

现代常用于治疗肺结核、慢性支气管炎、支气管扩张、慢性咽炎、风湿性心脏病、冠心病心绞痛、胃溃疡及胃黏膜脱垂等属阴虚者。

[用法用量] 煎服：6～15 g；熬膏或入丸、散。

7. 黄精：见《名医别录》。为百合科多年生草本植物黄精、多花黄精、热河黄精等的根茎。全国各地均有分布。

[别名异名] 龙衔、老虎姜、鸡头黄精、鸡头参、白及黄精、玉竹黄精、熟黄精、制黄精。

[性味归经] 甘，平。归脾、肺、肾经。

[功效应用] ①补脾益气：用于脾胃虚弱之倦怠少食、病后体虚，常配伍党参、白术、黄芪等；若气阴两虚者，可配伍枸杞子、生地黄等。②润肺止咳，养阴生津：用于阴虚肺燥之干咳少痰、肺结核咳血，常熬膏用，或配伍沙参、麦冬、杏仁、川贝母、白及、百部等煎服；用于阴虚内热之消渴，可单味大剂量煎服，亦可与天花粉、知母、石膏等同用。③补肾益精：用于肾虚精亏而见腰膝酸软、须发早白，单用熬膏服，或配伍天冬、枸杞子、何首乌等。

现代常用于治疗病后体弱、慢性病消耗性营养不良、白细胞减少症、高脂血症、肺结核、冠心病、糖尿病等。

[用法用量] 煎服：10～15 g（鲜品 30～60 g）；或熬膏；或入丸、散。外用：适量，煎水洗。

[使用注意] 痰湿壅盛，中寒便溏者忌服。

8. 明党参：见《饮片新参》。为伞形科多年生草本植物明党参的根。主产于江苏、浙江、安徽、四川等地。

[别名异名] 土人参、粉沙参、红党参、明沙参、山萝卜、明参。

[性味归经] 甘、微苦，凉。归肺、胃经。

[功效应用] ①润肺止咳：用于肺热咳嗽、咳痰不爽、肺燥咳嗽，常与沙参、贝母等同用。②养胃和中：用于胃热津亏之反胃呕逆、头晕目眩，常与麦冬、枇杷叶同用。③滋阴平肝：用于阴虚阳亢之眩晕头痛，常与白芍、石决明等同用；用于肝热目赤，可与桑叶、菊花配伍。

现代常用于治疗慢性支气管炎、支气管哮喘、慢性胃炎、贫血等。

[用法用量] 煎服：10～15 g；或熬膏。

[使用注意] 风寒咳嗽者慎服。

9. 枸杞子：见《神农本草经》。为茄科灌木宁夏枸杞或枸杞的果实。前者主产于宁夏、甘肃、河北等地；后者产于全国大部分地区。

[别名异名] 苟起子、杞子、枸蹄子、狗奶子、枸杞果、血枸子、枸地芽子、枸杞豆、血杞子。

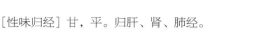

［性味归经］甘，平。归肝、肾、肺经。

［功效应用］①补肾益精：用于肾虚精亏所致腰膝酸软、头晕目眩、须发早白、阳痿遗精，常配伍熟地黄、山药、山茱萸等，如左归饮（《景岳全书》）。②养肝明目，用于肝肾不足，精血不能上注于目所致两目昏花或云翳遮睛，常配伍地黄、山药、山茱萸、茯苓、泽泻、牡丹皮、菊花，即杞菊地黄丸（《医级》）。③滋阴润肺：治疗虚劳咳嗽及消渴。治疗虚劳咳嗽，常与沙参、五味子、川贝母等同用；治疗消渴，常配伍天花粉、葛根、黄芪等。此外，浸酒饮服或与龙眼肉熬膏服用，可益颜耐老，润泽肌肤。

现代常用于治疗慢性肝炎、肝硬化、肺结核、糖尿病、早期老年性白内障、神经衰弱、遗精早泄等。

［用法用量］煎服：6～12 g；或熬膏、浸酒；或入丸、散。

［使用注意］外感表邪、内有实热及脾虚便溏者慎用。

10. 墨旱莲：见《饮片新参》。为菊科一年生草本植物鳢肠的全草。全国各地均产。

［别名异名］旱莲草、旱莲子、墨斗草、墨烟草、墨记菜、墨汁草、黑墨草。

［性味归经］甘、酸，凉。归肝、肾经。

［功效应用］①凉血止血：用于血热妄行之吐血、咯血、衄血、尿血、便血、血痢，单用煎服，或绞汁服，亦可与生地黄、藕节、侧柏叶、阿胶、蒲黄、白茅根等药同用；治疗外伤出血，可以鲜品捣烂外敷。②滋补肝肾：用于肝肾阴虚之头晕目眩、须发早白、牙齿松动，多与女贞子同用，如二至丸（《医方集解》）。

现代常用于治疗胃和十二指肠溃疡出血、妇女月经过多、功能失调性子宫出血、鼻出血、血小板减少性紫癜、尿血、肺结核咯血、须发早白、齿摇发脱、高血压等。

［用法用量］煎服：10～15 g（鲜者加倍）。外用：适量，捣敷；研末撒；或捣绒塞鼻。

［使用注意］脾肾虚寒者忌服。

11. 女贞子：见《神农本草经》。为木樨科常绿大灌木或小乔木女贞的果实。主产于我国长江流域及江南各地。

［别名异名］女贞实、冬青子、白蜡树子、制女贞子。

［性味归经］甘、苦，平。归肝、肾经。

［功效应用］①补益肝肾：用于肝肾阴亏之骨蒸发热、头昏目眩、腰膝酸软、肢体乏力、须发早白，常配伍桑寄生、何首乌、生地黄、杜仲、山药、枸杞子等；或与墨旱莲同用，即二至丸（《证治准绳》）。②养肝明目：用于肝肾阴虚所致两目昏花、视力减退，常配伍生地黄、山药、牡丹皮、茯苓、泽泻、山茱萸、枸杞子等。

现代常用于治疗神经衰弱、高血压、白细胞减少症、慢性咽炎、慢性支气管炎，急性或慢性肝炎、中心性浆液性脉络膜视网膜病变、早期白内障等。

［用法用量］煎服：10～15 g；熬膏或入丸剂。外用：熬膏点眼。

［使用注意］脾胃虚寒泄泻及阳虚者忌服。

12. 桑椹：见《新修本草》。为桑科植物桑的果穗。

［别名异名］桑椹子、黑桑椹，桑椹青、桑枣、桑果、桑粒、桑实。

［性味归经］甘、酸，寒。归肝、肾经。

［功效应用］①滋阴补血：用于肝肾不足和血虚精亏之眩晕、失眠、腰酸、耳鸣、须发早白，单用制膏即桑椹膏，或制蜜丸服；亦常与何首乌、女贞子、生地黄、熟地黄等配伍使用，如首乌延寿丹（《世补斋医书》）。②生津止渴：用于津伤口渴、消渴，常配伍玉竹、麦冬、天花粉、石斛等。③润肠通便：用于血虚阴亏之便秘，单味熬膏用，或与地黄

水煎，加蜂蜜少许冲服。

现代常用于治疗贫血、神经衰弱、糖尿病、便秘等。

[用法用量] 煎服：10～15 g；或煎膏，生食，浸酒。

[使用注意] 本品性寒滋润，脾胃虚寒作泄者勿服。

13. 黑芝麻：见《本草纲目》。为胡麻科一年生草本植物芝麻的黑色种子。全国各地均有栽培。

[别名异名] 胡麻、巨胜、乌麻子、小胡麻、油麻。

[性味归经] 甘，平。归肝、肾经。

[功效应用] ①滋补肝肾：用于肝肾不足所致眩晕、耳鸣、病后虚羸、须发早白，可与粳米、冰糖煮粥服，或与熟地黄、首乌、枸杞子等同用；用于肝虚视物模糊、大便燥结，可与桑叶等分制丸服用，即桑麻丸（《医级》）。若妇女乳少，可炒熟研末，入盐少许、王不留行煎汤冲服。②润肠通便：用于肠燥便秘，常与火麻仁、核桃仁等制丸服用。

现代常用于治疗贫血、便秘等。

[用法用量] 煎服：10～30 g；或入丸、散。

[使用注意] 脾虚便溏者不宜多服。

14. 龟甲：见《神农本草经》。为龟科动物乌龟的腹甲。主产于湖北、安徽、湖南、江苏、浙江等地。

[别名异名] 生龟板、炙龟板、龟板、龟壳、败龟板。

[性味归经] 咸、甘，寒。归肝、心、肾经。

[功效应用] ①滋阴潜阳：用于阴虚火旺之骨蒸劳热、盗汗，常与黄柏、知母、熟地黄等同用，如大补阴丸（《丹溪心法》）；阴虚阳亢、头晕目眩者，常与天冬、玄参、龙骨、牡蛎等同用，如镇肝息风汤（《医学衷中参西录》）；治热邪伤阴之筋脉拘挛、手足抽搐等症，常与白芍、麦冬、生地黄等同用，如大定风珠（《温病条辨》）。②益肾健骨：用于肾阴亏虚之腰脚痿弱、筋骨不健或小儿囟门不合，常与虎骨、熟地黄、白芍等同用，如虎潜丸（《丹溪心法》）。③固经止崩：用于阴虚血热之月经过多、崩漏带下，常与白芍、黄柏、椿根皮、香附等同用，如固精丸（《医学入门》）。④养血补心：用于心虚惊悸、失眠健忘，可与龙骨、远志、菖蒲等同用，如枕中丹（《备急千金要方》）。

现代常用于治疗神经衰弱、癫痫、注意缺陷多动障碍、高血压、糖尿病、小儿软骨病、中风后遗症、甲状腺功能亢进症、功能失调性子宫出血等。

[用法用量] 煎服：10～24 g（宜先煎）。

15. 鳖甲：见《神农本草经》。为鳖科动物中华鳖的背甲。南北各地湖泊、池塘、小河旁的沙泥中多有分布。

[别名异名] 甲鱼壳、团鱼甲、鳖盖子、鳖壳、上甲。

[性味归经] 咸，寒。归肝经。

[功效应用] ①滋阴潜阳：用于阴虚发热，骨蒸潮热及热病伤阴，虚风内动。治骨蒸潮热，常与龟甲、银柴胡、生地黄、地骨皮、牡丹皮、知母等同用，如清骨散（《证治准绳》）、青蒿鳖甲汤（《温病条辨》）；治阴虚动风，常与牡蛎、龟甲、生地黄、阿胶等配伍，如三甲复脉汤（《温病条辨》）。②软坚散结：用于久疟、疟母，常与柴胡、䗪虫、牡丹皮等同用，如鳖甲煎丸（《金匮要略》）；治癥瘕积聚、经闭，常与大黄、琥珀等配伍，如鳖甲丸（《太平圣惠方》）。

现代常用于治疗肺结核、颈淋巴结结核、夏季热所致低热、各种热性病后期之惊厥、慢性肝炎、肝脾大、慢性疟疾的脾大、妇女月经过多、崩漏等。

[用法用量] 煎服：10～30 g（煎剂宜先煎，久煎）；熬膏或入丸、散。外用：适量，研末撒；或调敷。

[使用注意] 脾胃虚寒，食少便溏者及孕妇慎用。

十七、收涩药

（一）固表止汗

1. 麻黄根：见《本草经集注》。为麻黄科植物草麻黄或木贼麻黄或中麻黄的根及根茎。

[性味归经] 甘，平。归肺经。

[功效应用] 收敛止汗：用于体虚自汗，盗汗，产后虚汗。治疗表虚自汗，常配伍黄芪、白术等；治疗阴虚盗汗，常与熟地黄、山茱萸等同用；治疗产后虚汗，可配伍黄芪、当归等。

现代常用于治疗自汗、盗汗症。

[用法用量] 煎服：3～10 g。

[使用注意] 表邪不解者忌服。

2. 浮小麦：见《本草蒙筌》。为禾本科植物小麦干瘪的颖果。全国各地均产。

[别名异名] 浮麦。

[性味归经] 甘，凉。归心经。

[功效应用] ①收敛止汗：用于气虚自汗及阴虚盗汗。治气虚自汗，常与黄芪、麻黄根、牡蛎等同用，如牡蛎散（《太平惠民和剂局方》）；治阴虚盗汗，常配伍生地黄、白芍、糯稻根等。②养阴退热：用于心烦口渴，骨蒸劳热，可与玄参、生地黄、地骨皮煎汤顿服。

现代常用于治疗自汗、盗汗症等。

[用法用量] 煎服：15～30 g；或炒焦研末服，3～5 g。

[使用注意] 表邪汗出者忌用。

3. 糯稻根须：见《本草再新》。为禾本科植物稻（糯稻）的根茎及根。

[别名异名] 稻根须、糯稻根。

[性味归经] 甘，平。归脾、肺经。

[功效应用] ①养阴清热：用于阴虚发热、肺结核潮热，可与生地黄、麦冬、地骨皮同用。②收敛止汗：用于自汗、盗汗，可与黄芪、白术、浮小麦、牡蛎，或生地黄、白芍、五味子等同用。

现代常用于治疗消耗性疾病之长期低热。

[用法用量] 煎服：15～30 g（大剂量 60～120 g）。

（二）敛肺涩肠

1. 五味子：见《神农本草经》。为木兰科落叶木质藤本植物五味子的果实。分布于东北、华北、湖北、湖南、江西、四川等地。

[别名异名] 北五味子、南五味子、辽五味子。

[性味归经] 甘、酸，温。归肺、肾经。

[功效应用] ①敛肺止咳：用于肺虚久咳无痰，单用，或与罂粟壳同用；若咳嗽气短、神疲乏力，可配伍人参、黄芪、紫菀等；若素有痰饮，而复感风寒者，可配伍麻黄、细辛、干姜等，如小青龙汤（《伤寒论》）、苓甘五味姜辛汤（《金匮要略》）。②固精缩尿：用

于肾虚精关不固之遗精、遗尿、尿频，常与桑螵蛸、煅龙骨、附子同用，如桑螵蛸丸（《杨氏家藏方》）。③涩肠止泻：用于脾肾虚寒之五更泄泻，常与补骨脂、吴茱萸、肉豆蔻同用，如四神丸（《妇人良方》）。④固表止汗：用于自汗、盗汗，常与麻黄根、浮小麦、牡蛎等同用。⑤益气生津：用于夏季伤暑，或热病后气阴两伤者，常与人参、麦冬同用，如生脉散（《备急千金要方》）；若阴虚内热、口渴多饮之消渴证，可与黄芪、山药、知母、天花粉等同用，如玉液汤（《医学衷中参西录》）。⑥宁心安神：用于心悸、失眠、健忘、多梦，常与人参、麦冬、丹参、生地黄、酸枣仁等同用，如天王补心丹（《摄生秘剖》）。

现代常用于治疗神经衰弱、急性或慢性肝炎、自汗症、盗汗症、遗精、滑精、高脂血症、慢性肠炎、支气管炎等。

[用法用量] 煎服：3～5 g；或研末服，1～3 g。

[使用注意] 表邪未解、内有实热、咳嗽初起、麻疹初起者均应慎用。

2. 乌梅：见《本草经集注》。为蔷薇科落叶小乔木梅的未成熟果实经烘焙而成。主产于四川、浙江、福建、湖南、贵州。

[别名异名] 梅实、熏梅、橘梅肉、乌梅肉、乌梅炭。

[性味归经] 酸，温。归肝、脾、肺、大肠经。

[功效应用] ①敛肺止咳：用于肺虚久咳，常与粟壳等分为末，睡时蜜汤调下（《肘后方》），或与罂粟壳、杏仁、阿胶、半夏、紫苏叶、生姜、甘草同用，即一服散（《世医得效方》）。②涩肠止泻：用于久泻久痢，单用，或与肉豆蔻、党参、木香等同用，如固肠丸（《证治准绳》）；与黄连为丸，治下痢不能食，即乌梅丸（《太平圣惠方》）。③和胃安蛔：用于蛔虫病之腹痛、呕吐，常与黄连、黄柏、细辛、干姜等同用，如乌梅丸（《伤寒论》）。④固下止血：用于大便下血、尿血、崩漏不止，常单味烧炭研末，醋丸，水送服。⑤生津止渴：用于消渴多饮、烦闷，单用，或与黄芪、麦冬、天花粉同用，如玉泉丸（《沈氏尊生书》）。

现代常用于治疗非特异性结肠炎、胆道蛔虫病、细菌性痢疾、胃肠神经症、慢性支气管炎、糖尿病、百日咳、肠道寄生虫病、病毒性肝炎等。

[用法用量] 煎服：2.5～5 g；或入丸、散。外用：适量，煅研干撒；或调敷。

[使用注意] 有实邪者忌服。

3. 五倍子：见《本草纲目拾遗》。为倍蚜科昆虫角倍蚜或倍蛋蚜寄生在漆树科植物盐肤木或青麸杨等叶上形成的虫瘿。主产于四川、贵州、云南、陕西、湖北、广西等地。

[别名异名] 文蛤、百虫仓、木附子。

[性味归经] 酸，平。归肺、胃、大肠经。

[功效应用] ①敛肺止咳：用于肺虚久咳，常与五味子、罂粟壳同用。②涩肠止泻：用于久泻久痢、脱肛，可单用，或与诃子、五味子同用，如玉关丸（《景岳全书》）。③涩精缩尿：用于遗精、遗尿，可与龙骨、茯苓等同用。④敛汗固表：用于自汗、盗汗，可单味研末，水调为膏，敷肚脐上，晚敷晨去；或内服。⑤解毒收湿：用于疮疖肿毒、皮肤湿烂，常单味研末外敷；或煎汤熏洗，或与枯矾同用。

现代常用于治疗胃和十二指肠溃疡、功能失调性子宫出血、脱肛、久痢便血、水田皮炎、自主神经功能紊乱、宫颈糜烂、睫毛倒卷、拔牙出血、肺结核等。

[用法用量] 内服：入丸、散，0.5～1.5 g；或入煎剂，1.5～5 g。外用：煎汤熏洗；研末撒；或调敷。

[使用注意] 外感风寒或肺有实热之咳嗽及积滞未清之泻痢忌服。

4. 罂粟壳：见《本草发挥》。为罂粟科1年生或2年生草本植物罂粟的干燥果壳。原产于欧洲南部及亚洲。

[别名异名] 御米壳、粟壳、烟斗斗、鸦片烟果果、炙罂粟壳。

[性味归经] 酸、涩，平。有毒。归肺、肾、大肠经。

[功效应用] ①敛肺止咳：用于肺虚久咳，蜜炙单用研末冲服，或与乌梅同用，即小百劳散（《宣明论方》）。②涩肠止泻：用于久泻、久痢，可与乌梅、大枣同用。若久痢不止，亦可与木香、黄连、生姜、麝香、甘草同用，即木香散（《本事方》）。③止痛：用于心腹及筋骨肌肉疼痛，单用，或随症配伍。

现代常用于治疗肺结核、支气管哮喘、慢性结肠炎及胃肠痉挛疼痛等。

[用法用量] 煎服：2.5～5 g；或入丸、散。

[使用注意] 痢疾、咳嗽初起时忌用。

5. 诃子：见《本草图经》。为使君子科高大乔木诃子的果实。主产于云南。

[别名异名] 诃子皮、诃子肉、煨诃子、诃黎勒。

[性味归经] 苦、酸、涩，温。归脾、肺、大肠经。

[功效应用] ①涩肠止泻：用于久泻，久痢，脱肛。治久痢腹痛而偏热者，可与黄连、木香、甘草同用，即诃子散（《保命集》）；治虚寒久泻或脱肛者，可与干姜、罂粟壳、陈皮等配伍，如诃子皮散（《兰室秘藏》）。②敛肺止咳开音：用于肺虚喘咳，或久咳失音，与桔梗、甘草同用，即诃子汤（《宣明论方》）；与杏仁、通草配伍，即诃子饮（《济生论》）。

现代常用于治疗慢性肠炎、痢疾、慢性咽炎、肺结核、慢性气管炎、大叶性肺炎等。

[用法用量] 煎服：3～10 g；或入丸、散。外用：适量，煎水熏洗。

[使用注意] 本品酸涩收敛，有留邪之弊，凡痰嗽、泻痢初起者忌用。

6. 石榴皮：见《雷公炮炙论》。为石榴科落叶灌木或乔木石榴的果皮。我国大部分地区均有种植。

[别名异名] 石榴壳、酸石榴皮、酸榴皮。

[性味归经] 酸、涩，温。有小毒。归胃、大肠经。

[功效应用] ①涩肠止泻：用于久泻、久痢、便血、脱肛，单用研粉冲服，或煎服，也可配方使用。治疗久痢不止，配黄连、黄柏、当归等，如黄连汤（《备急千金要方》）；治疗脱肛，与陈壁土、白矾浓煎熏洗，再加五倍子炒研敷托上之。②杀虫：用于蛔虫、绦虫病，可与槟榔各等分，煎汤或研粉服。此外，石榴皮炒炭研粉，麻油调涂，可治牛皮癣及水火烫伤。

现代常用于治疗细菌性痢疾、阿米巴痢疾、肠炎、慢性阑尾炎、多发性疖肿、外伤感染等。

[用法用量] 煎服：3～10 g；或入丸、散。外用：适量，研粉调敷；或煎水熏洗。

[使用注意] 泻痢初起者忌服。

7. 肉豆蔻：见《药性论》。为肉豆蔻科高大乔木植物肉豆蔻的成熟种仁。主产于印度尼西亚、马来西亚、巴西等国及我国广东、台湾、云南等地。

[别名异名] 肉果、肉蔻、玉果。

[性味归经] 辛，温。归脾、胃、大肠经。

[功效应用] ①涩肠止泻：用于脾胃虚寒所致久泻、久痢，常配伍党参、白术、诃子等，如养脏汤（《太平惠民和剂局方》）；用于脾肾阳虚所致五更泄泻，常与补骨脂、吴茱萸、五味子等同用，如四神丸（《内科摘要》）。②温中行气：用于中焦虚寒气滞所致脘腹冷痛或胀痛、食少吐泻，常配伍木香、干姜、姜半夏等。

现代常用于治疗慢性结肠炎、消化不良等。

[用法用量] 煎服：3～10 g；或入丸、散，1.5～3 g。

[使用注意] 本品生用滑肠，煨熟后温中止泻。湿热泻痢者忌用。

8. 赤石脂：见《神农本草经》。为单斜晶系的多水高岭土。产于福建、河南、江苏、陕西、湖北、山东、安徽、山西等地。

[别名异名] 红土、赤石土。

[性味归经] 甘、涩，温。归胃、大肠、肾经。

[功效应用] ①涩肠止泻：用于久泻久痢，便下脓血，脱肛。治虚寒下痢、便下脓血，配伍干姜、粳米，即桃花汤（《伤寒论》）；治泻痢日久、滑泄不禁，与禹余粮同用，即赤石脂禹余粮汤（《伤寒论》），与灶心土等分为散外用，治脱肛不收。②固崩止带：用于崩漏带下，常与侧柏叶、海螵蛸，煅烧为末服，即赤石脂散（《太平圣惠方》）。③生肌敛疮：用于疮疡溃后久不收口、湿疹、湿疮脓水浸淫之证，常与象皮、龙骨、血竭等配伍外用，如生肌散（《经验方》）。若与五倍子、松香研粉撒敷，又治外伤出血。

现代常用于治疗慢性痢疾、慢性结肠炎、月经过多、外伤出血等。

[用法用量] 煎服：10～12 g；或入丸、散。外用：研末撒；或调敷。

[使用注意] 有湿热积滞者忌服。孕妇慎服。

9. 禹余粮：见《神农本草经》。为氧化物类矿物褐铁矿的矿石。产于河南、江苏、广东、浙江、四川等地。采挖后去净杂石即可。

[别名异名] 太一余粮、石脑、禹哀、太一禹余粮、白余粮、禹粮石、余粮石、煅禹余粮。

[性味归经] 甘、涩，平。归脾、胃、大肠经。

[功效应用] ①涩肠止泻：用于久泻，久痢，常与赤石脂等量同用，即赤石脂禹余粮汤（《伤寒论》）；若虚寒泄泻，可与补骨脂、白术等配伍。②止血止带：用于崩漏、便血、月经过多，可配伍灶心土、海螵蛸、龙骨、牡蛎等；用于白带过多，可与干姜等分为末，温酒送服。大便下血者，亦可配伍地榆炭、槐花炭等。

现代常用于治疗慢性肠炎、慢性细菌性痢疾、功能失调性子宫出血、痔疮出血等。

[用法用量] 煎服：10～15 g；或入丸、散。

[使用注意] 实证及孕妇忌服。

（三）固精缩尿止带

1. 山茱萸：见《神农本草经》。为山茱萸科落叶小乔本山茱萸的果肉。产于浙江、河南、安徽、陕西、山西、四川等地。

[别名异名] 蜀刺、鸡足、山萸肉、肉枣、枣皮、萸肉、制萸肉。

[性味归经] 甘、酸，微温。归肝、肾经。

[功效应用] ①补益肝肾：本品甘温质润，阴阳双补。用于肝肾阴虚之头晕目眩、腰酸耳鸣，常与熟地黄、山药等同用，如六味地黄丸《小儿药证直诀》）；用于命门火衰、肾阳不足之腰膝冷痛、阳痿遗精，常与附子、肉桂、淫羊藿、巴戟天等同用，如肾气丸（《金匮要略》）。②收敛固涩：用于肾虚精关不固之遗精、滑精，如六味地黄丸、肾气丸；用于肾虚膀胱失约之遗尿、尿频，常与覆盆子、桑螵蛸、金樱子等同用；用于妇女肝肾亏损、冲任不固之崩漏、月经过多，常与熟地黄、白芍、当归等同用，如加味四物汤（《傅青主女科》）；用于大汗欲脱，神疲衰惫，常与人参、附子、龙骨等同用，如来复汤（《医学衷中参西录》）。此外，与生地黄、天花粉等同用，还治消渴症。

现代常用于治疗阳痿、遗精、早泄、不育症、不孕症、习惯性流产、功能失调性子宫出血、糖尿病、围绝经期综合征、白内障、青光眼、角膜炎、原发性视网膜色素变性、再生障碍性贫血、骨质疏松症、神经衰弱等。

[用法用量] 煎服：5～10 g（急救固脱 10～30 g）；或入丸、散。

[使用注意] 本品温补固涩，故命门火炽，素有湿热及小便淋涩者忌服。

2. 覆盆子：见《本草经集注》。为蔷薇科落叶灌木掌叶覆盆子、插田泡等未成熟的果实。主产于安徽、浙江、福建、湖北等地。

[别名异名] 覆盆、复盆、小托盘。

[性味归经] 甘、酸，微温。归肝、肾经。

[功效应用] ①补肝益肾，固精缩尿：用于肝肾不足所致阳痿、遗精、早泄，常配伍菟丝子、枸杞子、车前子、五味子，即五子衍宗丸（《摄生众妙方》）。用于肾虚遗尿、尿频，常配伍桑螵蛸、益智等。②养肝明目：用于肝肾不足之视物昏花、目暗不明，常配伍熟地黄、枸杞子、女贞子等。

现代常用于治疗性功能减退、遗尿、尿频、不孕症、不育症、老年性白内障、青光眼等。

[用法用量] 煎服：5～10 g；浸酒或入丸、散。

[使用注意] 肾虚有火、小便短涩者慎用。

3. 桑螵蛸：见《神农本草经》。为螳螂科昆虫大刀螂或小刀螂、薄翅螳螂等的干燥卵鞘。主产于广西、云南、湖北、湖南、山东、浙江、江苏等地。

[别名异名] 桑蛸、黑螵蛸、螳螂子、螳螂壳、螳螂蛋、螳螂巢。

[性味归经] 甘、咸，平。归肝、肾经。

[功效应用] 补肾助阳，固精缩尿：用于肾阳不足之遗精、早泄、阳痿、遗尿、尿频。治遗精、早泄，常与五味子、煅龙骨等同用，如秘精丸（《济生方》）；治遗尿、尿频、健忘，常与党参、龙骨、牡蛎等同用，如桑螵蛸散（《本草衍义》），或配伍山茱萸、沙苑子、当归、黄芪等，如固脬汤（《沈氏尊生书》）；治肾虚阳痿，可与鹿茸、菟丝子、肉苁蓉等同用。

现代常用于治疗遗精、遗尿、小便频数等。

[用法用量] 煎服：5～10 g；或入丸、散。外用：适量，研末撒或油调敷。

[使用注意] 本品助阳固涩，故阴虚火旺、膀胱有热而小便短数者忌服。

4. 金樱子：见《雷公炮炙论》。为蔷薇科常绿攀援灌木金樱子的果实。主产于广东、湖南、浙江、江西等地。

[别名异名] 刺榆子、刺梨子、金樱肉、金英子、糖罐子、黄刺果、野石榴、糖刺果、灯笼果。

[性味归经] 酸、涩，平。归肾、膀胱、大肠经。

[功效应用] ①固精缩尿止带：用于肾虚遗精、滑精、尿频、遗尿，单用熬膏，即金樱子膏（《明医指掌》），或与桑螵蛸、覆盆子、芡实、山药、莲须等同用，如水陆二仙丹（《仁存堂经验方》）；用于妇女带下，常配伍芡实、山药、莲子、苍术、茯苓、车前子等。②涩肠止泻：用于脾虚久泻久痢，单味煎服，或与党参、白术、山药等同用。

现代常用于治疗遗精、尿频、慢性肠炎、慢性痢疾、带下、子宫脱垂等。

[用法用量] 煎服：6～12 g；入丸、散；或熬膏。

[使用注意] 功长收涩，故有实火、邪热者忌用。多服久服可致便秘和轻度腹痛。

5. 海螵蛸：见《神农本草经》。为乌贼科动物无针乌贼、金乌贼、针乌贼、白斑乌贼、虎斑乌贼、拟目乌贼等多种乌贼的骨状内壳。我国沿海各省均产。

[别名异名] 乌贼骨、乌鲗鱼、墨鱼骨、墨鱼盖。

[性味归经] 咸、涩，微温。归肝、肾经。

[功效应用] ①收敛止血：用于多种出血症。治妇女崩漏下血，常与棕榈炭、茜草、黄芪等同用，如固冲汤（《医学衷中参西录》）；治吐血、便血，常与白及等分为末服，即乌及散；治便血、痔血，可单用炙黄，研末服；治创伤出血，单用研粉，加压外敷。②固精止带：用于男子遗精、滑精，常与山茱萸、沙苑子、菟丝子等同用；用于女子赤白带下，常与白芷、血余炭等配伍，如白芷散（《妇人良方》）。③抑酸止痛：用于胃脘疼痛、泛吐酸水，常与浙贝母同用，即乌贝散。④收湿敛疮：用于湿疮、湿疹、疮面多脓、久不愈合，单用为末外敷，或与石膏、煅龙骨、枯矾等同用。

现代常用于治疗胃和十二指肠球部溃疡、胃炎及各种出血症。

[用法用量] 煎服：6～12 g；或入丸、散。外用：适量，研末撒；或调敷。

[使用注意] 本品性温燥，能伤阴助热，故阴虚多汗者不宜用。

6. 莲子：见《本草经集注》。为睡莲科多年生水生草本植物莲的种子。主产于湖南、湖北、福建、江苏、浙江、江西。

[别名异名] 莲子肉、莲肉、建莲肉、湘莲肉、莲实、甜石莲、藕实、莲蓬子。

[性味归经] 甘、涩，平。归心、脾、肾经。

[功效应用] ①补脾止泻：用于脾胃虚弱之泄泻、纳呆，常与茯苓、白术、山药、砂仁等同用，如参苓白术散（《太平惠民和剂局方》）。②固精止带：用于肾亏遗精、崩漏、带下，可与沙苑子、芡实、龙骨、牡蛎、莲须等同用。③益肾养心：用于心肾不交所致心悸、失眠，常与酸枣仁、茯神等同用。

现代常用于治疗小儿营养不良、小儿单纯性消化不良、慢性萎缩性胃炎、慢性支气管炎、慢性肠炎、神经衰弱、遗精、滑精等。

[用法用量] 煎服：5～12 g；或入丸、散。

[使用注意] 中满痞胀及大便燥结者忌服。

7. 芡实：见《本草纲目》。为睡莲科一年生水生草本植物芡的种仁。分布于我国南北各地，主产于山东、湖北、湖南、江苏等地。

[别名异名] 芡实米、南芡实、北芡实、苏芡实、鸡头、鸡头米。

[性味归经] 甘、涩，平。归脾、肾经。

[功效应用] ①健脾止泻：用于脾虚泄泻，日久不止，常与党参、白术、山药、茯苓等同用。②益肾固精：用于肾虚梦遗滑精、小便不禁，常与莲须、龙骨、牡蛎、沙苑子为丸，即金锁固精丸（《医方集解》）；若与金樱子同用，即水陆二仙丹（《仁存堂经验方》）。③祛湿止带：用于湿热带下及脾肾虚损之带下清白。治湿热带下，常与黄柏、车前子、白果、山药同用，即易黄散（《傅青主女科》）；带下清稀者，可与茯苓、山药、菟丝子、海螵蛸、煅龙骨等配伍。

现代常用于治疗遗精、带下症、慢性腹泻等。

[用法用量] 煎服；10～15 g；或入丸、散。

8. 刺猬皮：见《本草原始》。为刺猬科动物刺猬的皮。全国大部分地区均产。

[别名异名] 猬皮、炙刺猬、仙人衣。

[性味归经] 苦，平。归胃、大肠、肾经。

[功效应用] ①固精缩尿：用于肾气不固之遗精、遗尿、小便频数，单味炒炙，研末服；亦可配伍芡实、龙骨、牡蛎、益智等。②收敛止血：用于痔疮出血、肠风下血、脱肛，煅烧存性研末，热酒或热米汤调服，或外敷；治疗鼻出血，常以其末绵裹纳鼻中。③行气止痛：用于气滞血瘀之胃脘疼痛、反胃吐食、疝气腹痛，单味炒炙研末，温黄酒

送服。

现代常用于治疗遗精、遗尿、慢性胃炎、痔疮出血、颈淋巴结结核等。

[用法用量] 煎服：6～9 g；或1.5～3 g入散剂。外用：适量，研末撒；或调敷。

[使用注意] 孕妇忌服。

9. 椿皮：见《药性论》。为苦木科落叶乔木臭椿的根皮或树皮。全国大部分地区均有分布。主产于山东、河南、辽宁、安徽等地。

[别名异名] 樗白皮、樗皮、臭椿皮、椿白皮、苦椿皮。

[性味归经] 苦、涩，寒。归胃、大肠、肝经。

[功效应用] ①清热燥湿，涩肠止泻：用于湿热泻痢，单用，或与黄柏、苍术、车前子等同用；用于久泻久痢，常配伍诃子、五倍子等。②止血止带：用于月经过多、崩漏下血，常与黄芩、龟甲、白芍等同用，如固经丸（《医学入门》）；用于痔瘘下血，常配伍槐角、地榆等；用于湿热带下，常与黄柏、白芍等同用，如樗树根丸（《摄生秘方》）。

现代常用于治疗细菌性痢疾、阿米巴痢疾、慢性肠炎、胃和十二指肠溃疡、功能失调性子宫出血、蛔虫病、盆腔炎、赤白带下等。

[用法用量] 煎服：5～12 g；研末或入丸、散。外用：适量，煎汤洗；或熬膏涂。

10. 鸡冠花：见《滇南本草》。为苋科植物鸡冠花的花序。

[别名异名] 鸡髻花、鸡冠头、鸡公花、鸡角枪。

[性味归经] 甘、涩，凉。归肝、大肠经。

[功效应用] ①固涩止带：用于妇女带下证，单用或配伍均可。治脾虚带下，常与芡实、莲子、白术、山药、茯苓等同用；治湿热带下，常与黄柏、苍术、车前子等同用。②收敛止血：用于崩漏下血，常与苎麻根、茜草、牡丹皮、赤芍等同用；用于血热便血、痔疮出血，常与槐花、地榆、黄芩炭等同用；若与党参、黄芪、炮姜等同用，可治冲任虚寒之崩漏下血。③涩肠止泻：治疗赤白下痢及久痢不止。用于赤白带下，单用酒煎服，或与黄连、黄柏、秦皮、白头翁等同用；治疗久痢不止，可与椿根皮、石榴皮、罂粟壳等同用。

现代常用于治疗妇女带下症、功能失调性子宫出血、痔疮出血、痢疾等。

[用法用量] 煎服：5～10 g；或入丸、散。外用：适量，煎水熏洗。

十八、开窍药

1. 麝香：见《神农本草经》。为鹿科动物麝的雄体香腺囊中的分泌物。产于陕西、新疆、西藏、四川、贵州等地。

[别名异名] 当门子、脐香、香脐子、元寸。

[性味归经] 辛，温。归心、脾、肝经。

[功效应用] ①开窍醒神：用于高热神昏，惊厥抽搐及中风痰厥。属热闭者，常与犀角、冰片、牛黄等同用，如至宝丹（《太平惠民和剂局方》）；属寒闭者，常与丁香、荜茇等配伍，如苏合香丸（《太平惠民和剂局方》）。②活血消肿：用于跌打损伤、瘀血疼痛，常与血竭、没药、乳香等同用，如七厘散（《良方集腋》）；治疗咽喉肿痛、疔疮痈疽，常与牛黄、冰片等同用，如六神丸（《中国医学大辞典》）。对于妇女胞衣不下、胎死腹中者，可与肉桂、川芎等同用；若治心脉瘀阻之心痛，可取麝香少量含于舌下，或与桃仁、木香等同用，如麝香汤（《圣济总录》）。

现代常用于治疗冠心病心绞痛、血管性头痛、扭挫伤、坐骨神经痛、肩关节周围炎、腰肌劳损、消化道肿瘤等。

[用法用量] 内服：入丸、散，0.05～0.1 g。外用：吹喉，调涂，或入膏药中敷贴。

[使用注意] 孕妇忌用。

2. 冰片：见《新修本草》。有龙脑冰片、机制冰片和艾片 3 种。龙脑冰片为龙脑香科常绿乔木植物龙脑香树脂的加工品，主产于东南亚地区；机制冰片系以松节油、樟脑等为原料，经化学方法合成，主产于上海、天津、北京、广州等地；艾片为菊科多年生草本植物艾纳香的叶蒸馏制成，主产于广东、广西、云南等地。

[别名异名] 梅片、龙脑、片脑、脑子、梅花脑、梅花脑子、梅花片脑、冰片脑、机片、艾片。

[性味归经] 辛、苦，微寒。芳香。归心、脾、肺、肝经。

[功效应用] ①开窍醒神：用于热病神昏、惊痫、中风、痰厥、气厥、中暑等，常配伍麝香、牛黄、雄黄等，如安宫牛黄丸（《温病条辨》）、至宝丹（《太平惠民和剂局方》）。②解毒消肿：用于疗毒痈肿、咽喉肿痛、口舌生疮。用于疗毒痈肿，常与雄黄共研，蛋清调涂患处；用于口舌生疮，常配伍硼砂、玄明粉等，如冰硼散（《外科正宗》）。③明目退翳：用于目赤翳障，单用点眼；或配伍炉甘石、麝香、黄连，如炉甘石散（《张氏医通》）。

现代常用于治疗流行性乙型脑炎、流行性脑脊髓膜炎、脑血管意外、癫痫、外科皮肤化脓性炎症、真菌性阴道炎、烧烫伤、慢性气管炎、耳鼻咽喉口腔科各种炎症、溃疡、糜烂等。

[用法用量] 内服：入丸、散，0.15～0.3 g。外用：适量，研末撒或调敷患处。

[使用注意] 本品不入煎剂。孕妇慎用。气血虚脱者忌用。

3. 苏合香：见《名医别录》。为金缕梅科植物苏合香树所分泌的树脂。主产于土耳其。我国广西有栽培。初夏将树皮击伤或割破深达木部，使产生香树脂，渗入树皮内。于秋季剥下树皮，榨取香树脂，即为普通苏合香。将其溶解在乙醇中，过滤，蒸去乙醇，则成精制苏合香。

[别名异名] 苏合香油、苏合油、帝油流。

[性味归经] 辛，温。芳香。归心、脾经。

[功效应用] 开窍豁痰：用于中风、猝然昏迷、牙关紧闭、不省人事而属于寒邪、痰浊内闭者，可与安息香、麝香、冰片、丁香、檀香等同用，如苏合香丸（《太平惠民和剂局方》）。

现代常用于治疗冠心病心绞痛、心肌梗死等。

[用法用量] 内服：入丸、散，1 次量为 0.3～0.10 g，不入汤剂。外用：适量，溶于乙醇，涂敷。

[使用注意] 本品为温开之药，只适用于寒闭证，如属热闭或正气虚脱者忌服。

4. 石菖蒲：见《本草图经》。为天南星科多年生草本植物石菖蒲的根茎。分布于长江流域及江南各地。

[别名异名] 鲜菖蒲、剑叶菖蒲、水剑草、山菖蒲、粉菖、石蜈蚣、香草。

[性味归经] 辛、苦，温。归心、脾、胃经。

[功效应用] ①化痰开窍：用于痰湿秽浊之邪蒙蔽清窍所致头晕、嗜睡、健忘，可与茯苓、远志、龙齿、朱砂等同用，如安神定志丸（《医学心悟》）；用于痰热蒙蔽之高热、神昏、谵语，可与半夏、郁金、竹沥等配伍，如菖蒲郁金汤（《温病全书》）；用于中风痰迷心窍所致神志昏乱、舌强不语，可与半夏、天南星、橘红等同用，如涤痰汤（《济生方》）；用于痰热内盛之癫狂，可与远志、朱砂、生铁落等配伍，如生铁落饮（《医学心悟》）。②化湿和中：用于湿阻气滞之不思饮食、脘腹痞闷胀痛，常配伍厚朴、苍术、陈

皮、吴茱萸、香附等；用于噤口痢，可与石莲子、黄连、茯苓、人参等同用，如开噤散（《医学心悟》）。③宁神益智：用于失眠健忘，常与人参、茯苓、菖蒲、远志等同用，如不忘散（《证治准绳》）；因劳心过度，心神失养而致之失眠多梦、心悸怔忡，可与人参、白术、龙眼肉、酸枣仁、茯苓、朱砂等配伍，如安神定志丸（《杂病源流犀烛》）。

现代常用于治疗癫痫、精神分裂症、神经衰弱、阿尔茨海默病、脑震荡后遗症、注意缺陷多动障碍、胃溃疡、慢性胃炎、麻痹性肠梗阻等。

[用法用量] 煎服：5～8 g（鲜品加倍）。外用：适量，煎水洗或研末调敷。

[使用注意] 阴虚阳亢、烦躁汗多、咳嗽、吐血、滑精者慎服。

十九、涌吐药

1. 常山：见《神农本草经》。为虎耳草科落叶灌木黄常山的根。分布于江南各地。

[别名异名] 鸡骨常山、黄常山、鸡骨风、白常山、酒常山、醋常山、炒常山。

[性味归经] 苦、辛，寒。有毒。归肺、心、肝经。

[功效应用] ①杀虫截疟：用于间日疟、三日疟、恶性疟疾，可用酒常山与槟榔共研末，糊丸服之，如胜金丸（《太平惠民和剂局方》）。偏于痰湿者，常与草果、槟榔等同用，如截疟七宝饮（《易简方》）；偏于痰热者，常与草果、知母、川贝母、槟榔等同用，如常山饮（《圣济总录》）。②涌吐痰涎：用于老痰积饮，停留胸中之欲吐不能者，常与甘草煎汤，加蜂蜜，温服取吐。

现代常用于治疗疟疾等。

[用法用量] 煎服：3～10 g；或入丸、散。涌吐可生用，截疟宜酒制用。

[使用注意] 服后有恶心、呕吐等不良反应，酒制性稍缓，故治疟宜酒制。老年、体虚、久病、孕妇禁用或慎用。

2. 瓜蒂：见《神农本草经》。为葫芦科一年生草质藤本植物甜瓜的果蒂。全国大部分地区有产。

[别名异名] 甜瓜蒂、瓜丁、苦丁香、甜瓜把。

[性味归经] 苦，寒。有毒。归胃经。

[功效应用] ①涌吐风痰宿食：用于痰涎宿食壅塞上脘，蒙蔽清窍而致胸脘痞胀，欲吐不出，烦闷不安，或发为癫痫、惊狂、喉痹。前者，常与赤小豆等量为末，香豉煎汤送服，即瓜蒂散（《伤寒论》），得吐即止；后者，单用研末冲服，或与郁金、全蝎等同用。②祛湿退黄：用于湿热黄疸、湿热头痛、身面浮肿，单用研末，吹鼻中少许，待鼻中流出黄水即停止吹入，如瓜丁散（《千金翼方》）。

现代多用于催吐毒物，治疗急性黄疸型传染性肝炎等。

[用法用量] 煎服：2.5～5 g；或入丸、散，0.3～1 g。外用：适量，吹鼻取涎。

[使用注意] 体虚、失血及上部无实邪者忌服。

3. 胆矾：见《神农本草经》。为硫酸盐类矿物胆矾的晶体，或化学方法制成的含水硫酸铜。主产于云南、山西。

[别名异名] 石胆、基石、翠胆矾、胆子矾、蓝矾。

[性味归经] 酸、辛，寒。有小毒。归肝、胆经。

[功效应用] ①涌吐风痰：用于风痰壅塞、喉痹、癫痫，研末单用，温醋汤调下，探吐；治咽喉肿痛，可配伍白僵蚕研末，吹喉中，即二圣散（《济生方》）；若误食毒物，单味研末，水调服，探吐。②解毒收湿：用于毒热壅滞之口舌生疮、走马牙疳、鼻疳蚀烂、鼠瘘恶疮、痔疮热肿，研末外掺或调敷，煎水洗；用于风眼烂赤，烧研，泡汤洗目；用于

百虫入耳，用胆矾末和醋灌耳。

现代常用于治疗癫痫、眼睑炎、口腔溃疡、牙龈炎等。

［用法用量］内服：入丸散，0.3～0.5 g。外用；适量，研末撒；或调敷；或以水溶化点眼。

［使用注意］本品有毒，内服、外用均不宜过量，或久服。体虚者禁服。

第十四讲
协同之妙用
——方剂配伍功效

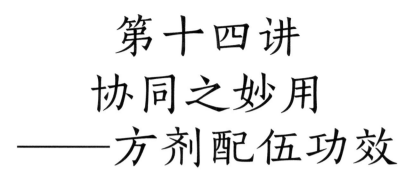

 方剂基本知识

　　方剂学是研究和阐明方剂配伍规律以及临床应用的一门学科。它是中医学理、法、方、药的重要组成部分，是中医学主要的基础学科之一，是介于基础和临床各科的桥梁。方剂学的形成和发展历史悠久，内容丰富，方剂数量迄今已达十余万首。这里选择常用和有代表性的方剂进行介绍。

一、取长组合——方剂的配伍

　　药物的功用各有所长，也各有所短，只有通过合理的组织，调其偏性，制其毒性，增强原有功能，发挥其相辅相成或相反相成的综合作用，使各具特性的群药组合成一个新的有机整体，才能符合常见证的辨治的要求。这种运用药物的组合过程，中医药学称之为"配伍"。"配"，有组织、搭配之义；"伍"，有队伍、序列之义。正如清代著名医家徐灵胎所说："药有个性之专长，方有合群之妙用"；"方之与药，似合而实离也，得天地之气，成一物之性，各有功能，可以变易气血，以除疾病，此药之力也。然草木之性与人殊体，入人胃肠，何以能如人所欲，以致其效。圣人为之制方，以调剂之，或用以专攻，或用以兼治，或以相辅者，或以相反者，或以相用者，或以相制者。方之既成，能使药各全其性，亦能使药各失其性。操纵之法，有大权焉，以方之妙也。"（《医学源流论·方药离合论》）可见药方之用，必须重视"配伍"这个环节。

　　运用配伍方法，遣药组方，从总体而言，其目的不外增效、减毒两个方面。如何充分发挥药物对治疗疾病有"利"的一面，同时又能控制、减少甚至消除药物对人体有"弊"的一面，这就是方剂学在运用配伍手段时最根本的目的。一般来说，药物通过配伍，可以起到下述作用：

　　1. 增强药力：功用相近的药物配伍，能增强治疗作用。如荆芥与防风同用，以疏风解表；党参与黄芪同用，以健脾益气；桃仁与红花配伍，以活血祛瘀等。

　　2. 产生协同作用：药物之间在某些方面具有一定的协同作用，常相互需求而增强某

367

种疗效。如麻黄与桂枝相伍，比单用麻黄或桂枝的方剂发汗力明显增强；附子和干姜相伍，俗称"附子无姜不热"，体现了先后天脾肾阳气同温，"走而不守"与"守而不走"协同，大大增强其温阳祛寒作用。

3. 控制多功能发挥方向：某些单味中药具有多方面的功用，根据病证需要，通过配伍可控制其发挥方向。如桂枝具有解表散寒、调和营卫、温经止痛、温经活血、温阳化气、平冲降逆等多种功用，但其具体的功用发挥方向往往受复方中包括配伍环境在内的诸多因素所控制。故其在发汗解表功用，多和麻黄相配；温经止痛功用，往往和细辛相配；调和营卫、阴阳功用，又须与白芍相配；温经活血功用，常与牡丹皮、赤芍相配；温阳化气功用，常须与白术、茯苓相配等。川芎具有祛风止痛、活血行气的功用，但祛风止痛多与羌活、细辛、白芷等引经药相配，活血调经多与当归、芍药同用等。这样通过配伍，从而减少药用的随意性。

4. 扩大治疗范围，适应复杂病情：如四君子汤具有益气健脾的功用，为用治脾胃气虚病证的基础方剂。若脾虚而生湿，阻滞气机，以致胸脘痞闷不舒，则相应配伍陈皮，即异功散，功能益气健脾、行气化滞；若脾虚痰湿停滞，出现恶心呕吐、咳嗽痰多稀白，则再配半夏入方，即六君子汤，功能重在健脾气、化痰湿；若在脾胃气虚基础上，因痰阻气滞而见纳差嗳气、脘腹胀满疼痛、呕吐泄泻时，则配伍木香、砂仁，即成香砂六君子汤，功能益气健脾、行气化痰等。

5. 减轻毒副作用：如生姜与半夏配用，能减轻或消除半夏的毒性；砂仁与熟地黄配用，能减轻熟地黄滋腻碍脾的不良反应等。

二、君臣佐使——方剂的结构

方剂的组成是根据病情需要，在辨证的基础上，依据确定的治法，选择适当的药物配伍，并规定必要的剂量组合而成。其组方原则前人概括为君、臣、佐、使。它是根据《素问·至真要大论》"主病之谓君，佐君之谓臣，应臣之谓使"这一理论基础提出的制方理论。明代医家何伯斋说："大抵药之治病，各有所主。主治者，君也。辅治者，臣也。与君药相反而相助者，佐也。引经及治病之药至病所者，使也。"组方结构充分表明了方中药物配伍之间的主从关系，既有明确的作用方向，又有相互间的紧密配合，因而能够发挥整体的理想的治疗效果。所以，一首疗效确切的方剂，必须是针对性强、组方严谨、选药适当、用量准确的，否则就失去了组成方剂意义。

1. 君药：是指针对主病或主症起主要治疗作用的药物，是方剂的主要组成部分。

2. 臣药：有两种意义。一是辅助君药以加强治疗作用的药物；二是针对重要的兼病或兼症起主要治疗作用的药物。

3. 佐药：有三种意义。一是佐助药，即配合君、臣药以加强治疗作用，或直接治疗次要兼症的药物；二是佐制药，即用以消除或减弱君、臣药的毒性，或能制约君、臣药峻烈之性的药物；三是反佐药，即病重邪甚，可能拒药时，配用与君、臣药性味相反而又能在治疗中起相成作用的药物，以防止药病格拒。

4. 使药：有两种意义。一是引经药，即能引方中药力达病所的药物；二是调和药，即具有调和方中诸药作用的药物。

由此可见，方剂基本结构的君、臣、佐、使，主要由方剂中药物所起的作用而决定。至于每一方中君、臣、佐、使是否均需具备，以及其药味的多少，则应视病情和治疗的需要以及所选药物的功效来决定。一般地说，君药是不可少的，没有君药，就否定了方剂的存在；其余臣、佐、使药三者则不一定均具备，因为有些方剂中的君药或臣药，其本身就兼有佐药或使药的作用，故方中无需另配佐、使药。对于组成药味较多的方剂，则可将作用类似的药物适当归类，分为"主要"与"次要"两部分加以区分和分析即可，不必拘泥"君、臣、佐、使"进行分析。通常君药的药味少，而药量偏重（除有毒性或烈性药之外），臣、佐药药味较多且用量也较轻。但具体应依据临床表现与立法的主治方向而定，这样才能发挥药物通过配伍组合成方剂的优势与疗效。

三、汤丸散膏——方剂的类型

方剂组成以后，还要根据病情与药物的特点制成一定的形态，称为剂型。它与临床治疗效果有着密切的关系。临床应用要取何种剂型，主要根据病情的需要和药物性质而定。中医传统的剂型有汤、丸、散、膏、酒等剂型。新中国成立以来，随着制药工业的发展，又研制了许多新的剂型，如片剂、冲剂、注射剂等。

1. 汤剂：即煎剂，是将药物饮片混合置罐内，加水浸泡后，煎煮一定的时间，去渣取汁而成的液体剂型。优点是易于吸收，能迅速发挥药效，可灵活加减使用。汤剂是临床最常见的一种剂型，适用于各种急性或慢性疾病。汤剂一般作内服，亦可外用熏洗。

2. 丸剂：根据配方将药物碾成细粉，再用一定的赋型黏合剂制成圆形固体剂型。常用的有蜜丸、水丸、糊丸三种。丸剂的优点是体积小，用法简便，携带、贮存方便，吸收缓慢，药力持久，多用于慢性病，适用于缓治久服。

3. 散剂：将药物碾成细粉后均匀混合而成。其优点是制作简便，节省药材，便于贮存携带，且用法方便，吸收速度界于丸剂和汤剂之间，既可内服，亦可外用。

4. 膏剂：有内服和外用两类。内服膏剂又称煎膏或膏滋，是将药物反复煎熬过滤取汁，微火浓缩后加入蜂蜜或冰糖收膏，其特点是用法简便，可供较长时期服用，一般用于慢性病和病后。外用膏剂又可分为软膏和硬膏两种。软膏又称药膏，是用适当基质与药物均匀混合制成的一种容易涂搽于皮肤、黏膜的半固体外用制剂，其优点是有效成分可被缓慢吸收，持续发挥疗效，适用于外科疮疡肿疖等疾病，如三黄软膏；硬膏又称膏药，是用植物油将药物浸泡、煎熬至一定程度，去渣后再加黄丹等收膏呈暗黑色的膏药，涂于布或纸等裱褙材料上，供贴敷于皮肤的外用剂型，又称黑膏药，常温时呈固体状态，36 ℃～37 ℃时软化，用法简便，携带贮存方便，适用于跌打损伤、风湿痹痛和疮疡等疾病，如狗皮膏等。

5. 片剂：是将药物细粉或药材提取物与辅料混合压制而成的片状制剂。其特点是用量准确，体积小，用法简便，便于贮存携带，适用于各种疾病。味很苦或具恶臭的药物压片后可再包糖衣，使之易于服用。若需肠道吸收的药物，又可包肠溶衣，使之在肠道中崩解。

6. 酒剂：古称"酒醴"，后世称为"药酒"，是将药物置于白酒或黄酒中浸泡，经过一定时间所得的澄明浸出液制剂。可供内服或外用。其优点是制法简单，药物的有效成分不易破坏，可较长时间贮存。多用于体虚补养、风湿痹痛或跌打损伤等。如十全大补酒、史国公酒等。

7. 针剂：又称注射剂，是将药物经过提取、精制、配制等而成的灭菌溶液、无菌混悬液或供配制成液体的无菌粉末，供皮下、肌内、静脉等注射的一种制剂。具有剂量准确、药效迅速、适于急救、不受消化系统影响、能直接进入人体组织等特点。

四、用必得法——汤剂的煎服

（一）汤剂煎法

1. 煎药用具：煎药用具，以砂锅、搪瓷器皿为好。中药的化学成分极其复杂，而此类器皿性质比较稳定，能避免在煎煮过程中与药物起化学变化，所以这类煎药用具目前被普遍应用。

2. 煎药用水：煎药用水以洁净为原则，现在常用自来水，井水或蒸馏水等。煎药用水量一般以 30 g 药，用水一碗（200～300 mL）为宜。

3. 煎药火候：煎药火候，一般是先用"武火"，后用"文火"，简称"先武后文"。武火，是指温度上升迅速及水分蒸发都比较猛急的火；文火，是指温度上升速度及水分蒸发都比较弱慢的火。而补益汤剂，药多质地黏腻重浊，故常单用文火慢煎。

4. 煎药方法：煎药前，将药放入容器内，加冷水浸过药面片刻，再行煎煮，则药效易于溶解煎出。切不要为图快省时，直接用开水煎药，这样看似药煮开了，但药性并未完全煎出。同时，煎药时注意不要频揭锅盖，以尽量减少挥发性成分的损失。煎药，一般煎煮 2 次，然后混合一起，分服。因为药物有效成分有易溶出者，有不易溶出者，第一煎与第二煎有效成分不完全一样，第一煎成分易溶的较多，待第二煎大部分药力已无。第二煎成分不易溶的较多，所以煎二次，混合一起分服，既可使药中有效成分更多地溶出，又可以节省药物。

（二）汤剂服法

1. 服药时间：补益汤药服药时间以空服或饭前服为佳，这样更有利于药物的吸收。而用于安神的药物，则宜在睡前服用。

2. 服药方法：补益汤药，一般 1 日 1 剂，分 2 次服，但须持续服药，以维持药效。

 # 配伍不同，功效各别——方剂分类

一、解表剂

凡以解表药为主组成，具有发汗、解肌、透疹等作用，用以治疗表证的方剂，统称为解表剂。根据表证病性寒热之异，解表剂大致分为辛温解表和辛凉解表两类。

（一）辛温解表

辛温解表方剂适用于风寒表证，症见恶寒发热，头身疼痛，无汗，口淡不渴，鼻塞流清涕，咳喘，苔薄白，脉浮紧或脉浮缓等。常以辛温解表药如麻黄、桂枝、羌活、紫苏叶、防风等为主组成方剂。因寒邪束表，每致营阴郁滞，肺失宣降，故此类方剂每配伍活血通脉的桂枝、川芎及宣降肺气的杏仁、桔梗等。代表方如麻黄汤、桂枝汤、小青龙汤、止嗽散等。

1. 麻黄汤（《伤寒论》）：

［组成］麻黄 10 g，桂枝 5 g，杏仁 10 g，炙甘草 3 g。

［用法］水煎温服，服后加盖衣被，取微汗出。

［功效］解表发汗，宣肺平喘。

［主治］风寒表实证，症见恶寒发热，头身疼痛，无汗而喘，口不渴，舌苔薄白，脉浮紧者。

［方解］方中麻黄辛苦微温，能温开毛窍，宣达卫阳以发汗，乃卫分发散风寒之第一品，又能宣利肺气以止喘咳，故为主药，以之名汤；桂枝辛甘温，能温通经脉，振奋心阳，乃解散营分风寒之首选，与麻黄合用则发表作用更强，并可解肢体之疼痛，杏仁苦

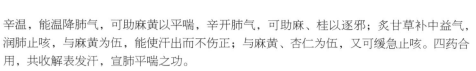

辛温，能温降肺气，可助麻黄以平喘，辛开肺气，可助麻、桂以逐邪；炙甘草补中益气，润肺止咳，与麻黄为伍，能使汗出而不伤正；与麻黄、杏仁为伍，又可缓急止咳。四药合用，共收解表发汗，宣肺平喘之功。

[临床运用]

（1）本方证为风寒外束，肌腠闭塞，肺气不宣所致；除见一般表证外，以头身痛、无汗而喘、脉浮紧为使用要点。

（2）若喘急胸闷、咳嗽痰多，表证不甚者，去桂枝，加紫苏子、法半夏以化痰止咳平喘；若鼻塞流涕重者，加苍耳子、辛夷以宣通鼻窍；若夹湿邪而兼见骨节酸痛，加苍术、薏苡仁以祛风除湿；兼里热之烦躁、口干，酌加石膏、黄芩以清泻郁热；若兼有咽喉疼痛，桂枝减半，加天花粉、射干以清利咽喉；若咽喉疼痛而肿，去桂枝，麻黄减半，加生蒲黄以消其肿；若素有肺结核者，加生淮山药、天冬以兼养阴。

（3）现代本方常用于感冒、流行性感冒、急性支气管炎、支气管哮喘等属于风寒表实证者。

[使用注意]

（1）本方为辛温发汗重剂，有重伤阳气、耗损阴血之弊，表虚自汗、外感风热、体虚外感、产后血虚、疮淋阴亏等非风寒表实证者禁用。

（2）本方只宜暂用，不宜久服，一经汗出则不需再服。

[歌诀] 麻黄汤中用桂枝，杏仁甘草四般施，发热恶寒头项痛，喘而无汗服之宜。

2. 桂枝汤（《伤寒论》）：

[组成] 桂枝 10 g，白芍 10 g，炙甘草 5 g，生姜 10 g，大枣 5 枚。

[用法] 水煎温服，覆被取微汗出。

[功效] 解肌发表，调和营卫。

[主治] 伤风表虚证，症见汗出，恶风重，发热轻，头痛，或鼻鸣干呕，舌苔薄白，脉浮缓者。

[方解] 方中桂枝通阳发汗以和卫，温经行血以和营，故为主药，并以之名方；白芍养血敛阴，能加强营阴内守之功，以治汗出之症，与桂枝为伍，一散一收，调和营卫，使发汗而不伤阴，止汗而不恋邪，二味以成"相反相成"之用；生姜辛温散袭，可助桂枝解肌，又能温胃散寒以止呕，大枣甘温，益气健脾，并可滋阴补血，为白芍和营之助，与生姜相伍，有"辛甘发散为阳"之义，发表剂中，每用二味为向导以调和营卫；炙甘草调和药性，伍以大枣可益气，助白芍可和营，协桂枝可解肌，故有安内攘外之功。药虽五味，但配伍严谨，散中有收。

[临床运用]

（1）本方证为风寒外束，卫气不固，营卫不和所致；除见一般表证外，以汗出、恶风、脉浮缓为使用要点。

（2）若恶风寒较甚者，加防风、荆芥、淡豆豉以疏散风寒；素体虚弱者，可加黄芪益气，以扶正祛邪；兼见咳喘者，加杏仁、紫苏子、桔梗以宣肺止咳平喘。

（3）现代本方常用于感冒，流行性感冒，原因不明的低热；多形红斑，荨麻疹，皮肤瘙痒症，冬季皮炎，冻疮；妊娠呕吐，产后病后低热等具有营卫不和，气血不利者。

[使用注意]

（1）外感风寒表实证忌用。

（2）汗出不宜过多，恐过汗伤阳。

（3）温病初起，但发热、不恶寒、有汗而渴，舌红苔黄，脉数者禁用。

[歌诀] 桂枝汤治太阳风，芍药甘草姜枣同，解肌发表调营卫，表虚有汗此为功。

3. 大青龙汤（《伤寒论》）：

[组成] 麻黄10g，桂枝5g，杏仁5g，石膏20g，甘草3g，大枣4枚。

[用法] 水煎温服。

[功效] 解表发汗，清热除烦。

[主治] 表寒内热证，症见发热恶寒，寒热俱重，脉浮紧，身疼痛，不汗出而烦躁者。

[方解] 方中重用麻黄配桂枝以发汗为主；加石膏以清热除烦；杏仁降逆气；甘草、姜、枣和中气，调营卫，兼能助发汗之功。诸药合用，既有较强的发汗作用，又可清泄里热，使表里之邪，一汗而解，共收清内攘外之功。

[临床运用] 本方证为风寒束表、内有郁热不宣所致，以寒热俱重、烦躁口渴、脉浮紧为使用要点。

[使用注意] 本方为发汗峻剂，过汗易伤阳气，故对中风表虚证以及有汗而烦者，均宜禁用。

[歌诀] 大青龙汤桂麻黄，杏草石膏姜枣藏，太阳无汗兼烦躁，解表清热此方良。

4. 小青龙汤（《伤寒论》）：

[组成] 麻黄10g，桂枝10g，干姜10g，法半夏10g，白芍5g，细辛3g，五味子5g，炙甘草5g。

[用法] 水煎温服。

[功效] 解表散寒，温肺化饮。

[主治] 表寒内饮证，症见恶寒发热，无汗，咳嗽气喘，痰多而稀，口不渴或渴不多饮，或干呕，或痰饮喘咳，不得平卧，或身体疼重，头面四肢浮肿，舌苔白滑，脉浮紧者。

[方解] 方中麻黄、桂枝解表发汗，宣肺止咳；芍药养营敛阴，与桂枝为伍，可调和营卫，并防麻、桂汗散太过；干姜、细辛、半夏温中化湿，祛除水饮，干姜、细辛并可助麻、桂以散表寒，半夏并能和胃以止呕；五味子敛肺止咳，与姜、辛、麻黄相伍，是为散中有收，使风寒与水饮皆除而肺气不伤；炙甘草协和诸药。诸味合用，共收解表化饮，宣肺止咳之功。

[临床运用]

（1）本方证为风寒外束，肺气不宣，水饮内停所致；除见有一般表证外，以喘咳而痰多稀薄，苔白滑或滑润为使用要点。

（2）若外寒症轻者，去桂枝，改麻黄为炙麻黄；兼有热象而出现烦躁者，加生石膏、黄芩以清郁热；兼喉中痰鸣者，加杏仁、射干、款冬花以化痰降气平喘；若鼻塞、清涕多者，加辛夷、苍耳子以宣通鼻窍；兼水肿者，加茯苓、猪苓以利水消肿；若无汗恶寒者，麻、桂可重用，以加强辛散之力；若自汗恶寒者，桂枝可重用，并加生姜、大枣，取桂枝汤之意以调营卫；若外寒已缓解而内饮偏重者，可用炙麻黄以缓和发散之力，并酌加细辛、干姜用量，以加强温肺化饮之功。

（3）现代本方常用于慢性支气管炎或急性发作、支气管哮喘、肺炎、百日咳、肺源性心脏病、老年性肺气肿、变应性鼻炎、卡他性中耳炎等属于外寒里饮证者。

[使用注意] 凡干咳无痰，或痰色黄稠、咽干口燥者忌用。

[歌诀] 小青龙汤最有功，风寒束表饮停胸，辛夏甘草和五味，姜桂麻黄芍药同。

5. 九味羌活汤（《此事难知》）：

[组成] 羌活5g，防风5g，苍术5g，细辛3g，川芎3g，白芷3g，生地黄3g，黄

芩 3 g，甘草 3 g。

［用法］水煎温服。

［功效］解表发汗，祛湿清热。

［主治］寒湿在表，兼有内热证，症见恶寒发热，无汗头痛，肢体酸疼，口苦而渴，舌苔白滑或微黄，脉浮者。

［方解］方中羌活发汗解表，祛风去湿，通痹止痛，用为主药，并以方名；防风、白芷、细辛、川芎、苍术均可解表发汗，祛湿止痛。其中羌活与防风配伍，祛湿之用更强；羌活伍苍术既可外散表湿，又可防外湿而致内湿之变；羌活协川芎、细辛、白芷尤善治三阳头痛。黄芩苦寒清泄里热；生地黄清热、凉血、养阴，一以资汗源，一以防诸药温燥耗津之弊；甘草协和诸药，且可扶正祛邪。

［临床运用］

（1）本方证为风寒湿在表，卫气闭塞，内有蕴热所致；除见一般表证外，以全身或关节酸楚疼痛、或头部重痛、口苦口渴为使用要点。

（2）若湿邪较轻，肢体酸痛不甚者，去苍术、细辛，以减轻温燥之性；若肢体酸楚疼痛剧者，倍用羌活，加独活、威灵仙、姜黄以加强宣痹止痛之力；若湿重胸闷者，宜去滋腻之地黄，加枳壳、桔梗以行气宽胸；若兼喘咳者，加杏仁以降逆；若无口苦口渴者，生地黄、黄芩均宜裁减；里热甚而烦渴者，加石膏、知母以清热除烦止渴。

（3）现代本方常用于感冒、风湿性关节炎、偏头痛、腰肌劳损等属于外感风寒湿邪，兼有里热者。

［使用注意］本方为辛温燥烈之剂，故风热表证及阴虚内热者不宜使用。

［歌诀］九味羌活用防风，细辛苍芷与川芎，黄芩生地同甘草，发汗祛风可建功。

6. 葱豉汤（《肘后备急方》）：

［组成］葱白 5 条，淡豆豉 30 g。

［用法］水煎服。

［功效］解表散寒。

［主治］外感风寒轻证，症见微恶风寒，或见微热，头痛无汗，鼻塞流涕，喷嚏，舌苔薄白，脉浮者。

［方解］方中葱白辛温通阳发汗，疏畅肌腠以散风寒，为方中主药；淡豆豉亦具疏散之性，可助葱白以解表，并能和胃调中。两药相伍，虽温而不燥，故对感冒初起，及时疫初起之症较轻者，最为合适。

［临床运用］

（1）本方证为风寒袭表，肌腠闭塞所致。除见微恶风寒或微发热之主症外，以鼻塞声重，症状较轻为使用要点。

（2）若风寒较重，头痛、恶寒无汗等表证明显者，可酌加荆芥、防风、薄荷以加强其解表之功。

［歌诀］葱豉汤原肘后方，伤风感冒此先尝，味简力专廉便验，轻宣透表又通阳。

7. 人参败毒散（《小儿药证直诀》）：

［组成］人参 30 g，柴胡 30 g，前胡 30 g，川芎 30 g，枳壳 30 g，羌活 30 g，独活 30 g，茯苓 30 g，桔梗 30 g，薄荷 3 g，甘草 15 g，生姜 3 片。

［用法］现代常用作汤剂，用量按原方用量比例酌减。

［功效］益气解表，散寒祛湿。

［主治］气虚外感证，症见憎寒壮热，头项强痛，肢体酸痛，无汗，鼻塞声重，咳喘

无力，痰稀色白，胸膈痞满，舌淡苔白，脉浮而按之无力者。

[方解] 羌活、独活辛温发散，除一身上下风寒湿邪，川芎行血祛风，柴胡辛散解肌，枳壳宽胸，桔梗宣肺，茯苓渗湿，前胡化痰，生姜、薄荷宣透表邪、发散风寒，人参扶正祛邪、鼓邪外出，甘草调和诸药。

[使用注意] 外感风热，邪已入里化热，及阴虚外感者忌用。

[临床运用]

（1）本方证为风寒湿邪束表，卫气闭塞，痰阻肺气，肺气不足所致，除见憎寒壮热、无汗、头身重痛之症外，以咳喘无力、痰稀胸闷为使用要点。

（2）现代本方常用于感冒、支气管炎、过敏性皮炎、荨麻疹、湿疹、皮肤瘙痒症等属于气虚寒湿证者。

[歌诀] 人参败毒茯苓草，枳桔柴前羌独芎，薄荷少许姜三片，时行感冒有奇功。

8. 麻黄附子细辛汤（《伤寒论》）：

[组成] 麻黄5 g，细辛3 g，附子10 g。

[用法] 水煎温服。

[功效] 助阳解表。

[主治] 阳虚外感证，症见恶寒较重，无汗微热或不发热，神疲欲寐，脉不浮而反沉者。

[方解] 方中麻黄辛温发汗，以散表寒；附子辛热，温壮肾阳，以祛里寒；细辛通彻表里，外协麻黄以散表，内助附子以温阳。三药合用，共收助阳解表之功。

[临床运用]

（1）本方证为素体阳虚，外感风寒，肌腠闭塞所致，除见一般风寒症状外，以肢厥、神衰欲寐、脉沉，但无下利清谷症为使用要点。

（2）若证为阳气虚弱而见面色苍白、语声低微、四肢冷者，加人参、黄芪合附子以助阳益气；兼喘咳吐痰者，加法半夏、杏仁以化痰止咳平喘；兼湿滞经络而肢体酸痛者，加苍术、独活以祛湿通络止痛。

（3）现代本方常用于感冒、流行性感冒、支气管炎、病态窦房结综合征、风湿性关节炎、变应性鼻炎、暴盲暴哑、皮肤瘙痒症等属于阳虚感寒证者。

[使用注意] 本方宜用于阳虚外感较轻者，若阳气衰微，已见下利清谷，脉微欲绝者忌用。

[歌诀] 麻黄附子细辛汤，发汗温阳两法彰，若非表里相兼治，少阴反热曷能康。

9. 香苏散（《太平惠民和剂局方》）：

[组成] 香附120 g，紫苏叶120 g，陈皮60 g，甘草30 g。

[用法] 共研为末，每次服5 g；现常作汤剂，水煎服，用量按原方比例酌减。

[功效] 温散风寒，理气和中。

[主治] 表寒气滞证，症见恶寒发热，头痛无汗，胸脘痞闷，不思饮食，舌苔薄白，脉浮者。

[方解] 方中紫苏叶辛温芳香、疏散风寒，兼能温中行气，香附疏肝解郁、行气宽中，故二味为主药，并以名方；陈皮助香附以理气，并可和中健胃；甘草和诸药而养胃气。四味合用，共收理气解表之功。

[临床运用]

（1）本方证为风寒束表，脾肺或肝胃气滞所致，除见一般表证外，以胸脘痞闷、全身胀痛为使用要点。

（2）若风寒表证较重者，加生姜、荆芥以加强发汗解表之功；气机郁滞较甚，胸胁胀痛、脘腹胀满者，加柴胡、厚朴、大腹皮以加强行气解郁之力；湿浊较重，胸脘痞闷、不思饮食、舌苔白腻者，加藿香、厚朴、法半夏以化湿运脾；兼见咳嗽有痰者，加紫苏子、桔梗、法半夏以降气化痰止咳。

（3）现代本方常用于胃肠型感冒兼有气机郁滞者。

[歌诀] 香苏散用草陈皮，外感风寒气滞宜，无汗恶寒胸痞胀，散寒理气此方施。

10. 香薷散（《太平惠民和剂局方》）：

[组成] 香薷 500 g，白扁豆 250 g，厚朴 250 g。

[用法] 共研为粗末，每次服 10 g；现常作汤，水煎服，用量按原方比例酌减。

[功效] 祛暑解表，化湿和中。

[主治] 暑湿外感证，症见恶寒发热，头重头痛，无汗，胸闷泛恶，或四肢倦怠，腹痛吐泻，舌苔白腻，脉浮者。

[方解] 香薷辛温芳香，既可发汗散寒，祛暑于表，又能化湿利湿，消暑于里。故为主药，并以名方；厚朴苦辛温，温中行气、燥湿散满以和中；扁豆甘平，健脾助胃，兼能消暑化湿。诸药同用，对于夏月感受寒湿而致的"阴暑"，可表里同温而消解。

[临床运用]

（1）本方证为夏季乘凉饮冷，外感风寒，湿阻脾阳所致；除见一般表证外，以头身重痛、胸脘满闷、苔腻为使用要点。

（2）若暑温伤肺而见咳嗽无痰、咳声高亢者，加杏仁、沙参、麦冬以利肺气，养肺阴；若身热较甚，加石膏；若表邪重者，加青蒿以加强祛暑之力；若兼见鼻塞流涕，可合葱豉汤以通阳解表；若里湿化热者，加黄连以清热；若小便不利、腹胀泄泻者，加茯苓、甘草以利湿和中；若先腿足转筋者，加木瓜以舒络；若感受寒湿，寒热不甚，而中气虚弱者，加人参、黄芪、白术、橘红以益气健脾。

[使用注意] 本方仅用于夏季"阴暑"证，若属伤于暑热的"阳暑"证，则不宜使用。

[歌诀] 三物香薷豆朴先，感伤暑湿即宜煎，和中解表祛寒显，夏日乘凉饮冷痊。

（二）辛凉解表

辛凉解表方剂适用于风热表证。症见发热，微恶风寒，头痛，咽痛，咳嗽，口渴，舌尖红，苔薄黄，脉浮数等。常以辛凉解表药如薄荷、牛蒡子、桑叶、菊花等为主组成方剂。由于温邪袭人，具有发病急、传变快、易搏结气血、蕴而成毒、且多夹有秽浊之气等特点，加之温邪上受，首先犯肺，每致肺气失宣，故此类方剂多配伍清热解毒的金银花、连翘及宣降肺气的桔梗、杏仁等。代表方如银翘散、桑菊饮、麻黄杏仁石膏甘草汤。

1. 银翘散（《温病条辨》）：

[组成] 连翘 30 g，荆芥穗 12 g，金银花 30 g，竹叶 12 g，桔梗 18 g，牛蒡子 18 g，甘草 15 g，薄荷 18 g，淡豆豉 15 g。

[用法] 原方共研末为散，每次服 18 g，鲜芦根煎汤送服；现常多按原方用量比例酌减，作汤剂水煎服。

[功效] 辛凉解表，清热解毒。

[主治] 温病初起之风热表证，症见发热，微恶风寒，有汗或汗出不畅，头痛口渴，咳嗽咽痛，舌尖红，苔薄白或薄黄，脉浮数者。

[方解] 方中金银花、连翘辛凉透表，清热解毒，并且气味芳香可以辟秽，是以二药用量最重，为方中主药，并以名方；但因银、翘长于清热解毒，而透表作用较弱，故配以荆芥、薄荷、淡豆豉辛散表邪，透热外出，以除寒热头痛；牛蒡子、桔梗能解毒利咽、祛痰止咳，以治咽痛、咳嗽，且牛蒡子尤可辛凉透表，助主药以清卫热；竹叶甘凉轻清，能

清热生津、除烦止渴，一可补热邪已伤之津液，一可预防温邪伤津之患，且竹叶还可利小便，为温邪开下出之路。综观全方，大体可分为两大类药物，一为清热解毒药，一为疏风透表药，并结合了利咽、生津之品。

[临床运用]

（1）本方证为风热袭表，卫气闭塞，肺气不宣所致，除见发热重、微恶寒、咽痛口渴、脉浮数等一般风热表证外，以表邪重，而伤津未甚为使用要点。

（2）若口渴甚者，加天花粉生津止渴；项肿咽痛者，加马勃、玄参清热解毒、利咽消肿；衄血者，去荆芥、淡豆豉之辛温，加白茅根、侧柏炭、栀子炭凉血止血；咳嗽者，加杏仁苦降肃肺，以加强止咳之功；胸膈满闷者，加藿香、郁金芳香化湿、辟秽祛浊。

（3）现代本方常用于感冒、流行性感冒、急性扁桃体炎、上呼吸道感染、肺炎、麻疹初起、流行性脑脊髓膜炎、流行性乙型脑炎、腮腺炎等属于卫分风热证者。

[使用注意]

（1）本方宜于温病初起，外感风热表证，若属外感风寒者，则非所宜。

（2）本方不宜久煎。

[歌诀]银翘散主上焦疴，竹叶荆牛豉薄荷，甘桔芦根凉解法，清疏风热煮无过。

2. 桑菊饮（《温病条辨》）：

[组成]桑叶 10 g，菊花 5 g，杏仁 5 g，桔梗 5 g，连翘 5 g，芦根 12 g，甘草 3 g，薄荷 3 g。

[用法]水煎温服。

[功效]疏风清热，宣肺止咳。

[主治]风温初起，热邪犯肺证，症见咳嗽，身热不甚，口渴，舌苔薄白，脉浮者。

[方解]方中桑叶、菊花性味甘苦而凉，有透表泄热的作用，使温热之邪从内清外散而咳嗽自愈，故两味为主药，并以名方。但桑叶、菊花虽疏散风热之品，但毕竟疏散的作用不强，故又配以薄荷、连翘辛凉质轻，散热解毒，用以加强解表的作用；杏仁肃降肺气，桔梗开提肺气，两药一降一升以恢复肺气的肃降功能而止咳；芦根甘寒，清热生津而止渴；甘草调和诸药，且甘草与桔梗配伍，善能清利咽喉。诸药合用后具有辛散、解毒、宣肺、清卫之功，而为肺卫同治之剂。

[临床运用]

（1）本方证为风热袭表，肺气不宣所致；除见一般风热表证外，以咳嗽痰稠、咽喉疼痛为使用要点。

（2）若气粗似喘，加石膏、知母以清泻热邪；若咳嗽较频，加黄芩清泻肺热；若咳痰黄稠，咯吐不爽，加瓜蒌、黄芩、桑白皮、贝母以清热化痰；咳嗽咯血者，加白茅根、茜草根、牡丹皮凉血止血；若口渴甚者，加天花粉生津止渴；兼咽喉红肿疼痛者，加玄参、板蓝根以清热利咽。

（3）现代本方常用于流行性感冒、急性支气管炎、急性扁桃体炎、上呼吸道感染、肺炎、急性结膜炎、角膜炎等属于风热犯肺或肝经风热者。

[使用注意]

（1）风寒咳嗽者禁用。

（2）本品属轻清之品，不宜久煎。

[歌诀]桑菊饮中桔杏翘，芦根甘草薄荷饶，清疏肺卫轻宣剂，风温咳嗽服之消。

3. 麻杏石甘汤（《伤寒论》）：

[组成]麻黄 5 g，杏仁 10 g，甘草 5 g，石膏 30 g。

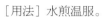

［用法］水煎温服。

［功效］辛凉宣肺，清热平喘。

［主治］表邪未解，邪热壅肺证，症见身热不解，咳逆气急，甚或鼻煽，口渴，有汗或无汗，舌苔薄白或黄，脉浮而数者。

［方解］方中石膏辛甘大寒，用清肺胃之热，且辛寒又可解肌透表，符合清热、透热的制方意旨；麻黄宣肺解表以平喘咳，且石膏为大寒之品，用量独重，故须有麻黄之温以制辛寒之性，两药合用，一辛寒，一辛热，一清一宣，相制为用，故为主药。杏仁苦温，泄肺降逆，与麻黄同用，一宣一降，与石膏同用，一清一降，故可助麻黄、石膏二味加强平喘之用；甘草调和药性，与麻、杏相伍，可缓肺气之急迫，与石膏同用，更可使清热而不伤胃。四药合用，可使表邪得解，里热得清，肺气得宣，故喘咳身热诸症可愈。

［临床运用］

（1）本方证为风热外袭，壅遏于肺，肺气上逆所致，以发热重、喘咳气急、或鼻翼扇动、苔黄、脉数为使用要点。

（2）若肺热甚，壮热汗出者，加重石膏用量，并酌加桑白皮、黄芩、知母清泻肺热；表邪偏重，无汗而恶寒者，减轻石膏用量，酌加紫苏叶、桑叶、薄荷以助解表宣肺之力；痰多气急者，加葶苈子、枇杷叶以降气化痰；痰黄质稠而胸闷者，加瓜蒌、黄芩、贝母、桔梗以清热化痰，宽胸利膈。

（3）现代本方常用于感冒、上呼吸道感染、急性支气管炎、支气管肺炎、大叶性肺炎、支气管哮喘、百日咳、白喉、麻疹合并肺炎等表邪未尽、热邪壅肺者。

［使用注意］风寒实喘及虚证之喘者不宜使用。

［歌诀］伤寒麻杏甘石汤，汗出而喘法度良，辛凉宣泄能清肺，定喘除热效力彰。

4. 柴葛解肌汤（《伤寒六书》）：

［组成］柴胡 10 g，葛根 10 g，黄芩 10 g，芍药 3 g，羌活 3 g，白芷 3 g，桔梗 3 g，甘草 3 g。

［用法］现常加石膏 12 g，生姜 3 片，大枣 2 枚，水煎温服。

［功效］辛凉解肌，清泄里热。

［主治］外感风寒，郁而化热证，症见恶寒渐轻，身热增盛，头痛肢楚，目痛鼻干，心烦不眠，眼眶疼痛，舌苔薄黄，脉浮微洪者。

［方解］方中柴胡疏肝解郁，和解少阳之邪，葛根解肌清热，为阳明之表药，清阳明之热，故二味为主药，并以名方；羌活、白芷外散太阳、阳明之邪，并可宣痹止痛；黄芩、石膏清热泻火，其中黄芩善清胆热以治口苦咽干，石膏善解胃热以除烦止渴；桔梗能升能降，能导能宣，使诸药以达表里内外；芍药、甘草、生姜、大枣养营和卫，协柴、葛以解肌，与桂枝汤用此四味协桂枝解肌者，其义相仿。诸药合用，既可解太阳未尽之寒，又可以泄初犯少阳、阳明之热，使邪不继续深入，仍从表解之意，故方名"解肌"。

［临床运用］

（1）本方证为风热袭肺，邪入三阳，表里俱热所致；除见发热重、恶寒轻之主症外，以头痛、肢楚、目痛咽干、口苦而渴、苔薄黄为使用要点。

（2）若无汗而恶寒甚者，去黄芩，加麻黄以增强发散表寒之力；热盛伤津而见口渴、舌苔干燥者，加知母、天花粉以清热生津；若兼咳嗽痰稠，加瓜蒌以清热化痰。

（3）现代本方常用于感冒、流行性感冒、牙龈炎、急性结膜炎等属于外感风寒，邪郁化热者。

［使用注意］太阳表邪未入里，或里热而见阳明腑实之大便秘结不通者，均不宜使用。　**377**

[歌诀] 节庵柴葛解肌汤，芩芍甘膏白芷羌，大枣生姜同桔梗，三阳合病急煎尝。

5. 加减葳蕤汤（《重订通俗伤寒论》）：

[组成] 生玉竹 10 g，生葱白 3 根，桔梗 5 g，白薇 3 g，淡豆豉 1 g，薄荷 5 g，甘草 2 g，大枣 2 枚。

[用法] 水煎服。

[功效] 辛凉解表，滋阴清热。

[主治] 阴虚外感证，症见头痛身热，微恶风寒，咳嗽咽干，痰稠难出，无汗或有汗不多，口渴心烦，舌红脉数者。

[方解] 方中生玉竹滋阴润燥，补而不腻，以充汗源，并能润肺止咳、清利咽喉，故为主药，并以名方；生葱白、淡豆豉为解表之轻剂，配伍薄荷、桔梗可加强其疏风解表之用，且桔梗又可宣肺化痰，薄荷尤可清利咽喉，以止咳嗽、咽痛之症；白薇苦咸寒，清热凉血；甘草、大枣甘润增液，以为玉竹生津之助；配合发其汗以散表邪，但无伤阴之弊，滋其液以充汗源，并无留邪之弊，故适用于素体阴虚而外感风热者。

[临床运用]

（1）本方证为素体阴虚，外感风热所致，除见一般表证外，以咽干口渴、心烦、舌红、脉细数为使用要点。

（2）若表证较重，加防风、葛根以祛风解表；若咳嗽咽干、咳痰不爽，加牛蒡子、瓜蒌以利咽化痰；如心烦口渴甚者，加竹叶、天花粉以清热生津。

（3）现代本方常用于老年及产后感冒、急性扁桃体炎、咽炎等属于阴虚外感者。

[使用注意] 本方只宜于阴虚外感证，若无阴虚证候者禁用。

[歌诀] 加减葳蕤用白薇，葱豉薄枣桔甘随，阴虚外感宜煎服，解表滋阴愈可期。

6. 升麻葛根汤（《阎氏小儿方论》）：

[组成] 升麻 3 g，葛根 3 g，赤芍 5 g，甘草 2 g。

[用法] 水煎服。

[功效] 解肌透疹。

[主治] 麻毒内郁证，症见麻疹未发，或发而未透，发热恶风，头痛，肢体痛，咳嗽，喷嚏，目赤流泪，口渴，舌红苔干，脉浮数者。

[方解] 升麻能升清阳，鼓邪外出，并可清热解毒、透疹化斑；葛根辛凉解肌，亦能升阳，可为升麻透疹之助，且能生津止渴，为除热毒已耗之津，故二味为主药，并以名方；赤芍养血和营，亦能泄热，与升、葛为主，则可泄血中之热毒；甘草调和药性，并可养胃以助运化，而利诸药之输布。四药合用，对于麻疹未发或发而难透之时，可使顺利透达。

[临床运用]

（1）本方证为外感表邪，致使麻毒内郁所致；除见疹出不畅之主症外，以舌红苔干、脉浮数为使用要点。

（2）若麻疹初起，可酌加荆芥、蝉蜕、牛蒡子、金银花之类以增强宣透之力；若咽痛，可加马勃、射干之类以清利咽喉；若疹色深红，宜加牡丹皮、紫草、大青叶之类以凉血解毒。

（3）本方除用治麻疹外，现代常用于带状疱疹、单纯疱疹、水痘、皮肤瘙痒症等属于邪郁肌表、肺胃有热者。

[使用注意]

（1）麻疹未透，若毒邪内陷，气急喘咳者，不宜使用本方。

（2）麻疹已出者禁用。

[歌诀] 阎氏升麻葛根汤，芍甘四味合成方，阳明发热兼头痛，下利生斑疹痘良。

（三）表里双解

凡能表里同治，内外分解的方剂，称为表里双解剂。该类方剂由解表与治里的药物混合组成，具有既能解表又可治里的作用，用于表证未除，里证又急，非表里同治，内外分解不可之证。

1. 大柴胡汤（《金匮要略》）：

[组成] 柴胡 15 g，黄芩 10 g，大黄 5 g，枳实 10 g，白芍 10 g，法半夏 10 g，生姜 10 g，大枣 5 枚。

[用法] 水煎服。

[功效] 和解少阳，内泻热结。

[主治] 少阳阳明合病证，症见往来寒热，胸胁苦满，呕不止，郁郁微烦，心下痞硬，或心下满痛，大便不解或下利，舌苔黄，脉弦数有力者。

[方解] 方中柴胡、黄芩和解少阳之邪，以泄其郁热；大黄、枳实泻下阳明腑实，以下其热结，法半夏、生姜和胃降逆止呕而消痞满。白芍、大枣和中缓急止痛，其中白芍配柴、芩可清肝胆之热，以防木乘中土，大枣伍以生姜，又能调营卫以解寒热。诸药合用，在少阳未解、阳明成实不甚之时，用此表里同治，内外分解，故诸症可除。

[临床运用]

（1）本方证为少阳之邪未罢，兼阳明里实气滞所致；除见有寒热往来、口苦咽干之少阳证外，以腹痛、便秘、苔黄、脉弦有力为使用要点。

（2）若连日不大便、热盛烦躁、渴欲饮水、面赤舌焦、脉洪实者，加芒硝以泻热通便；若心下实痛、连于左胁、难于转侧、大便实而痛者，加瓜蒌、青皮以清热行气；若兼黄疸者，加茵陈、黄柏以清热退黄；若胁痛剧烈者，加川楝子、延胡索以行气活血止痛；兼胆结石者，加金钱草、海金沙、鸡内金、郁金以化石；若呕不止者，加左金丸、竹茹以清热止呕。

（3）现代本方常用于急性胰腺炎、急性胆囊炎、胆石症、胃和十二指肠溃疡等属于少阳阳明合病者。

[使用注意]

（1）若仅见少阳证而无里实积滞者忌用。

（2）若里实已甚，少阳已罢者禁用。

[歌诀] 大柴胡汤用大黄，枳实芩夏白芍将，煎加姜枣表兼里，妙法内攻并外攘。

2. 厚朴七物汤（《金匮要略》）：

[组成] 厚朴 10 g，大黄 5 g，枳实 5 g，桂枝 5 g，生姜 10 g，甘草 3 g，大枣 4 枚。

[用法] 水煎服。

[功效] 解肌发表，行气通便。

[主治] 太阳、阳明合病证，症见腹满时痛、发热、脉浮而数、大便不通者。

[方解] 方中重用厚朴、枳实消痞散满，大黄通便导滞，与小承气汤之以大黄为主，轻用枳、朴者有别，故方以厚朴命名。桂枝、生姜、甘草、大枣解肌散寒，调和营卫。诸药合用，共成解表攻里之功。

[临床运用]

（1）本方证为太阳表邪未解，邪入阳明，里实气滞所致；除见发热、脉浮之表证外，以便秘、腹胀较甚为使用要点。

（2）本方治痢疾而见腹满拘急、发热、腹痛剧而呕者，加芍药或芒硝。

［歌诀］桂枝厚朴二方加，七物名方枳朴谐，姜枣大黄同桂草，双疗表里一齐瘥。

3. 防风通圣散（《宣明论》）：

［组成］防风15g，荆芥15g，麻黄15g，连翘15g，薄荷15g，川芎15g，当归15g，白芍（炒）15g，白术15g，黑栀子15g，大黄（酒）15g，芒硝15g，石膏15g，黄芩30g，桔梗30g，滑石90g，甘草60g。

［用法］原方用作散剂，每次服5g；现常用作汤剂，水煎服，用量按原方比例酌减。

［功效］解表攻里，清热解毒。

［主治］表里热实证，症见憎寒壮热，头昏目眩，目赤肿痛，口苦口干，咽喉不利，胸膈痞闷，咳嗽喘满，大便秘结，小便短赤，舌苔黄腻，脉洪数或弦滑者。

［方解］方中防风、荆芥、薄荷、麻黄疏风解表，使风热之邪得从汗解；大黄、芒硝泄热通便，配栀子、滑石清热利湿，使在里之热，由二便分利而除；黄芩、石膏、连翘、桔梗清泻肺胃之热；当归、川芎、白芍养血、和血、活血，使风邪赖血行而不留；白术、甘草健脾和胃，以助运化，有利诸药之输布，甘草与桔梗为伍，并能止咳而利咽喉。

［临床运用］

（1）本方证为风热壅盛，表里俱实所致，除见憎寒壮热无汗之表实证外，以二便秘涩，口苦而渴为使用要点。

（2）本方作汤剂时，若表证较轻时，解表药可酌减；发热不甚者，去石膏；无便秘者，去大黄、芒硝；若内热蕴盛、体质壮实者，可去归、芍、芎、术等。

［歌诀］防风通圣大黄硝，荆芥麻黄栀芍翘，甘桔芎归膏滑石，薄荷芩术力偏饶。

4. 葛根黄芩黄连汤（《伤寒论》）：

［组成］葛根15g，黄芩10g，黄连10g，甘草5g。

［用法］水煎服。

［功效］解表清热止利。

［主治］邪热下利证，症见身热下利，胸脘烦热，口干作渴，喘而汗出，舌红苔黄，脉数或促者。

［方解］方中重用葛根为主药，既能辛凉解肌以散热，又可升发脾胃之气以止利；黄芩、黄连两味性寒可清肠胃之热，味苦以燥肠胃之湿，内热清、湿邪去，则喘自止，汗、烦、口渴自除；甘草甘缓和中，调和诸药。四味配伍，外疏内清，表里同治，故临床上凡具有上述见症的热利，无论曾否误下，均可运用。

［临床运用］

（1）本方证为误下，邪入阳明，里热气逆所致，以身热、下利、口渴、舌红、苔黄为使用要点。

（2）本方为身热下利的常用方，对于热泻、热痢，无论有无表证均可运用。若兼呕吐者，加半夏以降逆止呕；夹食滞者，加山楂、神曲以消食导滞；兼腹痛者，加木香、白芍以行气止痛。

（3）现代本方常用于急性肠炎、细菌性痢疾、肠伤寒、胃肠型感冒等属于表证未解，里热已盛者。

［使用注意］虚寒下利者忌用。

［歌诀］葛根黄芩黄连汤，再加甘草共煎尝，邪陷阳明成热利，清里解表保安康。

5. 五积散（《太平惠民和剂局方》）：

［组成］白芷90g，川芎90g，茯苓90g，当归90g，肉桂90g，白芍90g，法半夏

90 g，陈皮 180 g，枳壳 180 g，麻黄 180 g，苍术 720 g，干姜 120 g，桔梗 360 g，厚朴 120 g，甘草 90 g。

[用法] 原方研末用作散剂，每次服 10 g；现常将上药减至常用量，用作汤剂，水煎服。

[功效] 外解表寒，内消寒积。

[主治] 表里寒湿积滞证，症见恶寒重，发热轻，无汗，头身疼痛，项背拘急，不欲饮食，胸腹胀痛，或恶食呕吐，舌苔白腻，脉沉弦或浮迟者。

[方解] 方中麻黄、肉桂（或桂枝）、白芷温散表里之寒，以除寒积；苍术、厚朴、陈皮、甘草、干姜温中燥湿，健脾止泻，用消食积；法半夏、陈皮、茯苓和胃燥湿，祛痰止呕，可化痰积；桔梗、枳壳升降气机，宽利胸膈，以行气积；当归、白芍、川芎行血活血，补血活血，用治血积。如此配伍，共收表里同温，气血痰湿并治之功。

[临床运用]

（1）本方证为风寒束表，湿浊内停，痰阻气滞所致；除见寒热无汗之表证外，以腹胀满、苔白腻、脉沉迟为使用要点。

（2）本方药味繁多，临床运用时可随症加减，如表寒重，以桂枝易肉桂，加强解表；表证轻者，去麻黄、白芷以减轻发汗之力；若表虚自汗，去麻黄、苍术以防发汗；若里寒重，加吴茱萸以温散里寒；若气虚者，去枳壳、陈皮，加人参、白术以益气；伤食重者，加山楂、神曲以消食导滞。

[歌诀] 局方五积散陈皮，归芍川芎用更奇，白芷夏苓姜桂草，麻苍枳桔朴相随。

二、清热剂

凡以寒凉清热药为主组成，具有清热泻火、凉血解毒等作用，用以治疗里热证的方剂，统称为清热剂。根据里热在气分、血分、脏腑的区别，以及实热、虚热之不同，清热剂可分为清气分热、清营凉血、清热解毒、清脏腑热、清虚热五类。

（一）清气分热

清气分热之方剂适用于热在气分证。症见身热不恶寒，反恶热，多汗，口渴饮冷，舌红苔黄，脉数有力等。此时当用清热生津法治之，常用辛甘大寒的石膏与苦寒质润的知母等为主组方。由于里热炽盛易伤津耗气，因此应在清泄里热的同时，适当配入养阴生津的药物，如天花粉、芦根等；或配入补气药，如人参、炙甘草等。代表方如白虎汤。

1. 白虎汤（《伤寒论》）：

[组成] 石膏 30 g，知母 10 g，炙甘草 3 g，粳米 10 g。

[用法] 水煎温服。

[功效] 清热生津。

[主治] 气分热盛证，症见壮热面赤，烦渴引饮，汗出恶热，脉洪大有力者。

[方解] 石膏辛甘大寒，清泻胃火、解肌透热，知母苦寒质润，清肺胃热、生津止渴，甘草、粳米益胃和中，防石膏、知母大寒伤胃。方中石膏辛甘大寒，善清阳明气分实热，除热盛之烦躁为主药；知母苦寒质润，清热生津，以治胃热之口渴，石膏配知母清热除烦之力尤强。甘草、粳米，甘平益气养胃，既可协知母以养阴，又可借二味甘缓之性，防止石膏、知母寒凉伤胃之弊，本方药虽四味，但清热生津之功却显著，气热得清，则大热、大渴、大汗、脉洪大等诸症自解。

[临床运用]

（1）本方证为伤寒邪传阳明之经，由寒化热或温病热入气分所致，以大热、大汗、大渴、脉洪大为使用要点。

（2）若气血两燔，引动肝风而见神昏谵语、四肢抽搐者，加羚羊角、水牛角以凉肝息风；若兼阳明腑实而见神昏谵语、大便秘结、小便赤涩者，加大黄、芒硝以泻热攻积；消渴病而见烦渴引饮，属胃热者，加天花粉、芦根、麦冬以增强清热生津之力。

（3）现代本方常用于感染性疾病，如大叶性肺炎、流行性乙型脑炎、流行性出血热、牙龈炎以及小儿夏季热、糖尿病等属于气分热盛者。

[使用注意]

（1）表证未解的无汗发热、口不渴者，脉见浮细或沉者不可误用。

（2）血虚发热，脉洪不胜重按者禁用。

（3）真寒假热的阴盛格阳证不可误用。

[歌诀] 白虎膏知甘草粳，气分大热此方清，热渴汗出脉洪大，加入人参气津生。

2. 竹叶石膏汤（《伤寒论》）：

[组成] 竹叶 10 g，石膏 30 g，法半夏 10 g，人参 5 g，麦冬 18 g，粳米 10 g，炙甘草 3 g。

[用法] 水煎温服。

[功效] 清热生津，益气和胃。

[主治]

（1）热伤气阴证，症见呕逆烦渴、口干唇燥、喉干呛咳、心胸烦闷，或虚烦不得眠、舌红少苔、脉虚而数者。

（2）暑热气津两伤证，症见身热多汗、虚羸少气，烦渴喜饮，舌红干，脉虚数者。

[方解] 方中以竹叶、石膏清热除烦共为主药；辅以人参、麦冬益气养阴；佐以半夏降逆止呕；使以甘草调养胃气。诸药合而用之，清热而兼和胃，补虚而不恋邪，实为一首清补之剂。

[临床运用]

（1）本方证为热病后期余热未尽，气液两伤所致，以身热多汗、烦渴喜饮、气逆欲呕、舌质红、脉虚数为使用要点。

（2）若胃阴不足、胃火上逆而见口舌糜烂、舌红而干者，加石斛、天花粉以清热养阴生津；胃火炽盛而见消谷善饥、舌红脉数者，加知母、天花粉以增强清热生津之效；气分热邪犹盛者，加知母、黄连以增强清热之力。

（3）现代本方常用于流行性脑脊髓膜炎后期、小儿夏季热、糖尿病等属于气津两伤证者。

[歌诀] 竹叶石膏用麦冬，人参半夏粳甘同，暑热烦渴脉虚弱，益气生津降逆功。

（二）清热解毒

清热解毒方剂适用于瘟疫、温毒、火毒及疮疡疔毒等证。若瘟疫热毒充斥内外，症见大热渴饮、谵语神昏、吐衄发斑、舌绛唇焦等；温毒上攻头面，气血壅滞，症见头面红肿热痛、咽喉肿痛、舌苔黄燥等；三焦火毒炽盛，症见烦热、错语、吐衄发斑及外科的热毒痈疡等；热毒聚于胸膈，可见身热面赤、胸膈烦热、口舌生疮、便秘溲赤等症。

1. 黄连解毒汤（《肘后备急方》）：

[组成] 黄连 10 g，黄芩 5 g，黄柏 5 g，栀子 5 g。

[用法] 水煎服。

[功效] 泻火解毒。

[主治] 三焦火毒热盛证，症见大热烦躁，口燥咽干，错语不眠，或热病吐血，衄血；

或热甚发斑，身热下利，湿热黄疸；外科痈疡疔毒，小便黄赤，舌红苔黄，脉数有力者。

[方解] 黄芩清上焦之火，黄连兼清上中焦之火，黄柏清泻下焦之火，栀子通泻三焦之火，导热下行，四药合用，苦寒直折，使火邪去而热毒解。

[临床运用]

(1) 本方证为湿热或热毒亢盛，弥漫三焦气分，上扰神志所致，以高热烦躁、口渴咽干、小便短赤、舌红苔黄、脉数有力为使用要点。

(2) 若大便秘结者，加大黄以泻下焦实热；吐血、衄血、发斑者，酌加玄参、生地黄、牡丹皮以清热凉血；发黄者，加茵陈、大黄以清热祛湿退黄；疔疮肿毒者，加蒲公英、金银花、连翘以增强清热解毒之力。

(3) 现代本方常用于败血症、脓毒血症、痢疾、肺炎、泌尿系感染、流行性脑脊髓膜炎、流行性乙型脑炎等属于热毒为病者。

[使用注意] 非火盛者不宜使用。

[歌诀] 黄连解毒汤四味，黄芩黄柏栀子备，躁狂大热呕不眠，吐衄斑黄均可为。

2. 普济消毒饮（《医方集解》）：

[组成] 黄芩 15 g，黄连 15 g，玄参 5 g，连翘 3 g，板蓝根 3 g，马勃 3 g，牛蒡子 3 g，僵蚕 3 g，升麻 3 g，柴胡 5 g，桔梗 5 g，陈皮 5 g，薄荷 3 g，甘草 5 g。

[用法] 水煎服。

[功效] 清热解毒，疏风散邪。

[主治] 大头瘟证，症见恶寒发热，头面红肿疼痛，目不能开，咽喉不利，舌燥口渴，舌红苔白兼黄，脉浮数有力者。

[方解] 黄连、黄芩清泻上焦热毒，牛蒡子、连翘、薄荷、僵蚕散上焦头面风热，玄参、马勃、板蓝根加强芩连解毒之功，桔梗、甘草、陈皮清利咽喉散壅滞，升麻、柴胡疏散风热，引诸药上达头面。

[临床运用]

(1) 本方证为感受风热时毒，壅于上焦，上攻头面所致，以头面红肿疼痛、发热口渴，或肢体疼痛，或咽喉肿痛为使用要点。

(2) 本方为治疗大头瘟的常用方，若表证明显，里热不重者，酌减黄芩、黄连用量，加荆芥、防风、蝉蜕、桑叶以增强疏风散邪作用；若表证已罢，邪从火化，里热较甚者，去柴胡、薄荷，加金银花、青黛以加强清热解毒之功；若里热盛而兼燥结者，加大黄、枳实、玄明粉以泻热通便；肿硬难消者，加牡丹皮、浙贝母、赤芍、丝瓜络、夏枯草以活血通络，理气化痰消肿散结；合并睾丸肿痛者，加川楝子、龙胆以清泄肝经实火。

(3) 现代本方常用于丹毒、腮腺炎、急性扁桃体炎、淋巴结炎伴淋巴回流障碍等属于风热毒邪为病者。

[使用注意] 本方药物多苦寒辛散，阴虚者慎用。

[歌诀] 普济消毒芩连鼠，玄参甘桔蓝根侣，升柴马勃连翘陈，薄荷僵蚕为末咀。

(三) 清营凉血

清营凉血剂适用于邪热传营，或热入血分诸证。邪热传营见有身热夜甚，心烦不寐，时有谵语，斑疹隐隐，舌绛而干，脉数等；热入血分则见出血，发斑，昏狂，谵语，舌绛起刺，脉数等。其组方常用水牛角、生地黄等清营凉血药物为主。代表方如清营汤、犀角地黄汤。

1. 清营汤（《温病条辨》）：

[组成] 犀角（现用水牛角代）30 g，生地黄 15 g，玄参 10 g，竹叶心 3 g，麦冬

10 g，丹参 5 g，黄连 5 g，金银花 10 g，连翘 5 g。

[用法] 水煎服。

[功效] 清营解毒，透热养阴。

[主治] 热入营分证，症见身热夜甚，神烦少寐，时有谵语，口渴或不渴，斑疹隐隐，脉数，舌绛而干者。

[方解] 方中用水牛角咸寒，清解营分之热毒，为主药；热甚常伤阴，故以玄参、生地黄、麦冬甘寒清热养阴，共为辅药；温邪初入营分，根据叶天士《外感温热篇》"入营犹可透热转气"的理论，佐以苦寒之黄连、竹叶心、连翘、金银花清心解毒，并透热于外，使热邪转出气分而解，体现了本方气营两清之法。否则邪热进一步内陷，则有热闭心包或热盛动血之虑，本方立意即在于此。丹参清热、凉血，并能活血散瘀，以防血与热结，亦为佐药。合而用之，共奏清营解毒、透热养阴之效。

[临床运用]

（1）本方证为温热之邪由气入营，热伤营阴所致，以身热夜甚、神烦少寐、斑疹隐隐、舌绛而干为使用要点。

（2）若气分热盛而营分热轻，宜重用金银花、连翘、竹叶心等清热解毒之药，减少水牛角、生地黄、玄参的用量；若热陷心包，而见高热、神昏者，用本方送服紫雪丹；若热盛动风而见痉厥抽搐者，加钩藤、地龙以加强清热息风镇痉的作用；若兼见痰热者，加竹沥、天竺黄、川贝母以清热涤痰；若热毒壅盛，喉痧重症者，加石膏、牡丹皮、甘草以加强清热泻火，凉血活血的作用。

（3）现代本方常用于流行性乙型脑炎、流行性脑脊髓膜炎、败血症、肠伤寒等属于热入营分证者。

[使用注意] 使用本方应注意舌诊，舌白滑者不可用。

[歌诀] 清营汤是鞠通方，热入心包营血伤，角地银翘玄连竹，丹麦清热佐之良。

2. 犀角地黄汤（《千金要方》）：

[组成] 犀角（现用水牛角代）30 g，生地黄 30 g，赤芍 12 g，牡丹皮 10 g。

[用法] 水煎服。

[功效] 清热解毒，凉血散瘀。

[主治]

（1）热入血分证，症见身热谵语，斑色紫黑，舌绛起刺，脉细数，或喜忘如狂，漱水不欲咽，大便色黑易解者。

（2）热伤血络证，症见吐血，衄血，便血，尿血，舌红绛，脉数者。

[方解] 水牛角清营凉血，清热解毒，为主药；生地黄清热凉血，协助水牛角清解血分热毒，并养阴，以治热甚伤阴；赤芍、牡丹皮清解热毒，凉血散瘀，既能增强凉血之力，又可防止瘀血停滞。四药合用，清热之中兼以养阴，使热清血宁而无耗血之虑，凉血之中兼以散瘀，使血止而无留瘀之弊。药味虽少，而配伍周密。

[临床运用]

（1）本方证为温热之邪燔于血分所致，以身热、神昏谵语、舌质深绛、斑疹透露及多种出血为使用要点。

（2）若邪热与瘀血互结而见其人如狂者，加大黄、黄芩以清热逐瘀；郁怒而夹肝火者，加柴胡、黄芩、栀子以清泻肝火；用治热迫血溢者，酌加白茅根、侧柏炭、小蓟以增强凉血止血之功。

（3）现代本方常用于急性肝萎缩、肝性脑病、弥散性血管内凝血、尿毒症、过敏性紫癫、急性白血病、败血症等属于血分热盛者。

[使用注意] 若阳虚失血及脾胃虚弱者，不宜使用本方。

[歌诀] 犀角地黄芍药丹，血热妄行吐衄斑，蓄血发狂舌质绛，凉血散瘀病可痊。

（四）清脏腑热

本类方剂适用于邪热偏盛于某一脏腑所产生的火热证。本类方剂多按所治脏腑火热证候之不同，分别使用相应的清热药物。如心经热盛，用黄连、栀子、木通、莲子心等以泻火清心；肝胆实火，用龙胆、夏枯草、青黛等以泻火清肝；肺中有热，用黄芩、桑白皮、石膏、知母等以清肺泄热；热在脾胃，用石膏、黄连等以消胃泻热；热在大肠，用白头翁、黄连、黄柏等以清肠解毒。

1. 龙胆泻肝汤（《医方集解》）：

[组成] 龙胆 10 g，黄芩 5 g，栀子 5 g，泽泻 5 g，木通 5 g，车前子 3 g，当归 1.5 g，柴胡 5 g，生地黄 5 g，甘草 2 g。

[用法] 水煎服。

[功效] 清泻肝胆实火，清利肝经湿热。

[主治]

(1) 肝胆实火上炎证，症见头痛目赤，胁痛，口苦，耳肿等舌红苔黄，脉弦数有力者。

(2) 肝经湿热证，症见阴肿，阴痒，阴汗，小便淋浊，妇女带下黄臭，舌质红，苔黄腻，脉弦数有力者。

[方解] 方中龙胆大苦大寒，专泻肝胆之火，善清下焦湿热，故为主药，并以名方；黄芩清肝、肺之火，栀子泻三焦之火，二味苦寒清热，共助龙胆以泻肝胆经实火，滑利肝胆湿热；木通、车前子、泽泻利水祛湿，使肝胆湿热从小便而出；然肝为藏血之脏，肝经实火，必伤阴耗血，故用生地黄、当归养血益阴以柔肝，使祛邪而不伤正；肝体阴而用阳，性喜条达而恶抑郁，火邪内郁则肝气不舒，故又用柴胡疏畅肝胆之气，并能引诸药归于肝经；甘草调和诸药，以免苦寒伤胃，并可缓肝之急，以制其横逆之性，诸药合用，泻中有补，疏中有养，降中寓升，祛邪而不伤正，泻火而不伐胃。

[临床运用]

(1) 本方证为肝胆火旺，兼夹湿热所致，以烦躁易怒、口苦咽干、小便短赤、舌苔黄腻、脉弦数为使用要点。

(2) 若肝胆实火较盛者，去木通、车前子，加黄连以助泻火之力；若肝火上乘而见头痛眩晕、目赤多眵、口苦善怒者，可加菊花以清肝明目；若木火刑金而见咯血者，加牡丹皮、侧柏叶以凉血止血；若湿盛热轻者，去黄芩、生地黄，加滑石、薏苡仁以增强利湿之功；若阴囊红肿热痛者，去柴胡，加连翘、黄连、大黄以泻火解毒。

(3) 现代本方常用于急性结膜炎、虹膜睫状体炎、外耳道疖肿、鼻炎、急性胆囊炎、急性黄疸型肝炎、泌尿道生殖系炎症、急性肾盂肾炎、急性膀胱炎、尿道炎、外阴炎、睾丸炎、带状疱疹等属于肝经实火、湿热者。

[使用注意]

(1) 方中多苦寒，易伤脾胃，故对脾胃虚寒和阴虚阳亢之证，皆非所宜。

(2) 中病即止，不可多服久服。

[歌诀] 龙胆泻肝栀芩柴，生地车前泽泻偕，木通甘草当归合，肝经湿热力能排。

2. 导赤散（《小儿药证直诀》）：

[组成] 生地黄、木通、生甘草梢各等分。

［用法］原方用法共研细末为散剂，每次服 10 g；现常加竹叶用作汤剂，水煎服。

［功效］清心利水养阴。

［主治］心经火热证，症见心胸烦热，口渴面赤，意欲饮冷，口舌生疮；或心热移小肠见小便赤涩，舌红，脉数者。

［方解］生地黄凉血滋阴，以制心火；木通上清心经之热、下利小肠之水；竹叶清心除烦，引热从小便出；甘草梢清热解毒，直达茎中通淋止痛。四药配伍，利水而不伤阴，泻火而不伐胃，滋阴而不恋邪。虽有清心之效，但重在导引心经之火与小肠之热从小便而解，故方名"导赤"。

［临床运用］

（1）本方证为心阳亢盛，热移于小肠所致，以小便短赤或尿时刺痛、心胸烦热、渴欲饮冷、口舌生疮为使用要点。

（2）若心火较盛者，加黄连以清心泻火；心热移于小肠而小便不通者，加车前子、赤茯苓以增强清热利水之功；阴虚较甚者，加麦冬以增强清心养阴之力；小便淋漓涩痛者，加萹蓄、瞿麦、滑石以增强利尿通淋之效；若出现血淋者，加白茅根、小蓟、墨旱莲以凉血止血。

（3）现代本方常用于口腔炎、小儿夜啼等心经有热者；急性泌尿系感染属于下焦湿热者。

［使用注意］脾胃虚弱者慎用。

［歌诀］导赤生地与木通，草梢竹叶四般攻，口糜淋痛小肠火，引热同归小便中。

3. 左金丸（《丹溪心法》）：

［组成］黄连 180 g，吴茱萸 30 g。

［用法］原方用作丸剂，每次服 2～3 g；现常用作汤剂，水煎服，用量按原方比例酌减。

［功效］清泻肝火，降逆止呕。

［主治］肝火犯胃证，症见胁肋疼痛，呕吐吞酸，嗳气嘈杂，口干口苦，舌红苔黄，脉象弦数者。

［方解］方中重用苦寒的黄连以泻心火，少佐辛热之吴茱萸，既能疏肝解郁，又能降逆止呕，并制黄连之过于寒凉。二药合用，辛开苦降，一寒一热，相反相成，共奏清泻肝火降逆止呕之功。

［临床运用］

（1）本方证为肝郁化火，火逆犯胃，胃失和降所致，以吞酸、呕吐、胁肋胀痛、口苦口干、舌质红、脉弦数为使用要点。

（2）若吞酸重者，加海螵蛸、煅瓦楞以制酸止痛；胁肋痛甚者，加柴胡、川楝子、郁金以加强疏肝和胃之功。

（3）现代本方常用于胃炎、食管炎、胃溃疡等属于肝火犯胃者。

［使用注意］

（1）本方黄连与吴茱萸用量比例为 6：1。

（2）吐酸属胃虚寒者忌用本方。

［歌诀］左金丸子出丹溪，胁痛吞酸嗳气医，六份黄连萸一份，清肝降逆莫狐疑。

4. 泻白散（《小儿药证直诀》）：

［组成］地骨皮 30 g，桑白皮（炒）30 g，甘草 3 g。

［用法］加粳米水煎服，用量按原方比例酌减。

[功效] 清泻肺热，平喘止咳。

[主治] 肺热喘咳证，症见咳嗽气喘，皮肤蒸热，日晡尤甚，舌红苔黄，脉细数者。

[方解] 方中桑白皮甘寒入肺，清肺热泻肺气而平喘咳，地骨皮甘淡而寒，能直入阴分而泻肺中深伏之火，阴虚有热者尤宜。与桑白皮配合，清肺热而泻肺气，肺热清则气能肃，肺气降则喘咳得平；粳米、甘草和中清肺、补土生金。其甘缓之性，既可缓桑、骨二皮清热之力缓留于上，又可使二药泻肺之力缓行于下。四药合用，以二皮泻肺，使无苦寒伤胃之弊，用粳米以养肺胃，使无甘滋恋邪之弊，故对肺热气急，正气不太伤，伏火不太甚者，用之较为合适。

[临床运用]

（1）本方证为热伏于肺，肺气失宣，热迫气逆所致，以咳喘气急、皮肤蒸热、舌红苔黄、脉细数为使用要点。

（2）若肺经热重者，加黄芩、知母以增清泄肺热之效；燥热咳嗽者，加瓜蒌皮、川贝母以润肺止咳；阴虚潮热者，加银柴胡、鳖甲以滋阴退热；热伤阴津而烦热口渴者，加天花粉、芦根清热生津。

（3）现代本方常用于小儿麻疹初期、肺炎或支气管炎等属于肺中伏火郁热者。

[使用注意] 风寒咳嗽或肺虚喘咳者不宜使用。

[歌诀] 泻白桑皮地骨皮，甘草粳米四般宜，秋伤燥令成痰嗽，火气乘金此法奇。

5. 泻黄散（《小儿药证直诀》）：

[组成] 藿香叶 20 g，栀子 3 g，石膏 15 g，防风 120 g，甘草 90 g。

[用法] 原方共研末作散剂，现常用作汤剂，水煎服，用量按原方比例酌情增减。

[功效] 泻脾胃伏热。

[主治] 脾胃伏火证，症见口疮口臭，烦渴易饥，口燥唇干，舌红脉数，以及小儿脾热弄舌者。

[方解] 方中用石膏清泻阳明胃火，栀子泻三焦之火而使热从小便出，共为主药；防风疏散脾经伏火，上下分消，因热而利导之；藿香芳香悦脾，理气和中，振复脾胃之气机，并助防风以疏散脾中伏火；甘草和中泻火，调和诸药，使泻脾而无伤脾之虑。

[临床运用]

（1）本方证为脾胃伏热，熏蒸于上所致，以脾热弄舌、口疮口臭、烦渴易饥、口燥唇干、舌红脉数为使用要点。

（2）若脾热口疮者，酌加黄连以助泻火之力；若心烦不宁者，加灯心草、赤茯苓以清心降火；小便短赤者，加滑石以清热利水，增强引火下行之效。

[使用注意] 胃阴虚有热者禁用。

[歌诀] 泻黄甘草与防风，石膏栀子藿香充，炒香蜜酒调和服，胃热口疮并见功。

6. 玉女煎（《景岳全书》）：

[组成] 石膏 15～30 g，熟地黄 10～30 g，麦冬 5 g，知母 5 g，牛膝 5 g。

[用法] 水煎服。

[功效] 清胃热，滋肾阴。

[主治] 胃热阴虚证，症见头痛牙痛，齿松牙衄，烦热口渴，舌红苔黄而干者。

[方解] 方中石膏清胃火之有余，为主药；熟地黄滋水之不足，为辅药；二药合用，是清火而又壮水之法。知母苦寒质润，助石膏以泻火清胃，无苦燥伤津之虑；麦冬养胃阴，协熟地黄以滋肾阴，兼顾其本；牛膝导热下行，以降上炎之火，引血下行，以止上溢之血。

[临床运用]

（1）本方证为水亏火盛所致，以牙痛齿松、烦躁口渴、口舌干燥、舌红少苔、脉细数等实热与阴虚证并见为使用要点。

（2）若水亏火盛所致牙痛齿衄，胃火积盛而肾阴亏不明显时，用生地黄易熟地黄，玄参易牛膝，以加强增液生津、凉血清热作用；若血溢而热较盛者，生地黄易熟地黄，加牡丹皮、白茅根、墨旱莲以凉血止血；若胃热盛而吐衄，则重用石膏、牛膝以加强清胃热，引血下行之效，并酌加赭石、藕汁以凉降止血。

（3）现代本方常用于牙龈炎、糖尿病、急性口腔炎、舌炎等属于胃热阴虚证者。

[使用注意] 大便溏泄者，乃非所宜。

[歌诀] 玉女煎中地膝兼，石膏知母麦冬先，肾虚胃火相为病，齿衄心烦渴乃痊。

7. 白头翁汤（《伤寒论》）：

[组成] 白头翁 15 g，黄柏 12 g，黄连 5 g，秦皮 12 g。

[用法] 水煎服。

[功效] 清热解毒，凉血止痢。

[主治] 热毒痢疾证，症见下痢脓血，腹痛，里急后重，肛门灼热，身热心烦，渴欲饮水，舌红苔黄，脉弦数者。

[方解] 方中白头翁清血分之热，为治热毒赤痢之要药；黄连、黄柏清热解毒，坚阴止痢；秦皮清热燥湿，收涩固肠。四药合用，具有清热解毒，凉血止痢之效。

[临床运用]

（1）本方证为湿热内迫大肠，血络受损所致，以下痢赤多白少、腹痛、里急后重、舌红苔黄、脉弦数为使用要点。

（2）若外有表邪而恶寒发热者，加葛根、连翘、金银花以透表解热；里急后重甚者，加木香、槟榔、枳壳以调理气机；便下脓血多者，加赤芍、牡丹皮、地榆以凉血止血；夹有食滞者，加焦山楂、枳实以消食导滞。

（3）现代本方常用于阿米巴痢疾、细菌性痢疾等属于热毒偏盛者。

[使用注意] 本方主治热毒下痢，虚痢及久痢均不宜用。

[歌诀] 白头翁汤热痢方，秦皮连柏四药良，味苦性寒凉血热，坚阴治痢在清肠。

（五）清泄虚热

本类方剂适用于阴虚发热证。该证或因热病后期，邪伏阴分，阴液已伤所致，症见暮热早凉、舌红少苔；或由肝肾阴虚，虚火内扰，以致骨蒸潮热、盗汗面赤、久热不退之虚热证。

1. 青蒿鳖甲汤（《温病条辨》）：

[组成] 青蒿 5 g，鳖甲 15 g，生地黄 12 g，知母 5 g，牡丹皮 10 g。

[用法] 水煎服。

[功效] 养阴透热。

[主治] 邪热内伏证，症见夜热早凉，热退无汗，舌红少苔，能食形瘦，脉数者。

[方解] 方中鳖甲直入阴分，咸寒滋阴，以退虚热；青蒿芳香清热透络，引邪外出，二药合用，透热而不伤阴，养阴而不恋邪，故为主药，并以名方；生地黄、知母益阴清热，协助鳖甲以退虚热；牡丹皮凉血透热，助青蒿以透泄阴分之伏热。五味合用，透泄伏热以存阴，凉血育阴以清热，两者相辅相成，故可以奏清泄伏热之功。

[临床运用]

（1）本方证为邪热伤阴，阴虚火旺所致，以夜热早凉、形体消瘦、舌红少苔、脉细数为使用要点。

（2）对于不明原因之久热不退属阴虚者，可酌加白薇、石斛、地骨皮以退虚热；若肺结核骨蒸，阴虚火旺者，加沙参、墨旱莲以养阴清肺；小儿夏季热，症见夜热早凉者，可酌加荷梗、白薇以解暑退热。

（3）现代本方常用于原因不明的发热、各种传染病恢复期低热、慢性肾盂肾炎、肾结核、自主神经功能紊乱、血液病低热、小儿夏季热等属于阴虚内热、低热不退者。

[使用注意]

（1）青蒿不耐高温，宜用沸水泡服。

（2）阴虚欲抽搐者，不宜用本方。

[歌诀] 青蒿鳖甲地知丹，热自阴来仔细辨，夜热早凉无汗出，养阴透热服之安。

2. 秦艽鳖甲散（《卫生宝鉴》）：

[组成] 柴胡 12 g，鳖甲 12 g，地骨皮 12 g，秦艽 5 g，当归 5 g，知母 5 g，青蒿 10 g，乌梅 1 g。

[用法] 水煎服。

[功效] 滋阴养血，清热除蒸。

[主治] 骨蒸潮热证，症见肌肉消瘦，唇红颊赤，口干咽燥，困倦盗汗，咳嗽，舌红少苔，脉细数者。

[方解] 方中鳖甲、知母滋阴清热，当归补血和血，秦艽、柴胡解肌退热，地骨皮、青蒿清热除蒸，乌梅酸涩敛阴止汗，诸药相合，共奏滋阴养血，清热除蒸之效。

[临床运用]

（1）本方证为外感风邪，失治传里，变生内热，耗损气血所致，以骨蒸潮热、唇红颊赤、咳嗽咽燥、困倦盗汗、舌红少苔、脉细数为使用要点。

（2）若汗多者，加黄芪以固摄止汗。

[歌诀] 秦艽鳖甲治风劳，地骨柴胡及青蒿，当归知母乌梅合，止嗽除蒸敛汗高。

三、泻下剂

凡以泻下药为主组成，具有通便、泻热、逐水、攻积等作用，治疗里实证的方剂，统称为泻下剂。根据证候表现有热结、寒积、燥结、水积的不同，泻下剂可分为寒下、温下、润下、峻下四类。

（一）寒下

寒下剂适用于里热积滞实证，症见大便秘结，腹部胀满疼痛，甚或潮热，苔黄厚，脉实等。常用寒下药如大黄、芒硝等为主组成方剂。由于实热积滞于肠胃，易致气机升降阻滞，甚则导致气滞血瘀，故常配伍行气与活血祛瘀药如厚朴、枳实、木香、桃仁、牡丹皮等。代表方如大承气汤等。

1. 大承气汤（《伤寒论》）：

[组成] 大黄 12 g，芒硝 10 g，枳实 12 g，厚朴 15 g。

[用法] 水煎，后下大黄，芒硝溶服。

[功效] 峻下热结。

[主治]

（1）阳明腑实证，症见不恶寒，反恶热，潮热谵语，矢气频作，大便不通，手足汗出，腹部按之硬，舌苔黄厚，干燥焦裂，脉沉实者。

（2）热结旁流证，症见下利清水，色纯青，腹部疼痛，按之坚硬有块，口舌干燥，脉滑实者。

（3）热厥，痉病或发狂之属于里热实证者。

［方解］方中大黄苦寒，清热泻火，荡涤热结以除"实"，用为主药；芒硝咸寒泻下，功同大黄，尤能软坚散结以除"燥"；枳实善治胸胃气滞，既协硝、黄以荡积，又可下气消"痞"；厚朴善理脘腹之气，开结除"满"。四药合用，是为痞、满、燥、实而设。其中硝、黄着重通便，以除有形之燥、实；枳、朴着重理气，以治无形之痞、满。理气有利于通便，通便亦有利于理气，有相得益彰之妙。

［临床运用］

（1）本方证为阳明燥热与糟粕互结，腑气不通所致，以大便秘结、腹满疼痛拒按、舌苔燥裂、脉沉实为使用要点（即"痞、满、燥、实"）。

（2）若兼气虚者，加人参补气，以防泻下气脱；兼阴津不足者，加玄参、生地黄滋阴润燥。

（3）现代本方常用于急性单纯性肠梗阻、粘连性肠梗阻、急性胆囊炎、急性水肿型胰腺炎、血管性头痛、精神分裂症、传染性与感染性疾病而有上述证候者。

［使用注意］

（1）体质虚弱，或表证未解，或肠胃无燥结者慎用。

（2）使用本方应中病即止，过用会损耗正气。

（3）孕妇禁用。

［歌诀］大承气汤用硝黄，配伍枳朴泻力强，痞满燥实四症见，峻下热结宜此方。

2. 凉膈散（《太平惠民和剂局方》）：

［组成］大黄 600 g，朴硝 600 g，栀子 300 g，黄芩 300 g，连翘 1250 g，薄荷叶 300 g，甘草 600 g。

［用法］原方共研为粗末用作散剂，每次 5～12 g，加竹叶 3 g，白蜜少许，水煎服；现常用作汤剂水煎服，用量按原方比例酌减。

［功效］泻火通便，清上泻下。

［主治］上中二焦实热证，症见烦躁口渴，面赤唇焦，胸膈烦热，口舌生疮，或咽痛吐衄，便秘溲赤；胃热发狂、发斑；及小儿急惊、痘疮黑陷，舌边红，舌苔或黄或白，脉数者。

［方解］方中连翘用量独重，清热解毒，用为主药，配合竹叶、薄荷清泄心肺胸胃之热；栀子泻心热以除烦，黄芩清肺火以解毒，二味与连翘、竹叶、薄荷为伍，是为清泄上焦之邪热而设。胃热津伤而腑实证尚未全具，不宜峻攻，故以大黄、芒硝泻积通便，甘草、白蜜同用，既可缓硝、黄之急下，又可甘润生津，存胃阴，润燥结，更可清热解毒，有利上、中二焦之邪借阳明为出路。

［临床运用］

（1）本方证为阳明热盛，腑气不通，心肺火旺所致，以燥结便秘，烦躁口渴，小便短赤，或咽痛口疮为使用要点。

（2）若咽喉红肿疼痛，壮热，烦渴欲饮，舌红苔黄，去芒硝、大黄，加桔梗、石膏以清热利咽。

（3）现代本方常用于咽炎、口腔炎、急性扁桃体炎、胆道感染、急性黄疸型肝炎等属于上、中二焦火热证者。

［歌诀］凉膈硝黄栀子翘，黄芩甘草薄荷饶，再加竹叶调蜂蜜，中焦燥实可全消。

3. 黄龙汤（《伤寒六书》）：

［组成］大黄 10 g，芒硝 12 g，枳实 5 g，厚朴 3 g，当归 10 g，人参 5 g，甘草 3 g。

［用法］上药加桔梗 3 g，生姜 10 g，大枣 2 枚，水煎服。

［功效］泻热通便，益气补血。

［主治］热结正虚证，症见自利清水，色纯青，腹痛拒按，谵语，口舌干燥，口渴身热，神倦少气，或大便秘结，腹胀满硬痛，甚则神昏肢厥，舌苔焦黄或焦黑，脉虚者。

［方解］方中大黄、芒硝、枳实、厚朴为大承气汤破气通便，泻热荡积，为"急下存阴"之意；人参、甘草益气扶正，当归补血润燥，亦可通便；姜、枣调和营卫，助参、归以扶正；并用桔梗升提肺气，使上窍通而下窍泄。诸药合用，具有邪正兼顾，虚实两治之功。

［临床运用］本方证为阳明腑实而兼气血两虚所致；除见有痞、满、燥、实之主症外，以神疲短气、面色无华等气血两虚之象为使用要点。

［歌诀］大承加味号黄龙，参桔甘归姜枣同，气血两虚兼腑实，祛邪扶正两收功。

（二）温下

温下剂适用于里寒积滞实证，症见大便秘结，脘腹胀满，腹痛喜温，手足不温，甚或厥冷，脉沉紧等。寒邪非温不去，积滞非下不除，故常用泻下药大黄、巴豆等与温里药附子、干姜、细辛等配伍，变寒下药为温下之用，以达温散寒结、通下里实之功。若寒积兼有脾气不足者，宜适当配伍补气之品如人参、甘草等。代表方如温脾汤。

1. 大黄附子汤（《金匮要略》）：

［组成］大黄 10 g，附子 12 g，细辛 3 g。

［用法］水煎服。

［功效］温阳散寒，通便止痛。

［主治］寒积里实证，症见腹痛便秘，胁下偏痛，发热，手足厥逆，脉弦紧者。

［方解］方中附子温肾壮阳，大补真火，以破阴解凝，并有镇痛之用；大黄泻积通便以荡实，二药合用，则寒积可除，且大黄得附子镇守真阳，则阳气不致随下而亡脱，故共为主药，并以名方。细辛温经散寒，既要助附子温阳，又可用附子镇痛。其中大黄性虽苦寒，今与辛、附大热之品为伍，则寒性减而走泄之性存，故共成温下寒结之方。

［临床运用］

（1）本方证为肾阳衰微，阴寒内盛，寒凝食滞成实所致，除见便秘、腹痛之主症外，以手足不温、胁下或腰胯偏痛为使用原则。

（2）若年老体弱以及寒实内结较重者，可用制大黄以减缓苦寒泻下之性，并可酌加桂枝以加强温阳散寒之力；若腹痛甚而喜温，加肉桂温里祛寒止痛；腹胀满甚者，加厚朴、木香以行气导滞；若体虚较甚，加党参、当归以益气养血。

（3）现代本方常用于急性阑尾炎、急性肠梗阻、睾丸肿痛、胆绞痛、胆囊术后综合征、慢性痢疾、尿毒症等属于寒积里实证者。

［使用注意］大黄用量一般不超过附子。

［歌诀］大黄附子细辛汤，便秘寒凝厥痛良，冷积不除成内实，功专温下妙非常。

2. 温脾汤（《备急千金要方》）：

［组成］大黄 15 g，当归 10 g，干姜 10 g，附子 5 g，人参 5 g，芒硝 5 g，甘草 5 g。

［用法］水煎服，大黄后下。

［功效］攻下冷积，温补脾阳。

［主治］阳虚寒积证，症见大便秘结，脐腹冷痛，喜温喜按，手足不温，口不渴，舌苔白，脉沉弦而迟者。

［方解］方中附子配大黄为君，用附子之大辛大热温壮脾阳，解散寒凝，配大黄泻下

已成之冷积。芒硝润肠软坚，助大黄泻下攻积；干姜温中助阳，助附子温中散寒，人参、当归益气养血，使下不伤正。甘草既助人参益气，又可调和诸药。诸药协力，使寒邪去，积滞行，脾阳复。

［临床运用］

（1）本方证为脾阳不足，阴寒内盛，食物积滞肠胃所致，以便秘、脐腹冷痛、手足不温、口不渴为使用要点。

（2）若腹痛较重，可加肉桂、木香以加强温中行气止痛之力；兼见呕吐者，可加半夏、砂仁以温胃止呕。

（3）现代本方常用于急性单纯性肠梗阻或不全梗阻等属于中阳虚寒、冷积内阻者。

［使用注意］热实里结，津伤便秘，当用寒下剂，非此方所宜。

［歌诀］温脾参附与干姜，甘草当归硝大黄，寒热并行治寒积，脐腹绞结痛非常。

（三）润 下

润下剂适用于肠燥津亏，大便秘结证，如邪热伤津，或素体火盛，肠胃干燥或年老、体虚、病后、产后及习惯性便秘等宜用此法。常用润下药如火麻仁、杏仁、郁李仁之类，适当配伍寒下药如大黄、芒硝以及滋阴养血药如白芍、当归等组成方剂。代表方如麻子仁丸。

1. 麻子仁丸（《伤寒论》）：

［组成］火麻仁 500 g，大黄 500 g，白芍 250 g，枳实 250 g，厚朴 250 g，杏仁 250 g。

［用法］原方共为细末蜜丸，每次服 10 g，每日 1～2 次，温开水送服。亦可按原方用量比例酌减，改为汤剂煎服。

［功效］润肠泄热，行气通便。

［主治］胃肠燥热，脾约便秘证，症见大便干结，小便频数者。

［方解］方中火麻仁质润多脂，润肠通便为主药，亦以名方；杏仁、白蜜功同火麻仁，亦能润燥，其中杏仁善降肺气，肺气降则肠气通，故可为火麻仁通便之助；白芍养阴和里，缓解腹痛；大黄、枳实、厚朴为小承气汤，能破气泻热。合以为丸，可使药力在肠中稍作逗留，热去津回，则大便渐见通畅。如此组合，润中有泻而不腻，泻中有润而不峻，故为缓下实热燥结之良剂。

［临床运用］

（1）本方证为胃肠燥热脾阴亏损所致，以大便干燥难解，小便反多，病势较缓为使用要点。

（2）若见便血者，可酌加槐花、地榆以凉血止血；若痔疮便秘者，加桃仁、当归养血和血，润肠通便；燥热伤津较甚者，加生地黄、玄参、石斛以增液通便。

（3）现代本方常用于虚人及老人肠燥便秘、习惯性便秘、产后便秘、痔疮术后便秘等属于胃肠燥热者。

［使用注意］本方虽为润肠缓下之剂，但含有攻下破滞之品，故年老体虚、津亏血少者不宜常服，孕妇慎用。

［歌诀］麻子仁丸治脾约，大黄枳朴杏仁芍，胃热津枯便难解，润肠通便功效高。

2. 济川煎（《景岳全书》）：

［组成］当归 10～15 g，牛膝 5 g，肉苁蓉 5～10 g，泽泻 5 g，升麻 1.5～3 g，枳壳 3 g。

［用法］水煎服。

［功效］温肾助阳，润肠通便。

[主治] 阳虚燥结证，症见大便不通，小便清长，腰膝酸软，或四肢不温，形寒怯冷者。

　　[方解] 方中肉苁蓉咸温体润而降，补肾壮阳，润肠通便；当归辛甘温润，养血润肠，故二味为主药。牛膝、泽泻能滑利肠道，其中牛膝更能强腰肾，泽泻入肾泄浊，以推陈致新；枳壳、升麻升清降浊，其中升麻可升内陷之阳，枳壳宽利肠道之气，二味一升一降得欲降先升之妙，使补而不滞。诸药合用，既可温阳以治本，又能通便以治标。

　　[临床运用]

　　(1) 本方证为肾阳虚衰，津枯肠燥所致，以便秘、腰膝酸软、小便清长、四肢欠温、形寒祛冷为使用要点。

　　(2) 若肠燥便秘日久，去泽泻之渗利，加锁阳、火麻仁以润肠通便。

　　(3) 现代本方常用于习惯性便秘、老年便秘、产后便秘等属于阳虚肠燥证者。

　　[歌诀] 济川归膝肉苁蓉，泽泻升麻枳壳充，便结体虚难下夺，寓通于补法堪宗。

　　(四) 峻下

　　峻下剂适用于水饮壅盛于里的实证。常见胸胁引痛或水肿腹胀，二便不利，脉实等症。此时非一般淡渗利湿治法所能胜任，只宜峻下逐水，使体内积水通过大小便排出，以达消除积水肿胀之目的，常用大戟、芫花、甘遂、牵牛子等峻下逐水药为主组成方剂。因此类药物药力峻猛，有一定的毒性，故常须配伍养胃扶正之品如大枣等。代表方如十枣汤。

　　1. 十枣汤 (《伤寒论》)：

　　[组成] 甘遂、芫花、大戟各等分。

　　[用法] 原方共研为细末，每次 0.5～1 g，每日 1 次，用大枣 10 枚煎汤送服。现常研末装入胶囊，每次 0.5～1 g，每日 1 次。

　　[功效] 攻逐水饮。

　　[主治]

　　(1) 悬饮，症见咳唾胸胁引痛，心下痞硬，干呕短气，头痛目眩，或胸背掣痛不得息，舌苔滑，脉沉弦者。

　　(2) 水肿，症见一身悉肿，尤以身半以下为重，腹胀喘满，二便不利者。

　　[方解] 方中甘遂、大戟、芫花均有显著的通便与利尿作用，其中芫花善理上焦胸胁伏饮痰癖，甘遂善行经隧脉络之水湿，大戟善泻脏腑肠胃之水邪。但三药皆剧毒之品，每多伤正，故伍以大枣 10 枚，益气健脾以制水，并为缓诸药峻烈之性以资防范。

　　[临床运用]

　　(1) 本方为攻逐水饮之峻剂，服时宜空腹，并从小量开始 (每次量 1.5 g)，逐渐加重；泻后如积水未尽，患者精神尚可者，可再服；如泻后精神疲倦，食欲减退，宜停服。

　　(2) 服药后如泻下不止，可服冷稀粥或冷开水以止之。

　　(3) 现代本方常用于渗出性胸膜炎和肝硬化、血吸虫病所致胸腔积液、腹水而体质壮实者。

　　[使用注意]

　　(1) 体虚无实者及孕妇禁用。

　　(2) 方中甘遂、芫花、大戟均有毒，宜醋制为散服，不宜作煎剂。

　　(3) 甘遂、芫花、大戟均反甘草，古人列入"十八反"中，说明甘草与三药同用，会增剧毒性，须以枣汤送服为宜。

　　[歌诀] 十枣逐水效甚夸，大戟甘遂与芫花，悬饮内停胸胁痛，大腹肿满用无差。

2. 己椒苈黄丸 (《金匮要略》):

[组成] 防己 30 g, 椒目 30 g, 葶苈子 30 g, 大黄 30 g。

[用法] 原方共研细末制为蜜丸, 每次 3～5 g, 每日 2～3 次, 空腹温开水送服。亦可按原方用量比例酌减, 改为汤剂煎服。

[功效] 清利二便逐水。

[主治] 腹水热结证, 症见肠间漉漉有声, 腹满便秘, 小便不利, 口干舌燥, 脉沉弦者。

[方解] 方中防己、椒目、葶苈子均能攻逐水饮, 其中椒目尤善消腹中之水, 葶苈子降泄肺气以通调水道, 使从小便而出; 大黄泻热通便, 从大便而出。如此配伍, 前、后分消, 浊邪得到排除, 则腹满肠鸣自已; 郁热得到清泄, 津液四布无阻, 润上泽下, 则便秘、口干自除。

[临床运用]

(1) 本方证为水湿内停化热, 结聚于腹所致, 除见腹大水肿之主症外, 以便秘、肠间漉漉有声为使用要点。

(2) 若兼见喘咳者, 加麻黄、杏仁以开泄肺气; 若痰涎壅盛者, 加紫苏子、莱菔子以化痰下气; 若如脘腹胀满较重者, 加厚朴, 槟榔以行气宽中; 若久病体虚, 中气不足者, 加人参、白术以健脾益气。

[使用注意] 脾胃阳虚而致水饮内停者忌用。

[歌诀] 己椒苈黄治饮邪, 肠间漉漉有声然, 口干便秘咽喉燥, 前后分消病自痊。

四、和解剂

凡具有和解、调和作用, 用以治疗少阳证及肝脾不和、肠胃不和等证的方剂, 统称为和解剂。根据邪在半表半里、肝脾不和等特点, 和解剂可分为和解少阳、调和肝脾、调和肠胃三类。

(一) 和解少阳

本类方剂适用于伤寒邪在少阳的病证, 症见往来寒热、胸胁苦满、默默不欲饮食、心烦喜呕、口苦、咽干、目眩、脉弦等。常用柴胡或青蒿与黄芩相配为主组方, 兼有气虚者, 佐以益气扶正之品, 并防邪陷入里; 兼有湿邪者, 佐以通利湿浊之品, 导邪下泄。代表方如小柴胡汤, 大柴胡汤。

1. 小柴胡汤 (《伤寒论》):

[组成] 柴胡 12 g, 黄芩 10 g, 法半夏 10 g, 生姜 10 g, 人参 5 g, 甘草 5 g, 大枣 5 枚。

[用法] 水煎服。

[功效] 和解少阳。

[主治]

(1) 伤寒少阳证, 症见往来寒热, 胸胁苦满, 默默不欲饮食, 心烦喜呕, 口苦, 咽干, 目眩, 舌苔薄白, 脉弦者。

(2) 妇女热入血室证, 经水适断, 寒热发作有时。

(3) 疟疾、黄疸等病而见于少阳证者。

[方解] 方中柴胡疏解少阳经络之壅滞而升清阳, 使半表之邪得以外宣, 故为主药, 并以名方; 黄芩清泄胆热, 使半里之热得从内撤, 且黄芩、柴胡为伍, 外疏内清, 可除寒热往来, 胸胁苦满, 口苦咽干, 心烦之症; 胆胃不和, 胃气上逆, 故用法半夏、生姜和胃

降逆，以治胸胁痞满、呕吐之症；人参、甘草、大枣益气健脾，使正旺而邪无向里之机，与柴胡配伍，更可助少阳生发之气，生姜、大枣又能调和营卫以解寒热。诸药合用，共成和解少阳，补中扶正，和胃降逆之功。

［临床运用］

（1）本方证为邪入少阳，肝胆郁热，运化失职（胆胃不和）所致；凡由外感所致者，以寒热往来、胸胁苦满、口苦咽干、苔薄白、脉弦为使用要点。

（2）若胸中烦而不呕者，去法半夏、人参，加瓜蒌清热理气宽胸；热甚伤津而口渴者，去法半夏，加天花粉生津止渴；肝气乘脾而腹中痛者，去黄芩，加白芍柔肝缓急止痛；气滞痰郁而见胁下痞硬者，去大枣，加牡蛎软坚散结；若水气凌心而心悸、小便不利者，去黄芩，加茯苓利水宁心；若素有肺寒留饮而见咳嗽者，去人参、大枣、生姜，加五味子、干姜温肺止咳。

（3）现代本方常用于感冒、流行性感冒、功能性低热、疟疾、慢性肝炎、肝硬化、急慢性胆囊炎、胆石症、急性胰腺炎、胸膜炎、中耳炎、产褥热、急性乳腺炎、睾丸炎、胆汁反流性胃炎、胃溃疡等而见上述症候者。

［使用注意］

（1）素体阴虚出血者慎用或禁用。

（2）肝火偏盛，虽见寒热等症忌用。

［歌诀］小柴胡汤和解功，半夏人参甘草从，更用黄芩加姜枣，少阳为病此为宗。

2. 蒿芩清胆汤（《重订通俗伤寒论》）：

［组成］青蒿 5 g，黄芩 5 g，法半夏 5 g，陈皮 5 g，枳壳 5 g，竹茹 9 g，赤茯苓 10 g，碧玉散（滑石、甘草、青黛）10 g。

［用法］水煎服。

［功效］清胆利湿，和胃化痰。

［主治］少阳湿热证，症见寒热如疟，寒轻热重，口苦膈闷，吐酸苦水，或呕黄涎而黏，甚则干呕呃逆，胸胁胀疼，小便黄少，舌红苔白腻，脉弦数者。

［方解］方中青蒿、黄芩清解少阳胆经之郁热，故为主药，并以名方；竹茹、陈皮、半夏、枳壳和胃降逆以止呕而消痞，其中半夏、陈皮并能燥湿化痰，竹茹又能佐青蒿、黄芩以清胆；赤茯苓、碧玉散泄利湿热，并导胆热下行，其中青黛佐青蒿、黄芩则清胆之用更强。诸药合用，使少阳胆热可清，脾胃痰湿得化，诸症自除。

［临床运用］

（1）本方证为少阳里热偏重，痰浊内阻，胃失和降所致，除见寒热如疟、寒轻热重之主症外，以口苦胸闷、吐酸苦水、小便赤涩、苔腻为使用要点。

（2）若呕吐多者，加黄连、紫苏叶清热止呕；湿浊重者，加藿香、薏苡仁、豆蔻以芳香化湿；小便不利者，加车前子、泽泻、通草以利小便；若湿热壅阻少阳而耳鸣、耳聋者，加石菖蒲、钩藤、菊花、通草以开窍、清热、利湿；若肢体酸痛者，加桑枝、薏苡仁、丝瓜络等以通络止痛；若湿热发黄，去法半夏、陈皮，加茵陈、栀子以清热退黄；若失眠、心悸者，加琥珀、黄连以清热安神。

（3）现代本方常用于肠伤寒、急性胆囊炎、急性黄疸型肝炎、胆汁反流性胃炎、肾盂肾炎、疟疾、盆腔炎、钩端螺旋体病属于少阳与三焦湿遏热郁证者。

［歌诀］蒿芩清胆碧玉需，陈夏茯苓枳竹茹，热重寒轻痰夹湿，胸痞呕恶总能除。

（二）调和肝脾

本类方剂适用于肝脾不和证，其证多由肝气郁结，横逆犯脾；或因脾虚，营血不足，肝失疏泄而致脘腹胸胁胀痛、神疲食少、月经不调、腰痛泄泻、手足不温。常用疏肝理气药如柴胡、枳壳、陈皮等与健脾药如白术、茯苓等配伍组方。代表方如逍遥散。

1. 逍遥散（《太平惠民和剂局方》）：

[组成] 柴胡 30 g，当归 30 g，白芍 30 g，白术 30 g，茯苓 30 g，甘草 15 g。

[用法] 原方共研细末为散剂，每次 5～10 g，用煨生姜、薄荷少许，水煎汤冲服。现常用作汤剂，水煎服，用量按原方比例酌减。

[功效] 疏肝解郁，健脾和营。

[主治] 肝郁脾虚证，症见两胁作痛，头痛目眩，口燥咽干，神疲食少，或寒热往来，或月经不调，乳房作胀，舌淡红，脉弦虚者。

[方解] 方中柴胡疏解肝郁为方中主药，并配薄荷以增强其疏泄条达之力以遂其性；当归、白芍养血柔肝，补其体以制横逆之气，与柴胡配合，疏肝、养肝并用，使肝气得疏，肝血得补，才能更好地发挥肝的疏泄条达功能，符合肝为"体阴用阳"之旨。白术、茯苓、甘草益气健脾，有两层意义：一是健脾胃可资气血生化之源；二是使脾健以防肝侮，即"见肝之病，当先实脾"（《金匮要略》）之意。更用生姜辛散，既可协柴胡以解郁，又可助茯苓、白术以和中。八味合用，解肝郁以顺肝性，养肝血以柔肝体，实脾土以防肝尅，且资化源，肝性畅，脾胃健而诸症自除。

[临床运用]

(1) 本方证为情志不遂，肝郁气滞，肝脾失调（由肝及脾）所致，除见胸胁胀痛，或乳房作胀之主症外，以神疲、食少、舌淡红、脉弦而虚为使用要点。

(2) 若肝郁气滞较甚者，加香附、郁金、陈皮以疏肝解郁；营血亏甚者，加熟地黄以养血；肝郁化火者，加牡丹皮、栀子以清热凉血。

(3) 现代本方常用于慢性肝炎、肝硬化、胆石症、胃和十二指肠溃疡、慢性胃炎、胃肠神经症、经前期紧张症、乳腺小叶增生、盆腔炎、子宫肌瘤等属于肝郁脾虚证者。

[歌诀] 逍遥散用当归芍，柴苓术甘草加姜薄，散郁除蒸功效奇，调经八味丹栀着。

2. 四逆散（《伤寒论》）：

[组成] 柴胡、白芍、炙甘草、枳实各等分。

[用法] 原方研末作散剂，现常用作汤剂，水煎服。

[功效] 疏肝理脾，透解郁热。

[主治] 肝郁脾滞证，症见手足厥冷，或脘腹疼痛，或泄利下重，脉弦者。

[方解] 方中柴胡疏肝解郁、调畅气机，又可升阳透热，使郁热外达，则厥逆可除；白芍柔肝、缓急、养阴，使邪热外透而不伤阴，并可借酸敛之性，收脾气之散乱，肝气之恣横，与柴胡为伍，一散一收，相反相成，同为理肝之用；枳实行气消痞、理肝导滞，与柴胡相合，一升一降，可加强疏肝理气之功，以达阳邪，散郁热；甘草益气扶正、调和药性，且芍药、甘草相配，又可缓急止痛。四药合用，柴、芍以治肝，枳、甘以治脾，肝郁达则不犯脾，脾气畅，又有利于疏肝，相须为用，相得益彰。

[临床运用]

(1) 本方证为肝脾（或肝胃）不和，阳气内郁所致，除见肢厥、胁痛、泄利等主症外，以胸胁痞满、脘腹胀痛、口苦咽干、脉弦为使用要点。

(2) 若兼食滞者，加麦芽、鸡内金以消食；夹瘀者，加丹参、五灵脂、蒲黄以祛瘀；兼发黄疸者，加茵陈、香附以疏肝退黄；若脘腹胀痛，嗳酸口苦者，合左金丸；泄利下重者，加薤白以通泄大肠气滞；若肝郁痛经者，加当归、香附、延胡索以行气调经止痛。

(3) 现代本方常用于慢性肝炎、胆囊炎、胆石症、胆道蛔虫病、肋间神经痛、胃溃疡、胃炎、胃肠神经症、附件炎、输卵管阻塞、急性乳腺炎等属于肝胆气郁、肝脾（或胆胃）不和者。

[使用注意] 本方只能用于阳气内郁所致的热厥较轻者，若其他厥逆证均不可用。

[歌诀] 四逆散非四逆汤，柴甘枳芍共煎尝，热邪内郁成阳厥，疏理肝脾效可彰。

3. 痛泻要方（《丹溪心法》）：

[组成] 白术 90 g，白芍 60 g，陈皮 45 g，防风 30 g。

[用法] 原方多用作丸剂；现常用作汤剂，水煎服，用量按原方比例酌减。

[功效] 疏肝健脾，缓急止泻。

[主治] 肝郁脾虚痛泻证，症见肠鸣腹痛，大便泄泻，泻必腹痛，舌苔薄白，脉弦缓者。

[方解] 方中白术甘能益气健脾，苦能燥湿，善治脾虚湿困之腹泻；白芍酸敛肝气，以制其疏泄太过，可为白术止泻之助，更能柔肝缓急，为治腹痛之要药，二味为痛、泻之主症而设。防风辛能疏散肝风，且香可舒脾，一般作为脾之引经药，具有止痛止泻作用；陈皮辛温行气，可助白芍以止痛，善能燥湿，尤助白术以止泻。四药合用，使肝之强者有所制约，脾之弱者有所培补，以成止痛止泻之功。

[临床运用]

（1）本方证为肝脾失调，运化失职所致，除见腹痛、腹泻并作之主症外，以腹痛不因泻利而减为使用要点。

（2）因方中防风有疏风解表作用，故对痛泻兼有轻微外感者，亦能使用。若痛泻兼气滞甚者，加香附、木香以行气止痛；若脾虚甚者，加人参、茯苓以益气健脾；若兼外感风寒者，可加紫苏叶、生姜以行气解表；用于小儿消化不良腹泻，加山楂以消食；小便不利者，加滑石以利水。

（3）现代本方常用于急性肠炎、慢性结肠炎、肠易激综合征、小儿消化不良腹泻等属于肝旺脾虚者。

[歌诀] 痛泻要方陈皮芍，防风白术煎丸酌，补土泻木理肝脾，若作食伤医便错。

（三）调和肠胃

本类方剂适用于肠胃不和之寒热错杂、虚实夹杂、升降失常证，症见心下痞满、恶心呕吐、肠鸣下利等。常用辛温药与苦寒药如干姜、生姜、半夏、黄连、黄芩等为主组成方剂。代表方如半夏泻心汤。

1. 半夏泻心汤（《伤寒论》）：

[组成] 法半夏 10 g，干姜 5 g，黄芩 5 g，人参 5 g，黄连 3 g，甘草 5 g，大枣 5 枚。

[用法] 水煎服。

[功效] 和胃降逆，开结散痞。

[主治] 寒热错杂之痞证，症见心下痞，但满而不痛，或呕吐，肠鸣下利，舌苔腻而微黄，脉弦数者。

[方解] 方中法半夏、干姜辛开寒结，温胃止呕以和阴，半夏尤能和胃化痰消痞，故为主药，并以名方；黄芩、黄连苦降热结，清肠止利以和阳，与半夏、干姜配伍，辛开苦降，寒热同治，阴阳并调，以治痰热或寒热互结之痞。人参、甘草、大枣补中益气，恢复脾胃功能，使之升降如常。诸药合用，辛苦并用以顺其升降，温清并用以解其寒热。升降复则清浊攸分，寒热相济则阴阳调和。于是则痞、满、吐、利诸症自可痊愈。

[临床运用]

（1）本方证为误下或未经误下，邪气内陷，损伤中气，升降失职，痰热互结所致，除见心下痞满不痛之主症外，以口苦、苔腻、呕吐、肠鸣下利（痞、满、吐、利）为使用要点。

（2）若湿热蕴积中焦，呕甚而痞者，去人参、大枣、干姜、甘草，加枳实、生姜以下气消痞止呕。

（3）现代本方常用于急性或慢性胃炎、慢性结肠炎、神经性胃炎、慢性肝炎、早期肝硬化等属于中气虚弱、寒热错杂者。

[使用注意] 因气滞或食积所致的痞满者不宜使用。

[歌诀] 半夏泻心黄连芩，干姜甘草与人参，大枣合之治虚痞，法在降阳而和阴。

2. 黄连汤（《伤寒论》）：

[组成] 黄连 10 g，半夏 10 g，干姜 10 g，桂枝 10 g，人参 5 g，甘草 10 g，大枣 4 枚。

[用法] 水煎服。

[功效] 平调寒热，和胃降逆。

[主治] 上热下寒证，症见呕吐，腹痛，身热微恶寒，胸脘痞闷，烦热，气逆欲呕，腹中痛，或肠鸣泄泻，舌苔白滑，脉弦者。

[方解] 方中黄连苦寒，善泻心胸之热，故为主药，并以名方；干姜、桂枝温中散寒，与黄连为伍，温清并用，可使寒热调和。半夏和胃降逆止呕；人参、甘草、大枣益气健脾，使中焦得和，则升降自复。合而用之，能使寒散热清，邪正兼顾，故诸症自可随之而解。

[临床运用] 本方证为表邪传里，损伤脾胃，升降失职而为上热下寒所致，除见呕吐、腹痛之主症外，以烦热口臭、苔腻为使用要点。

[歌诀] 黄连汤内用干姜，夏草人参桂枣良，寒热平调兼降逆，下寒上热证能康。

（四）调和截疟

截疟七宝饮（《杨氏家藏方》）：

[组成] 常山 3 g，厚朴 1.5 g，青皮 1.5 g，陈皮 1.5 g，槟榔 1.5 g，草果仁 1.5 g，炙甘草 1.5 g。

[用法] 用水酌加酒煎，疟发前 2 小时服。

[功效] 燥湿，祛痰，截疟。

[主治] 痰湿久疟证，症见疟疾数发不止，体壮痰湿甚，舌苔白腻，脉弦滑浮大者。

[方解] 方中常山为治疟专药，其性猛烈，能截疟除痰，已为临床和实验所肯定，故为主药；草果仁辛香醒脾健胃，槟榔利气行滞，以助常山辟秽浊，破痰结而化湿；厚朴温中行气燥湿，陈皮、青皮行气疏肝，三药共奏理气和中、化痰祛湿之效；炙甘草益脾胃而调诸药。七药合用，既可截除致病之疟邪，又可解除伴发的痰湿证候。

[临床运用]

（1）本方证为感染疟邪，兼痰湿内阻所致，除见寒热阵作之主症外，以腹胀满、苔白腻、脉弦滑为使用要点。

（2）若恶寒重，加桂枝以散寒；若呕者，加半夏、生姜以和胃止呕。

[使用注意]

（1）本方辛燥行气之品居多，对中气虚弱或内有郁火者忌用。

（2）常山与甘草同用，服后易引起呕吐，须将常山用酒或醋炒。

（3）凡截疟类方剂，多加酒同煎，因酒能温通血脉，使药物迅速发挥作用，有利于及时制止疟疾发作。

[歌诀] 截疟当须七宝尝，常山草朴青陈镶，槟榔草果同煎服，疟发频频用此良。

五、温里剂

凡以温里祛寒药为主组成，具有温中祛寒、回阳救逆、温经散寒等作用，用以治疗里寒证的方剂，统称为温里剂。根据里寒证寒踞脏腑经络之异，病情轻重缓急之殊，温里剂可分为温中祛寒、回阳救逆、温经散寒三类。

（一）温中祛寒

本类方剂适用于中焦虚寒证，症见脘腹疼痛，呕恶下利，不思饮食，肢体倦怠，手足不温，舌苔白滑，脉沉弦或沉迟等。常用干姜、吴茱萸等温中散寒药与人参、白术等益气健脾药配伍组成。代表方如理中丸、小建中汤、吴茱萸汤。

1. 理中丸（《伤寒论》）：

［组成］干姜、人参、白术、甘草各等分。

［用法］原方共研末制为蜜丸，每次 10 g，每日 2～3 次，温开水送服。现代常作汤剂，水煎服。

［功效］温中散寒，补气健脾。

［主治］脾胃虚寒证，症见腹痛喜温喜按，泻利清稀，腹满食少，呕吐，舌淡苔白，脉沉细者。

［方解］方中干姜辛热温中祛寒，以复脾胃之阳，并能和胃降逆止呕，为方中主药，取干姜为君，土中泻水也；人参甘温补益中气，培脾胃之本，使气旺而阳亦复，且可为干姜温壮脾阳之助；白术甘温苦燥，健脾燥湿以止泻，既可加强人参补益脾胃之气，又可温燥寒湿协干姜祛寒湿以复脾胃之阳；甘草益气健脾，调和诸药。四药合用，取干姜之温以散中焦之寒，参、术、草之补，以培中焦之虚。

［临床运用］

（1）本方证由脾胃阳虚，阴寒内盛，运化失职所致，除见吐、利、满、痛等主症外，以形寒肢冷、舌淡苔白、脉沉迟等为使用要点。

（2）若寒甚者，重用干姜；虚显者，重用人参；虚寒并重者，参、姜均重用；阳虚失血者，以炮姜易干姜取其守；湿甚者，苍术易白术取其燥。

（3）现代本方常用于急性或慢性胃肠炎、胃和十二指肠溃疡、胃下垂、胃痉挛、胃扩张、慢性结肠炎等属于脾胃虚寒者。

［使用注意］外感发热、阴虚者忌用。

［歌诀］理中丸主理中乡，甘草人参术干姜，呕利腹痛阴寒盛，或加附子更扶阳。

2. 小建中汤（《伤寒论》）：

［组成］饴糖 30 g，桂枝 10 g，白芍 18 g，炙甘草 5 g，生姜 10 g，大枣 4 枚。

［用法］水煎取汁，对入饴糖，文火加热溶化，分 2 次温服。

［功效］温中补虚，和里缓急。

［主治］虚寒腹痛证，症见腹中时痛，喜温欲按，舌淡苔白，脉细弦，或虚劳而心中悸动，虚烦不宁，面色无华，或手足烦热，咽干口燥者。

［方解］方中饴糖甘温入脾胃，可温中补虚，和里缓急，为主药；桂枝温阳气，白芍养阴血，其中白芍倍量则止痛之用加强；生姜、炙甘草、大枣既可加强主药温中补虚，又能调和诸药。其中炙甘草与饴糖、桂枝、生姜配伍，可辛甘化阳以温中；甘草与白芍配伍，可酸甘化阴以养血，并可缓挛急而调肝脾，共成甘温建中之用。

［临床运用］

（1）本方证为脾胃虚寒，营卫不和所致，除见里急腹痛之主症外，以中气不足、无内热现象为使用要点。

（2）若中焦寒重者，加干姜以增强温中散寒之力；兼有气滞者，加木香行气止痛；大便溏泻者，加白术健脾燥湿止泻；面色萎黄、神疲气短者，加人参、黄芪、当归以补养气血。

（3）现代本方常用于胃和十二指肠溃疡、慢性肝炎、慢性胃炎、神经衰弱、再生障碍性贫血、功能性发热等属于中焦虚寒、肝脾不和者。

[使用注意] 阴虚火旺者忌用，呕家中满不可用。

[歌诀] 小建中汤芍药多，桂姜甘草大枣和，更加饴糖补中虚，虚劳腹冷服之瘥。

3. 吴茱萸汤（《伤寒论》）：

[组成] 吴茱萸5 g，人参10 g，生姜18 g，大枣4枚。

[用法] 水煎服。

[功效] 温中补虚，降逆止呕。

[主治] 肝胃虚寒证，症见食后欲呕，胸膈满闷，或胃脘作痛、吞酸嘈杂，或巅顶头痛、干呕吐涎沫，舌淡苔白滑，脉细迟者。

[方解] 方中吴茱萸味辛性热，归肝、脾、肾三经，既可温胃降逆止呕，又可疏肝止痛，更可温肾止泻，一药三经同治，故为主药，并以名汤；生姜温胃散寒止呕，可协吴茱萸降逆止呕，尤有温散水饮之功；人参、大枣补脾益气，为补虚之用。诸药相伍共奏温补降逆之功。

[临床运用]

（1）本方证为肝胃虚寒，浊阴上逆所致，除见但寒不热、口和不渴、四肢欠温一般里寒证外，以干呕、呕吐涎沫、舌淡苔滑、脉沉迟为使用要点。

（2）若呕多者，加陈皮、法半夏、砂仁以降逆止呕；头痛重者，加川芎、当归以养血止痛；寒甚者，加附子、干姜以温里散寒。

（3）现代本方常用于慢性胃炎、妊娠呕吐、神经性呕吐、神经性头痛、耳源性眩晕等属于肝胃虚寒者。

[使用注意] 郁热所致之胃痛，吐苦水及吞酸禁用。

[歌诀] 吴茱萸汤人参枣，重用生姜温胃好，阳明寒呕少阴利，厥阴头痛皆能保。

（二）回阳救逆

本类方剂适用于阳气衰微，阴寒内盛，甚或阴盛格阳、戴阳的危重病证。症见四肢厥逆、精神萎靡、恶寒蜷卧，甚或冷汗淋漓、脉微欲绝等。常用附子、干姜等温热药物为主组方，或配人参等益气固脱之品。代表方如四逆汤。

1. 四逆汤（《伤寒论》）：

[组成] 附子5～10 g，干姜5 g，炙甘草5 g。

[用法] 先煎附子1小时，再入余药同煎温服。

[功效] 温暖脾肾，回阳救逆。

[主治] 阳虚寒厥证，症见四肢厥冷，恶寒蜷卧，下利清谷，腹中冷痛，神疲欲寐，口淡不渴，面色苍白，冷汗淋漓，脉微细者。

[方解] 方中附子大辛大热，归心、肾、脾诸经，温壮阳气，回阳救逆，如陈修园说"附子味辛性温，火性迅速无处不到，故为回阳救逆的第一要药"，为方中主药；干姜温中逐寒，治虚寒吐利，同时能加强附子的温阳祛寒作用，古有"附子无干姜不热"之说；重用炙甘草健脾益气，既可协附子回阳通脉，又可助干姜温复中阳，且可缓姜、附燥烈之性，使其温阳破阴而无劫阴之弊。药味虽少，配伍精当，姜、附相配则温壮肾阳；干

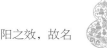

姜与甘草相配温补脾阳。三药合用，力专效宏，能救人于顷刻之间，速达回阳之效，故名"四逆汤"。

［临床运用］

（1）本方证为脾肾（心肾）阳衰，阴寒内盛所致，除见四肢厥冷之主症外，以神疲欲寐、舌淡苔白、脉微为使用要点。

（2）现代本方常用于心肌梗死、心力衰竭、急慢性胃肠炎吐泻过多见上述证候者。

［使用注意］属热厥证者禁用。

［歌诀］四逆汤中附草姜，四肢厥冷急煎尝，腹痛吐泻脉微细，急投此方可回阳。

2. 参附汤（《校注妇人良方》）：

［组成］人参 12 g，附子 10 g。

［用法］水煎取汁顿服。

［功效］益气回阳救脱。

［主治］阳气虚脱证，症见四肢厥冷，冷汗淋漓，呼吸衰微，脉微者。

［方解］人参大补元气，恢复生机，附子大辛大热，温壮真阳，两者都大温大补，上温心阳，中健脾阳，下温肾阳。

［临床运用］

（1）本方证为元气大亏，阳气暴脱所致，除见面色㿠白、四肢厥冷主症外，以呼吸衰微、冷汗淋漓、脉微欲绝为使用要点。

（2）现代本方常用于充血性心力衰竭、各种原因引起的休克。

［使用注意］本方大温大补，乃急救用，不可久服。

［歌诀］人参附子共成方，益气回阳效力彰，自汗头晕真欲脱，脉微肢厥急煎尝。

（三）温经散寒

本类方剂适用于寒凝经脉证，本类病证多由阳气虚弱，营血不足，寒邪入侵经脉血行不畅所致。临床多表现为四肢厥冷，或肢体痹痛，甚或肌肤麻木不仁，舌淡苔白，脉沉迟细弱。常用桂枝、细辛等温经散寒药与当归、白芍、熟地黄等补养营血药配伍组成。代表方如当归四逆汤、黄芪桂枝五物汤。

1. 当归四逆汤（《伤寒论》）：

［组成］当归 10 g，桂枝 10 g，白芍 10 g，细辛 5 g，通草 5 g，炙甘草 5 g，大枣 5 枚。

［用法］水煎服。

［功效］温经散寒，养血通脉。

［主治］血虚寒厥证，症见四肢厥冷，口不渴，肢体酸痛，腹中挛急，舌淡苔白，脉沉细或细而欲绝者。

［方解］方中用桂枝、细辛温散表里之寒邪，温通血脉，使阳气得随血行，以退四肢之寒厥；当归、白芍养血和营，使血液充盈，以治脉沉细之症；通草入经脉通血脉止痛，又可引诸药入经为使；炙甘草、大枣甘润益气健脾，充其生血之源，并调药性。

［临床运用］

（1）本方证为素体血虚，寒凝经脉所致，除见手足厥冷、肢体疼痛的主症外，以舌淡、脉细、小便清长为使用要点。

（2）若用治腰、股、腿、足疼痛属血虚寒凝者，酌加续断、牛膝、鸡血藤、木瓜等活血化瘀之品；若内有久寒而兼见水饮呕逆者，加吴茱萸、生姜；若用治妇女血虚寒凝之经期腹痛，及男子寒疝、睾丸掣痛、少腹冷痛、四肢冷而脉弦紧者，酌加乌药、茴香、高良姜、香附等以理气止痛。

（3）现代本方常用于血栓闭塞性脉管炎、无脉症、雷诺病、小儿麻痹症、冻疮、妇女痛经、肩周炎、慢性风湿性关节炎痛等属于血虚有寒者。

[使用注意]

（1）本方只宜于血虚寒凝所致的厥逆证，若属热厥证禁用。

（2）冻疮后期，寒郁化热，而热较明显者忌用。

[歌诀] 当归四逆桂枝辛，草芍木通大枣临，寒厥脉微由血弱，温经通脉急煎斟。

2. 黄芪桂枝五物汤（《金匮要略》）：

[组成] 黄芪 10 g，白芍 10 g，桂枝 10 g，生姜 18 g，大枣 4 枚。

[用法] 水煎服。

[功效] 益气温经，和血通痹。

[主治] 血痹证，症见肌肤麻木不仁，脉微而紧涩者。

[方解] 方中黄芪入脾肺补中益气，温分肉，实营卫；桂枝、生姜温经活血，疏散肌腠之风寒；白芍、大枣养血和营，与黄芪、桂、姜相合具有外疏肌肤之风寒，以驱病之因，内养营血，治血虚之本。

[临床运用]

（1）本方证为素体虚衰，风寒乘袭，阻滞肌肤经脉所致，除见肌肤麻木不仁之主症外，以微恶风寒、口不渴、脉微为使用要点。

（2）本方用治中风后遗症，手足无力，肢体不仁者。若血虚者，加当归、鸡血藤以补血；属气虚者，倍用黄芪，加党参以补气；筋骨痿软者，加木瓜、杜仲、牛膝以强筋壮骨；阳虚者，加附子以温阳。

[使用注意] 本方对血痹属热者，需配合清热燥湿药方可使用。

[歌诀] 桂枝汤去草加芪，五物名方治血痹，肢体顽麻脉紧涩，和营实卫急投医。

六、祛风剂

凡以辛散祛风或息风止痉药为主组成，具有疏散外风或平息内风作用，治疗风病的方剂，统称为治风剂。由于风病有内外之分，故治风剂大致可分为疏散外风和平息内风两类。

（一）疏散外风

本类方剂适用于外风所致病证。风为六淫之首，风邪致病，多有兼夹，或夹寒，或夹热，或夹湿，故有风寒、风热、风湿等不同证型。且风邪散漫，不拘一经，病变范围亦较广泛。若外感风邪，邪在肌表，以表证为主者，治当疏风解表，其方剂已在解表剂中论述。本节所治之外风，是指风邪外袭，侵入肌肉、经络、筋骨、关节等处所致的病证。如风邪上犯头部所致的头痛、眩晕，风邪郁于肌腠所致的风疹、湿疹，风中经络所致的口眼㖞斜、半身不遂，风邪着于肌肉、筋骨、关节所致的关节疼痛、麻木不仁、屈伸不利，以及风毒之邪，从破伤之处侵入所致之破伤风等。常以辛散祛风药如羌活、独活、荆芥、防风、川芎、白芷、白附子等为主组方。在配伍方面，应根据患者体质的强弱、感邪的轻重以及病邪的兼夹等不同情况，分别配伍祛寒、清热、祛湿、祛痰、养血、活血之品。

1. 川芎茶调散（《太平惠民和剂局方》）：

[组成] 川芎 120 g，羌活 60 g，白芷 60 g，细辛 30 g，荆芥 120 g，薄荷 240 g，防风 45 g，甘草 60 g。

[用法] 原方共研细末用作散剂，每次 5 g，每日 2 次，饭后清茶调服。现常作汤剂，

水煎服，用量按原方比例酌减。

[功效] 疏风止痛。

[主治] 外风头痛证，症见偏正头痛，巅顶作痛，或见恶寒发热，目眩鼻塞，舌苔薄白，脉浮者。

[方解] 方中川芎治少阳厥阴头痛，羌活治太阳经头痛，白芷治阳明经头痛，细辛治少阴经头痛，薄荷清利头目，搜风散热，荆芥、防风辛散上行疏散上部风邪，甘草调和诸药，清茶调下，又治风药升散温燥太过。

[临床运用]

（1）本方证为风寒或风湿外袭，腠理闭塞，邪气循经上犯头目所致，除见头痛之主症外，以恶寒发热、鼻塞声重、口不渴为使用要点。

（2）若属外感风寒头痛，减少薄荷用量，加生姜、紫苏叶以加强祛风散寒之力；外感风热头痛，去羌活、细辛，加菊花、僵蚕、蔓荆子以疏散风热；外感风湿头痛，加苍术、藁本以散风祛湿；头痛久而不愈者，重用川芎，并酌加桃仁、红花、全蝎、地龙以活血化瘀，搜风通络。

（3）现代本方常用于感冒头痛、偏头痛、血管神经性头痛、慢性鼻炎头痛等属于风邪所致者。

[使用注意] 久病气虚、血虚或肝肾不足，阳气亢盛之头痛均忌用。

[歌诀] 川芎茶调散荆防，辛芷薄荷甘草羌，目昏鼻塞风攻上，正偏头痛悉能康。

2. 牵正散（《杨氏家藏方》）：

[组成] 白附子、僵蚕、全蝎（生用）各等分。

[用法] 原方共研细末用作散剂，每次 3 g，每日 2～3 次，温酒送下。亦可作汤剂，水煎服，用量按原方比例酌情增减。

[功效] 祛风化痰。

[主治] 风中头面经络证，症见口眼㖞斜，面部肌肉抽动，舌质淡红，舌苔白者。

[方解] 方中白附子辛散，祛风解痉，燥湿化痰，且善治头面之风以解痉；僵蚕化痰止痉，能驱络中之风；全蝎定风止痉。三味合用，力专效著，用热酒调服，取性升而善走，能引诸药入络，直达病所。

[临床运用]

（1）本方证为风痰阻塞阳明经脉（面部），经气不舒所致，以口眼㖞斜、舌淡苔白为使用要点。

（2）本方为中风面瘫、口眼㖞斜的常用方，若初起风邪重者，加羌活、防风、白芷以辛散风邪；病久不愈者，酌加蜈蚣、地龙、天麻、桃仁、红花以搜风化瘀通络。

（3）本方亦可用于由风湿所致的口眼㖞斜。

[使用注意]

（1）本方药性辛燥，风痰偏于寒湿者较宜。若因气虚血瘀，或肝风内动而致的口眼㖞斜，并伴有半身不遂者，则不宜单独使用。

（2）方中白附子、全蝎均有毒，用量不宜过大。

[歌诀] 牵正散医口眼歪，僵蚕白附蝎同杯，酒调送下舒经络，络中风邪用此开。

3. 小活络丹（《太平惠民和剂局方》）：

[组成] 制川乌 180 g，制草乌 180 g，地龙 180 g，制天南星 180 g，乳香 65 g（研），没药 65 g（研）。

[用法] 原方共研为细末用于制作蜜丸，每丸 3 g，每次 1 丸，每日 1～2 次，空腹用

陈酒或温开水送服。现亦用作汤剂，剂量按比例酌减，川乌、草乌先煎 30 分钟。

[功效] 温经活络，搜风除湿，祛痰逐瘀。

[主治] 风寒湿痹证，症见肢体筋脉疼痛，手足麻木拘急，关节屈伸不利，或中风手足不仁，日久不愈，或腿臂间作痛，或筋骨疼痛，游走不定者。

[方解] 方中川乌、草乌散络中之风寒湿邪以活络；天南星祛络中之风湿顽痰以活络；乳香、没药化络中之瘀血以活络；地龙、陈酒引诸药直达病所以活络。其中二乌、乳、没尤为镇痛之良品，地龙尤善通经活络。

[临床运用]

（1）本方证为风湿外袭，痰浊内阻，血气瘀滞，痹阻经络所致，除见肢体麻木、筋骨疼痛之主症外，以日久不愈，体实气壮为使用要点。

（2）若偏于风盛者，可配合大秦艽汤以增强祛风之力；若偏于肝肾气血不足者，可配合独活寄生汤以益气养血通痹。

（3）现代本方常用于慢性风湿性关节炎、类风湿关节炎、骨质增生症、坐骨神经痛、肩周炎以及中风后遗症等属于风寒痰湿，瘀血阻滞经络者。

[使用注意]

（1）本方药力颇峻，以日久不愈而体实壮者为宜；若阴虚有热及孕妇均忌用。

（2）本方有成药出售。

[歌诀] 小活络丹用胆星，地龙乳没二乌寻，中风手足皆麻木，此是痰瘀湿闭经。

（二）平息内风

本类方剂适用于内风病证，正如《素问·至真要大论》所说："诸风掉眩，皆属于肝。"中医学认为内风的产生主要与肝有关，其病证又有虚实之分。内风之实证，或因热盛生风，如肝经热盛，热极生风所致的高热不退、抽搐、痉厥；或因肝阳偏亢，风阳上扰所致的眩晕、头部热痛、面红如醉，甚或猝然昏倒、不省人事、半身不遂等，治宜平肝息风。常用平肝息风药，如羚羊角、钩藤、天麻、石决明、赭石、龙骨、牡蛎等为主组方；由于热盛又易伤津灼液，或炼液为痰，故常配清热、滋阴、化痰之品。代表方如羚角钩藤汤、镇肝息风汤、天麻钩藤汤等。

1. 镇肝息风汤（《通俗伤寒论》）：

[组成] 牛膝 30 g，赭石 30 g，生龙骨 15 g，生牡蛎 15 g，生龟甲 15 g，玄参 15 g，天冬 15 g，白芍 15 g，茵陈 5 g，川楝子 5 g，生麦芽 5 g，甘草 5 g。

[用法] 水煎服。

[功效] 镇肝息风，滋阴潜阳。

[主治] 肝阳化风证，症见头目眩晕，目胀耳鸣，脑部热痛，心中烦热，面色如醉，或时常噫气，或肢体渐觉不利，口角渐形㖞斜，甚或眩晕颠仆，昏不知人，移时始醒，或醒后不能复原，脉弦长有力者。

[方解] 方中牛膝降其血之上行，引诸药归于下元肝肾；赭石、生龙骨、生牡蛎、生龟甲皆金石、介类，长于潜镇摄纳，为镇肝之用，其中赭石质重性降，与牛膝引血下行，二味用量独重，故为主药。玄参、天冬、白芍滋肾养肝，育阴潜阳，为壮水制火之用；川楝子、茵陈清泻肝火，疏解肝郁，以遂其性；甘草、生麦芽和中健胃，以防肝侮，并借以制金石药物伤胃之弊。诸药合用，以镇肝为主，配伍凉肝、疏肝、柔肝之品；以息风名方，而用滋阴、顺气、降血之物，共成镇肝息风之功。

[临床运用]

（1）本方证为肝阳上亢，风阳内动，气血上逆所致，除见面色潮红、眩晕脑胀之主症

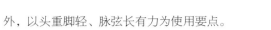

外，以头重脚轻、脉弦长有力为使用要点。

（2）若心中烦热者，加石膏、栀子以清热除烦；若痰多者，加胆南星、贝母以清热化痰；如尺脉重按虚者，加熟地黄、山茱萸以滋养肝肾；若头痛较剧者，加夏枯草、钩藤、苦丁茶、菊花以清肝泄热；中风后遗有半身不遂，口眼㖞斜者，加桃仁、红花、丹参、地龙以活血化瘀通络。

（3）现代本方常用于原发性高血压、肾性高血压、脑血栓形成、血管神经性头痛等属于肝肾阴虚、肝风内动者。

［歌诀］镇肝息风芍天冬，玄参牡蛎赭茵供，麦龟膝草龙川楝，肝风内动有奇功。

2. 羚角钩藤汤（《通俗伤寒论》）：

［组成］羚羊角 5 g，钩藤 10 g，霜桑叶 5 g，菊花 10 g，生白芍 10 g，生地黄 15 g，川贝母 12 g，淡竹茹 15 g，茯神 10 g，甘草 3 g。

［用法］水煎服。

［功效］凉肝息风，增液舒筋。

［主治］热极生风证，症见高热不退，烦闷躁扰，手足抽搐，发为痉厥，甚则神昏，舌绛而干，或舌焦起刺，脉弦而数者。

［方解］方中羚羊角、钩藤、菊花、霜桑叶清热平肝，息风解痉，其中羚羊角、钩藤凉肝息风作用更强，故为主药，并以名方；竹茹、川贝母、茯神清热化痰以安神；热灼津液，筋脉失养，故以生白芍、甘草、生地黄酸甘化阴，滋液柔肝，舒筋解痉。诸药合用，凉肝、柔肝以息肝风，清热化痰以宁心神，心宁熄息，则痉厥诸症自除。

［临床运用］

（1）本方证为邪热内陷，肝经火旺，热极生风所致，除见抽搐、神昏之主症外，以面红目赤，壮热或热极肢厥、舌绛而干、脉数为使用要点。

（2）若邪热内闭，神昏谵语较重者，可配合紫雪丹或安宫牛黄丸以加强清热开窍；若高热不退，伤阴较甚者，加玄参、麦冬、石斛、阿胶以养阴增液；大便秘结者，加大黄、朴硝以通腑泄热。

（3）现代本方常用于流行性脑脊髓膜炎、流行性乙型脑炎、妊娠子痫、高血压所致的头痛、眩晕、抽搐等属于热极动风者。

［使用注意］若温热邪羁留，灼伤真阴，以致虚风内动、筋脉拘急、手足蠕动者非本方所宜。

［歌诀］俞氏羚角钩藤汤，桑菊茯神鲜地黄，贝草竹茹同芍药，肝风内动急煎尝。

3. 阿胶鸡子黄汤（《通俗伤寒论》）：

［组成］阿胶（烊化）5 g，生白芍 10 g，石决明 15 g，钩藤 5 g，生地黄 12 g，茯神 12 g，络石藤 10 g，生牡蛎 12 g，炙甘草 2 g，鸡子黄 2 个。

［用法］水煎服。

［功效］养血滋阴，柔肝息风。

［主治］阴虚风动证，症见筋脉拘急，手足蠕动，或头目眩晕，舌绛少苔，脉细数者。

［方解］方中阿胶、鸡子黄为血肉有情之品，善滋血液，息风阳，故为主药，并以钩藤、络石藤舒筋通络解痉；生地黄、生白芍、茯神、甘草酸甘化阴，柔肝缓急。其中白芍、钩藤、络石藤舒筋止痉，茯神又可镇心安神，生地黄凉血清热。诸药合用，共成养血滋阴，柔肝息风之剂。

［临床运用］

（1）本方证为邪热伤阴，血虚风动所致；除见手足蠕动之主症外，以舌绛苔少、脉细数，无壮热为使用要点。

（2）若兼气阴两虚者，加人参、麦冬以益气养阴；若自汗者，加浮小麦、麻黄根以固涩止汗。

[歌诀] 阿胶鸡子黄汤好，地芍钩藤牡炙草，石决茯神络石藤，阴虚风动此方保。

4. 大定风珠（《温病条辨》）：

[组成] 生白芍18 g，阿胶10 g，生龟甲12 g，干地黄18 g，火麻仁5 g，五味子5 g，生牡蛎12 g，麦冬18 g，生鳖甲12 g，炙甘草12 g，鸡子黄2个。

[用法] 水煎去渣，再入鸡子黄搅匀，温服。

[功效] 息风潜阳，养血滋阴。

[主治] 阴虚风动证，症见温病久热不已，或经汗、下后，神疲瘛疭，脉气虚弱，舌绛苔少，时有欲脱之势者。

[方解] 方中阿胶、鸡子黄、干地黄、麦冬、白芍、火麻仁、五味子滋补津血不足之阴，以柔肝息风，其中阿胶、鸡子黄滋补作用尤强，故为主药；生龟甲、生鳖甲、生牡蛎介类潜阳，其龟、鳖二甲亦可养阴，与阿胶、干地黄、麦冬、生白芍等为伍，则壮水制火之效更彰；炙甘草调和药性，与生白芍、五味子相合，酸甘化阴，柔肝解痉。

[临床运用]

（1）本方证为邪热伤阴，阴血亏损不能养肝，肝风内动所致，除见手足蠕动之主症外，以神疲、脉虚、舌绛、苔少为使用要点。

（2）若兼有痰浊者，加天竺黄、贝母以清热化痰；低热者，加白薇、地骨皮以凉血退蒸；若兼气虚喘急者，加人参补气定喘；气虚自汗者，加人参、龙骨、牡蛎、浮小麦补气敛汗；兼气虚心悸者，加人参、天冬、茯神以补气宁神定悸。

（3）现代本方常用于流行性乙型脑炎后遗症、眩晕、放射治疗后舌萎缩、甲状腺功能亢进症、甲状腺功能亢进症术后手足搐搦、神经性震颤等属于阴虚风动者。

[使用注意] 阴液虽虚，邪热仍盛者忌用。

[歌诀] 大定风珠复脉商，再加三甲味鸡黄，脉微瘛疭时时脱，邪少虚多是妙方。

5. 地黄饮子（《宣明论》）：

[组成] 干地黄、巴戟天、山茱萸、石斛、肉苁蓉、炮附子、五味子、肉桂、白茯苓、麦冬、石菖蒲、远志各等分。

[用法] 现常加生姜、大枣、薄荷，水煎服。

[功效] 补肾摄阳，化痰开窍。

[主治] 中风喑痱证，"喑"是指舌强不能言语，"痱"是指足废不能行走。症见四肢厥逆，冷汗自出，口噤舌强，不能言语，足废不能用，舌淡苔白滑润，脉沉迟细弱者。

[方解] 方中干地黄、山茱萸、麦冬、石斛、五味子滋阴壮水以补肾，其中山茱萸、五味子尤可固肾收脱，使肾气摄纳有权；肉苁蓉、炮附子、肉桂、巴戟天助阳益火以补肾，其中肉桂能引火归元，使浮阳返肾中。二者合用，取干地黄、山茱萸、肉桂、炮附子等阴阳平补，乃寓有"肾气丸"制方之义。虚火上炎，火动痰生，堵塞清窍，故用石菖蒲、远志、白茯苓涤痰开窍，宣通心气以交心肾；薄荷辛凉升散，善利咽喉，引诸药上行以宣窍；生姜、大枣健胃和中，加强运化，有利诸药之输布。

[使用注意] 若由火气上升，肝阳偏亢，突然舌强足废者禁用。

[歌诀] 地黄饮子山茱斛，麦味菖蒲远志茯，苁蓉桂附巴戟天，少入薄荷姜枣服。

七、祛痰剂

凡以祛痰药为主组成，具有消除痰涎作用，治疗各种痰病的方剂，统称为祛痰剂。

祛痰剂中又常配伍理气药，因痰随气而升降，气滞则痰聚，气顺则痰消，正如庞安常所说："善治痰者，不治痰而治气，气顺则一身之津液亦随气而顺矣。"至于痰流经络、肌腠而为瘰疬、痰核者，又常结合软坚散结之法，随其虚实寒热而调之。

应用祛痰剂时，首先应辨别痰病的性质，分清寒热燥湿的不同和标本缓急。有咯血倾向者，不宜使用燥热之剂，以免引起大量出血；用滋润之品，以防塞滞留邪，病久不愈。

（一）燥湿化痰

本类方剂适用于湿痰证，湿痰多由脾失健运，湿郁气滞所致，症见咳吐多量稠痰、痰滑易咳出、胸脘痞闷、恶心呕吐、眩晕、肢体困重、食少口腻、舌苔白腻或白滑、脉缓或滑等。常用燥湿化痰药如半夏、南星等为主，配伍健脾祛湿及理气之品如白术、茯苓及陈皮、枳实等组成方剂。代表方如二陈汤、温胆汤。

1. 二陈汤（《太平惠民和剂局方》）：

[组成] 法半夏 10 g，橘红 10 g，白茯苓 10 g，炙甘草 5 g。

[用法] 水煎服。

[功效] 燥湿化痰，理气和中。

[主治] 湿痰证，症见咳嗽、痰多色白易咳，胸膈痞闷，恶心呕吐，肢体困倦，或头眩心悸，舌苔白润，脉滑者。

[方解] 本方为祛痰基本方。方中半夏辛温而燥，最善燥湿化痰，且能降逆止呕，为主药；辅以橘红理气，燥湿化痰，使气顺痰消；佐以茯苓健脾渗湿，使湿无所聚；使以甘草和中健脾。诸药合用共奏燥湿和中，理气化痰之功。方中橘红、半夏以陈久者良，故有"二陈"之名。

[临床运用]

（1）本方证为脾虚湿困，聚湿成痰所致，除见咳嗽痰多色白之主症外，以苔白、脉滑为使用要点。

（2）本方为治痰的基础方，可用于各种痰证。若咳吐稀痰、胸膈满闷者，加干姜、砂仁以温中祛痰；若痰黄而稠者，加瓜蒌、黄芩、天竺黄以清热化痰；痰黏难咳出者，加瓜蒌、杏仁、川贝母以润燥化痰；若痰核聚于咽喉，吐之不出、咽之不下者，加香附、枳壳、郁金，行气以解郁化痰；若食积痰嗽、嗳腐吞酸、脘胀纳呆者，加莱菔子、神曲、枳壳以消食化痰；若肢体沉重、腹胀食滞、嗜卧、面黄、脉缓者，加苍术、白术、木香以燥湿化痰；若痰清稀如水、体乏肢冷、小便不利、苔润脉沉者，加肉桂、附子以温阳化痰；顽痰流注经络之瘰疬、痰核者，加牡蛎、玄参、海蛤、朴硝、昆布、海藻化痰软坚散结。

（3）现代本方常用于慢性支气管炎、慢性胃炎、胃和十二指肠溃疡、耳源性眩晕、妊娠呕吐、神经性呕吐等属于湿痰者。

[使用注意] 肺结核咯血，阴虚燥痰，痰中带血者忌用。

[歌诀] 二陈汤用半夏陈，益以茯苓甘草臣，利气和中燥湿痰，煎加生姜与乌梅。

2. 茯苓丸（《医门法律》）：

[组成] 茯苓 30 g，法半夏 30 g，枳壳 15 g，玄明粉 10 g。

[用法] 原方研末以姜汁为丸，每次 3 g，食后姜汤送服。现常用作汤剂，水煎服，用量按比例酌减。玄明粉溶化服。

[功效] 燥湿行气，轻坚化痰。

[主治] 中脘停痰证，症见两臂麻痛，两手疲软，舌苔厚腻，脉沉而滑者。

[方解] 本方以茯苓为主药，一则培中州以绝生痰之源，二则利水湿以除生痰之源；

半夏燥湿祛痰，和中化浊；枳壳调畅气机，气行则痰湿祛痰，和中化浊；玄明粉软坚涤痰，导痰浊下行而出；生姜走而不守，醒脾行湿，消痰散浊。

[临床运用]

（1）本方证为痰饮停聚所致，除两臂疼痛、上肢酸麻之主症外，以脉浮滑、苔厚腻为使用要点。

（2）若两臂酸痛或肢体麻木较甚者，加桂枝、姜黄、鸡血藤以活血通络；手臂抽掣者，酌加全蝎、僵蚕以息风止痉；若咳痰黏稠者，加海浮石、瓜蒌以润燥化痰。

[使用注意]本方为消导克伐之剂，体虚者慎用；一般中病即止，不可常服。

[歌诀]茯苓丸最治停痰，风化芒硝枳半餐，臂痛难伸胸痞闷，顽痰一解可开颜。

（二）清热化痰

本类方剂适用于热痰证。热痰多因邪热内盛，灼津为痰；或痰郁生热化火，痰浊与火热互结而成。症见咳吐黄痰，咳吐不利，舌红苔黄腻，脉滑数；以及由痰热所致的胸痛，眩晕，惊痫等。多以胆南星、瓜蒌等清热化痰药为主，配伍理气药如枳实、陈皮等组成方剂。代表方如清气化痰丸。

1. 清气化痰丸（《医方考》）：

[组成]陈皮 30 g，杏仁 30 g，枳实 30 g，黄芩 30 g，瓜蒌子 30 g，茯苓 30 g，胆南星 45 g，制半夏 45 g。

[用法]原方研末以姜汁为丸，每次 5 g，温开水送服。现常用作汤剂，水煎服，用量按比例酌减。

[功效]清热化痰，理气止咳。

[主治]痰热内结证，症见咳嗽气喘，咳痰黄稠，胸膈痞闷，甚则气急呕恶，烦躁不宁，舌质红，苔黄腻，脉滑数者。

[方解]方中胆南星苦凉、瓜蒌子甘寒，均长于清热化痰，瓜蒌子尚能导痰热从大便而下，制半夏虽属辛温之品，但与苦寒之黄芩相配，一化痰散结，一清热降火，既相辅相成，又相制相成，治痰者当须降其火，治火者必须顺其气，故佐以杏仁降利肺气以宣上，陈皮理气化痰以畅中，枳实破气化痰以宽胸，并佐茯苓健脾渗湿使生痰无源。使以姜汁为丸，用为开痰之先导。诸药合用，化痰与清热、理气并进，气顺则火降，火清则痰消，痰消则火无所附，诸症悉除。

[临床运用]

（1）本方证为痰水壅肺所致，除见咳嗽痰黄、黏稠难出之主症外，以胸膈痞满、苔黄腻为使用要点。

（2）若肺热壅盛者，加生石膏、知母、鱼腥草以清泻肺热；痰多者，加天花粉、浙贝母以清化热痰；热结便燥者，加玄明粉，泻热通便；恶心呕吐明显者，加竹茹以化痰止呕；烦躁不眠者，去黄芩，加黄连、栀子清热除烦。

（3）现代本方常用于肺炎、急性支气管炎以及慢性支气管炎急性发作等属于痰热内结者。

[使用注意]寒痰内停，咳痰量多，清稀色白者忌用本方。

[歌诀]清气化痰星夏橘，杏仁枳实瓜蒌实，芩苓姜汁糊为丸，气顺火消痰自失。

2. 小陷胸汤（《伤寒论》）：

[组成]法半夏 10 g，黄连 5 g，瓜蒌实 30 g。

[用法]水煎服。

[功效]清热化痰，宽胸散结。

[主治] 痰热互结证，症见胸脘痞闷，按之则痛，咳痰黄稠，舌苔黄腻，脉浮滑或滑数者。

[方解] 方中瓜蒌实，能宣能降，清邪热，化痰、宽胸膈、下滞气，一药兼具清热、化痰、宽胸、散结之功，故为主药。黄连苦寒，清热泻火，以消痞；半夏辛温，化痰散结，以消痞；二药合用，一苦一辛，一寒一温，辛开苦降，寒泄温通，为清热化痰、和中消痞；瓜蒌助黄连之苦，滋法半夏之燥，寒热并用，散痰热之结，开气郁之痞。全方诸药合用，为清热涤痰，宽胸散结之良剂。

[临床运用]

（1）本方证为痰热互结所致，除见胸脘痞闷、按之则痛之主症外，以舌苔黄腻、脉滑数为使用要点。

（2）若胸脘痞满胁痛甚者，加枳实、郁金以行气解郁；兼呕恶者，加竹茹、生姜以和胃止呕；痰稠胶固者，加胆南星、贝母以清热化痰。

（3）现代本方常用于急性胃炎、胆囊炎、肝炎、冠心病、肺源性心脏病、急性支气管炎、胸膜炎、胸膜粘连等属于痰热互结胸膈者。

[歌诀] 小陷胸汤半夏蒌，黄连合用涤痰优，热痰互结因邪陷，少腹连心硬痛求。

（三）温化寒痰

本类方剂适用于寒痰证。寒痰多由阳虚生寒，水湿不运，寒与痰浊凝滞所致，症见咳吐白痰、胸闷脘痞、气喘哮鸣、畏寒肢冷、舌苔白腻、脉弦滑或弦紧等。临证多以温化寒痰药如干姜、细辛、白芥子、法半夏等为主组方，代表方如苓甘五味姜辛汤。

苓甘五味姜辛汤（《金匮要略》）：

[组成] 茯苓12 g，干姜10 g，细辛5 g，五味子5 g，甘草10 g。

[用法] 水煎服。

[功效] 温肺化痰。

[主治] 寒饮内停证。症见咳痰量多，清稀色白，或喜唾涎沫，胸满不舒，舌苔白滑，脉弦滑者。

[方解] 方以干姜为君，既温肺散寒以化饮，又温运脾阳以化湿。臣以细辛，取其辛散之性，温肺散寒，助干姜温肺散寒化饮之力；复以茯苓健脾渗湿，化饮利水，一以导水饮之邪从小便而去，一以杜绝生饮之源，合干姜温化渗利，健脾助运。为防干姜、细辛耗伤肺气，又佐以五味子敛肺止咳，与干姜、细辛相伍，一温一散一敛，使散不伤正，敛不留邪，且能调节肺司毛窍开合之职，为仲景用以温肺化饮的常用组合。使以甘草调和诸药。

[临床运用]

（1）本方证为寒饮内停所致，除见咳嗽痰稀之主症外，以舌苔白滑、脉迟沉为使用要点。

（2）寒饮为患，均可用本方治之。若病初起兼有表寒者，以生姜易干姜，加紫苏叶以解表散寒；若咳嗽痰多呕逆，加法半夏以降逆止呕；痰多咳逆者，加紫菀、款冬花降逆止咳；咳嗽喘急者，加杏仁、厚朴以降气平喘；若见脾虚食少，加党参、白术、陈皮以益气健脾；若气滞脘胀者，加陈皮、枳壳以行气消胀。

（3）现代本方常用于慢性支气管炎、肺气肿等属于寒饮内停者。

[使用注意] 凡肺燥有热、阴虚咳嗽、痰中带血者，忌用本方。

[歌诀] 苓甘五味姜辛汤，温阳化饮常用方，半夏杏仁均可入，寒痰冷饮保安康。

（四）祛风化痰

本类方剂适用于内风夹痰证。多因素有痰浊，肝风内动，夹痰上扰所致，症见眩晕头痛，或发癫痫，甚则昏厥、不省人事、舌苔白腻、脉弦滑等。临证组方常以平肝息风药与化痰药如天麻、法半夏、胆南星、僵蚕、竹沥为主，配伍健脾祛湿药如茯苓、白术等组成方剂。代表方如半夏白术天麻汤。

1. 半夏白术天麻汤（《医学心悟》）：

[组成] 法半夏 3 g，天麻 3 g，茯苓 3 g，橘红 3 g，白术 10 g，甘草 1.5 g。

[用法] 水煎服。

[功效] 化痰息风，健脾祛湿。

[主治] 风痰上扰证，症见眩晕，头痛，胸膈痞闷，恶心呕吐，舌苔白腻，脉弦滑者。

[方解] 方中法半夏燥湿化痰，降逆止呕；天麻平肝息风，而止头眩，两者合用，为治风痰眩晕头痛之要药。以白术、茯苓健脾祛湿，能治生痰之源。佐以橘红理气化痰，使气顺则痰消。使以甘草和中调药；煎加姜、枣调和脾胃，生姜兼制半夏之毒。

[临床运用]

（1）本方证为脾虚湿胜，痰浊上逆，引动内风所致，除见头痛、眩晕欲仆之主症外，以呕吐痰涎、身重苔腻为使用要点。

（2）风痰上扰眩晕较甚者，加僵蚕、钩藤、胆南星，加强化痰息风之力；头痛甚者，加蔓荆子、蒺藜以祛风止痛；若呕吐甚者，加赭石、旋覆花以镇逆上呕；气虚乏力者，加党参、黄芪以补气；湿痰偏盛，舌苔白滑者，加泽泻、桂枝以渗湿化饮。

（3）现代本方常用于耳源性眩晕、高血压、神经性眩晕、癫痫、面神经瘫痪等属于风痰上扰者。

[使用注意] 阴虚阳亢，气血不足所致之眩晕不宜使用。

[歌诀] 半夏白术天麻汤，苓草橘红大枣姜，眩晕头痛风痰证，热盛阴亏切莫尝。

2. 止嗽散（《医学心悟》）：

[组成] 桔梗 1000 g，荆芥 1000 g，紫菀 1000 g，百部 1000 g，白前 1000 g，陈皮 500 g，甘草 375 g。

[用法] 原方共研细末用作散剂，每次 6～10 g，每日 2 次。现常作汤剂，水煎服，用量按原方比例酌减。

[功效] 止咳化痰，疏表宣肺。

[主治] 风邪犯肺证，症见咳嗽咽痒，或微有恶寒发热，舌苔薄白，脉浮缓者。

[方解] 本方用于外感咳嗽，经服解表宣肺药后咳仍不止者。方中紫菀、百部、白前止咳化痰，治咳嗽不分久新，皆可取效；桔梗、陈皮宣肺止咳消痰；荆芥祛风解表，甘草调和诸药；二者与桔梗配合，更能清利咽喉。诸药合用，共奏止咳化痰，疏风解表之效。

[使用注意] 阴虚劳嗽者不宜使用，肺热或痰火咳嗽慎用。

[临床运用]

（1）本方证为外感后兼咳嗽之证所致，以咳嗽、咽痛、微恶风寒、舌苔薄白为使用要点。

（2）本方为治咳嗽之通剂，适当加减，用于多种咳病。若外感风热咳嗽、喉痒痰稠、舌红者，加连翘、金银花、牛蒡子、芦根以清宣肺热；若外感风寒之咳嗽痰白、恶风寒者，加紫苏叶、防风、杏仁以解表散寒；若风燥咳嗽，痰稠、咽痛者，加桑叶、沙参、射干以清热润燥；若暑湿犯肺之咳嗽、头身困乏、苔白腻者，加藿香、佩兰、香薷以祛暑化湿；若痰浊中阻之咳嗽痰多、胸闷苔白者，加半夏、茯苓、陈皮以燥湿化痰；若小儿顿咳、身热者，加金银花、牛蒡子、黄芩以清热止咳；若咳嗽气逆者，加紫苏子、杏仁、川贝母以降逆化痰止咳；兼有鼻衄者，加栀子、白茅根清热凉血止血。

（3）现代本方常用于呼吸道感染、急性或慢性支气管炎、百日咳等属于表邪未尽、肺气失宣者。

［歌诀］止嗽散内用桔梗，紫菀荆芥百部陈，白前甘草共为末，姜汤调服止嗽频。

八、祛湿剂

凡以祛湿药为主组成，具有化湿利水、通淋泄浊等作用，治疗水湿病证的方剂，统称为祛湿剂。根据湿病常与风、寒、暑、热相兼为患之特点，祛湿剂可分为清热祛湿、利水渗湿、芳香化湿、温化水湿、祛风除湿等5类。

（一）清热祛湿

本类方剂适用于外感湿热，或湿热内郁，或湿热下注所致的湿温、黄疸、霍乱、热淋、痢疾、泄泻、痿痹等病证。常以清热利湿药如茵陈、滑石、薏苡仁等，或清热燥湿药如黄连、黄芩、黄柏等为主组方。代表方如茵陈蒿汤、八正散、三仁汤等。

1. 茵陈蒿汤（《伤寒论》）：

［组成］茵陈 30 g，栀子 15 g，大黄 10 g。

［用法］水煎服。

［功效］清热利湿退黄。

［主治］湿热黄疸证，症见一身面目俱黄，黄色鲜明，腹微满，口中渴，小便短赤，舌红苔黄腻，脉沉实或滑数者。

［方解］方中茵陈最善清利湿热，利胆退黄，故为主药，并以名方；栀子入三焦，清热燥湿，泻肝胆，使湿热从小便而出；大黄苦寒，荡涤肠胃实热而通腑散结，使湿热从二便而去。三药合用，能泻肝胆、利三焦、通腑浊，使湿从二便分消，黄疸诸症自愈。

［临床运用］

（1）本方证为湿热时疫犯及肝胆脾胃所致，除见一身面目俱黄之主症外，以脘痞腹胀、小便不利、苔黄腻、脉沉实为使用要点。

（2）若湿重于热者，加茯苓、猪苓、泽泻以利水渗湿；热重于湿者，加黄柏、龙胆以清热祛湿；若寒热头痛、口苦者，加柴胡、黄芩以清利肝胆；大便秘结、腹胀痛者，加枳实、木香以行气止痛；胁肋胀痛者，加川楝子、郁金、延胡索以疏肝止痛；呕吐恶心者，加黄连、白芍、半夏以和中止呕；热毒重者，加龙胆、牡丹皮、金银花以清热解毒；小便不利者，加木通、滑石、金钱草清热利尿；食少纳呆者，加神曲、麦芽以和中开胃。

（3）现代本方常用于传染性黄疸型肝炎、胆囊炎、胆石症、钩端螺旋体病等属于湿热内蕴者。

［使用注意］本方为治阳黄之剂，阴黄者慎用。

［歌诀］茵陈蒿汤治阳黄，栀子大黄组成方，栀子柏皮加甘草，茵陈四逆治阴黄。

2. 三仁汤（《温病条辨》）：

［组成］杏仁 15 g，豆蔻 18 g，法半夏 15 g，薏苡仁 18 g，厚朴 5 g，通草 5 g，滑石 18 g，竹叶 5 g。

［用法］水煎服。

［功效］宣畅气机，清利湿热。

［主治］湿温初起证，症见头痛恶寒，身重疼痛，面色淡黄，胸闷不饥，午后身热，苔白厚腻不渴，脉弦细而濡者。

［方解］方中杏仁苦辛，开上焦肺气，启上闸化水之源；豆蔻芳香苦辛，醒脾化浊，以开中焦；薏苡仁甘淡渗利湿热，以达下焦，使湿有去路；法半夏、厚朴宽中除满，祛湿

消痞；滑石、通草、竹叶淡利湿热。诸药合用，辛开于上，芳化于中，渗利于下，三仁照顾三焦，宜上畅中渗下，均为除湿而施，热清湿化，诸症自除。

[临床运用]

（1）本方证为湿温初起，三焦同病，湿重于热所致，除见头痛恶寒、身重疼痛之主症外，以胸闷、小便浑浊、舌苔白腻为使用要点。

（2）若卫分症状明显者，加藿香、香薷以解表化湿；兼寒热往来者，加青蒿、草果以退寒热；若湿重者，加佩兰、石菖蒲以化浊辟秽；兼口苦热重者，加黄芩、黄连以清热燥湿；脘腹胀满、大便不畅者，加莱菔子、神曲以消食导滞。

（3）现代本方常用于肠伤寒、急性胃肠炎、肾盂肾炎、肾小球肾炎、布鲁菌病、关节炎等属于湿热内蕴、湿重于热者。

[使用注意]

（1）阴亏津少或阴虚发热者禁用。

（2）湿温病热重于湿者慎用。

[歌诀] 三仁杏蔻薏苡仁，朴夏白通滑竹伦，水用甘澜扬百遍，湿温初起法堪遵。

3. 八正散（《太平惠民和剂局方》）：

[组成] 萹蓄500 g，瞿麦500 g，木通500 g，滑石500 g，车前子500 g，栀子500 g，大黄500 g，炙甘草500 g。

[用法] 原方共研粗末用作散剂，每次服12～15 g。现常作汤剂，加灯心草适量，水煎服，用量按原方比例酌减。

[功效] 清热泻火，利水通淋。

[主治] 湿热淋证，症见尿频尿急，溺时涩痛，淋沥不畅，尿色浑赤，甚则癃闭不通，小腹急满，口燥咽干，舌苔黄腻，脉滑数者。

[方解] 方中木通、车前子、瞿麦、萹蓄、滑石均为清热除湿、利水通淋之品，既可去湿热以除病因，又可改善淋涩之症；栀子清泄三焦湿热，亦可助木通、车前子等以利水；大黄荡涤秽浊，破结滞，泻火解毒直挫病邪；甘草调和诸药，并可缓急止痛。诸药合用，令热退火清，尿利淋通，则诸症自除。

[临床运用]

（1）本方证为湿热结于下焦，膀胱气化不利所致，除见小便赤涩淋痛之主症外，以口渴咽干、苔黄脉数为使用要点。

（2）若热邪盛者，可加黄柏、金银花、紫花地丁以清热解毒；尿血疼痛者，加大蓟、小蓟、白茅根、桃仁以凉血止血；砂淋、石淋者，加金钱草、海金沙、琥珀以通淋排石；若腰痛、少腹胀满者，加冬葵子、川楝子、乌药以理气止痛。

（3）现代本方常用于膀胱炎、尿道炎、急性前列腺炎、泌尿系结石、急性肾盂肾炎以及产后尿潴留等属于湿热下注者。

[使用注意] 体质虚弱及孕妇者忌用；膏淋、劳淋、气淋均宜慎用。

[歌诀] 八正木通与车前，萹蓄大黄滑石研，草梢瞿麦兼栀子，煎加灯草痛淋蠲。

4. 甘露消毒丹（《医效秘传》）：

[组成] 滑石450 g，茵陈320 g，黄芩300 g，石菖蒲180 g，川贝母150 g，木通150 g，藿香120 g，豆蔻120 g，射干120 g，连翘120 g，薄荷120 g。

[用法] 现常用作汤剂，水煎服，用量按原方比例酌减。

[功效] 利湿化浊，清热解毒。

[主治] 湿温湿热并重证，症见发热肢酸，无汗神烦，或有汗热不退，胸腹闷胀，咽

痛颐肿，口渴或便结，或泻而不畅，小便淋涩，或身目发黄、舌苔白厚或腻或干黄者。

[方解] 方中连翘、薄荷辛凉疏表，清热解毒，射干、川贝母苦泄肺气、利咽喉，黄芩清泻肺火于上；滑石、木通、茵陈清利湿热于下，二者共成上清下利之用，故用藿香、豆蔻、菖蒲芳化利下，使湿热分消，诸症自除。

[临床运用]

（1）本方证为湿温时疫，邪阻气分所致，除见发热倦怠、胸闷腹胀之主症外，以咽痛、口渴、小便短赤、苔黄厚腻为使用要点。

（2）若黄疸明显者，加栀子、大黄以清泻湿热；咽颐肿痛甚者，加山豆根、板蓝根以解毒消肿利咽。

（3）现代本方常用于肠伤寒、急性胃肠炎、黄疸型传染性肝炎、钩端螺旋体病、胆囊炎等属于湿热内蕴并重者。

[歌诀] 甘露消毒蔻藿香，朴夏白通滑竹伦，水用甘澜扬百遍，湿温初起法堪遵。

5. 二妙散（《丹溪心法》）：

[组成] 炒黄柏、苍术各等分。

[用法] 原方用作散剂，每次 3～10 g，白开水或生姜汤送服。现常作汤剂，水煎服，用量根据病情酌定。

[功效] 清热燥湿。

[主治] 湿热下注证，症见下肢痿软无力，或足膝肿痛，或湿热带下，或下部湿疮，小便短黄，舌苔黄腻者。

[方解] 方中黄柏苦寒燥湿清热，直达下焦；苍术苦温燥湿健脾，用除生湿之源。二药合用，具有清热燥湿之效，使湿去热清，诸症自除。

[临床运用]

（1）本方证为湿热注于下部所致，除见下肢痿软、带下、湿疮等主症外，以小便短赤、苔黄腻、脉数为使用要点。

（2）若下肢关节红肿疼痛者，加忍冬藤、木瓜、秦艽以强清热祛湿止痛；若治湿热脚气者，加薏苡仁、牛膝、赤小豆以加强祛湿活络；湿热带下者，加苦参、土茯苓、车前子以加强祛湿止带；若治湿疹、疮疡者，加金银花、连翘、蒲公英以清热解毒。

（3）现代本方常用于风湿性关节炎、阴囊湿疹、阴道炎等属于湿热下注者。

[使用注意] 本方治湿热痿证有效，若因肝肾阴亏、肺热津伤所致者禁用。

[歌诀] 二妙散中苍柏煎，若云三妙膝须添，痿痹足疾堪多服，湿热全清病自痊。

（二）利水渗湿

本类方剂适用于水湿壅盛所致的水肿、泄泻等证。常用甘淡利水药如茯苓、泽泻、猪苓等为主组方。代表方如五苓散。

1. 五苓散（《伤寒论》）：

[组成] 茯苓 10 g，猪苓 10 g，泽泻 12 g，白术 10 g，桂枝 5 g。

[用法] 原方用作散剂，每次 6～10 g；现常用作汤剂，水煎服。

[功效] 利水渗湿，温阳化气。

[主治]

（1）蓄水证：症见小便不利，头痛微热，烦渴欲饮，甚则水入即吐，舌苔白，脉浮。

（2）水湿内停证：症见水肿，泄泻，小便不利。

（3）痰饮：症见脐下动悸，吐涎沫而头眩，或短气而咳者。

[方解] 方中茯苓、猪苓、泽泻利水渗湿为主药；白术健脾运湿，与茯苓配合更增强

健脾去湿之作用，为辅药；桂枝温阳以助膀胱气化，气化则水自行，为佐药。诸药合用，既可淡渗以利水湿，也可健脾以运水湿，温阳化气，故对水湿内停所致的各种水湿证均可治之。

[临床运用]

（1）本方证为脾失健运，水饮内蓄，气化不利而致，除见水肿、痰饮、小便不利等主症外，以渴欲饮水、小腹胀满、苔白为使用要点。

（2）若水溢肌表、四肢肿胀者，合五皮散利水；水肿而兼表证者，合越婢汤解表利水。

（3）现代本方常用于慢性肾炎性水肿、肝硬化腹水、心源性水肿、急性肠炎的水泄、尿潴留、脑积水、幽门梗阻等属于水湿内停者。

[使用注意] 湿热者忌用。

[歌诀] 五苓散治太阳府，泽泻白术与二苓，温阳化气添桂枝，利便解表治水停。

2. 五皮散（《华佗中藏经》）：

[组成] 生姜皮 10 g，桑白皮 10 g，陈皮 10 g，大腹皮 10 g，茯苓皮 10 g。

[用法] 原方共研末用作散剂，现常用作汤剂，水煎服。

[功效] 利水消肿，理气健脾。

[主治] 皮水证，症见脘腹胀满，一身面目浮肿，上气喘急，小便不利，肢体沉重，舌苔白腻，脉象沉缓者。

[方解] 方中茯苓皮甘淡渗湿，运脾利水，故为主药；生姜皮、桑白皮散上焦之气郁，开水之上源，调中焦之运化；大腹皮、陈皮健脾理气，宽胸除满，行气以消水。

[临床运用]

（1）本方证为水湿留滞，气机被阻，水道不通所致，除见一身悉肿、脘腹胀满之主症外，以小便不利、上气喘促、舌苔白腻为使用要点。

（2）若偏寒者，加附子、干姜以温阳利水；偏热者，加滑石、木通以清利湿热；若因外感而见恶风寒、腰以上肿者，加防风、紫苏叶、麻黄以祛风解表；若湿热下盛之腰膝跗肿，小便量少者，加防己、薏苡仁、车前子以利水祛湿；大便秘结、脘腹胀满、舌苔黄腻者，加莱菔子、枳实、大黄以行气导滞；若正气亏虚而见倦怠无力者，加党参、白术、五加皮以健脾除湿；若寒湿内盛而见形寒畏冷者，加干姜、肉桂以温阳散寒。

[歌诀] 五皮饮用五般皮，陈茯姜桑大腹奇，或用五加易桑白，脾虚腹胀此方宜。

3. 防己黄芪汤（《金匮要略》）：

[组成] 防己 12 g，黄芪 15 g，白术 10 g，甘草 5 g。

[用法] 加生姜、大枣，水煎服。

[功效] 益气祛风，健脾利水。

[主治] 风水或风湿证，症见汗出恶风，身重，小便不利，舌淡苔白，脉浮者。

[方解] 方中重用黄芪益气固表，防己去风利水、除湿止痛，与黄芪配合增强利水之功，使利水而不伤正，故共为主药；白术健脾燥湿，既助防己祛湿，又助黄芪固表；甘草培土和中，生姜、大枣调和营卫，助黄芪实表。

[临床运用]

（1）本方证为表虚风侵，水湿停聚所致，除见一身面目悉肿或风湿痹着疼痛之主症外，以汗出恶风、小便不利、脉浮身重为使用要点。

（2）若风水之恶风无汗者，加麻黄、苍术、茯苓、薏苡仁以加强解表祛湿；若风湿之关节重痛者，加薏苡仁、苍术、威灵仙、木瓜以加强除湿活络之功；若胸腹胀满者，加陈皮、厚朴行气消胀；兼喘促气逆者，加葶苈子、厚朴、杏仁以降逆平喘；若腹痛肝脾不和者，加芍药以柔肝理脾；水湿偏盛之腰膝肿者，加茯苓、泽泻以利水消肿。

（3）现代本方常用于慢性肾小球肾炎、心源性水肿、风湿性关节炎等属于风水、风湿而兼表虚证者。

［歌诀］防己黄芪汤姜枣，还须术草共煎尝，恶风汗出兼身肿，表虚湿盛用之良。

4. 猪苓汤（《伤寒论》）：

［组成］猪苓 10 g，茯苓 10 g，泽泻 10 g，阿胶 10 g，滑石 10 g。

［用法］水煎服。

［功效］利水清热，滋阴止血。

［主治］水热互结证，症见小便不利，涩痛或尿血，小腹胀满，或心烦不眠，渴欲饮水，下利，咳嗽者。

［方解］方中猪苓、茯苓归肾、膀胱经，猪苓甘淡微苦，苦能下降直达少阴，甘淡能渗利水湿，茯苓淡渗利水、健脾以解致水之源，故共为主药；泽泻宣泄肾浊，三药相伍，可渗三焦之湿。滑石甘寒而滑，善能清下焦之邪热而致小便之涩结；阿胶滋阴清热、止血，除阴亏之虚烦、存津液，制诸药之偏弊。

［临床运用］

（1）本方证为邪热久郁，水热互结所致，除见小便不利，或尿血涩痛之主症外，以发热、口渴、心烦为使用要点。

（2）若治热淋、小便频数、灼热疼痛、淋涩不通者，加瞿麦、萹蓄、车前草以清热通淋；尿中带血者，加大蓟、小蓟、白茅根以清热止血；兼心烦失眠者，加琥珀、栀子以清心安神。

（3）现代本方常用于泌尿系感染、肾小球性肾炎、膀胱炎、产后尿潴留等属于水热互结兼阴虚者。

［使用注意］若邪热炽盛，汗出过多，而见口渴尿少、小便不利者，此为热邪伤津所致，当以清热保津为主，非本方所宜。

［歌诀］猪苓汤内二苓全，泽泻阿胶滑石添，利水育阴兼泻热，心烦尿血服之痊。

（三）芳香化湿

本类方剂适用于湿浊内阻，脾胃失和证。症见脘腹痞满，嗳气吞酸，呕吐泄泻，食少体倦等。常以苦温燥湿与芳香化湿药如苍术、藿香、厚朴、豆蔻等为主，配伍砂仁、陈皮等理气和中之品组成方剂。代表方如平胃散、藿香正气散等。

1. 平胃散（《太平惠民和剂局方》）：

［组成］苍术 15 g，厚朴 10 g，陈皮 10 g，甘草 3 g。

［用法］原方共研细末用作散剂，每次服 5～10 g，生姜、大枣汤送服。现常用作汤剂，水煎服。

［功效］燥湿健脾，行气和胃。

［主治］湿滞脾胃证，症见脘腹胀满，不思饮食，呕吐恶心，嗳气吞酸，肢体沉重酸楚，倦怠嗜卧，常多自利，舌苔白腻而厚，脉缓者。

［方解］方中苍术苦温辛燥，除湿运脾为主药；厚朴苦温，行气消胀，助苍术以运脾；陈皮芳香化浊，醒脾和胃；甘草调和诸药，姜、枣调和脾胃，以助健运。诸药合用，使脾胃健运，湿浊得化，而诸症自除。

［临床运用］

（1）本方证为湿滞中焦，运化失司所致，除见脘腹胀满之主症外，以呕恶不食、苔白厚腻为使用要点。

（2）若属湿热者，加黄连、黄芩以清热燥湿；属寒湿者，加干姜、草豆蔻以温化寒湿；湿盛泄泻者，加茯苓、泽泻以利湿止泻；若湿浊不化而见倦怠无力、四肢沉重、头昏闷胀、嗜卧者，加藿香、佩兰、白芷以加强芳香化浊之功；饮食积滞而见呕吐恶心、嗳腐吞酸者，加神曲、山楂、麦芽以消食健胃；腹泻甚者，加白术、薏苡仁、扁豆以健脾止泻；兼腹胀便秘者，加槟榔、炒莱菔子、山楂以消积导滞；若咽干口燥，唇舌红而糜烂、苔黄腻者，加黄连、黄芩、石膏以清热泻火；兼脾胃虚寒而见便溏腹冷、胃寒喜热者，加干姜、肉豆蔻以温化寒湿。

（3）现代本方常用于慢性胃炎、消化道功能紊乱、胃和十二指肠溃疡等属于湿滞脾胃者。

[使用注意] 阴虚气滞，脾虚胃弱者不宜。

[歌诀] 平胃散用朴陈皮，苍术甘草姜枣齐，燥湿运脾除胀满，调胃和中此方宜。

2. 藿香正气散（《太平惠民和剂局方》）：

[组成] 藿香 90 g，紫苏叶 30 g，白芷 30 g，法半夏 60 g，白术 60 g，茯苓 30 g，厚朴 60 g，大腹皮 30 g，桔梗 60 g，陈皮 60 g，甘草 75 g。

[用法] 原方共研末用作散剂，每次服 6～10 g，生姜、大枣汤送服。现常用作汤剂，用量按比例酌减。

[功效] 解表化湿，理气和中。

[主治] 外感风寒，内伤湿滞证，症见恶寒发热，头痛，胸脘满闷，恶心呕吐，肠鸣泄泻，舌苔白腻者。

[方解] 方中藿香芳香化浊，调气和中，辟秽止呕，并可发散寒邪，故为主药，并以名方；紫苏叶、白芷、桔梗散寒解表；法半夏、陈皮燥湿行气，降逆和胃；大腹皮、厚朴理气化湿，宽胸除满；茯苓、白术健脾利湿；甘草、生姜、大枣调和脾胃。诸药合用，使风寒散、湿浊化、脾胃和，则寒热呕泻诸症自解。

[临床运用]

（1）本方证为外感风寒，脾胃湿阻所致，除见风寒表证外，以脘腹胀满、呕吐泄泻、舌苔白腻为使用要点。

（2）若表邪较重者，加荆芥以发汗解表；夹暑者，加香薷解表祛暑；兼食积者，加神曲、麦芽消食和中；腹泻甚者，加苍术、扁豆、薏苡仁以燥湿止泻；尿少而黄者，加车前草、泽泻除湿利尿。

（3）现代本方常用于感冒、急性胃肠炎等属于湿滞脾胃、外感风寒者。

[使用注意]

（1）湿热霍乱，阴虚火旺者忌用。

（2）口渴而苔黄腻者慎用。

（3）作汤剂，不宜久煎。

[歌诀] 藿香正气大腹苏，甘桔陈苓术朴俱，夏曲白芷加姜枣，感受寒湿正宜投。

（四）温化水湿

本类方剂适用于寒湿证，如水肿，痰饮，寒湿脚气等。常用桂枝、干姜、白术、茯苓、泽泻等为主组成方剂。代表方如苓桂术甘汤。

1. 苓桂术甘汤（《伤寒论》）：

[组成] 茯苓 12 g，桂枝 10 g，白术 5 g，炙甘草 5 g。

[用法] 水煎服。

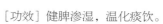
［功效］健脾渗湿，温化痰饮。

［主治］阳虚痰饮证，症见胸胁胀满、心悸、眩晕、咳吐清痰、形寒肢冷、舌苔白滑、脉弦滑者。

［方解］方中重用茯苓健脾渗湿利水为主药；桂枝通阳化气，伍以茯苓则化饮之功加强；白术健脾燥湿，使脾运健而水湿自除；甘草调和诸药。诸药合用，共奏健脾渗湿温化痰饮之功。

［临床运用］

（1）本方证为饮阻中焦，脾失健运所致，除见胸胁胀痛、心悸、眩晕之主症外，以咳吐清痰、苔白脉滑为使用要点。

（2）若咳嗽重者，加陈皮、法半夏以理气化痰；若脾虚倦怠无力者，加党参以益气健脾；若肢肿、尿少者，加猪苓、泽泻以利水消肿。

（3）现代本方常用于心源性水肿、甲状腺功能减退症、慢性支气管炎、支气管哮喘、慢性肠炎、梅尼埃病、神经症等属水饮停于中焦者。

［使用注意］本方药性温燥，有耗伤津液之蔽，对阴虚津亏者禁用。

［歌诀］苓桂术甘治饮邪，总因水湿困脾家，和以温药利小便，诸凡痰饮效堪夸。

2. 萆薢分清饮（《丹溪心法》）：

［组成］萆薢 12 g，益智 10 g，石菖蒲 10 g，乌药 10 g，甘草 5 g。

［用法］水煎服。

［功效］补肾固精，分清化浊。

［主治］膏淋、白浊证，症见小便频数，混浊不清，尿如米泔，白而稠黏者。

［方解］方中萆薢善于分清化浊，故为主药，并以名方；益智、乌药温肾固精，涩精泌尿；石菖蒲芳香化浊利窍。一方加茯苓、甘草健脾渗湿，使化浊之用更宏。诸药合用，共奏分清化浊之功。

［临床运用］

（1）本方证为肾阳虚弱，湿浊下注所致，除见小便频数混浊之主症外，以口不渴、脉沉细为使用要点。

（2）若中气不足者，加党参、白术、黄芪以益气补中；小便涩痛者，加车前子、栀子以泻火通淋；小腹胀痛者，加小茴香、桃仁以散寒行气，祛瘀止痛；小便色若米泔、不痛胀者，加芡实、覆盆子以收摄缩尿；寒湿带下、带色清稀者，可加淮山药、白术、附子、菟丝子以温肾祛湿。

（3）现代本方常用于乳糜尿、慢性前列腺炎、慢性肾盂肾炎、慢性盆腔炎等属于下焦虚寒、湿浊不化者。

［使用注意］凡膀胱湿热，气化受阻之尿频、尿涩、尿痛等，宜禁用。

［歌诀］萆薢分清石菖蒲，草梢乌药益智俱，或益茯苓盐煎服，淋浊流连数服除。

3. 鸡鸣散（《类编朱氏集验方》）：

［组成］槟榔 12 g，木瓜 10 g，吴茱萸 3 g，紫苏叶 3 g，桔梗 5 g，陈皮 10 g，生姜 5 g。

［用法］原方用作散剂，现常用作汤剂，水煎服。

［功效］温化寒湿，理气通络。

［主治］寒湿脚气证，症见足跗浮肿疼痛，或麻木冷痛，行动不便，或挛急上冲，以及发热恶寒，脚足痛不可忍者。

［方解］方中槟榔辛温，质重达下，行气消满，除湿和中，故为主药；木瓜酸温，走

肝脾，祛湿活络，强筋健骨；陈皮为行气化湿之品，气化则湿易化；桔梗、紫苏叶之辛散，既可辛散在表之寒邪，又可开宣气机，促进湿化，再以生姜、吴茱萸温经散寒。

[临床运用]

（1）本方证为寒湿下注，经脉不舒所致，除见足跗浮肿，麻木疼痛之主症外，以足跗重着，脉弦苔腻为使用要点。

（2）若风湿偏重者，加桂枝、黄芪、防风以实卫固表，疏风散湿；若身痛、无汗、脉沉迟者，加肉桂、附子以温化寒湿；若脚气冲心而见胸闷泛恶者，去桔梗、紫苏叶、陈皮，加沉香、附子、半夏以降泄湿浊。

[使用注意] 凡属干脚气、湿热脚气者禁用。

[歌诀] 鸡鸣散是绝奇方，苏叶吴萸桔梗姜，瓜橘槟榔煎冷服，脚气浮肿效彰彰。

4. 实脾散（《济生方》）：

[组成] 厚朴 5 g，白术 5 g，木瓜 5 g，木香 5 g，草果仁 5 g，槟榔 5 g，炮附子 5 g，白茯苓 5 g，炮干姜 5 g，炙甘草 3 g。

[用法] 原方研末用作散剂，现常加生姜、大枣水煎服。

[功效] 温阳健脾，行气利水。

[主治] 阳虚水肿证，症见肢体浮肿，下半身更甚，胸腹胀闷，口不渴，畏寒肢冷，食少身重，尿少便溏，舌淡苔滑，脉沉迟者。

[方解] 方中炮附子、干姜温养脾肾，助阳抑阴，故为主药；白术、茯苓、木瓜益气健脾，渗湿利水；厚朴、草果、木香、槟榔行气导滞，化湿利水；甘草、生姜、大枣益气和中，调和药性。

[临床运用]

（1）本方证为脾肾阳虚，水湿内停所致，除见腰下水肿，脘腹胀满之主症外，以食少便溏、肢冷脉沉、苔滑为使用要点。

（2）若倦怠无力，可加党参、白术、黄芪以益气补中；若肿胀甚、尿少者，可加猪苓、泽泻以增强利水消肿之功；大便秘结者，加牵牛子以通利二便。

（3）现代本方常用于慢性肾小球肾炎、心源性水肿、肝硬化腹水等属于脾肾阳虚气滞者。

[使用注意] 若属阳水者，非本方所宜。

[歌诀] 实脾苓术与木瓜，甘草木香槟榔加，草果附姜兼厚朴，虚寒阴水效堪夸。

（五）祛风除湿

本类方剂适用于风湿在表所致的头痛身重，或风湿侵袭痹阻经络所致的腰膝顽麻痛痹等证。常用祛风湿药如羌活、独活、防风、秦艽、桑寄生等为主组方。代表方如羌活胜湿汤、独活寄生汤。

1. 羌活胜湿汤（《内外伤辨惑论》）：

[组成] 羌活 10 g，独活 10 g，藁本 5 g，防风 5 g，蔓荆子 8 g，川芎 5 g，炙甘草 5 g。

[用法] 水煎服。

[功效] 祛风胜湿，解表止痛。

[主治] 风湿犯表证，症见头昏闷痛，身重着酸疼，或一身尽痛难以转侧，微恶风寒，舌苔白，脉浮缓者。

[方解] 方中羌活辛温，气味雄烈，善散表寒，祛风湿，利关节，止疼痛，为治上焦风湿，祛手足太阳经风邪之主药；独活、防风、川芎、藁本、蔓荆子皆入太阳，行肌表，

发散风湿，通络止痛；甘草补中，缓诸药之性。

[临床运用]

(1) 本方证为风湿在表所致，除见一身重痛之主症外，以头痛较甚、恶寒发热、苔白脉浮为使用要点。

(2) 若湿邪较重之肢体酸楚甚者，加苍术、细辛以助祛湿通络；湿郁化热者，加黄芩、黄柏、知母以清泄里热。

(3) 现代本方常用于风湿性关节炎、类风湿关节炎、骨质增生症、强直性脊柱炎等属于风湿在表者。

[使用注意] 本方为大剂辛温解表，祛风除湿之剂，若系外感受热及感冒汗出者，则非所宜。

[歌诀] 羌活胜湿羌独芎，甘蔓藁本与防风，湿邪在表头腰重，发汗升阳有异功。

2. 独活寄生汤（《备急千金要方》）：

[组成] 独活 10 g，桑寄生 5 g，细辛 5 g，秦艽 5 g，防风 5 g，肉桂 5 g，牛膝 5 g，杜仲 5 g，熟地黄 5 g，当归 5 g，川芎 5 g，白芍 5 g，人参 5 g，茯苓 5 g，甘草 5 g。

[用法] 水煎服。

[功效] 祛风湿，止痹痛，益肝肾，补气血。

[主治] 风湿痹证，症见腰膝冷痛，肢体屈伸不利，或麻木不仁，畏寒喜温，舌淡苔白，脉细弱者。

[方解] 方中用独活、桑寄生祛风除湿，养血和营，活络通痹为主药；牛膝、杜仲、熟地黄补益肝肾、强壮筋骨，为辅药；川芎、当归、白芍补血活血；人参、茯苓、甘草益气扶脾，均为佐药，使气血旺盛，有助于祛除风湿；又佐以细辛以搜风治风痹，肉桂祛寒止痛，使以秦艽、防风祛周身风寒湿邪。各药合用，是为标本兼顾，扶正祛邪之剂。对风寒湿三气着于筋骨的痹证，为常用有效的方剂。

[临床运用]

(1) 本方证为风寒湿邪杂至，肝肾气血亏虚所致，除见肢节疼痛、屈伸不利之主症外，以畏寒喜温、局部冷痛、舌淡苔白、脉沉细为使用要点。

(2) 若疼痛较剧者，加蕲蛇、蜈蚣、穿山甲珠、红花以搜风通络，活血止痛；寒邪偏盛者，加制川乌、附子、干姜以温阳散寒；湿邪偏盛者，加防己、苍术以除湿止痛；兼有热象者，去肉桂，加忍冬藤、桑枝、生地黄以清热疏风。

(3) 现代本方常用于慢性关节炎、类风湿关节炎、腰肌劳损、骨质增生症、风湿性坐骨神经痛、小儿麻痹症等属于风寒湿痹日久、正气不足者。

[使用注意] 若痹证属于湿热实证者，非其所宜。

[歌诀] 独活寄生艽防辛，芎归地芍桂苓均，杜仲牛膝人参草，冷风顽痹屈能伸。

3. 蠲痹汤（《百选一方》）：

[组成] 羌活 5 g，姜黄 5 g，当归 10 g，黄芪 10 g，赤芍 5 g，防风 5 g，甘草 3 g。

[用法] 水煎服。

[功效] 补气和营，疏风祛湿。

[主治] 风湿痹证，症见身体重痛，项背拘急，举动艰难，及手足麻痹，腰腿沉重，苔白，脉缓者。

[方解] 方中黄芪、甘草益气固卫；当归、赤芍养血和营，使营卫和而邪气自除；羌活、防风祛风去湿，通痹止痛；姜黄为血中气药，能横行肢臂，逐邪止痛。诸药合用，共奏益气补血，祛风除湿，蠲痹止痛之功，为治上肢风湿痹痛之要剂。

[临床运用]

（1）本方证为风寒湿邪杂于上所致，除见上肢（肩、背、肘）关节疼痛之主症外，以苔白脉缓为使用要点。

（2）若痹痛初起上肢冷痛者，加桂枝、桑枝以通阳散寒；病久，疼痛反复发作者，加炮穿山甲、蜈蚣、乌梢蛇以搜风止痛；肢体麻木者，加川芎、僵蚕以养血活络。

[歌诀] 蠲痹汤可医气痹，羌防归芍共黄芪，姜黄甘草姜煎服，体痛筋挛手足痹。

4. 大秦艽汤（《保命集》）：

[组成] 秦艽 15 g，石膏 15 g，羌活 10 g，独活 10 g，防风 10 g，川芎 12 g，白芷 5 g，黄芩 12 g，生地黄 15 g，熟地黄 15 g，当归 15 g，白芍 10 g，茯苓 10 g，炒白术 10 g，细辛 3 g，炙甘草 5 g。

[用法] 水煎服。

[功效] 疏风清热，养血活血。

[主治] 风中经络证。症见口眼㖞斜，舌强不能言语，手足不能运动，或恶寒发热，苔白或黄，脉浮数或弦细。

[方解] 方中羌活、独活、白芷、细辛、防风祛风解表，舒经通络；生地黄、熟地黄、当归、白芍、川芎养血调肝以和营；茯苓、白术、甘草补气健脾以实卫；黄芩、石膏清热凉血，为风邪夹热而设。

[临床运用]

（1）本方证为正气虚衰，外风乘袭，中于经络所致，除见肢体麻木，或突然口眼㖞斜之主症外，以恶寒发热无汗为使用要点。

（2）若无内热者，去黄芩、石膏；若痰湿重者，去生地黄，加陈皮、胆南星以行气化痰。

（3）现代本方常用于颜面神经麻痹、缺血性脑卒中等属于风邪初中经络者。

[使用注意] 本方药多温燥，凡内风证忌用。

[歌诀] 大秦艽用羌独防，芎芷辛芩二地黄，石膏归芍苓甘术，风邪中络急须尝。

九、润燥剂

凡用润燥药物为方中主要组成部分，具有滋生津液、润泽脏腑的作用，以治燥证的方剂，称为润燥剂。

燥证分为外燥、内燥两方面，外燥多系感受秋令燥邪所致，由于秋令气候温凉有异，人体体质不同，因而感受外燥后，又有温燥、凉燥之分。内燥多由脏腑津液亏损所致。润燥剂可分为轻宣外燥和滋润内燥剂。

（一）轻宣外燥

本类方剂适用于外燥证。凉燥，是感受秋天风寒燥邪，肺气不宣所致，症见头痛恶寒、咳嗽、鼻塞、咽干、舌红等，常由杏仁、紫苏梗、前胡、淡豆豉、葱白、桔梗等组成，代表方如杏苏散。温燥是感受秋令燥热，损伤肺津所致，如身热头痛、干咳少痰、心烦口渴等，常由桑叶、杏仁、沙参、麦冬、玉竹、天花粉等组成。代表方如桑杏汤、清燥救肺汤。

1. 杏苏散（《温病条辨》）：

[组成] 紫苏叶 5 g，杏仁 10 g，桔梗 5 g，茯苓 5 g，法半夏 3 g，前胡 10 g，陈皮 5 g，枳壳 5 g，生姜 5 g，甘草 3 g，大枣 2 枚。

[用法] 水煎服。

[功效] 轻散凉燥，宣肺化痰。

[主治] 秋季感寒，外感凉燥证，症见头微痛、恶寒、咳嗽痰稀、鼻塞、咽干、无汗、苔白、脉弦者。

[方解] 方中用紫苏叶、杏仁宣肺达表，微发其汗，使凉燥从表而解，故为主药；桔梗、枳壳一升一降，助杏仁宣肺祛痰而止咳；大枣、甘草、生姜调和营卫，协调诸药。诸药合用，使表解痰化，肺畅气调。

[临床运用]

（1）本方证为秋季感寒，凉燥束表，损伤肺气所致，除见恶寒无汗、咳嗽痰稀之主症外，以咽干、舌红、苔白、脉弦为使用要点。

（2）若恶寒重者，加葱白、淡豆豉以解表；若无汗、脉弦甚或紧者，加羌活以解表发汗；若汗后咳不止者，加紫苏梗以降肺气；兼泄泻腹满者，加苍术、厚朴以化湿除满；若热甚者，加黄芩以清解肺热；头痛甚者，加防风、川芎以祛风止痛；咳嗽痰多或素有痰饮者，重用半夏、陈皮、茯苓，加紫菀以温润化痰；痰浊不多者，去半夏、茯苓。

（3）现代本方常用于上呼吸道感染、慢性支气管炎、肺气肿等属于外感凉燥（或外感风寒轻证）、肺失宣降、痰湿内阻者。

[使用注意] 本方辛温，只宜于风寒凉燥之证，不宜于风温，故不能作为四时伤风咳嗽通用之方。

[歌诀] 杏苏散内夏陈前，枳桔苓甘姜枣煎，温润轻宣寒燥剂，只须微汗病当痊。

2. 桑杏汤（《温病条辨》）：

[组成] 桑叶5 g,，杏仁10 g，沙参12 g，浙贝母5 g，淡豆豉5 g，栀子5 g，梨皮5 g。

[用法] 水煎服。

[功效] 清宣燥邪，润肺止咳。

[主治] 外感温燥证，症见头痛身热，口渴，干咳无痰，或痰少而黏，舌红，苔薄而燥，脉浮数者。

[方解] 方中桑叶、淡豆豉轻宣燥热，杏仁苦辛温润以利肺气，浙贝母止咳化痰，栀子清泄上焦肺热，沙参、梨皮润肺生津。诸药合用，共奏轻宣燥热，凉润肺金之功。

[临床运用]

（1）本方证为温燥外袭，肺阴受伤所致，除见头痛身热、干咳无痰之主症外，以舌红少津、脉浮数为使用要点。

（2）若咽干而痛者，加牛蒡子清利咽喉；若鼻衄者，加白茅根以止血；咳痰黄稠者，加马兜铃、天花粉以清热除痰；燥热损伤肺络而致咯血者，加芦根、白茅根、青黛、瓜蒌实以清热生津，凉血止血。

（3）现代本方常用于上呼吸道感染、急慢性支气管炎、支气管扩张咯血、百日咳等属于外感温燥、邪犯肺卫者。

[歌诀] 桑杏汤中浙贝宜，沙参栀子豆豉梨，无痰干咳苔黄燥，润肺祛痰此最宜。

3. 清燥救肺汤（《医门法律》）：

[组成] 冬桑叶10 g，石膏8 g，人参3 g，亚麻子3 g，阿胶3 g，麦冬5 g，杏仁3 g，枇杷叶5 g，甘草3 g。

[用法] 水煎服。

[功效] 清燥润肺。

[主治] 温燥伤肺，气阴两伤证，症见头痛身热，干咳无痰，气逆而喘，咽喉干燥，

鼻燥，胸满胁痛，心烦口渴，舌干少苔者。

[方解] 方中桑叶清宣肺燥，石膏清肺胃燥热，以治病之因为主药；阿胶、麦冬、胡麻仁润肺滋液，肺得清润，则治节之权得以复健；用人参、甘草益气生津；杏仁、枇杷叶之苦以泄肺气。

[临床运用]

(1) 本方证为燥热伤肺，气阴受损所致，除见身热无汗、皮肤干燥之症外，以干咳无痰、口咽干燥、舌红少苔为使用要点。

(2) 若咯血者，加侧柏叶、仙鹤草、白及以止血；声音嘶哑者，加诃子、凤凰衣以保肺亮音；若痰多者，加川贝母、瓜蒌以润燥化痰。

(3) 现代本方常用于肺炎、支气管哮喘、急慢性支气管炎、支气管扩张、肺癌等属于燥热犯肺、气阴两伤者。

[歌诀] 清燥救肺参草杷，石膏胶杏麦芝麻，经冬收下干桑叶，解郁滋干效可夸。

(二) 滋润内燥

本类方剂适用于内燥证，上燥责之于肺，如干咳少痰、咽燥咯血或咳嗽气喘，常用天冬、麦冬、沙参等，如养阴清肺汤、百合固金汤；中燥责之于胃，如嘈杂不安，口渴咽干，气逆，常用玉竹、石斛、麦冬、梨汁、藕汁等，代表方如麦门冬汤；下燥责之于肾，如消渴，面赤燥烦，津枯便秘，常用生地黄、熟地黄、女贞子、玄参等，方如增液汤。

1. 百合固金汤 (《慎斋遗书》)：

[组成] 生地黄 5 g，熟地黄 10 g，麦冬 5 g，百合 3 g，炒白芍 3 g，当归 3 g，贝母 3 g，玄参 3 g，桔梗 3 g，生甘草 3 g。

[用法] 水煎服。

[功效] 养阴清燥，固肺止咳。

[主治] 肺燥咳嗽证，症见咽喉燥痛，咳嗽气喘，痰中带血，手足烦热，舌红少苔，脉细数者。

[方解] 方中百合润肺固金，故为主药；麦冬、玄参、二地黄滋阴清热润燥；当归、白芍柔润养血；桔梗、贝母、甘草清热止咳。合用之，阴液得充，肺金得保，则诸症亦随之而愈。

[临床运用]

(1) 本方证为肺燥阴亏，虚火上炎所致，除见咽喉燥痛、干咳少痰之主症外，以舌红少苔、脉细数为使用要点。

(2) 若痰多者，可加瓜蒌、蛤粉清润化痰；咯血者，去桔梗，加白茅根、侧柏叶、仙鹤草以凉血止血；热象显著者，加知母、鱼腥草清热泻火；盗汗重者，加五味子、浮小麦、麻黄根、煅龙骨、煅牡蛎以收敛止汗；若咳喘甚者，加杏仁、五味子、款冬花以止咳平喘。

(3) 现代本方常用于自发性气胸、慢性支气管炎、支气管扩张咯血、肺结核、慢性咽喉炎、肺癌等属于肺肾阴虚、虚火上炎者。

[使用注意] 本方药物多为甘寒滋润滞腻之品，若体虚便溏、腹满胀痛、食欲不振者，慎用或忌用。

[歌诀] 百合固金二地黄，玄参贝母甘桔尝，麦冬芍药当归配，咳嗽痰血肺家伤。

2. 养阴清肺汤 (《重楼玉钥》)：

[组成] 生地黄 10 g，麦冬 5 g，玄参 5 g，川贝母 5 g，牡丹皮 5 g，炒白芍 3 g，薄荷 2 g，生甘草 3 g。

[用法] 水煎服。

[功效] 养阴清肺，凉血解毒。

[主治] 白喉阴虚证，症见发热，鼻干咽燥，或咳或不咳，呼吸不利，似喘非喘，喉间起白膜如腐，不易剥去，脉数无力或细数者。

[方解] 方中生地黄、玄参养阴凉血，清热解毒为主药；麦冬、白芍助生地黄养阴清热，牡丹皮助生地黄、玄参凉血解毒；川贝母润肺止咳、清热解毒，甘草泻火解毒，薄荷宣肺利咽。合用之令热清毒解，阴津得复，则诸症自除。

[临床运用]

（1）本方证为温毒犯肺，损伤阴津所致，除见发热、喉起白膜之主症外，以口鼻干燥、舌红少津、脉细数为使用要点。

（2）若阴虚甚者，加熟地黄滋阴补肾；热毒重者，加金银花、连翘、土牛膝以清热解毒；燥热甚者，加天冬、石斛以养阴润燥。

（3）现代本方常用于急性扁桃体炎、急性咽喉炎、鼻咽癌等属于阴虚燥热者。

[歌诀] 养阴清肺芍玄参，麦地丹甘薄贝班，解毒清咽凉血剂，白喉阴损正宜餐。

3. 麦门冬汤（《金匮要略》）：

[组成] 麦冬 20 g，党参 10 g，制半夏 5 g，粳米 15 g，大枣 3 枚，甘草 3 g。

[用法] 水煎服。

[功效] 生津益胃，降逆下气。

[主治] 肺痿证，症见咳唾涎沫，气喘短气，咽干燥而渴，舌干苔少质红，脉虚数者。

[方解] 方中重用麦冬清胃热而生胃津，为主药；党参、甘草、大枣、粳米益胃气而生胃液，胃阴充足，则津液上承，此益气以生津之法也，少用半夏于大队甘润药中，降逆下气，化其痰涎，非但不嫌其燥，且能相辅相成。

[临床运用]

（1）本方证为胃阴不足，虚火犯肺所致，除见咳唾涎沫、气喘短气之主症外，以舌红少苔、脉虚数为使用要点。

（2）若津伤甚者，加沙参、玉竹以养肺胃，生津液；兼见潮热者，加银柴胡、地骨皮以除虚热；若阴虚胃痛，脘腹灼热者，加石斛、白芍以增强养阴益胃止痛之功。

（3）现代本方常用于慢性支气管炎、支气管扩张、慢性咽喉炎、肺尘埃沉着病、肺结核、胃和十二指肠溃疡、慢性萎缩性胃炎、妊娠呕吐等属于肺胃阴虚者。

[使用注意] 肺痿属于虚寒者忌用。

[歌诀] 麦门冬汤半夏参，枣甘粳米共合成，咽喉不利因虚火，养胃除烦逆气平。

4. 补肺阿胶汤（《小儿药证直诀》）：

[组成] 炒阿胶 12 g，马兜铃 12 g，牛蒡子 10 g，杏仁 10 g，糯米 30 g，甘草 3 g。

[用法] 水煎服。

[功效] 养阴补肺，清热止血。

[主治] 肺阴虚内热证，症见咳嗽气顺，咽喉干燥，干咳少痰，痰中带血，舌红少苔，脉细数者。

[方解] 方中阿胶补肺滋阴，养血止血为主药；马兜铃清热降火，定喘消痰而止嗽；牛蒡子润肺清热，利膈消痰；杏仁宣肺降气、止咳、平喘；甘草、糯米益脾胃，脾运则津生，火退而嗽宁。

[临床运用]

（1）本方证为肺虚火旺，热伤血络所致，除咳嗽气喘、痰中带血之主症外，以痰少难出，咽干舌红、苔少、脉细数为使用要点。

（2）若阴虚热甚干咳者，加知母、麦冬、百部、天冬以滋阴清肺止咳；咳嗽咯血者，加生地黄、白茅根、侧柏叶凉血止血。

［歌诀］补肺阿胶马兜铃，鼠粘甘草杏糯停，肺虚火盛人当服，顺气生津咳嗽宁。

十、理血剂

凡以理血药为主组成，具有活血祛瘀或止血作用，治疗血瘀或出血病证的方剂，统称为理血剂。根据血瘀和出血的不同，理血剂可分为活血祛瘀和收敛止血两类。

（一）活血祛瘀

本类方剂适用于各种血瘀证。如蓄血证、经闭、痛经、产后恶露不行、癥结包块、外伤瘀肿、瘀阻经脉之半身不遂；瘀血内停胸腹之诸痛等。常以活血祛瘀药如川芎、桃仁、红花、赤芍、丹参等为主组成方剂。代表方如血府逐瘀汤、补阳还五汤、温经汤。

1. 血府逐瘀汤（《医林改错》）：

［组成］桃仁 12 g，红花 10 g，当归 10 g，川芎 4.5 g，赤芍 5 g，生地黄 10 g，牛膝 10 g，柴胡 3 g，枳壳 5 g，桔梗 4.5 g，甘草 3 g。

［用法］水煎服。

［功效］活血祛瘀，行气止痛。

［主治］胸中血瘀证，症见胸痛、头痛日久，痛如针刺而有定处，或呃逆日久不止，或内热烦闷，或心悸失眠，急躁易怒，入暮潮热，唇暗或两目黯黑，舌质暗红，或有瘀斑，脉涩或弦紧等。

［方解］方中当归、川芎、赤芍、桃仁、红花活血祛瘀，生地黄凉血清热，滋阴养血，为方中主要成分；柴胡行气和血疏肝，升达清阳；牛膝通利血脉，引血下行；桔梗、枳壳开胸利气，甘草调和诸药。

［临床运用］

（1）本方证为瘀血内停，气血不畅所致，除见胸胁刺痛不移之主症外，以舌质暗红或舌见瘀斑瘀点、脉涩为使用要点。

（2）若瘀痛入络，酌加全蝎、穿山甲、地龙、三棱、莪术以破血通络止痛；气机郁滞较重者，加川楝子、香附、青皮以疏肝理气止痛；血瘀经闭、痛经者，去桔梗，加香附、益母草、泽兰以活血通经止痛；若胁下痞块而属血瘀者，酌加丹参、郁金、土鳖虫、水蛭以活血破瘀，消癥散结。

（3）现代本方常用于冠心病心绞痛、风湿性心脏病、胸部挫伤、肋软骨炎之胸痛、脑血栓形成、原发性高血压、高脂血症、血栓闭塞性脉管炎、神经症、脑震荡后遗症之头痛、眩晕等属于瘀阻气滞者。

［使用注意］

（1）本方活血祛瘀药较多，非确有瘀血者不宜使用。

（2）孕妇忌用。

［歌诀］血府当归生地桃，红花甘草壳赤芍，柴胡芎桔牛膝等，血化下行不作劳。

2. 补阳还五汤（《医林改错》）：

［组成］黄芪 120 g，当归尾 5 g，川芎 3 g，赤芍 5 g，桃仁 3 g，红花 3 g，地龙 3 g。

［用法］水煎服。

［功效］补气活血通络。

［主治］中风之气虚血瘀证，症见半身不遂，口眼㖞斜，语言謇涩，口角流涎，小便

频数或遗尿不禁，舌暗淡，苔白，脉缓者。

[方解] 方中黄芪大补元气，故重用之以为主药；当归尾、赤芍、桃仁、红花、川芎和营活血化瘀。瘀血去则元气无阻，遍行周身矣；地龙善于通行经络，伍黄芪力专善走，周行全身，助诸药推动之力以为功。诸药合用，共奏补气活血，消瘀通络之功，使元气畅旺，瘀消络通，诸症可愈。

[临床运用]

（1）本方证是由气虚血滞，经脉瘀阻所致，除见半身不遂，或口眼㖞斜之主症外，以神疲息低、质淡苔白、脉缓或弱为使用要点。

（2）中风不论新久，只要见气虚血瘀之候，均可用之。若痰多者，加制半夏、天竺黄以化痰；若偏寒者，加熟附子以温阳散寒；语言不利，加石菖蒲、郁金、远志以开窍化痰；若口眼㖞斜者，加白附子、僵蚕、全蝎以化痰通络；偏瘫日久不愈者，加水蛭、虻虫以破血通瘀；若上肢瘫重者，加桑小枝、桂枝以引药上行，温经通络；下肢瘫重者，加杜仲、牛膝以引药下行，补益肝肾；脾胃虚弱者，加党参、白术以补气健脾。

（3）现代本方常用于脑血管意外后遗症、冠心病、小儿麻痹后遗症以及其他原因引起的偏瘫、截瘫或下肢痿软属于气虚血瘀者。

[使用注意] 肝风内动，痰阻血瘀，阴虚内热者忌用。

[歌诀] 补阳还五赤芍芎，归尾通经佐地龙，四两黄芪为主药，血中瘀滞用桃红。

3. 温经汤（《金匮要略》）：

[组成] 吴茱萸10 g，桂枝5 g，当归5 g，川芎5 g，赤芍5 g，牡丹皮5 g，阿胶5 g，麦冬10 g，人参5 g，制半夏5 g，生姜5 g，甘草5 g。

[用法] 水煎服，阿胶烊化。

[功效] 温经散寒，祛瘀养血。

[主治] 寒瘀月经不调证，症见月事或前或后，或逾期不止，或一月再行，傍晚发热，手心烦热，唇口干燥，或小腹冷痛，或久不受孕者。

[方解] 方中吴茱萸、桂枝温经散寒，通利血脉，吴茱萸长于行气止痛，桂枝长于温通血脉，二药相伍，对寒凝血瘀所致之腹痛，疗效颇佳；当归、川芎、赤芍养血和血，祛瘀而不伤血，补血而不壅滞，为和血调经常用之品；牡丹皮助桂枝、川芎祛瘀，又能清血分之虚热；阿胶、麦冬助当归养血调肝；人参、甘草、生姜、半夏益气和中，助气血生化之源，诸药合用，温通血脉以散寒，补养气血以培本，稍佐祛瘀之品，使瘀血去而新血生，血脉和畅，经候自调。

[临床运用]

（1）本方证为冲任虚寒，而兼瘀血阻滞所致，除月经不调之主症外，以经时小腹冷痛或经血成块时发烦热为使用要点。

（2）本方为妇科调经之常用方，凡月经不调、痛经、崩漏、不孕等，均可加减应用。若小腹冷痛甚者，去牡丹皮、麦冬，加小茴香、艾叶散寒止痛；气滞痛经者，加香附、乌药以行气止痛；经血漏下色淡不止者，去牡丹皮，加炮姜、艾叶以温经止血；气虚甚者，加黄芪、白术以益气健脾；傍晚发热甚者，加银柴胡、地骨皮以清虚热。

（3）现代本方常用于功能失调性子宫出血、慢性盆腔炎、痛经、不孕症等属于虚寒瘀滞者。

[使用注意] 热证忌用。

[歌诀] 温经汤用吴萸芎，归芍丹桂姜夏冬，参草益脾胶养血，调经重在暖胞宫。

4. 桃仁承气汤（《伤寒论》）：

[组成] 桃仁 12 g，大黄 12 g，桂枝 5 g，甘草 5 g，朴硝 5 g。

[用法] 水煎服，朴硝冲服。

[功效] 逐瘀泻热。

[主治] 下焦蓄血证，症见少腹急结，小便自利，神志如狂，甚至烦躁谵语，至夜发热，脉沉实而涩者。

[方解] 方中大黄荡涤热邪，攻下瘀积，泻热消瘀，两擅其长；桃仁破血消瘀，功效卓著，二药合用，直达病所，瘀、热并治，共为主药；朴硝软坚散结，泻热通便，助大黄以泻热，桂枝通行血脉，协桃仁以消瘀；甘草之用有二，一则护胃安中，二则缓诸药之峻烈，故攻邪而不伤正。

[临床运用]

（1）本方证为瘀热互结，血蓄下焦所致，除见少腹急结、胀满之主症外，以小便自利、大便正常、其人如狂为使用要点。

（2）若兼气滞者，酌加香附、乌药、枳实、青皮、木香以理气止痛；对跌打损伤，瘀血停滞，疼痛不已者，酌加赤芍、当归尾、红花、苏木、三七以活血祛瘀止痛；对火旺而血郁于上之吐血、衄血，加生地黄、牡丹皮、栀子以清热凉血；用于血瘀而致的月经不调、经闭、痛经、恶露不下，属血虚者，加当归、白芍；气滞者，加香附、乌药；痛甚者，加延胡索、五灵脂。

（3）现代本方常用于急性盆腔炎、胎盘滞留、附件炎、肠梗阻、子宫内膜异位症、急性脑出血等属于瘀热互结下焦者。

[使用注意]

（1）表证未解者，当先解表，表解乃用此攻瘀。

（2）孕妇忌用。

[歌诀] 桃仁承气五般奇，甘草硝黄并桂枝，热结膀胱小腹胀，如狂蓄血阳相宜。

5. 复元活血汤（《医学发明》）：

[组成] 柴胡 15 g，天花粉 10 g，当归 10 g，红花 5 g，炮穿山甲 5 g，酒浸大黄 30 g，桃仁 10 g，甘草 5 g。

[用法] 水煎服。

[功效] 活血祛瘀，疏肝通络。

[主治] 跌打损伤，瘀血阻滞证，症见胁肋瘀肿，痛不可忍者。

[方解] 方中当归、桃仁、红花、穿山甲活血祛瘀，消肿止痛；大黄清热消瘀，引瘀血下行；天花粉清热消肿，续绝伤，消仆损；柴胡疏肝理气，引诸药直达于胸胁，气行血活，疼痛自止；甘草缓急止痛，调和诸药。

[临床运用]

（1）本方证为跌打损伤，气血瘀滞所致，除见胸胁疼痛、胁肋刺痛外，以局部瘀肿为使用要点。

（2）若跌打损伤而致胸胁瘀肿疼痛者，加三七以加强活血祛瘀之力；瘀重而痛甚者，加乳香、没药、延胡索增强活血祛瘀、消肿止痛之功；气滞重而痛甚者，加川芎、香附、郁金、青皮以增强行气止痛之功。

（3）现代本方常用于肋间神经痛、肋软骨炎、胸胁部挫伤、乳腺增生症等属于瘀血停滞者。

[使用注意] 运用本方，服药后应"以利为度"，若虽"得利痛减"，而病未痊愈，需继续服药者，必须更换方剂或者调整原方剂量。孕妇忌服。

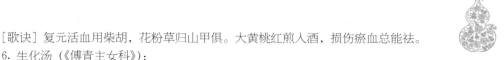

[歌诀] 复元活血用柴胡，花粉草归山甲俱。大黄桃红煎入酒，损伤瘀血总能祛。

6. 生化汤（《傅青主女科》）：

[组成] 全当归24 g，川芎10 g，桃仁5 g，炮干姜3 g，甘草3 g。

[用法] 水煎服，或酌加黄酒同煎服。

[功效] 养血活血，温经止痛。

[主治] 血虚寒凝，瘀血阻滞证，症见产后恶露不下，或行经甚少，小腹疼痛拒按，痛处有块，舌边暗紫，脉沉涩者。

[方解] 方中重用当归，能补能行，既可补血和血，又可化瘀生新，使血气充沛，脉道盈满，血液环流畅利，瘀血才能疏通，故为主药；川芎善走，活血行气；桃仁善破，化瘀生新；炮姜善守入血，助川芎、桃仁温通血脉，甘草缓急止痛，调和诸药。

[临床运用]

（1）本方证为产后寒凝血瘀所致，以产后恶露不行、经血成块为使用要点。

（2）若恶露已行而腹微痛者，去破瘀的桃仁，加白芍、小茴香；若瘀块留阻而腹痛甚者，加蒲黄、五灵脂、延胡索以活血止痛；血寒较甚而小腹冷痛者，加肉桂、小茴香以散寒止痛。

（3）现代本方常用于产后子宫复旧不良、产后宫缩疼痛、胎盘残留等属于产后血虚寒凝、瘀血内阻者。

[使用注意] 若产后血热而瘀滞者不宜使用；若恶露过多、出血不止，甚则汗出气短神疲者，则当禁用。

[歌诀] 产后先煎生化汤，归芎桃草炮干姜，消瘀活血功偏擅，止痛温经效亦强。

（二）收敛止血

本类方剂适用于血溢脉外，离经妄行而出现的吐血、衄血、咯血、便血、尿血、崩漏等各种出血证。但出血证情况颇为复杂，病因有寒热虚实之分，部位有上下内外之别，病势有轻重缓急之异。所以止血剂的配伍组方，应随具体证情而异。一般来说，如因血热妄行者，治宜凉血止血，用药如小蓟、侧柏叶、白茅根、槐花等为主，配以清热泻火药组成方剂。代表方如小蓟饮子、黄土汤。

1. 小蓟饮子（《丹溪心法》）：

[组成] 小蓟15 g，藕节10 g，蒲黄10 g，滑石15 g，木通10 g，淡竹叶10 g，栀子10 g，生地黄30 g，当归5 g，甘草5 g。

[用法] 水煎服。

[功效] 凉血止血，利水通淋。

[主治] 热结血淋证，症见血淋尿血，小便频数，赤涩热痛，舌质红，脉数者。

[方解] 方中小蓟凉血止血，藕节、蒲黄止血消瘀；滑石、木通、竹叶、栀子清三焦之火，利水通淋，导热下出；生地黄养阴清热，凉血止血；当归养血和血；甘草缓急止痛，调和诸药。

[临床运用]

（1）本方证为下焦邪热炽盛，瘀热互结于膀胱所致，除见尿血、溺时涩痛之主症外，以口渴、舌红、脉数为使用要点。

（2）若日久气阴两伤，或体虚证实者，去木通，滑石寒滑渗利之品，加黄芪、阿胶、党参、麦冬以补气养阴药；热结甚而小便赤涩热痛者，酌加蒲公英、黄柏、石韦以清热利尿；血淋阴中痛甚者，酌加琥珀、海金沙、川牛膝以通淋化瘀止痛；尿中夹砂石而痛甚尿血者，加金钱草、海金沙、鸡内金以化石通淋。

（3）现代本方常用于急性泌尿性感染、泌尿系结石等属于下焦瘀热、蓄聚膀胱者。

［使用注意］血淋日久正虚者非本方所宜。

［歌诀］小蓟饮子藕蒲黄，木通滑石生地裹，归草黑栀淡竹叶，血淋热结服之良。

2. 四生丸（《妇人良方》）：

［组成］生艾叶、生侧柏叶、生荷叶、生地黄各等分。

［用法］原方用作丸剂，现常作汤剂，水煎服，用量按原方比例酌定。

［功效］凉血止血。

［主治］血热失血证，症见如吐血，衄血，血色鲜红，口干咽燥，舌红或绛，脉弦数有力者。

［方解］方中侧柏叶清热凉血止血，为主药；生地黄凉血清热，养阴生津；荷叶清轻上达，清热止血又具散瘀之效。艾叶辛温止血，生用则温性不强，用之反佐其间，既可增止血之功，又可防止寒凉太过以致血止留瘀之弊。

［临床运用］

（1）本方证为热结于内，迫血外溢所致，除见出血之主症外，以血色鲜红、面赤、脉数为使用要点。

（2）用时当取鲜品生用为佳，若无鲜品用干品时，除加大剂量外，可酌加小蓟、藕节、仙鹤草、白茅根等凉血止血药，以增强止血之功。

［使用注意］本方对内热暴患之吐衄血，疗效甚好，然只可暂用，中病即止。若多服、久用，寒凉太过，可致血凝成瘀，造成不良后果。

［歌诀］四生丸用三般叶，侧柏艾荷生地协，等分生捣如泥煎，血热妄行止衄惬。

3. 槐花散（《普济本事方》）：

［组成］炒槐花、侧柏叶、荆芥穗、炒枳壳各等分。

［用法］原方共研为细末作散剂，每次服5g，开水或米汤调下；现常作汤剂，水煎服，用量按原方比例酌定。

［功效］清肠止血，疏风燥湿。

［主治］肠风下血证，症见血色鲜红，或脏毒便血，血色紫暗，以及痔疮出血者。

［方解］方中槐花清热解毒，凉血止血，善清大肠之湿热，凉大肠止便血，为主药；侧柏叶苦涩微寒，入血分以清血热、燥湿邪，凉血而收敛，助槐花以止血；荆芥穗疏风止血，升举清气，又能入血分以搜血分之风；枳壳宽肠利气，降浊气，亦可入血分以利血中之气。炒槐花、侧柏叶可泄可敛，相得益彰，功效更著；荆芥穗、炒枳壳能散能降，气血和调，便血易愈。

［临床运用］

（1）本方证为大肠湿热兼夹风邪而致，除见便血之主症外，以血色鲜红、舌红脉数为使用要点。

（2）若大肠热盛，加黄连、黄柏以清肠中湿热；下血多者，加地榆炭、大蓟、小蓟以加强清热止血之功；痔疮出血者，加炒槐角、炒升麻以凉血解毒；便血日久，阴血不足者，可与补血之四物汤合用；便血日久而气虚者，加黄芪、党参、炒升麻以益气升提。

［使用注意］药性寒凉，不宜久服；便血无湿热者忌用。

［歌诀］槐花散用治肠风，侧柏黑芥枳壳充，为末等分米饮下，宽肠凉血逐风功。

4. 咳血方（《丹溪心法》）：

［组成］青黛5g，栀子10g，瓜蒌子10g，诃子5g，海浮石粉10g。

［用法］水煎服。

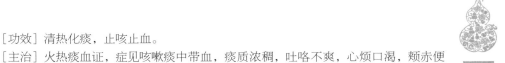

[功效] 清热化痰，止咳止血。

[主治] 火热痰血证，症见咳嗽痰中带血，痰质浓稠，吐咯不爽，心烦口渴，颊赤便秘，舌苔黄，脉弦数者。

[方解] 方中青黛、栀子能散能降。入气分清肝泻火，入血分凉血止血，故为主药；咳嗽因痰火而起，咳血因咳嗽益剧，痰火不除咳因不止，咳嗽不止痰血难愈，故辅以瓜蒌子、海浮石清化热痰；诃子生用清金止嗽，下气降火。全方虽无止血之药，然配以性敛收涩之诃子，即寓敛肺止血以治标之深意。

[临床运用]

（1）本方证为肝火犯肺，络脉伤损所致，除见咳嗽痰中带血之主症外，以心烦口苦、苔黄脉弦数为使用要点。

（2）若咳嗽痰血胸痛者，加降香、橘络以行气通络止痛；咳嗽痰多者，加浙贝母、天竺黄以清肺化痰；火盛阴伤而痰少难出者，加北沙参、麦冬、枇杷叶以滋阴润肺，化痰止咳；若用治鼻衄者，去诃子、海浮石，加青蒿、牡丹皮、白茅根以凉血止血。

（3）现代本方常用于支气管扩张、肺结核等咳血属肝火犯肺者。

[使用注意] 本方为寒凉降泻之剂，肺寒咳嗽、脾虚便溏者忌用。

[歌诀] 咳血方中诃子收，瓜蒌海石栀子投，青黛泻肝痰火化，咳嗽痰血服之瘳。

5. 黄土汤（《金匮要略》）：

[组成] 灶心黄土 30 g，白术 10 g，附子 10 g，干地黄 10 g，阿胶 10 g，黄芩 10 g，甘草 10 g。

[用法] 灶心黄土煎水过滤取汤，再煎余药，阿胶烊化。

[功效] 温阳健脾，养血止血。

[主治] 虚寒失血证，症见吐血、衄血、便血，妇女血崩，血色暗淡，四肢不温，面色萎黄，舌淡苔白，脉沉细无力者。

[方解] 方中灶心黄土即是伏龙肝，既能温中燥湿，亦可收涩止血，为主药；用白术、附子温阳健脾，以复统血摄血之权，然辛温燥热之术、附，易耗血动血，且出血过多，阴血必耗，易生内热，故用阿胶补血，再以苦寒之黄芩以清内热，甘草和中缓急，协和诸药。

[临床运用]

（1）本方证为脾气虚寒，不能统血所致，除见出血之主症外，以血色暗淡、四肢不温、舌淡苔白为使用要点。

（2）若出血多者，加三七、白及以止血；气虚甚者，加党参以益气摄血；治妇女崩漏者，加炮姜、焦艾叶以温经止血。

（3）现代本方常用于慢性胃肠道出血、功能失调性子宫出血等属于脾阳亏虚者。

[使用注意] 有外邪者忌用；热证慎用。

[歌诀] 黄土汤用芩地黄，术附阿胶甘草尝，温阳健脾能摄血，便血崩漏服之康。

十一、理气剂

凡以理气药为主组成，具有行气或降气作用，治疗气滞或气逆证的方剂，统称为理气剂。根据气滞和气逆的不同，理气剂可分为行气和降气两类。

（一）行气

本类方剂适用于气机郁滞证。气滞一般以脾胃气滞和肝气郁滞为多见。脾胃气滞常见脘腹胀痛，嗳气吞酸，呕恶食少，大便失常等症；治疗常以陈皮、厚朴、枳壳、木香、砂仁等药为主组成方剂。肝郁气滞常见胸胁胀痛，或疝气痛，或月经不调，或痛经等症；治疗常以香附、青皮、郁金、川楝子、乌药、小茴香等药为主组成方剂。代表方如越鞠丸。

1. 越鞠丸（《丹溪心法》）：

[组成] 香附、川芎、苍术、六神曲、炒栀子各等分。

[用法] 上药研末作丸，每服 5～10 g，温开水吞下。

[功效] 行气解郁。

[主治] 六郁证，症见胸膈痞闷，脘腹胀痛，嗳腐吞酸，恶心呕吐，饮食不消，舌苔白腻，脉弦者。

[方解] 方中香附行气开郁为主药，以治气郁；川芎行气活血，为血中之气药，一则助香附理气，又可行血以治血郁；苍术燥湿健脾，以治湿郁；神曲消食和胃，以治食郁；栀子清热泻火，以治火郁。诸药合用，具有行气、活血、清热、燥湿、化食之功，故对六郁中焦有如上见症者，均可应用。

[临床运用]

（1）本方证为六郁中焦，影响升降无权，郁滞不畅所致，除胸脘痞闷之主症外，以嗳腐、食欲不振，苔腻等为使用要点。

（2）若气郁偏重，以香附为主，加木香、枳壳、增加行气解郁作用；血郁偏重者，以川芎为主，加桃仁、红花以活血；食郁偏重者，以神曲为主，加麦芽、山楂以消食导滞；痰郁偏重者，酌加陈皮、半夏、瓜蒌、胆南星以增祛痰之功；火郁偏重者，以栀子为主，加黄芩、黄连以清泄热邪；若夹寒者，加干姜、吴茱萸用以祛寒。

（3）现代本方常用于胃肠神经症、胃和十二指肠溃疡、慢性胃炎、胆囊炎、肝炎、胆石症、肋间神经痛、妇女痛经、月经不调等属于"六郁"者。

[使用注意] 虚证郁滞者，不宜单独使用。

[歌诀] 越鞠丸治六般郁，气血痰火食湿因，芎苍香附兼栀曲，气畅郁舒痛闷伸。

2. 瓜蒌薤白白酒汤（《金匮要略》）：

[组成] 瓜蒌实 12 g，薤白 12 g，白酒适量。

[用法] 水煎服。

[功效] 通阳散结，行气祛痰。

[主治] 胸痹证，症见胸部闷痛，甚则胸痛彻背，喘息咳唾，短气，舌苔白腻，脉沉弦或紧者。

[方解] 方中瓜蒌甘寒，善于祛痰，开胸散结为主药；薤白温通滑利、通阳散结、行气止痛，配瓜蒌后，一通气机，一除痰结，相辅相成，为治胸痹之要药；再借助白酒上升之力，以增两药行气通阳之功。诸药合用，使胸中阳气宣通，痰浊消散，气机舒畅，则胸痹诸症自愈。

[临床运用]

（1）本方证为胸阳不振，浊阴上逆，痰凝气滞所致，除胸痛彻背之主症外，以咳唾喘息、舌苔白腻、无热象为使用要点。

（2）若寒邪较甚者，加干姜、附子以温散寒邪；若胁肋疼痛，属于气滞痰郁者，可与四逆散合方使用。

（3）现代本方常用于冠心病心绞痛、非化脓性肋骨炎、肋间神经痛等属于痰气互结于胸者。

[使用注意] 白酒用量当视患者酒量而定，不宜过多。

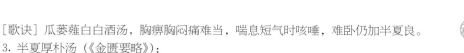

[歌诀] 瓜蒌薤白白酒汤，胸痹胸闷痛难当，喘息短气时咳唾，难卧仍加半夏良。

3. 半夏厚朴汤（《金匮要略》）：

[组成] 法半夏 10 g，厚朴 5 g，茯苓 10 g，紫苏叶 5 g，生姜 10 g。

[用法] 水煎温服。

[功效] 行气解郁，降逆化痰。

[主治] 梅核气证，症见咽中如有物阻，咯吐不出，吞咽不下，或胸胁满闷作痛，或湿痰咳嗽，舌苔白润或滑腻，脉滑或弦。

[方解] 方中法半夏辛温化痰开结，和胃降逆；厚朴辛苦温，下气泄满，两味同为主药。紫苏叶入肺，质轻辛温，芳香疏散，以消喉中痰结，并助厚朴以行气；茯苓助半夏，渗湿健脾以消湿痰之根源；生姜降逆止呕，并助半夏以祛痰。

[临床运用]

（1）本方证为情志抑郁，痰涎凝聚，搏结咽喉所致，除咽中有如梅核阻滞之主症外，以胸胁满闷、舌苔白滑为使用要点。

（2）若气郁较甚者，加香附、郁金以助行气解郁之功；胁肋疼痛者，加川楝子、延胡索以疏肝理气止痛；咽痛者，加玄参、桔梗以解毒散结，宣肺利咽。

（3）现代本方常用于癔症、胃神经症、慢性咽炎、慢性支气管炎、食管痉挛等属于气滞痰阻者。

[使用注意] 方中多辛温苦燥之品，仅适宜于痰气互结而无热者。若见颧红口苦、舌红少苔属于气郁化火，阴伤津少者，虽具梅核气之特征，亦不宜使用本方。

[歌诀] 半夏厚朴用紫苏，茯苓尤与生姜俦，痰涎凝聚咽喉处，梅核因之正可投。

4. 金铃子散（《素问病机气宜保命集》）：

[组成] 川楝子 30 g，延胡索 30 g。

[用法] 原方共研细末用作散剂，每次 10 g，酒或开水送服。现常用作汤剂，水煎服，用量按比例酌减。

[功效] 疏肝泄热，行气止痛。

[主治] 肝郁气滞证，症见胸胁疼痛，时发时止，烦躁不安，食热物则痛增，或痛经，或疝气痛，舌红苔黄，脉弦或数者。

[方解] 方中川楝子清热行气，疏肝止痛为主药；延胡索活血行气，以增强川楝子止痛效果。

[临床运用]

（1）本方证为肝火内郁，气滞血瘀所致，除见脘腹或胸胁刺痛之主症外，以得热则痛甚、烦躁脉数、舌红苔黄为使用要点。

（2）若用治胸胁疼痛者，加柴胡、郁金、香附；用治脘腹疼痛者，加木香、陈皮、砂仁；用治妇女经痛者，加当归、益母草、香附；治少腹疝气者，加乌药、橘核、荔枝核。

[使用注意] 本方所治，以属于气滞偏热者为宜，孕妇慎用。

[歌诀] 金铃延胡等分研，黄酒调服或水煎，心腹诸痛由热郁，温行方法莫沾边。

5. 暖肝煎（《景岳全书》）：

[组成] 当归 10 g，枸杞子 10 g，小茴香 5 g，肉桂 3 g，乌药 5 g，沉香 3 g，茯苓 5 g，生姜 3 片。

[用法] 水煎服。

[功效] 温肝逐寒，行气止痛。

[主治] 肝寒疝痛证，症见小腹冷痛，或少腹控睾冷痛，或阴囊肿硬而冷及疝气等，

舌淡苔白，脉沉弦者。

[方解] 方中肉桂、小茴香助阳补火以暖肝，使肝之积寒清散，为逐肝寒之要药；乌药、沉香顺气降逆以疏肝，使肝气通畅，以利脉中寒邪消散；当归、枸杞子补血养肝，使肝脉得养，寒邪难侵，气血通畅而疝气得愈；茯苓、生姜温利寒湿，有助主药之功。

[临床运用]

(1) 本方证为肝肾不足，阴寒内盛，寒凝气滞所致，除见少腹冷痛、睾丸肿痛之主症外，以阴囊肿冷、喜温恶寒为使用要点。

(2) 若腹痛甚者，加香附以行气止痛；睾丸痛甚者，加青皮、橘核以疏肝理气。

(3) 现代本方常用于精索静脉曲张、睾丸炎、附睾炎、鞘膜积液、腹股沟疝等属于肝肾不足、寒凝气滞者。

[使用注意] 如因湿热下注所致阴囊红肿热痛者，却非所宜。

[歌诀] 暖肝煎用杞茴沉，乌药当归桂茯苓，气滞肝寒小腹疝，温通止痛不须擘。

6. 加味乌药汤（《济阴纲目》）：

[组成] 乌药 10 g，延胡索 10 g，木香 5 g，砂仁 3 g，香附 10 g，甘草 3 g。

[用法] 水煎服。

[功效] 行气止痛，疏肝解郁。

[主治] 气滞经痛证，症见经前或经行初期，少腹胀痛，胀甚于痛，或胸胁作痛，或乳房胀痛，或腰酸作胀，精神抑郁，泛恶嗳气，舌质淡，苔薄白，脉弦涩者。

[方解] 方中乌药、延胡索行气活血以止痛；香附、木香疏肝理气，使经气通而月经正常；砂仁芳香醒脾，理气止痛；甘草甘缓和中，并缓急止痛。诸药相合，共奏理气止痛，疏肝解郁之功。

[临床运用]

(1) 本方证为肝气郁滞，血行不畅所致；除见经行腹痛之主症外，应以胀痛、胀甚于痛、舌淡苔白、无热象为使用要点。

(2) 若胁乳胀痛甚者，加柴胡、川芎、郁金以加强疏肝解郁的作用。

[使用注意] 血虚经闭者，不宜使用本方。

[歌诀] 加味乌药汤砂仁，香附木香甘草伦，配入玄胡共六味，月经胀痛效堪珍。

（二）降气

本类方剂适用于肺胃气逆不降，以致咳喘、呕吐、嗳气、呃逆等症。若属肺气上逆而咳喘者，常用降气祛痰，止咳平喘药如紫苏子、杏仁、沉香、款冬花等为主组成方剂，代表方如苏子降气汤、定喘汤。若属胃气上逆而呕吐、嗳气、呃逆者，常用降逆和胃止呕药如旋覆花、赭石、法半夏、生姜、竹茹、丁香、柿蒂等为主组成方剂，代表方如旋覆代赭汤。

1. 苏子降气汤（《太平惠民和剂局方》）：

[组成] 紫苏子 10 g，法半夏 10 g，厚朴 5 g，前胡 5 g，当归 5 g，肉桂 5 g，紫苏叶 3 g，陈皮 5 g，炙甘草 5 g，生姜 3 片，大枣 1 枚。

[用法] 水煎服。

[功效] 降气平喘，温化寒痰。

[主治] 上实下虚喘咳证，症见痰涎壅盛，喘咳短气，胸膈满闷，呼多吸少，或腰疼脚软，肢体倦怠，或肢体浮肿，舌苔白滑或白腻，脉弦滑者。

[方解] 方中紫苏子降逆化痰定喘，祛寒温中为主药；半夏、生姜温胃降逆祛痰；厚朴、陈皮、前胡宣肺下气，化痰止咳；肉桂温肾壮阳，化气行水以绝痰源，纳气归肾以平

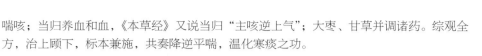

喘咳；当归养血和血，《本草经》又说当归"主咳逆上气"；大枣、甘草并调诸药。综观全方，治上顾下，标本兼施，共奏降逆平喘，温化寒痰之功。

　　[临床运用]

　　（1）本方证为痰涎上壅，下焦阳虚，上盛下虚所致，除咳喘痰鸣之主症外，以痰多稀薄、胸脘满闷、下肢无力等为使用要点。

　　（2）若兼有风寒表证者，酌加麻黄、杏仁以解表平喘；若痰涎壅盛，喘咳气逆难卧者，加沉香以加强降气平喘之功；兼气虚者，加人参以益气。

　　（3）现代本方常用于慢性气管炎、肺气肿、支气管哮喘等属于上实下虚者。

　　[使用注意] 肺热痰喘者，不宜使用。

　　[歌诀] 苏子降气橘半归，前胡桂朴草姜依，上实下虚痰嗽喘，亦可加参贵合机。

　　2. 旋覆代赭汤（《伤寒论》）：

　　[组成] 旋覆花10 g，赭石10 g，法半夏10 g，生姜12 g，人参5 g，炙甘草5 g，大枣4枚。

　　[用法] 水煎服。

　　[功效] 降逆化痰，益气和胃。

　　[主治] 胃虚痰阻气逆证，症见胃脘痞硬或胀满，按之不痛，频频嗳气，或见纳差、呕逆、恶心呕吐，舌淡，苔白滑，脉缓或滑者。

　　[方解] 方中旋覆花消痰软坚、降逆除痞；赭石质重镇逆，开胸坠痰，故二味为主药，并以名方；法半夏、生姜祛痰降逆，化饮和胃，与旋覆花、赭石共用，则涤痰降逆之力更著；人参、大枣、甘草益气和中，使中焦健运，痰饮涤除，气机通畅，清升浊降，而痞硬、呕恶、嗳气等症自除。

　　[临床运用]

　　（1）本方证为胃气虚弱，痰浊上逆所致，除呕恶、嗳气频作之主症外，以心下痞闷、精神疲倦、舌苔白滑为使用要点。

　　（2）若胃气不虚，去党参、甘草、大枣之甘壅，加重赭石的用量；若痰多者，加茯苓、陈皮以和胃化痰；胃寒较甚者，可改生姜为干姜，酌加木香、柿蒂以温胃降逆。

　　（3）现代本方常用于胃神经症、急性或慢性胃炎、胃下垂、胃扩张、幽门不完全梗阻、胃和十二指肠溃疡、神经性呃逆、膈肌痉挛等属于胃虚痰阻者。

　　[使用注意] 胃虚有热而呕吐嗳气者忌用。

　　[歌诀] 旋覆代赭用人参，半夏姜甘大枣临，重以镇逆咸软痞，痞硬嗳气力能禁。

　　3. 定喘汤（《摄生众妙方》）：

　　[组成] 白果10 g，麻黄10 g，紫苏子5 g，款冬花10 g，杏仁5 g，桑白皮10 g，黄芩5 g，法半夏10 g，甘草3 g。

　　[用法] 水煎服。

　　[功效] 降逆平喘，清热化痰。

　　[主治] 风寒外束，痰热内蕴证，症见咳嗽气急，痰多黄稠，胸膈胀闷，或喉中有哮鸣音，或有恶寒发热之表证，苔黄腻，脉滑数者。

　　[方解] 方中杏仁、紫苏子、法半夏、麻黄降气平喘止咳。白果性味甘涩，既能化痰降浊，又能敛肺平喘；与麻黄相伍，一收一散，以加强平喘之力，并防麻黄、半夏温燥耗散之弊；桑白皮、黄芩清泻肺热；款冬花止咳定喘；甘草止咳，并调和诸药。

　　[临床运用]

　　（1）本方证为风寒外束，肺气不宣，痰热内壅所致，除哮喘痰鸣之主症外，以微恶风寒、痰稠色黄、苔黄腻、脉滑数为使用要点。

（2）若喘咳痰稠难咯者，加瓜蒌、胆南星以清热化痰；胸闷甚者，加枳壳、厚朴以宽中行气；肺热甚者，加石膏、鱼腥草以清热泻火；若表证不明显者，减轻麻黄用量。

（3）现代本方常用于支气管哮喘、慢性支气管炎等属于痰热壅肺者。

［使用注意］

（1）感风寒，无汗而喘，内无痰热者宜慎用。

（2）哮喘日久，脉虚弱者禁用。

［歌诀］定喘汤中白果桑，款冬半夏与麻黄，黄芩苏杏同甘草，寒热平调喘哮尝。

4. 橘皮竹茹汤（《金匮要略》）：

［组成］陈皮 10 g，竹茹 10 g，生姜 15 g，人参 3 g，甘草 5 g，大枣 5 枚。

［用法］水煎服。

［功效］益气清热，降逆止呕。

［主治］胃虚兼热气逆证，症见呃逆呕吐，不思饮食，舌嫩红，脉虚数者。

［方解］方中陈皮理气健脾，和中止呕；竹茹清胃热，止呃逆，二味既能清泄胃热，又能降逆止呕，故为主药；人参补脾益气和胃，配大枣、甘草以增强补虚之功，并有甘温除热之用。

［临床运用］

（1）本方证为胃虚兼热，气机上逆所致，除呃逆、呕吐之主症外，以虚烦气弱、舌嫩红、脉虚数为使用要点。

（2）若胃热呕逆兼气阴两伤者，加麦冬、茯苓、法半夏、枇杷叶以养阴和胃；兼胃阴不足者，加麦冬、石斛以滋养胃阴；胃热呃逆，气不虚者，去人参、甘草、大枣，加柿蒂以降逆止呕。

（3）现代本方常用于妊娠呕吐、幽门不完全性梗阻、膈肌痉挛及术后呃逆不止等属于胃虚有热者。

［使用注意］呃逆属于实热或虚寒者，不宜使用。

［歌诀］橘皮竹茹治呕呃，参甘姜枣效力捷，严氏济生方名同，加苓夏麦枇杷叶。

十二、消导剂

凡以消导药为主组成，具有消导或健脾化积作用，治疗食积停滞的方剂，统称为消导剂。根据食积内停之虚实不同，消导剂可分为消食导滞和健脾消食两类。

（一）消食导滞

本类方剂适用于食积内停之证。症见胸膈痞闷，嗳腐吞酸，恶食呕逆，腹痛泄泻等。常用消食药如山楂、神曲、莱菔子、麦芽等为主组成方剂。食积易阻气机，又容易生湿化热，故常配伍理气、化湿、清热之品。代表方如保和丸。

1. 保和丸（《丹溪心法》）：

［组成］山楂 180 g，神曲 60 g，莱菔子 60 g，法半夏 80 g，陈皮 30 g，茯苓 90 g，连翘 30 g。

［用法］原方研末水泛为丸剂，每次 5～10 g。现常用作汤剂，水煎服，用量按原方比例酌减。

［功效］消食化滞，清热利湿。

［主治］伤食积滞证，症见胸脘痞满，腹胀时痛，嗳腐吞酸，恶食，或大便泄泻，舌苔厚腻而黄，脉滑者。

［方解］方中山楂消一切饮食积滞，尤善消肉食油腻之积，故为主药；神曲、莱菔子均可消食导滞，合主药以增强消食之功。其中神曲长于化酒食陈腐之积；莱菔子消食下气，尤能消麦面痰气之积。佐以陈皮行气、半夏消痰、茯苓利湿；食积易化热，故又用连翘清热散结，以除吞酸之症；麦芽汤送下，其消食之力更佳。诸药配伍，使食滞得消，胃气得和。

［临床运用］

（1）本方证为饮食过度，食积内停所致，除见胸脘痞满、腹胀时痛之主症外，以嗳腐吞酸、厌食呕恶、苔腻、脉滑为使用要点。

（2）若腹胀甚者，加枳实、厚朴以行气消胀；食化热明显者，加黄芩、黄连以清热泻火；若大便秘结者，加大黄、槟榔以下气通便；兼脾虚者，加白术。

（3）现代本方常用于急性或慢性胃炎、急性或慢性肠炎、消化不良、婴儿腹泻等属于食积内停者。

［使用注意］本方性虽平和，但毕竟属克削之剂，脾虚者慎用。

［歌诀］保和神曲与山楂，苓夏陈翘菔子加，炊饼为丸白汤下，消食和胃效堪夸。

2. 木香槟榔丸（《儒门事亲》）：

［组成］木香30 g，槟榔30 g，青皮30 g，炒黄连30 g，黄柏90 g，大黄90 g，炒香附120 g，陈皮30 g，黑牵牛120 g。

［用法］原方共研末制用作丸剂，每次6～10 g，每日2～3次，温开水送服；现常用作汤剂，水煎服，用量按原方比例酌减。

［功效］行气导滞，泄热通便。

［主治］积滞内停证。症见脘腹痞满胀痛，赤白痢疾，里急后重，或大便秘结，舌苔黄腻，脉沉实者。

［方解］方中木香、槟榔善行肠胃之气而导滞，故为主药，并以名方；香附、陈皮、青皮调理脾胃之气而破积；黄连、黄柏清热燥湿；大黄泄热通便；牵牛下气导滞。

［临床运用］

（1）本方证为积滞内停，生湿蕴热所致，除脘腹痞满胀痛主症外，以大便秘结或下痢赤白、舌苔黄腻、脉实为使用要点。

（2）若用治湿热痢疾者，去陈皮、牵牛子，加白头翁、白芍以清热治痢。

［使用注意］本方攻积、破气作用甚强，宜于形气俱实者。若虚人或外有表证者禁用。

［歌诀］木香槟榔并青皮，黄连黄柏加陈皮，大黄泻热通便行，牵牛香附理气通。

3. 枳实导滞丸（《内外伤辨惑论》）：

［组成］大黄30 g，炒枳实15 g，炒神曲15 g，茯苓10 g，黄连10 g，黄芩10 g，白术10 g，泽泻5 g。

［用法］原方共研末制用作丸剂，每次6～12 g，每日2～3次，温开水送服；现常用作汤剂，水煎服，用量按原方比例酌减。

［功效］消导积滞，清利湿热。

［主治］湿热食滞证。症见胸脘痞闷、下痢，或滞泻腹痛后重，或大便秘结，小便黄赤，舌红苔黄腻，脉沉实者。

［方解］方中大黄荡涤实积，与枳实同用，破气结，泻湿热；黄芩、黄连苦寒清热燥湿，茯苓、泽泻导湿于下，合用之则能使湿热从小便排出；神曲消食和胃，与白术相伍，既能防大黄、黄芩、黄连之苦寒伐胃，又能固土而扶正祛邪。

[临床运用]

(1) 本方证因湿热食积交阻肠胃所致，除见胸脘痞闷、下痢腹痛之主症外，以小便黄赤、舌质红、苔黄腻、脉沉实为使用要点。

(2) 若腹胀满较甚，里急后重明显者，加木香、槟榔以助理气导滞之功。

(3) 现代本方常用于胃肠功能紊乱、慢性痢疾等属于湿热积滞者。

[使用注意] 泄泻无积滞及孕妇均不宜使用。

[歌诀] 枳实导滞首大黄，芩连曲术茯苓襄，泽泻蒸饼糊丸服，湿热积滞力能攘。

(二) 健脾消食

本类方剂适用于脾胃虚弱，食积内停之证。症见脘腹痞满，不思饮食，面黄体瘦、倦怠乏力，大便溏薄等。常选用消食药如山楂、神曲、麦芽等，配伍益气健脾药如人参、白术、山药等为主组方。代表方如健脾丸。

1. 健脾丸 (《证治准绳》)：

[组成] 白术 75 g，木香 22 g，黄连 22 g，白茯苓 60 g，人参 45 g，神曲 30 g，砂仁 30 g，麦芽 30 g，山楂 30 g，山药 30 g，肉豆蔻 30 g，陈皮 30 g，甘草 22 g。

[用法] 原方共研末制用作丸剂，每次 6～10 g，每日 2～3 次，温开水送服；现常用作汤剂，水煎服，用量按原方比例酌减。

[功效] 健脾和胃，消食止泻。

[主治] 脾虚食积证，症见食少难消，脘腹痞闷，大便溏薄，倦怠乏力，苔腻微黄，脉虚弱者。

[方解] 本方重用白术、茯苓健脾祛湿以止泻。山楂、神曲、麦芽消食和胃，除已停之积；人参、山药益气补脾，以助苓、术健脾之力。木香、砂仁、陈皮皆芳香之品，功能理气开胃、醒脾化湿，既可解除脘腹痞闷，又使全方补而不滞；肉豆蔻温涩，合山药以涩肠止泻；黄连清热燥湿，且可清解食积所化之热；甘草补中调和诸药。

[临床运用]

(1) 本方证为脾虚停食证而设，除脘腹痞胀的主症外，以食少难消、大便溏薄、苔腻、脉虚为使用要点。

(2) 若湿盛者，加车前子、泽泻以利水渗湿；若脾胃虚寒者，去黄连，可加干姜、附子以温中散寒。

(3) 现代本方常用于慢性胃肠炎、消化不良属于脾虚食滞者。

[歌诀] 健脾参术苓草陈，肉蔻香连合砂仁，楂肉山药曲麦炒，消补兼施此方寻。

2. 枳术丸 (《脾胃论》)：

[组成] 炒枳实 30 g，白术 60 g。

[用法] 原方共研末制用作丸剂，每次 5～10 g，每日 2～3 次，温开水送服；现常用作汤剂，水煎服，用量按原方比例酌减。

[功效] 健脾消痞。

[主治] 脾虚痞满证，症见脘腹痞满，不思饮食者。

[方解] 方中白术苦温健脾化湿，以助运化，故为方中主药；辅以枳实下气化滞，白术以健脾，又能佐枳实以调气，全方用药虽仅二味，但白术二倍于枳实用量，旨在突出补重于消、寓消于补的治则；同时，枳实经"麸炒"后，乃能"得谷之助"，则又加强了健脾之功。

[临床运用]

(1) 本方证为脾虚食滞所致，除胸脘痞满的主症外，以不思饮食为使用要点。

（2）本方消补兼施，补重于消。若脾虚体弱者，可加党参、茯苓以增强补气健脾之力；若食积较重者，可加山楂、麦芽、神曲以助消食化积之功。

［歌诀］枳术丸是消补方，荷叶烧饭作丸尝，加入麦芽与神曲，消食化滞效尤强。

十三、补益剂

凡以补益药为主组成，具有补益人体气、血、阴、阳之不足，用以治疗各种虚证的方剂，统称为补益剂。根据虚证的不同，补益剂大致分为补气、补血、补阴、补阳四类。

（一）补气

本类方剂适用于脾肺气虚证。症见肢体倦怠乏力，少气懒言，语音低微，动则气促，面色萎白，食少便溏，舌淡苔白，脉虚弱，甚或虚热自汗，或脱肛，或子宫脱垂等。常用补气药如人参、党参、黄芪、白术、甘草等为主组成方剂。代表方如四君子汤、参苓白术散、补中益气汤、生脉散、玉屏风散。

1. 四君子汤（《太平惠民和剂局方》）：

［组成］人参10 g，白术10 g，茯苓10 g，甘草5 g。

［用法］水煎服。

［功效］益气健脾。

［主治］脾胃气虚证，症见面色㿠白，语声低微，气短乏力，食少便溏，舌淡苔白，脉虚弱者。

［方解］方中用人参甘温，入脾肺，大补元气为主药；辅以白术苦温健脾燥湿，扶助运化，合人参以益气健脾；配以茯苓甘淡渗湿，健脾和胃为佐；使以甘草甘温益气，并可为诸药补气健脾之助。综观全方，补而不滞，温而不燥，则脾健湿祛运化如常，诸症可除。

［临床运用］

（1）本方为治疗脾胃虚弱的基本方剂。对于各种原因引起的脾胃气虚，运化无力等，均可加减应用。以面色㿠白、饮食减少、舌淡苔白、脉细弱为使用要点。

（2）若兼呕吐者，加法半夏以降逆止呕；胸膈痞满者，加枳壳、陈皮以行气宽胸；心悸失眠者，加酸枣仁以宁心安神；兼畏寒肢冷、脘腹疼痛者，加干姜、附子以温中祛寒。

（3）现代本方常用于慢性胃炎、胃和十二指肠溃疡等属于脾气亏虚者。

［使用注意］凡高热，阴虚火盛，积滞气胀，津液不足，烦渴便秘者慎用。

［歌诀］四君补气首方推，脾胃虚衰听主裁，参术茯苓甘草合，若加陈夏六君来。

2. 补中益气汤（《脾胃论》）：

［组成］黄芪10 g，人参5 g，白术5 g，当归5 g，升麻3 g，柴胡3 g，陈皮3 g，炙甘草3 g。

［用法］水煎服。

［功效］补中益气，升阳举陷。

［主治］气虚下陷证，症见饮食减少，体倦肢软，少气懒言，大便稀溏，脱肛，子宫脱垂，久泻久痢，崩漏等气短乏力，舌淡，脉虚者。气虚发热证，症见身热，自汗，渴喜热饮，气短乏力，舌淡，脉虚大无力者。

［方解］方中黄芪甘温，补中益气，升阳固表，故为主药；辅以人参、炙甘草、白术益气健脾，合黄芪以益气补中。李东垣说："火与元气不两立。"故用甘温补气之品以治气虚身热内伤之火。正如前人所说"甘温除大热"之意。陈皮理气和胃，当归养血和营，更用少量升麻、柴胡，助主药以升提下陷之阳气。诸药合用，则脾胃强健，中气充足，劳倦

得之，寒热自除，气陷自举。

[临床运用]

（1）本方证为脾胃气虚，中气下陷所致，除见少气懒言、四肢乏力、饮食无味，或脏器下垂外，以舌淡苔白、脉虚软无力为使用要点。

（2）若兼腹中痛者，加白芍以柔肝止痛；兼头痛者，加蔓荆子、川芎；头顶痛者，加藁本、细辛以疏风止痛，咳嗽者，加五味子、麦冬以敛肺止咳；兼气滞者，加木香、枳壳以理气解郁。

（3）现代本方常用于子宫脱垂、眼睑下垂、重症肌无力、脱肛久泻、乳糜尿、妊娠或产后癃闭、胎动不安、月经过多、麻痹性斜视等属于脾胃气虚、中气下陷者。

[使用注意] 阴虚内热及内热炽盛者忌用。

[歌诀] 补中益气芪术陈，升柴参草当归身，虚劳内伤功独擅，亦治阳虚外感因。

3. 生脉散（《内外伤辨惑论》）：

[组成] 人参 10 g，麦冬 15 g，五味子 5 g。

[用法] 原方作散剂，现常用作汤剂，水煎服。

[功效] 益气生津，敛阴止汗。

[主治] 气阴两虚证，症见汗多神疲，体倦乏力，气短懒言，咽干口渴，舌干红少苔，脉虚数。或久咳肺虚，干咳少痰，短气自汗，口干舌燥，脉虚细者。

[方解] 方中人参甘温，益气生津，李东垣说"人参能补肺中之气，肺气旺则四脏之气皆旺，肺主诸气故也"，故为主药；麦冬甘寒，养阴清热生津，与人参合用，则益气生津之用更显；五味子酸温，敛肺止汗。三药合用，一补、一清、一敛，而能获益气、清热、敛阴之效。

[临床运用]

（1）本方证为暑热伤肺，气津两伤所致，除见体倦气短懒言或干咳短气之主症外，以口渴多汗、咽干舌燥、脉虚弱为使用要点。

（2）现代本方常用于夏季中暑、慢性气管炎、肺结核、神经衰弱、风湿性心脏病、心律不齐、低血压、小儿夏季热等属于气阴两虚者。

[使用注意] 外邪未解或暑病热盛，气津未伤者不宜使用。

[歌诀] 生脉麦味与人参，保肺清心治暑淫，气少汗多兼口渴，病危脉绝急煎斟。

4. 参苓白术散（《太平惠民和剂局方》）：

[组成] 人参 1000 g，白术 1000 g，山药 1000 g，白茯苓 1000 g，白扁豆 750 g，莲子 500 g，薏苡仁 500 g，砂仁 500 g，桔梗 500 g，甘草 1000 g。

[用法] 原方共研末制作作散剂，每次 5 g，每日 2～3 次，温开水送服；现常用作汤剂，水煎服，用量按原方比例酌减。

[功效] 益气健脾，渗湿止泻。

[主治] 脾虚夹湿证，症见饮食不化，胸脘痞闷，肠鸣泄泻，四肢乏力，形体消瘦，面色萎黄，舌淡苔白腻，脉虚缓者。

[方解] 方中人参、山药、莲子益气健脾、和胃止泻，故为主药；辅以白术、茯苓、薏苡仁、白扁豆渗湿健脾；佐以甘草益气和中，砂仁和胃醒脾、理气宽胸；更以桔梗为使，用以载药上行，宣肺利气，借肺之布精而养全身。诸药合用，补虚除湿，行滞调气，两和脾胃，则诸症自除。

[临床运用]

（1）本方药性平和，温而不燥，是一首健脾益气，和胃渗湿，生津保肺之剂。以面色萎黄、苔白腻、脉虚缓为使用要点。

（2）若兼里寒腹痛者，加干姜、肉桂以温中祛寒止痛；若用治小儿消化不良者，加炒麦芽、焦山楂、神曲疗效更显。

（3）现代本方常用于慢性胃肠炎、小儿单纯性消化不良、慢性支气管炎、肺结核、慢性肾炎以及妇女带下病属于脾虚湿盛者。

[使用注意] 阴虚火旺者宜慎用。

[歌诀] 参苓白术扁豆陈，山药甘莲砂薏仁，桔梗上浮兼保肺，枣汤调服益脾神。

（二）补阳

本类方剂适用于阳虚证。症见面色苍白，形寒肢冷，腰膝酸痛，下肢软弱无力，小便不利，或小便频数，尿后余沥，少腹拘急，男子阳痿早泄，女子宫寒不孕，舌淡苔白，脉沉细，尺部尤甚等。常用补阳药如附子、肉桂、巴戟天、肉苁蓉、淫羊藿、鹿角胶、仙茅等为主组成方剂。代表方如肾气丸。

肾气丸（《金匮要略》）：

[组成] 熟地黄 240 g，山药 120 g，山茱萸 120 g，泽泻 90 g，茯苓 90 g，牡丹皮 90 g，桂枝 30 g，附子 30 g。

[用法] 原方共研细末制作蜜丸，每次 5～10 g，每日 1～2 次，温开水送服。现常用作汤剂，水煎服，用量按原方比例酌减。

[功效] 温补肾阳。

[主治] 肾阳虚证，症见腰痛脚软，身半以下常有冷感，少腹拘急，小便不利，或小便反多，入夜尤甚，阳痿早泄，舌淡而胖，脉虚弱，尺部沉细者。

[方解] 方中附子大辛大热，为温阳诸药之首；桂枝辛甘而温，乃温通阳气要药，二药相合，补肾阳之虚，共为君药。然肾为水火之脏，内寓元阴元阳，阴阳一方的偏衰必将导致阴损及阳或阳损及阴，而且肾阳虚一般病程较久，多伴肾阴虚，若单补阳而不顾阴，则阳无以附，无从发挥温升之能。正如张景岳所说："善补阳者，必于阴中求阳，则阳得阴助，而生化无穷。"故重用熟地黄滋阴补肾；配伍山茱萸、山药补肝脾而益阴血，共为臣药。君臣相伍，补肾填精，温肾助阳，不仅可借阴中求阳而增补阳之力，而且阳药得阴药之柔润则温而不燥，阴药得阳药之温通则滋而不腻，二者相得益彰。方中补阳之品药少量轻而滋阴之品药多量重，可见其立方之旨，并非峻补元阳，乃在微微生火，鼓舞肾气。再以泽泻、茯苓利水渗湿，配桂枝又善温化痰饮；牡丹皮苦辛而寒，擅入血分，三药寓泻于补，邪去而补药得力，为制诸阴药可能助湿碍邪之虞。诸药合用，助阳之弱以化水，滋阴之虚以生气，使肾阳振奋，气化复常，则诸症自除。

[临床运用]

（1）本方证为肾阳不足所致，除见腰痛脚软、少腹拘急、小便不利等主症外；应以下半身常有冷感、舌质淡胖、脉虚弱尺部沉微为使用要点。

（2）若夜尿尤多者，加益智仁以收敛缩尿；若命门火衰而阳痿者，酌加淫羊藿、补骨脂、巴戟天以壮阳起痿。

（3）现代本方常用于慢性肾炎、糖尿病、醛固酮增多症、甲状腺功能减退症、神经衰弱、肾上腺皮质功能减退、慢性支气管哮喘、围绝经期综合征等属于肾阳不足者。

[使用注意] 若咽干口燥、舌红少苔属肾阴不足、虚火上炎者不宜应用。此外，肾阳虚而小便正常者，为纯虚无邪，不宜使用本方。

[歌诀] 金匮肾气治肾虚，熟地山药及山萸，丹皮苓泽加桂附，引火归元热下趋。

（三）补血

本类方剂适用于血虚证。症见面色无华，头晕眼花，心悸失眠，唇甲色淡，舌淡，脉细等。常用熟地黄、当归、白芍、阿胶等补血药为主组成。代表方如四物汤、归脾汤。

1. 四物汤（《太平惠民和剂局方》）：

[组成] 当归 10 g，川芎 5 g，熟地黄 12 g，白芍 10 g。

[用法] 水煎服。

[功效] 补血调血。

[主治] 血虚证，症见心悸失眠，头晕目眩，面色无华，妇女月经不调，量少或经闭不行，脐腹作痛，舌淡，脉细弦或细涩者。

[方解] 方中熟地黄滋阴补血为主药；辅以当归补血养肝，和血调经；白芍和营养肝；川芎活血行滞。四药配伍，地黄、白芍均能滋阴养血，为补血之正药；当归、川芎辛香温润，既能流动血脉，且又能制约地、芍纯阴之性，为血中之气药。于此，血虚能补，血燥能润，血溢能止，血滞能行。乃补中有通，补而不滞之剂，故对于血虚血滞之证均可加减运用。

[临床运用]

（1）本方证为营血虚滞所致，除见惊惕头晕、妇女月经量少等主症外，以唇爪无华、舌淡、脉细或细涩为使用要点。

（2）本方为补血之专方，又为调经之良剂。凡妇女月经不调及胎前、产后诸疾，均可用本方作为基础，加减衍化，灵活变通。

（3）若兼气虚者，加人参、黄芪以补气生血；以血滞为主者，白芍易为赤芍，加桃仁、红花以加强活血祛瘀之功；血虚有寒者，加肉桂、炮姜、吴茱萸以温通血脉；血虚有热者，熟地黄易为生地黄，加黄芩、牡丹皮以清热凉血；妊娠胎漏者，加阿胶、艾叶以止血安胎；若血虚血滞之痛经者，加香附，延胡索以加强行血活血，调经止痛之功。

（4）现代本方常用于妇科月经不调、子宫肌瘤、卵巢囊肿、陈旧性宫外孕、外科损伤、骨科手术后、冠心病、肝脏疾患、荨麻疹等属于营血虚滞者。

[使用注意] 阴虚发热，以及血崩气脱之证皆非所宜。

[歌诀] 四物地芍与归芎，血家百病此方通，经带胎产俱可治，加减运用在胸中。

2. 归脾汤（《济生方》）：

[组成] 黄芪 30 g，白术 30 g，人参 15 g，当归 30 g，龙眼肉 30 g，茯神 30 g，远志 30 g，酸枣仁 30 g，木香 15 g，甘草 8 g。

[用法] 加生姜、大枣，水煎服。亦可制作丸剂，每次 5～10 g，每日 2～3 次，温开水送服。

[功效] 益气补血，健脾养心。

[主治]

（1）心脾气血两虚证，症见心悸怔忡，健忘失眠，体倦食少，腹胀便溏，面色萎黄，舌淡，苔薄白，脉细弱者。

（2）脾不统血证，症见便血，皮下紫癜，妇女崩漏，月经超前、量多色淡，或淋漓不止，神疲乏力，食少腹胀，舌淡，脉细者。

[方解] 方中人参、黄芪补气健脾为主药；白术、甘草甘温益气，助主药以资气血之源；当归、酸枣仁、龙眼肉、茯神、远志补血宁心；木香理气醒脾，且因其行气之功，又可防补益之品碍滞脾胃，所谓"补而勿滞"之意；姜、枣开胃健脾，且又调营卫。综观全方，益气与补血并进，健脾与养心共施，故对心脾不足之心悸怔忡、健忘失眠等证，均为

适宜。

[临床运用]

（1）本方证为心脾两虚所致，除见心悸怔忡、健忘失眠，或崩漏失血等主症外，以体倦食少、面色萎黄、舌淡苔白、脉细缓为使用要点。

（2）若月经忽多忽少、淋漓不止者，加山茱萸肉、五味子以养肝收涩止血；若血崩有寒者，加艾叶、炮姜、血余炭、五味子以温中止血；若兼有热者，加生地黄炭、阿胶珠、棕榈炭以清热止血。

（3）现代本方常用于胃和十二指肠溃疡、功能失调性子宫出血、再生障碍性贫血、原发性血小板减少性紫癜、神经衰弱、围绝经期综合征、崩漏、视觉疲劳、脑外伤后综合征、慢性苯中毒等属于心脾气血两虚、脾不统血者。

[使用注意] 邪热内伏及阴虚脉数者忌用。

[歌诀] 归脾汤用参术芪，归草茯神远志齐，酸枣木香龙眼肉，煎加姜枣益心脾，怔忡健忘俱可却，肠风崩漏总能医。

3. 炙甘草汤（《伤寒论》）：

[组成] 炙甘草 12 g，炙生姜 10 g，桂枝 10 g，人参 5 g，生地黄 50 g，阿胶 5 g，麦冬 10 g，火麻仁 10 g，大枣 10 枚。

[用法] 酒、水煎服，阿胶烊化。

[功效] 益气滋阴，通阳复脉。

[主治]

（1）阴血阳气虚弱证，症见心脉失养，脉结代，心动悸，虚羸少气，舌光苔少，或质干而瘦小者。

（2）虚劳肺痿证，症见干咳无痰，或咳吐涎沫，量少，形瘦短气，虚烦不眠，自汗盗汗，咽干舌燥，大便干结，脉虚数者。

[方解] 方中炙甘草甘温补中益气，缓急养心。《别录》说甘草"通经脉利血气"，为治心悸、脉结代之主药，并以此名方。人参益气健脾，地黄、阿胶、麦冬、火麻仁、大枣滋阴补血。二者合用，气血双补，以资复脉之源；生姜温通阳气、桂枝调和营卫，且又温通血脉，以助复脉之力；清酒煎者，借以温阳通脉行药势，又可使地黄等滋腻之品得酒之温通而加强养血复脉之功。诸药合用，俾心气复而心阳通，心血足而血脉充，气足血旺，则心动悸、脉结代自除，故本方又称"复脉汤"，即指此意。

[临床运用]

（1）本方证因气虚血弱所致，除见心动悸、脉结代主症外，以体羸气短、舌苔少津、咽干口燥等为使用要点。

（2）若大便溏者，去火麻仁，加入酸枣仁以养心安神；心悸甚者，可加龙齿、朱砂以镇心安神；若阴虚内热较盛者，去桂枝、生姜、大枣，加知母、黄柏以滋阴液降虚火；若用治肺结核者，去桂枝、火麻仁，加百部、蛤蚧、夏枯草。

（3）现代本方常用于功能性心律不齐、早搏、冠心病、风湿性心脏病、病毒性心肌炎、甲状腺功能亢进症等属于阴血不足、阳气虚弱者。

[使用注意] 本方具有润燥通便的作用，凡胃肠虚弱或腹泻下痢者不宜使用。

[歌诀] 炙甘草参枣地胶，麻仁麦桂姜酒熬，益气养血温通脉，结代心悸肺痿疗。

（四）补阴

本类方剂适用于阴虚证。症见形体消瘦，头晕耳鸣，潮热颧红，五心烦热，盗汗失眠，腰酸遗精，咳嗽咯血，口燥咽干，舌红少苔，脉细数等。常用补阴药如生地黄、麦冬、阿胶、白芍、百合、石斛、玉竹等为主组方。阴虚则阳亢，水不制火而生内热，故组方亦常配知母、黄柏等以清虚热。代表方如六味地黄汤。

1. 六味地黄汤（《小儿药证直诀》）：

[组成] 熟地黄 24 g，山茱萸 12 g，山药 12 g，泽泻 10 g，牡丹皮 10 g，茯苓 10 g。

[用法] 原方共研细末炼蜜为丸剂，每次 5～10 g，每日 2～3 次，温开水送服。现常用作汤剂，水煎服。

[功效] 滋阴补肾。

[主治] 肾阴虚证，症见腰膝酸软，头晕目眩，耳鸣耳聋，盗汗，遗精，消渴，骨蒸潮热，手足心热，牙齿动摇，以及小儿囟门不合，舌红少苔，脉细数者。

[方解] 方中重用熟地黄甘柔补血，滋肾填精为主药；辅以山茱萸滋养肝肾而固肾气；山药健脾益胃以助运化；泽泻淡泄肾浊；茯苓渗利脾湿；二味合用，以引浊邪下行，起"推陈致新"之用；牡丹皮凉泄肝火，以利山茱萸之养肝。综观全方，补泻结合，开合相济，但以补为主，以泻为次。此方非但治肾不足，实三阴并治之剂。有熟地黄之腻补肾水，即有泽泻之宣泄肾浊以济之；有山茱萸之温涩肝经，即有牡丹皮之清泄肝火以佐之；有山药之收摄脾经，即有茯苓之淡渗脾湿以和之。药止六味，而有开有合，三阴并治。

[临床运用]

（1）本方证因肾中真阴亏损，虚火内炎所致，除见腰膝酸软、头目晕眩、盗汗遗精等主症外，以舌红少苔、脉沉细数为使用要点。

（2）若虚火明显者，加知母、玄参、黄柏以加强清热降火之功；兼脾虚气滞者，加白术、砂仁、陈皮以健脾和胃。

（3）现代本方常用于慢性肾炎、原发性高血压、糖尿病、肺结核、肾结核、甲状腺功能亢进症、中心性浆液性脉络膜视网膜病变、无排卵性功能失调性子宫出血、围绝经期综合征，以及多种慢性疾病过程中出现肾阴虚见症者。

[使用注意] 脾虚泄泻者慎用。

[歌诀] 六味地黄益肝肾，茱薯丹泽地苓专，更加知柏成八味，阴虚火旺自可煎。

2. 一贯煎（《续名医类案》）：

[组成] 生地黄 30 g，枸杞子 10 g，当归身 10 g，北沙参 10 g，麦冬 10 g，川楝子 5 g。

[功效] 疏肝理气，滋养肝肾。

[用法] 水煎服。

[主治] 肝肾阴虚，肝气郁滞证，症见胸脘胁痛，吞酸吐苦，咽干口燥，舌红少津，脉细弱或虚弦者。

[方解] 方中生地黄滋阴养血以补肝肾真阴不足，故为主药；辅以沙参、麦冬、枸杞子益阴而柔肝，合生地黄滋阴养血生津；更以川楝子，性虽苦燥，但配入大量甘寒养阴药中，则不嫌其伤津，反能疏泄肝气，以有利于气机条畅。诸药合用，疏肝于柔肝之中，使肝阴得养，肝气得疏，而胸脘胁痛等症自除。

[临床运用]

（1）本方证是由于肝肾阴虚、疏泄失职所致，除见胸脘胁痛、吞酸口苦的主证外，应以咽干口燥、舌红少津、脉细弱或虚弦为使用要点。

（2）若大便秘结，加瓜蒌子；有虚热，或汗多者，加地骨皮；痰多者，加贝母；舌红而干，阴亏较甚者，加石膏；胁胀痛，按之硬者，加鳖甲；烦热而渴者，加知母、石膏；腹痛者，加白芍、甘草；两足痿软者，加牛膝、薏苡仁；不寐者，加酸枣仁；口干苦燥

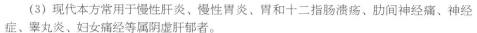

者，少加黄连。

（3）现代本方常用于慢性肝炎、慢性胃炎、胃和十二指肠溃疡、肋间神经痛、神经症、睾丸炎、妇女痛经等属阴虚肝郁者。

［歌诀］一贯煎中用地黄，沙参杞子麦冬襄，当归川楝水煎服，阴虚肝郁是妙方。

3. 大补阴丸（《丹溪心法》）：

［组成］炒黄柏120 g，炒知母120 g，熟地黄180 g，炙龟甲180 g。

［用法］原方共研细末，用猪脊髓、蜂蜜制作丸剂，每次6～10 g，早晚各1次，温开水送服。现常用作汤剂，水煎服，用量按原方比例酌减。

［功效］滋阴降火。

［主治］阴虚阳亢证，症见骨蒸潮热、盗汗吐血、咳嗽咯血，或烦热易饥、足膝疼热、舌红少苔、尺脉数而有力者。

［方解］方中重用熟地黄、龟甲滋阴潜阳，壮水以制火；黄柏、知母苦寒泻火以保真阴；更以猪脊髓、蜂蜜甘润之品，既能滋补精髓以培其本，且又能制约知、柏过于苦燥。诸药合用，一面滋阴壮水以制其偏亢之火，一面苦寒泻火以救其被灼之阴。

［临床运用］

（1）本方证为肝肾阴虚，相火妄动所致，除见骨蒸潮热、咳嗽咯血或足膝疼热之主症外，以舌红少苔、尺脉数而有力为使用要点。

（2）本方为滋阴降火的常用方。若见咳嗽吐痰不爽者，加百部、川贝母以润肺止咳；若见咯血、吐血者，加墨旱莲、白茅根以止血；若盗汗甚者，加浮小麦、煅牡蛎以敛津止汗；若阴虚较重者，加天冬、麦冬以润燥养阴；遗精者，加金樱子、芡实、山茱萸、桑螵蛸以固精止遗。

（3）现代本方常用于甲状腺功能亢进、肾结核、骨结核、糖尿病属阴虚火旺者。

［使用注意］若脾胃虚弱、食少便溏，以及火热属于实证者不宜使用。

［歌诀］大补阴丸是妙方，阴虚火旺可煎尝，地黄知柏滋兼降，龟甲沉潜制亢阳。

十四、安神剂

以安神药为主组成，具有安神定志作用，治疗神志不安病证的方剂，统称为安神剂。根据神志不安有思虑耗血，心失所养和惊恐郁怒，化火扰神的不同，安神剂可分为滋养安神和重镇安神两类。

（一）滋养安神

本类方剂适用于阴血不足，心神失养证。症见虚烦不眠，心悸怔忡，健忘多梦，舌红少苔等。常以滋养安神药如酸枣仁、柏子仁、五味子、茯神、远志、小麦等为主，配伍滋阴养血药如生地黄、当归、麦冬、玄参等组成。代表方如天王补心丹、甘麦大枣汤。

1. 天王补心丹（《摄生总要》）：

［组成］酸枣仁60 g，柏子仁60 g，远志60 g，朱砂15 g，生地黄120 g，麦冬60 g，天冬60 g，玄参15 g，当归60 g，丹参15 g，人参15 g，茯苓15 g，五味子15 g，桔梗15 g。

［用法］现常用作汤剂，水煎服，用量按原方比例酌减。

［功效］滋阴清热，养血安神。

［主治］阴虚血少，神志不安证，症见心烦不眠，精神恍惚，健忘梦遗，或口舌生疮，或大便干燥，舌红少苔，脉细数者。

［方解］方中生地黄滋阴凉血，补肾养心，入少阴以滋肾水，合玄参滋阴润燥，使虚

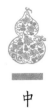
火伏而心神安，两味同为方中主药；丹参、当归、人参、茯苓益气补血以安神；柏子仁、酸枣仁、远志为补益心脾，安神益志之专药；麦冬、天冬甘寒滋液以清虚火；五味子敛气生津以防心气之耗散；桔梗载药上浮，不使速下；朱砂入心安神。诸药合用，滋补阴血以养心神，降其痰火以宁心神，使心神有所养而无所扰，则诸症自安。

[临床运用]

(1) 本方证为心虚火扰所致，除见心烦失眠之主症外，以舌红少苔、口舌生疮、脉细数为使用要点。

(2) 若失眠重者，酌加龙骨、磁石以重镇安神；心悸怔忡甚者，加龙眼肉、首乌藤以增强养心安神之功；遗精者，加金樱子、煅牡蛎以固肾涩精。

(3) 现代本方常用于神经衰弱、冠心病、精神分裂症、甲状腺功能亢进症等所致的失眠、心悸，以及复发性口疮等属于心肾阴虚血少者。

[使用注意] 脾胃虚寒，胃纳欠佳，湿痰留滞者不宜长期服用。

[歌诀] 补心丹用柏枣仁，二冬生地当归身，三参桔梗朱砂味，远志茯苓共养神。

2. 甘麦大枣汤 (《金匮要略》)：

[组成] 甘草 10 g，小麦 30 g，大枣 10 枚。

[功效] 养心安神，和中缓急。

[用法] 水煎服。

[主治] 脏躁证，症见精神恍惚，情绪易激，时时悲伤欲哭，不能自主，心中烦乱，睡眠不安，甚至言行失常，喜怒不节，或惊恐如癫痫，常伴哈欠频作，舌红少苔，脉细而数者。

[方解] 方中小麦味甘微寒，既能调养心气，以安心神，并能补脾益肝，调养肝气，为方中主药；甘草甘缓和中，大枣甘温益气，两药甘平，质润而性缓，与小麦相伍，能补中益气以润脏躁，此即《黄帝内经》所说"肝苦急，急食甘以缓之"之义。三药合用，心肝并治。

[临床运用]

(1) 本方证为肝郁脏躁所致，除见无故悲伤、神志失常之主症外，以心烦失眠、坐卧不安为使用要点。

(2) 若心阴亏虚而见心烦失眠、舌红少苔者，加百合、柏子仁以养心安神；肝血虚而脉弦细者，加酸枣仁以养肝宁神。

(3) 现代本方常用于神经衰弱、癔症、轻度精神分裂症等属于阴血不足者。

[使用注意] 凡不属于脏躁范畴的癫狂证非本方所宜。

[歌诀] 金匮甘麦大枣汤，妇人脏躁喜悲伤，精神恍惚常欲哭，养心安神效力彰。

3. 酸枣仁汤 (《金匮要略》)：

[组成] 酸枣仁 18 g，茯苓 5 g，知母 5 g，川芎 3 g，甘草 3 g。

[用法] 水煎，临睡前服。

[功效] 养血安神，清热除烦。

[主治] 肝血不足，虚热内扰证，症见虚烦不得眠，心悸盗汗，头目眩晕，咽干口燥，脉弦或细数。

[方解] 方中酸枣仁性平味酸，入心、肝经，能养心补肝，养血安神，为方中主药，并以名方；川芎辛温芳香，性善走散，行气活血，散肝疏肝，与酸枣仁为伍，一酸收，一辛散，相反相成，以养血调肝安神；茯苓健脾利湿，并助酸枣仁安神；知母滋阴降火除烦，又能缓和川芎之辛燥；甘草和中缓急。诸药合用，共奏养血安神，清热除烦之功。

[临床运用]

（1）本方证为肝虚火扰所致，除见虚烦失眠之主症外，以头目眩晕、咽干口燥、脉弦细带数为使用要点。

（2）若血虚甚而头目眩晕重者，加当归、白芍、枸杞子以增强养血补肝之功；虚火重而咽干口燥甚者，加麦冬、生地黄以养阴清热；若寐而易惊者，加龙齿、珍珠母以镇惊安神；兼见盗汗者，加五味子、牡蛎以安神敛汗；若心胆虚而心悸多梦，舌淡脉弦细者，加人参、龙齿以益气镇惊。

[歌诀] 酸枣仁汤治失眠，川芎知草茯苓煎，肝虚火扰头晕眩，口燥咽干脉细弦。

（二）重镇安神

本类方剂适用于心肝阳亢，热扰心神证。症见心烦神乱，失眠多梦，惊悸怔忡，癫痫等。常用重镇安神药，如朱砂、磁石、珍珠母、龙齿等为主组方。因火热内扰心神，故常配黄连、栀子等清热泻火；火热之邪每多耗伤阴血，故又常配生地黄、当归等滋阴养血。代表方如朱砂安神丸。

朱砂安神丸（《医学发明》）：

[组成] 朱砂 15 g，黄连 18 g，当归 10 g，生地黄 10 g，甘草 15 g。

[用法] 原方研末制用作蜜丸，如黍米大，朱砂为衣，每服 15～20 丸（3～4 g）。现常作汤剂，水煎服，药量酌减。朱砂研末水飞，以药汤送服。

[功效] 重镇安神，清心泻火。

[主治] 心火亢盛，阴血不足之证，症见失眠多梦，惊悸怔忡，心烦神乱，舌红，脉细数者。

[方解] 方中朱砂质重性寒，专入心经，重可镇怯，寒能清热，故为主药，并以名方；黄连苦寒，清心火而除烦热，两药相伍，一镇一清，为热扰神昏之用；当归、生地黄补血养阴，一以补灼伤之阴血，一以滋肾水，使心血足而下承于肾，肾阴足而上交于心；甘草调和诸药，并制朱砂、黄连之寒凉太过，以免损伤脾胃。上药合用，使心火得清而神自宁，故方名"安神"。

[临床运用]

（1）本方证为心火内扰所致，除见心烦失眠之主症外，以怔忡多梦、口舌干燥、舌质红、脉细数为使用要点。

（2）若胸中烦热较甚者，加栀子、莲子心以增强清心除烦之功；兼惊恐者，加生龙骨、生牡蛎以镇静安神；失眠多梦者，加酸枣仁、柏子仁以养心安神。

（3）现代本方常用于神经衰弱而见上述证候者。

[使用注意] 本方朱砂为矿物质，含硫化汞，不宜多用。

[歌诀] 朱砂安神东垣方，归连甘草合地黄，怔忡不寐心烦乱，清热养阴神可安。

十五、开窍剂

凡以芳香开窍药为主组成，具有开窍醒神作用，治疗窍闭神昏证的方剂，统称为开窍剂。根据热闭和寒闭的不同，开窍剂可分为凉开和温开两类。

（一）凉开

本类方剂适用于温热邪毒内陷心包的热闭证。症见高热，神昏，谵语，甚或痉厥等。其他如中风、惊厥及感触秽浊之气而致突然昏倒、不省人事等属热闭者，亦可选用。临证常用芳香开窍药如麝香、冰片、安息香、郁金等，配伍清热药如水牛角、黄连、黄芩、石膏等组成方剂。代表方如安宫牛黄丸、紫雪丹、至宝丹。

1. 安宫牛黄丸（《温病条辨》）：

［组成］牛黄、麝香、犀角（现用水牛角代）、黄连、黄芩、栀子、冰片、郁金、朱砂、珍珠、雄黄。

［用法］多用成药，成人每次1丸，小儿减半或遵医嘱，每日2次。

［功效］清热解毒，开窍醒神。

［主治］邪热内陷心包证，症见高热烦躁，神昏谵语，或舌謇肢厥，舌红或绛，脉数有力以及中风窍闭，小儿惊厥属邪热内闭者。

［方解］方中以牛黄清心解毒，豁痰开窍；犀角清心、凉血、解毒；麝香开窍醒神，三味共为主药。辅以黄连、黄芩、栀子清热解毒，助牛黄、犀角以泻心包之火；雄黄助牛黄以豁痰解毒；再以郁金、冰片芳香去秽，通窍开闭，助牛黄、麝香内透包络；朱砂、珍珠镇心安神。诸药合用能内透包络，清心解毒，辟秽豁痰，故为凉开热闭之要剂。

［临床运用］

（1）本方证为热邪内陷心包，痰热闭阻所致，除见高热烦躁、神昏谵语之主症外，以舌红或绛、舌苔黄燥、脉数有力为使用要点。

（2）现代本方常用于流行性乙型脑炎、流行性脑脊髓膜炎、中毒性痢疾、尿毒症、脑血管意外、肝性脑病、急性脑血管病、肺性脑病、颅脑外伤、小儿高热惊厥，以及感染或中毒引起的高热神昏而属热闭心包者。

［使用注意］孕妇慎用。

［歌诀］安宫牛黄开窍方，芩连栀郁朱雄黄，牛角珍珠冰麝箔，热闭心包功效良。

2. 牛黄清心丸（《痘疹世医心法》）：

［组成］牛黄、朱砂、生黄连、黄芩、栀子、郁金。

［用法］多用成药，每服1丸，小儿酌减。

［功效］清热解毒，息风定惊，开窍安神。

［主治］

（1）热陷心包证，症见温邪内陷，热毒犯心，高热烦躁，神昏谵语，舌红脉数者。

（2）小儿惊风，症见痰涎壅盛，手足搐搦；以及痧疹火郁，烦躁不安者。

（3）中风，痰火闭结，症见昏眩瘛疭，神昏谵语，舌謇语涩者。

［方解］方中牛黄甘寒，归心、肝经，能清热解毒，开窍祛痰，息风定惊，为凉开热闭之要药，黄芩、黄连、栀子苦寒之品，可助牛黄以清心解毒；郁金行气开郁，凉血散瘀，可助牛黄以清心开窍；朱砂重镇宁心，泻火解毒，可助牛黄以安神。

［临床运用］本方证为温热病邪初陷心包，痰热阻闭，神志被蒙所致，除见谵语，神昏之主症外，以壮热，面赤唇红，舌赤苔黄，脉数或弦数为使用要点。

［歌诀］万氏牛黄用最灵，芩连栀子郁金寻，朱砂雪面糊丸服，热陷心包切记清。

3. 紫雪丹（《千金翼方》）：

［组成］石膏、寒水石、滑石、玄参、升麻、甘草、犀角（现用水牛角代）、麝香、青木香、丁香、沉香、羚羊角、朱砂、磁石、朴硝。

［用法］多用成药，成人每服1.5～3 g，小儿用量酌减。

［功效］清热开窍，息风止痉。

［主治］热盛内闭证，症见高热抽搐，神昏谵语，痉厥，狂躁不安，口渴引饮，唇焦齿燥，尿赤便秘，舌赤无苔，脉弦数者。

［方解］方中犀角善清心热、凉血解毒，用以退闭窍之热，而绝动风之源；羚羊角专

入肝经，平肝息风，清热解毒，用以止抽搐之痉，二味同用，则清心凉肝，为壮热、神昏、痉挛抽搐之主症而设，故为主药；石膏、寒水石、滑石清热泻火，可为犀角、羚羊角除热之助；朴硝、滑石通便散结，可为内热寻求外出之路；玄参、升麻、甘草清热解毒，其中玄参尤能养阴生津，甘草并能缓肝之急，可为犀角、羚羊角解毒、凉肝、止痉之助；磁石、朱砂重镇安神，磁石并能潜镇肝阳，朱砂并能清心解毒，二味合用，可为犀角、羚羊角安神、息风之助；麝香、丁香、沉香、青木香芳香行气，可为诸药辟秽、开窍、醒神之助。诸药配合，具有清心解毒开窍、凉肝息风功效，故对温热之邪充斥内外，以致烦热昏狂，痉厥惊痫者，为急救之用。

［临床运用］

（1）本方证为热陷心包，热极生风所致；除见高热神昏谵语之主症外，以口渴唇焦、便结尿赤、脉弦数、手足搐搦为使用要点。

（2）现代本方常用于各种发热性感染性疾病，如流行性脑脊髓膜炎、流行性乙型脑炎的极期、重症肺炎、化脓性感染；肝性脑病以及小儿高热惊厥、小儿麻疹热毒炽盛所致的高热神昏抽搐。

［使用注意］本方过量服用，易伤元气及竭阴之弊，应中病即止。

［歌诀］紫雪羚牛朱朴硝，硝磁寒水滑石膏，丁沉木麝升玄草，不用赤金法亦超。

4. 至宝丹（《和剂局方》）：

［组成］麝香、冰片、安息香、犀角（现用水牛角代）、牛黄、玳瑁、朱砂、琥珀、金箔、银箔、雄黄。

［用法］多用成药，成人每次 3 g，每日 1 次，小儿用量酌减。

［功效］化浊开窍，清热解毒。

［主治］痰热内闭证，症见神昏不语，身热烦躁，痰壅气粗，舌红苔黄垢腻，脉滑数者。

［方解］方中麝香、冰片、安息香辟秽化浊，豁痰开窍，以除痰浊之内闭，共为主药；犀角、牛黄、玳瑁清热解毒，以除内扰之热邪，其中牛黄尤能协同麝香等内透包络，豁痰开窍；雄黄劫痰解毒；朱砂、琥珀、金箔、银箔镇心安神。诸药合用，共成化浊开窍，清热解毒之剂。

［临床运用］

（1）本方证为热邪内陷心包，痰浊蒙蔽心窍所致，除见神昏谵语之主症外，以高热烦躁、神昏不语、痰壅气粗、昏迷较重者为使用要点。

（2）现代本方常用于脑血管意外、脑震荡、肝性脑病、流行性乙型脑炎、流行性脑脊髓膜炎、尿毒症、中暑、癫痫等属于痰热内闭者。

［使用注意］肝阳上亢或温病神昏，由于热盛阴亏者忌用。

［歌诀］至宝朱砂麝息香，雄黄牛角与牛黄，金银二箔兼龙脑，琥珀还同玳瑁良。

（二）温 开

本类方剂适用于寒湿痰浊之邪蒙蔽心窍的寒闭证。症见突然昏倒，牙关紧闭，不省人事，面色苍白、四肢不温，苔白脉迟等。临证常用芳香开窍药如苏合香、安息香、冰片、麝香等为主，配伍温里行气之品如细辛、沉香、丁香、檀香等组方。代表方如苏合香丸。

苏合香丸（《和剂局方》）：

［组成］苏合香、麝香、冰片、安息香、青木香、白檀香、沉香、乳香、丁香、香附、荜茇、犀角（现用水牛角代）、朱砂、白术、诃子。

[用法] 多用成药，成人每次 3 g，每日 1～2 次，小儿用量酌减。

[功效] 芳香开窍，行气止痛。

[主治] 寒闭证，症见突然昏倒，牙关紧闭，不省人事，苔白，脉迟，心腹疼痛，甚则昏厥者。

[方解] 方中苏合香、安息香、麝香、冰片、沉香、丁香、青木香、香附、檀香、乳香，十种香药，取其芳香开窍，行气解郁，散寒化浊，并以解除脏腑气血之郁滞；荜茇配合诸香，增强散寒、止痛、开郁的作用；并取犀角解毒，朱砂镇心安神，白术健脾和中以化浊，与诸药配伍，又可防止辛香太过，耗散正气。

[临床运用]

（1）本方证为寒湿痰浊上蒙清窍，闭阻气机，扰乱神明所致，除见猝然昏倒，不省人事，牙关紧闭之主症外，以面白唇青、痰涎壅盛、四肢不温、舌苔白、脉沉滑为使用要点。

（2）现代本方常用于急性脑血管病、癔症性昏厥、癫痫、有毒气体中毒、阿尔茨海默病、流行性乙型脑炎、肝性脑病、冠心病心绞痛、心肌梗死等属于寒闭气滞者。

[使用注意]

（1）本方只宜用于寒闭实证，若脱证、热闭证均非本方所宜。

（2）本方辛窜走泄，有损胎气，孕妇忌用。

[歌诀] 苏合香丸麝息香，木丁朱乳荜檀襄，牛冰术沉诃香附，中恶急救莫彷徨。

十六、固涩剂

凡以固涩药为主组成，具有收敛固涩作用，治疗气、血、精、津滑脱散失之证的方剂，统称为固涩剂。根据自汗盗汗、久泻不止、遗精滑泄、小便失禁、崩漏带下等不同临床表现，固涩剂大致可分为固表止汗、固肠止泻、固精止遗、固崩止带四类。

（一）固表止汗

本类方剂适用于体虚卫外不固，阴液不能内守而致的自汗、盗汗。临证组方常用麻黄根、浮小麦、牡蛎等收敛止汗药以治标，配伍黄芪、白术等益气实卫之品以治本。代表方如玉屏风散、牡蛎散。

1. 玉屏风散（《丹溪心法》）：

[组成] 防风 30 g，黄芪 30 g，白术 60 g。

[用法] 原方共研末制用为散剂，现常用作汤剂，水煎服，按原方用量酌减。

[功效] 益气固表止汗。

[主治] 表虚卫阳不固证，症见自汗多汗，易感风邪，面色㿠白，脉浮虚软者。

[方解] 方中黄芪甘温益气，外则固表止汗，内则大补脾肺，为方中主药；白术健脾益气，脾旺则土能生金，使肺气充足，以固护卫阳，与黄芪为伍，则益气健脾，固表止汗之力更著；防风走表而去风邪，合黄芪、白术以益气散邪。且防风得黄芪则祛邪而不伤正，黄芪得防风则固表而不留邪。三药配伍，补中有疏，散中寓补，故既可用于卫气不固之自汗，亦可用于表虚自汗之人或气虚易于外感者，均可取益气祛邪，固表止汗之功。

[临床运用]

（1）本方证为表虚卫阳不固所致，除见反复自汗外，以面色㿠白、舌淡苔白、脉浮虚软为使用要点。

（2）若自汗较重者，可加浮小麦、牡蛎以加强固表止汗之功；若外感风寒，汗出不解、脉缓者，可加桂枝解肌。

（3）现代本方常用于自主神经功能紊乱、甲状腺功能亢进症、风湿病之自汗、慢性鼻炎、变应性鼻炎等属于表虚不固者。

[使用注意] 阴虚发热之盗汗不宜用。

[歌诀] 玉屏风散最有灵，芪术防风鼎足形，表虚汗多易感冒，药虽相畏效相成。

2. 牡蛎散（《太平惠民和剂局方》）：

[组成] 黄芪 30 g，麻黄根 30 g，小麦 30 g，牡蛎 30 g。

[用法] 原方共研末制用为散剂，现常用作汤剂，水煎服，按原方用量酌减。

[功效] 敛汗固表，养心潜阳。

[主治] 阳虚自汗证。症见常自汗出，夜卧更甚，心悸惊惕，短气烦倦，舌淡红，脉细弱者。

[方解] 方中牡蛎咸涩微寒，敛阴潜阳，固涩止汗，为君药。黄芪味甘微温，益气实卫，固表止汗，为臣药。君臣相配，是为益气固表、敛阴潜阳的常用组合。麻黄根甘平，功专收敛止汗，为佐药。小麦甘凉，专入心经，养气阴，退虚热，为佐使药。合而成方，补敛并用，兼潜心阳，共奏益气固表，敛阴止汗之功，可使气阴得复，汗出自止。

[临床运用]

（1）本方证为虚阳外浮所致，除常见自汗外，以心悸短气、心烦、脉大无力为使用要点。

（2）若气虚明显者，加人参、白术以益气；偏于阴虚者，加生地黄、白芍以养阴；自汗者，重用黄芪以固表；盗汗者，加糯稻根以止汗。

（3）现代本方常用于病后、术后或产后身体虚弱、自主神经功能失调以及肺结核等所致自汗、盗汗等体虚卫表不固者。

[使用注意] 阴虚火旺所致盗汗，不宜使用。

[歌诀] 牡蛎散内用黄芪，小麦麻根合用宜，卫虚自汗或盗汗，固表收敛见效奇。

3. 当归六黄汤（《兰室秘藏》）：

[组成] 当归 5 g，生地黄 5 g，黄芪 12 g，熟地黄 5 g，黄连 5 g，黄芩 5 g，黄柏 5 g。

[用法] 水煎服，用量按原方比例酌减。

[功效] 滋阴清热，固表止汗。

[主治] 阴虚盗汗证，症见夜寐盗汗，发热面赤，口唇干燥，心烦易怒，大便干结，小便黄赤，舌红脉数者。

[方解] 方中用当归养血增液；生地黄、熟地黄滋补肾阴，育阴以制心火，三味共为主药。心火独亢，故黄连清泻心火，配伍黄芩、黄柏泻火以除烦，清热以坚阴。热清则火不内扰，阴坚则汗不外泄。盗汗过多，虽与阴虚火旺内扰有关，但亦由于卫外不固，故倍用黄芪，以固表益气止汗。同时黄芪合当归、熟地黄以养血益气，气血充则腠理密而不汗易泄，合三黄以扶正泻火，火不内扰，则阴液内守而汗可止。

[临床运用]

（1）本方证为阴虚火扰，水不济火所致，除夜寐盗汗，日久不愈外，以烦热面赤、口唇干燥、便秘溲赤、舌红少苔为使用要点。

（2）若阴虚而实火较轻者，去黄连、黄芩，加知母以泻其火而不伤阴；汗出甚者，加浮小麦、山茱萸以增强止汗之功；若阴虚阳亢而潮热颧红突出者，加白芍、龟甲以滋阴潜阳。

（3）现代本方常用于甲状腺功能亢进症、结核病、糖尿病、围绝经期综合征等属于阴虚火旺者。

[使用注意] 本方只宜于阴虚火旺之盗汗证。若见脾胃虚弱、纳减便溏者，则不宜使用。

[歌诀] 火炎汗出六黄汤，归柏芩连二地黄，倍用黄芪兼固表，滋阴清热效堪尝。

（二）固肠止泻

本类方剂适用于脾肾虚寒所致之泻痢日久、滑脱不禁的病证。常以涩肠止泻药物如罂粟壳、肉豆蔻、赤石脂、禹余粮、诃子、乌梅、五味子等，与温补脾肾之品如补骨脂、肉桂、干姜、人参、白术等配伍组成方剂。代表方如真人养脏汤。

1. 真人养脏汤（《太平惠民和剂局方》）：

[组成] 蜜炙罂粟壳 20 g，诃子 12 g，肉豆蔻 12 g，人参 5 g，白术 12 g，当归 10 g，白芍 10 g，木香 10 g，肉桂 3 g，炙甘草 5 g。

[用法] 水煎服。

[功效] 涩肠止泻，温补脾肾。

[主治] 脾肾阳虚，久泻久痢证，症见泻痢日久，大便滑脱不禁或脱肛不收，腹痛喜温喜按，神疲食少，舌质淡苔白，脉沉迟者。

[方解] 方中人参、白术补中健脾；诃子、罂粟壳固肠止泻。二者相合，能补虚止泻，为方中之主要组成部分；并以辛热之肉桂、肉豆蔻温肾暖脾以除阴寒；泻痢日久，必耗损阴血，故以当归、白芍和血养阴，以滋血源；脾虚气滞，故用木香醒脾以理气，导滞以止痛；甘草，一则合参、术以补中，二则配白芍以缓急止痛。诸药合用，温中补虚，涩肠止泻，养已伤之脏气，故名"养脏"。

[临床运用]

（1）本方证为痢下日久，伤及脾阳所致，除泻痢反复不愈之主症外，以脱肛、腹痛喜温、神疲食少为使用要点。

（2）若脱肛者，加入升麻、黄芪以升阳益气；若脾肾虚寒较甚者，加附子、干姜以温肾暖脾。

（3）现代本方常用于慢性肠炎、慢性结肠炎、肠结核、慢性痢疾等属于脾肾阳虚者。

[使用注意] 下痢初起，积滞热毒未去者禁用。

[歌诀] 真人养脏诃粟壳，肉蔻当归桂木香，术芍参甘为涩剂，脱肛久痢早煎尝。

2. 四神丸（《证治准绳》）：

[组成] 补骨脂 120 g，五味子 60 g，煨肉豆蔻 60 g，吴茱萸 30 g。

[用法] 原方共研末制作丸剂，现常用作汤剂，加生姜、大枣适量，水煎服，用量按原方比例酌减。

[功效] 温肾暖脾，固肠止泻。

[主治] 五更肾泻证，症见黎明前腹泻，不思饮食，利下清谷，腹痛腰酸肢冷，神疲乏力，舌质淡苔薄白，脉沉迟无力者。

[方解] 方中补骨脂温肾暖脾，善补命门，兼散寒邪，为方中主药；吴茱萸温中散寒；肉豆蔻温暖脾胃，涩肠止泻；两味配伍补骨脂，可使命火足而脾阳得以健运；五味子酸敛固涩，为上药止泻之助；生姜、大枣调补脾胃，以助运化。

[临床运用]

（1）本方证为年老脾肾虚寒所致，除黎明泄泻之主症外，以大便溏稀、完谷不化、腰酸肢冷为使用要点。

（2）若泻久而兼见脱肛者，加黄芪、升麻以升阳益气，若腰膝肢冷者，加肉桂、附子以温壮肾阳。

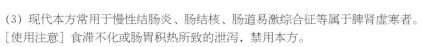

（3）现代本方常用于慢性结肠炎、肠结核、肠道易激综合征等属于脾肾虚寒者。

［使用注意］食滞不化或肠胃积热所致的泄泻，禁用本方。

［歌诀］四神故纸与吴萸，肉蔻五味四般俱，大枣百枚姜八两，五更肾泻火衰需。

（三）　固精止遗

本类方剂适用于肾虚失藏，精关不固所致的遗精滑泄；或肾气不足，膀胱失约所致的尿频、遗尿等症。常以补肾涩精药物如沙苑蒺藜、桑螵蛸、芡实、莲子肉等为主，配合固涩止遗之品如龙骨、牡蛎、莲须等组成方剂。代表方如固精丸、桑螵蛸散。

1. 金锁固精丸（《医方集解》）：

［组成］沙苑蒺藜 60 g，芡实 60 g，莲须 60 g，龙骨 30 g，牡蛎 30 g。

［用法］原方共研末莲子粉糊作丸剂，现常用作汤剂，水煎服，用量按原方比例酌减。

［功效］补肾涩精。

［主治］肾虚不固之遗精证，症见遗精滑泄，神疲乏力，腰痛耳鸣，舌淡苔白，脉细弱者。

［方解］方中沙苑蒺藜补肾固脱以止遗，《本经逢原》说其"性降而补，益肾，治腰痛，为治泄精虚劳之要药，最能固精"，故为主药；莲须、芡实固肾涩精，益气宁心以辅主药，加强固肾涩精之力；龙骨、牡蛎、莲子涩精止遗，收敛固脱。诸药合用，固肾涩精。本方不专于治肾，也治心、治肝、治脾；不专于固精，也益精、潜阳、安神。实为标本兼顾之剂。

［临床运用］

（1）本方证为肾虚精关不固所致，除以遗精或滑泄之主症外，应以腰酸耳鸣、神疲乏力、舌淡苔白为使用要点。

（2）若兼见大便干燥，加肉苁蓉、当归以养血润肠；兼见大便溏泄者，加五味子、补骨脂以固肾止泻；兼腰酸背痛者，加杜仲、续断以固肾壮腰；兼见阳痿者，加淫羊藿、锁阳以壮阳补肾。

（3）现代本方常用于性神经功能衰弱、乳糜尿、慢性前列腺炎以及带下、崩漏等属于肾虚精气不足、下元不固者。

［使用注意］

（1）下焦湿热所扰以致遗精者禁用。

（2）相火偏亢而梦遗者不宜。

［歌诀］金锁固精芡莲须，蒺藜龙骨与牡蛎，莲粉糊丸盐汤下，补肾涩精止滑遗。

2. 桑螵蛸散（《本草衍义》）：

［组成］桑螵蛸 30 g，龙骨 30 g，龟甲 30 g，人参 6 g，当归 30 g，茯神 30 g，远志 30 g，菖蒲 30 g。

［用法］原方共研末用作散剂，现常用作汤剂，水煎服，用量按原方比例酌减。

［功效］调补心肾，涩精止遗。

［主治］心肾两虚证，症见小便频数，或尿如米泔色，或遗尿遗精，心神恍惚，健忘，舌淡苔白，脉细弱者。

［方解］方中桑螵蛸补肾缩尿为本方主药；龙骨涩精安神；龟甲、当归滋阴益血，填补精髓；人参补气；茯神、远志、菖蒲交通心肾。诸药合用，心肾两调，滋阴填精，则精固遗止而心神自安。

［临床运用］

（1）本方证为心肾不足，膀胱失约所致，除遗尿或小便频数之主症外，以心神恍惚、健忘、脉细弱等为使用要点。

（2）若健忘、心悸、失眠者，加酸枣仁、五味子以养心安神；兼有遗精者，加沙苑子、山茱萸以固肾涩精。

（3）现代本方常用于糖尿病、自主神经功能紊乱、神经衰弱引起的尿失禁和尿频、小儿遗尿症等属于心肾两虚、水火不济者。

［使用注意］下焦火盛者不宜。

［歌诀］桑螵蛸散治便数，参苓龙骨同龟壳，菖蒲远志当归入，补肾宁心健忘却。

（四）固崩止带

本类方剂适用于妇女血崩暴注或漏血不止，以及带下淋漓等症。崩漏因脾气虚弱、冲脉不固所致者，一般以益气健脾药如黄芪、人参、白术，与收涩止血药如煅龙骨、煅牡蛎、棕榈炭等组合成方；因阴虚血热，损伤冲脉者，常用滋补肝肾之龟甲、白芍等，配伍清热泻火之黄芩、黄柏及止血之椿根皮等组成方剂。至于带下一病多因脾肾虚弱，湿浊下注所致，临证组方常以补脾益肾药如山药、芡实为主，配伍收涩止带及利湿化浊之品如白果、鸡冠花，以及车前子、薏苡仁等。代表方如完带汤。

1. 完带汤（《傅青主女科》）：

［组成］白术 30 g，山药 30 g，人参 5 g，苍术 10 g，车前子 10 g，白芍 15 g，柴胡 2 g，黑荆芥 1.5 g，陈皮 1.5 g，甘草 3 g。

［用法］水煎服。

［功效］补脾疏肝，化湿止带。

［主治］脾虚带下证，症见带下色白或淡黄，清稀无臭，体倦便溏，面色㿠白，舌淡苔白，脉濡弱者。

［方解］方中白术、苍术、人参、山药、甘草补中益气，健脾燥湿，为主药部分；柴胡、白芍疏肝养肝，使肝气畅而无侮脾之患；陈皮芳香理气以运湿；车前子导湿浊下行；黑荆芥则有收湿止带之功。诸药合用，肝脾合治，寓补于疏泄之中，使补虚而不碍邪；通利而不伤正，故为脾虚带下之常用剂。

［临床运用］

（1）本方证为脾虚失运、湿浊下陷所致，除白带清稀之主症外，以食少体倦、短气懒言、四肢乏力为使用要点。

（2）本方为治脾虚白带之常用剂。若久带不止，色白如霜者，加鹿角霜以温肾涩带；若腰酸痛甚者，加杜仲、菟丝子以补肾强腰，兼少腹痛甚者，加乌药、小茴香以温经止痛；若兼湿热而带下黄臭者，加黄柏、龙胆以清热燥湿；兼寒湿而小腹疼痛者，加炮姜、小茴香以温中散寒；日久带下滑脱者，加龙骨、牡蛎以固涩止带。

（3）现代本方常用于阴道炎、宫颈糜烂、盆腔炎等属于脾虚肝郁、湿浊下注者。

［使用注意］湿热下注所致的带下色黄或带下赤白等不宜运用。

［歌诀］完带汤中用白术，山药人参白芍辅，苍术车前黑芥穗，陈皮甘草与柴胡。

2. 固冲汤（《医学衷中参西录》）：

［组成］炒白术 30 g，生黄芪 18 g，煅龙骨 25 g，煅牡蛎 25 g，山茱萸 25 g，海螵蛸 12 g，白芍 12 g，茜草 10 g，棕榈炭 5 g，五倍子 1.5 g。

［用法］水煎服。

［功效］固冲摄血，健脾养肝。

［主治］冲脉不固证，症见月经过多、崩漏不止，色淡质稀，心悸气短，舌质淡，脉细弱或虚大者。

［方解］方中重用黄芪、白术益气健脾、固冲摄血，为主药；白芍、山茱萸养肝敛阴，补其因崩所损之血。煅龙骨、煅牡蛎、海螵蛸、棕榈炭、五倍子收敛固涩以止血；茜草活血止血，使血止而无留瘀之弊。诸药合用，标本兼顾，共收健脾养肝、固冲摄血之效。

［临床运用］

（1）本方证为肝脾两虚，冲脉不固所致，除崩漏或月经过多之主症处，以神疲短气、经血色淡质稀、舌质淡、脉细为使用要点。

（2）若见面色苍白、神衰肢冷、脉微者，加人参、附子以益气壮阳。

（3）现代本方常用于功能失调性子宫出血、产后出血过多等属于脾气虚弱、冲任不固者。

［歌诀］固冲汤用术和芪，茜草龙萸牡芍随，倍子海蛸棕固涩，崩中漏下都能医。

十七、驱虫剂

凡以驱虫药为主组成，治疗人体寄生虫病的方剂，统称驱虫剂。

1. 乌梅丸（《伤寒论》）：

［组成］乌梅 500 g，细辛 180 g，干姜 300 g，当归 120 g，附子 180 g，桂枝 180 g，黄柏 180 g，黄连 500 g，人参 180 g，花椒 120 g。

［用法］原方共研末用作丸剂，现常用作汤剂，水煎服，用量按原方比例酌减。

［功效］安蛔止痛。

［主治］寒热错杂之蛔厥证。症见腹痛时作，烦闷呕吐，得食则呕，甚至呕出蛔虫，手足厥冷者。

［方解］本方是治疗蛔厥的主方。方中以乌梅味酸能制止蛔虫蠕动，为主药；花椒、细辛能驱虫，且治脏寒；黄连、黄柏苦能下蛔，清泄胃热，均为辅药；并配合姜、桂、附以温脏祛寒，参、归补养气血，以为佐使。

［临床运用］

（1）本方证为寒热错杂蛔虫内扰所致，除见呕吐烦厥、腹痛之主症外，以烦闷、少腹硬痛为使用要点。

（2）若热重者，去附子、干姜；寒重者，去黄连、黄柏；口苦，心下疼热甚者，重用乌梅、黄连，加川楝子、白芍；呕吐者，加吴茱萸、法半夏；大便不通者，加大黄、槟榔；若正气未虚者，去人参、当归；腹痛者，加川楝子、木香。

（3）现代本方常用于胆道蛔虫病、肠道蛔虫病、慢性肠炎、结肠炎、慢性细菌性痢疾等属于寒热错杂、气血虚弱者。

［歌诀］乌梅丸用细辛桂，黄连黄柏及当归，人参椒姜加附子，清上温下又安蛔。

2. 理中安蛔汤（《万病回春》）：

［组成］人参 3 g，白术 3 g，茯苓 3 g，花椒 1 g，乌梅 1 g，炒干姜 1.5 g。

［用法］水煎服。

［功效］温中安蛔。

［主治］阳虚虫积证，症见便溏溲清，腹痛肠鸣，蛔虫从口吐出，或从便出，肢冷者。

［方解］方中用理中汤去甘草加茯苓、花椒、乌梅。取人参、茯苓、干姜、白术温养中焦脾胃之阳，复其健运之职；加花椒、乌梅辛酸之品，驱除蛔虫，虫去阳复，诸症自愈。

［临床运用］本方证为中阳不振，蛔虫内扰所致，除见腹痛吐蛔之主症外，以便溏、尿清为使用要点。

［歌诀］理中丸内有安蛔，苓术姜参椒与梅，呕吐胃寒胸膈痛，温脾扶土去虫蛔。

3. 连梅安蛔汤（《通俗伤寒论》）：

［组成］胡黄连 3 g，花椒 1 g，白雷丸 10 g，乌梅肉 3 g，生黄柏 3 g，槟榔 5 g。

［用法］水煎服。

［功效］清热安蛔。

［主治］内热虫积证，症见不欲饮食，食则吐蛔，甚则烦躁，厥逆，面赤心烦，口燥舌赤，脉数身热者。

［方解］方中胡黄连、黄柏、乌梅泻肝胃之热以下虫；槟榔、花椒、雷丸以祛蛔。而且花椒、乌梅、胡黄连三味酸、辛、苦同用，即"虫得酸则伏，得辛则腐，得苦则下"。合而用之，共奏清热安蛔之功。

［临床运用］

（1）本方证为肝胃热盛之虫积所致，除见食减、吐蛔外，以心烦、厥逆、身热、脉数为使用要点。

（2）若腹痛下利者，加吴茱萸、木香；若食滞便秘，加木香、枳实、大黄既可导滞，又可增强驱虫之力。

［歌诀］连梅椒柏可安蛔，更有槟雷共合机，昏厥此因虫积扰，须知清热不能离。

十八、痈疡剂

凡以清热解毒，托里排脓或温阳散结药为方中主要成分，具有解毒消痈的作用，治疗痈、疽、疔、疖的一类方剂，称为痈疡剂。痈疡的范围很广，但可概括为内痈、外痈两个方面。

（一）外痈

外痈有阳证、阴证之分。阳证，以局部疮形高肿，根盘紧束，灼热疼痛，肤色焮红，来势急，易消、易脓、易溃、易敛为特点，常用金银花、连翘、菊花、蒲公英、天花粉、黄连等药组成，代表方如仙方活命饮、五味消毒饮。阴证，多为疮形平塌、漫肿色白，无红、热、疼痛，或见微痛或酸痛，来势缓慢，未成难消，已成难溃，溃后脓水清稀，难以收敛，常用肉桂、姜炭、鹿角胶、白芥子、乳香、没药等组成，代表方如阳和汤。

1. 仙方活命饮（《校注妇人良方》）：

［组成］炙穿山甲 3 g，天花粉 3 g，乳香 3 g，白芷 3 g，赤芍 3 g，浙贝母 3 g，防风 3 g，没药 3 g，炒皂角刺 3 g，当归尾 3 g，陈皮 10 g，金银花 10 g，甘草节 3 g。

［用法］水煎服，用量酌情增加。

［功效］清热解毒，消肿溃坚，活血止痛。

［主治］疮疡肿毒初起证，症见局部红肿热痛，或身热微恶寒，舌苔薄白或微黄，脉数有力，属于阳证者。

［方解］方中金银花、甘草清热解毒，为治疮要药；防风、白芷祛风除湿排脓以消肿；当归尾、赤芍、乳香、没药活血散瘀以止痛；浙贝母清化热痰以散结，重用陈皮理气行滞以消胀；穿山甲、皂角刺，穿透经络，直达病所以软坚溃脓。诸品同用，共奏清热解毒，消肿溃坚，活血止通之功。

［临床运用］

（1）本方证为热毒壅结，气血壅滞所致，除见疮疡局部红、肿、热、痛之主症外，以身热口渴、苔黄脉数及疮疡未成脓，或已成脓未溃为使用要点。

（2）本方可加蒲公英、紫花地丁、野菊花、连翘以增强清热解毒之功；若肿块不大，去穿山甲、皂角刺；痛不甚者，去乳香、没药；血热甚者，加丹参、牡丹皮以清热凉血；大便秘结者，加芒硝、大黄以泻热通便。

［使用注意］

（1）疮疡已溃及阴疽患者忌用。

（2）脾胃虚弱，气血不足者慎用。

［歌诀］仙方活命金银花，防芷归沉草芍加，贝母天花兼乳没，穿山皂刺酒煎嘉。

2. 阳和汤（《外科证治全生集》）：

［组成］熟地黄（炒）30 g，炒白芥子 5 g，鹿角胶 10 g，肉桂 3 g，炮姜 1.5 g，麻黄 1.5 g，生甘草 3 g。

［用法］水煎服。

［功效］温阳补血，散寒通滞。

［主治］痈疽阴证，症见局部漫肿无头，皮色不变，不热，口不渴，舌淡苔白，脉沉细者。

［方解］方中重用熟地黄，温补营血为主药；鹿角胶生精补髓，养血助阳，强壮筋骨，二药配伍是治其本。炮姜、肉桂、麻黄、白芥子均为温热之品，其中炮姜、肉桂散寒温经，可引熟地黄、鹿角胶直达病所；麻黄辛温宣散，可发越阳气，以祛散寒邪；白芥子去皮里膜外之痰治其标。四药合用，能使血气宣通，且又使熟地黄、鹿角胶补而不腻，于补养之中，寓温通之意。甘草解毒，协助诸药，合奏温阳补血，散寒祛痰之效，用于阴疽之证。

［临床运用］

（1）本方证为素体阳虚，阴寒内盛，痰凝血滞于筋骨、肌肤所致，除见局部不红不热、漫肿酸痛之主症外，以舌淡脉细、小便清长为使用要点。

（2）若阳虚寒甚者，加入附子温阳；寒湿凝滞较甚者，加细辛散寒通滞；若肾虚寒湿腰痛，酸胀已久，动则稍减，夜尿较多，四肢逆冷，苔质淡，脉沉细者，加小茴香、牛膝、续断、桑寄生以加强止痛通经之功。

（3）现代本方常用于骨结核、腹膜结核、慢性骨髓炎、骨膜炎、慢性淋巴结炎、类风湿关节炎、血栓闭塞性脉管炎、肌肉深部脓肿等属于阴寒凝滞者。

［使用注意］

（1）阳证或半阴半阳证均忌用。

（2）阴虚有热及破溃日久者禁用。

（3）方中麻黄不可过量。

［歌诀］阳和汤法解寒凝，外证虚寒色属阴，熟地鹿胶姜炭桂，麻黄白芥草相承。

3. 五味消毒饮（《医宗金鉴》）：

［组成］金银花 15 g，野菊花 15 g，蒲公英 15 g，紫花地丁 15 g，紫背天葵 5 g。

［用法］水煎服，药渣可捣烂敷患部。

［功效］清热解毒，消散疔疮。

［主治］湿热火毒证，各种疔疮，痈疮疖肿，局部红肿热痛，或发热，舌质红，脉数者。

［方解］方中金银花清热解毒，消散痈肿为主药；紫花地丁、紫背天葵为治疔毒之要药，亦通用于痈疮肿毒；蒲公英、野菊花清热解毒，消散痈肿。诸药合用，其清热解毒之力甚强。

[临床运用]

(1) 本方证为火热毒聚，浸淫肌肤所致；除见局部红肿热痛，坚硬根深之主症外，以舌红脉数为使用要点。

(2) 若热毒重者，加连翘、黄连以清热解毒；血热毒盛者，加牡丹皮、生地黄、赤芍以凉血散血；肿甚者，加防风、蝉蜕以散风消肿，透邪外出；脓成不溃根深或溃而脓不易出者，加皂角刺以透脓；若乳痈局部红肿、热痛者，加瓜蒌、贝母、青皮以散结消肿。

[使用注意] 阴疽忌用，以免攻伐伤正；脾胃素虚者慎用。

[歌诀] 消毒饮中五味灵，银花野菊蒲公英，紫花地丁天葵子，肿毒疔疮急服宁。

4. 透脓散（《外科正宗》）：

[组成] 生黄芪12 g，穿山甲3 g，川芎10 g，当归5 g，皂角刺5 g。

[用法] 酒水煎服。

[功效] 益气养血，托毒溃脓。

[主治] 痈疡气虚证，症见内已成脓，不易外溃者。

[方解] 方中黄芪一味，为疮家圣药，生用能益气托毒，炙用能补元气而无托毒之力，且有助火益毒之弊，故本方黄芪必须生用、重用；当归、川芎活血和营；穿山甲、皂角刺消散穿透，直达病所，软坚溃浓；酒以行其药势。合用以奏托毒溃脓之功。

[临床运用] 本方证为正气不足，不能托毒透脓所致；除见脓成不溃之主症外，以气短体倦，食欲不振，脉虚无力为使用要点。

[歌诀] 透脓散治毒成脓，服此能成速溃功，皂刺芎归芪甲片，煎时水酒等同钟。

（二）内痈

内痈病变很多，有肺痈、肠痈、肝痈、胃痈等之别，常用芦根、桃仁、冬瓜子、鱼腥草、败酱草、薏苡仁等组成。代表方如苇茎汤。

1. 苇茎汤（《千金要方》）：

[组成] 芦根30 g，薏苡仁30 g，冬瓜子25 g，桃仁10 g。

[用法] 水煎服。

[功效] 清热化痰，逐瘀排脓。

[主治] 肺痈痰热瘀结证，症见咳吐腥臭黄痰脓血，胸中隐隐作痛，咳时尤甚，舌红苔黄腻，脉滑数者。

[方解] 方中芦根清泄肺热，为治肺痈要药；冬瓜子祛痰排脓，薏苡仁清热利湿，桃仁活血逐瘀行滞，药仅四味，性亦平淡，但其清热化痰、逐瘀排脓之功甚宏。故对肺痈脓未成，服之可使消散，已成脓者，服之可使脓排毒去，而诸症自愈。

[临床运用]

(1) 本方证为痰热瘀血壅结于肺，蕴蓄成痈所致，除见咳唾腥臭黄痰脓血之主症外，以胸中隐痛、舌质红、苔黄腻为使用要点。

(2) 用于肺痈未成脓者，加金银花、鱼腥草以增强清热解毒之力，促使消散；脓已成者，加桔梗、甘草、贝母，以增强化痰排脓之效；若咳痰稀量多壅滞者，加葶苈子泻肺气，行水消痰；热病后，余热未消，咳嗽痰多者，加丝瓜络、瓜蒌皮清泻肺热，化痰止咳；发热、咳嗽痰多者，可配合麻杏甘石汤或银翘白虎汤使用。

[歌诀] 苇茎汤方出千金，桃仁瓜瓣薏苡仁，肺中瘀热成痈毒，清热排脓病自宁。

2. 大黄牡丹汤（《金匮要略》）：

[组成] 大黄18 g，牡丹皮10 g，桃仁10 g，冬瓜子30 g，芒硝10 g。

[用法] 水煎服。

［功效］泻热破瘀，散结消肿。

［主治］肠痈初起证，症见发热汗出，有少腹疼痛拒按，或右足屈不伸，尚未成脓者。

［方解］方中用大黄泻肠间瘀热结聚，清热解毒行血；牡丹皮清热凉血祛瘀，两药合用，苦辛通降下行，共泻瘀热为主药。芒硝软坚散结，协大黄荡涤实热而速下，宣通壅滞，挫其热势；桃仁性善破血，协助主药活血破血散瘀，并能通下；冬瓜子消肠中湿热，排脓散结消痈，为治内痈要药。诸药合用，使湿热瘀结之毒迅速荡涤消除，热结通而痈自散，血行畅则肿痛消，诸症自愈。肠痈早期，尚未成脓而先下之，则疗效更著。

［临床运用］

（1）本方证为湿热毒邪内蕴，瘀血壅结所致，除见少腹疼痛拒按、右足屈而不伸之主症外，以初起未成脓为使用要点。

（2）脓未成或已成未溃，均可选加金银花、蒲公英、败酱草、连翘、赤芍、紫花地丁以加强活血散瘀、清热解毒作用。若大便似痢不爽、舌红脉数阴伤者，减芒硝以缓泻下之力，加玄参、生地黄养阴清热。

［使用注意］

（1）肠痈有湿热瘀滞与寒湿瘀滞之分，本方只宜于湿热瘀滞之证。

（2）老人、孕妇或体质过于虚弱者，宜慎用。

（3）若迁延时日，已经成脓，本方则非所宜。

［歌诀］金匮大黄牡丹汤，桃仁瓜子朴硝尝，肠痈初起宜投服，泻热攻瘀病自康。

第十五讲
逐步学会辨治
内科常见病症

 慢性病毒性肝炎

　　病毒性肝炎是由多种肝炎病毒引起的以肝脏炎症为主的传染病，具有传染性强、传播途径复杂、流行面广泛、发病率高的特点，根据病原的不同，可分为甲型、乙型、丙型、丁型和戊型肝炎五种。临床上根据黄疸的有无，病情的轻重和病程的长短分为急性肝炎（黄疸型和无黄疸型）、慢性肝炎（迁延性和活动性）、重症肝炎（急性和亚急性）与瘀胆型肝炎。

　　慢性肝炎包括慢性迁延性肝炎和慢性活动性肝炎。前者系急性肝炎患者迁延不愈，病程超过半年，症状较轻，无或有轻度黄疸，肝脏轻度肿大，质地中等，脾脏一般触及不到，常见神疲乏力、食欲不振、腹胀便溏、肝区隐痛等症状，肝功能轻度异常，或反复波动，可持续数年，一般无肝外表现。后者症状和体征持续1年以上，除乏力、纳差、腹胀、肝区隐痛等症状外，一般全身情况较差，且有肝病面容、肝掌、黄疸、蜘蛛痣、肝脏质地较硬、脾大等体征，还可出现肝外多脏器损害的症状，如关节炎、肾炎、结肠炎、甲状腺炎、心肌炎、胸膜炎及眼口干燥综合征等；肝功能持续异常，或反复明显波动。

　　根据慢性肝炎的临床特征，其属于中医学"肝著""肝胀"范畴。中医学认为，本病多是由于湿热疫毒侵淫肝脏，肝病未能及时治愈，病情迁延，邪气留著而损伤肝功能所致。肝之气机郁滞，久则入络而血行瘀阻，湿浊困遏阳气，热邪或郁火耗损阴血，并导致肝胆、脾胃、心肾等多脏功能失调，形成气滞、血瘀、湿阻、热郁、气阴亏虚等复杂证候。

一、常见证的辨治

　　1. 肝胆湿热证：

　　[主要表现] 右胁胀痛，按之疼痛，双目轻度黄疸，发热口渴，口干而苦，恶心欲呕，腹部胀满，大便秘结，小便短黄，舌质红，苔黄腻，脉弦滑而数。

　　[治法方药] 清利肝胆湿热。茵陈四苓（散）汤加减：茵陈12 g，龙胆12 g，柴胡

10 g，栀子 10 g，郁金 10 g，茯苓 12 g，白术 10 g，泽泻 10 g，猪苓 10 g，法半夏 10 g，枳实 10 g，豆蔻 10 g。

2. 肝郁气滞证：

[主要表现] 两肋隐痛，胁下有肿块，腹胀不舒，脘痞便溏，嗳气频作，舌苔薄白或薄黄，脉弦。

[治法方药] 疏肝理气解郁。柴胡疏肝（散）汤加减：柴胡 10 g，香附 10 g，郁金 10 g，枳壳 10 g，白芍 10 g，川芎 10 g，延胡索 10 g，白术 10 g，山药 12 g，甘草 5 g。

3. 肝郁脾虚证：

[主要表现] 胁肋胀痛，胸闷腹胀，胁下肿块，神疲倦怠，食欲减退，大便稀溏，舌苔薄白，脉细弦。

[治法方药] 疏肝理气健脾。柴芍六君子汤加减：党参 12 g，白术 10 g，茯苓 12 g，柴胡 10 g，白芍 10 g，郁金 10 g，延胡索 10 g，法半夏 10 g，当归 12 g，陈皮 10 g，木香 5 g，甘草 3 g。

4. 寒湿困脾证：

[主要表现] 右胁疼痛，胁下肿块，脘腹痞胀，下肢轻度浮肿，精神困倦，畏寒懒动，食少便溏，舌苔白滑或白腻，脉缓。

[治法方药] 温中化湿健脾。茵陈附术汤加减：茵陈 12 g，附子（先煎）10 g，白术 12 g，干姜 5 g，厚朴 10 g，砂仁 10 g，茯苓 12 g，泽泻 10 g，川楝子 10 g，延胡索 12 g，炙甘草 5 g。

5. 瘀滞肝络证：

[主要表现] 胁部刺痛，胁下肿块，按之痛甚，腹大坚满，脉络怒张，面颊胸臂有血痣、丝状红缕（蜘蛛痣），手掌赤痕（肝掌），唇色紫褐，口渴不欲饮，大便色黑，舌质紫红，或有瘀斑点，脉细涩。

[治法方药] 行气化瘀通络。膈下逐瘀汤加减：丹参 15 g，赤芍 12 g，川芎 10 g，牡丹皮 12 g，五灵脂（包煎）10 g，乌药 10 g，桃仁 10 g，红花 10 g，香附 10 g，枳壳 10 g，鳖甲 15 g，侧柏炭 10 g，甘草 5 g。

6. 肝肾阴虚证：

[主要表现] 肝区灼热隐痛，腹胀纳差，倦怠乏力，腰膝酸软，形瘦低热，头晕头胀，口干口苦，心烦头眠，舌红少苔，或苔薄黄，脉弦细数。

[治法方药] 滋补肝肾。滋水清肝饮加减：熟地黄 12 g，山药 12 g，山茱萸 12 g，牡丹皮 12 g，泽泻 10 g，茯苓 12 g，白芍 12 g，银柴胡 10 g，当归 12 g，地骨皮 12 g，知母 10 g，酸枣仁 10 g。

二、试试精选验方

1. 慢性乙肝汤：

[组成] 茵陈 15 g，山豆根 15 g，白花蛇舌草 15 g，龙胆 15 g，虎杖 15 g，柴胡 12 g，香附 12 g，郁金 12 g，茯苓 12 g，白术 12 g，丹参 12 g，赤芍 12 g，黄芪 30 g，三七（研末冲服）5 g。每日 1 剂，水煎分 2 次服。

[功效] 清热解毒，疏肝健脾，祛瘀通络。

[方解] 方中茵陈、山豆根、白花蛇舌草、龙胆、虎杖能利湿清热解毒，祛湿热疫毒之邪；柴胡、香附、郁金疏肝气之郁滞，以畅达肝木升发条达之本性；茯苓、黄芪、白术能扶正祛邪、健脾利湿；丹参、赤芍、三七能活血祛瘀以通肝络。全方扶正祛毒并用，祛

邪不伤正，扶正而不呆滞，共奏标本兼治、祛邪扶正之功。

[加减] 湿热较甚者，加田基黄 18 g，栀子 12 g；湿浊中阻者，加厚朴 15 g，藿香 12 g；肝肾阴虚者，加枸杞子 15 g，女贞子 15 g；瘀血阻络者，加鳖甲（先煎）15 g，土鳖虫（先煎）10 g；脾肾阳虚者，加淫羊藿 15 g，巴戟天 12 g。

2. 慢肝汤：

[组成] 醋龟甲（先煎）15 g，醋鳖甲（先煎）15 g，炮穿山甲（先煎）10 g，当归 15 g，丹参 15 g，银柴胡 10 g，赤芍 12 g，茜草 5 g，三棱 10 g，莪术 10 g，生地黄 15 g。每日 1 剂，水煎分 2 次服。

[功效] 清热养阴，活血行滞。

[方解] 方中炮穿山甲、丹参、当归疏肝活络；银柴胡、赤芍、茜草、生地黄养阴泄热、凉血止血；三棱、莪术行气活血以通瘀滞；醋龟甲、醋鳖甲滋养肝阴而清热。诸药相配，共奏清热养阴，活血行滞之功，使顽疾得治。

[加减] 乏力甚者，加党参 15 g，大枣 10 g；谷丙转氨酶、谷草转氨酶高者，加垂盆草 20 g，五味子 10 g；血清总胆红素高者，加茵陈 20 g，栀子 10 g；齿衄、鼻衄、紫癜者，加地榆炭 15 g，仙鹤草 20 g，墨旱莲 20 g；腹胀者，加神曲 20 g，生麦芽 20 g，陈皮 15 g。

3. 复肝汤：

[组成] 丹参 30 g，枳壳 15 g，赤芍 15 g，炙鳖甲（先煎）30 g，白芍 15 g，生牡蛎（先煎）30 g，牛膝 15 g，炒白术 30 g，川芎 15 g，车前草 15 g。每日 1 剂，水煎分 2 次服。

[功效] 和肝理脾，益肾化瘀，软坚散结。

[方解] 方中炙鳖甲滋补肝肾，软坚散结；炒白术、枳壳除胃中之湿热，补脾家之元气，二药一急一缓，一行一补，使脾气得健，气机得畅，化源充足，全身脏腑得以濡养；白芍柔肝止痛，养血敛阴，牛膝补益肝肾，引血下行，使肝肾得以滋养；丹参、赤芍、川芎，凉血活血，行气止痛，养血化瘀，使血脉通畅，气血流通，精微得以荣养全身；牡蛎、鳖甲软坚散结，促进肝脾回缩；车前草平肝利水。诸药合用，共奏和肝理脾、益肾化瘀、软坚散结之功。

[加减] 气虚者，加黄芪 30 g；阴虚、血虚者，加生地黄 15 g；阳虚者，加黄芪 30 g，鹿角霜（包煎）15 g；血分热盛者，加牡丹皮 15 g；黄疸明显者，加青蒿 15 g，金钱草 15 g；胁痛者，加青皮 10 g，陈皮 10 g；恶心者，加法半夏 12 g；腹胀不解者，加大腹皮 15 g。

4. 清利活血汤：

[组成] 平地木 30 g，六月雪 30 g，鸡骨草 30 g，田基黄 30 g，丹参 30 g，炙鳖甲（先煎）15 g，太子参 30 g，生白术 30 g，云茯苓 30 g，杭白芍 15 g，白茅根 30 g，贯众 12 g，大枣 10 g。每日 1 剂，水煎分 2 次服。

[功效] 清热化湿，活血化瘀，养肝健脾。

[方解] 方中平地木、六月雪、田基黄、鸡骨草、贯众、白茅根具有清热化湿、降低转氨酶、清解乙肝病毒、改善肝脏功能作用。丹参、炙鳖甲具有活血化瘀、软坚散结作用。太子参、生白术、云茯苓、杭白芍、大枣具有养肝健脾、扶正祛邪、抗肝损伤、提高免疫功能作用。诸药相合，全方共奏有清热化湿，活血化瘀，养肝健脾之功。

[加减] 肝区不适者，加川楝子 15 g，延胡索 15 g，郁金 15 g；腹部胀闷、食欲减退者，加炒枳壳 10 g，炒谷芽 30 g，炒麦芽 30 g；口唇干燥者，加生地黄 15 g，石斛 15 g；

腰酸脚软者，加桑寄生 15 g，续断 12 g，杜仲 15 g；大便溏薄者，加炒白术 30 g，炒山药 30 g，炒扁豆 30 g；牙龈出血者，加藕节炭 30 g，墨旱莲 30 g；谷丙转氨酶、谷草转氨酶异常者，加茵陈 30 g，干垂盆草 30 g；总胆红素增高者，加金钱草 30 g；γ 球蛋白增高、白球蛋白比例倒置者，加潞党参 30 g，炙黄芪 30 g，脱力草 30 g；脾大者，加炮穿山甲（先煎）15 g，煅牡蛎（先煎）30 g。

5. 补肾柔肝汤：

[组成] 炙鳖甲（先煎）30 g，淫羊藿 15 g，黄芪 15 g，菟丝子 12 g，肉苁蓉 10 g，白芍 15 g，丹参 15 g，青皮 5 g。

[功效] 补肾柔肝，行气活血。

[方解] 方中淫羊藿为肾经血分之药，温而不热，健脾开胃，既益元阳，又填阴水；肉苁蓉厚重下降，直入肾脉，温而能润，无燥热之害，能温养精血而通阳气；白芍滋补肝肾之阴，又兼柔肝缓急之功；黄芪益气健脾，托毒生肌；诸药能使"命门火旺，则蒸糟粕而化精微"，在补肾的同时又能充实肝体，即"虚则补其母"之意，从而改善肝之功能。青皮疏肝理气，清热解毒，且为肝经引经之药，能引药物直达病所；丹参活血化瘀，生血养血；鳖甲软坚散结。方中补肾药虽属性味平和之品，但兼顾肾之阴阳，遣方用药虚实兼顾，补攻兼施，攻而不破，补而不腻，主次有别，相辅相成，共奏补肾柔肝、行气活血之功效。

慢性支气管炎

慢性支气管炎是由感染或非感染因素引起的气管、支气管黏膜及其周围组织的慢性非特异性炎症。临床上以咳嗽、咳痰，或伴有喘息及反复发作的慢性过程为特征。早期症状轻微，多在冬季发作，春暖后缓解，晚期炎症加重，症状长年存在，不分季节。本病的病理变化为气管、支气管腺体增生肥大，分泌功能亢进，黏膜上皮的杯状细胞增多；支气管壁多数充血、水肿、炎症细胞浸润和纤毛组织增生。疾病进展又可并发阻塞性肺气肿，甚至肺动脉高压、肺源性心脏病，严重影响劳动力和健康。

根据慢性支气管炎的临床特征，其属于中医学"咳嗽""痰饮""咳喘"等范畴。由于本病病程较长，各脏腑之间互相影响，造成内脏虚损，先病于肺，咳嗽日久，损伤肺气；又因其反复感染，肺热内蕴，热灼阴伤，导致肺的气阴亏虚；肺病累及于脾，脾气亏虚，水湿运化失常，聚而成痰，痰浊阻肺又加重了咳嗽，故中医学有"脾为生痰之源，肺为贮痰之器"之说。脾肺两虚，日久及肾，肾阳气虚，遇寒受凉则更易反复发作。故慢性支气管炎属肺虚、脾虚、肾虚者居多。因此，在本病的迁延期和缓解期，益肺、健脾、补肾，既能调整内脏功能，又能提高免疫能力，防复发和加速患者痊愈。

一、常见证的辨治

1. 肺气亏虚证：

[主要表现] 咳嗽声低，喘促气短，咳痰清稀，自汗畏风，神疲乏力，平素易于感冒，舌质淡，苔薄白，脉弱。

[治法方药] 补益肺气，化痰止咳。补肺汤加减：党参 15 g，黄芪 30 g，熟地黄 15 g，五味子 5 g，紫菀 10 g，百合 15 g，鹿衔草 15 g，甘草 5 g。

2. 脾肺气虚证：

[主要表现] 咳嗽痰多，痰白黏稠，胸闷痞满，食少腹胀，四肢倦怠，咳声低沉，神疲气短，畏风自汗，舌质淡，苔白腻，脉弱。

[治法方药] 补脾益肺化痰。六君子汤加减：党参 12 g，白术 10 g，茯苓 12 g，法半夏 10 g，薏苡仁 15 g，杏仁 10 g，苍术 12 g，陈皮 5 g，甘草 5 g。

3. 脾肾阳虚证：

[主要表现] 咳喘日久，呼多吸少，动则喘甚，痰多清稀，或咳则小便出，畏寒肢冷，食少纳呆，腰膝酸软，舌质淡胖，舌苔白润，脉沉迟无力。

[治法方药] 温补脾肾，止咳定喘。肾气（丸）汤加味：熟地黄 15 g，党参 12 g，附子（先煎）10 g，肉桂（研末冲服）3 g，山茱萸 12 g，山药 12 g，牡丹皮 10 g，茯苓 10 g，泽泻 10 g，五味子 5 g，核桃仁 12 g，甘草 5 g。

4. 痰湿阻肺证：

[主要表现] 咳嗽气喘，痰多色白，黏稠易咳，咳声重浊，胸闷脘痞，舌质淡红，舌苔白腻，脉滑或濡。

[治法方药] 化痰燥湿止咳。苍白二陈汤合三子养亲汤加减：法半夏 10 g，陈皮 10 g，苍术 12 g，白术 10 g，茯苓 12 g，紫苏子 10 g，白芥子 12 g，莱菔子 12 g，杏仁 10 g，款冬花 10 g，甘草 3 g。

5. 寒饮停肺证：

[主要表现] 咳嗽气急，痰多色白，质稀量多，或吐泡沫痰涎，胸部胀满，恶寒无汗，舌质淡红，舌苔白润，脉紧或浮紧。

[治法方药] 温肺化饮止咳。小青龙汤加减：麻黄 8 g，细辛 3 g，干姜 3 g，桂枝 10 g，白芍 10 g，法半夏 10 g，五味子 5 g，紫菀 10 g，杏仁 10 g，射干 10 g，甘草 3 g。

6. 痰热壅肺证：

[主要表现] 咳嗽气喘，痰多色黄质稠，咳吐不利，或痰中带血，喉中痰鸣，胸胁灼痛，身热面赤，口干饮冷，舌红，舌苔黄腻，脉滑数。

[治法方药] 清热化痰止咳。清金化痰汤加减：黄芩 10 g，栀子 10 g，桔梗 10 g，桑白皮 12 g，贝母 10 g，知母 10 g，瓜蒌子 12 g，茯苓 10 g，橘红 10 g，胆南星 10 g，葶苈子 10 g，鱼腥草 15 g，生甘草 5 g。

二、试试精选验方

1. 止咳灵汤：

[组成] 陈皮 15 g，前胡 15 g，白果 10 g，海浮石（先煎）25 g，黄芩 25 g，杏仁 10 g，川贝母 10 g，法半夏 10 g，茯苓 25 g，柴胡 10 g，全瓜蒌 20 g，桑白皮 15 g，鱼腥草 20 g，甘草 10 g。每日 1 剂，水煎分 2 次服。

[功效] 清热解毒，化痰止咳，泻肺定喘。

[方解] 方中前胡归肺经，能降气化痰，疏风清热；杏仁性苦温、味甘，归肺、大肠经，能止咳定喘，润肠通便，主治咳嗽，气逆喘促，痰涎壅盛；二药配伍更增强化痰定喘镇咳之功。桑白皮性寒，味甘，归肺经，有泻肺平喘、利水消肿之功，主治肺热咳喘，喘逆痰多等症。黄芩性寒、味苦，归大肠经，能清热燥湿、泻火解毒。白果性平，味甘、苦、涩，具有敛肺定喘之功。川贝母，《本草便读》说："贝母，开郁，下气，化痰之药也，润肺消痰，止咳定喘，则虚劳火结之证，贝母专可首剂。"鱼腥草性微寒，味辛，归肺经，能清热解毒、消痈排脓。诸药相伍，共奏清热解毒、化痰止咳、泻肺定喘之功。

2. 化浊宣肺汤：

[组成] 麻黄 10 g，苦杏仁 10 g，浙贝母 12 g，桔梗 15 g，金荞麦 20 g，全瓜蒌 15 g，法半夏 15 g，橘红 15 g，紫苏子 10 g，桃仁 10 g，红花 10 g，川芎 10 g，黄芪 20 g，甘草 5 g。每日 1 剂，水煎分 2 次服。

[功效] 化痰止咳，活血行气，宣肺平喘。

[方解] 方中麻黄、苦杏仁宣降肺气；浙贝母、桔梗、全瓜蒌、法半夏、橘红化痰止咳；金荞麦清热解毒，活血消痈；紫苏子降气消痰，止咳平喘；桃仁、红花、川芎活血行气宽胸；黄芪、甘草补气以行血。全方共奏化痰止咳，活血行气，宣肺平喘之功。

[加减] 痰郁化热者，加黄芩 15 g，鱼腥草 30 g；喘甚者，加桑白皮 15 g，地龙 10 g，葶苈子 10 g；痰质黏稠难咳者，加远志 15 g，海蛤壳（先煎）20 g；痰多如脓者，加冬瓜子 15 g，薏苡仁 15 g，鲜芦根 15 g；脾虚痰多者，加白术 15 g，茯苓 20 g。

3. 龙蝉黄芩百部汤：

[组成] 地龙 12 g，蝉蜕 12 g，黄芩 15 g，百部 15 g，橘红 12 g，竹茹 10 g，桔梗 10 g，玄参 10 g，生地黄 12 g，麦冬 10 g，七叶一枝花 10 g，车前子（包煎）15 g，胆南星 12 g，甘草 10 g。每日 1 剂，水煎分 2 次服。

[功效] 清肺化痰，止咳平喘。

[方解] 方中地龙有清热止痉、祛风活络、清肺平喘功效；蝉蜕散风清热、定喘解痉、透疹止痒作用俱佳；百部润肺化痰；黄芩清肺热；橘红、竹茹祛痰止咳；桔梗载药归肺经，兼收止咳功效；玄参、生地黄养阴生津；七叶一枝花镇痉、止咳平喘；甘草调和诸药。诸药相伍，共奏清肺化痰、止咳平喘之功。

[加减] 肺部干啰音多者，加麻黄 10 g，杏仁 10 g；气虚自汗者，加黄芪 20 g；脾虚食欲不振者，去生地黄、麦冬，加白术 12 g，茯苓 10 g，木香 5 g，焦三仙各 30 g；因感冒而引起急性发作者，加金银花 12 g，板蓝根 15 g，连翘 10 g。

4. 止咳平喘汤：

[组成] 麻黄 8 g，浙贝母 10 g，款冬花 15 g，细辛 3 g，杏仁 15 g，紫菀 12 g，陈皮 12 g，秦皮 15 g，旋覆花（包煎）10 g，马兜铃 10 g，人参 10 g，白术 12 g，厚朴 10 g，地龙 10 g，茜草 10 g，毛冬青 30 g。每日 1 剂，水煎分 2 次服。

[功效] 健脾益肺，化痰降气，活血化瘀，止咳平喘。

[方解] 方中麻黄宣肺平喘，善于散肺寒，祛邪气，宣肺气，为君药，与降气平喘之杏仁同用，一宣一降，可增强止咳平喘之功；细辛温肺化饮，破凝寒，涤痰浊，助肾气；浙贝母润肺化痰，且本品苦甘而寒，能解热润肺，下气宽胸，定喘止嗽化痰；陈皮能行气健脾，燥湿化痰，为利气消痰之要药；旋覆花能降气消痰，通利水道，逐饮平喘；马兜铃轻扬辛散，苦寒降泄，能清肺热，下逆气，散痰结，止咳嗽，平喘息；厚朴能行气化湿，降逆平喘；款冬花、紫菀、秦皮能化痰止咳，开泄郁结；人参、白术能健脾益气，脾健则痰消，为佐药；地龙、茜草、毛冬青能通经活络，活血化瘀。诸药合用，共奏健脾益肺，化痰降气，活血化瘀，止咳平喘之功。

5. 健脾化痰汤：

[组成] 党参 15 g，白术 15 g，茯苓 15 g，陈皮 15 g，法半夏 10 g，紫苏子 10 g，白芥子 10 g，莱菔子 10 g，桔梗 10 g，杏仁 10 g，麻黄 10 g，丹参 15 g，甘草 5 g。每日 1 剂，水煎分 2 次服。

[功效] 健脾补肺，化痰止咳。

[方解] 方中党参、白术、茯苓、甘草合为四君，益气健脾，体现"脾旺湿自消"之

意；陈皮、法半夏，燥湿化痰，理气和中；紫苏子、白芥子、莱菔子合用，降气化痰，使壅盛之痰下行；麻黄与杏仁，麻黄以宣肺定喘为主，杏仁以降气化痰为要，二药伍用，一宣一降，从而肺气通调，止咳平喘；桔梗，辛散苦泄，专入肺经，化痰并能开宣肺气，使水谷之精气上归于肺，加强培土生金之效；慢性支气管炎多见于老年人，病程缠绵，痰浊久留，肺气瘀滞，气机不畅，可致血瘀。《金匮要略》说："血不利则为水。"可见痰饮日久可致血瘀，血瘀亦能导致痰饮进一步加重，所以使用丹参活血化瘀，避免因瘀致痰，加强化痰功效。纵观全方，诸药合用，标本兼顾，共奏健脾补肺，化痰止咳之功效。

[加减] 痰浊量多，胸痞满闷者，加苍术 12 g，厚朴 10 g；痰白多沫，怯寒背冷者，加干姜 10 g，细辛 5 g；肺热者，加黄芩 12 g，鱼腥草 15 g。

慢性肺源性心脏病

慢性肺源性心脏病（简称肺心病）是肺组织、胸廓或肺动脉血管的慢性病变导致肺循环阻力增加，肺动脉高压，进而引起右心室肥厚、扩张，最终发展为右心功能代偿不全及呼吸衰竭的一种心脏病。临床上以反复的咳喘、咳痰、水肿、发绀等为主要特征。早期心肺功能尚能代偿，晚期出现呼吸循环衰竭，并伴有多种并发症。慢性肺心病的急性发作以冬春季为主，肺心功能衰竭常因急性呼吸道感染引起。本病80%～90%是由慢性支气管炎、肺气肿引起，并且急性呼吸道感染常诱发肺、心功能衰竭及难以逆转的多器官功能衰竭，病死率较高。

根据慢性肺心病的临床特征，其属于中医学"喘证""痰饮""心悸""水肿""肺胀"等范畴。在国家标准《中医临床诊疗术语》中定义为：肺心病，系指因肺病日久，痰气阻滞，进而导致心脉瘀阻，以咳嗽气喘、咳痰、心悸、水肿、唇舌紫暗为主要表现的肺病及心的疾病。中医学认为，本病的发生多因内伤之咳、哮、喘、饮等慢性肺部疾患，迁延失治，久病肺虚，肺失宣降。肺虚及脾，脾虚生湿生痰，痰浊潴留；肺虚及肾，肾不纳气，日久累及心；肺虚卫外不固，招致外邪六淫反复侵袭，使本病反复发作加剧。因此，肺心病的发生，病位首先在肺，进而侵及脾、肾、心等脏，致使病情复杂，变证蜂起，经久不愈。临床证候属实者多见痰热壅肺、寒饮停肺、气滞血瘀等，而其属虚者则以肺肾气虚、阳虚水泛证最为常见。

一、常见证的辨治

1. 寒饮停肺证：

[主要表现] 咳逆喘息，不能平卧，咳吐白泡沫痰浊，气急，胸部胀满，经久不愈，天冷受凉加重，甚至面浮肢肿，嘴唇发紫，感受外邪可见恶寒发热无汗、舌润苔白滑、脉弦紧。

[治法方药] 温肺化饮。小青龙汤加减：麻黄 8～10 g，桂枝 8～10 g，法半夏 10 g，干姜 5 g，细辛 3 g，茯苓 12 g，葶苈子 10 g，五味子 5 g，射干 10 g，甘草 5 g。

2. 痰热壅肺证：

[主要表现] 咳嗽喘促，气粗烦躁，胸心满闷，不能平卧，吐痰黄稠量多，或白黏难出，身热口渴，尿黄便干，舌质红，舌苔黄腻，脉弦滑数。

[治法方药] 清热化痰，降逆平喘。清气化痰（丸）汤加减：全瓜蒌 12 g，胆南星

12 g，桑白皮 10 g，法半夏 10 g，黄芩 10 g，茯苓 12 g，杏仁 10 g，枳实 10 g，浙贝母 10 g，陈皮 5 g，甘草 3 g。

3. 阳虚水泛证：

[主要表现] 心悸气喘，不能平卧，动则尤甚，咳吐痰涎，形寒肢冷，食少胸闷，小便不利，足跗浮肿，面甲青紫，舌质紫暗，舌体胖大，舌苔白滑，脉沉迟无力。

[治法方药] 温阳利水。真武汤合春泽汤加减：附子（先煎）8～10 g，桂枝 8～10 g，熟地黄 12 g，茯苓 12 g，炒白术 10 g，泽泻 10 g，车前子（包煎）10 g，法半夏 10 g，泽兰 10 g，葶苈子 10 g，生姜皮 3 g，陈皮 5 g。

4. 痰瘀阻肺证：

[主要表现] 咳嗽气喘，不能平卧，心胸闷痛，吐痰色白量多，面、唇、舌、指甲紫暗，舌下脉络增粗，舌苔腻，脉弦滑或弦涩。

[治法方药] 化痰祛瘀，宣肺平喘。葶苈大枣泻肺汤合桂枝茯苓（丸）汤加减：葶苈子 10 g，茯苓 12 g，白芥子 12 g，桂枝 10 g，赤芍 12 g，牡丹皮 12 g，桃仁 10 g，浙贝母 10 g，枳壳 10 g，制南星 12 g，陈皮 10 g，大枣 10 g。

5. 肺肾气虚证：

[主要表现] 胸满气短，动则气喘，痰白如沫，咳吐不制，语声低怯，腰膝酸软，食少乏力，形寒肢冷，甚或咳则小便出，舌质淡，苔薄白，脉沉细无力，尺部尤甚。

[治法方药] 补肺益肾，纳气平喘。人参蛤蚧（散）汤合平喘固本汤加减：人参 10 g，桃仁 15 g，黄芪 12 g，五味子 10 g，冬虫夏草 10 g，沉香 3 g，熟地黄 12 g，山茱萸 12 g，法半夏 10 g，杏仁 10 g，款冬花 10 g，炙甘草 5 g，蛤蚧 1 对（研末冲服，每次 3 g）。

6. 气虚血瘀证：

[主要表现] 咳喘气短，神疲乏力，声音低怯，常自汗出，容易感冒，口唇发绀，舌质浅淡，有瘀斑点，脉弱而涩。

[治法方药] 益气固本，活血化瘀。玉屏风（散）汤合桃红四物汤加减：炙黄芪 25 g，党参 12 g，白术 12 g，防风 10 g，丹参 12 g，当归 12 g，桃仁 10 g，红花 10 g，核桃仁 12 g，五味子 10 g。

7. 痰蒙心神证：

[主要表现] 神志恍惚，嗜睡昏迷，烦躁不安，咳逆喘促，喉中痰鸣，或撮空理线，肢体抽搐，舌质淡，苔白腻，脉滑数。

[治法方药] 涤痰开窍醒神。涤痰汤加减：法半夏 10 g，石菖蒲 12 g，制南星 12 g，茯苓 12 g，枳实 10 g，礞石（先煎）15 g，竹茹 10 g，僵蚕 10 g，川贝母 10 g，皂荚 3 g，甘草 5 g。

二、试试精选验方

1. 清肺固本汤：

[组成] 南沙参 15 g，北沙参 15 g，五味子 10 g，百合 15 g，山茱萸 12 g，灵芝 10 g，款冬花 10 g，竹茹 10 g，浙贝母 12 g，生薏苡仁 15 g，枳壳 10 g，桔梗 10 g，杏仁 10 g，黄芩 10 g，紫菀 10 g。每日 1 剂，水煎分 2 次服。

[功效] 扶正固本，清肺化痰，泄浊祛邪。

[方解] 方中南沙参、北沙参、五味子、百合、山茱萸、灵芝具有益气养阴，调补五脏，止咳平喘作用；竹茹、浙贝母、生薏苡仁、黄芩、桔梗配伍有清肺化痰泄浊之效；紫菀、款冬花温而不燥，既可化痰，又能润肺，二者同用，止咳化痰之力益彰，并可制约浙

贝母、黄芩等苦寒之性；佐以杏仁止咳平喘，润肠通便，杏仁与桔梗相配，一降一升，增强宣降肺气、祛痰止咳平喘之功；使以枳壳理气行气，与杏仁共奏宣肺调中肃降之功。全方标本兼顾，气阴同补，寒温同施，具有清肺固本、止咳平喘功效。

2. 补阳还肺汤：

[组成] 丹参 20 g，炙甘草 15 g，桂枝 10 g，人参 10 g，生地黄 20 g，麦冬 15 g，当归 12 g，瓜蒌 15 g，生黄芪 30 g，赤芍 12 g，川芎 15 g，桃仁 10 g，红花 10 g，地龙 15 g，三七（研末冲服）5 g。每日 1 剂，水煎分 2 次服。

[功效] 补气活血，祛痰通络。

[方解] 方中炙甘草补脾和胃，益气复脉；人参益气生阳；桂枝助心阳而通血脉；生地黄滋阴生血；麦冬益阴养心以利复脉；当归、赤芍、桃仁、红花、丹参、三七，补血活血，化瘀止痛；川芎活血行气，祛风止痛；瓜蒌润肺化痰，镇咳祛痰；生黄芪益气固表；地龙息风清热，解痉平喘。

[加减] 痰热壅肺者，加石膏 30 g，黄芩 15 g，桑白皮 10 g，法半夏 8 g，葶苈子 15 g；寒痰壅肺者，加炙麻黄 6 g，陈皮 10 g，法半夏 10 g，茯苓 15 g；肺肾气虚，痰浊壅肺者，加熟地黄 15 g，山药 12 g，山茱萸 12 g，制附子 6 g，肉桂 3 g，白芥子 15 g；脾肾阳虚水湿者，加陈皮 10 g，茯苓 15 g，猪苓 15 g，干姜 6 g。

3. 五子定喘汤：

[组成] 紫苏子 15 g，葶苈子 15 g，莱菔子 15 g，白芥子 15 g，瓜蒌子 15 g，炙百部 15 g，丹参 30 g，当归 20 g，法半夏 15 g，桔梗 15 g，黄芪 30 g，茯苓 20 g，白术 20 g，太子参 20 g。每日 1 剂，水煎分 2 次服。

[功效] 扶正固本，化痰逐瘀，补肺益肾，益气养阴。

[方解] 紫苏子、白芥子、莱菔子降气排痰平喘，配伍葶苈子、瓜蒌子一宣一泻，气机舒畅；法半夏、桔梗化痰平喘；太子参、黄芪补气养血；当归、丹参，活血逐瘀；茯苓、白术，健脾利水。

[加减] 痰浊壅肺者，加制胆南星 10 g，厚朴 15 g，杏仁 15 g；痰热郁肺者，加桑白皮 15 g，黄芩 15 g，浙贝母 15 g；肺肾气阴虚者，加白芍 15 g，麦冬 15 g，五味子 15 g，沉香 5 g；阳虚水泛者，加桂枝 10 g，猪苓 20 g，木香 15 g，车前子（包煎）20 g，大腹皮 20 g；痰蒙神窍者，加石菖蒲 15 g，竹茹 15 g，橘红 15 g。

4. 补肺益肾化痰通络汤：

[组成] 人参 15 g，黄芪 20 g，熟地黄 20 g，紫菀 20 g，桑白皮 10 g，五味子 15 g，肉桂 5 g，炙麻黄 8 g，鹿角胶（烊化冲服）10 g，白芥子 10 g，炮姜 10 g，桃仁 10 g，红花 10 g，甘草 5 g。每日 1 剂，水煎分 2 次服。

[功效] 补肺益肾，化痰通络。

[方解] 方中人参、黄芪补肺益气；熟地黄滋补阴血，填阴精；鹿角胶温阳填精；炮姜温经散寒；肉桂入营，温通血脉；炙麻黄辛温达卫，宣肺平喘；白芥子辛温入肺化痰，有利气豁痰之功；五味子收敛肺气；紫菀、桑白皮化痰利气；桃仁、红花活血化瘀，通经活络；甘草调和诸药。诸药合用，共奏补肺、益肾、化痰、通络之功。

[加减] 寒痰较重，痰黏白如泡沫者，加细辛 3 g，紫苏子 12 g，莱菔子 15 g；痰浊壅盛，气喘难平者，加皂荚 10 g，葶苈子 15 g；喘促短气，气怯声低，咳声低弱者，黄芪加至 30 g。

5. 益肺健脾固肾汤：

[组成] 黄芪 15～30 g，白术 10 g，防风 10～15 g，山药 15～30 g，法半夏 10 g，茯

苓 10～20 g，陈皮 10 g，五味子 6～10 g，干姜 6～10 g，山茱萸 10～15 g，熟地黄 10～15 g，丹参 10 g，人参 10 g，肉桂 3～5 g，甘草 5 g，蛤蚧（研末冲服）3～5 g。每日 1 剂，水煎分 2 次服。

[功效] 益肺健脾固肾，化痰祛瘀定喘。

[方解] 方中黄芪、防风、白术补脾健脾固表，以达到"正气存内，邪不可干"的目的。法半夏、陈皮、茯苓、甘草具有燥湿化痰之功，"脾为生痰之源，肺为贮痰之器"，脾失健运，湿聚为痰，阻滞气机而成痰湿犯肺，亦属于"补虚毋忘驱邪"之旨。山药为健脾要药，具有健脾、除湿、补气、益肺、固肾、益精的功效，脾气健则湿痰去。人参具有大补元气，养心补肾，益气固脱，纳气平喘之效，常用治肺肾两虚之喘；蛤蚧有补益肺肾，止咳平喘的作用；二者合为参蛤散补肺肾，定喘嗽，用治肺肾两虚之咳喘气促。干姜辛散温通，逐寒发表；五味子酸敛收涩，善敛肺气而滋肾水，二药一收一敛，互制其短，而展其长。丹参活血养血，祛瘀通经，清心除烦，"一味丹参胜四物"。山茱萸滋补肝肾，固肾涩精，张锡纯在其《医学衷中参西录》中盛赞"萸肉救脱之功较参、术、芪更佳，盖萸肉不独补肝也，凡人身阴阳气不固将散着，皆可敛之。其大能收敛元气，固涩滑脱。收敛之中，兼条达之性，故又通利九窍，流通血脉，敛正气而不敛邪气"。熟地黄生精补血，大补肝肾，是治病求本之道。肉桂辛甘，大热，入肝肾经，性温厚降者，偏暖下焦，温补肾阳，引元根之火而归元。山茱萸、熟地黄、肉桂三者"阴中求阳，阳中求阴"。用治虚喘。全方相辅相成，将固本之法贯穿始终，补而不腻，补虚不忘驱邪，共起益肺健脾固肾，化痰祛瘀之效。

 # 冠心病

冠心病是指冠状动脉粥样硬化使血管腔阻塞，导致心肌缺血、缺氧和冠状动脉功能性改变（痉挛）而引起的心脏病。本病确切的发病机制尚不清楚，主要易患因素包括吸烟、高脂血症、高血压、糖尿病和肥胖等。多见于男性，好发 40 岁以上者。

冠心病心绞痛是冠状动脉供血不足，心肌急剧的、暂时的缺血与缺氧所引起的临床综合征。属于冠心病的五种临床类型之一。特点为阵发性的前胸压榨性疼痛，主要位于胸骨后部，可放射到心前区与左上肢，或伴有其他症状，常发生于劳动或情绪激动时，持续数分钟，休息或用硝酸酯制剂后消失。

根据冠心病（心绞痛）的临床特征，其属于中医学"心痛""胸痹"范畴。中医学认为，本病多是由于素体阳虚，胸阳不足，则阴寒之邪乘虚侵袭，阴乘阳位，寒凝气滞，闭阻胸阳；心气亏虚，运血乏力，血滞脉中，心脉不畅，气血营运不利，心失血养；情志不调，忧思伤脾，脾虚气结，聚湿生痰，或肝郁气滞，气郁化火，炼液成痰，痰气交阻，血行不畅，胸阳被遏而致成胸痹心痛。其病多呈本虚标实，虚实夹杂。标实有气滞、血瘀、寒凝、痰浊之不同，但以血瘀为常见；本虚有气虚、阳虚、阴虚之不同，又以气虚为多。

一、常见证的辨治

1. 瘀血痹阻证：

[主要表现] 心胸疼痛剧烈，如针刺如刀绞，痛有定处，常夜间加重，甚则心痛彻背，胸闷气促，舌质紫暗，或有瘀斑点，舌苔薄，脉弦涩或结代。

［治法方药］活血化瘀，通脉止痛。血府逐瘀汤加减：当归 12 g，桃仁 10 g，红花 10 g，丹参 15 g，生地黄 12 g，白芍 12 g，牛膝 12 g，三七粉（冲服）3 g，桔梗 10 g，甘草 3 g。

2. 痰浊闭阻证：

［主要表现］心胸闷痛，痰多气短，形体肥胖，肢体困重，倦怠乏力，纳呆便溏，口腻恶心，舌苔白腻，脉滑。

［治法方药］通阳泄浊，豁痰宣痹。瓜蒌薤白半夏汤加减：全瓜蒌 12 g，薤白 12 g，法半夏 10 g，枳实 10 g，厚朴 10 g，茯苓 12 g，郁金 10 g，桂枝 10 g，制南星 12 g，干姜 3 g，甘草 5 g。

3. 寒凝心脉证：

［主要表现］心胸疼痛，形寒畏冷，四肢不温，心悸气短，常因气候骤冷或感寒而发病或加重，舌苔薄白，脉沉紧。

［治法方药］祛寒活血，宣痹通阳。当归四逆汤加减：桂枝 10 g，细辛 3 g，薤白 12 g，当归 12 g，白芍 12 g，丹参 12 g，延胡索 10 g，通草 3 g，甘草 5 g。

4. 气滞心胸证：

［主要表现］心胸胀满，隐痛阵发，痛无定处，时欲太息，常因情志不遂而诱发或加重，舌苔薄白，脉弦。

［治法方药］疏调气机，和血通脉。柴胡疏肝（散）汤加减：柴胡 10 g，白芍 12 g，香附 10，郁金 10 g，枳壳 10 g，丹参 12 g，川芎 10 g，青皮 5 g，陈皮 5 g，甘草 5 g。

5. 心气亏虚证：

［主要表现］心胸隐痛，胸闷气短，动则益甚，心悸自汗，倦怠乏力，神疲懒言，舌质浅淡，舌苔薄白，脉虚弱或结代。

［治法方药］补益心气，鼓动心脉。保元汤合甘麦大枣汤加减：党参 12 g，黄芪 15 g，丹参 12 g，肉桂 3 g，浮小麦 20 g，白术 12 g，茯苓 10 g，大枣 10 g，炙甘草 10 g。

6. 心阴亏虚证：

［主要表现］心胸疼痛时作，心烦心悸，颜面潮红，口干饮冷，低热盗汗，舌红少津，苔少或剥，脉细数或结代。

［治法方药］滋阴清热，活血养心。天王补心丹加减：生地黄 12 g，天冬 12 g，麦冬 10 g，玄参 12 g，茯苓 10 g，丹参 12 g，当归 12 g，酸枣仁 10 g，柏子仁 10 g，五味子 10 g，远志 5 g，炙甘草 10 g。

7. 心阳亏虚证：

［主要表现］心悸而痛，胸闷气短，常自汗出，动则更甚，神疲怯寒，面色㿠白，四肢不温，舌质淡胖，舌苔白滑，脉沉迟无力。

［治法方药］补益阳气，温通心脉。参附汤合桂枝甘草汤加减：党参 15 g，附子（先煎）10 g，桂枝 10 g，丹参 12 g，当归 12 g，炙甘草 10 g。

8. 心脾两虚证：

［主要表现］胸痛胸闷，心悸气短，倦怠乏力，失眠健忘，面色无华或萎黄，神疲懒言，舌质浅淡，舌苔薄白，脉细弱或结代。

［治法方药］补脾益气，养心通脉。归脾汤加减：党参 12 g，黄芪 12 g，丹参 15 g，当归 12 g，白术 12 g，茯苓 10 g，远志 10 g，酸枣仁 10 g，龙眼肉 10 g，木香 3 g，炙甘草 10 g。

二、试试精选验方

1. 扶阳通络汤：

[组成] 桂枝 30 g，薤白 12 g，白芍 18 g，枳实 10 g，香附 10 g，当归 10 g，川芎 10 g，丹参 20 g，桃仁 12 g，红花 10 g，甘草 5 g。每日 1 剂，水煎分 2 次服。

[功效] 活血化瘀，和营通脉。

[方解] 方中枳实、薤白、桂枝能通阳开结祛痰；白芍滋阴养血；当归、川芎同为血中气药，当归以养血为最，川芎以行气为妙，二药相合，气血兼顾，助白芍行气活血，散瘀通脉；桃仁破瘀力强，红花行血力胜，二药并用，瘀祛则血行畅，血畅则瘀血自除。诸药合用，活血化瘀，和营通脉，共奏疏畅气机，和血舒脉之功。阳宣通则气血通畅，瘀血消除，则痹痛自消。

2. 瓜蒌薤白寄生汤：

[组成] 全瓜蒌 15 g，薤白 15 g，石菖蒲 15 g，柏子仁 15 g，桂枝 15 g，防风 15 g，炙甘草 15 g，黄芪 15 g，白芍 30 g，桑寄生 30 g，清半夏 12 g，檀香 12 g，郁金 10 g，威灵仙 10 g，枳实 10 g，羌活 10 g，砂仁 5 g，细辛 5 g，三七粉（冲服）3 g。每日 1 剂，水煎分 2 次服。

[功效] 化痰温阳，益气理气。

[方解] 方中重用桑寄生，平补肝肾；薤白辛温通阳，宽胸散结；全瓜蒌涤痰散结；枳实行气；黄芪、炙甘草通经利脉益心气；石菖蒲化痰开窍，宣湿醒脾；桂枝助阳化气，温经通脉，散寒止痛；清半夏，消痞散结，燥湿化痰；檀香止痛定痛，行气温中；防风胜湿止痛，祛风解表；白芍平肝止痛，补血柔肝；郁金行气解郁，活血止痛；威灵仙活血通络，祛风除湿；羌活祛风湿，散表寒，止痛；砂仁温脾化湿；细辛，解表散寒，下气祛痰，祛风止痛；三七粉散瘀止血定痛。诸药共用，化瘀祛痰，行气止痛。

3. 瓜蒌苏合汤：

[组成] 瓜蒌 10～30 g，苏合香（冲服）0.3～1 g，薤白 10～15 g，木香 3～5 g，厚朴 10 g，桂枝 10 g，赤芍 12 g，丹参 10～20 g，檀香 13 g，法半夏 5 g。每日 1 剂，水煎分 2 次服。

[功效] 活血化瘀，辛温通阳，泄浊豁痰。

[方解] 方中瓜蒌清利化痰、宽胸散结，具有扩张冠状动脉、增加血流量、减慢心率、提高动物耐氧能力、抗急性心肌缺血和抑制血小板聚集作用；苏合香辛温香窜，有开窍醒神、止痛之效；两药配合，一升一降，使清痰随香而散，浊痰清利而下，胸中得宽，郁结得散，浊秽得辟，神窍得开，故疼痛能止。赤芍、丹参活血化瘀，止痛除痹。法半夏消痞化痰，降逆散结。桂枝温通经脉，助阳化气。厚朴、檀香行气消积，止痛散寒。薤白温通心阳，使阳气得化，阴气痰浊自消。木香行气止痛。

[加减] 胸痛遇风寒加重者，加细辛 3 g，以散寒止痛；胸部刺痛固定不移者，加桃仁 10 g，红花 10 g，以活血化瘀；胸闷如窒而痛、肢倦体胖、痰多者，法半夏用量增为 10 g，加苍术 12 g，茯苓 15 g，以燥湿化痰；胸闷且痛、心悸盗汗、腰酸耳鸣者，加生地黄 20 g，远志 10 g，滋阴益肾，养心安神；精神抑郁者，加百合 10 g，合欢花 10 g，养阴疏肝宁神。

4. 活血化瘀化痰汤：

[组成] 人参 10 g，丹参 20 g，黄芪 20 g，玄参 15 g，当归 12 g，地龙 12 g，郁金 12 g，威灵仙 10 g，皂角刺 10 g，檀香 8 g，红花 10 g，水蛭粉（冲服）5 g，炮鳖甲粉

（冲服）5 g。每日1剂，水煎分2次服。

[功效] 益气行气，化瘀化痰。

[方解] 方中人参补益元气、心气，使气血运行增力，痰浊瘀滞在其运行有力推动下得到畅通。李东垣说："人参甘温，能补肺中元气，肺气旺则四脏之气皆旺，精自生而形自盛，肺主诸气故也。"丹参、红花、檀香活血化瘀，通脉扩冠；当归、玄参行气活血，能松弛血管平滑肌，扩张冠脉血管，解除细小血管痉挛；水蛭、炮鳖甲、皂角刺活血化瘀、化痰排浊，对于痰瘀互阻之重证，屡用屡验；郁金理气开郁，行气活血；威灵仙善通经络，消痰涎，为开胸痹之良药；黄芪为益气要药，鼓动心血；地龙合当归、玄参解痉舒络，走窜活血力强，能改善微循环。

5. 冠心止痛汤：

[组成] 人参12 g，薤白12 g，郁金12 g，川芎12 g，降香12 g，麦冬15 g，瓜蒌皮15 g，桂枝15 g，赤芍15 g，红花15 g，五味子20 g，丹参30 g，三七（研末冲服）5 g。每日1剂，水煎分2次服。

[功效] 益气通阳，化瘀止痛。

[方解] 方中人参、麦冬、五味子益气养阴，固心气，并避免温通之品耗伤心阴之虞；薤白、桂枝，辛温通阳，宽胸散结；佐以瓜蒌皮涤痰散结，助薤白、桂枝通阳散结之力；三七、郁金、红花、川芎、降香、赤芍、丹参活血祛瘀，行气止痛。现代药理研究证实，此七味药有明显增加冠状动脑血流、改善心肌收缩力的作用。全方共奏益气通阳，化瘀止痛之功。

[加减] 气虚甚者，加黄芪30 g；痰浊壅盛者，加法半夏10 g，竹茹15 g；心肾阴虚者，加制何首乌20 g，熟地黄15 g。

 # 原发性高血压

高血压是以体循环动脉压增高为主要表现的临床综合征，可分为原发性和继发性两大类。在绝大多数患者中，其原因不明，称为原发性高血压，占总高血压患者的95%以上。根据世界卫生组织拟订的标准，收缩压（SBP）≥140 mmHg，舒张压（DBP）≥90 mmHg即诊断为高血压。原发性高血压的主要危害是引起心、脑、肾等重要脏器的损害，是心血管疾病死亡的主要原因之一。

根据原发性高血压的临床特征，其属于中医学"风眩""头痛"范畴。中医学认为，本病多是由于素体阳盛，肝阳上亢，上扰清窍；或平素肾阴亏虚，水不涵木，肝阳偏亢；或长期忧郁恼怒，气郁日久化火，肝阴暗耗，风阳升动，皆可致气血逆乱，上扰清窍，发为风眩。

一、常见证的辨治

1. 肝阳上亢证：

[主要表现] 头痛眩晕，面红目赤，腰膝酸软，头重脚轻，急躁易怒，耳鸣健忘，口干口苦，舌质红，舌苔黄，脉弦。

[治法方药] 平肝潜阳。天麻钩藤饮加减：石决明（先煎）20 g，生地黄12 g，杜仲12 g，牛膝12 g，山药12 g，白芍12 g，天麻10 g，钩藤12 g，栀子10 g，生牡蛎（先煎）20 g，龟甲（先煎）12 g，赭石（先煎）15 g，枸杞子12 g。

2. 肝火亢盛证：

［主要表现］头痛眩晕，心烦易怒，面红目赤，口渴饮冷，大便秘结，小便短赤，舌质红，舌苔黄，脉弦数。

［治法方药］清肝泻火。龙胆泻肝汤加减：龙胆 12 g，生地黄 12 g，栀子 10 g，黄芩 10 g，夏枯草 12 g，柴胡 10 g，菊花 10 g，葛根 20 g，泽泻 10 g，车前子（包煎）10 g，甘草 5 g。

3. 风痰上扰证：

［主要表现］头痛头重，眩晕，胸闷心悸，食少恶心，肢体困重，形体肥胖，呕吐痰涎，舌苔厚腻，脉弦滑。

［治法方药］祛风化痰。半夏白术天麻汤加减：法半夏 10 g，白术 12 g，天麻 10 g，茯苓 12 g，竹茹 10 g，钩藤 12 g，白蒺藜 10 g，胆南星 10 g，僵蚕 10 g，赭石（先煎）15 g，陈皮 10 g，甘草 5 g。

4. 肝肾阴虚证：

［主要表现］头晕目眩，耳鸣失聪，视物模糊，腰膝酸软，肢体麻木，五心烦热，失眠多梦，口燥咽干，舌红少苔，脉弦细数。

［治法方药］滋补肝肾。一贯煎加减：生地黄 15 g，熟地黄 12 g，麦冬 12 g，当归 12 g，枸杞子 10 g，制何首乌 12 g，川楝子 10 g，墨旱莲 12 g，女贞子 12 g，菊花 10 g，白蒺藜 10 g，牛膝 12 g，甘草 5 g。

5. 阴阳两虚证：

［主要表现］头目眩晕，耳鸣失聪，体瘦神疲，畏寒肢冷，心悸气短，食少便溏，面部虚浮，舌胖嫩，脉沉弱或结代。

［治法方药］滋阴补阳。二仙汤加减：淫羊藿 12 g，仙茅 10 g，牛膝 12 g，巴戟天 12 g，当归 12 g，桑寄生 12 g，黄柏 10 g，茺蔚子 12 g，知母 10 g，枸杞子 12 g，甘草 5 g。

二、试试精选验方

1. 平肝潜阳汤：

［组成］钩藤 15 g，天麻 15 g，山药 30 g，山茱萸 15 g，熟地黄 30 g，茯苓 15 g，白芍 15 g，桑叶 15 g，僵蚕 10 g，蝉蜕 15 g，石菖蒲 15 g，牡蛎（先煎）30 g，葛根 15 g，枸杞子 15 g，杜仲 15 g。每日 1 剂，水煎分 2 次服。

［功效］滋阴泻火，平肝潜阳。

［方解］方中钩藤、天麻清热平肝，祛风止痉通络为君药；熟地黄性甘、微温，滋肾养阴，填精益髓为臣药；枸杞子、山茱萸、杜仲、山药补益肝肾，固涩精气；肝如木性发，其性喜条达，用桑叶、僵蚕、蝉蜕、牡蛎散风热，化痰散结，活血化瘀，定痉养阴为佐药。诸药合用，共奏滋阴泻火潜阳之效。

［加减］气滞肝郁者，加麦芽 15 g，佛手 10 g；偏于火盛者，加法半夏 10 g，黄芩 15 g；燥热阴虚者，加夏枯草 15 g，菊花 15 g；阳亢头痛者，加珍珠母（先煎）30 g，地龙 15 g。

2. 降压汤：

［组成］珍珠母（先煎）30 g，丹参 15 g，牛膝 12 g，泽泻 10 g，生山楂 20 g，熟地黄 12 g，枸杞子 12 g，香附 10 g，黄芩 10 g，车前子 10 g，生大黄 6～12 g，白芍 15 g。每日 1 剂，水煎分 2 次服。

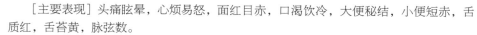

[功效] 平肝潜阳，镇定息风，活血化瘀。

[方解] 方中珍珠母平肝潜阳、镇定息风，有抑制交感神经的作用；丹参、牛膝，活血化瘀，有扩张血管、降低周围血管阻力、改善循环的作用；牛膝能引药下行，降低脑压；车前子健脾化湿利水，起到利尿降压之功效；山楂能活血化瘀，配合泽泻能降低血脂，改善血管弹性，净化血液；熟地黄、枸杞子益肾养肝；香附疏肝解郁，黄芩清解肝热，生大黄清热泻火，白芍滋养肝肾之阴。诸药合用，攻补兼施，寒热并用，升降有序。

[加减] 肝气郁滞者，加郁金10 g，柴胡10 g；肝郁化热者，加栀子10 g，牡丹皮12 g；肝火上炎者，重用大黄15 g；肝阴不足者，加生地黄12 g，玄参12 g；阴虚阳亢者，加龟甲（先煎）15 g；肝阳化风者，加钩藤12 g；痰湿重者，加陈皮10 g；瘀血重者，加当归12 g，桃仁10 g，红花10 g；阴虚及阳者，加杜仲12 g，肉桂5 g。

3. 母子降压汤：

[组成] 珍珠母（先煎）30 g，菟丝子15 g，茺蔚子12 g，决明子15 g，车前子（包煎）12 g，益母草15 g，知母12 g。每日1剂，水煎分2次服。

[功效] 滋阴潜降，调和阴阳。

[方解] 方中珍珠母重镇潜降，清肝热而降心火，潜肝阳而安心神；益母草与茺蔚子同株而生，均能降压，其草专入血分，功能祛瘀生新，并能利水以助气化，其子偏走肝经，功能清泄肝热，兼能明目而益肝肾；决明子清肝胆郁热而明目；车前子利水消肿；菟丝子补益肝肾，强精固元；更用知母一味，滋阴壮水以制虚火，俾水火既济，则阴阳相得矣。诸药配合，共奏滋阴潜降，调和阴阳之功。

[加减] 头晕较重或头痛者，选加钩藤30 g，赭石（先煎）20 g，菊花10 g，天麻10 g；口干口苦、便秘尿赤者，选加焦栀子12 g，夏枯草12 g，槐花10 g，龙胆15 g；腰膝酸软者，选加桑寄生15 g，蒺藜15 g，山茱萸10 g，杜仲12 g；五心烦热者，加白芍15 g，麦冬12 g，玄参10 g，石斛9 g；四肢不温者，选加仙茅10 g，淫羊藿12 g，肉苁蓉12 g，巴戟天10 g；胸闷心痛者，选加丹参18 g，牛膝15 g，当归12 g，川芎10 g；心悸、怔忡、失眠者，选加灵芝10 g，远志5 g，炒酸枣仁18 g，青龙齿（先煎）18 g；肢体麻木者，选加法半夏10 g，独活10 g，秦艽10 g，臭梧桐12 g；下肢浮肿者，选加带皮茯苓15 g，玉米须12 g，泽泻10 g，防己10 g。

4. 地归麻汤：

[组成] 酸枣仁20 g，当归15 g，生地黄20 g，天麻15 g，白芍30 g，菊花12 g，牡丹皮15 g，莱菔子12 g。每日1剂，水煎分2次服。

[功效] 滋阴潜阳，柔肝息风，除痰祛瘀。

[方解] 方中生地黄滋养肝肾，生阴津；白芍柔肝息风；天麻平肝潜阳；酸枣仁养心安神；牡丹皮活血；莱菔子行气祛痰；菊花清肝明目；当归补血活血，疏肝养肝，补阴血息风火。诸药合用，调节机体阴阳，阴平阳秘，脉道通畅，血压下降，症状改善，实为滋阴潜阳，柔肝息风，除痰祛瘀之良剂。

[加减] 头重眩晕者，重用天麻20 g，加生牡蛎（先煎）30 g，石决明（先煎）30 g，钩藤15 g，夏枯草10 g，生大黄5 g；腰膝酸软、五心烦热、盗汗耳鸣者，去莱菔子，重用生地黄25 g，加参须10 g，麦冬15 g，天花粉12 g；平素肢冷不温、小便清长、大便溏泻、心悸气短者，重用酸枣仁25 g，加杜仲15 g，牛膝15 g，淫羊藿12 g；心悸失眠、性情烦躁者，加朱砂3 g，合欢皮12 g；若一侧肢体或颜面一过性麻木、言语不利者，加白僵蚕10 g，土鳖虫10 g；肌肤甲错、肢体刺痛者，白芍改为赤芍，加桃仁10 g，丹参

15 g，红花 10 g，干地龙 12 g，牛膝 30 g；胸闷体肥、咳吐稠痰者，加姜半夏 10 g，厚朴 10 g，白术 20 g，薏苡仁 30 g；年老便秘者，加制何首乌 15 g，女贞子 12 g；耳鸣眼朦者，加灵磁石（先煎）20 g，草决明 10 g，珍珠母 15 g。

5. 平肝活血汤：

[组成] 生地黄 18 g，赤芍 15 g，川芎 25 g，石决明（先煎）15 g，白术 25 g，三棱 15 g，决明子 20 g，莪术 15 g，莱菔子 20 g，钩藤 12 g，枳实 15 g，丹参 30 g，牛膝 15 g，磁石（先煎）45 g，甘草 5 g。每日 1 剂，水煎分 2 次服。

[功效] 平肝活血，健脾理气。

[方解] 方中石决明、决明子、钩藤，疏风清热；再辅以丹参、川芎、牛膝、三棱、莪术，活血化瘀，疏通经络；再佐以莱菔子、白术，健脾理气，通调中焦气机。诸药合用，平肝活血，理气通络。

[加减] 心慌气短者，加黄芪 20 g，党参 15 g；肢冷畏寒者，加桂枝 15 g，升麻 12 g；潮热盗汗者，加麦冬 15 g，玄参 20 g；失眠多梦者，加酸枣仁 25 g，合欢皮 20 g；腰膝酸软者，加续断、牛膝各 18 g。

慢性浅表性胃炎

慢性浅表性胃炎是慢性胃炎中最常见的类型之一。慢性胃炎是胃黏膜慢性炎症性疾病，由于其一般并无明显的黏膜糜烂，故又称"慢性非糜烂性胃炎"。按其发病原因，有原发性和继发性两类。原发性慢性胃炎的实质是胃黏膜受致病因子长期反复作用，发生持续性非特异性慢性炎症，以致黏膜改变，最终导致难以逆转的固有腺体萎缩甚至消失。而慢性浅表性胃炎的病理形态特征，主要是胃黏膜上皮细胞变性，小凹上皮增生，固有膜淋巴细胞和浆细胞浸润，病变呈片状不规则分布。黏膜病变一般局限于浅层，胃腺体并未受累。临床以无规律性胃脘饱胀疼痛为主要表现，其病程迁延难愈，好发于青壮年男性。

根据慢性浅表性胃炎的临床特征，其属于中医学"胃络痛""胃痞""胃胀"范畴。中医学认为，本病多是由于感受邪毒，内蕴胃膜；饮食不节，恣食辛辣，燥烈，癖嗜烟酒；长期服用温燥或酸性药物，导致湿热中阻，积热蕴胃；情志不调，肝胆疏泄失司，横逆犯胃等因素，长期刺激胃体及胃膜，或复加脾胃禀赋薄弱，致使胃之气机紊乱，气滞血瘀，胃络失和而成。

一、常见证的辨治

1. 肝胃不和证：

[主要表现] 胃脘胀痛，走窜两胁，嗳气频作，嘈杂泛酸，大便不畅，每因情志不舒而诱发或病情加重，嗳气或矢气后胀痛可缓解，舌质淡红，舌苔薄白，脉弦。

[治法方药] 疏肝理气，和胃降逆。柴胡疏肝（散）汤加减：柴胡 10 g，白芍 12 g，香附 10 g，郁金 10 g，川芎 10 g，枳壳 10 g，延胡索 12 g，陈皮 10 g，佛手 10 g，甘草 5 g。

2. 肝胃郁热证：

[主要表现] 胃脘灼痛，烦躁易怒，恶心呕吐，嘈杂泛酸，口渴口臭，口苦心烦，舌质红，舌苔黄，脉弦数。

[治法方药] 疏肝泄热和胃。化肝煎加减：黄连 10 g，栀子 10 g，牡丹皮 12 g，白芍 12 g，百合 12 g，竹茹 10 g，青皮 10 g，法半夏 10 g，茯苓 10 g，枳实 10 g，吴茱萸 5 g，甘草 5 g。

3. 脾胃气虚证：

[主要表现] 胃脘痞满，食少纳呆，腹胀便溏，神疲乏力，舌质浅淡，舌苔薄白，脉虚弱。

[治法方药] 益气补脾健胃。香砂六君子汤加减：党参 12 g，黄芪 15 g，白术 12 g，茯苓 12 g，砂仁 10 g，香附 10 g，法半夏 10 g，陈皮 10 g，甘草 5 g。

4. 脾胃虚寒证：

[主要表现] 胃脘隐隐冷痛，遇寒加重，喜温喜按，泛吐清水，纳差乏力，四肢不温，大便稀溏，舌淡或胖，舌苔白润，脉沉迟无力。

[治法方药] 温中健脾和胃。黄芪建中汤加减：黄芪 15 g，桂枝 10 g，白芍 12 g，干姜 5 g，砂仁 10 g，饴糖（冲服）30 g，大枣 10 g，炙甘草 10 g。

5. 瘀阻胃络证：

[主要表现] 胃脘刺痛，痛处不移，食后痛甚，或见吐血便黑，面色晦暗，舌质紫暗或有瘀斑点，脉涩。

[治法方药] 化瘀通络止痛。失笑（散）汤合丹参饮加减：五灵脂（包煎）10 g，蒲黄（包煎）10 g，丹参 15 g，砂仁 5 g，檀香 3 g，白及 10 g，三七（研末冲服）3 g，甘草 5 g。

6. 湿热中阻证：

[主要表现] 胃脘痞满疼痛，常有灼热感，食纳减少，嘈杂不舒，口干而苦，胸闷口腻，小便混浊色黄，大便不畅，舌质红，舌苔黄腻，脉滑数或濡数。

[治法方药] 清利脾胃湿热。清中汤加减：黄连 10 g，法半夏 10 g，茯苓 12 g，栀子 10 g，蒲公英 15 g，草豆蔻 12 g，枳实 12 g，厚朴 10 g，佩兰 10 g，砂仁 10 g，藿香 10 g，陈皮 10 g。

二、试试精选验方

1. 舒胃饮：

[组成] 柴胡 15 g，茯苓 15 g，炒白术 15 g，砂仁 10 g，木香 10 g，郁金 15 g，瓦楞子 12 g，海螵蛸 10 g，黄连 10 g，蒲公英 15 g，三七粉（冲服）5 g，延胡索 12 g，炙甘草 10 g。每日 1 剂，水煎分 2 次服。

[功效] 疏肝理脾养胃，补气生津清热。

[方解] 方中茯苓、白术健脾益气，扶助正气；柴胡、郁金，疏肝利胆理气；砂仁、木香和胃降逆；黄连、蒲公英清热祛邪，杀灭幽门螺杆菌；瓦楞子、海螵蛸制酸止痛；延胡索活血行气止痛。诸药合用，具有疏肝健脾和胃，理气活血止痛，扶正祛邪，修复胃黏膜损伤之功。

[加减] 胃脘冷痛、喜温喜按、寒甚者，加肉桂 10 g，高良姜 10 g；完谷不化、食滞者，加山楂 15 g，神曲 15 g，麦芽 15 g；胀痛较甚，因肝胃不和者，加香附 10 g；舌红少津、咽干，因胃阴亏耗者，加石斛 15 g，麦冬 10 g；痛如针刺或黑便，因血瘀胃络者，加蒲黄（包煎）10 g；脾胃湿热者，加黄芩 10 g；湿浊中阻者，加藿香 10 g，佩兰 12 g。

2. 三合汤：

[组成] 高良姜 12 g，制香附 12 g，乌药 12 g，百合 30 g，丹参 30 g，檀香（后下）

5 g，砂仁（后下）10 g。每日 1 剂，水煎分 2 次服。

［功效］温中和胃，散郁化滞，调气养血。

［方解］方中高良姜辛热而温胃散寒；香附味辛微苦甘而性平，能理气行滞、利三焦、解六郁；二药合用，善治寒凝气滞胃痛。百合降泄肺胃郁气，肺气降、胃气和则诸气俱调，且百合能"补中益气"（《本草经》）；乌药快气宣通，温顺胃经逆气，故二药合用，既能清泄肺胃郁气，又能益气复衰。丹参活血祛瘀，通经止痛；檀香辛温理气，利胸膈，调脾胃；砂仁行气调中，和胃醒脾，三药合用，以丹参功同四物，砂仁兼益肾"理元气""引诸药归宿丹田"，故对气滞血瘀、日久不愈、正气渐虚之胃脘痛，不但能活血化瘀定痛，还能养血、益肾、醒脾、调胃。全方共奏温中和胃，散郁化滞，调气养血之功。

［加减］胃痛甚者，加五灵脂（包煎）12 g，延胡索 12 g；嘈杂泛酸者，加海螵蛸 30 g，吴茱萸 10 g；胃脘部胀满、食后尤甚者，加佛手 12 g，香橼 12 g；嗳气甚者，加竹茹 12 g，姜半夏 12 g；食之不化者，加焦神曲 12 g，炒麦芽 12 g；便溏腹胀者，加白术 12 g，莱菔子 12 g；两胁胀痛、喜叹息者，加柴胡 12 g，川楝子 12 g；焦虑失眠者，加酸枣仁 15 g，生龙骨（先煎）30 g。

3. 丹茜胃乐汤：

［组成］丹参 15 g，茜草 10 g，白及 15 g，三七（研末冲服）5 g，莪术 10 g，郁金 12 g，白芍 12 g，香附 12 g，煅瓦楞子 15 g，枳壳 12 g。每日 1 剂，水煎分 2 次服。

［功效］行气止痛，活血化瘀，制酸生肌消肿。

［方解］方中丹参、茜草、三七、莪术、郁金活血化瘀，三七能止血止痛，止血且不留瘀，丹参凉血解毒，莪术能止痛消食，食滞血瘀气滞者犹佳，郁金又能行气解郁；白芍能缓急止痛；香附、枳壳疏肝理气，气为血帅，气行则血行，故有利于瘀滞的疏通；煅瓦楞子、白及能制酸、生肌。诸药合用，共奏行气止痛、活血化瘀、制酸、生肌消肿之效。

［加减］肝气犯胃之攻撑作痛甚者，加佛手 10 g，柴胡 10 g；胃热灼痛者，加青皮 10 g，陈皮 10 g，牡丹皮 12 g；胃阴虚者，加石斛 10 g，沙参 10 g；食滞胃脘者，加焦三仙各 10 g，莱菔子 15 g；脾胃虚寒者，去郁金，加黄芪 15 g，党参 15 g，白术 10 g，干姜 3 g。

4. 调胃饮：

［组成］柴胡 12 g，白芍 12 g，党参 20 g，白术 15 g，法半夏 10 g，陈皮 12 g，紫苏梗 10 g，佛手 10 g，蒲公英 15 g，丹参 15 g，鸡内金 10 g，神曲 10 g，炙甘草 3 g。每日 1 剂，水煎分 2 次服。

［功效］疏肝理气，健脾和胃。

［方解］方中党参、白术健脾和胃；柴胡疏肝理气，共为君药。法半夏、陈皮助其理气健脾，和胃止呕，兼有燥湿醒脾之用，共为臣药。白芍助柴胡疏肝，又有酸敛之性，能防柴胡疏泄太过，合甘草又有缓急止痛之意；紫苏梗、佛手清轻灵动，理气而不耗气，且有和胃止呕作用；蒲公英性寒，清热解毒，又能制温热药之过于温燥；气滞、湿阻、痰凝均可致瘀血，且久病入络，久病留瘀，故又加入丹参活血化瘀，以防瘀血阻滞胃络，变生他证；鸡内金、神曲消食导滞，以防饮食积滞，以上共为佐药。使以甘草，调和诸药。诸药合用，共奏疏肝健脾和胃之功。

［加减］脾胃气虚明显者，加炙黄芪 20 g；中气下陷而胃下垂者，加炙升麻 10 g，桔梗 10 g；脾胃虚寒者，去蒲公英、丹参，加干姜 10 g，乌药 10 g；嘈杂、泛酸甚者，去鸡

内金、神曲，加浙贝母 10 g，海螵蛸 12 g；伴消化道出血倾向者，去丹参，加白及 15 g，三七粉（冲服）5 g；幽门螺杆菌检测阳性者，加黄连 10 g，黄芩 10 g。

5. 参砂调胃汤：

[组成] 潞党参 30 g，香砂仁（后下）10 g，制莪术 10 g，九香虫 5 g，蒲公英 20 g，焦山楂 15 g，六神曲 15 g，鸡内金 12 g，炒谷芽 15 g，炒麦芽 15 g，杭白芍 12 g，甘草 5 g。每日 1 剂，水煎分 2 次服。

[功效] 宽胸理气，调和脾胃。

[方解] 方中潞党参健脾益气，香砂仁、制莪术、九香虫行气化湿，导滞止痛；蒲公英清热解毒；焦山楂、六神曲、鸡内金、炒谷芽、炒麦芽消食和中、健脾开胃；白芍、甘草，缓急止痛、调和药性。诸药共奏宽胸理气、调和脾胃之功。其中潞党参配伍莪术能奏益气化瘀之功，对于久病缠绵之慢性胃炎颇为契合，病变往往可以消弭于无形。张锡纯《医学衷中参西录》说：参、芪能补气，得三棱、莪术以流通之，则补而不滞，而元气愈旺。元气既旺，愈能鼓舞三棱、莪术之力以消癥瘕，此其所以效也。香砂仁辛散温通，气味芬芳，其化湿醒脾，行气温中之效均佳，古人说其"为醒脾调胃要药"。九香虫对胸胁脘腹胀痛疗效甚佳。蒲公英能治胃脘作痛，清代王洪绪《外科证治全生集》说：本品"炙脆存性，火酒送服，疗胃脘痛，其效甚佳"。焦山楂、六神曲、鸡内金、炒谷芽、炒麦芽对于消化不良、食欲不振有良好的作用，称作辨病治疗亦无不可。白芍、甘草相配即芍药甘草汤《伤寒论》，缓急止痛，亦防诸药过燥。

[加减] 反酸多者，加浙贝母 10 g，海螵蛸 15 g，煅瓦楞子（先煎）30 g；湿盛者，加豆蔻（后下）10 g，薏苡仁 20 g，佩兰 10 g；阴虚者，加麦冬 10 g，石斛 10 g；热盛者，加黄连 5 g，白花蛇舌草 30 g；寒盛者，加制附子（先煎）10 g，干姜 10 g；瘀血者，加失笑散（包煎）20 g，白及 20 g，三七粉（冲服）3 g；胃胀甚者，加佛手 5 g，川芎 5 g，枳壳 10 g，大黄 5 g。

慢性萎缩性胃炎

慢性萎缩性胃炎是慢性胃炎中最常见的类型之一。慢性胃炎是胃黏膜慢性炎症性疾病，由于其一般并无明显的黏膜糜烂，故又称为"慢性非糜烂性胃炎"。按其发病原因，有原发性和继发性两类。原发性慢性胃炎的实质是胃黏膜受致病因子长期反复作用，发生持续性非特异性慢性炎症，以致黏膜改变，最终导致难以逆转的固有腺体萎缩甚至消失。而慢性萎缩性胃炎的病理形态特征，主要是在胃黏膜上皮细胞变性，固有膜炎性反应的基础上，进一步发展为胃黏膜固有腺体数量减少和功能低下，形成腺体萎缩，黏膜变薄的特征性病变；并常伴有胃腺细胞的形态学变化，形成肠腺化生和不典型增生等病理，而中度和重度不典型增生被认为属于癌前病变。临床以慢性无规律性胃脘部胀满、痞闷、疼痛为主要表现，起病缓慢，病程缠绵，反复发作，难获速效，甚或恶化成胃癌，以中老年为多见。

根据慢性萎缩性胃炎的临床特征，其属于中医学"胃痞""胃胀"范畴。中医学认为，本病多是由于感受邪毒，或饮食不节、偏食、嗜食辛辣燥烈之品，或情志郁怒失调等，引起胃的慢性病变，迁延日久，形成肝气郁结，脾胃虚弱，湿热内蕴，胃阴耗伤，气血运行迟缓，瘀血内停，以致胃络失养而萎缩。病性多属虚实夹杂。

一、常见证的辨治

1. 胃阴亏虚证：

[主要表现] 胃脘隐隐灼痛，饥而不欲食，口干欲饮，咽喉干燥，手足心热，大便干结，舌体瘦小舌色红，或有裂纹，或光剥无苔，脉细数。

[治法方药] 滋阴益胃。益胃汤加减：生地黄 12 g，沙参 15 g，麦冬 12 g，玉竹 10 g，百合 12 g，乌梅 10 g，山药 15 g，知母 12 g，谷芽 20 g，白芍 12 g，黄连 3 g。

2. 脾胃气虚证：

[主要表现] 胃脘痞满，似胀非胀，食后尤甚，食少纳差，神疲乏力，少气懒言，舌质浅淡，舌苔薄白，脉弱。

[治法方药] 补脾健胃。归芍六君子汤加减：黄芪 15 g，党参 12 g，当归 10 g，白芍 12 g，茯苓 12 g，白术 10 g，神曲 12 g，枳壳 10 g，砂仁 10 g，法半夏 10 g，莱菔子 15 g，陈皮 10 g，大枣 10 g。

3. 肝郁脾虚证：

[主要表现] 胃脘胀满，痞闷，疼痛，两胁作胀，嗳气频作，叹息食少，口苦，神疲乏力，便溏不爽，舌质浅淡，舌苔薄白，脉弦缓。

[治法方药] 疏肝健脾。柴芍六君子汤加减：柴胡 10 g，白芍 12 g，党参 15 g，白术 10 g，茯苓 12 g，法半夏 10 g，枳实 12 g，香附 10 g，郁金 12 g，砂仁 10 g，陈皮 10 g，大枣 10 g。

4. 脾胃湿热证：

[主要表现] 胃脘痞满胀痛，食欲不振，肢体困重，口苦口腻，恶心欲呕，大便稀溏，舌质红，舌苔黄腻，脉濡数。

[治法方药] 清利脾胃湿热。三仁汤加减：薏苡仁 15 g，豆蔻 12 g，茯苓 12 g，法半夏 10 g，苍术 12 g，藿香 10 g，砂仁 5 g，佩兰 10 g，滑石（包煎）12 g，黄连 3 g，厚朴 10 g，木通 10 g。

5. 脾胃阳虚证：

[主要表现] 胃脘隐隐冷痛，喜温喜按，遇寒加重，形寒肢凉，时吐清涎，食少便溏，神疲乏力，舌质淡胖，或有齿痕，舌苔薄白，脉沉迟无力。

[治法方药] 温补脾胃。黄芪建中汤合理中汤加减：黄芪 15 g，桂枝 10 g，白芍 15 g，党参 12 g，炒白术 12 g，干姜 5 g，法半夏 10 g，厚朴 10 g，吴茱萸 5 g，陈皮 10 g，饴糖（冲服）30 g。

6. 瘀阻胃络证：

[主要表现] 胃脘痞胀疼痛，痛如针刺或如刀割，痛处固定不移而拒按，面色晦暗，舌质紫暗，或有瘀斑点，脉弦涩。

[治法方药] 活血化瘀止痛。膈下逐瘀汤加减：桃仁 10 g，赤芍 12 g，川芎 10 g，延胡索 12 g，牡丹皮 12 g，五灵脂（包煎）12 g，红花 10 g，丹参 15 g，枳壳 10 g，乌药 10 g，陈皮 10 g，甘草 5 g。

二、试试精选验方

1. 芪莪柴胡汤：

[组成] 黄芪 30 g，莪术 10 g，白术 20 g，太子参 20 g，郁金 10 g，香附 10 g，砂仁 10 g，柴胡 10 g，黄芩 10 g，法半夏 10 g，九香虫 10 g，丹参 20 g，白花蛇舌草 15 g。每

477

日1剂，水煎分2次服。

[功效] 疏肝理气，健脾和胃，活血化瘀。

[方解] 方中莪术、郁金、香附、柴胡疏肝解郁，理气消痞；黄芪、白术、太子参、砂仁、法半夏健脾益气和胃；莪术、九香虫、丹参活血化瘀，消痞止痛；黄芩、白花蛇舌草清热解毒；黄芪配莪术是著名老中医朱良春国医大师治疗胃病最为常用的药物组合，"黄芪能补五脏之虚，莪术善于行气、破瘀、消积。莪术与黄芪同用，可奏益气化瘀之功，病变往往消弭于无形。黄芪得莪术补气而不壅中，攻破而不伤正，两药相伍，行中有补，补中有行，相得益彰"。

[加减] 胃痛甚者，加延胡索12 g，白芍12 g；痞满甚者，加枳实10 g，莱菔子12 g；口舌干燥者，加沙参12 g，黄精12 g；胃脘嘈杂者，加黄连10 g，吴茱萸8 g，蒲公英15 g；恶心呕吐者，加生姜10 g，竹茹10 g；胃酸过多者，加海螵蛸12 g，煅瓦楞子12 g；胆汁反流者，加赭石（先煎）12 g，大黄10 g；胸闷者，加檀香5 g，枳壳10 g；心烦易怒者，加栀子10 g，龙胆12 g；大便秘结者，加大黄5 g，桃仁10 g；食少纳呆者，加鸡内金10 g，木瓜12 g；伴不典型增生者，加土鳖虫5 g，三七（研末冲服）5 g；肠化生者，加半枝莲12 g，土茯苓12 g；幽门螺杆菌试验阳性者，加蒲公英15 g，黄连10 g。

2. 贝蒲莪泻心汤：

[组成] 浙贝母10~15 g，蒲公英15~18 g，莪术10~15 g，党参15~25 g，姜半夏10~15 g，黄连6~10 g，干姜3~5 g，枳实6~10 g，丹参15~18 g，砂仁3~5 g，平地木18~25 g。每日1剂，水煎分2次服。

[功效] 辛开苦降，化瘀通络，健胃消痞。

[方解] 方中党参、半夏、干姜、黄连为半夏泻心汤，功能辛开苦降，益气健脾和胃，升清降浊。丹参、枳实、砂仁三味药物取丹参饮之义，化瘀通络止痛，其中枳实，《神农本草经》认为其能"长肌肉、利五脏、益气、轻身"，有补气升清的作用。浙贝母配莪术，化痰祛瘀、消痞止痛、健脾消食。平地木疏肝醒胃调畅气机。蒲公英虽为清热药而不过苦寒，既能健胃又能达郁泻火，且具有抑杀幽门螺杆菌之功，可谓一药三效，最为适宜。

[加减] 痛甚者，加白芍15~30 g，炙甘草10~15 g，以缓急止痛；脘胀者，加佛手15~25 g，木香3~5 g，以理气宽中；痞满食少者，加神曲15 g，炒麦芽15 g，槟榔15 g，以消食除痞；大便燥结者，加制大黄5 g，桃仁10 g，以通便；恶心嗳气者，加旋覆花（包煎）10 g，姜竹茹10 g，以和胃降逆；舌红少苔者，加沙参15 g，麦冬15 g，乌梅12 g，以滋阴生津。

3. 生津益胃汤：

[组成] 麦冬30 g，天冬30 g，五味子30 g，沙参30 g，山药20 g，黄芪20 g，丹参20 g，蒲公英15 g，枳壳15 g，炙甘草8 g。每日1剂，水煎分2次服。

[功效] 生津益胃，理气祛瘀。

[方解] 方中麦冬、天冬、五味子、沙参滋阴生津养胃，体现了养阴生津的主旨；脾胃为后天之本，是运行一身之气的根本所在，"脾主为胃行其津液"，故用山药、黄芪健脾益气，以促使胃中津液得以源源化生不绝；本病病程较长，"久病必瘀"，选用丹参以化瘀通络，使津液得以敷布；现代医学研究认为，慢性萎缩性胃炎与幽门螺杆菌感染有关，蒲公英则有杀灭幽门螺杆菌的作用。气行则津行，应用枳壳以理气，使气机通达，以助津液运行；炙甘草健脾益气，兼调和诸药。本方有生津益胃、理气祛瘀之功，切中慢性萎缩性胃炎之胃阴亏虚、阴津缺乏而萎缩之病机。

[加减] 伴肠上皮化生者，加三棱15 g，莪术15 g；伴腺体不典型增生者，加牡蛎

（先煎）30 g，贝母 15 g；伴胆汁反流者，加柴胡 15 g，黄芩 10 g；伴十二指肠炎或溃疡者，加白及 15 g，煅瓦楞子 15 g；伴胃黏膜脱垂者，加升麻 15 g，桔梗 15 g。

4. 化瘀消萎生肌汤：

[组成] 黄芪 30 g，川芎 10 g，丹参 12 g，海螵蛸 15 g，蒲公英 30 g，生地黄 15 g，麦冬 15 g，白芍 15 g，制乳香 10 g，甘草 5 g。每日 1 剂，水煎分 2 次服。

[功效] 益气养阴，疏肝理气和胃，行气活血。

[方解] 方中黄芪益气扶正，托疮生肌；川芎、丹参活血化瘀；海螵蛸以制酸，敛疮止痛止血；蒲公英清热消痛散结；生地黄、麦冬滋养胃阴；白芍、甘草以酸甘化阴，疏缓肝气，使肝气条达；更佐乳香而达于气活血之功。诸药配伍，则能使胃阴得养、肝气得疏、气机舒畅、瘀血得消，标本兼顾，故而在临床收效颇佳。

[加减] 气滞肝脉而两肋痛者，加柴胡 12 g，郁金 10 g；心脉瘀阻而胸痹心痛者，加降香 5 g，红花 10 g；肝郁化火，横逆犯胃而痛甚者，加延胡索 12 g，川楝子 10 g，浙贝母 10 g；胃气上逆而嗳气呃逆者，加旋覆花（包煎）12 g，赭石（先煎）12 g，沉香粉 5 g；大便干结或下血者，加决明子 12 g，三七（研末冲服）5 g，熟大黄 10 g；阴血亏虚，心失所养而夜寐不安者，加酸枣仁 12 g，柏子仁 10 g。

5. 疏肝健脾和胃汤：

[组成] 柴胡 10 g，太子参 15 g，乌药 10 g，枳壳 12 g，白芍 15 g，炒白术 12 g，茯苓 15 g，槟榔 12 g，蒲公英 20 g，丹参 12 g，木香 5 g，甘草 5 g。每日 1 剂，水煎分 2 次服。

[功效] 疏肝解郁，益气健脾，行气除满，镇痛消炎。

[方解] 方中太子参、炒白术、茯苓、甘草甘温益气，健脾养胃，加强胃黏膜屏障的作用；乌药、枳壳、槟榔、木香行气降逆，宽胸除满，具有增强胃动力、促进胃排空的作用；丹参活血化瘀，能改善胃黏膜的血液循环，促进胃黏膜的修复；蒲公英归脾、胃经，清热解毒，健脾益胃，消除胀满而散结，且有抑菌消炎的作用。诸药配伍，行气而不伤阴，益气而不温燥，清热而不伤正，活血而不碍胃，标本兼治，共奏疏肝解郁、益气健脾、行气除满、镇痛消炎之功效。

[加减] 气滞甚者，加佛手 10 g，香橼皮 10 g，绿萼梅 12 g；血瘀痛重者，加延胡索 12 g，五灵脂（包煎）10 g；肝胃郁热泛酸、嘈杂者，加左金丸（包煎）10 g，海螵蛸 15 g，浙贝母 12 g；湿浊中阻者，加厚朴 10 g，藿香 12 g，砂仁 10 g；胃气上逆嗳气较甚者，加旋覆花（包煎）12 g，法半夏 10 g；胃阴不足者，加乌梅 12 g，麦冬 12 g。

 # 慢性胆囊炎

慢性胆囊炎系胆囊慢性炎症性病变，病情呈慢性迁延经过，临床上有反复急性发作等特点。以往认为其多与胆石病同时存在，但临床所见，非结石的慢性胆囊炎亦相当常见，多数病例以前并无急性发作史，而在就医时即为慢性。本病女性多于男性，发病年龄以 30～50 岁多见，病史可达 10 余年或更长。本病的主要症状为反复发作性上腹部疼痛，并向右侧肩胛区放射。腹痛常发生于晚上和饱餐后，常呈持续性疼痛。可伴有反射性恶心、呕吐等症，但发热、黄疸不常见。

根据慢性胆囊炎的临床特征，其属于中医学"胆胀"范畴。中医学认为，本病主要由于忧思脑怒，情志不舒，肝胆气郁；或饮食不节，损伤脾胃，滋生湿热；或久病气滞血瘀，肝失疏泄，胆失通降而为病。

一、常见证的辨治

1. 肝气郁滞证：

[主要表现] 上腹部胀痛，连及胁肋或肩背，胸脘满闷，口苦厌油，舌苔薄白，脉弦。

[治法方药] 疏肝解郁，理气止痛。柴胡疏肝（散）汤加减：柴胡 10 g，香附 10 g，延胡索 12 g，黄芩 10 g，白芍 12 g，郁金 10 g，青皮 10 g，川楝子 10 g，鸡内金 10 g，甘草 5 g。

2. 肝胆郁热证：

[主要表现] 右胁疼痛，痛连肩背，口苦口干，大便干燥，小便短黄，舌质红，舌苔黄，脉弦数。

[治法方药] 清肝泻胆，理气止痛。清胆汤加减：大黄 10 g，栀子 10 g，黄连 5 g，柴胡 10 g，白芍 12 g，蒲公英 12 g，瓜蒌 12 g，郁金 10 g，延胡索 12 g，川楝子 10 g，枳壳 10 g，木香 5 g。

3. 肝郁脾虚证：

[主要表现] 右上腹胀痛，痞闷不舒，食少腹胀，嗳气便溏，舌质淡，舌苔白，脉弦细。

[治法方药] 疏肝理气健脾。柴芍六君子汤加减：党参 12 g，柴胡 10 g，白术 12 g，茯苓 12 g，白芍 12 g，法半夏 10 g，郁金 10 g，香附 10 g，陈皮 5 g，甘草 3 g。

4. 肝胆瘀滞证：

[主要表现] 右上腹疼痛，痛有定处，状如针刺或刀割，舌质紫暗，或有瘀斑点，脉弦涩。

[治法方药] 活血化瘀，行气止痛。复元活血汤加减：柴胡 10 g，当归 12 g，桃仁 10 g，红花 10 g，丹参 15 g，赤芍 12 g，川楝子 10 g，郁金 10 g，延胡索 12 g，大黄 5 g，甘草 5 g。

5. 肝郁阴虚证：

[主要表现] 右胁隐隐作痛，或有灼热感，口燥咽干，急躁易怒，胸中烦热，头晕目眩，午后低热，舌质红，舌苔少，脉弦细数。

[治法方药] 疏肝利胆，滋阴清热。一贯煎加减：生地黄 12 g，沙参 12 g，麦冬 12 g，当归 12 g，白芍 12 g，枸杞子 10 g，川楝子 10 g，青皮 5 g，香附 10 g，郁金 10 g，甘草 5 g。

二、试试精选验方

1. 柴金利胆汤：

[组成] 柴胡 15 g，黄芩 15 g，金银花 30 g，蒲公英 15 g，木香 15 g，郁金 15 g，延胡索 15 g，金钱草 30 g，生白芍 15 g，大黄 15 g，法半夏 12 g，炙甘草 5 g。每日 1 剂，水煎分 2 次服。

[功效] 疏肝解郁，清肝利胆，理气止痛。

[方解] 方中柴胡疏肝解郁，调达肝气；白芍养肝柔肝，并与炙甘草同用有益气补中、缓急止痛之效；木香、郁金、延胡索理气活血、解郁止痛；金银花、蒲公英清热解毒，除肝郁化热之力；蒲公英清热解毒利胆；法半夏燥湿化痰；大黄、黄芩、金钱草有泻热逐邪、通降胆气之效。诸药合用，共奏疏肝解郁、清肝利胆，兼以理气化痰、通腑和胃、止

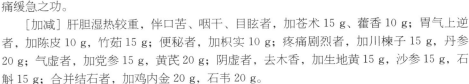

痛缓急之功。

[加减] 肝胆湿热较重，伴口苦、咽干、目眩者，加苍术 15 g、藿香 10 g；胃气上逆者，加陈皮 10 g，竹茹 15 g；便秘者，加枳实 10 g；疼痛剧烈者，加川楝子 15 g，丹参 20 g；气虚者，加党参 15 g，黄芪 20 g；阴虚者，去木香，加生地黄 15 g，沙参 15 g，石斛 15 g；合并结石者，加鸡内金 20 g，石韦 20 g。

2. 复胆汤：

[组成] 柴胡 12 g，金钱草 30 g，郁金 15 g，枳壳 15 g，木香 10 g，法半夏 10 g，炒大黄 5 g，炒川楝子 15 g，甘草 10 g。每日 1 剂，水煎分 2 次服。

[功效] 疏肝利胆，通里化瘀，行滞止痛。

[方解] 方中柴胡专入肝胆，疏肝理气解郁，和利少阳枢机；金钱草清热利胆；木香行气止痛，健脾消食；法半夏和胃降逆止呕，消痞散结；枳壳理气行滞、消积除痞；郁金行气解郁，活血止痛；川楝子疏肝行气止痛；炒大黄化瘀通腑；甘草甘缓和中，调和诸药。全方合用，共奏疏肝利胆，通里化瘀，行滞止痛之功。

[加减] 气滞甚者，加青皮 10 g，醋炒香附 15 g；血瘀者，加桃仁 10 g，丹参 25 g；发热者，加黄芩 10 g，金银花 15 g，蒲公英 15 g；夹湿者，加薏苡仁 30 g，泽泻 10 g；发黄者，加茵陈 30 g，车前子（包煎）15 g，栀子 10 g；呕吐明显者，加生姜 10 g，竹茹 10 g；食欲差者，加焦三仙各 12 g，鸡内金 10 g；疼痛明显者，加醋炒延胡索 15 g。

3. 舒肝通腑汤：

[组成] 柴胡 10 g，白芍 15 g，黄芩 10 g，金钱草 15 g，香附 10 g，虎杖 12 g，枳壳 10 g，白术 10 g，木香 10 g，郁金 10 g，延胡索 12 g，大黄（后下）5 g，蒲公英 12 g，茵陈 12 g，炙甘草 3 g。每日 1 剂，水煎分 2 次服。

[功效] 通腑泻热，舒肝理气，软坚散结，利湿退黄。

[方解] 方中柴胡、黄芩和解清热，以除少阳之邪；大黄配枳壳、木香，以内泻阳明热结，行气消痞；白芍柔肝缓急止痛；香附、郁金、延胡索助柴胡疏肝理气，活血止痛；虎杖、金钱草、蒲公英、茵陈清热利湿，退黄排石；白术、炙甘草益气补脾，以防苦寒伤脾；甘草调和诸药。诸药合用，共奏通腑泻热，舒肝理气，软坚散结，利湿退黄之效。

[加减] 伴有结石者，加鸡内金 10 g，海金沙（包煎）15 g；口渴喜饮者，加天花粉 15 g，麦冬 12 g；恶心、呕吐者，加法半夏 10 g，竹茹 10 g；小便黄赤者，加车前子（包煎）12 g。

4. 活血愈胆汤：

[组成] 郁金 30 g，川芎 30 g，金钱草 30 g，丹参 20 g，赤芍 20 g，鸡内金 20 g，桃仁 10 g，红花 10 g，川楝子 10 g，木香 10 g，茵陈 12 g，大黄 5 g。每日 1 剂，水煎分 2 次服。

[功效] 活血化瘀，舒肝解郁，理气止痛，清热利湿。

[方解] 方中丹参、川芎、赤芍、桃仁、红花活血化瘀，以治其本。川楝子、木香、郁金、川芎疏肝解郁，理气止痛，使胆气条达，调肝气可疏通血脉，此乃"气行则血行"之意。大黄引瘀血下行，又能泻热通腑，使胆腑通降下行。金钱草清热利湿；鸡内金健胃消食。全方具有活血化瘀、行气利胆之功，使瘀血得散，胆腑通降下行，胆气正常疏泄。

[加减] 右上腹痛甚者，加延胡索 12 g，乌药 10 g，姜黄 10 g，重用川楝子 15 g；右胁胀满者，加柴胡 12 g，青皮 10 g，枳实 10 g；有黄疸者，重用茵陈 20 g，加虎杖 15 g，

栀子 10 g，茯苓 12 g；恶心呕吐者，加姜半夏 10 g，竹茹 10 g，赭石（先煎）12 g；发热者，加金银花 12 g，连翘 10 g，蒲公英 15 g；便秘者，重用大黄 10 g；不思饮食者，加炒白术 12 g，炒麦芽 15 g，焦山楂 15 g，炒莱菔子 12 g。

5. 逍遥利胆汤：

[组成] 醋柴胡 15 g，黄芩 12 g，延胡索 15 g，丹参 12 g，郁金 12 g，山楂 15 g，当归 12 g，炒白芍 20 g，白术 20 g，茯苓 12 g，香附 10 g，川楝子 12 g，甘草 5 g。每日 1 剂，水煎分 2 次服。

[功效] 疏肝理气，活血止痛，清热利湿。

[方解] 方中醋柴胡、川楝子、香附疏肝解郁，理气止痛，使肝气条达且不伤肝阴。《金匮要略》说："夫肝之病，补用酸，助用焦苦。"醋为酸性，醋制柴胡能入肝经。土虚不能生木，血虚不能养肝能致肝郁，用茯苓、白术助土以生木，当归、白芍荣血以养肝；延胡索、丹参、郁金、山楂活血行气，祛瘀止痛；黄芩性寒，味苦以清热燥湿，泻火解毒；甘草调和诸药。全方组合，共奏疏肝理气解郁，活血止痛，清热利湿之功。

[加减] 伴黄疸者，加茵陈 30 g，大黄 5 g；伴胆石症者，加金钱草 30 g，海金沙（包煎）20 g，鸡内金 20 g；大便干结者，加火麻仁 20 g，柏子仁 15 g，郁李仁 20 g；恶心呕吐者，加法半夏 12 g，生姜 10 g，竹茹 10 g。

 # 溃疡性结肠炎

溃疡性结肠炎是一种病因不明的直肠和结肠炎性疾病。目前认为本病的发生主要由于体液与细胞免疫机制的异常反应，并与遗传、感染、精神因素有关。病变主要在结肠的黏膜，且以溃疡为主，多累及直肠和远端结肠。临床表现主要有腹泻腹痛、黏液便、脓血便、里急后重等，也可发生严重的局部和全身并发症。病程较长，病情时轻时重，多呈反复发作。

根据溃疡性结肠炎的临床特征，其属于中医学"大瘕泄"范畴。中医学认为，本病多是由于郁怒失节，劳累过度，肝木克土；饮食不调，嗜癖辛辣、烟酒，或进食不慎，湿热或湿热邪毒蕴聚肠道，引起大肠气机郁滞，传导失常，络脉受损，气血瘀滞而成。久之气损及阳，致脾肾阳气亏虚。病性多属虚实夹杂，以脾胃气虚，脾肾阳虚为本；湿热蕴结，气机阻滞，瘀血内阻为标。

一、常见证的辨治

1. 肠道湿热内蕴证：

[主要表现] 腹痛腹泻，反复发作，便夹黏液脓血，里急后重，肛门灼热，脘痞呕恶，口苦口臭，小便短赤，舌质红，苔黄腻，脉濡数。

[治法方药] 清利肠道湿热。白头翁汤合木香槟榔（丸）汤加减：白头翁 12 g，黄连 10 g，黄柏 10 g，秦皮 12 g，马齿苋 15 g，败酱草 12 g，木香 5 g，槟榔 10 g，大黄 10 g，赤芍 12 g，牡丹皮 12 g，香附 10 g，枳壳 10 g，甘草 5 g。

2. 肠道气滞血瘀证：

[主要表现] 腹痛腹泻，痛有定处，泻下不爽，便夹脓血，腹胀肠鸣，面色晦暗，肌肤甲错，舌质紫暗，或有瘀斑点，脉弦涩。

[治法方药] 活血化瘀，行气止痛。少腹逐瘀汤加减：全当归 12 g，赤芍 12 g，川芎

10 g，生蒲黄（包煎）10 g，五灵脂（包煎）10 g，延胡索 12 g，小茴香 5 g，制没药 10 g，白头翁 12 g，川黄连 5 g，马齿苋 15 g，枳壳 10 g，甘草 5 g。

3. 肝郁脾虚证：

[主要表现] 腹部胀痛，腹泻黏液，脓血，两胁作胀，脘痞纳少，情志抑郁，神疲乏力，舌质淡红，舌苔薄黄，脉弦缓。

[治法方药] 疏肝理气，健脾和胃。柴芍六君子汤合痛泻要方加减：柴胡 10 g，白芍 12 g，党参 12 g，茯苓 12 g，白术 12 g，法半夏 12 g，白头翁 12 g，黄连 5 g，防风 10 g，陈皮 10 g，甘草 5 g。

4. 脾气虚弱证：

[主要表现] 腹泻腹胀，便夹脓血，脘痞食少，神疲懒言，肢体倦怠，舌质浅淡，舌苔薄白，脉细弱或濡缓。

[治法方药] 健脾益气，升阳举陷。补中益气汤合参苓白术（散）汤加减：黄芪 15 g，党参 12 g，茯苓 12 g，白术 12 g，山药 15 g，柴胡 10 g，升麻 10 g，当归 12 g，白头翁 12 g，黄连 5 g，赤石脂 15 g，莲子 12 g，甘草 5 g。

5. 脾虚湿困证：

[主要表现] 腹部胀痛，脘痞食少，大便稀溏，或夹黏液，恶心呕吐，肢体困重，口腻乏味，舌质浅淡，舌苔白腻，脉濡缓。

[治法方药] 健脾渗湿。六君子汤合胃苓汤加减：党参 15 g，白术 12 g，茯苓 12 g，法半夏 10 g，苍术 12 g，厚朴 10 g，泽泻 10 g，猪苓 10 g，肉桂 3 g，陈皮 10 g，生姜 5 g，大枣 10 g，甘草 5 g。

6. 脾肾阳虚证：

[主要表现] 久泻不愈，腹痛隐隐，肠鸣腹胀，大便稀溏，夹有黏液或脓血，形寒肢冷，神疲倦怠，食减纳呆，腰膝酸软，舌淡胖，苔白润，脉沉迟无力。

[治法方药] 温肾健脾，涩肠止泻。附桂理中汤合四神（丸）汤加减：附子（先煎）10 g，补骨脂 12 g，肉豆蔻 12 g，吴茱萸 10 g，五味子 10 g，炮干姜 10 g，党参 15 g，白术 12 g，诃子肉 12 g，赤石脂 12 g，甘草 5 g。

7. 阴血亏虚证：

[主要表现] 大便秘结，或小量脓血便，腹痛隐隐，午后低热，或五心烦热，寐则汗出，神疲懒言，头晕眼花，舌红少苔，脉细而数。

[治法方药] 滋阴养血。驻车（丸）汤加减：当归 12 g，阿胶（烊化冲服）12 g，沙参 12 g，石斛 12 g，白芍 12 g，墨旱莲 12 g，黄连 10 g，牡丹皮 12 g，槐花 10 g，枳壳 10 g，白头翁 12 g，甘草 3 g。

二、试试精选验方

1. 柴芍乌贼汤：

[组成] 柴胡 12 g，白芍 12 g，赤芍 12 g，当归 12 g，白术 12 g，茯苓 18 g，槟榔 15 g，黄连 10 g，海螵蛸 20 g，炙甘草 5 g。每日 1 剂，水煎分 2 次服。

[功效] 疏肝解郁，解毒化浊散瘀。

[方解] 方中柴胡、当归、白术、茯苓疏肝解郁、健脾和营；白芍、炙甘草调和气血、清热解毒，恰中病机之关键。配伍赤芍以清热凉血、散瘀止痛；海螵蛸以涩肠、生肌、敛溃。诸药相合，共奏疏肝解郁、解毒化浊散瘀之功。

[加减] 面色无华、倦怠乏力、纳差甚者，加黄芪 15 g，党参 12 g；脘腹闷胀、里急

后重甚者，加木香 5 g，乌药 10 g，苍术 12 g，厚朴 12 g；腹痛明显者，加延胡索 12 g，三七 5 g；黏液便明显者，加赤石脂 12 g，薏苡仁 15 g，败酱草 15 g，砂仁 10 g；脓血便或肛门灼热、舌红苔黄腻、脉弦滑者，加地榆炭 12 g，葛根 15 g，白头翁 12 g，秦皮 10 g；闷闷不乐、抑郁易怒者，加香附 10 g，佛手 10 g；腰部酸软畏凉、尺脉弱者，加附子（先煎）10 g，肉桂 5 g，补骨脂 12 g，肉豆蔻 12 g；大便滑脱者，加乌梅 12 g，蜜炙罂粟壳 5 g，煨诃子 12 g；面色晦暗、舌紫黯或有瘀点、脉涩者，加丹参 12 g，泽兰 10 g。

2. 益脾清肠汤：

[组成] 乌梅 15 g，茯苓 15 g，黄连 5 g，广木香（后下）10 g，当归 12 g，炒白术 12 g，炒枳实 10 g，炒白芍 12 g，败酱草 12 g，太子参 12 g，葛根 12 g，炙甘草 5 g。每日 1 剂，水煎分 2 次服。

[功效] 抑肝健脾，祛邪扶正，调肠止泻。

[方解] 方中重用乌梅酸涩止泻，合白芍柔肝抑木；败酱草、黄连苦寒清化湿热，解毒祛瘀；广木香味辛苦性温，枳实味苦性微寒，调气止痛，消痞除胀；白芍、当归和血行血；太子参、炒白术、茯苓、葛根、炙甘草健脾升清，除湿止泻。诸药相伍，共奏抑肝健脾，祛邪扶正，调肠止泻之功。

[加减] 大便脓血、口苦急躁、舌红苔黄腻、脉弦滑者，去太子参、白术，加白头翁 15 g，秦皮 12 g，大黄炭 10 g，炒槟榔 10 g，以清肠导滞；胃脘痞闷、舌苔白腻属湿阻气滞者，酌加藿香梗 12 g，荷梗 10 g，佩兰 12 g，法半夏 10 g，厚朴 10 g，薏苡仁 15 g，以化湿理气；脘腹冷痛、畏寒肢冷者，酌加淡附子（先煎）10 g，干姜 10 g，细辛 5 g，以温阳散寒药；大便滑脱者，重用乌梅 20 g，加煨诃子 12 g，以收涩固脱；并发肠息肉者，加莪术 10 g，僵蚕 10 g，以消瘀散结。

3. 肠安汤：

[组成] 红藤 20 g，藿香 50 g，延胡索 15 g，薏苡仁 20 g，败酱草 15 g，枳实 20 g，白及 15 g，三七（捣碎）20 g，冬瓜子 15 g，焦三仙各 15 g，黄芪 30 g，芦根 15 g，阿胶（烊化冲服）30 g，白芍 15 g，甘草 15 g。每日 1 剂，水煎分 2 次服。

[功效] 化瘀排脓，清热祛湿解毒，理气止痛。

[方解] 方中三七、白及、枳实化瘀排脓，生肌长肉止血，有利于溃疡面的修复；红藤、败酱草、薏苡仁、冬瓜子、芦根清热祛湿解毒；藿香能芳香化湿和胃；白芍、甘草缓急止痛；焦三仙消食导滞，增进食欲；黄芪配甘草能补气健脾，生肌长肉，有利于胃黏膜及肌层的修复；白芍、阿胶养阴补血，有利于胃体的恢复；延胡索理气止痛，助三七活血止血；三七活血，又能助延胡索理气止痛；三七尚能止血，以助白及收敛止血。诸药合用，以化瘀排脓生肌长肉为主，旨在促进胃黏膜的修复和愈合，因而具补气滋阴养血之效。

[加减] 便溏者，酌加诃子 12 g，益智 12 g，白术 12 g，苍术 12 g；便血者，加槐花 12 g，灶心黄土 15 g，地榆炭 10 g；恶心呕吐者，加莱菔子 12 g，竹茹 10 g，代赭石（先煎）15 g；食少纳呆者，酌加肉豆蔻 10 g，白豆蔻 10 g，砂仁 10 g，草果 10 g。

4. 健脾清肠饮：

[组成] 黄芪 20 g，党参 15 g，法半夏 10 g，茯苓 15 g，白术 10 g，黄连 5 g，木香 10 g，仙鹤草 15 g，厚朴 10 g，葛根 15 g，白头翁 10 g，焦三仙各 15 g，陈皮 10 g，甘草 3 g。每日 1 剂，水煎分 2 次服。

[功效] 健脾益气，清热化湿，行气活血。

[方解] 方中党参、茯苓、白术、甘草、黄芪、仙鹤草健脾益气补虚；陈皮、法半夏、

厚朴、木香化湿和中，行气止痛，并助焦三仙消食化滞；仙鹤草、白头翁除能止血外，合黄连能清热化湿，凉血解毒，合黄芪能"破癥癖""逐恶血"，托毒排脓生肌；葛根升清降浊，清热止痢；甘草调和诸药。全方共奏健脾益气、清热化湿、行气活血、消食化滞之功，标本并治，功补兼施，使"祛邪而不伤正，扶正而不留寇"。

[加减] 大便次数多者，加苍术 12 g，砂仁 10 g；大便黏滞不爽者，加生大黄 8 g，槟榔 10 g。

5. 健脾愈疡汤：

[组成] 党参 20 g，黄芪 30 g，白术 15 g，茯苓 20 g，防风 10 g，山药 15 g，薏苡仁 30 g，砂仁 15 g，陈皮 15 g，白芍 20 g，当归 15 g，白扁豆 30 g，白及 15 g，菟丝子 15 g，炙甘草 10 g。每日 1 剂，水煎分 2 次服。

[功效] 健脾益气止泻，活血淡渗利湿。

[方解] 方中以党参、黄芪、白术、山药健脾益气；白扁豆、茯苓、薏苡仁淡渗利湿；佐以陈皮、砂仁醒脾和胃；菟丝子补肾固精止泻；当归、白芍和血补血；同时白芍、甘草缓急止痛，酸甘化阴；防风升阳，胜湿止泻，且与白术、陈皮相伍，取痛泻要方之意。诸药合用，共奏健脾益气止泻，活血淡渗利湿之功。

[加减] 腹痛明显者，加木香 5 g，延胡索 12 g；便血明显者，加三七（研末冲服）5 g，地榆炭 12 g，槐花炭 12 g；伴腹胀者，加木香 5 g，厚朴 12 g。

 # 肠易激综合征

肠易激综合征是由于肠管运动与分泌功能异常所引起的常见肠道功能性疾病。其特点是肠道无结构上的缺陷，但肠道对刺激有过度的反应或反常的现象。主要表现为腹痛，腹泻，便秘，或交替性腹泻与便秘，黏液性大便等。多在中年发病，以女性为多。

根据肠易激综合征的临床特征，其属于中医学"肠郁"范畴。中医学认为，本病多是由于长期情志不调，抑郁不舒，致使肝气郁结，疏泄失司；肝木克土，肝脾不和，肝郁脾虚，中州斡旋乏力，引起脾胃虚弱，健运失司，水反为湿，谷反为滞。湿滞久郁化热，寒热互结，热灼阴津，阴虚肠燥；寒凝血瘀，肠道瘀滞，运化转输失常，发为肠郁。病情变化与情志密切相关，对饮食不慎、寒温失调、劳累过度亦甚敏感，病性多属虚实寒热错杂。

一、常见证的辨治

1. 肝郁脾虚证：

[主要表现] 每因情志怫郁即腹痛，腹泻，肠鸣，泻后痛减，脘腹痞闷，急躁易怒，嗳气食少，舌质红，苔薄白，脉弦。

[治法方药] 疏肝健脾。柴芍六君子汤合痛泻要方加减：党参 12 g，白术 10 g，茯苓 12 g，白芍 12 g，柴胡 10 g，香附 12 g，延胡索 12 g，枳壳 10 g，防风 10 g，陈皮 10 g，法半夏 10 g，木香 5 g，甘草 5 g。

2. 寒热错杂证：

[主要表现] 腹痛，肠鸣，腹泻，便夹黏液不爽，或腹泻与便秘交替，烦闷不欲饮食，脘腹喜按，口干，舌质红，舌苔腻，脉弦滑。

[治法方药] 平调寒热，调和胃肠。乌梅（丸）汤加减：乌梅 12 g，党参 12 g，白术

10 g，附子 5 g，细辛 3 g，黄柏 10 g，黄连 8 g，茯苓 12 g，当归 12 g，白芍 12 g，炮干姜 5 g，木香 5 g，甘草 5 g。

3. 脾胃气虚证：

[主要表现] 大便稀溏，水谷不化，稍进油腻则大便次数增多，食欲不振，脘腹闷痛，面色萎黄，神疲乏力，舌质淡，苔薄白，脉缓弱。

[治法方药] 补脾益气。参苓白术（散）汤加减：党参 15 g，白术 12 g，茯苓 12 g，白芍 12 g，山药 15 g，白扁豆 12 g，莲子肉 12 g，砂仁 10 g，薏苡仁 15 g，木香 5 g，陈皮 10 g，甘草 5 g。

4. 阴虚肠燥证：

[主要表现] 大便干结，数日一行，头痛烦闷，手足心热，常伴失眠，舌质红，苔少或无苔，脉弦细数。

[治法方药] 滋阴通便。增液汤合五仁（丸）汤加减：玄参 12 g，麦冬 12 g，生地黄 15 g，油当归 12 g，桃仁 10 g，火麻仁 10 g，郁李仁 10 g，延胡索 12 g。

5. 肠道瘀滞证：

[主要表现] 大便溏薄或便秘，左少腹疼痛固定，腹部胀满，嗳气纳差，舌质紫暗，或有瘀斑点，脉弦涩。

[治法方药] 理气化瘀。少腹逐瘀汤加减：赤芍 12 g，蒲黄 10 g，五灵脂（包煎）10 g，延胡索 12 g，小茴香 5 g，当归 12 g，川芎 10 g，制没药 10 g，干姜 3 g。

二、试试精选验方

1. 疏肝健脾汤：

[组成] 柴胡 12 g，枳壳 15 g，白芍 15 g，陈皮 10 g，防风 10 g，白术 15 g，炙甘草 10 g。每日 1 剂，水煎分 2 次服。

[功效] 补脾土泻肝木，调气机止痛泻。

[方解] 方中柴胡苦平，条达肝木而疏少阳之郁；枳壳、陈皮理气醒脾和中；白术燥湿健脾；白芍养血柔肝，配甘草缓中止痛；防风散肝舒脾，升阳止泻；甘草调和诸药。全方共奏补脾土而泻肝木、调气机而止痛泻之功。

[加减] 脾虚者，加党参 15 g，茯苓 15 g；便秘者，增白术至 30 g，加厚朴 10 g，莱菔子 10 g；腹痛者，加延胡索 15 g；腹泻者，加木香 10 g，焦山楂 15 g；黏液便者，加黄连 10 g，秦皮 15 g。

2. 调和肠激停汤：

[组成] 柴胡 10 g，炒白芍 10 g，法半夏 10 g，陈皮 15 g，茯苓 15 g，炒白术 15 g，防风 10 g，黄连 5 g，干姜 10 g，苍术 12 g，炙甘草 5 g。每日 1 剂，水煎分 2 次服。

[功效] 疏肝理气，健脾燥湿，温补中焦。

[方解] 方中柴胡、炒白芍疏肝理气，法半夏、陈皮、茯苓、炒白术、苍术健脾燥湿；配合少量防风，具有升散之性，助白术、白芍散肝舒脾，又可引药入脾经；黄连清湿热，祛余邪；干姜温补中焦。全方共奏疏肝理气，健脾燥湿，温补中焦之功。

[加减] 大便溏泄日久、乏困无力者，加炒山药 20 g，炒薏苡仁 20 g，黄芪 20 g；黏液便者，加马齿苋 15 g；久泻不止者，加升麻 10 g，芡实 10 g；腹胀、里急后重，加槟榔 10 g，木香 5 g；腹痛者，加延胡索 15 g；腰酸怕冷者，加补骨脂 12 g。

3. 健脾渗湿止泻汤：

[组成] 党参 15 g，茯苓 15 g，炒白术 12 g，炒白扁豆 30 g，莲子 10 g，炒山药 20 g，

砂仁 10 g，薏苡仁 30 g，桔梗 10 g，炙甘草 5 g，大枣 3 枚。每日 1 剂，水煎分 2 次服。

[功效] 健脾益气，渗湿止泻。

[方解] 方中党参、白术、炙甘草、大枣健脾益气；茯苓、山药、薏苡仁、白扁豆健脾祛湿止泻；砂仁化湿和中，理气醒脾；桔梗载药上行以益肺，宣降气机，清升浊降而泄利止。诸药合用，共奏健脾益气、渗湿止泻之功。

[加减] 气滞泻者，加木香 10 g，枳壳 10 g，莱菔子 10 g；伤食泻者，加炒谷芽 15 g，炒麦芽 15 g，延胡索 12 g；脾肾虚寒者，加补骨脂 12 g，肉豆蔻 10 g，吴茱萸 5 g；泻下清稀无度者，加诃子 12 g，罂粟壳 10 g，五味子 10 g；泻下脱肛者，加黄芪 15 g，柴胡 10 g，升麻 5 g。

4. 肠安汤：

[组成] 党参 30 g，茯苓 15 g，薏苡仁 15 g，补骨脂 15 g，白术 10 g，白扁豆 10 g，陈皮 10 g，莲子 10 g，山药 10 g，肉桂 10 g，芡实 10 g，诃子 10 g，五味子 10 g，吴茱萸 8 g，升麻 5 g，甘草 5 g。每日 1 剂，水煎分 2 次服。

[功效] 温补脾肾，渗湿涩肠止泻。

[方解] 方中党参、茯苓、白术补脾胃之气；补骨脂补肾温脾止泻；肉桂、吴茱萸补火助阳、散寒止痛；白扁豆、薏苡仁、山药健脾止泻；莲子助白术既可健脾，又可渗湿止泻；陈皮理气、调中、燥湿；升麻有升阳之功；芡实、诃子、五味子涩肠止泻；甘草调和诸药。如此配合，则肾温脾暖，大肠固而运化复，自然泄泻止，诸症皆愈。

[加减] 嗳气频作者，加柴胡 10 g，郁金 10 g；胃脘胀满、食欲不振者，加莱菔子 12 g，鸡内金 15 g，焦三仙各 30 g；遇寒凉腹泻加重者，加肉豆蔻 10 g，赤石脂 12 g，禹余粮 10 g；腹痛明显者，加白芍 30 g；周身乏力者，加黄芪 30 g。

5. 调肝益肠汤：

[组成] 柴胡 5 g，当归 12 g，白芍 18 g，防风 10 g，白僵蚕 10 g，龙骨（先煎）20 g，党参 15 g，白术 15 g，茯苓 15 g，炙甘草 5 g，木香 10 g，麦芽 15 g。每日 1 剂，水煎分 2 次服。

[功效] 调肝理气，健脾益肠。

[方解] 方中柴胡、木香疏肝理气；当归、白芍、炙甘草养肝柔肝，缓急止痛；防风、白僵蚕、龙骨散肝平肝，息风宁肠；党参、白术、茯苓健脾益肠。诸药合用，共奏调肝理气、健脾益肠之功，故肝调脾健肠宁，则升降有序，传导复常。

[加减] 气滞甚者，去党参，加厚朴 12 g，薤白 15 g；湿热明显者，去党参、白术，加大黄 10 g，白头翁 15 g；血瘀者，加蒲黄（包煎）12 g，五灵脂（包煎）10 g；多虑易惊者，龙齿易龙骨，茯神易茯苓，加莲子 12 g；气虚者，人参易党参，加炒白扁豆 15 g，山药 12 g；阴虚者，重用当归 15 g，白芍 20 g，加制何首乌 12 g，火麻仁 10 g；便频失禁者，去当归，加葛根 15 g，诃子 12 g。

反流性食管炎

反流性食管炎系指胃或十二指肠内容物反流到食管中引起食管黏膜发生的消化性炎症。主要是由于各种原因引起食管与胃接连区的抗反流功能失调，不能防止胃及十二指肠内容物反流到食管，以致胃酸、胃蛋白酶、胆盐和胰酶等损伤食管黏膜而发生炎症。临床以胸骨后烧灼样疼痛，反胃嘈杂吐酸为主症，多于餐后，尤其取平卧、弯腰俯拾姿位时明显。疼痛可涉及剑突下，肩胛区，颈，耳部，有时放射至臂。病重者可有咽下疼痛及间歇性吞咽梗塞感，或伴有呕血、咳嗽、形体消瘦等。长期、反复不愈的食管炎可致食管瘢痕形成，食管狭窄而发生裂孔疝，甚至发生慢性局限性穿透性溃疡。

根据反流性食管炎的临床特征，其属于中医学"食管瘅""噎食""噎膈"范畴。中医学认为，本病多因饮食不慎，进食污染邪毒之食物及毒品，或嗜食过热辛辣，长期饮酒等刺激性饮食及酸性食品和药物，使脾胃受损，运化失司，痰湿内生，复因情志郁怒失节，气机郁滞，肝气犯胃，胃气累发上逆，损伤食管，脉络瘀滞而成食管瘅。久则气郁，瘀滞化热，痰热互结，留结于胸，或热郁于胃，灼耗胃阴。

一、常见证的辨治

1. 肝胃不和证：

[主要表现] 胸骨后及胃脘部有灼热感，或者疼痛，脘胁胀痛，嗳气口苦，呕吐酸水，大便不爽，舌苔薄白，脉弦。

[治法方药] 疏肝和胃。柴胡疏肝（散）汤加减：柴胡 10 g，白芍 12 g，香附 10 g，川芎 10 g，枳壳 10 g，瓦楞子 12 g，海螵蛸 12 g，延胡索 12 g，黄连 5 g，百合 12 g，吴茱萸 5 g，蒲公英 15 g，甘草 5 g。

2. 痰气阻膈证：

[主要表现] 胸脘胀痛，伴有灼热感，呃逆嗳气，呕吐痰涎或酸水，舌质偏红，舌苔白腻，脉弦滑。

[治法方药] 祛痰理气宽膈。半夏厚朴汤合导痰汤加减：制法半夏 10 g，厚朴 10 g，枳实 10 g，陈皮 10 g，茯苓 12 g，制南星 12 g，紫苏叶 10 g，郁金 10 g，丹参 12 g，生姜 3 g，甘草 5 g。

3. 痰热结胸证：

[主要表现] 胸骨后灼热疼痛，甚则吞咽梗塞，呕吐苦水或酸水，舌质淡红，舌苔白腻，脉弦滑。

[治法方药] 清热化痰宽胸。柴胡陷胸汤加减：柴胡 10 g，黄芩 10 g，黄连 10 g，制法半夏 10 g，全瓜蒌 12 g，枳壳 10 g，桔梗 10 g，丹参 12 g，郁金 10 g，胆南星 12 g，瓦楞子 12 g，海螵蛸 12 g。

4. 瘀滞化热证：

[主要表现] 胸脘胀闷，灼热疼痛，甚则咽下困难或疼痛，呕吐酸水，苦水，或伴呕血，嗳气不畅，口渴欲饮，大便不爽，舌质青紫，或见瘀斑点，舌苔薄黄，脉弦涩或弦细数。

[治法方药] 理气化瘀，清热和胃。桃红四物汤加减：桃仁 10 g，红花 10 g，当归 12 g，川芎 10 g，赤芍 12 g，生地黄 12 g，柴胡 10 g，郁金 10 g，枳实 10 g，紫苏梗 10 g，黄连 5 g，厚朴 10 g，法半夏 10 g，蒲公英 15 g。

5. 胃热阴虚证：

[主要表现] 胸脘灼热疼痛，呕吐酸水或苦水，甚或呕血，面赤颧红，五心烦热，形体消瘦，口干欲饮，大便秘结，舌红少苔，脉细数。

[治法方药] 清胃滋阴。益胃汤合泻心汤加减：沙参 12 g，麦冬 12 g，生地黄 12 g，玉竹 12 g，黄芩 10 g，黄连 5 g，大黄 5 g，火麻仁 10 g，瓦楞子 12 g，海螵蛸 12 g，三七 3 g，蒲黄炭 10 g。

二、试试精选验方

1. 通降安胃汤：

[组成] 旋覆花（包煎）12 g，赭石（先煎）30 g，柴胡 10 g，枳壳 10 g，黄连 10 g，法半夏 10 g，党参 30 g，白术 15 g，焦槟榔 10 g，莪术 10 g，丹参 30 g，三七（研末冲服）5 g。每日 1 剂，水煎分 2 次服。

[功效] 疏肝和胃，健脾益气，降逆化浊。

[方解] 方中旋覆花辛开苦降，善降胃气而止呕逆，赭石可降上逆之胃气而止呕，二药合用，下气化痰，降逆和胃，调畅气机，逆气降则诸症除。柴胡、枳壳疏肝健脾、透邪解郁，《神农本草经》说柴胡"主心腹肠胃中结气，饮食积聚，寒热邪气，推陈致新"；枳壳理气除痞、化痰散结以下气，与柴胡相合，一升一降，使枢机运转，气机调畅，郁阳通达。黄连清热疏肝、和胃降逆；党参、白术健脾益气以固本；法半夏和胃降逆、散结消痞；槟榔攻坚祛胀、消食行痰；莪术、丹参行气活血、护膜宁络而止痛，助柴胡以解肝经之瘀滞；三七止血消肿、护膜生肌。诸药合用，共奏疏肝和胃、健脾益气、降逆化浊之功，使肝胆疏泄正常，胃气和降，则诸症尽除。

[加减] 泛酸明显者，加浙贝母 12 g，煅瓦楞子 15 g，海蛤壳（先煎）12 g；腹胀嗳气较甚者，加厚朴 12 g，青皮 10 g，陈皮 10 g；胸痛胃痛明显者，加延胡索 12 g，郁金 10 g，五灵脂（包煎）12 g；伴口苦、口臭、苔黄腻者，加大黄 10 g。

2. 舒胸通降汤：

[组成] 姜半夏 5 g，黄芩 10 g，姜黄连 5 g，吴茱萸 5 g，淡干姜 5 g，瓜蒌皮 15 g，沙参 20 g，紫丹参 15 g，郁金 10 g，浙贝母 12 g，海螵蛸 20 g，砂仁 10 g，豆蔻 10 g，青皮 10 g，炙甘草 5 g，大枣 10 g。每日 1 剂，水煎分 2 次服。

[功效] 宣郁清热，和胃宽胸，益气补中。

[方解] 方中姜半夏、吴茱萸、干姜、青皮、砂仁、豆蔻味辛性温，用以发散郁结之气，且有化痰开痹之功；黄芩、黄连苦寒潜降，清上逆之火；瓜蒌皮、浙贝母、郁金、丹参宽胸理气，化痰行瘀；沙参滋阴，且可防辛温太过化燥伤阴之弊；大枣、甘草益气健中。诸药合用，共奏辛开苦降、宣郁清热，和胃宽胸、益气补中之功效。

[加减] 胸骨后灼热、胃脘嘈杂甚者，加焦栀子 10 g，蒲公英 20～30 g；泛酸明显者，加煅瓦楞子 30 g；呕恶口苦者，加姜竹茹 15 g；脘腹胀满者，加枳实 15 g，沉香曲 15 g；咽中似有痰核阻滞者，加厚朴 10 g，紫苏梗 10 g；脾虚泄泻者，瓜蒌皮易全瓜蒌，去黄芩，加茯苓 15 g；血瘀症明显者，加莪术 12 g，赤芍 15；口干喜饮者，加石斛 15 g；大便干结者，加生大黄 8 g，枳实 10 g。

3. 柴芍参术汤：

[组成] 柴胡 10 g，白芍 15 g，党参 20 g，茯苓 15 g，白术 12 g，益智 15 g，姜半夏 10 g，陈皮 5 g，郁金 10 g，黄连 5 g，吴茱萸 3 g，甘草 5 g。每日 1 剂，水煎分 2 次服。

[功效] 健脾除湿，和胃降逆，疏肝泄热，摄涎制酸。

[方解] 方中党参性平味甘，有扶脾养胃、鼓舞中气之功；脾虚湿滞易生清涎，以白术健脾燥湿，茯苓甘淡渗湿，以顺应脾喜燥恶湿的特性；入益智温脾摄涎，脾气健，水湿运，则清涎自除；陈皮能升能降，有理气运脾和胃之功；姜半夏善化痰涎而降胃气，与陈皮相配，使脾气升运，胃气和降；与党参、白术、茯苓、甘草相合，以冀恢复脾胃纳运之职；辅佐黄连、吴茱萸，辛开苦降，清肝泄热，助以柴胡、白芍、郁金疏肝柔肝，行气解郁。诸药配伍，共奏健脾除湿、和胃降逆、疏肝泄热、摄涎制酸之功效。

[加减] 痰气郁结胸脘而致嗳气吞酸较甚者，加浙贝母 12 g，紫苏梗 10 g，佛手 10 g；胃中嘈杂、口淡食少、反流清涎甚者，去黄连，加砂仁 10 g，干姜 5 g，刀豆 10 g；瘀阻胸脘胀闷刺痛、舌质暗者，加蒲黄（包煎）12 g，五灵脂（包煎）10 g，三七（研末冲服）5 g。

4. 三花半夏泻心汤：

[组成] 厚朴花 10 g，煨葛根 30 g，绿梅花 10 g，法半夏 10 g，玳玳花 10 g，黄连 10 g，黄芩 10 g，干姜 5 g，生晒参 12 g，甘草 5 g。每日 1 剂，水煎分 2 次服。

[功效] 调和中焦，疏理肝气。

[方解] 方中法半夏、黄连、黄芩、生晒参、干姜调和中焦，疏利气机，调畅胃气；厚朴花、绿梅花、玳玳花疏理调达肝气，取胃病从肝论治之义；尤以煨葛根鼓舞胃气，升腾津液；配以辨证加减，使胃气得养，邪热得清，气机调和，疾病可愈。

[加减] 胸胁胃脘胀满、恶心呕吐者，加佛手 10 g，川楝子 12 g；胃脘隐隐灼痛、饥而不欲食者，加北沙参 15 g，石斛 12 g；脘腹冷痛、泛吐清涎者，加高良姜 10 g，砂仁 10 g；胃中灼痛、多食易饥者，加紫苏叶 10 g。

5. 消炎化瘀汤：

[组成] 沙参 15 g，山豆根 12 g，麦冬 15 g，川贝母 10 g，海螵蛸 15 g，茜草 10 g，法半夏 10 g，桔梗 10 g。每日 1 剂，水煎分 2 次服。

[功效] 消炎解毒，养阴生津，散结化瘀。

[方解] 方中山豆根清热解毒、消肿利咽；法半夏、桔梗、川贝母燥湿化痰、降逆止呕、宣肺散结；麦冬、沙参、海螵蛸养阴润肺、益气生津、制酸宽胸；茜草活血理气。诸药合用，消炎解毒、养阴生津、散结化瘀，有消炎制酸、逆转反流、保护食管黏膜的作用。

[加减] 疼痛者，加延胡索 12 g，香附 10 g；反酸者，加白及 10 g，生牡蛎（先煎）12 g；腹胀满者，加炒枳壳 10 g，厚朴 10 g；呕恶食少者，加陈皮 10 g，焦三仙各 10 g；有灼热感者，加黄芩 10 g，连翘 10 g。

 消化性溃疡

消化性溃疡是上消化道黏膜发生的慢性溃疡，又称胃和十二指肠溃疡。由于溃疡的形成和发展与酸性胃液、胃蛋白酶的消化作用有着密切的关系，所以称为消化性溃疡。因为溃疡主要（98.99%）发生在胃与十二指肠，其病因和发病机制比较复杂，迄今尚未完全明了，目前认为与胃酸，胃蛋白酶分泌增多，胃黏膜屏障功能降低，精神神经刺激，幽门排空延长，饮食失调及幽门螺杆菌感染有关。临床上以慢性周期性发作并有节律性的上腹部疼痛为主要表现。

根据消化性溃疡的临床特征，其属于中医学"胃疡""胃脘痛"范畴。中医学认为，本病多因情志失调，忧思郁怒，肝失调达；饮食不节，偏食辛辣、燥烈、烟酒等刺激之品；湿热之邪侵袭，蕴聚于胃；长期服用辛温燥烈或酸性药物等因素，致使肝胃不和，脾胃虚弱，积热内蕴，耗伤胃阴，损伤胃膜，瘀阻胃络而成胃疡。本病以脾胃虚弱，健运失司为本，气滞、郁热、瘀阻、胃气失和为标；病性多虚实夹杂。

（左侧竖排）中医自学十八讲　翟岳云教授精讲从零开始学懂中医

一、常见证的辨治

1. 肝胃不和证：

[主要表现] 胃脘及两胁胀痛，胸闷纳少，嗳气泛酸，口苦，每因情志不遂诱发或症状加重，舌苔薄白，脉弦。

[治法方药] 疏肝和胃。柴胡疏肝（散）汤加减：柴胡 10 g，白芍 12 g，香附 10 g，延胡索 12 g，川芎 10 g，枳壳 10 g，川楝子 12 g，黄连 10 g，海螵蛸 12 g，吴茱萸 10 g，瓦楞子 12 g，陈皮 10 g，甘草 5 g。

2. 肝胃积热证：

[主要表现] 胃脘灼痛，胸胁闷胀，泛酸，口干苦，喜冷饮，烦躁易怒，大便秘结，小便短黄，舌质红，舌苔黄，脉弦数。

[治法方药] 泻肝清胃。化肝煎合左金（丸）汤加减：黄连 10 g，栀子 10 g，牡丹皮 12 g，白芍 12 g，泽泻 10 g，吴茱萸 10 g，陈皮 10 g，青皮 10 g，瓦楞子 12 g，海螵蛸 12 g，延胡索 12 g，甘草 5 g。

3. 胃阴亏虚证：

[主要表现] 胃脘隐隐灼痛，空腹时尤著，似饥不欲食，口干不欲饮，纳差干呕，手足心热，大便干结，舌红少津，或有裂纹，少苔或花剥苔，脉细数。

[治法方药] 滋阴益胃。一贯煎加减：沙参 12 g，麦冬 12 g，白芍 12 g，当归 10 g，生地黄 12 g，川楝子 10 g，蒲公英 12 g，竹茹 10 g，延胡索 12 g，黄连 10 g，甘草 5 g。

4. 脾胃阳虚证：

[主要表现] 胃脘隐痛，喜温喜按，每遇寒冷或劳累易诱发或加重，空腹痛甚，纳后痛缓，泛吐清水，畏寒肢冷，神疲倦怠，大便稀溏，舌淡胖边有齿痕，舌苔薄白，脉弱或迟缓。

[治法方药] 温补脾胃。黄芪建中汤合理中汤加减：黄芪 25 g，桂枝 10 g，白芍 20 g，党参 12 g，白术 10 g，干姜 5 g，枳实 10 g，法半夏 10 g，陈皮 5 g，大枣 10 g，炙甘草 5 g，饴糖（冲服）30 g。

5. 瘀阻胃络证：

[主要表现] 胃痛如刺如割，痛有定处而拒按，食后痛甚，或见吐血，或下黑便，舌质紫暗，或有瘀斑点，脉涩。

[治法方药] 化瘀和胃。失笑（散）汤合丹参（散）汤加减：丹参 15 g，生蒲黄（包煎）10 g，五灵脂（包煎）10 g，槟榔 10 g，青皮 5 g，小茴香 10 g，柴胡 10 g，郁金 10 g，白芍 12 g，三七（研末冲服）5 g，白及 10 g，甘草 5 g。

二、试试精选验方

1. 溃疡灵汤：

[组成] 黄芩 15 g，黄连 10 g，党参 20 g，法半夏 10 g，炮姜 10 g，白芍 12 g，木香 10 g，白芷 15 g，川楝子 5 g，延胡索 15 g，煅瓦楞子 20 g，海螵蛸 20 g，枳实 10 g，槟榔 10 g，陈皮 15 g，炙甘草 15 g。每日 1 剂，水煎分 2 次服。

[功效] 清上温下，疏肝理气，制酸止痛。

[方解] 方中法半夏、黄连、黄芩辛苦并进，寒热并调，扶正除痞；配白芍、木香、白芷行气消滞，和血散瘀，解痉止痛；延胡索、川楝子疏肝和胃清热，行气活血止痛；枳实、槟榔通腑降气；煅瓦楞子、海螵蛸制酸止痛，能减少胃酸和胃蛋白酶的分泌，并有显

著的止痛作用，对胃脘灼痛，泛酸等症有良效，起到标本兼治的作用；黄芩、黄连清热解毒，燥湿健脾。全方共奏清上温下，疏肝理气，制酸止痛之功。

[加减] 胃脘痛较甚者，加细辛 5 g，花椒 5 g；胃脘痞闷、呃逆、嗳气者，加赭石（先煎）12 g，莱菔子 12 g；呕血或便血者，加白及 10 g，三七（研末冲服）5 g。

2. 肝胃百合汤：

[组成] 柴胡 10 g，丹参 15 g，黄芩 10 g，百合 15 g，乌药 10 g，蒲公英 15 g，川楝子 10 g，郁金 10 g，甘草 10 g。每日 1 剂，水煎分 2 次服。

[功效] 滋阴养胃，疏肝理气，活血化瘀。

[方解] 方中百合味甘而平，与甘平之甘草为伍，润胃而不湿脾，健脾而不燥胃，能调中利气，扶土抑木，且甘草能缓急止痛；柴胡、郁金、川楝子、乌药能疏肝解郁、理气和胃；因"久病入络"，气滞血瘀而络损，故用丹参以活血通络、祛瘀生新；气郁久之则化火，血瘀久之则生热，故取黄芩、蒲公英以清解肝、胃之热。全方在归经上或入脾胃，或走肝经，共奏滋阴养胃、疏肝理气、活血化瘀之功。

[加减] 泛酸多者，加海螵蛸 20 g，吴茱萸 12 g；胃脘嘈杂、灼热者，加石斛 12 g，沙参 15 g；恶心吐酸水者，加法半夏 18 g，瓦楞子 15 g；痛不止者，加三七 10 g，延胡索 15 g；脾胃虚寒者，加炮姜 15 g；腹胀者，加莱菔子 15 g，香附 12 g；便秘者，加火麻仁 18 g；食少纳呆者，加砂仁 10 g。

3. 清热益气活血汤：

[组成] 蒲公英 20 g，黄芩 10 g，炙黄芪 30 g，党参 12 g，白术 12 g，丹参 30 g，赤芍 10 g，制乳香 10 g，制没药 10 g，百合 30 g，乌药 10 g，延胡索 10 g，川贝母 10 g，海螵蛸 30 g，茯苓 10 g，甘草 10 g。每日 1 剂，水煎分 2 次服。

[功效] 清热解毒，健脾益气，活血化瘀。

[方解] 方中黄芪、党参、白术、茯苓能补中益气健脾；甘草补脾缓急，能抑制胃酸分泌；蒲公英、甘草、黄芩清热解毒；丹参、赤芍、乳香、没药、延胡索活血通络生新，延胡索并具有止痛、活血利气之功效；制乳香、制没药活血散血，皆能止痛消肿生肌；川贝母清热化痰，软坚散结，并有开郁下气、收敛止血、消食除胀等作用；海螵蛸有中和胃酸过多的作用，并能止痛、止血、收敛，修复溃疡面；百合、甘草调中和气，扶土抑木；乌药疏肝降胃，顺气止痛；黄芩性味虽属苦寒，但与辛温之乌药相配，能避寒凉而取苦降之用，以降胃气。

[加减] 肝胃郁热者，加黄连 10 g，栀子 10 g；肝郁脾虚者，加柴胡 12 g，山药 12 g；肝胃阴虚者，加白芍 12 g。

4. 健胃愈疡汤：

[组成] 人参 10 g，蒲公英 30 g，清半夏 12 g，海螵蛸 30 g，炒黄连 18 g，白及 12 g，厚朴 15 g，枳实 12 g，五灵脂（包煎）15 g，延胡索 12 g，吴茱萸 5 g，大黄 10 g。每日 1 剂，水煎分 2 次服。

[功效] 和胃健脾，利湿清热，化瘀通络。

[方解] 方中炒黄连、蒲公英能清热解毒；大黄荡涤胃内积滞；人参、五灵脂益气活血；海螵蛸制酸解痉；胃以降为顺，以和为本，故用清半夏、厚朴和胃降逆；黄连、吴茱萸辛开苦降调畅气机；再配延胡索益气活血，通络止痛；白及收敛止血。诸药合用，共奏和胃健脾，利湿清热，化瘀通络之功。

[加减] 溃疡活动期，黏膜表面充血糜烂者，去白及，加薏苡仁 30 g，紫花地丁 30 g，大黄 10 g，以增强解毒利湿，祛瘀之功；充血水肿甚者，加三棱 10 g，以破瘀逐水；幽门

梗阻者，加芒硝（冲服）30 g，以通下导滞；幽门螺杆菌阳性者，黄连改为 30 g；胃液 pH 1.0～2.0 者，加煅瓦楞子 30 g；大便隐血试验阳性者，加三七粉（冲服）5 g。

5. 扶脾愈疡汤：

[组成] 黄芪 15 g，党参 15 g，白术 12 g，蒲公英 15 g，丹参 15 g，茯苓 15 g，桂枝 10 g，白芍 12 g，乌药 10 g，枳实 12 g，白及 10 g，檀香 5 g，砂仁 10 g，大枣 10 g，炙甘草 5 g。每日 1 剂，水煎分 2 次服。

[功效] 健脾和胃，活血化瘀，清热解毒，理气止痛。

[方解] 方中黄芪、党参、白术、茯苓、大枣、炙甘草益气健脾、和中缓急；白芍缓急止痛；桂枝温阳散寒、助阳化气；枳实行气导滞、化痰散痞；乌药顺气开郁，散寒止痛；丹参活血祛瘀温经止痛；檀香辛温理气，利胸膈调脾胃；砂仁辛温，行气调中，和胃醒脾；蒲公英清热、散结、消肿；白及消肿、生肌、止血。诸药合用，共奏健脾和胃，活血化瘀，清热解毒，理气止痛之功效。

[加减] 反酸明显者，加煅瓦楞子 15 g；肝郁气滞者，加柴胡 12 g，佛手 10 g；瘀血阻络者，加莪术 10 g；脾胃虚寒者，加炮姜 10 g；脾胃阴虚者，加沙参 12 g，麦冬 12 g；纳差便溏者，加炒鸡内金 10 g，炒白扁豆 12 g。

胃下垂

人在站立位时，胃的下缘达盆腔，胃小弯弧线最低点降到髂嵴连线以下，称为胃下垂。目前病因尚不明确。临床以脘腹坠胀作痛，食后或站立时为甚，饱胀厌食，恶心嗳气，或腹泻、便秘，或腹泻与便秘交替为主要表现。

根据胃下垂的临床特征，其属于中医学"胃缓"范畴。中医学认为，本病多是由于长期饮食失调、七情内伤、劳倦过度等，引起肝胃不和，脾气亏虚，运化无力，营气亏虚，形体失充，肌肉瘦削，筋肉松弛，脾气下陷，固护升举无力，以致胃体下垂而成胃缓。先天禀赋薄弱，形体消瘦，分娩后腹壁弛缓，均可致肌肉不坚，亦可形成胃缓。

一、常见证的辨治

1. 脾虚气陷证：

[主要表现] 胃脘坠胀疼痛，食后尤甚，纳少便溏，神疲乏力，面色萎黄，血压偏低，舌质浅淡，舌苔薄白，脉缓无力。

[治法方药] 补脾益气升提。补中益气汤加减：黄芪 20 g，人参 10 g，白术 10 g，当归 12 g，柴胡 10 g，升麻 10 g，枳壳 10 g，法半夏 10 g，香附 10 g，陈皮 5 g。

2. 寒饮停胃证：

[主要表现] 脘腹坠胀，胃脘冷痛，呕吐水饮，肠鸣漉漉，腹泻便稀，舌质淡胖，舌苔白滑，脉沉紧。

[治法方药] 温胃化饮。苓桂术甘汤合甘遂半夏汤加减：茯苓 12 g，桂枝 10 g，白术 10 g，法半夏 10 g，炮姜 5 g，白芍 12 g，柴胡 10 g，枳壳 10 g，升麻 10 g，甘草 5 g。

3. 肝胃不和证：

[主要表现] 脘腹坠胀疼痛，胁肋胀闷作痛，嗳气恶心，嘈杂吞酸，食欲不振，口干口苦，舌质红，舌苔薄黄，脉弦。

[治法方药] 疏肝和胃。柴胡疏肝（散）汤加减：柴胡 10 g，香附 10 g，白芍 12 g，

川芎 10 g，枳壳 10 g，法半夏 10 g，茯苓 12 g，白术 10 g，郁金 10 g，黄连 8 g，吴茱萸 5 g，陈皮 10 g。

4. 胃阴亏虚证：

[主要表现] 脘腹坠胀，嘈杂不欲食，口燥咽干，形体消瘦，大便干结，小便短黄，舌质红，舌苔薄黄，脉细数。

[治法方药] 滋阴益胃。益胃汤加减：沙参 12 g，麦冬 10 g，生地黄 12 g，玉竹 12 g，黄精 12 g，黄连 10 g，牡丹皮 12 g，栀子 10 g，竹茹 10 g，白芍 12 g，郁金 10 g，甘草 5 g。

二、试试精选验方

1. 健脾升胃汤：

[组成] 黄芪 60 g，菟丝子 30 g，白术 20 g，人参 12 g，白芍 10 g，茯苓 12 g，柴胡 10 g，羌活 10 g，生姜 10 g，防风 10 g，甘草 5 g，大枣 3 枚。每日 1 剂，水煎分 2 次服。

[功效] 升阳益气，健脾和胃。

[方解] 方中重用黄芪、菟丝子补肾健脾；人参、柴胡、防风、羌活升举清阳，发越脾土之郁遏，使脾气升举而阻止内脏下垂；白术、白芍、生姜、甘草、大枣养胃和营。全方有升阳益气、健脾和胃之效。

[加减] 痛甚者，加延胡索 12 g，三七粉（冲服）5 g；呕甚者，加竹茹 10 g，豆蔻 12 g；便秘者，加杏仁 10 g，桃仁 10 g。

2. 四逆益胃汤：

[组成] 柴胡 10 g，白芍 12 g，枳壳 10 g，黄芪 15 g，白术 12 g，佛手 10 g，升麻 10 g，炙甘草 5 g。每日 1 剂，水煎分 2 次服。

[功效] 补气益胃举陷，疏理条达肝气。

[方解] 方中柴胡、白芍、枳壳疏达肝气；黄芪、白术、升麻补气益胃举陷；佛手理气，既可辅助疏达肝气，又使补气而不滞胃。诸药合用，共奏补气益胃举陷，疏理条达肝气之功。

[加减] 嗳气者，加竹茹 10 g，赭石（先煎）12 g；泛酸者，加海螵蛸 12 g，煅瓦楞子 15 g；腹胀甚者，加厚朴 12 g，大腹皮 10 g；气虚重者，加人参 10 g；阴虚者，加石斛 12 g，麦冬 12 g；痛甚者，加延胡索 12 g，郁金 10 g。

3. 益气升陷疏肝汤：

[组成] 炙黄芪 25 g，白术 15 g，升麻 10 g，柴胡（醋炙）10 g，陈皮 10 g，当归 12 g，炙甘草 10 g，枳实 15 g，白芍 18 g，香附（醋炙）10 g，大枣 10 g，生姜 5 g。每日 1 剂，水煎分 2 次服。

[功效] 升举中阳，疏达肝气。

[方解] 脾气虚弱，中气下陷，运化失常，可影响胃的受纳与和降。脾胃升降失司，水谷不运，精微不生，气机痞塞，以致脾之升举清阳不利，甚或中气下陷，胃失滋养，胃体弛缓，降而难升，而成胃下垂。土壅则木郁，肝为起病之源，胃为传病之所，肝失疏泄，气机不畅，影响脾胃的升降。木不疏土，脾胃更虚，或中气下陷日久即可致脾土虚弱，肝气郁结，清气不升，浊阴不降，中脘瘀滞，阳气受损，升举无力，胃体弛缓，胃下垂乃成。因此，升举中阳却不能忘记疏达肝气，治疗胃下垂方能收到明显的临床效果。临证时，益气升陷疏肝解郁药物的配伍孰轻孰重在于医者知常达变，治疗胃下垂方能左右逢源。故方中以炙黄芪、白术、升麻、大枣益气升阴举陷；以柴胡、香附、枳实疏肝解

郁；当归、白芍养血柔肝；更加陈皮行气健脾，消除胃脘痞胀。

[加减] 胃脘痛明显者，加醋煮延胡索 12 g，醋炒五灵脂（包煎）10 g；大便秘结者，加生大黄 10 g；纳呆者，加鸡内金 10 g，炒麦芽 15 g，炒谷芽 15 g；腹泻者，加土炒山药 15 g，薏苡仁 15 g，车前子（包煎）10 g；泛恶者，加姜半夏 10 g，泽泻 10 g，生姜加至 10 g；腹胀甚者，加木香（后下）5 g；睡眠差者，加炒酸枣仁 10 g，灵芝 12 g；口咽干燥者，加石斛 10 g，南沙参 12 g，北沙参 12 g。

4. 疏肝健胃汤：

[组成] 柴胡 12 g，香附 12 g，白芍 12 g，郁金 10 g，白术 12 g，枳壳 10 g，川芎 10 g，升麻 10 g，甘草 5 g。每日 1 剂，水煎分 2 次服。

[功效] 疏肝理气，健脾和胃。

[方解] 方中柴胡、香附、升麻、郁金疏肝解郁，升举阳气；川芎行气开郁，活血止痛；白术健脾益气，且发挥调畅情志之效，使运化有常，气血生化有源；枳壳理气和胃；甘草调和脾胃，合白芍柔肝缓急止痛。诸药合用，相得益彰，共奏疏肝理气、健脾和胃之功效，切中胃下垂病机证候之关键，故验之临床，疗效显著。

[加减] 思虑过度者，加合欢皮 12 g，酸枣仁 12 g；湿热重者，加防己 10 g，关木通 10 g；痰多者，加瓜蒌 12 g，泽泻 10 g；血瘀者，加桃仁 10 g，赤芍 12 g，丹参 12 g；体倦乏力者，加黄芪 15 g，党参 12 g；食滞纳呆者，加莱菔子 12 g，布渣叶 10 g；疼痛较甚者，加川楝子 12 g，延胡索 12 g；嗳气较频者，加沉香 5 g，旋覆花（包煎）12 g。

5. 升阳通降汤：

[组成] 黄芪 10～30 g，白芍 10～15 g，党参 10～30 g，陈皮 10～15 g，茯苓 10～30 g，柴胡 10～12 g，枳壳 12～20 g，升麻 8～10 g，大黄（后下）6～10 g，槟榔 6～10 g，甘草 6～10 g。每日 1 剂，水煎分 2 次服。

[功效] 补气升阳，健脾化湿，行气导滞。

[方解] 方中黄芪、党参、升麻补益中气，升阳举陷；柴胡、白芍、甘草疏肝缓急；陈皮、茯苓健脾化湿；槟榔、大黄行气导滞；枳壳有增强平滑肌紧张度的作用，以利于胃之回复。同时，临床治疗应注意辨证用药，不能纯补其虚，不治其实，而应虚实兼顾，辨病与辨证相结合。

[加减] 纳差口淡无味者，加藿香 10 g，焦三仙各 12 g；呃逆者，加木香 5 g；口苦泛酸者，加黄连 10 g，吴茱萸 8 g；大便溏泻者，加炮姜 5 g，生薏苡仁 12 g。

 # 肝硬化

肝硬化是由不同病因引起的慢性进行性弥漫性肝病。其病理特点是肝细胞广泛变性坏死，纤维组织弥漫性增生，终致肝小叶结构破坏，肝脏逐渐变形，变硬而形成肝硬化。临床常见肝功能进行性受损，门静脉高压和继发性多系统功能受累，晚期可发生上消化道出血、肝性脑病等严重并发症。其常见的一般表现有食欲明显减退，腹胀不适，右胁疼痛，形瘦乏力，肝大、质地较硬，脾大，蜘蛛痣，或见肝掌，面色黧黑晦暗等症。本病多发生于青壮年，高峰年龄为 35～48 岁。本病常见原因为病毒性肝炎、血吸虫、酒精中毒、工业毒物、胆汁淤积、代谢紊乱以及循环功能障碍、营养失调等，尤其是乙型病毒性肝炎，约有 10% 演变为肝硬化。

根据肝硬化的临床特征，其属于中医学"肝积""癥积"等范畴。肝硬化是不同病因长期慢性作用于肝脏的病理结局。引起肝硬化的原因是多种多样的，但临床所见肝硬化多是以某一病因为主，以不同机制而形成不同病因类型的肝硬化。如病毒性肝炎后肝硬化、酒精性肝硬化、胆汁淤滞性肝硬化、瘀血性肝硬化、毒物或药物性肝硬化、代谢性肝硬化、隐源性肝硬化等，但不论何种原因导致的肝硬化，其发病过程尤其是肝功能失代偿期出现肝硬化腹水，是其最突出的临床表现，此属于中医学"臌胀"范畴。

中医学认为，本病多是由于嗜酒过度，饮食不节，七情内郁，劳欲损伤，感染湿热虫毒等，或继发于肝胆、心衰等疾病之后，致使肝气郁滞，疏泄失职，久则血行不畅，瘀阻肝络，肝气虚衰，阴血不能濡养肝体，以致肝失柔润，从而使肝质硬化成块，积于胁下，影响脾胃运化功能。本病虚实夹杂，以实为主，病程长而较难治愈，调治不善，常并发为臌胀等。

一、常见证的辨治

1. 肝郁脾虚证：

[主要表现] 胁肋胀痛，胸闷腹胀，食欲减退，大便稀溏，精神不振，舌苔薄白，脉弦细。

[治法方药] 疏肝健脾。柴芍六君子汤加减：柴胡12 g，黄芪15 g，白芍12 g，党参15 g，白术12 g，法半夏10 g，茯苓12 g，郁金10 g，神曲10 g，山楂20 g，陈皮10 g。

2. 肝脾血瘀证：

[主要表现] 右胁刺痛，肝脏肿硬，按之痛甚，腹大坚满，脉络怒张，面颈胸臂有血痣，丝状红缕，手掌赤痕，唇色紫褐，口渴不欲饮，大便色黑，舌质紫暗，或有瘀斑点，脉细涩。

[治法方药] 行气化瘀通络。膈下逐瘀汤加减：五灵脂12 g，丹参15 g，桃仁10 g，红花10 g，赤芍12 g，牡丹皮12 g，川芎10 g，延胡索12 g，乌药10 g，枳壳10 g，土鳖虫（先煎）12 g，生牡蛎（先煎）12 g，香附10 g。

3. 寒湿困脾证：

[主要表现] 右胁疼痛，肝脏肿大，脘腹痞胀，下半身肿，手足不温，口和不渴，大便稀薄，舌苔厚腻，脉沉迟。

[治法方药] 温中健脾，化湿利水。实脾饮加减：茯苓12 g，白术12 g，厚朴10 g，附子（先煎）10 g，干姜3 g，木瓜10 g，木香5 g，槟榔10 g，苍术12 g，豆蔻12 g，法半夏10 g，薏苡仁15 g，车前子（包煎）10 g，大枣10 g。

4. 肝脾气血两虚证：

[主要表现] 右胁疼痛，腹部胀大，面色萎黄，视物昏花，心悸健忘，食纳减少，神疲乏力，舌质浅淡，舌苔薄白，脉细缓。

[治法方药] 健脾益气，补血养肝。人参养营汤加减：人参10 g，当归12 g，白芍12 g，白术12 g，黄芪15 g，熟地黄12 g，茯苓12 g，远志10 g，五味子5 g，陈皮10 g，大枣10 g，甘草5 g。

5. 肝肾阴虚证：

[主要表现] 肝区隐痛，腹胀纳差，倦怠乏力，形体瘦削，头晕目眩，面色暗滞，唇干口燥，心烦失眠，舌质红绛，苔剥少津，脉弦细而数。

[治法方药] 滋补肾阴，柔肝软坚。一贯煎加减：生地黄12 g，白芍12 g，当归12 g，枸杞子12 g，麦冬10 g，山药15 g，五味子10 g，龟甲胶（烊化冲服）12 g，茯苓10 g，银柴胡12 g，鳖甲（先煎）15 g，生牡蛎（先煎）15 g。

二、试试精选验方

1. 化瘀消痞汤：

[组成] 党参 15 g，黄芪 15 g，茯苓 15 g，丹参 18 g，郁金 10 g，柴胡 10 g，白术 12 g，白芍 12 g，香附 10 g，鳖甲（先煎）18 g，三七（研末冲服）5 g，白花蛇舌草 25 g，金钱草 25 g，炙甘草 5 g。每日 1 剂，水煎分 2 次服。

[功效] 疏肝解郁，益气健脾，利湿解毒。

[方解] 方中柴胡、白芍、郁金、香附疏肝解郁；黄芪、党参、白术、茯苓益气健脾；鳖甲、三七、丹参活血化瘀，软坚散结；白花蛇舌草、金钱草利湿凉血解毒。诸药合用，共奏扶正祛邪，功补兼施，调畅气机，纳运协调，阴阳平衡之功。

[加减] 阳虚水湿内阻之腹大胀满、神倦怯寒、肢冷浮肿、小便短少、舌淡苔白、脉沉细者，加附子（先煎）10 g，泽泻 12 g；气滞湿阻之脘腹胀满、嗳气呕恶、食后胀甚、舌淡苔薄白、脉弦者，加大腹皮 10 g，厚朴 10 g；肝郁脾虚而见脘腹痞闷、肢倦乏力、饮食不香、舌淡苔薄白、脉细者，加当归 10 g，麦芽 12 g；瘀血阻络而见胁下隐痛、胸胁胀闷、舌有紫斑、脉涩者，加赤芍 15 g，土鳖虫（先煎）10 g；肝肾阴虚而见形体消瘦、潮热心烦、失眠多梦、舌红绛而干、脉细数者，加生地黄 20 g，沙参 15 g。

2. 益气活血利水汤：

[组成] 黄芪 30 g，太子参 15 g，猪苓 15 g，白茅根 30 g，车前子（包煎）15 g，丹参 15 g，赤芍 15 g，郁金 10 g，枳壳 10 g，白术 10 g，茯苓 15 g，泽兰 10 g，牵牛子 5 g，茜草 5 g。每日 1 剂，水煎分 2 次服。

[功效] 益气活血，健脾利水。

[方解] 方中黄芪、太子参、白术扶正祛邪，健脾，培补后天；丹参、赤芍、泽兰活血化瘀、消痞软坚；郁金、枳壳以疏肝理气；猪苓、车前子、茯苓、牵牛子攻逐水饮；白茅根、茜草以凉血止血。诸药配伍，共奏益气活血、健脾利水之功。

[加减] 身目发黄者，加茵陈 15 g，栀子 10 g，田基黄 20 g；气滞腹胀者，加大腹皮 10 g，青皮 10 g；嗳气反酸者，加乌药 10 g，海螵蛸 12 g；疲乏纳呆者，加砂仁 10 g，莲子 15 g，鸡内金 10 g；脾肾阳虚者，加熟附子（先煎）10 g，肉桂 5 g；门静脉高压并消化道出血、牙龈出血者，加白及 10 g，茜草 12 g，地榆炭 12 g；痞块、血瘀明显者，加土鳖虫（先煎）10 g，莪术 10 g。

3. 健脾软坚利水汤：

[组成] 黄芪 30 g，茯苓 30 g，白茅根 30 g，太子参 15 g，焦白术 15 g，车前子（包煎）15 g，大腹皮 15 g，川芎 15 g，丹参 15 g，泽兰 15 g，广木香 15 g，鳖甲（先煎）15 g，泽泻 30～60 g。每日 1 剂，水煎分 2 次服。

[功效] 益气补脾利水，调肝活血软坚。

[方解] 方中黄芪、太子参、白术补脾益气固本，使脾气健运，振奋中气；茯苓健脾运化水湿；配泽泻、车前子、白茅根利水消肿；加广木香、大腹皮疏肝行气，消胀除满；佐丹参、川芎、泽兰活血化瘀；鳖甲滋养肝阴，软坚消痞。全方以益气补脾利水为主，调肝活血软坚为佐，补中带消，使补而不致壅中，利而不致伤正，诸药合用，共奏健脾软坚利水之功。

[加减] 胁肋胀痛者，加郁金 15 g，香附 10 g；黄疸者，加金钱草 20 g，赤芍 30～60 g，鸡骨草 30 g；津伤口渴甚者，加知母 15 g，葛根 30 g，天花粉 20 g；衄血者，加牡丹皮 15～30 g。

4. 治瘀消积汤：

[组成] 三棱 10 g，莪术 10 g，青皮 10 g，枳壳 10 g，柴胡 12 g，郁金 12 g，当归 12 g，赤芍 12 g，炙鳖甲（先煎）15 g，牡蛎（先煎）20 g，三七粉（冲服）5 g，板蓝根 30 g，鸡内金 10 g。每日 1 剂，水煎分 2 次服。

[功效] 疏肝化瘀，软化肝脾。

[方解] 方中三棱、莪术破血散瘀，行气止痛，历代视为癥积证的主药；当归祛瘀血、养新血、赤芍泻火降气、行血散瘀，合为养血泻肝，以辅主药治瘀之效；青皮、郁金、枳壳、柴胡皆为肝经气血调治药，青皮疏理肝气、散结消滞，柴胡疏解肝郁、条达气机，郁金入胸膈活血行气，枳壳达脘腹、宽中舒胀，四药为佐，体现气血相依，气行血循理论；鳖甲以柴胡引之，去胁下硬，牡蛎主心腹癥瘕坚积，二药取其咸能软坚散结，佐助软化肝脾，其中柴胡、青皮、鳖甲、当归、赤芍诸药皆直达肝经，均兼使药之用。诸药配伍，共成全面兼顾，整体调节之功。

[加减] 腹水甚者，加白术 30 g，泽泻 30 g，猪苓 10 g，茯苓 10 g；腹胀甚者，加广木香 10 g，槟榔 10 g；衄血者，加蒲黄炭 12 g，阿胶（烊化冲服）10 g，茜草 10 g，白茅根 20 g；胁痛甚者，加川楝子 12 g，延胡索 15 g；胃纳差者，加豆蔻 12 g；尿量少者，加益母草 50 g；虚羸不足，偏于阴虚者，加生地黄 12 g，女贞子 12 g，以滋补肾阴；偏于阳虚者，加淫羊藿 12 g，仙茅 15 g，以温补肾阳。

5. 益气消癥汤：

[组成] 生晒参 12 g，茯苓 30 g，炒白术 30 g，当归 15 g，郁金 15 g，川芎 15 g，炮穿山甲（先煎）12 g，泽兰 30 g，陈皮 15 g，砂仁 10 g，鸡内金 12 g，炒麦芽 30 g。每日 1 剂，水煎分 2 次服。

[功效] 益气健脾，活血化瘀，软坚散结。

[方解] 方中生晒参、茯苓、炒白术健脾益气，化湿利浊；陈皮、砂仁、鸡内金、炒麦芽醒脾开胃，化食消积，取《金匮要略》"见肝之病，知肝传脾，当先实脾"，"实脾则肝自愈，此治肝补脾之要妙也"。脾胃为后天之本，气血生化之源，脾胃健运，水湿得化，气血充足，流行周身而无滞碍，则积无以成。正如《景岳全书·胁痛》所说："凡人之气血犹源泉也，盛则流畅，少则壅滞，故气血不虚则不滞，虚则无有不滞。"当归、郁金、川芎、炮穿山甲活血化瘀，软坚散结。诸药合用，共奏益气健脾，活血化瘀，软坚散结之功。

[加减] 脾虚纳呆、便溏者，酌加炒白扁豆 12 g，莲子 12 g，生姜 5 g，大枣 10 g；肝郁气滞胁肋胀满、疼痛者，酌加延胡索 12 g，川楝子 12 g，香附 10 g，丝瓜络 10 g；肝肾阴虚，五心烦热，舌绛无苔者，酌加生地黄 12 g，北沙参 12 g，女贞子 12 g，墨旱莲 12 g；脾肾阳虚，面晦、跗肿怯冷者，酌加淫羊藿 12 g，红参 10 g，补骨脂 12 g，煨肉豆蔻 10 g；牙龈出血者，酌加仙鹤草 15 g，白茅根 15 g，牡丹皮 12 g，三七 10 g；小便不利者，酌加猪苓 10 g，泽泻 12 g，茯苓皮 12 g，大腹皮 10 g。

病态窦房结综合征

病态窦房结综合征（SSS）是由于窦房结及其邻近组织病变引起窦房结起搏功能和/或窦房传导障碍，从而产生多种心律失常和临床症状的一组综合病征。心脏传导系统或窦房结本身退行性变，导致窦房结缺血、缺氧、坏死，或邻近组织病变波及到窦房结，致使窦房结自身功能不全，从而引起搏动和传导障碍。

根据本病的临床特征，其属于中医学"心悸""胸闷"范畴。中医学认为，本病多是由于素体阳虚，寒邪侵扰，寒凝血脉，气血瘀滞，致使阴阳之气不相顺接；或因年迈体弱，气血渐衰，精力不佳，使心气不匀；或嗜食肥甘厚味，损伤脾胃，脾运失职，积湿生痰，阻遏气机，蒙蔽清窍；或久病心肾阳虚，或血虚心神失养所致。

一、常见证的辨治

1. 心阳亏虚证：

[主要表现] 心动悸不宁，神疲气短，头目眩晕，心胸憋闷，畏寒肢冷，面色㿠白，或口唇发绀，舌质浅淡，舌苔白滑，脉弱而促或结代。

[治法方药] 温补心阳。桂枝甘草龙骨牡蛎汤加减：桂枝 10 g，附子（先煎）10 g，当归 12 g，黄芪 15 g，远志 12 g，酸枣仁 10 g，细辛 3 g，龙骨（先煎）12 g，牡蛎（先煎）12 g，炙甘草 10 g。

2. 心脾气血两虚证：

[主要表现] 心动悸不宁，神疲乏力，头晕健忘，食少便溏，面色淡白或萎黄，妇女月经量少色淡，舌质浅淡，脉细弱或结代。

[治法方药] 补益心脾气血。归脾汤加减：黄芪 20 g，党参 15 g，当归 12 g，白术 10 g，茯神 12 g，龙眼肉 10 g，酸枣仁 10 g，远志 10 g，五味子 10 g，陈皮 5 g，木香 3 g，炙甘草 10 g。

3. 心肾阳虚证：

[主要表现] 心动悸不宁，胸闷时痛，畏寒肢冷，腰膝酸软，头晕乏力，或下肢水肿，舌苔淡胖，舌苔白滑，脉沉迟无力或结代。

[治法方药] 温阳益气宣痹。麻黄附子细辛汤加减：炙麻黄 8 g，附子（先煎）10 g，细辛 3 g，桂枝 10 g，肉桂 3 g，黄芪 20 g，丹参 15 g，五味子 10 g，茯苓 12 g，炙甘草 10 g。

4. 痰浊内阻证：

[主要表现] 胸闷胸痛，心悸眩晕，肢体困重，痰多易咳，或喉中痰鸣，舌苔白腻或白滑，脉弦滑或细滑。

[治法方药] 健脾益气，祛痰宽胸。六君子汤加减：党参 15 g，白术 12 g，茯苓 12 g，法半夏 10 g，全瓜蒌 15 g，郁金 10 g，薤白 12 g，远志 10 g，枳实 12 g，石菖蒲 12 g，陈皮 10 g，炙甘草 10 g。

5. 心脉瘀阻证：

[主要表现] 心动悸不宁，胸痛如针刺，唇甲青紫，舌质紫暗，或有瘀斑点，脉弦涩或结代。

[治法方药] 活血化瘀，行气通脉。桃仁红花煎加减：桃仁 10 g，红花 10 g，丹参 15 g，当归 12 g，川芎 10 g，延胡索 12 g，生地黄 12 g，香附 10 g，三七粉（冲服）3 g，炙甘草 10 g。

6. 心热阴虚证：

[主要表现] 心动悸不宁，心烦不寐，头目昏眩，咽干口苦，渴欲饮冷，大便干结，小便短黄，舌质红少苔，脉细数或结代。

[治法方药] 清心养阴。黄连阿胶汤加减：黄连 10 g，黄芩 10 g，生地黄 12 g，牡丹皮 12 g，麦冬 12 g，葛根 15 g，栀子 10 g，天冬 12 g，阿胶（烊化冲服）10 g，白芍

12 g，炙甘草 5 g。

二、试试精选验方

1. 调心汤：

[组成] 人参 20 g，黄芪 30 g，制附子（先煎）10 g，肉桂（研末冲服）3 g，玉竹 15 g，麦冬 15 g，黄连 10 g，阿胶（烊化冲服）10 g，甘松 10 g，三七（研末冲服）5 g，丹参 12 g，炙甘草 10 g。每日 1 剂，水煎分 2 次服。

[功效] 温阳育阴，益气养血，化瘀通络，宁心安神。

[方解] 方中人参、附子、黄芪、炙甘草补益心气，温肾壮阳，益火之源；玉竹、麦冬滋肾养阴，壮水之主；黄连、阿胶交通心肾，得肉桂之助，潜摄浮阳；三七、丹参行气活血，化瘀通络。诸药相合，共奏温阳育阴，益气养血，化瘀通络，宁心安神之功效。

[加减] 体胖、胸闷、多痰者，加瓜蒌 15 g，薤白 12 g，法半夏 10 g；脉迟、肢冷、频繁停搏者，加巴戟天 15 g，淫羊藿 15 g；频发室上性早搏者，加琥珀（研末冲服）5 g，酸枣仁 20 g；脉速心烦、汗出者，加生龙骨（先煎）30 g，生牡蛎（先煎）30 g。

2. 温阳复脉汤：

[组成] 制附子（先煎）10 g，红人参（另煎）10 g，五味子 10 g，炙甘草 10 g，川芎 10 g，炙黄芪 25 g，桂枝 12 g，干姜 6～10 g，麦冬 15 g，生地黄 15 g，丹参 15 g，淫羊藿 15 g。每日 1 剂，水煎分 2 次服。

[功效] 温阳益气，通经复脉。

[方解] 方中制附子、干姜、炙甘草、桂枝、淫羊藿温振心阳，温壮肾阳；人参、麦冬、五味子、炙黄芪、生地黄大补元气，养阴复脉。两组配合，既能增强补气助阳之功，又可缓和附子、干姜等燥烈之性，使之温阳而不助火；佐以丹参、川芎活血化瘀。诸药合用，温而不燥，补而不滞，共奏温阳益气，通经复脉之效。

[加减] 胸闷者，加全瓜蒌 15 g，枳壳 10 g；心悸、失眠明显者，加酸枣仁 15 g，远志 10 g，生龙骨（先煎）15 g，生牡蛎（先煎）15 g；头晕较重或血压增高者，加天麻 10 g，枸杞子 12 g；瘀血明显者，加桃仁 10 g，红花 10 g。

3. 补坎益离汤加减：

[组成] 制附子（先煎 1 小时）15～25 g，桂枝 20 g，海蛤粉 15 g，黄芪 30 g，炙麻黄 5 g，细辛 3 g，炙甘草 12 g，生姜 5 片。每日 1 剂，水煎分 2 次服。

[功效] 宣通心阳，温经散寒，调理心脉。

[方解] 方中重用附子以补真阳，桂枝温通心阳，真火旺则君火自旺；又肾为水脏，真火上升，真水亦随之上升以交于心，水即上升，又必下降，心肾相交，水火互济，桂枝又宣通心阳，调理心脉而化悸。复取蛤粉以补肾阴，使气行血随，血行气附；生姜、甘草调中，调和上下之枢机；加黄芪补气；麻黄、细辛温经散寒、宣通气血，具有出里走表，达卫散寒，生发阳气之功，与附子相配可增强附子敷布阳气、散逐里寒之效。

[加减] 血瘀明显者，加桃仁 10 g，红花 10 g；胸闷难忍者，加薤白 12 g，沉香 3 g；痰浊壅盛者，加瓜蒌 15 g，姜半夏 10 g；心悸失眠明显者，加远志 10 g，琥珀（研末冲服）5 g；阳损及阴者，加太子参 15 g，五味子 10 g，麦冬 12 g。

4. 温肾养心汤：

[组成] 熟地黄 20 g，人参 10 g，制附子（先煎）10 g，肉桂 5 g，山药 10 g，山茱萸 12 g，菟丝子 12 g，桂枝 10 g，麦冬 10 g，枸杞子 12 g，当归 12 g，杜仲 12 g。每日 1 剂，

水煎分 2 次服。

[功效] 养心温肾，助阳行气。

[方解] 方中附子、肉桂温补心肾之阳，桂枝补益元阳、助阳化气，配以人参补益元气，防心肾阳虚过用纯阳之品形成壮火而损耗人体元气。臣以熟地黄、枸杞子、山茱萸、山药益肾滋阴，养肝补脾。以麦冬配伍滋阴润燥，善补阳者，必于阴中求阳，则阳得阴助而生化无穷，心肾阳气亏虚，以补阳补气药为主，加适当养阴药能使阳得阴助而生化无穷，从而使阴阳达到相对平衡，以抵消火热之品损耗肾阴而致烦热、咽干口燥等症状。佐以菟丝子补阳滋阴，杜仲补益肝肾、强筋壮骨，当归补血养肝。诸药配伍，以奏养心温肾、助阳行气之功效。

5. 温化散结调脉汤加减：

[组成] 太子参 30 g，麦冬 15 g，五味子 10 g，丹参 30 g，川芎 15 g，香附 10 g，香橼 10 g，佛手 10 g，乌药 10 g，生鹿角（先煎）15 g，陈皮 10 g，羌活 10 g，法半夏 10 g，炒酸枣仁 30 g，首乌藤 30 g，焦三仙各 15 g。每日 1 剂，水煎分 2 次服。

[功效] 温补心肾，活血升脉，化痰散结。

[方解] 方中生鹿角、羌活温阳散寒升脉；陈皮、法半夏，化痰祛湿；太子参、麦冬、五味子益气养心，以助通阳散寒；丹参、川芎、香附、佛手、乌药理气活血，通脉散结；炒酸枣仁、首乌藤养心安神；焦三仙健脾消食。诸药配伍，温补心肾，活血升脉，化痰散结。

脂肪肝

脂肪肝并非临床的一个独立性疾病，而是由于营养过剩、肝炎、药物、毒物等引起代谢紊乱，表现为甘油三酯为主的脂质在肝细胞内大量沉积，当各种原因引起肝细胞内脂肪堆积，超过肝脏湿重的 5% 或肝组织切片光镜下每单位面积见 1/3 以上肝细胞有脂滴存在时，称为脂肪肝。脂肪肝是各种原因造成肝脏损伤的早期表现，若大量脂肪在肝细胞内堆积，往往会导致肝功能受损，甚至引起肝纤维化，最终发展成肝硬变。近年来，随着人们饮食结构和生活方式的改变，脂肪肝发生率呈日渐增高的趋势，成人患病率为 5%～9%。临床上西医对此尚缺乏满意的治法及药物。

根据脂肪肝的临床特征，其属于中医学"肝癖""肝痞"范畴。中医学认为，本病主要累及肝、胆、脾、胃，多因素体痰湿内盛，或嗜食肥甘，或酗酒无度，或肝失疏泄，脾失运化所致。肝脾不健，营气不化而酿生湿浊，湿浊凝聚则成痰，痰湿淤阻于肝则肝体肿胀，进而致气血瘀滞，以致痰瘀互结。

一、常见证的辨治

1. 痰湿内阻证：

[主要表现] 右胁胀痛，胁下痞块，腹胀不适，恶心欲呕，厌食油腻，体胖倦怠，舌苔腻，脉滑。

[治法方药] 化痰祛湿。平陈汤加减：苍术 12 g，厚朴 10 g，草决明 15 g，莱菔子 20 g，山楂 30 g，枳实 12 g，砂仁 10 g，法半夏 10 g，茯苓 12 g，泽泻 10 g，陈皮 10 g，甘草 5 g。

2. 肝郁脾虚证：

［主要表现］右胁胀痛，胁下痞块，胸闷腹胀，食欲减退，大便不实或稀溏，精神不振，舌苔薄白，脉弦细。

［治法方药］疏肝理气健脾。柴芍六君子汤加减：党参 12 g，白术 12 g，茯苓 12 g，柴胡 10 g，白芍 12 g，法半夏 10 g，郁金 10 g，川楝子 12 g，山楂 30 g，神曲 10 g，薏苡仁 20 g，枳实 12 g，陈皮 10 g。

3. 肝瘀痰阻证：

［主要表现］右胁刺痛，胁下痞块，推之不移，局部压痛，体胖腹胀，舌质紫暗，或有瘀斑点，脉弦涩。

［治法方药］化瘀祛痰，软坚散结。化瘀汤加减：丹参 20 g，桃仁 10 g，红花 10 g，当归尾 12 g，赤芍 12 g，牡丹皮 12 g，白术 10 g，泽泻 10 g，苍术 12 g，山楂 30 g，牡蛎（先煎）20 g，延胡索 12 g，青皮 5 g。

二、试试精选验方

1. 疏肝健脾消脂汤：

［组成］黄芪 15 g，丹参 20 g，党参 15 g，泽泻 20 g，白术 15 g，决明子 20 g，茯苓 15 g，制何首乌 20 g，柴胡 15 g，生麦芽 30 g，郁金 15 g，白芍 15 g，枳壳 10 g，枸杞子 15 g，橘皮 10 g，山楂 30 g，五味子 10 g。每日 1 剂，水煎分 2 次服。

［功效］疏肝健脾祛湿，行滞化痰，活血祛瘀。

［方解］方中黄芪、党参、白术、茯苓益气健脾；柴胡疏肝解郁；丹参活血化瘀；枸杞子柔肝养阴；白芍柔肝和血，与柴胡相伍，刚柔相济，疏肝和血；泽泻利水渗湿；橘皮、郁金、枳壳行气健胃，燥湿化痰，解郁活血，散癖软坚；山楂、麦芽能消脂化积、散瘀行滞。诸药合用，共奏疏肝健脾祛湿、行滞化痰、活血祛瘀之效。能护肝保肝，使肝脏对脂质的消化、吸收、转运及分泌保持动态平衡。

［加减］肝郁气滞之胁痛尤甚者，酌加佛手 10 g，香附 10 g，川楝子 10 g，延胡索 12 g；脾胃积热、痰浊偏盛者，去黄芪，酌加黄连 10 g，黄芩 10 g，藿香 10 g，佩兰 10 g，苍术 12 g，茵陈 12 g；血瘀尤甚者，酌加三棱 10 g，莪术 10 g，赤芍 12 g，川芎 10 g，当归 12 g。

2. 健脾泻浊降脂汤：

［组成］白术 15 g，茯苓 15 g，茵陈 30 g，丹参 30 g，薏苡仁 30 g，决明子 30 g，苍术 15 g，当归 15 g，白芍 15 g，川芎 15 g，泽泻 15 g，制何首乌 15 g，生山楂 30 g，郁金 10 g，大黄 10 g，鸡内金 30 g，牛膝 15 g，生甘草 5 g。每日 1 剂，水煎分 2 次服。

［功效］健脾养肝，降脂泄浊。

［方解］方中丹参、白术、茯苓健脾活血；茵陈清肝利胆、退湿热；苍术、牛膝、薏苡仁取三妙之意，燥湿健脾；当归、制何首乌、白芍、川芎活血养血柔肝；大黄、生山楂、决明子、泽泻则具化浊活血、养肝明目、降脂泻浊之功效；鸡内金健脾化积滞以助运化。全方共奏健脾、活血养肝、降脂泄浊之功效。

［加减］舌苔厚腻，湿重者，加土茯苓 15 g，佩兰 10 g；恶心呕吐者，加生姜 10 g，竹茹 10 g；肝区痛者，加延胡索 12 g，香附 10 g，木瓜 12 g；乏力、头昏者，加党参 15 g；肝功异常者，加五味子 10 g；便秘者，加虎杖 15 g，女贞子 12 g；热重者，加黄连 10 g，栀子 10 g；不寐者，加百合 12 g；烦躁者，加醋柴胡 12 g；血脂高者，加青黛 10 g。

3. 疏肝健脾降脂汤：

[组成] 柴胡 10 g，郁金 12 g，炒白术 12 g，茯苓 15 g，炒陈皮 10 g，制何首乌 12 g，炒当归 12 g，炒赤芍 15 g，炒丹参 20 g，炒莪术 10 g，生山楂 20 g，炙鳖甲（先煎）12 g，焦泽泻 12 g，制大黄 5 g。每日 1 剂，水煎分 2 次服。

[功效] 疏肝解郁，健脾化浊，活血祛瘀，软坚散结。

[方解] 方中柴胡、郁金疏肝解郁；制何首乌补血养肝并降血脂；炒白术、茯苓益气健脾以治本；当归、赤芍补血活血，为调肝之品；丹参、莪术活血祛瘀，能改善微循环；山楂活血化瘀、消食化积，加速血脂的清除；陈皮、泽泻为理气泄浊、降脂保肝之品；鳖甲软坚散结，散胁下浊瘀；用少量大黄活血化瘀、推陈致新，并能利胆、降低血清胆固醇。综观全方，具有疏肝解郁、健脾化浊、活血祛瘀、软坚散结之功。

[加减] 肝郁气滞而见肝区胀痛、痛引两胁、胸闷、善太息者，加沉香 5 g，八月札 10 g；脾气虚弱而见神疲乏力、纳谷不香、面白无华、四肢酸楚者，去莪术，加党参 15 g，黄芪 15 g，炙鸡内金 10 g；湿浊内甚而见脘胀纳少、口腻无味、四肢困重、大便溏软、苔厚白腻者，去炒白术、炒赤芍、制何首乌，酌加苍术 12 g，厚朴 10 g，黄连 10 g，藿香 12 g，佩兰 12 g，砂仁 10 g；瘀血内阻而见肝区胀痛明显或刺痛、四肢麻木、大便干结、舌质黯红或有瘀点者，加炮穿山甲（先煎）10 g，炒延胡索 12 g，三七（研末冲服）5 g。

4. 消脂通络饮：

[组成] 海藻 15 g，昆布 15 g，荷叶 15 g，黄芪 15 g，薏苡仁 30 g，生山楂 20 g，决明子 15 g，泽泻 10 g，柴胡 10 g，丹参 15 g，枳实 10 g，葛根 15 g，制何首乌 15 g，姜黄 5 g。每日 1 剂，水煎分 2 次服。

[功效] 疏肝健脾，行气活络，消痰化脂。

[方解] 方中海藻、昆布、荷叶化痰散结；生山楂、决明子、薏苡仁、泽泻消食化积，利水渗湿，消脂降浊；柴胡、丹参、葛根、枳实理气活血，补肝益脾，而葛根又能升发脾胃清阳之气，和中化浊；黄芪健脾益气。全方消补兼施，寓补于消，祛邪消脂不伤正，扶正健脾不留邪，诸药互相配合使用，使脂消痰除，气血畅和。

[加减] 肝区胀痛者，加延胡索 12 g，八月札 10 g；肝区隐痛者，加白芍 12 g，炙甘草 10 g；食欲不振者，加麦芽 15 g，神曲 10 g；食欲过旺者，加黄连 10 g，蒲公英 15 g；转氨酶升高者，加垂盆草 15 g，鸡骨草 12 g；黄疸者，加茵陈 15 g；饮酒者，加葛花 10 g；高血压者，加菊花 10 g，钩藤 12 g。

5. 降脂复肝汤：

[组成] 茵陈 30 g，决明子 20 g，丹参 30 g，广郁金 12 g，制何首乌 20 g，柴胡 10 g，生山楂 30 g，法半夏 10 g，泽泻 20 g，陈皮 10 g。每日 1 剂，水煎分 2 次服。

[功效] 清肝燥湿化痰，疏肝利胆活血。

[方解] 方中茵陈、决明子清肝利湿，利胆降脂；柴胡、郁金、丹参疏肝解郁，利胆活血；生山楂消积化瘀；泽泻利湿泄热；法半夏、陈皮燥湿化痰；制何首乌滋阴养血，使之利湿不伤阴，活血不耗血。诸药合用，共奏清肝燥湿化痰，疏肝利胆活血之功。

[加减] 肝脾大者，加炮穿山甲（先煎）12 g，牡蛎（先煎）15 g，桃仁 10 g；胁痛明显者，加川楝子 12 g，延胡索 12 g；大便秘结者，加生大黄 10 g，虎杖 15 g；腹胀者，去决明子、制何首乌，加白术 10 g，薏苡仁 15 g；腰酸耳鸣者，加女贞子 12 g，桑寄生 12 g，菊花 10 g；谷丙转氨酶、谷草转氨酶升高者，加垂盆草 15 g，五味子 10 g；乙型肝炎病毒血清标志物阳性者，加白花蛇舌草 15 g，叶下珠 10 g。

高脂蛋白血症

血浆脂质中一种或多种成分的含量超过正常高限时称为高脂血症。由于大部分脂质与血浆蛋白结合而转运到全身，故高脂血症常反映为高脂蛋白血症。本病可分为原发性和继发性两类，原发性由于脂质和脂蛋白代谢先天性障碍以及某些环境因素包括饮食、营养和药物等通过尚未明了的机制引起；继发性者主要继发于糖尿病、肝脏疾病、肥胖、饮酒等因素。

根据高脂蛋白血症的临床特征，其属于中医学"痰浊""湿阻"等范畴。中医学认为，本病多因恣食肥甘厚味，嗜酒无度，损伤脾胃，脾失健运，水谷不化，化生痰湿，痰湿中阻，精微物质输布失司；或情志不遂，肝失条达，疏泄失常，气血运行不畅，膏脂分布失度，或思虑太过，伤及脾胃，内生痰湿；或素体肥胖，"肥人多痰"，痰湿中阻，或木旺克土，脾虚生痰，或劳欲过度，更伤肾脏而致脂质代谢失调；或痰病日久，侵淫脉道，阻塞经脉，气机痹阻，血行瘀滞等均可导致脂质代谢障碍发为本病。

一、常见证的辨治

1. 痰浊中阻证：

[主要表现] 形体肥胖，心悸眩晕，胸脘痞满，腹胀纳差，肢体困重，倦怠乏力，恶心吐涎，舌质淡胖，或有齿痕，舌苔腻，脉滑或缓。

[治法方药] 燥湿化痰，健脾和胃。导痰汤加减：法半夏 10 g，茯苓 12 g，白术 10 g，枳实 12 g，胆南星 12 g，橘红 10 g，泽泻 10 g，薏苡仁 15 g，豆蔻 10 g，佩兰 10 g，藿香 10 g，陈皮 5 g。

2. 湿热蕴结证：

[主要表现] 胸脘痞闷，纳差呕恶，肢体困重，肌肤或眼睑有黄色斑或结节，口渴不欲多饮，心烦头昏，小便短黄，舌质红，舌苔黄腻，脉滑数。

[治法方药] 清热利湿。三仁汤合消脂汤加减：薏苡仁 15 g，豆蔻 10 g，杏仁 10 g，法半夏 10 g，厚朴 10 g，胆南星 12 g，决明子 15 g，玉米须 10 g，茯苓 12 g，栀子 10 g，通草 5 g，枳实 12 g。

3. 肝郁脾虚证：

[主要表现] 胸脘不舒，痞塞满闷，心烦易怒，两胁胀痛，腹胀纳差，喜叹息，大便稀溏，四肢乏力，舌质浅淡，舌苔薄白，脉弦细。

[治法方药] 疏肝解郁，健脾和胃。逍遥（散）汤加减：柴胡 10 g，白芍 12 g，党参 15 g，白术 12 g，当归 12 g，茯苓 12 g，法半夏 10 g，郁金 10 g，香附 10 g，莱菔子 15 g，陈皮 10 g，甘草 5 g。

4. 气滞血瘀证：

[主要表现] 胸胁刺痛，固定不移，胁下痞块，憋闷不适，性情急躁，舌质紫暗，或有瘀斑点，脉沉涩。

[治法方药] 活血化瘀，行气止痛。血府逐瘀汤加减：桃仁 10 g，红花 10 g，丹参 15 g，当归 12 g，川芎 10 g，柴胡 12 g，枳壳 10 g，生地黄 12 g，桔梗 10 g，牛膝 12 g，蒲黄（包煎）10 g，郁金 10 g，甘草 5 g。

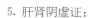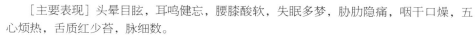

5.肝肾阴虚证：

[主要表现] 头晕目眩，耳鸣健忘，腰膝酸软，失眠多梦，胁肋隐痛，咽干口燥，五心烦热，舌质红少苔，脉细数。

[治法方药] 滋肾养肝，内清虚热。杞菊地黄汤加减：生地黄 12 g，山药 15 g，山茱萸 12 g，茯苓 12 g，泽泻 10 g，牡丹皮 12 g，桑寄生 12 g，墨旱莲 12 g，炒莱菔子 15 g，女贞子 12 g，制何首乌 12 g。

6.脾肾两虚证：

[主要表现] 腰酸腿软，腹胀纳差，体倦乏力，耳鸣眼花，妇女月经不调，肢体浮肿，小便不利，舌质淡，舌苔薄白，脉沉细。

[治法方药] 健脾补肾。济生肾气（丸）汤合四君子汤加减：党参 15 g，熟地黄 12 g，山药 15 g，山茱萸 12 g，白术 12 g，茯苓 12 g，牡丹皮 12 g，泽泻 12 g，淫羊藿 12 g，薏苡仁 15 g，车前子（包煎）10 g，制何首乌 12 g。

二、试试精选验方

1.清脂汤：

[组成] 葛根 40 g，丹参 30 g，生山楂 30 g，制何首乌 20 g，决明子 20 g，菟丝子 30 g，女贞子 30 g，枸杞子 30 g，柴胡 15 g，枳壳 15 g，茯苓 25 g，泽泻 15 g，白术 25 g，党参 20 g。每日 1 剂，水煎分 2 次服。

[功效] 温补脾肾，疏肝化痰活血。

[方解] 方中制何首乌、枸杞子、女贞子、菟丝子补肾填精，在补先天之阴阳的同时，亦能补肝健脾；党参、白术、茯苓为补益脾气之要药，两者同用意在培补人之根本。在补脾益肾的同时，使用柴胡疏理肝气，使机体气机通畅，补而不滞；丹参善入血分，具有祛瘀生新、行滞通脉、消肿止痛之功，二药合用，相辅相成，活血化瘀、通络止痛之力倍增，且有祛瘀生新之效。山楂酸甘，微温不热，功善消食化积。诸药合用，共奏温补脾肾，疏肝化痰活血之功效。

[加减] 腹痛者，加白芍 12 g，甘草 10 g；腹胀者，加木香 10 g，佛手 10 g，厚朴 10 g；恶心者，加法半夏 10 g，陈皮 10 g；腰痛者，加山茱萸 12 g。

2.降脂汤：

[组成] 黄精 15 g，制何首乌 15 g，决明子 15 g，丹参 15 g，泽泻 15 g，山楂 30 g，菊花 10 g。每日 1 剂，水煎分 2 次服。

[功效] 健脾祛湿化浊，滋肝养肾，化痰祛瘀通络。

[方解] 方中黄精、山楂为君药，黄精味甘平，能补脾滋肾，山楂酸甘微温，消食以健脾；制何首乌助黄精补脾肾，益精血；泽泻、决明子泄湿浊；菊花养肝柔肝，与决明子合用清肝、凉肝；丹参活血化瘀，通血脉化瘀滞。诸药合用，共奏健脾祛湿化浊，滋肝养肾，化痰祛瘀通络之功。

[加减] 肝肾阴虚阳亢者，加白芍 15 g，牛膝 12 g，钩藤 12 g；脾虚湿盛中阻者，去制何首乌，加陈皮 10 g，法半夏 10 g，苍术 15 g；肝郁气滞血瘀者，加红花 10 g，蒲黄（包煎）10 g。

3.消瘀降脂饮：

[组成] 丹参 25 g，葛根 20 g，制何首乌 20 g，生山楂 15 g，法半夏 10 g，茵陈 15 g，泽泻 15 g，枳实 15 g，决明子 10 g，茯苓 12 g，陈皮 10 g。每日 1 剂，水煎分 2 次服。

[功效] 补肝益肾，消痰化瘀，行滞通脉。

[方解] 方中制何首乌、丹参补肝益肾，养血活血；葛根升清，以疏通经络；枳实、泽泻、陈皮、茵陈清热利湿，导浊降气；法半夏、茯苓、生山楂消积化痰；决明子润肠通便，导浊下行。全方共奏补肝益肾，消痰化瘀，行滞通脉之功。

[加减] 血压偏高而见头晕、头痛、头胀者，加钩藤 12 g，菊花 10 g，牛膝 12 g，以平肝潜阳；胸阳不展而见胸痛连背、胸闷者，酌加瓜蒌 12 g，薤白 12 g，郁金 10 g，延胡索 12 g，以温阳理气，化瘀止痛；经脉瘀阻，脉络不畅而见肢体麻木、疼痛无力者，酌加黄芪 15 g，桂枝 10 g，桃仁 10 g，红花 10 g，以益气化瘀，通络止痛；心阴不足而见心悸、失眠、多梦、头晕者，去茵陈、枳实、决明子，酌加柏子仁 10 g，炒酸枣仁 12 g，珍珠母（先煎）15 g，以养心安神。

4. 降脂化浊汤：

[组成] 陈皮 10 g，法半夏 10 g，茯苓 15 g，丹参 30 g，赤芍 10 g，泽泻 10 g，焦山楂 15 g，香附 10 g，决明子 15 g，荷叶 15 g，制何首乌 15 g，甘草 5 g。每日 1 剂，水煎分 2 次服。

[功效] 除湿化痰，活血通络。

[方解] 方中陈皮、法半夏、茯苓、甘草健脾化痰除湿；丹参、赤芍、焦山楂活血行滞；决明子、泽泻、荷叶导滞化浊调脂；香附行气疏肝；制何首乌补肝肾、益精血。全方共达除湿化痰、活血通络之效。

[加减] 气短者，加黄芪 30 g，党参 15 g；头晕者，加天麻 10 g，白术 12 g；胸闷重者，加瓜蒌 15 g，薤白 12 g。

5. 化痰降脂汤：

[组成] 生山楂 15 g，生何首乌 15 g，泽泻 15 g，车前子（包煎）15 g，猪苓 15 g，法半夏 10 g，橘红 10 g，山药 12 g，薏苡仁 12 g，白术 12 g。每日 1 剂，水煎分 2 次服。

[功效] 健脾利湿，化痰降脂。

[方解] 方中白术、山药、薏苡仁健脾祛湿，以除痰脂之源；山楂化酒食之积而遏痰脂之生；生何首乌柔脉管防胶滞；法半夏、橘红化血中之痰脂；泽泻、猪苓、车前子利水道以逐痰湿。诸药合用，共奏健脾利湿，化痰降脂之功。

[加减] 大便秘结、口干口臭、恶心、脉数、舌质红、舌苔黄腻者，酌加生大黄 10 g，荷叶 10 g，玄参 12 g，生地黄 12 g，麦冬 12 g；胸闷气促、心悸怔忡、心前区痛、脉促、舌紫、苔黄腻者，酌加丹参 15 g，牡丹皮 12 g，赤芍 12 g，川芎 10 g，田三七（研末冲服）5 g，水蛭（研末冲服）5 g；纳呆便溏、形寒肢冷、脉沉迟、舌胖淡、苔薄白者，加桂枝 10 g，附子（先煎）10 g，干姜 5 g；精神抑郁、情志不遂者，去车前子、橘红、白术，酌加柴胡 12 g，当归 12 g，白芍 12 g，佛手 10 g；头晕目眩、视物昏花者，酌加枸杞子 12 g，菊花 10 g，天麻 10 g，熟地黄 12 g。

慢性肾小球肾炎

慢性肾小球肾炎（CGN）简称慢性肾炎，是由于多种病因引起的原发于肾小球的一组免疫性炎症性疾病。临床以水肿、高血压、蛋白尿、血尿及肾损害为特征，其病情迁延，病变缓慢进展，最终将导致慢性肾衰竭。本病病因至今不明，少数与链球菌感染有关，部分患者有急性肾炎病史。

根据慢性肾炎的临床特征，其属于中医学"水肿""虚劳""腰痛"等范畴。中医学认为，本病多因饮食不节，或劳倦过度，伤及脾阳，脾失转输而水湿内停，泛溢肌肤，发为水肿。水肿病久，或欲劳体虚，肾气内伐，肾阳亏虚，失于蒸化，开阖不利，水湿内停，则泛溢成肿。病长日久，脾肾统摄固藏失职，精微下泄，而并见虚劳。

一、常见证的辨治

1. 脾虚水停证：

[主要表现] 肢体浮肿，小便不利，神疲乏力，食欲不振，腹胀便溏，舌质淡胖，舌苔白润，脉濡缓。

[治法方药] 健脾利水。春泽汤合防己黄芪汤加减：黄芪 15 g，防己 10 g，党参 12 g，茯苓 12 g，泽泻 10 g，白术 12 g，猪苓 10 g，山药 12 g，桂枝 10 g，厚朴 10 g，砂仁 10 g，薏苡仁 15 g。

2. 气滞水停证：

[主要表现] 肢体浮肿，胸胁脘腹痞胀，咳嗽不爽，小便不利，舌质淡，舌苔滑，脉弦。

[治法方药] 行气利水。茯苓导水汤加减：赤茯苓 12 g，大腹皮 12 g，泽泻 10 g，桑白皮 12 g，白术 10 g，木瓜 10 g，槟榔 10 g，紫苏 10 g，砂仁 5 g，木香 3 g，陈皮 10 g，蝉蜕 5 g。

3. 湿热蕴肾证：

[主要表现] 肢体浮肿，小便不利，胸腹胀闷，腰部胀痛，口腻纳呆，渴不欲饮，小便短黄，头身困重，舌质红，舌苔黄腻，脉滑数。

[治法方药] 三仁汤合四苓（散）汤加减：薏苡仁 15 g，豆蔻 10 g，茯苓 12 g，泽泻 10 g，滑石（包煎）15 g，厚朴 10 g，法半夏 10 g，淡竹叶 5 g，车前子（包煎）10 g，白茅根 20 g，猪苓 10 g，黄柏 12 g，甘草梢 5 g。

4. 肺肾气虚证：

[主要表现] 面浮肢肿，面色萎黄，神疲乏力，气短懒言，容易感冒，腰脊酸痛，小便不利，舌质浅淡，舌苔白润，脉细弱。

[治法方药] 补气益肾利水。济生肾气（丸）汤合扶元（散）汤加减：党参 15 g，熟地黄 12 g，黄芪 15 g，山药 12 g，白术 10 g，茯苓 12 g，泽泻 10 g，牛膝 12 g，牡丹皮 10 g，车前子（包煎）12 g，山茱萸 12 g，菟丝子 12 g。

5. 脾肾阳虚证：

[主要表现] 腰膝酸软，肢体浮肿，面色苍白，畏寒肢冷，神疲乏力，纳呆便溏，舌体淡胖，舌苔白滑，脉沉迟无力。

[治法方药] 温补脾肾，利水消肿。附桂理中汤合真武汤加减：附子（先煎）10 g，党参 15 g，白术 10 g，茯苓 12 g，桂枝 10 g，巴戟天 12 g，姜皮 10 g，泽泻 12 g，牛膝 12 g，菟丝子 12 g，车前子（包煎）10 g，淫羊藿 12 g，冬瓜皮 12 g。

6. 肝肾阴虚证：

[主要表现] 腰膝酸软，头晕头痛，视物模糊，两目干涩，耳鸣失聪，五心烦热，口干咽燥，梦中遗精，月经不调，舌红少苔，脉弦细数。

[治法方药] 滋养肝肾。杞菊地黄（丸）汤加减：生地黄 12 g，当归 12 g，白芍 12 g，枸杞子 12 g，菊花 10 g，茯苓 12 g，牡丹皮 12 g，泽泻 10 g，山茱萸 12 g，山药 12 g，黄柏 10 g，知母 10 g，墨旱莲 12 g。

507

7. 气阴两虚证:

[主要表现] 面色无华,少气乏力,容易感冒,形体消瘦,午后低热,或五心烦热,口干咽燥,渴喜冷饮,舌质偏红,舌苔少,脉细弱。

[治法方药] 滋阴益气。六味地黄汤加减:生地黄 12 g,黄芪 15 g,山药 12 g,玄参 12 g,茯苓 12 g,泽泻 10 g,党参 12 g,牡丹皮 12 g,牛膝 12 g,白薇 10 g,杜仲 12 g。

8. 肾虚血瘀证:

[主要表现] 肢体浮肿,小便短少,腰膝酸软,头晕耳鸣,口唇色暗,眼眶发黑,指甲紫暗,腰腹胀痛或刺痛,舌质淡暗,脉细涩。

[治法方药] 补益肾气,活血化瘀。右归饮合少腹逐瘀汤加减:熟地黄 12 g,山药 12 g,杜仲 12 g,山茱萸 12 g,当归 12 g,赤芍 12 g,没药 10 g,川芎 10 g,枸杞子 12 g,五灵脂(包煎)10 g,蒲黄(包煎)12 g,丹参 15 g,益母草 12 g。

二、试试精选验方

1. 补肾养阴活血利水汤:

[组成] 生黄芪 30 g,熟地黄 30 g,山茱萸 12 g,山药 20 g,丹参 12 g,赤芍 15 g,牛膝 30 g,泽泻 20 g,知母 20 g,大蓟 15 g,小蓟 15 g,牡丹皮 15 g,续断 15 g,杜仲 15 g,车前子(包煎)20 g,白茅根 20 g。每日 1 剂,水煎分 2 次服。

[功效] 养阴滋肾,活血化瘀,通络利水。

[方解] 方中以黄芪、熟地黄、山茱萸、杜仲、续断、山药补气养阴、滋肾利水;以丹参、赤芍活血祛瘀通络;白茅根、牛膝、牡丹皮益肾养阴、凉血通络。全方共奏养阴滋肾、活血化瘀、通络利水之功。本方益气养阴而不滋腻,祛瘀通络而不伤正。

[加减] 水肿明显、脘腹胀满、舌质胖苔白、脉细弱者,加猪苓 10 g,党参 20 g,竹叶 15 g;舌红少苔、脉细数者,加龟甲(先煎)20 g,女贞子 15 g,墨旱莲 15 g;尿蛋白多者,加芡实 20 g,金樱子 12 g,益智 12 g;伴高血压者,加桑寄生 30 g,槐花 15 g。

2. 芪参补肾活血汤:

[组成] 生黄芪 40 g,太子参 15 g,山药 15 g,白茅根 15 g,当归 15 g,茯苓 12 g,菟丝子 12 g,桃仁 10 g,红花 10 g,丹参 12 g,泽泻 10 g,牛膝 12 g。每日 1 剂,水煎分 2 次服。

[功效] 益气补肾,活血降浊。

[方解] 方中重用黄芪,以益气行血;太子参、茯苓健脾补气、通利小便;山药、菟丝子补益肾精、固摄肾气;当归、丹参活血养血;桃仁、红花以破血行瘀,取血行水亦行之意;白茅根清热凉血止血;泽泻通利小便;牛膝引药下行,直趋下焦、强壮腰膝。诸药合用,标本兼顾,共奏"平治于权衡、去菀陈莝"之功,使瘀血去,新血生,气血和,阴阳平衡而病除。

[加减] 阳虚肿甚者,加桂枝 10 g,肉桂 5 g,以温阳利水;肝肾阴虚者,加女贞子 12 g,杜仲 12 g,以滋补肝肾;有血尿者,加大蓟 10 g,小蓟 10 g,加强止血之力;肾功能不全而致尿素氮、血肌酐增高者,加大黄 10 g,黄连 10 g,法半夏 10 g,以解毒降浊;兼风热者,加金银花 12 g,连翘 10 g,以清热解毒。

3. 清热降浊化瘀汤:

[组成] 白茅根 30 g,土茯苓 30 g,生地黄 20 g,玄参 10 g,金银花 12 g,炒栀子 10 g,蒲黄(包煎)12 g,益母草 15 g,泽泻 10 g,生甘草 3 g。每日 1 剂,水煎分 2 次服。

[功效] 补肾健脾，活血清热利湿。

　　[方解] 方中白茅根清热凉血；生地黄、玄参滋阴益肾降火；金银花、栀子清热解毒；蒲黄、益母草化瘀止血而生新；泽泻利水湿；土茯苓清热利湿解毒。药证相符，标本兼治，故临床疗效显著。

　　[加减] 急性发作合并上呼吸道感染、严重蛋白尿者，酌加连翘 15 g，鱼腥草 30 g，白花蛇舌草 30 g，蝉蜕 5 g，漏芦 18 g；以肾功能低下为主者，加大黄 12 g，冬虫夏草 5 g，炮穿山甲（先煎）10 g；阳虚者，酌加肉桂 5 g，鹿角霜（包煎）10 g，巴戟天 12 g，淫羊藿 12 g；肾阴虚者，酌加龟甲（先煎）15 g，枸杞子 12 g，女贞子 12 g，墨旱莲 12 g；脾虚者，加党参 15 g，山药 20 g，薏苡仁 30 g；尿蛋白增高者，加益智 12 g；水肿明显者，加猪苓 20 g；血压高者，加桑寄生 30 g，钩藤 30 g，地龙 15 g；血尿者，加琥珀（研末冲服）3 g；血胆固醇高者，加生山楂 20 g，决明子 15 g；贫血者，加制何首乌 20 g，当归 15 g。

　　4. 芪萸茅黄汤：

　　[组成] 生黄芪 50 g，山茱萸 12 g，白茅根 30 g，茯苓 20 g，炒白芍 15 g，芡实 20 g，金樱子 20 g，桂枝 10 g，浮萍 12 g，鬼箭羽 20 g，木瓜 10 g，黄芩 12 g，蝉蜕 10 g，地龙 15 g，丹参 15 g，炙甘草 10 g。每日 1 剂，水煎分 2 次服。

　　[功效] 调理脾肾，祛风清利湿热，活血化瘀通络。

　　[方解] 方中生黄芪、炙甘草、茯苓、炒白芍益气健脾利水，养阴柔肝清火；山茱萸、芡实、金樱子补肾固精，益脾除湿；桂枝、浮萍、白茅根、黄芩温经通阳，利水消肿，清热凉血解毒；蝉蜕、鬼箭羽、木瓜、地龙、丹参祛风通络利尿，息风定惊化瘀。全方扶正祛邪，标本兼治，共奏调理脾肾，祛风清利湿热，活血化瘀通络之功。

　　[加减] 阴虚者，酌加女贞子 12 g，墨旱莲 12 g，天冬 10 g，麦冬 10 g；阳虚者，加淫羊藿 12 g，仙茅 10 g；气虚及脾虚便溏者，加山药 12 g，焦山楂 15 g；血虚者，加紫河车 12 g，鸡血藤 12 g；湿热甚者，酌加黄柏 10 g，车前草 12 g，凤尾草 12 g，赤小豆 15 g；热毒甚者，酌加金银花 12 g，野菊花 12 g，蒲公英 15 g，紫花地丁 12 g；高血压者，酌加桑寄生 12 g，炒杜仲 12 g，益母草 12 g，菊花 10 g，钩藤 10 g，牡丹皮 12 g，泽泻 12 g，炒莱菔子 12 g；浮肿严重者，酌加牵牛子 10 g，商陆 10 g，车前子（先煎）12 g，大腹皮 12 g，大枣 10 g；氮质血症者，加大黄 10 g，桃仁 10 g，土鳖虫（先煎）10 g。

　　5. 保肾延衰汤：

　　[组成] 熟地黄 20 g，山药 15 g，山茱萸 12 g，枸杞子 15 g，制何首乌 20 g，黄精 20 g，黄芪 20 g，丹参 20 g，三七（研末冲服）5 g，大黄 20 g，鱼腥草 20 g，茯苓 20 g，炙甘草 5 g。每日 1 剂，水煎分 2 次服。

　　[功效] 补益肝肾，益气固摄，祛瘀泻火，清热解毒，泄浊祛湿。

　　[方解] 方中熟地黄、山茱萸、枸杞子、黄精、制何首乌滋肾阴而养肝血；三七、丹参活血祛瘀；黄芪能益气固摄，与丹参、三七配伍能增强活血祛瘀功效；大黄能"荡涤肠胃，推陈致新"，有泻下降浊、清热泻火、凉血解毒、逐瘀通经之功效，配丹参、三七能增强其活血祛瘀作用；与茯苓配伍，能泄浊祛湿，使湿浊之邪从二便而出；与鱼腥草配伍，能加强其清热、解毒、泻火之功。诸药合用，既能补益肝肾、益气固摄，又能祛瘀泻火、清热解毒、泄浊祛湿，为标本兼治之方，而以治本为主，故临床疗效满意。

　　[加减] 肺肾气虚者，加白术 12 g，防风 12 g；脾肾阳虚突出者，加仙茅 10 g，淫羊藿 12 g；气阴两虚为主者，加太子参 12 g，麦冬 12 g；兼夹水湿者，加泽泻 10 g，茯苓

12 g；湿热较盛者，加黄柏 10 g，白茅根 12 g；瘀血重者，加川芎 10 g，益母草 12 g；有湿浊者，加藿香 12 g，法半夏 10 g。

 隐匿性肾小球肾炎

隐匿性肾小球肾炎简称隐匿性肾炎，又称单纯性蛋白尿和/或血尿，是一组肾小球疾病的临床诊断。其特征为症状及体征不明显；尿检有间断或持续性微量蛋白和/或血尿，甚至可有反复发作性肉眼血尿；一般无水肿、高血压、血液化学和肾功能改变；病程很长，发病年龄以 20～30 岁为多，男性多于女性。

根据隐匿性肾炎的临床特征，其属于中医学"溺血""尿浊"范畴。中医学认为，本病多因烦劳过度，或情志内伤，耗伤心阴，心火亢盛，移热小肠，迫血妄行而致尿血。或因房事不节，相火妄动，或忧劳过度而伤肾阴，阴虚则生内热，虚火灼伤络脉，则血随尿出。或久居湿处，恣食生冷肥甘，湿由内生，阻滞气机，郁而化热，湿热蕴结，黏滞缠绵，影响脾之运化、肾的封藏而出现尿浊（蛋白尿），热伤血络则见尿血。或思虑劳累过度，耗伤心脾，或久病伤及于肾，脾气虚弱，统摄无权，肾气不足，下元空虚，封藏失职，不能固摄，既可导致血失统摄而尿血，亦可致水谷精微下泄而出现蛋白尿。

一、常见证的辨治

1. 风热上扰证：

[主要表现] 发热咽痛，咽部充血，咳嗽口干，舌苔薄黄，脉浮而数。

[治法方药] 疏风清热解毒。银翘（散）汤加减：金银花 10 g，连翘 12 g，蒲公英 15 g，蝉蜕 10 g，板蓝根 15 g，射干 10 g，白花蛇舌草 15 g，荆芥 10 g，玉米须 12 g，白茅根 15 g，生甘草 5 g。

2. 阴虚火旺证：

[主要表现] 血尿明显，腰膝酸软，五心烦热，口干咽燥，头晕耳鸣，大便干结，舌红少苔，脉细数。

[治法方药] 滋阴补肾，养血柔肝。知柏地黄汤加减：生地黄 12 g，山药 15 g，山茱萸 12 g，知母 12 g，黄柏 10 g，牡丹皮 12 g，茯苓 12 g，泽泻 10 g，女贞子 12 g，墨旱莲 12 g，白芍 12 g，益母草 12 g。

3. 湿热内蕴证：

[主要表现] 胸脘烦闷，肢体困重，口干不欲多饮，口苦口腻，小便灼热，或见血尿，舌质红，舌苔黄腻，脉滑数。

[治法方药] 清热利湿，凉血止血。萆薢分清饮加减：萆薢 12 g，茯苓 12 g，泽泻 10 g，滑石（包煎）15 g，黄柏 12 g，薏苡仁 15 g，丹参 12 g，车前子（包煎）10 g，通草 10 g，石菖蒲 12 g，白茅根 15 g，益母草 20 g。

4. 脾肾气虚证：

[主要表现] 蛋白尿明显，神疲乏力，腰膝酸软，面白无华，轻度浮肿，纳食减少，舌质浅淡，舌苔白润，脉沉细弱。

[治法方药] 益气健脾，补肾固精。参苓白术（散）汤合五子衍宗（丸）汤加减：黄芪 15 g，党参 12 g，山药 15 g，熟地黄 12 g，山茱萸 12 g，金樱子 12 g，五味子 10 g，芡实 12 g，桑寄生 12 g，莲子 15 g，菟丝子 12 g。

二、试试精选验方

1. 扶源固本汤：

[组成] 太子参 30 g，生地黄 10～15 g，生黄芪 30 g，山药 10 g，牡丹皮 12 g，山茱萸 12 g，丹参 15～30 g，茯苓 15～30 g，泽泻 15～30 g，黄精 10～15 g，白术 10～15 g，菟丝子 15 g，覆盆子 15 g。每日 1 剂，水煎分 2 次服。

[功效] 扶源固本，益气养阴，固摄精微。

[方解] 中医学认为，肾为封藏之本，"受五脏之精而藏之"，"五脏藏精而不泄"，这是正常的生理功能。肾虚则封藏失司，精气不固，精微外泄而出现现代医学所说的蛋白尿。因此，在治疗上就应扶源固本（"源"乃是指肾气之元阳，"本"乃是指肾阴之真水），肾气得复，精微之物得藏身体则康。故方中以生黄芪、太子参、生地黄、山药为主，益气养阴；佐以丹参活血利湿，药理研究表明，丹参能改善外周血液循环，提高机体耐缺氧力，加快微循环血流，抑制凝血，促进组织修复与再生。白术健脾固摄，"脾胃为生化之源"，脾气旺则消谷化精固摄精微；加覆盆子、菟丝子，补肾收敛精微，固涩藏精。诸药协同，共奏扶源固本，益气养阴之功。

[加减] 血尿者，加白茅根 15 g，藕节 12 g；高血压者，加牡蛎（先煎）15 g，地龙 10 g，菊花 10 g；尿中有管型者，加石韦 12 g；血肌酐、尿素氮偏高者，加冬虫夏草 10 g，醋制大黄粉 5 g；尿化验有酮体者，加黄芩 10 g，苦参 12 g，黄柏 12 g。

2. 补肾滋阴止血汤：

[组成] 熟地黄 20 g，山茱萸 12 g，山药 15 g，茯苓 15 g，牡丹皮 10 g，泽泻 10 g，白茅根 30 g，白及 15 g，大蓟 30 g，小蓟 30 g，墨旱莲 15 g，蒲黄（包煎）10 g，紫草 15 g。每日 1 剂，水煎分 2 次服。

[功效] 补肾滋阴，泻火止血。

[方解] 方中熟地黄、山茱萸、山药、茯苓、牡丹皮、泽泻补肾滋阴泻火；大蓟、小蓟、白茅根清热利尿止血；蒲黄、白及化瘀止血；墨旱莲、紫草滋阴。诸药合用，共奏补肾滋阴，泻火止血之功。

[加减] 咽痛、口干者，加蒲公英 15 g，牛蒡子 12 g；乏力劳累后加重者，加黄芪 15 g；病程日久，腰部刺痛，舌质暗紫者，加赤芍 15 g，泽兰 15 g，三七粉（冲服）3 g；口干便燥、小便短赤等热象明显者，加虎杖 15 g，白花蛇舌草 20 g。

3. 健脾益肾利湿汤加减：

[组成] 生黄芪 30 g，芡实 15 g，金樱子 15 g，白术 15 g，薏苡仁 20 g，石韦 20 g，萆薢 15 g，白花蛇舌草 20 g，半枝莲 15 g，续断 12 g，菟丝子 30 g，丹参 20 g，赤芍 12 g，防风 10 g。每日 1 剂，水煎分 2 次服。

[功效] 益气健脾固肾，清热解毒利湿，活血化瘀通脉。

[方解] 方中生黄芪健脾升阳，益气固摄；金樱子、芡实健脾固肾涩精；续断补肝肾，行血脉，补而不滞，合菟丝子补阳益阴，固精缩尿；薏苡仁、石韦、萆薢利湿清热；白花蛇舌草、半枝莲清热解毒；丹参、赤芍活血化瘀，通畅脉络。诸药合用，共奏益气健脾固肾，清热解毒利湿，活血化瘀通脉之功。

[加减] 畏寒肢冷、腰膝冷痛、舌淡苔白、脉沉迟者，加巴戟天 12 g，补骨脂 12 g；口苦咽干、溲赤灼热、肌肤疖肿疮疡、舌红苔黄腻、脉滑数者，酌加土茯苓 30 g，生地榆 12 g，炒槐花 10 g；腰部刺痛、肌肤甲错、舌紫暗有瘀斑瘀点者，酌加莪术 10 g，川芎 10 g，桃仁 10 g，红花 10 g；外感风寒而见恶风寒、头痛、鼻塞流清涕、舌红苔薄白、脉

浮紧者，酌加荆芥 10 g，白芷 10 g，独活 10 g，紫苏叶 10 g；外感风热、咽喉红肿疼痛、鼻塞流浊涕、舌红苔黄、脉浮数者，加金银花 15 g，连翘 10 g，黄芩 10 g，蝉蜕 10 g，牛蒡子 10 g，桔梗 10 g，生甘草 5 g；血尿明显者，加荆芥炭 10 g，白茅根 15 g，茜草 15 g。

4. 丹芍汤：

[组成] 牡丹皮 12 g，白芍 12 g，茯苓 18 g，泽泻 12 g，墨旱莲 20 g，蒲公英 15 g，女贞子 12 g，蝉蜕 5 g。每日 1 剂，水煎分 2 次服。

[功效] 滋养肝肾凉血，清热渗湿利水。

[方解] 方中牡丹皮味苦、辛、微寒，归心、肝、肾经，清热凉血、活血散瘀；白芍味苦、酸、微寒，养血敛阴、柔肝平肝；牡丹皮、白芍共奏清热养阴之功为君；墨旱莲、女贞子合用滋养肝肾之阴，滋而不腻，其中墨旱莲重用以凉血止血；茯苓、泽泻为利水渗湿要药，泽泻尚能泄肾火，四药共为臣；蒲公英清热解毒、利湿通淋，佐助君臣清热祛风、利湿止血；蝉蜕能疏风热、息风止痉，亦起佐助之力。全方共奏养阴清虚热而不留湿，清热利湿而不伤阴之功效。

[加减] 外感咽痛者，选加麻黄 5 g，柴胡 10 g，金银花 10 g，连翘 10 g，菊花 10 g，鱼腥草 12 g；血尿明显者，选加白茅根 18 g，仙鹤草 12 g，小蓟 10 g；阴虚明显者，选加生地黄 15 g，玄参 12 g，沙参 12 g，麦冬 12 g；湿热甚者，加土茯苓 15 g，黄芩 12 g；肾虚腰痛、乏力者，加杜仲 12 g，续断 12 g，桑寄生 12 g；血虚明显者，选加当归 12 g，川芎 10 g，鸡血藤 12 g；气虚明显者，加黄芪 15 g，党参 12 g，白术 12 g；咳嗽者，选加桑白皮 12 g，地骨皮 12 g，杏仁 10 g，芦根 12 g。

5. 安肾汤：

[组成] 生黄芪 30 g，薏苡仁 30 g，金钱草 30 g，金银花 30 g，白术 10～20 g，菟丝子 10～20 g，蝉蜕 10～20 g，鸡血藤 10～20 g，川芎 10～20 g，枸杞子 15～20 g，芡实 15～30 g，茯苓 15～30 g，麻黄 3～5 g，防风 5～10 g，生甘草 5 g。每日 1 剂，水煎分 2 次服。

[功效] 健脾补肾涩精，清热解毒利湿，祛风活血通络。

[方解] 方中生黄芪、白术、薏苡仁、茯苓健脾固本；菟丝子、枸杞子、芡实补肾涩精；以金钱草、金银花清热解毒利湿；防风、麻黄、蝉蜕、川芎、鸡血藤祛风活血通络。诸药合用，共奏健脾补肾涩精，清热解毒利湿，祛风活血通络之功。全方扶正祛邪，标本兼顾，使邪去正安，蛋白尿得以消除。

[加减] 肾阳虚者，加淫羊藿 10～15 g，续断 15 g，桑寄生 20 g；肾阴虚者，去麻黄，加炙鳖甲（先煎）12～15 g，黄柏 8～10 g；伴有表证者，加柴胡 10～12 g，紫苏叶 10～12 g。

 # 肾病综合征

肾病综合征是一组由多种原因引起的临床症候群。以高度浮肿，大量蛋白尿，血脂过高，血浆蛋白过低和尿中出现脂肪小体为其特征。本综合征可由多种肾小球疾病引起，分为原发性和继发性两大类。其发病机制一般认为与肾小球毛细血管的通透性改变和负电荷的损失导致体内大量蛋白质的丢失有关。

根据肾病综合征的临床特征，其属于中医学"水肿""肾水""尿浊"范畴。中医学认为，本病主要内因为肺脾肾三脏功能失调，尤以脾肾阳虚、气虚为主；外因为风寒湿邪的侵袭。因脾主运化水湿，若冒雨涉水，居处潮湿，脾为湿困，可致水湿内盛而发为水肿。若脾阳不足，脾气亏虚，运化功能减退，亦可致水液代谢障碍而发生水肿。肾主气化水液，开窍于二阴，若肾阳虚衰，膀胱气化不利，水湿潴留，泛溢肌肤而为水肿。脾主升清，肾主藏精，人体精微物质（蛋白质）只宜封藏，不可耗泄，肾虚则失封藏，精气外泄，下注膀胱则出现大量蛋白尿；脾虚则精微物质生化无源，加之肾虚外泄，则可致机体精气更亏，故而出现低蛋白血症。脾肾俱虚，损及肝脏，而使肝阴亦虚，肝阴虚则阳无制而上亢。病变过程中，以肾、脾、肝功能失调为重心，致阴阳气血亏损，为该病之本；水湿、湿热、瘀血为该病之标，表现为虚中夹实之复杂病理过程。

一、常见证的辨治

1. 脾肾阳虚水停证：

［主要表现］全身高度浮肿，腹大胸满，卧则喘促，畏冷肢凉，神疲乏力，面色苍白或萎黄，纳少腹胀，小便短少，舌质淡胖，边有齿痕，舌苔白滑，脉沉迟无力。

［治法方药］温补脾肾，利水消肿。真武汤合五苓（散）汤加减：附子（先煎）10 g，黄芪15 g，白术10 g，茯苓12 g，肉桂3 g，泽泻12 g，猪苓10 g，白芍12 g，胡芦巴15 g，车前子（包煎）10，巴戟天12 g，姜皮5 g。

2. 气阴两虚证：

［主要表现］全身浮肿，神疲气短，面色无华，腹胀纳差，午后低热或手足心热，口咽干燥，腰膝酸软，大便干结，小便黄，舌红少苔，脉细数。

［治法方药］滋阴益气。参麦散合六味地黄汤加减：参须10 g，麦冬12 g，黄芪15 g，生地黄12 g，山茱萸10 g，山药15 g，牡丹皮10 g，龟甲15 g，茯苓12 g，泽泻10 g，五味子5 g。

3. 湿热内蕴证：

［主要表现］浮肿较剧，肌肤绷急，腹大胀满，肢体困重，胸闷烦热，口干不欲多饮，大便干结，小便短黄，舌质红，舌苔黄腻，脉滑数。

［治法方药］清热利湿。疏凿饮子加减：赤小豆30 g，泽泻12 g，大腹皮12 g，槟榔10 g，商陆5 g，木通10 g，滑石（包煎）15 g，车前子（包煎）12 g，黄柏10 g，薏苡仁15 g，栀子10 g，生甘草5 g。

4. 血瘀水停证：

［主要表现］面色黧黑萎黄，肌肤有瘀点或色素沉着，小便短少，肢体浮肿，腹胀纳差，舌质紫暗，舌苔薄腻，脉弦涩。

［治法方药］化瘀利水。桂枝茯苓（丸）汤合五皮饮加减：丹参15 g，桃仁10 g，红花10 g，茯苓皮15 g，赤芍12 g，泽泻12 g，大腹皮15 g，桑白皮12 g，滑石（包煎）12 g，牡丹皮10 g，蒲黄（包煎）12 g，车前子（包煎）10 g。

二、试试精选验方

1. 益气固肾汤：

［组成］党参20 g，黄芪20 g，白术20 g，山药20 g，防风15 g，菟丝子15 g，芡实15 g，金樱子15 g，丹参15 g，益母草15 g，红花10 g，茯苓20 g，泽泻20 g。每日1剂，水煎分2次服。

［功效］健脾益气，益肾助阳，活血祛瘀，利水消肿。

［方解］方中党参、黄芪、白术、山药益气健脾；防风祛风解表；丹参、红花活血祛

瘀；益母草活血祛瘀，利水消肿；菟丝子、芡实、金樱子益肾助阳，益肾固本，收敛固涩；茯苓、泽泻利水消肿。诸药配伍，共奏健脾益气、益肾助阳、活血祛瘀、利水消肿之功，充分体现了扶正祛邪、平衡阴阳的治疗法则。

[加减] 气虚明显者，重用党参30 g，黄芪30 g；瘀血明显者，加当归12 g，川芎10 g；肾阴虚明显者，加生地黄15 g，枸杞子12 g；肾阳虚明显者，加肉桂5 g，制附子（先煎）10 g，补骨脂12 g，肉苁蓉12 g；水肿明显者，加车前子（包煎）12 g，猪苓10 g；蛋白尿明显者，重用芡实20 g，金樱子20 g，加桑螵蛸15 g；腰痛者，加杜仲12 g，牛膝12 g。

2. 肾综汤：

[组成] 黄芪25 g，当归12 g，白芍12 g，红花12 g，桃仁12 g，淫羊藿12 g，枸杞子12 g，牛膝12 g，西洋参10 g，益母草15 g，车前子（包煎）25 g，甘草8 g。每日1剂，水煎分2次服。

[功效] 益气健脾，温阳利水，活血化瘀。

[方解] 方中黄芪、西洋参、白芍、淫羊藿、枸杞子、甘草益肾健脾、温阳化气；当归、桃仁、红花、牛膝活血化瘀；益母草、车前子利水消肿。诸药合用，共奏健脾益肾、活血化瘀之功。

[加减] 尿液混浊者，加萆薢12 g，乌药10 g；畏寒肢冷明显者，加制附子（先煎）10 g，肉桂3 g；腰痛、血压偏高者，加桑寄生12 g，杜仲12 g，夏枯草15 g；蛋白尿明显者，重用黄芪30 g，加蝉蜕10 g，芡实12 g。

3. 益气滋肾汤：

[组成] 太子参15 g，黄芪20 g，山药15 g，菟丝子20 g，续断15 g，生地黄15 g，白术20 g，山茱萸15 g，白茅根20 g，枸杞子15 g，茯苓15 g，益母草15 g。每日1剂，水煎分2次服。

[功效] 益气健脾，滋补肾阴。

[方解] 方中太子参、黄芪、白术、山药健脾益气，以恢复脾主升清，布散精微，运化水湿的功能；续断、生地黄、山茱萸、菟丝子、枸杞子滋养肾阴，以补肾气肾精不足。诸药合用，共奏益气健脾，滋补肾阴之功。

[加减] 小便短少水肿者，重用益母草20 g，加猪苓10 g，车前子（包煎）10 g，泽泻12 g；有尿蛋白者，加蝉蜕10 g，石韦12 g，芡实12 g，龙骨（先煎）12 g，薏苡仁15 g；血压偏高者，加夏枯草15 g，牛膝12 g，钩藤10 g，天麻10 g；血尿者，加小蓟12 g，墨旱莲12 g，大蓟10 g。

4. 益肾健脾饮：

[组成] 黄芪30 g，白术15 g，熟地黄30 g，茯苓15 g，山药15 g，山茱萸15 g，生牡蛎（先煎）30 g，菟丝子15 g，枸杞子15 g，甘草5 g。每日1剂，水煎分2次服。

[功效] 益肾健脾，固精利水。

[方解] 脾虚下陷，肾虚不固，统摄无权，失去藏精、泄浊、排尿的本能，当藏不藏，当泄不泄，精华不藏而随尿排出，形成蛋白尿。方中黄芪、白术、茯苓、山药补后天之本，健脾益气利水；山茱萸、菟丝子、枸杞子补先天之本，益肾固摄填精；生牡蛎有收敛固涩之效。诸药合用，共奏益肾健脾，固精利水之功。

[加减] 纳差恶心、脘腹胀满者，酌加法半夏10 g，竹茹10 g，厚朴10 g，鸡内金12 g，焦三仙各12 g；大便秘结，血尿素氮、血肌酐增高者，用生白术，酌加肉苁蓉12 g，生大黄10 g，决明子15 g；水肿明显，大便溏泻者，用炒白术，酌加猪苓12 g，车

前子（包煎）12 g，瞿麦 10 g；血尿者，酌加仙鹤草 12 g，小蓟 12 g，大蓟 10 g；高血压者，酌加夏枯草 15 g，石决明（先煎）15 g，钩藤 12 g，牛膝 12 g；合并呼吸或泌尿系感染者，酌加麻黄 5 g，赤小豆 20 g，连翘 10 g，黄柏 10 g，蒲公英 15 g，白花蛇舌草 15 g。

5. 降浊益肾汤：

［组成］苍术 12 g，白术 12 g，丹参 20 g，知母 12 g，墨旱莲 12 g，牛膝 12 g，焦杜仲 12 g，益母草 15 g，山药 15 g，蒲公英 20 g，炒芡实 20 g，白茅根 20 g，甘草 3 g。每日 1 剂，水煎分 2 次服。

［功效］健脾益肾，清利湿热，化瘀降浊。

［方解］方中苍术、白术均性温燥，与脾喜燥恶湿之性相合，具有燥湿化浊、健脾之功，使脾健湿去以消水肿；丹参苦寒降泄，功善活血化瘀而性缓，能瘀去新生而不伤正，兼有理气通络之功；三者使脾健湿去，气行瘀化。山药性平、味甘，擅补脾肾之阴，与白术合用，使脾脏之阴阳调和；炒芡实归脾肾经，益肾固精，健脾除湿，二药健脾固肾而不聚湿敛邪；焦杜仲补肾固精，强筋骨壮腰膝，善治肾虚腰痛及肾虚不固之蛋白尿，此三者共达健脾益肾之效。益母草活血通经，《本经》说其"专功行血"，又有利尿通淋之功；蒲公英清热解毒，擅清利湿热；白茅根苦寒，清热凉血利尿；知母清热泻火，滋肾阴而润燥，此三者清热而不伤燥，利湿而不伤阴；墨旱莲长于补肾阴，又能凉血止血；牛膝能活血通经利水，引血（水）下行，使水湿、瘀血浊邪下行，又能补益肝肾、强筋健骨；小剂量甘草，以达调和诸药之功。全方健脾益肾而无滋腻恋邪，清利湿热、化瘀血以降浊，又不伤正，功效显著。

［加减］偏阴虚火旺者，酌加女贞子 12 g，黄柏 10 g，生地黄 12 g，麦冬 12 g，牡丹皮 10 g；偏气虚者，酌加黄芪 12 g，党参 12 g，沙参 12 g；偏阳虚者，酌加杜仲 12 g，续断 12 g，肉苁蓉 12 g，菟丝子 12 g；湿热偏盛者，酌加薏苡仁 15 g，泽泻 12 g，茯苓 12 g，白花蛇舌草 15 g，大青叶 15 g，车前子（包煎）12 g；瘀浊偏盛者，酌加川芎 10 g，小蓟 10 g，水蛭 5 g；大量蛋白尿者，酌加金樱子 12 g，桑螵蛸 12 g。

IgA 肾病

IgA 肾病是一种以发作性血尿为突出临床表现的肾小球肾炎。临床上约 3/4 的患者起于呼吸道或消化道感染之后，故认为与黏膜分泌之免疫球蛋白 IgA 有关。从免疫病理检查表明，以 IgA 为主的免疫球蛋白沉着于肾小球系膜区为本病之特点，故又称为系膜 IgA 肾病。其主要临床表现为发作性肉眼血尿，无症状性蛋白尿，高血压，肾功能减退等。好发于儿童及青年，男性多于女性。

根据 IgA 肾病的临床特征，其属于中医学"溺血"范畴。中医学认为，本病内因多是素体气虚，阴虚或气阴两虚；或七情内伤，饮食失常耗伤正气而致机体免疫功能失调。外因是感受外邪，如风热之邪，风寒之邪入里化热，乳蛾热毒；或饮食不节，感受湿热之邪。本病多为本虚标实，虚实夹杂。在疾病的发展过程中，往往因虚致实，产生以热毒、湿热、瘀血为主的标实之证，而热毒、湿热、瘀血又成为使病情恶化加重的病理因素。IgA 肾病的中医辨治，常据其病的急性发作期与慢性迁延期分而论之。急性发作期的辨治常分为热毒壅盛证、心火炽盛证、胃肠湿热证和膀胱湿热证；慢性迁延期的辨治常分为脾肺气虚证、肝肾阴虚证、气阴两虚证和脾肾阳虚证。

一、常见证的辨治

急性发作期的辨治

1. 风热毒盛证：

[主要表现] 发热，微恶风寒，咽喉疼痛，咳嗽，尿血，舌边尖红，舌苔薄黄，脉浮数。

[治法方药] 宣肺解表，清热宁血。银翘（散）汤合桑菊饮加减：金银花 15 g，连翘 12 g，荆芥 10 g，贯众 12 g，杏仁 10 g，射干 12 g，生地黄 12 g，牡丹皮 12 g，小蓟 12 g，白茅根 15 g，菊花 12 g，甘草 10 g。

2. 心火炽盛证：

[主要表现] 心胸烦热，口舌生疮，渴喜冷饮，小便红赤，舌尖红，舌苔黄，脉数。

[治法方药] 清心泻火，凉血止血。小蓟饮子合导赤（散）汤加减：生地黄 15 g，小蓟 12 g，白茅根 20 g，滑石（包煎）15 g，竹叶 10 g，炒蒲黄（包煎）12 g，栀子 10 g，当归 12 g，藕节 12 g，通草 10 g，甘草 5 g。

3. 胃肠湿热证：

[主要表现] 腹痛腹泻，恶心欲呕，口腻纳差，肢体困重，大便臭秽，小便红赤，舌质红，舌苔黄腻，脉缓滑。

[治法方药] 清热利湿，芳香化浊。藿香正气（散）汤加减：藿香 12 g，厚朴 10 g，薏苡仁 15 g，茯苓 12 g，大腹皮 15 g，法半夏 10 g，黄芩 10 g，紫苏叶 10 g，苍术 12 g，佩兰 10 g，小蓟 12 g，泽泻 10 g，白茅根 20 g。

4. 膀胱湿热证：

[主要表现] 小便混浊或红赤，常伴尿急尿频，胸闷不舒，口渴饮冷，口黏口苦，腰酸不适，舌质红，舌苔黄腻，脉滑数。

[治法方药] 清利膀胱湿热。程氏萆薢分清饮加减：川萆薢 12 g，黄柏 10 g，石菖蒲 12 g，茯苓 15 g，泽泻 10 g，莲子 15 g，滑石（包煎）15 g，车前子（包煎）12 g，白茅根 20 g，益母草 12 g，通草 10 g。

慢性迁延期的辨治

1. 脾肺气虚证：

[主要表现] 面浮肢肿，面色萎黄，少气乏力，容易感冒，腰膝酸软，腹胀纳差，大便稀溏，舌质浅淡，舌苔薄白，脉沉细弱。

[治法方药] 健脾补肺益气。参苓白术（散）汤加减：人参 10 g，白术 12 g，茯苓 12 g，山药 15 g，莲子 15 g，续断 12 g，薏苡仁 15 g，砂仁 5 g，桑寄生 12 g，防风 10 g，车前子（包煎）12 g，泽泻 10 g。

2. 肝肾阴虚证：

[主要表现] 腰膝酸软，头晕耳鸣，五心烦热，视物模糊，两目干涩，口干咽燥，男子梦遗，女子月经不调，舌质红，舌苔少，脉细数。

[治法方药] 滋补肝肾。一贯煎加减：生地黄 15 g，山茱萸 12 g，山药 15 g，茯苓 12 g，牡丹皮 12 g，枸杞子 12 g，泽泻 10 g，菊花 10 g，麦冬 12 g，当归 12 g，知母 10 g，黄柏 12 g。

3. 气阴两虚证：

[主要表现] 面色无华，神疲乏力，烦渴欲饮，手足心热，或午后低热，腰膝酸软，

大便干结，小便短赤，舌质红，舌苔少津，脉细弱。

[治法方药] 益气养阴。参麦（散）汤加减：人参 12 g，麦冬 12 g，五味子 10 g，银柴胡 10 g，地骨皮 12 g，鳖甲（先煎）12 g，小蓟 12 g，仙鹤草 15 g，茜草 12 g，白茅根 20 g。

4. 脾肾阳虚证：

[主要表现] 面色㿠白，肢体浮肿，畏寒肢冷，腰膝酸软，小便不利，神疲倦怠，纳差便溏，男子阳痿早泄，女子月经不调，舌质淡胖，边有齿痕，舌苔白滑，脉沉迟无力。

[治法方药] 温阳补肾健脾。大补元煎加减：熟地黄 20 g，党参 15 g，山药 15 g，山茱萸 12 g，补骨脂 12 g，白术 10 g，茯苓 12 g，杜仲 12 g，附子（先煎）10 g，菟丝子 12 g，肉桂 3 g，芡实 12 g，益母草 15 g。

二、试试精选验方

1. 益气补肾活血汤：

[组成] 黄芪 20 g，党参 15 g，生地黄 10 g，熟地黄 12 g，山茱萸 12 g，山药 30 g，茯苓 12 g，菟丝子 15 g，女贞子 12 g，覆盆子 15 g，墨旱莲 20 g，茜草根 15 g，白茅根 15 g，甘草 10 g。每日 1 剂，水煎分 2 次服。

[功效] 益气养肾，凉血止血。

[方解] 方中黄芪为补气要药，补脾气，兼利水祛湿；党参补中益气，生地黄补肾益阴，与黄芪、党参相配，增强补益之功；山茱萸、覆盆子补肝肾涩精；山药健脾固肾；茯苓健脾利水；女贞子、墨旱莲补肾养阴止血，联合茜草根、白茅根，活血凉血止血。全方共奏益气养肾、凉血止血之功。

[加减] 腰酸痛者，加续断 15 g，杜仲 15 g，巴戟天 12 g；血尿明显或见肉眼血尿者，加琥珀（研末冲服）5 g，仙鹤草 20 g；蛋白尿明显者，重用黄芪 40 g，党参 30 g。

2. 益肾和血汤：

[组成] 制何首乌 25 g，墨旱莲 25 g，白花蛇舌草 50 g，女贞子 25 g，蒲黄（包煎）10～15 g，三七 10～15 g，茜草 20 g，当归 25 g，熟地黄 25 g，葛根 25 g，淫羊藿 20 g，山茱萸 25 g，丹参 25 g，白茅根 30 g，大蓟 15～25 g，小蓟 15～25 g，藕节 15～25 g。每日 1 剂，水煎分 2 次服。

[功效] 补益肝肾，止血养血，化瘀凉血。

[方解] 方中制何首乌、熟地黄、山茱萸、淫羊藿补益肝肾，滋阴养血，且不寒、不燥、不腻，同时具有收涩之性，恰合病机，是为君药；墨旱莲、女贞子、葛根补益肝肾、凉血止血，同时女贞子清热解毒，标本兼治，共为臣药；三七化瘀止血、活血定痛，茜草、蒲黄凉血止血，同时蒲黄又能活血化瘀，茜草既能清血中之热，又能清血中之瘀；白花蛇舌草清热解毒、利尿通淋，缓解症状，同时导邪热从小便出；共为佐使之药。诸药相伍，标本同治，共奏补益肝肾，止血养血，化瘀凉血之功。

[加减] 尿频、尿急明显者，加益智 20 g，桑螵蛸 15 g，补骨脂 15 g，小茴香 5 g；畏寒明显者，酌加鹿角霜（包煎）20 g，熟地黄 20 g，肉桂 5 g，附子（先煎）10 g；腰痛明显者，酌加狗脊 20 g，桑寄生 15 g，杜仲 15 g，续断 15 g；尿道疼痛明显者，加生大黄 5～8 g，桃仁 15～20 g。

3. 滋肾解毒活血汤：

[组成] 生地黄 20 g，牡丹皮 12 g，红藤 30 g，山茱萸 12 g，败酱草 30 g，女贞子 15 g，泽泻 10 g，石韦 30 g，知母 10 g，虎杖 15 g，黄柏 10 g，小蓟 15 g，桃仁 12 g，丹

参 15 g，赤芍 15 g，白花蛇舌草 15 g，白茅根 30 g，墨旱莲 15 g，牛膝 15 g，刘寄奴 15 g。每日 1 剂，水煎分 2 次服。

[功效] 滋阴补肾，清热利湿，凉血解毒，活血化瘀。

[方解] 方中以生地黄、山茱萸、女贞子、墨旱莲、知母滋肾养阴；牡丹皮、红藤、败酱草、白花蛇舌草、虎杖清热解毒；黄柏、泽泻、石韦清利湿热，使邪有出路；白茅根、小蓟凉血止血；丹参、赤芍、桃仁、牛膝、刘寄奴活血化瘀。诸药合用，共奏滋阴补肾，清热利湿，凉血解毒，活血化瘀之功，故获良效。

[加减] 持续血尿、呈鲜红色或暗红色者，加侧柏炭 30 g，藕节 30 g，三七粉（冲服）3 g；小便呈豆油色、起泡沫、尿蛋白者，加萆薢 30 g，山药 30 g，芡实 30 g，黄精 15 g，益智 10 g；头晕、恶心、纳呆，血尿素氮、肌酐增高者，加制大黄 20 g，番泻叶 5 g，芦荟 10 g。

4. 益气养肾汤：

[组成] 熟地黄 20 g，龟甲（先煎）30 g，生黄芪 15 g，当归 15 g，山药 20 g，茯苓 30 g，炒白术 15 g，牡丹皮 12 g，炒芡实 30 g，山茱萸 12 g，金樱子 30 g，莲须 20 g，莲子 20 g。每日 1 剂，水煎分 2 次服。

[功效] 益气滋阴，补肾摄精。

[方解] 方中熟地黄补肾养阴，生肾血，益精髓，为君药；龟甲滋补真阴，潜阳制火为臣药。正如朱丹溪所说："阴常不足，阳常有余，宜常养其阴，阴与阳齐，则水能制火。"由于有形之血生于无形之气，用黄芪大补脾肺之气，以裕生血之源。正如《名医方论》所说："黄芪则味甘，补气者也。"更用当归补血活血，可攻可补；牡丹皮凉血活血；金樱子酸涩平，归肾、膀胱经，涩可止浊，酸可收阴，与芡实相配益肾固精；莲子、莲须均补肾固精；山茱萸酸温滋肾益肝，山药滋肾补脾，与熟地黄共成三阴并补，以收补肾治本之功；茯苓配山药而渗脾湿，是为防止滋补之品产生滞腻之弊。诸药合用，共奏益气滋阴，补肾摄精之功。

[加减] 水肿明显者，加桑白皮 15 g，冬瓜皮 15 g；阴虚火旺者，加知母 10 g，黄柏 10 g；血尿明显者，加藕节炭 15 g，仙鹤草 15 g。

5. 益肾祛湿汤：

[组成] 熟地黄 12 g，知母 12 g，牡丹皮 12 g，白芍 12 g，女贞子 15 g，墨旱莲 15 g，茯苓 12 g，泽泻 12 g，蒲公英 15 g。每日 1 剂，水煎分 2 次服。

[功效] 养阴祛风，清热利湿。

[方解] 方中熟地黄味甘、微温，归肝、肾经，滋补肝肾之阴；知母味苦甘、寒，归肺、胃经，滋阴清热；牡丹皮性味苦、辛、微寒，归心、肝、肾经，清热凉血，活血散瘀；白芍性味苦、酸、微寒，养血敛阴，柔肝平肝；女贞子、墨旱莲滋养肝肾，滋而不腻，凉血止血；茯苓、泽泻淡渗利湿，茯苓为利水渗湿要药，泽泻尚能泄肾火；蒲公英清热解毒，利湿通淋。纵观全方，扶正祛邪兼顾，滋补而不滞腻，补中寓泄，故无留湿助邪之嫌；利湿用淡渗，药性平和，无峻利伤阴之虞；清热用甘寒，无苦寒败胃之忧。诸药合用，共奏养阴祛风，清热利湿之功。

[加减] 血尿甚者，加小蓟 10 g，白茅根 15 g，仙鹤草 12 g；蛋白尿明显者，加益母草 12 g，布渣叶 12 g；水肿甚者，加五加皮 12 g，牛膝 12 g；咳嗽甚者，加桑白皮 12 g，杏仁 10 g；外感者，选加连翘 10 g，菊花 10 g，麻黄 10 g；尿短赤者，加薏苡仁 15 g，车前草 12 g；倦怠食欲不振者，加山药 12 g，太子参 15 g。

慢性肾衰竭

慢性肾功能衰竭（CRF）简称慢性肾衰竭，又称慢性肾功能不全，是指由于各种原因造成的慢性进行性肾实质损害，致使肾脏不能维持其排泄代谢废物，调节水、电解质和酸碱平衡，分泌和调节各种激素代谢等基本功能，从而出现氮质血症、代谢性酸中毒及多系统受累的一系列临床症状的综合征。根据肾功能不全的程度可分为肾功能不全代偿期、氮质血症期、尿毒症早期、尿毒症晚期4期。慢性肾衰竭的发病机制十分复杂，目前主要有健存肾单位学说、矫枉失衡学说、肾小球高压和代偿性肥大学说、肾小管高代谢学说等，各机制相互联系，共同构成肾功能进行性损害的机制。

根据慢性肾衰竭的临床特征，其属于中医学"关格""虚劳""水肿"范畴。中医学认为，肾具有调节人体水液，分清别浊的功能；而脾胃位居中焦，有运化水湿，升清降浊之功能。肾病久治不愈，导致肾气日衰，脏腑虚损，邪毒内蕴，本虚标实为慢性肾衰竭的基本病机。脾肾虚衰为主，脾失运化，清气不升，浊气不降，肾失开阖，气化无权，可表现为气阴两虚、脾肾阳虚或阴阳两虚；邪实方面，湿热、血瘀贯穿始终，浊毒为晚期的特征性病变，水停、外感亦时有出现。正虚与邪实互为因果，而病机错综复杂。慢性肾衰竭，病变呈潜在进行性发展，治疗难度很大。中医学对本病的治疗，强调澄源——即消除病因，阻断病机发展为目的的治疗措施；塞流——指消除或减少精微（蛋白）从尿中漏泄流失为目的的治疗措施；复本——指对疾病引起的精血耗伤所采取的补偿措施，以固本培元为法；对症——指对病变过程中出现的并发症的治疗。

一、常见证的辨治

1. 脾肾阳虚证：

［主要表现］面浮肢肿，倦怠乏力，气短懒言，纳少腹胀，腰酸腿软，甚或畏寒肢冷，腰部发凉，口淡不渴，大便不实，夜尿清长，舌质淡胖，或有齿痕，舌苔白滑，脉沉迟无力。

［治法方药］温补脾肾。金匮肾气（丸）汤合理中汤加减：附子（先煎）10 g，熟地黄 15 g，山茱萸 12 g，肉桂 3 g，山药 12 g，人参 10 g，茯苓 12 g，白术 10 g，泽泻 12 g，牡丹皮 12 g，补骨脂 12 g，菟丝子 15 g，生姜 5 g。

2. 气阴两虚证：

［主要表现］面色无华，气短乏力，皮肤干燥，饮水不多，腰膝酸软，或手足心热，大便干结，小便量少色黄，舌质淡有齿痕，舌苔少，脉沉细数。

［治法方药］益气养阴。麦味地黄（丸）汤加减：人参 10 g，生地黄 15 g，太子参 12 g，山茱萸 12 g，黄芪 15 g，麦冬 12 g，五味子 10 g，山药 12 g，牡丹皮 12 g，茯苓 12 g，泽泻 10 g。

3. 肝肾阴虚证：

［主要表现］头晕头痛，腰膝酸软，五心烦热，口干咽燥，渴喜冷饮，全身乏力，大便干结，尿少色黄，舌质淡红，舌苔少，脉沉细。

［治法方药］滋补肝肾。知柏地黄汤加减：生地黄 15 g，山茱萸 12 g，山药 15 g，泽泻 10 g，牡丹皮 12 g，知母 10 g，女贞子 15 g，黄柏 10 g，鳖甲（先煎）12 g，墨旱莲 15 g，枸杞子 12 g。

4. 阴阳两虚证：

[主要表现] 神疲乏力，畏寒肢冷，手足心热，口干欲饮，腰酸腿软，大便稀溏，小便黄赤，舌质淡胖，伴有齿痕，脉沉细。

[治法方药] 滋阴温阳。济生肾气（丸）汤加减：熟地黄 15 g，山茱萸 12 g，山药 15 g，泽泻 10 g，茯苓 12 g，附子（先煎）10 g，川牛膝 12 g，牡丹皮 12 g，肉桂 3 g，丹参 20 g，车前子（包煎）10 g，琥珀（研末冲服）3 g。

5. 湿浊困阻证：

[主要表现] 纳少腹胀，恶心呕吐，口中有尿气，身重困倦，面色晦暗，腹满泄泻，舌质淡红，舌苔白腻，脉濡或滑。

[治法方药] 利湿化浊。温胆汤加减：法半夏 10 g，藿香 12 g，竹茹 10 g，枳实 12 g，紫苏叶 10 g，佩兰 12 g，薏苡仁 30 g，泽泻 12 g，砂仁 5 g，白术 12 g，大黄 8 g，陈皮 10 g。

6. 湿热内蕴证：

[主要表现] 纳差腹胀，恶心呕吐，心烦不宁，口干口苦，口臭气味异常，胸闷身困，大便秘结，尿少而赤，甚或无尿，舌质红，舌苔黄腻，脉弦滑数。

[治法方药] 清化湿浊，降逆止呕。黄连温胆汤加减：黄连 5 g，法半夏 10 g，茯苓 12 g，竹茹 10 g，枳实 12 g，丹参 15 g，泽泻 12 g，车前子 10 g，滑石（包煎）15 g，石菖蒲 12 g，桃仁 10 g，藿香 12 g，陈皮 10 g。

二、试试精选验方

1. 柴苓汤：

[组成] 黄芪 40 g，柴胡 15 g，党参 15 g，茯苓 15 g，丹参 15 g，白术 12 g，虎杖 12 g，姜半夏 12 g，黄芩 10 g，干姜 5 g。每日 1 剂，水煎分 2 次服。

[功效] 益气扶正，解毒泄浊。

[方解] 方中柴胡味苦辛，功善透表泄热，疏肝解郁，宣畅气血，升发清阳；黄芩苦寒，体轻主浮，善清上焦之热，味苦可降，清热燥湿，泻火解毒，与柴胡相伍，两药一散一清，一升一降，和解少阳，开气机升降出入之机，升清降浊，调和表里。半夏体滑性燥，功善燥湿化痰，降逆止呕，消痞散结，交通阴阳痞阻；干姜辛温，入胃温中散寒，化饮降逆，与半夏相伍，加强和胃降逆之力，且能抑制半夏的毒性。党参味甘，补中益气，扶正祛邪；白术甘温补中，健脾燥湿，益气生血，和中消滞，固表止汗；茯苓甘淡利湿，健脾补中，白术配茯苓一补一利，一燥一渗，使水湿有渗消之路，脾气有健运之望。丹参活血祛瘀且有养血之妙，"一味丹参功同四物"。黄芪甘温，益气健脾，利尿消肿，与党参配伍补气之力更佳。虎杖微苦微寒，清热解毒，通便泄浊。全方疏通并用，升降并调，寒热齐顾，攻补兼施。

[加减] 恶寒重者，去姜半夏，加附子 8 g，桂枝 10 g；浮肿严重、尿少不利者，加葶苈子 15 g，车前子（包煎）15 g；头晕目眩、血压偏高者，酌加天麻 12 g，钩藤 12 g，夏枯草 12 g，决明子 15 g；大便干、排便不畅者，虎杖改为 15 g，加蒲公英 15 g，大黄 6～10 g；呕吐剧者，加竹茹 10 g，陈皮 10 g，紫苏叶 10 g，砂仁 10 g；肌肤甲错、舌质暗淡者，加川芎 12 g，莪术 12 g，当归 12 g；伴腹胀、纳差者，加厚朴 12 g，炒枳壳 10 g，焦三仙各 15 g；口苦口干、不欲饮、舌苔白腻者，酌加藿香 10 g，苍术 13 g，陈皮 10 g，黄连 5 g。

2. 扶正降浊汤：

[组成] 党参15 g，黄芪30～60 g，大黄10～30 g，桂枝10 g，淫羊藿20 g，茯苓15 g，猪苓15 g，丹参20 g，益母草30 g，蒲黄（包煎）10 g，苏木10 g，枸杞子10 g，阿胶（烊化冲服）10 g。每日1剂，水煎分2次服。

[功效] 温阳益气，祛瘀化浊。

[方解] 方中党参、黄芪、淫羊藿、桂枝益气温阳；丹参、益母草、蒲黄、苏木活血化瘀利水，改善肾血流；茯苓、猪苓利水消肿；枸杞子、阿胶滋阴补血；大黄通腑泄浊。诸药相伍，共奏温阳益气，祛瘀化浊之功。

[加减] 高血压者，加菊花10 g，天麻10 g，钩藤12 g，羚羊角粉（冲服）3 g；高血脂者，加泽泻10 g，山楂15 g，玉米须12 g；高尿酸者，加金钱草15 g，丝瓜络10 g，伸筋草12 g；高血糖者，加知母10 g，天花粉12 g，山药12 g。

3. 温肾排毒汤：

[组成] 大黄12 g，附子（先煎）10 g，干姜5 g，人参10 g，冬虫夏草粉（冲服）5 g，泽泻12 g。每日1剂，水煎分2次服。

[功效] 温肾健脾，泄浊排毒，通利水湿。

[方解] 方中大黄荡涤积滞，解毒去湿；附子温阳散寒，回阳救逆；干姜温中祛寒；人参大补元气、补脾助阳；泽泻利水渗湿；冬虫夏草益肾补肺，温肾排毒。以攻补兼施，补阳而不助邪，泄浊而不伤正，寓补于泻，以收标本同治之功。

[加减] 脾虚蛋白尿重者，加党参20 g；肾虚失固蛋白尿重者，加金樱子12 g，芡实15 g；阴虚阳亢、血压较高者，加菊花30 g，钩藤20 g，罗布麻（全草）20 g；肝胆湿热者，加龙胆12 g；血尿者，加炒蒲黄12 g，三七10 g，白茅根50 g；纳差呕恶者，加黄连5 g，砂仁10 g；血瘀明显者，加水蛭粉（冲服）3 g。

4. 滋阴清利汤：

[组成] 生地黄20～40 g，生黄芪20～80 g，熟地黄20～40 g，全当归15～30 g，龟甲（先煎）20～40 g，炒知母6～10 g，炒黄柏6～10 g，潞党参10～30 g，酒大黄3～15 g，云茯苓15～30 g，牛膝15～20 g，桑皮15～30 g，石韦20～40 g，滑石（包煎）15～30 g，生甘草10 g。每日1剂，水煎分2次服。

[功效] 滋阴生血，清热利尿。

[方解] 方中重用生地黄、熟地黄、龟甲滋阴潜阳，壮水制火，谓培其本；黄柏苦寒泻相火，以坚阴；知母苦寒而润，上能清润肺金，下能滋清肾水，与黄柏相须为用，苦寒降火，保存阴液，平抑亢阳，谓清其源。重用黄芪大补脾肺之气，以裕生血之源；更以当归益血和营，如此则阳生阴长，气旺血生。疗本病重用当归、黄芪实有妙趣：其一，慢性肾衰患者多数兼有血虚，故以补血；其二，慢性肾衰患者多有虚热，以扶阳存真阴，补气生血，则阴平阳秘，虚热自止；其三，重用黄芪，大补肺气，取其通调水道，下达膀胱；其四，重用黄芪，大补脾气，取其健脾化湿，使小便自利，这样，滋阴清利就将与水液代谢至关重要的肺、脾、肾、膀胱四脏腑的治疗熔于一炉，以助气化；其五，慢性肾衰患者易感冒，而感冒后又加重慢性肾衰的病情，重用黄芪，取其益气固表而御风寒；其六，脾胃虚弱、食少便溏者，非大补滋润所宜，重用黄芪大补脾胃之气，可杜其弊。潞党参以助黄芪、当归益气养血，固本救虚；牛膝活血祛瘀，引血下行，利尿通淋，补益肝肾；酒大黄通腑泄浊，使脾气升、胃气降、肾气得以充养；云茯苓渗湿利尿，健脾补中，宁心安神；桑皮以降肺气；石韦、滑石清湿热利水道。甘草缓和药性，调和百药，以协调方中诸药药性。全方共奏滋阴生血、清热利尿之功。

[加减] 阴虚较重者，加麦冬 20 g，杭白芍 15 g；阴虚盗汗者，加山茱萸 10～20 g，地骨皮 20 g；尿血、便血者，加茜草根 15～20 g，白茅根 15～30 g；腰痛甚者，加桑寄生 15～40 g，炒杜仲 15～30 g；夜尿频者，加桑螵蛸 20 g，潼蒺藜 20 g。

5. 益气养阴降浊汤：

[组成] 生黄芪 15 g，丹参 12 g，太子参 15 g，白术 10 g，当归 15 g，女贞子 12 g，紫苏梗 10 g，茯苓 15 g，泽泻 12 g，白花蛇舌草 15 g，焦大黄 10 g，藿香梗 10 g。每日 1 剂，水煎分 2 次服。

[功效] 益气养阴，化瘀降浊。

[方解] 方中生黄芪、白术益气健脾；太子参、女贞子滋阴补肾；当归、丹参，养血和血，化瘀生新；茯苓、泽泻引湿下行，使邪毒从小便而解；焦大黄、白花蛇舌草清热解毒、通腑泄浊，又不致便泻如注，避免了久用大剂量生大黄败胃伤脾的弊端；紫苏梗、藿香梗芳香化浊，调畅气机，疏通三焦，和中护胃。诸药合用，益肾健脾，化瘀降浊，补而不燥，滋而不腻，攻不伤正，补不留邪，故而收到较好临床效果。

[加减] 水肿明显者，加猪苓 12 g，车前子（包煎）12 g；呕恶明显者，加法半夏 10 g，砂仁 10 g；皮肤瘙痒者，加白鲜皮 12 g，刺蒺藜 12 g；合并肾性高血压者，加益母草 15 g，川牛膝 12 g；合并肾性贫血者，加鸡血藤 12 g，赭石（先煎）15 g；合并肾性骨病者，加补骨脂 12 g，牛膝 12 g。

 # 慢性肾盂肾炎

慢性肾盂肾炎是由各种致病微生物直接侵袭所引起的肾盂、肾盏黏膜和肾小管间质感染性炎症。其致病菌以大肠埃希菌为最多，占 60%～80%，其次为变形杆菌、葡萄球菌、类链球菌、产碱杆菌、铜绿假单胞菌等。感染途径有上行感染，血行感染，淋巴道感染和直接感染。好发于女性，有尿路梗阻、畸形及全身抵抗力低下时易于发病。根据其病程的长短，临床分为急性肾盂肾炎和慢性肾盂肾炎。慢性肾盂肾炎多是由于急性肾盂肾炎迁延不愈或反复发作而成，表现以乏力、腰痛、腰酸、排尿异常为特征。

根据慢性肾盂肾炎的临床特征，其属于中医学"劳淋""肾著"范畴。中医学认为，本病多因肾瘅（急性肾盂肾炎）失治或误治，病久不愈，反复发作，湿热稽留，耗伤正气；或正气虚损，余邪未尽，复因下阴不洁而湿热邪毒侵袭；或因恣食辛辣肥甘和鱼腥发物而聚湿生热，新旧合邪，引起本病。或禀赋不足或久病年老，体质虚弱，脾肾亏损；或劳欲过度，劳倦伤脾，纵欲伤肾，导致脾肾亏损。或肾瘅久治不愈，湿热稽留，思虑忧郁，情志不舒，肝气郁结，疏泄失职，气机不畅，瘀血阻滞肾络，导致肾著。

一、常见证的辨治

1. 湿热久留，蕴结肾脏证：

[主要表现] 身热不扬，小便频急不爽，腰部酸胀，重着疼痛，尿浊尿血，口渴不欲多饮，舌质红，舌苔黄腻，脉滑数。

[治法方药] 清热利湿。除湿清肾汤加减：土茯苓 15 g，萆薢 12 g，地榆 12 g，薏苡仁 15 g，石韦 12 g，栀子 10 g，紫花地丁 12 g，黄芩 10 g，小蓟 12 g，木通 10 g，白茅根 20 g，泽泻 10 g。

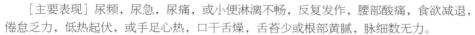

2. 气阴两虚，湿热稽留证：

[主要表现]尿频，尿急，尿痛，或小便淋漓不畅，反复发作，腰部酸痛，食欲减退，倦怠乏力，低热起伏，或手足心热，口干舌燥，舌苔少或根部黄腻，脉细数无力。

[治法方药]益气养阴，清利湿热。参芪麦味地黄汤加减：沙参 12 g，炙黄芪 15 g，麦冬 12 g，生地黄 15 g，猪苓 10 g，茯苓 12 g，泽泻 10 g，山药 15 g，山茱萸 12 g，牡丹皮 12 g，黄柏 10 g，知母 12 g，地骨皮 10 g。

3. 湿热下注，蕴结肝经证：

[主要表现]小便短涩，混浊不清，少腹拘急，腰部疼痛，或伴寒热往来，口干口苦，恶心呕吐，大便干结，舌质红，舌苔黄腻，脉弦滑数。

[治法方药]清利肝经湿热。龙胆泻肝汤加减：龙胆 12 g，黄芩 10 g，生地黄 12 g，栀子 10 g，泽泻 12 g，柴胡 10 g，乌药 10 g，车前子（包煎）12 g，木通 10 g，川楝子 12 g，土茯苓 12 g，甘草 5 g。

4. 阴虚火旺，湿热稽留证：

[主要表现]尿频，尿急，尿痛，或小便淋漓不畅，反复发作，眩晕耳鸣，腰膝酸软，时有低热，或五心烦热，夜寐不安，甚则盗汗尿血，舌红少苔，或舌根黄腻，脉细数。

[治法方药]滋阴补肾，清利湿热。知柏地黄汤合猪苓汤加减：生地黄 12 g，山药 15 g，山茱萸 10 g，牡丹皮 12 g，泽泻 10 g，茯苓 12 g，黄柏 12 g，枸杞子 12 g，猪苓 10 g，知母 12 g，小蓟 10 g，墨旱莲 12 g。

5. 脾肾气虚，湿浊缠绵证：

[主要表现]每因劳累则尿频、尿急、尿痛，或小便淋漓不尽，时作时止，少腹坠胀，腰膝酸软，肢体困重，恶心欲吐，面色无华，面浮足肿，神疲乏力，舌质浅淡，脉沉细无力。

[治法方药]健脾益肾，清利湿浊。无比山药（丸）汤加减：熟地黄 12 g，黄芪 15 g，巴戟天 12 g，党参 15 g，茯苓 12 g，泽泻 10 g，杜仲 12 g，肉苁蓉 10 g，牛膝 12 g，法半夏 10 g，吴茱萸 5 g，芡实 12 g，蒲公英 15 g。

6. 气滞血瘀，湿热留恋证：

[主要表现]尿频，尿急，尿痛，或小便淋漓不畅，且反复发作，胁肋刺痛酸胀，小腹胀痛，舌质紫暗，或有瘀斑点，脉细涩。

[治法方药]理气祛瘀，清利湿热。五淋（散）汤加减：当归 12 g，红花 10 g，赤芍 12 g，桃仁 10 g，石韦 12 g，冬葵子 10 g，柴胡 10 g，牡丹皮 12 g，牛膝 12 g，生蒲黄（包煎）12 g，泽泻 10 g，茯苓 12 g，乌药 10 g。

二、试试精选验方

1. 益肾通淋汤：

[组成]太子参 20 g，黄芪 30 g，车前子（包煎）30 g，金钱草 30 g，生地黄 15 g，山药 15 g，山茱萸 15 g，茯苓 15 g，泽泻 15 g，竹叶 15 g，牛膝 15 g，滑石（包煎）15 g，牡丹皮 10 g。每日 1 剂，水煎分 2 次服。

[功效]补脾益肾，清热利湿，活血通淋。

[方解]方中太子参、黄芪加生地黄、山药、山茱萸、茯苓，益气养阴、健脾补肾为主；配合车前子、滑石、金钱草、竹叶、泽泻清热利湿通淋；牡丹皮、牛膝凉血活血。全方共奏补脾益肾、清热利湿、活血通淋之功，切合本病脾肾不足、湿热留恋之病机，故取得较好疗效。

[加减] 腰痛明显者，加续断15 g，桑寄生15 g；低热者，去黄芪，加黄柏10 g，知母10 g；夜尿多者，加桑螵蛸12 g，益智15 g；小便混浊者，加石菖蒲12 g，萆薢15 g；胃纳不馨者，加莱菔子15 g，砂仁10 g。

2. 五草汤：

[组成] 车前草15 g，鱼腥草15 g，白花蛇舌草15 g，益母草15 g，茜草15 g。每日1剂，水煎分2次服。

[功效] 清热利湿，凉血解毒。

[方解] 方中车前草、鱼腥草清热利湿；白花蛇舌草清热解毒，通利小便；益母草、茜草凉血祛瘀、利尿消肿。全方共奏清热利湿，凉血解毒之功，明显改善尿频、尿急、尿痛、面肢浮肿、腰酸痛等症，配伍符合临床病机。

[加减] 外感咽痛者，酌加麻黄8 g，柴胡10 g，金银花10 g，连翘10 g；血尿明显者，加白茅根30 g，当归10 g，墨旱莲12 g；湿热甚者，加黄芩10 g，蒲公英12 g；气虚明显者，加黄芪12 g，党参15 g，白术12 g。

3. 益气养阴通淋汤：

[组成] 西洋参15 g，黄芪20 g，生地黄25 g，山药25 g，山茱萸20 g，牡丹皮15 g，泽泻15 g，知母15 g，黄柏15 g，车前子（包煎）10 g，瞿麦15 g，滑石（包煎）15 g，萹蓄15 g，栀子10 g，大黄10 g，蒲黄（包煎）10 g，三七10 g，生甘草10 g。每日1剂，水煎分2次服。

[功效] 益气养阴，通淋活血。

[方解] 方中西洋参益气养阴，清热生津，为气阴双补之品；黄芪健脾益气，又能补气生津，通利小便，二药合用，气阴双补，是为君药；生地黄清热凉血，养阴生津，山药补益肺脾肾之气阴，山茱萸平补肝肾阴阳，此三味为臣药；用瞿麦、萹蓄清利膀胱湿热，二药有利小便，去淋浊，通癃闭之专长；车前子清肺利膀胱，滑石清利三焦，并通淋利窍，共助君药清热利水之力；栀子入于三焦，可清泻三焦湿热邪气，大黄泻热降火利湿，二药相伍能引湿热从二便而出；知母清肺胃肾之火，滋阴润燥；黄柏清热燥湿，泄下焦湿热；蒲黄、三七，活血化瘀，又能止血。全方以益气养阴为中心，并行清热利湿通淋、活血止血之功，符合本病的病机。

4. 固本解毒化瘀汤：

[组成] 黄芪15 g，山药15 g，菟丝子15 g，蒲公英15 g，败酱15 g，鱼腥草15 g，丹参15 g，党参12 g，熟地黄12 g，山茱萸12 g，川牛膝12 g，赤芍12 g，土茯苓12 g，益母草10 g。每日1剂，水煎分2次服。

[功效] 扶正固本，解毒活血。

[方解] 方中党参甘平，补中益气、生津养血，《本草正义》说其可"补脾养胃，健运中气"；黄芪甘温，补气升阳、托毒生肌，《珍珠囊》说其"甘温纯阳，补诸虚不足，益元气，壮脾胃"；熟地黄甘温补精填髓，山茱萸酸温，壮元秘精，山药甘淡，益肾气、健脾胃；鱼腥草、蒲公英、败酱苦寒，清热解毒、排脓利尿；川牛膝、益母草辛苦平，活血祛瘀利湿通淋；赤芍、丹参苦微寒，活血祛瘀。全方共奏扶正固本，解毒活血之功。

[加减] 发热寒战，尿频、尿急、尿痛、腰痛加重，舌红苔黄腻、脉弦数急性发病者，去黄芪、党参、菟丝子、山茱萸，酌加车前子（包煎）15 g，萹蓄12 g，龙胆12 g，川大黄10 g，木通5 g，滑石（包煎）30 g；气短乏力、神疲倦怠、舌淡苔白、脉虚者，重用黄芪30 g，党参15 g；尿血明显、舌淡苔白、脉沉细者，酌加生地黄炭12 g，茜草10 g，乌梅炭10 g，牡丹皮12 g；脓性尿为主者，加黄柏15 g，天花粉20 g；肢冷恶寒、夜尿频

数者，酌加淫羊藿 12 g，乌药 12 g，鹿角胶（烊化冲服）15 g，桑螵蛸 15 g，益智 15 g；五心烦热、潮热盗汗者，加知母 12 g，黄柏 12 g；兼面肿腿肿者，加薏苡仁 15 g，防己 12 g，冬瓜皮 20 g；纳呆脘胀者，酌加黄连 5 g，吴茱萸 5 g，砂仁 10 g，枳壳 12 g。

5. 龙凤汤加减：

[组成] 龙葵 20 g，凤尾草 15 g，太子参 20 g，黄芪 15 g，茯苓 12 g，生地黄 15 g，牡丹皮 12 g，川牛膝 12 g，鸡血藤 30 g，延胡索 12 g，甘草 5 g。每日 1 剂，水煎分 2 次服。

[功效] 补益气阴，清热解毒，凉血活血。

[方解] 方中太子参平补气阴，黄芪补气，两者补不恋邪；龙葵、凤尾草清热解毒，利尿通淋而不伤正；茯苓渗湿利水，导湿热从小便出；生地黄、牡丹皮凉血活血祛瘀；鸡血藤补血活血；川牛膝、延胡索活血止痛，又作为引经药直达病所；甘草缓急止痛，调和诸药。组方严谨，切合气阴两虚、湿热瘀血之劳淋病机。

[加减] 急性发作期，尿频、尿急、尿痛、肾区叩击痛、恶寒发热、舌红苔黄厚腻、脉滑数者，酌加蒲公英 30 g，半边莲 15 g，白花蛇舌草 15 g，忍冬藤 15 g，黄柏 10 g；伴肉眼血尿者，加三七粉（冲服）5 g，白茅根 30 g，赤芍 10 g，仙鹤草 15 g；气阴两虚兼夹湿热而见腰酸隐痛、神疲乏力、尿少尿频尿灼、心烦失眠者，酌加女贞子 30 g，墨旱莲 30 g，首乌藤 30 g，灵芝 15 g，知母 10 g；脾肾阳虚而见腰痛膝冷、面目浮肿、夜尿清长、面色舌淡、脉沉细者，去龙葵、凤尾草，酌加制附子 5 g，杜仲 15 g，巴戟天 10 g，益智 15 g。

 # 类风湿关节炎

类风湿关节炎是一种常见的以关节组织慢性炎症病变为主要表现的自身免疫性疾病。主要病理特点为反复发作，进行性的关节腔滑膜炎症、渗液、细胞增殖、滑膜翳形成、软骨及骨组织侵蚀，导致关节结构的破坏，关节肿胀变形、僵直和功能丧失，通常以对称的手、腕、足等小关节的病变为多见。类风湿关节炎的病因及其发病机制至今尚未明确，可能是感染后引起的自身免疫反应所致，一般认为其发病与细菌、病毒、遗传因素及性激素水平有关。目前亦无特效的药物治疗。

根据类风湿关节炎的临床特征，其属于中医学"尪痹"范畴。中医学认为，禀赋不足、劳逸过度、病后失养、产后气血亏虚、饮食调摄失宜等导致营卫不和、气血两虚、阴阳失调、脏腑虚弱是尪痹发生的内在因素。气候变化、暴寒暴暖、居住环境寒冷潮湿、畏热贪凉、汗出当风等外邪的侵袭，经脉气血为邪气所扰，运行不利，甚则闭阻不通是尪痹发病的外在条件。风寒湿邪充斥经络，气血运行不畅，邪侵日久，寒湿凝聚生痰；痹久正虚，气虚则无力鼓动，邪不得散，血不得行，津不得布，津血停留，则为痰为瘀，痹久必有痰湿败血瘀滞经络。痰瘀交阻则为痹证反复发作，久病不已的重要基础。由于痹证的病因多样，病机复杂，在其发生发展过程中，因虚、邪、痰、瘀互致，"不通"与"不荣"并见，导致错综复杂的因果关系。

一、常见证的辨治

1. 风寒湿阻证：

[主要表现] 关节肿胀疼痛，晨僵屈伸不利，遇寒痛剧，得温痛减，或疼痛游走不定，

自汗恶风，或痛有定处，或沉重酸楚，麻木不仁，舌苔白，脉弦紧。

[治法方药] 祛风除湿，散寒宣痹。吴氏蠲痹饮加减：黄芪 15 g，防己 10 g，细辛 3 g，桂枝 10 g，茯苓 15 g，川芎 10 g，独活 12 g，羌活 10 g，牛膝 12 g，秦艽 10 g，海桐皮 12 g，威灵仙 15 g。

2. 热邪阻痹证：

[主要表现] 关节红肿热痛，得冷稍舒，痛不可触，晨僵活动受限，多兼有发热恶风，心烦口渴，便干尿黄，舌质红，舌苔黄而燥，脉滑数。

[治法方药] 清热祛湿，宣痹通络。白虎加桂枝汤加减：知母 12 g，生石膏 30 g，桂枝 10 g，生地黄 12 g，忍冬藤 15 g，威灵仙 12 g，桑小枝 15 g，木瓜 12 g，当归 12 g，蒲公英 15 g，赤芍 12 g，牡丹皮 12 g。

3. 痰瘀互结证：

[主要表现] 关节漫肿，僵硬变形，屈伸受限，疼痛固定，痛如针刺，昼轻夜重，口渴不欲多饮，舌质紫暗，舌苔白腻或黄腻，脉细涩或细滑。

[治法方药] 化瘀祛痰，通痹止痛。身痛逐瘀汤合二陈汤加减：当归 12 g，川芎 10 g，红花 10 g，桃仁 10 g，秦艽 12 g，制没药 10 g，五灵脂（包煎）12 g，香附 10 g，羌活 12 g，法半夏 10 g，牛膝 12 g，茯苓 15 g，地龙 12 g，陈皮 10 g。

4. 肝肾亏虚证：

[主要表现] 病久关节肿胀畸形，屈伸不利，麻木不仁，腰膝酸软，头晕耳鸣，形瘦骨立，盗汗失眠，舌质红少苔，脉细数。

[治法方药] 滋补肝肾，强筋健骨。左归（丸）汤加减：熟地黄 30 g，鹿角胶（烊化冲服）12 g，山药 15 g，山茱萸 12 g，枸杞子 12 g，黄柏 10 g，牛膝 12 g，菟丝子 12 g，龟甲胶（烊化冲服）15 g，白芍 12 g，知母 10 g。

5. 阴虚内热证：

[主要表现] 关节酸痛，屈伸不利，形体消瘦，潮热盗汗，口干欲饮，皮肤干燥，大便干结，小便短黄，舌红少津，脉细数。

[治法方药] 滋阴清热，荣筋通痹。知柏地黄汤加减：生地黄 20 g，山茱萸 12 g，山药 15 g，知母 12 g，黄柏 10 g，茯苓 12 g，泽泻 10 g，牡丹皮 12 g，赤芍 15 g，防己 12 g，海桐皮 15 g，地骨皮 12 g。

6. 肾阳亏虚证：

[主要表现] 关节肿大，僵硬冷痛，活动不利，天气寒冷加重，形寒肢冷，畏寒喜温，神倦懒动，小便清长，舌质淡胖，舌苔白润或白滑，脉沉迟无力。

[治法方药] 温补肾阳，散寒通络。金匮肾气（丸）汤合桂枝附子汤加减：附子（先煎）10 g，熟地黄 30 g，桂枝 10 g，山茱萸 12 g，茯苓 10 g，制草乌（先煎）10 g，泽泻 10 g，片姜黄 5 g，羌活 12 g，淫羊藿 12 g，独活 10 g，海风藤 12 g。

7. 气血两虚证：

[主要表现] 关节疼痛，肿胀僵硬，麻木不仁，行动艰难，面色苍白，心悸自汗，神疲乏力，舌质浅淡，舌苔薄白，脉细弱。

[治法方药] 补益气血，通络宣痹。补中益气汤合桂枝汤加减：黄芪 15 g，人参 10 g，当归 12 g，柴胡 10 g，白术 12 g，升麻 10 g，桂枝 10 g，白芍 12 g，独活 10 g，淫羊藿 12 g，海桐皮 10 g，薏苡仁 15 g，陈皮 10 g。

8. 阴阳两虚证：

[主要表现] 关节肿大，僵硬疼痛，畏冷肢凉，眩晕耳鸣，体瘦神疲，五心烦热，腰

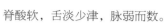

脊酸软，舌淡少津，脉弱而数。

[治法方药] 滋阴补阳，通络宣痹。补天大造（丸）汤加减：黄芪 15 g，熟地黄 20 g，当归 12 g，山药 15 g，紫河车 10 g，茯苓 12 g，鹿角胶（烊化冲服）10 g，白芍 12 g，龟甲（先煎）15 g，枸杞子 12 g，补骨脂 12 g，牛膝 12 g。

二、试试精选验方

1. 益气活血通脉汤：

[组成] 黄芪 60 g，桂枝 10 g，白芍 30 g，桃仁 10 g，红花 10 g，当归 12 g，川芎 20 g，姜黄 10 g，土鳖虫（先煎）10 g，全蝎 10 g，制没药 10 g，细辛 3 g，乌梢蛇 20 g，生地黄 15 g，山茱萸 10 g，鹿角片（先煎）10 g。每日 1 剂，水煎分 2 次服。

[功效] 益气活血，强筋壮骨，搜风通络。

[方解] 方中重用黄芪以补气扶正；白芍养血缓急止痛；桃仁、红花、当归、川芎、姜黄、土鳖虫、制没药养血活血，通脉以止痛；血得寒则凝，得热则行，故用桂枝、细辛以温经止痛；全蝎、乌梢蛇重在搜风透骨，通络止痛；生地黄、山茱萸、鹿角片补肝肾，强筋骨。诸药合用，共奏益气活血通脉、强筋壮骨、搜风通络之功，不专治风湿而风湿自愈。

[加减] 上肢关节肿痛重着者，加桑枝 30 g，羌活 10 g；下肢关节肿痛重着者，加木瓜 30 g，牛膝 30 g，独活 10 g；湿邪明显者，加苍术 12 g，藿香 10 g；阳虚寒盛者，加附子（先煎）10 g，淫羊藿 12 g；阴虚明显者，加黄柏 10 g，知母 10 g。

2. 扶脾养胃汤：

[组成] 生黄芪 30 g，白术 15 g，生薏苡仁 30 g，茯苓 15 g，当归 12 g，太子参 15 g，白芍 15 g，鸡血藤 30 g，甘草 10 g。每日 1 剂，水煎分 2 次服。

[功效] 宣痹祛湿，活血通络，补气健脾。

[方解] 方中重用黄芪，以益气补中，在宣痹祛湿、活血通络药中，选为主将，如舟车之有轮楫，能率领偏裨冲锋陷阵，其归脾、胃经，既可补中益气，又能利水消肿；配以白术、茯苓、甘草、太子参、生薏苡仁补气健脾渗湿；当归、白芍、鸡血藤补血活血，以增强益气健脾之功。诸药合用，补其中气，渗其湿浊，恢复脾胃健运之职，则诸症自可除。

[加减] 疼痛甚者，加全蝎（研末冲服）3 g，蜈蚣（研末冲服）5 g；偏风盛者，酌加防风 10 g，乌梢蛇 12 g，羌活 10 g，独活 10 g；偏湿盛者，加苍术 12 g，海桐皮 10 g，木瓜 10 g；偏热盛者，酌加石膏 30 g，知母 10 g，秦艽 10 g，地龙 10 g，络石藤 12 g；顽痹日久者，酌加水蛭 5 g，露蜂房 10 g，炮穿山甲（先煎）10 g，土鳖虫（先煎）10 g，千年健 12 g；屈伸不利者，加伸筋草 15 g，路路通 12 g，木瓜 12 g；麻木者，酌加僵蚕 10 g，法半夏 10 g；红斑、结节者，加牡丹皮 10 g，皂角刺 10 g，丹参 20 g；下肢痛者，加川牛膝 12 g，独活 12 g；颈项痛者，酌加葛根 12 g，羌活 12 g；背脊部痛者，加狗脊 12 g，鹿角霜（包煎）10 g。

3. 乌附汤：

[组成] 制附子（先煎）10 g，制川乌（先煎）10 g，桂枝 10 g，鸡血藤 30 g，生黄芪 50 g，当归 12 g，赤芍 10 g，独活 12 g，全蝎 5 g，山药 30 g。每日 1 剂，水煎分 2 次服。

[功效] 祛风散寒，通络止痛，养血活血。

[方解] 方中制附子、制川乌、桂枝祛风散寒，通络止痛；当归、赤芍、鸡血藤养血

活血，取"治风先治血，血行风自灭"之意；独活、全蝎祛湿除痹，搜风透骨，增强通络止痛之功；黄芪能扶正补虚，扶正祛邪，重剂使用，能提高机体免疫力；附子是中医临床的一味要药、峻药和猛药，能起到事半功倍之功；山药健脾益气。诸药合用，共奏祛风散寒，通络止痛，养血活血之功效。

[加减] 关节肿痛、屈伸不利、遇寒冷和气候变化加重者，加麻黄 10 g；关节红肿热痛、得冷则舒者，去桂枝，加生地黄 20 g，制大黄 10 g；关节肿大畸形、功能障碍、面色晦暗者，加熟地黄 20 g，巴戟天 12 g。

4. 宣痹舒身汤：

[组成] 黄芪 30 g，桑寄生 30 g，白芍 15 g，当归 15 g，羌活 12 g，独活 12 g，茯苓 15 g，木瓜 15 g，桂枝 10 g，甘草 5 g。每日 1 剂，水煎分 2 次服。

[功效] 补益肝肾，强筋壮骨，活血通络，祛风除湿。

[方解] 方中黄芪、白芍、桑寄生、茯苓扶助正气，补益肝肾，强筋壮骨，使正气存内，邪去而痹除；黄芪还有益气固表，利血通痹之作用，与当归、桂枝合用，能够增其行气活血、温通经脉功能，体现了"治风先治血，血行风自灭"的理论；羌活、独活、木瓜祛风除湿，宣痹止痛；白芍配甘草又可缓解肢体疼痛。诸药合用，共奏补益肝肾、强筋壮骨、活血通络、宣痹止痛之效，能有效地改善类风湿关节炎所引起的疼痛、肿胀、晨僵、关节功能活动障碍，达到缓解症状、阻止病变发展、降低致残、提高患者生活质量的目的。

[加减] 风偏盛者，加防风 10 g，秦艽 12 g；寒偏盛者，加制附子（先煎）10 g，细辛 3 g；湿偏盛者，加生薏苡仁 15 g，白术 12 g；热偏盛者，加忍冬藤 12 g，连翘 10 g，黄芩 10 g；病程日久者，加丹参 12 g，川芎 10 g，红花 10 g；四肢麻木不仁者，加鸡血藤 12 g，豨莶草 12 g；腰痛明显者，加杜仲 12 g，续断 12 g。

5. 尪痹活动汤：

[组成] 熟地黄 15 g，秦艽 12 g，桑寄生 15 g，羌活 12 g，杜仲 15 g，地龙 10 g，茯苓 15 g，桂枝 10 g，当归 12 g，丹参 12 g，知母 12 g，川芎 10 g，白术 15 g，白芍 12 g，牛膝 30 g，续断 15 g，防风 10 g，细辛 3 g，生石膏 30 g，甘草 5 g。每日 1 剂，水煎分 2 次服。

[功效] 补肝肾，强筋骨，益气血，祛风湿，除痰瘀，止痹痛。

[方解] 方中秦艽散一身之风，羌活散太阳之风，川芎散厥阴之风，细辛散少阴之风，防风随所引而无所不至，伍辛温之桂枝祛风散寒，配咸寒之地龙搜风通络；白术、茯苓、甘草健脾化痰除湿，熟地黄、当归、白芍、川芎合丹参，养血活血通络；配以桑寄生、牛膝、杜仲、续断，补肝肾，强筋骨，益气血，气血两调，寓"治风先治血，血行风自灭"之意；桂枝、生石膏、知母清热宣痹，寒温并用。诸药共奏补肝肾、强筋骨。益气血、祛风湿、除痰瘀、止痹痛之效，扶正祛邪，寒热兼顾。

[加减] 风邪盛者，酌加寻骨风 12 g，海风藤 12 g，络石藤 12 g，乌梢蛇 12 g，蕲蛇 12 g；寒邪盛者，加麻黄 10 g，制川乌（先煎）10 g，制草乌（先煎）10 g；湿邪盛者，加薏苡仁 15 g，木瓜 12 g，晚蚕沙（包煎）10 g；瘀邪盛者，酌加鸡血藤 12 g，桃仁 10 g，红花 10 g，炮穿山甲（先煎）10 g，土鳖虫（先煎）10 g；关节肿大变形者，加白芥子 12 g，胆南星 12 g，全蝎 5 g，蜈蚣 5 g；热邪盛者，酌加金银花 10 g，连翘 10 g，黄柏 10 g，白花蛇舌草 15 g，虎杖 12 g，寒水石 12 g。

糖尿病

糖尿病是以持续高血糖为其基本特征的综合征。主要分为 1 型糖尿病（胰岛素依赖型）和 2 型糖尿病（胰岛素非依赖型），临床所见约 90% 为 2 型。其基本生理病理是体内胰岛素相对或绝对不足而引起糖、蛋白质、脂肪、水电解质的代谢紊乱，其特征为高血糖、尿糖、葡萄糖耐量减低及胰岛素释放试验异常。症状为多饮、多食、多尿、烦渴、善饥、消瘦、疲乏无力等，常并发或伴发急性感染、动脉硬化、肾和视网膜微血管病变及神经病变。由于目前尚无根治糖尿病的药物，特别是糖尿病的合并症还不能得到有效控制，全世界都在从不同途径探索新的治疗方法。

根据糖尿病的临床特征，其属于中医学"消渴""消瘅"范畴。中医学认为，本病多是由于饮食不节，恣食肥甘酒醴及辛辣香燥，情志过极，郁怒失节，或劳心竭虑，房事不节，劳欲过度，禀赋遗传，感染邪毒，热病之后等因素，致肺、胃、肾受损，郁热内蕴，阴精损耗，气化失常，津液精微失于正常输布，淫溢血脉，或直趋下泄而成。病有上、中、下"三消"之分，肺燥、胃热、肾虚之别。肺燥为主，多饮突出者为"上消"；胃热为主，多食突出者为"中消"；肾虚为主，多尿突出者为"下消"。病性初起以实证为主，中期虚实并见，后期以虚损为主。

一、常见证的辨治

1. 肺燥津亏证：

[主要表现] 烦渴多饮，口干舌燥，多食易饥，小便量多，或大便干结，舌质红干，舌苔薄黄，脉细数。

[治法方药] 清肺润燥，生津止渴。消渴汤加减：生地黄 20 g，天花粉 15 g，知母 12 g，麦冬 15 g，葛根 20 g，黄连 5 g，西洋参 10 g，黄芪 15 g，牡丹皮 12 g，石膏 20 g。

2. 胃热津伤证：

[主要表现] 消谷善饥，口渴多饮，形体消瘦，大便秘结，舌质红，舌苔黄，脉滑数。

[治法方药] 清胃泄热，滋阴生津。玉女煎加减：石膏 20 g，生地黄 15 g，知母 12 g，麦冬 15 g，牛膝 12 g，黄连 5 g，黄芩 10 g，山药 15 g，栀子 10 g，瓜蒌子 12 g，大黄 10 g。

3. 肾阴亏虚证：

[主要表现] 尿频量多，混如脂膏，或尿甜，腰膝酸软，头晕，目眩，耳鸣，多梦遗精，或五心烦热，口干唇燥，舌质红少苔，脉沉细数。

[治法方药] 滋补肾阴。六味地黄汤合参脉（散）汤加减：生地黄 20 g，人参 10，茯苓 10 g，山药 15 g，泽泻 10 g，山茱萸 12 g，龟甲（先煎）15 g，牡丹皮 12 g，黄柏 10 g，麦冬 15 g，五味子 10 g，知母 12 g。

4. 阴阳两虚证：

[主要表现] 小便频数量多，或饮一溲一，尿液混浊如膏，面色黧黑，腰膝酸软，耳轮焦干，形寒畏冷，五心烦热，阳痿不举，舌质淡，舌苔白，脉沉细无力。

[治法方药] 滋阴温阳补肾。金匮肾气（丸）汤加减：熟地黄 15 g，山茱萸 12 g，山药 15 g，茯苓 12 g，泽泻 10 g，覆盆子 12 g，牡丹皮 12 g，桑螵蛸 12 g，五味子 10 g，菟丝子 12 g，淫羊藿 15 g，金樱子 12 g。

二、试试精选验方

1. 降糖汤：

[组成] 黄芪 30 g，山药 30 g，生地黄 30 g，玄参 30 g，苍术 20 g，丹参 20 g，枸杞子 12 g，赤芍 10 g。每日 1 剂，水煎分 2 次服。

[功效] 补脾气，滋肾阴，活血化瘀。

[方解] 方中黄芪、山药补脾气，以助运化之功；生地黄、玄参、枸杞子滋肾阴，以降妄炎之火；辅以丹参、赤芍活血化瘀；佐以苍术敛脾精。补中寓消，滋而不腻，诸药合用，使水升火降，中焦健旺，气复阴回，瘀化血行，糖代谢即可复常。

[加减] 血糖不降者，加山茱萸 12 g，知母 12 g；尿糖不降者，加天花粉 30 g，五味子 10 g；兼高血压者，加夏枯草 20 g，白蒺藜 15 g；高血脂者，加生山楂 15 g，泽泻 12 g；消谷善饥者，加熟地黄 20 g，黄连 10 g；口渴多饮者，加生石膏 30～60 g，麦冬 12 g；腰腿疼者，加桑寄生 30 g，续断 12 g；大便溏泻者，去生地黄、玄参，加芡实 30 g，白术 12 g；心悸失眠者，加生牡蛎（先煎）20 g，生龙骨 20 g；下身瘙痒者，加知母 10 g，黄柏 10 g；全身瘙痒者，加地肤子 12 g，苦参 12 g；尿频有脂膏者，加桑螵蛸 15 g，益智 15 g。

2. 糖尿逆转汤：

[组成] 太子参 15 g，葛根 20 g，山药 15 g，佩兰 20 g，牛膝 15 g，炒白术 12 g，炒杜仲 15 g，菟丝子 12 g，桑寄生 15 g，茯苓 10 g，女贞子 15 g，鸡内金 10 g，牛蒡子 15 g，枸杞子 12 g，番石榴 15 g，山茱萸 12 g，牡丹皮 12 g，甘草 3 g。每日 1 剂，水煎分 2 次服。

[功效] 健脾助运，益肾固本，养阴清热。

[方解] 方中太子参、炒白术、茯苓、甘草、山药、鸡内金、佩兰健脾助运；杜仲、山茱萸、菟丝子、桑寄生益肾固本；枸杞子、女贞子、牡丹皮养阴清热。现代药理研究认为，番石榴、葛根、牛蒡子具有很好的降糖作用，故加入方中。临床施治以此方为基础随症加减，屡获奇效。

[加减] 口渴较显者，加石斛 15 g，桑椹 15 g，黄精 10 g；相火旺者，加知母 12 g，黄柏 10 g，砂仁 10 g；舌尖红者，加黄连 8 g，竹叶 10 g；肝火旺者，加桑白皮 15 g，地骨皮 15 g；舌边瘀斑者，加桃仁 10 g，红花 10 g，丹参 15 g；体胖者，加陈皮 15 g，法半夏 10 g，决明子 20 g。

3. 四对降糖汤：

[组成] 黄芪 30 g，山药 20 g，苍术 15 g，玄参 25 g，生地黄 20 g，熟地黄 15 g，丹参 20 g，葛根 15 g。每日 1 剂，水煎分 2 次服。

[功效] 养阴益气，活血化瘀。

[方解] 方中"四对降糖药"系祝谌予教授在已故名医施今墨先生运用"施氏药对"中"黄芪配山药""苍术配玄参"的基础上，经数十年潜心研究，增加了"生地配熟地""丹参配葛根"两对，从而丰富发展成为"四对降糖药"。本方以黄芪、山药、苍术健脾益气，以玄参、生地黄、熟地黄滋阴补肾；以丹参、葛根活血化瘀；共奏养阴益气，培补先后天，活血化瘀之功。其中"四组"对药，配伍严谨，偶合得宜，功效独特，常可自立成方。四对药合用，融调阴阳、益气阴、济刚柔、交动静、衡燥湿于一炉，堪称方中有方相得益彰。滋而不腻，补而不塞，实为甘缓理虚、疗治消渴之良方。

[加减] 口干多饮甚者，加石膏 20 g，知母 12 g，天花粉 15 g；消谷善饥突出者，重

用熟地黄，加石斛12 g，生玉竹10 g；皮肤瘙痒者，加白蒺藜15 g，地肤子12 g，当归12 g；少气乏力者，加生晒参（研末冲服）10 g，党参15 g，太子参12 g；血脂高者，加山楂20 g，制何首乌12 g，虎杖12 g；血压高者，加夏枯草15 g，牛膝12 g，地龙10 g；眼底有病理改变者，加决明子12 g，石决明（先煎）15 g，菊花10 g；有感染者，加金银花12 g，连翘10 g，蒲公英15 g；有神经病变者，加鸡血藤12 g，伸筋草12 g；有肾脏病变者，加土茯苓15 g，白花蛇舌草18 g；血糖持续不降者，加地骨皮12 g，枸杞子12 g，乌梅10 g；尿检见酮体者，加黄连5 g，黄芩10 g，茯苓12 g。

4. 健脾固肾汤：

［组成］黄芪40 g，丹参15 g，生地黄20 g，党参15 g，山药30 g，熟地黄20 g，枸杞子15 g，天花粉25 g，白术15 g，鬼箭羽30 g，茯苓15 g，桂枝10 g。每日1剂，水煎分2次服。

［功效］健脾固肾，清热养阴。

［方解］方中黄芪、党参、白术、茯苓健脾益气，敷布津液，助后天之源；生地黄、山药、枸杞子滋肾阴、补肾水、固肾精；桂枝温通阳气，补而不滞；天花粉养肺肾之阴，清热生津；鬼箭羽、丹参活血化瘀，血行津布则燥热可解，瘀化气畅则阴液自生。诸药相伍，相得益彰，辨证加减，方取良效。

［加减］胸胁胀满者，加柴胡15 g，川楝子12 g；夜尿频数者，加五味子15 g，桑螵蛸15 g；皮肤瘙痒者，加苦参20 g，花椒10 g；大便秘结者，加火麻仁15 g，大黄10 g；口苦甚者，加石莲子15 g；胃中嘈杂者，加鸡内金10 g，焦三仙各15 g；心悸失眠健忘者，加炒酸枣仁15 g，远志15 g，龙骨（先煎）20 g；视力障碍者，加决明子15 g，菊花12 g；高血压者，加夏枯草15 g，钩藤20 g；兼有冠心病者，加瓜蒌30 g，三七粉（冲服）5 g。

5. 育阴降糖汤：

［组成］麦饭石（先煎）30～60 g，生石膏30～60 g，乌梅20 g，天冬15～30 g，玄参15～30 g，枸杞子20 g，苍术10～20 g，僵蚕15～30 g，地骨皮15～30 g，当归10～20 g，鸡内金15 g，金刚刺15～30 g，玉竹20～50 g。每日1剂，水煎分2次服。

［功效］扶正养阴，清热润燥，生津降糖。

［方解］方中石膏、天冬清热养阴，生津止渴；鸡内金功在健脾生津、除烦化滞，本品由蛋白质构成，有助胰岛素的分泌协调作用；苍术、玄参为伍，其苍术主要成分为苍术醇、苍术酮及多种维生素，玄参含植物、生物碱、脂肪酸、维生素A等，两药合用，一润一燥，相互制约，相互促进，共建降糖之功。糖尿病患者，多有阴血不足，而胆固醇偏高，枸杞子既有滋阴益精之效，又有降低血糖、胆固醇的作用；妙入大剂量麦饭石，本品甘温，无毒无害，含有钾、钠、铁、锌等18种人体必需的矿物质和微量元素，具有调节人体新陈代谢、促进机体生长、发育、增强免疫力的作用，同时，锌又能刺激胰岛细胞，使之功能以臻正常。故诸药为伍，用治本病，多获佳效。

［加减］疲乏易出汗者，加黄芪18 g，黄精12 g；大便干结者，加肉苁蓉12 g，紫菀10 g；咳嗽咽痛者，加桑叶10 g，桑白皮12 g；尿多频数者，加桑螵蛸12 g，山茱萸12 g；大便溏薄者，加薏苡仁15 g，白术12 g，芡实12 g；多食易饥者，加熟地黄12 g，黄连10 g；合并肺结核者，加百部12 g，白及12 g；生疮疖者，加金银花12 g，蒲公英15 g；皮肤瘙痒者，加白鲜皮15 g，地肤子12 g；寐差者，加柏子仁10 g，炒酸枣仁12 g；血压高者，加葛根20 g，夏枯草15 g；眼底出血者，加生地黄15 g，紫草12 g；合并白内障者，加木贼12 g，谷精草12 g；血脂高者，加山楂30 g，丹参15 g；尿糖不稳定

者，加黄精 12 g，生地黄 15 g；尿糖不降者，重用乌梅，加生地黄 12 g，五味子 10 g；血糖持续不降者，重用石膏，加知母 12 g；血酮高者，加生地黄 15 g，黄连 10 g；尿中出现酮体者，加生地黄 15 g，白术 10 g，茯苓 12 g。

血小板减少性紫癜

血小板减少性紫癜是指无明显外源性病因引起的外周血小板减少，皮肤、黏膜出现紫暗色斑，甚至内脏出血，骨髓巨核细胞增多并伴有成熟障碍为主要表现的出血性疾病。目前已公认本病是一种由于患者体内产生抗自身血小板抗体，致使血小板寿命缩短、破坏过多、数量减少为病理特征的自身免疫性疾病。

根据血小板减少性紫癜的临床特征，其属于中医学"血证""肌衄""紫癜"范畴。中医学认为，本病多是由于外感热毒，伤及血脉，留滞于肌肤、黏膜之间；阴虚火旺，迫血妄行，损伤脉络，血液泛溢肌肤；久病脾胃亏虚，气不摄血，血无所藏，溢于肌肤所致。

一、常见证的辨治

1. 血热动血证：

[主要表现] 起病急骤，病程较短，发热不退，渴不多饮，呕血或咯血，便血，尿血，身现斑疹，色紫或鲜红密集，心烦失眠，尿黄便结，舌质红绛，舌苔黄干，脉数。

[治法方药] 凉血止血，清热解毒。犀角地黄汤加减：水牛角（先煎）30 g，生地黄15 g，赤芍 10 g，牡丹皮 12 g，大黄（后下）10 g，白茅根 15 g，板蓝根 12 g，紫草 15 g，贯众 12 g，黄连 10 g，苎麻根 15 g，石膏 20 g。

2. 血瘀动血证：

[主要表现] 身现紫斑，色多暗淡，或见呕血、咯血、尿血，口唇紫暗，舌质紫或有瘀斑点，脉弦涩。

[治法方药] 化瘀止血消斑。血府逐瘀汤加减：当归 12 g，生地黄 12 g，桃仁 10 g，红花 10 g，赤芍 12 g，川芎 10 g，柴胡 10 g，牛膝 12 g，紫草 15 g，牡丹皮 12 g，茜草根15 g。

3. 气不摄血证：

[主要表现] 皮下紫斑，色淡红稀疏，呕血咯血，便血尿血，齿衄崩漏，神疲乏力，气短懒言，面色无华，头晕自汗，舌质浅淡，脉弱。

[治法方药] 补气摄血消斑。归脾汤加减：炙黄芪 15 g，龙眼肉 12 g，人参 10 g，白术 12 g，当归 12 g，茯神 10 g，酸枣仁 12 g，山药 15 g，炙远志 10 g，木香 5 g，仙鹤草15 g，茜草根 12 g。

4. 脾肾两虚证：

[主要表现] 斑色淡红，稀疏不显，时隐时现，遇劳尤甚，面色萎黄，精神不振，头晕乏力，纳呆腹胀，腰膝酸软，舌质淡胖，脉沉细无力。

[治法方药] 补益脾肾。大补元煎加减：熟地黄 20 g，山茱萸 12 g，山药 15 g，菟丝子 12 g，枸杞子 15 g，巴戟天 12 g，当归 12 g，黄芪 15 g，鹿角胶（烊化冲服）10 g，党参 15 g，白术 12 g，血余炭 10 g，五味子 12 g。

5. 肝肾阴虚证：

[主要表现] 紫斑暗红，下肢多见，腰膝酸软，目眩耳鸣，五心烦热，潮热失眠，咽

干口渴，鼻衄齿衄，便血尿血，舌红少苔，脉细数。

[治法方药] 滋阴清热，凉血止血。知柏地黄汤合二至（丸）汤加减：生地黄 30 g，山药 15 g，山茱萸 12 g，泽泻 10 g，墨旱莲 15 g，知母 10 g，女贞子 15 g，茯苓 12 g，牡丹皮 12 g，紫草 15 g，仙鹤草 12 g，白茅根 20 g。

二、试试精选验方

1. 益气滋阴凉血汤：

[组成] 黄芪 20 g，太子参 15 g，生地黄 15 g，女贞子 15 g，墨旱莲 15 g，牡丹皮 15 g，紫草 15 g，茜草 15 g，大黄 5 g，鸡血藤 30 g，仙鹤草 30 g，当归 20 g，炙甘草 10 g。每日 1 剂，水煎分 2 次服。

[功效] 益气滋阴，凉血活血。

[方解] 方中以黄芪、太子参为主药，益气摄血，扶正固本；生地黄、女贞子、墨旱莲滋阴填精、降火止血；牡丹皮、紫草，清热凉血止血；茜草、大黄化瘀止血生新；仙鹤草、鸡血藤、当归行血补血止血；甘草调和诸药。全方从血证的三大成因入手以止血，从改善出血后的病理结果以生新，最终达到止血化瘀生新之功。

[加减] 气虚甚者，重用黄芪 30 g，太子参 20 g；阴虚甚者，重用生地黄 20 g，女贞子 18 g，墨旱莲 18 g；鼻衄者，加黄芩炭 12 g；血尿者，加大蓟 12 g，小蓟 12 g，白茅根 15 g；血瘀甚者，加红花 10 g，赤芍 12 g；血小板持续不升者，加升麻 10 g。

2. 紫癜速愈汤：

[组成] 鸡血藤 60 g，熟地黄 30 g，生地黄 20 g，麦冬 30 g，补骨脂 20 g，玄参 30 g，茜草 20 g，当归 15 g，白芍 15 g，白术 15 g，阿胶（烊化冲服）10 g，三七（研末冲服）5 g，紫草 20 g，炙甘草 10 g。每日 1 剂，水煎分 2 次服。

[功效] 补益气血，凉血止血，祛瘀生新。

[方解] 方中鸡血藤、熟地黄、补骨脂、阿胶、白芍补益精血；生地黄、玄参育阴凉血；麦冬养阴清热；白术、炙甘草益气健脾；三七、茜草、紫草、当归养血凉血，祛瘀生新，补而不腻，化瘀止血，使气机畅达，脉络调和，机体阴阳气血平衡。诸药相伍，共奏补益气血，凉血止血，祛瘀生新之功。

[加减] 便血者，加地榆炭 15 g，荆芥炭 12 g；月经过多者，加墨旱莲 12 g，赤石脂 15 g。

3. 益气通阳汤：

[组成] 太子参 30 g，麸炒白术 12 g，茯苓 12 g，炙甘草 10 g，桂枝 10 g，白芍 12 g，锁阳 20 g，淫羊藿 12 g，绵萆薢 20 g，穿山龙 30 g，巴戟天 12 g，生姜 10 g，大枣 10 枚。每日 1 剂，水煎分 2 次服。

[功效] 益气通阳，温通血脉，行血散瘀。

[方解] 方中太子参、茯苓、白术、甘草取四君子之意，顾护后天之本。桂枝、白芍、生姜、大枣、甘草取桂枝汤之意，既有利于紫癜吸收，又可顾护肺卫，抵御外邪，避免慢性感染导致血小板骤降而使病情加重。绵萆薢、穿山龙通血脉，患者病久气伤，必有血瘀，用穿山龙通络，而不用丹参之类活血祛瘀之药，意在缓图求本，络通而瘀自去，并避免峻药加重出血。锁阳、淫羊藿、巴戟天益肾助阳，益火补土，脾肾同治。正如《素问·玉机真脏论篇》所说："五脏者，皆禀气于胃，胃者，五脏之本也。""有胃气则生，无胃气则死。"生姜、大枣合用，一则顾护胃气，二则也可益气生血，有同兼之妙。诸药合用，共奏益气通阳、温通血脉、行血散瘀之功效。

[加减] 咽部不适明显者，改茯苓为土茯苓 30 g，加蒲公英 20 g，金银花 20 g；肾阳虚明显者，加补骨脂 15 g，菟丝子 15 g；偏肾阴虚者，加女贞子 15 g；女性月经量多者，加益母草 30 g；身痒者，加白鲜皮 12 g，蝉蜕 10 g；平素易感冒者，加黄芪 15 g，防风 10 g。

4. 升板止血汤：

[组成] 人参 30 g，白术 12 g，黄芪 15 g，当归 12 g，川芎 10 g，牡丹皮 12 g，生地黄 15 g，白芍 12 g，三七（研末冲服）5 g，生姜 10 g，大枣（去核）10 枚。每日 1 剂，水煎分 2 次服。

[功效] 补气健脾生血，滋阴凉血养血。

[方解] 方中三七味苦微甘，性平，善化瘀血，又善止血妄行；牡丹皮苦、辛，微寒，除癥瘕瘀血留舍肠胃，安五脏；二药共奏化瘀止血之功。生地黄性寒，微甘微苦，最善清热、凉血、化瘀血、生新血，治血热妄行吐血、衄血及二便因热下血；当归味甘微辛，性温，为生血活血之主药，而又能宣通气分，使气血各有所归；白芍味苦微酸，性凉，善滋阴养血，能入肝以生肝血，与当归、地黄同用，则生新血。正如《血证论·用药宜忌论》所说："治血必先治气，故人之一身，调气为上，调血次之，是先阳后阴之意也。"《温热经纬·薛生白湿热病》针对出血病证说："血止后须进参、芪，善后乃得。汪按，善后宜兼养血。"明确指出血止后宜补气养血，故加人参、黄芪、白术补气健脾生血。因此，方剂组成中涵盖了治血四法，即用三七、牡丹皮止血、消瘀，当归、白芍、川芎、生地黄、人参、黄芪、白术宁血、补虚。

[加减] 肺经蕴热者，加桑叶 10 g，麦冬 12 g；胃火亢盛者，加黄连 10 g，升麻 10 g；心火盛者，加黄连 10 g，栀子 10 g，玄参 12 g；肝火盛者，加青黛 10 g，芦荟 10 g，龙胆 12 g；肝肾不足者，加山茱萸 12 g，熟地黄 12 g，枸杞子 12 g；脾肾阳虚者，加淫羊藿 12 g，补骨脂 12 g。

5. 止血消斑汤：

[组成] 黄芪 30 g，当归 15 g，白芍 15 g，生地黄 12 g，熟地黄 12 g，茜草炭 15 g，仙鹤草 30 g，墨旱莲 30 g，枸杞子 15 g，女贞子 12 g，翻白草 30 g，黑香附 15 g，甘草 10 g，大枣 10 g。每日 1 剂，水煎分 2 次服。

[功效] 止血消瘀，宁血补血。

[方解] 方中黄芪益气升阳，固表敛阴，通里达外，扶正祛邪，摄纳心脾之气以固根本，促心脾统血止血；当归、白芍合用具有补肝柔肝，开发血源，敛阴坚血，养血止血之功；生地黄、熟地黄合用，具有滋肾养阴，填精生髓，补血塞流，坚阴止血之功；茜草炭、仙鹤草二药合用，入于血分，收涩止血，不使外溢；墨旱莲、女贞子、枸杞子三药合用，滋阴固肾，坚阴止血，塞流澄源；黑香附、翻白草二药合用，能调理气血，濡润血管，提高弹性，固摄血液循行，化瘀消斑使血止而不留瘀，此香附之用，李时珍《本草纲目》说其"为妇科之主帅，气病之总司"亦即此用之意；大枣益气健脾，滋阴生血止血，甘草调和诸药。综观本方，熔止血、消瘀、宁血、补血为一炉，实属统治出血性紫斑之良方。

[加减] 鼻衄重者，加藕节 30 g；齿衄者，加白及 12 g，青黛 12 g；尿血者，加大蓟 30 g，小蓟 30 g；便血者，加槐角 30 g，槐花 30 g；崩漏者，加黑棕炭 30 g，白茅根 30 g，贯众炭 30 g，阿胶（烊化冲服）30 g，炒蒲黄（包煎）15 g；血分热盛而出斑者，加栀子炭 15 g，牡丹皮 12 g。

白细胞减少症

外周血中白细胞总数持续低于 $4×10^9/L$，中性粒细胞百分数正常或稍减少，称为白细胞减少症。引起白细胞减少的原因很多，一般来讲以继发性的居多，但也有一部分为原发性。继发性者常见的具体原因有某些感染，如细菌、病毒、立克次体和原虫感染；化学或物理因素，电离辐射易引起细胞减少，化学物质（如苯），化学药如抗肿瘤药（如氮芥、白消安、环磷酰胺）、抗感染药（如青霉素、氯霉素、甲硝唑）、免疫制剂（如硫唑嘌呤）、抗心律失常药（如普鲁卡因酰胺、盐酸安他唑啉）、抗高血压药（如利舍平、肼苯哒嗪）、抗甲状腺药（如甲基硫氧嘧啶、甲巯咪唑）、解热镇痛药（如氨基比林、安乃近）、抗风湿药（如吲哚美辛、保泰松）、抗惊厥药（如苯妥英钠、卡马西平）、抗精神病药（如氯丙嗪），血液病，脾功能亢进，结缔组织病，恶性肿瘤，内分泌疾病等。原发性则多见于某些遗传性疾病。

根据白细胞减少症的临床特征，其属于中医学"虚劳""虚损""温病"范畴。中医学认为，本病多是由于父母体虚，先天不足，或产中失养，临产受损等，致使婴儿脏腑不健；或饮食不节，损伤脾胃，脾胃功能失调，不能化精微，气血生化乏源，脏腑四肢失于濡养，从而出现一派虚损征象；或因毒物损伤，如内服药物或毒物，损伤人体脏腑正气，致使脾肾亏虚，肾精亏虚，无以化血，脾气亏虚，无以化生气血；或因正气亏虚，六淫之邪乘虚侵袭而致病。

一、常见证的辨治

1. 气血两虚证：

[主要表现]面色萎黄，头晕目眩，倦怠乏力，少寐多梦，心悸怔忡，纳呆食少，腹胀便溏，舌质浅淡，舌苔薄白，脉细弱。

[治法方药]益气养血。归脾汤加减：黄芪 20 g，党参 15 g，白术 12 g，酸枣仁 10 g，茯苓 12 g，当归 12 g，龙眼肉 10 g，阿胶（烊化冲服）12 g，鸡血藤 15 g，山药 12 g，生麦芽 20 g，首乌藤 10 g，白芍 12 g，炙甘草 5 g。

2. 气阴两虚证：

[主要表现]面色少华，疲倦乏力，烦渴气短，或五心烦热，失眠多梦，盗汗或自汗，舌质红，舌苔少，脉细数无力。

[治法方药]益气养阴。参麦（散）汤加味：西洋参 5 g，麦冬 15 g，五味子 10 g，龟甲胶（烊化冲服）15 g，黄精 12 g，天冬 10 g，黄芪 15 g，鸡血藤 12 g，生地黄 15 g，合欢皮 12 g，酸枣仁 10 g，女贞子 12 g，甘草 3 g。

3. 脾肾亏虚证：

[主要表现]神疲乏力，腰膝酸软，纳差食少，腹胀便溏，面色无华，畏寒肢冷，小便清长，舌质浅淡，舌体胖大，舌苔白润，脉沉细无力。

[治法方药]温补脾肾。黄芪建中汤合右归（丸）汤加减：黄芪 15 g，熟地黄 12 g，山茱萸 10 g，枸杞子 12 g，茯苓 10 g，菟丝子 12 g，白术 10 g，补骨脂 12 g，桂枝 10 g，白芍 12 g，砂仁 5 g，淫羊藿 12 g，大枣 10 g，甘草 3 g。

4. 肝肾阴虚证：

[主要表现]腰膝酸软，头晕耳鸣，视物模糊，五心烦热，失眠多梦，午后低热，咽

干口燥，舌红少苔，脉细而数。

[治法方药] 滋补肝肾。一贯煎加减：生地黄 15 g，山药 12 g，沙参 15 g，枸杞子 12 g，山茱萸 10 g，麦冬 12 g，当归 12 g，墨旱莲 12 g，牡丹皮 12 g，女贞子 12 g，龟甲（先煎）15 g，甘草 5 g。

5. 外感温热证：

[主要表现] 发热不退，肢体灼热，口渴饮冷，面红目赤，咽喉肿痛，头晕乏力，舌质红绛，舌苔黄干，脉数或洪大。

[治法方药] 清热解毒，滋阴凉血。犀角地黄汤合玉女煎加减：水牛角（先煎）15 g，生地黄 12 g，赤芍 12 g，黄连 5 g，玄参 12 g，牡丹皮 12 g，天花粉 12 g，麦冬 10 g，板蓝根 20 g，金银花 10 g，知母 12 g，黄芩 10 g，甘草 5 g。

二、试试精选验方

1. 益气活血汤：

[组成] 黄芪 30～60 g，鸡血藤 20～40 g，太子参 30 g，当归 20 g，炙甘草 10 g，大枣 5 枚。每日 1 剂，水煎分 2 次服。

[功效] 益气活血补血。

[方解] 方中黄芪、太子参益气补血；当归、鸡血藤活血补血，以促进造血细胞的增殖、分化、成熟和释放，同时活血化瘀之品，具有缩脾作用；甘草、大枣调补气血。全方共奏益气活血补血之效。

[加减] 阳气虚明显之面色㿠白、精神萎靡、畏寒肢冷、腰膝酸软者，太子参改为人参 10 g，酌加淫羊藿 12 g，巴戟天 12 g，补骨脂 12 g，制附子（先煎）10 g；阴血虚甚、心悸不寐、多梦盗汗、五心烦热、头晕耳鸣、口干舌燥者，酌加生地黄 12 g，熟地黄 12 g，五味子 10 g，地骨皮 12 g，制何首乌 12 g，墨旱莲 12 g；瘀血明显而见痛有定处、脾大、肌肤甲错、舌质紫暗者，酌加红花 10 g，赤芍 12 g，五灵脂（包煎）12 g，炮穿山甲（先煎）12 g；恶寒发热、咽痛口干者，加金银花 12 g，连翘 10 g，大青叶 12 g；纳差者，加神曲 10 g，山楂 12 g，鸡内金 10 g；失眠、多梦、健忘者，加茯神 12 g，炒酸枣仁 12 g，首乌藤 12 g；肺气虚，易感冒者，加防风 10 g，炒白术 12 g。

2. 芪归补血汤：

[组成] 生黄芪 30 g，枸杞子 15 g，黄精 30 g，生薏苡仁 30 g，补骨脂 12 g，生地黄 30 g，当归 12 g，熟地黄 30 g，炙甘草 5 g。每日 1 剂，水煎分 2 次服。

[功效] 补肾健脾，益气养阴。

[方解] 方中黄芪健脾补气；生薏苡仁渗湿健脾，使脾气壮盛，运化得健，气壮则生血；枸杞子、补骨脂养血温肾，使得阳升而源泉不竭，鼓舞气血生长，促进骨髓造血功能的恢复；当归及生地黄、熟地黄补血活血；炙甘草升提中气，调和诸药。诸药相伍，共奏补肾健脾，益气养阴之功。

[加减] 纳少便溏、身倦乏力、自汗面浮者，加鸡血藤 12 g，女贞子 12 g，党参 15 g；头晕目眩、咽干、手足心热者，去薏苡仁，加女贞子 12 g，制何首乌 12 g，玉竹 10 g，干地黄 12 g；面色发白、畏寒肢冷、腰膝酸软者，加肉桂 3 g，续断 12 g，鸡血藤 12 g，党参 15 g。

3. 参芪血藤生白汤：

[组成] 人参 10 g，黄芪 30 g，鸡血藤 30 g，当归 12 g，丹参 30 g，熟地黄 20 g，陈皮 12 g，茯苓 15 g，制何首乌 15 g，女贞子 12 g，枸杞子 15 g。每日 1 剂，水煎分

2 次服。

［功效］健脾益气，滋补肝肾。

［方解］方中人参大补元气，健脾养胃，益气补血；黄芪补脾肺之气，以益生血之源，以使阳生阴长，气旺血生，"有形之血不能自生，生于无形之气故也"；当归、熟地黄、鸡血藤、制何首乌滋阴养血以补肝肾，益精血；女贞子、枸杞子甘苦凉，滋肾养肝，养阴益精，补肝肾养阴血，而不滋腻；茯苓利湿健脾；陈皮健脾理气，以使滋养甘润的补血药补而不滞。诸药相伍，共奏健脾益气、滋补肝肾之功。

［加减］脾虚泄泻者，加白术 12 g，党参 20 g，山药 20 g；贫血者，加阿胶（烊化冲服）20 g，大枣 20 g；津液亏虚者，加五味子 20 g，麦冬 15 g；肾阳虚者，加炮附子（先煎）10 g，肉桂 5 g；呕吐者，加法半夏 10 g，生姜 3 片；食欲不振者，加神曲 30 g，麦芽 15 g，鸡内金 10 g。

4. 益气归地升白汤：

［组成］黄芪 30 g，党参 20 g，当归 20 g，熟地黄 20 g，阿胶（烊化冲服）20 g，女贞子 20 g，骨碎补 20 g，山药 30 g，黄精 30 g，白芍 30 g，白术 12 g，陈皮 10 g，甘草 10 g。每日 1 剂，水煎分 2 次服。

［功效］健脾补肾，益气养血，调和肝脏。

［方解］方中黄芪、党参、白术、山药、黄精益气健脾，补益后天气血生化之源；女贞子、骨碎补、熟地黄以滋阴补肾，添精补髓；黄芪与当归合用，名曰当归补血汤，配合阿胶之血肉有情之物，以补气养血；陈皮理气行气，以防滋腻太过，壅滞中气，甘草补中气，调和诸药。全方合用，共奏健脾补肾、益气养血之功。

［加减］兼阴虚口咽干燥者，加玄参 30 g，沙参 30 g，石斛 20 g；兼肾虚腰脊酸软者，加枸杞子 20 g，杜仲 20 g；兼纳差恶心呕吐者，加焦三仙各 20 g，法半夏 10 g，砂仁 10 g；兼大便干结者，加莱菔子 20 g，大黄 10 g。

5. 益气温阳健脾汤：

［组成］党参 20 g，黄芪 30 g，当归 12 g，生地黄 15 g，熟地黄 15 g，黄精 12 g，鸡血藤 20 g，炮穿山甲（先煎）12 g，肉苁蓉 15 g，阿胶（烊化冲服）20 g，黄柏 10 g，桑枝 10 g，茯苓 20 g，炒白术 12 g，知母 10 g，生麦芽 20 g，淫羊藿 20 g，补骨脂 12 g，制何首乌 12 g，大枣 10 枚。每日 1 剂，水煎分 2 次服。

［功效］补气养血，健脾和胃，补益肝肾。

［方解］方中党参、茯苓、白术为益气补脾之圣药；重用黄芪，以补脾肺之气，以益生血之源，当归益血和营，此两药合用，冀以补气之法为重，达气血双补的目的。生地黄、熟地黄为甘寒滋补通利之品，《神农本草经》指出本品有两大功效：一是益阴血，主"伤中……填骨髓，长肌肉"；二是通血补血脉，益阴血之功。白术味甘苦，性微温，主归肝、脾二经，为补脾燥湿之要药，消痞除满、大枣、生麦芽，强胃健中；黄精具有润肺滋阴，补中益气，益肾填精的作用；肉苁蓉补益肝肾，以滋阴为主；淫羊藿温肾阳，黄柏、知母清除余毒；阿胶、制何首乌，扶阳补阴、生精填髓；鸡血藤温肾养血而不滋腻；补骨脂、穿山甲、桑枝，温肾壮骨、通行经络。全方养血、补气、滋阴药物配伍应用，相辅相成，共奏补气养血、健脾和胃、补益肝肾之功，整方顾护先天、后天之本，补中有通，补而不滞，使之血得养而安，气得复则统摄有权。

脑动脉硬化症

脑动脉硬化症是指脑动脉粥样硬化，小动脉硬化，玻璃样变等动脉管壁变性所引起的非急性弥漫性脑组织改变和神经功能障碍，临床上以神经衰弱证候、动脉硬化性痴呆、假性延髓麻痹等慢性脑病症候群为特征。主要表现为头痛，眩晕，失眠，健忘，肢体麻痹，可有情绪波动，喜怒无常，烦躁不安，或焦虑多疑，固执，嫉妒等神情症状。本病发病原因尚未完全阐明，与糖尿病、高脂血症和高血压有关。

根据脑动脉硬化症的临床特征，其属于中医学"脑络痹"范畴。中医学认为，本病多因年老脏阴不足，用脑过度，房事不节等，使精血亏少，脑络不荣，经脉失柔，则络脉硬化而发病。或因过食肥甘，损伤脾胃，脾气壅滞，痰浊内生，或情志所伤，肝气郁结，血行不畅，痰浊瘀血凝于管壁，阻痹气血运行，影响脑络而为病。

一、常见证的辨治

1. 痰湿内阻证：

[主要表现] 头重而痛，头目眩晕，恶心欲呕，记忆减退，失眠多疑，肢体困重，食纳减少，舌质暗，舌苔腻，脉弦滑。

[治法方药] 燥湿化痰。半夏白术天麻汤加减：制半夏12 g，白术10 g，明天麻12 g，胆南星10 g，茯苓12 g，僵蚕10 g，石菖蒲12 g，酸枣仁10 g，苍术12 g，陈皮10 g，首乌藤12 g，大枣10 g。

2. 肝阳化风证：

[主要表现] 头部胀痛，眩晕目胀，失眠多梦，口干口苦，急躁易怒，手足麻木，屈伸不利，甚或震动，步履不正，舌质红，舌苔薄，脉弦。

[治法方药] 平肝潜阳息风。天麻钩藤饮加减：天麻10 g，石决明15 g，钩藤12 g，黄芩10 g，杜仲12 g，栀子10 g，牛膝12 g，僵蚕10 g，白芍12 g，龟甲（先煎）15 g，全蝎5 g，鳖甲（先煎）15 g，生牡蛎（先煎）20 g，白芍12 g。

3. 气虚血瘀证：

[主要表现] 头晕头痛，神疲乏力，气短懒言，肢体麻木，屈伸不利，舌质紫暗，或有瘀斑点，舌苔薄，脉虚而涩。

[治法方药] 益气活血通窍。补阳还五汤加减：黄芪20 g，党参15 g，当归尾12 g，川芎10 g，赤芍12 g，地龙10 g，黄精12 g，桃仁10 g，白术12 g，红花10 g，川牛膝12 g，茯苓10 g，甘草5 g。

4. 肾虚血瘀证：

[主要表现] 头脑空痛，眩晕耳鸣，记忆力减退，腰膝酸软，手足麻木，舌质紫暗，或有瘀斑点，舌苔薄，脉沉细涩。

[治法方药] 补益肾气，活血化瘀。首乌延寿（丹）汤加减：熟地黄15 g，制何首乌12 g，川芎10 g，菟丝子12 g，杜仲10 g，牛膝12 g，天麻10 g，鸡血藤15 g，木瓜10 g，桑椹12 g，女贞子12 g，白芷10 g，枸杞子12 g。

5. 肝肾阴虚证：

[主要表现] 头晕目眩，耳鸣失聪，记忆力减退，口燥咽干，腰膝酸软，肢体麻木，头重脚轻，五心烦热，舌质红，舌苔少，脉弦细数。

［治法方药］滋补肝肾。一贯煎加减：生地黄 15 g，当归 10 g，沙参 12 g，枸杞子 15 g，麦冬 12 g，墨旱莲 12 g，天麻 10 g，女贞子 12 g，山茱萸 10 g，制何首乌 12 g，五味子 10 g，桑椹 12 g，远志 10 g。

6. 阴阳两虚证：

［主要表现］头目眩晕，耳鸣失聪，形体消瘦，神疲倦怠，畏寒肢冷，五心烦热，心悸腰酸，舌质浅淡，舌苔少津，脉弱而数。

［治法方药］滋阴补阳。二仙汤加减：熟地黄 12 g，仙茅 10 g，淫羊藿 12 g，黄柏 10 g，巴戟天 12 g，当归 12 g，山茱萸 12 g，知母 10 g，麦冬 12 g，炮附子 5 g，生地黄 12 g，肉桂 3 g，五味子 10 g。

二、试试精选验方

1. 活血通络降脂汤：

［组成］法半夏 10 g，白术 15 g，天麻（先煎）15 g，白芷 15 g，川芎 15 g，丹参 20 g，山楂 30 g，茯苓 15 g，石菖蒲 12 g，泽泻 30 g，牛膝 15 g，蝉蜕 5 g，钩藤 15 g，防风 15 g，砂仁（后下）10 g，黄芪 15 g，葛根 15 g，甘草 5 g。每日 1 剂，水煎分 2 次服。

［功效］燥湿化痰，活血化瘀，息风止眩。

［方解］方中法半夏燥湿化痰；茯苓、白术，健脾祛湿，以绝痰源；重用泽泻助茯苓利水化浊；天麻、钩藤、防风、蝉蜕，息风止眩；葛根升举清阳；牛膝引血下行；砂仁健脾和胃；川芎、丹参伍白芷活血化瘀止痛。诸药合用，共奏燥湿化痰，活血化瘀，息风止眩之功。

［加减］肾虚血瘀者，加菟丝子 12 g，墨旱莲 12 g，杜仲 12 g；肝肾阴虚者，加沙参 12 g，麦冬 12 g；阴阳两虚者，加巴戟天 12 g，知母 10 g。

2. 延寿通脉汤：

［组成］人参 10 g，黄芪 20 g，葛根 30 g，石菖蒲 12 g，制何首乌 20 g，牛膝 15 g，菊花 10 g，泽泻 12 g，白术 20 g，红花 10 g，枸杞子 20 g，女贞子 30 g，丹参 20 g，川芎 12 g，石决明（先煎）15 g，天麻 12 g，地龙 15 g，法半夏 10 g，升麻 5 g，蔓荆子 10 g，炙甘草 5 g。每日 1 剂，水煎分 2 次服。

［功效］益气补肾，活血化痰，通络健脑。

［方解］方中制何首乌、枸杞子、女贞子补益肝肾；红花、川芎、牛膝、丹参活血化瘀；人参、黄芪，甘草益气健脾，使气旺血运；升麻、葛根、蔓荆子、菊花升发清阳，使中土旺盛之气上达头目；法半夏、白术、天麻、泽泻健脾化痰，既能助阳通脉，也能行气活血；石菖蒲化痰醒脑；石决明、地龙以息内风。全方共奏益气补肾、活血化痰、宁神醒脑、疏通脑络、通络健脑之功效，切中脑动脉硬化症之病机要害。

3. 菖葛止眩汤：

［组成］石菖蒲 12～18 g，葛根 15～40 g，僵蚕 10～15 g，天麻 10～15 g，川芎 6～12 g，当归 10～20 g，田三七（研末冲服）3～5 g，党参 10～30 g，茯苓 15～30 g。每日 1 剂，水煎分 2 次服。

［功效］祛痰开窍，化瘀通络，息风止眩。

［方解］方中石菖蒲具有祛痰开窍之功，《神农本草经》说其"补五脏，通九窍"；葛根升清阳、通血脉，能引药上达病所，与石菖蒲合用起到化痰活血、升清开窍作用；僵蚕息风化痰，天麻善治一切风证，与僵蚕并用起化痰活络、息风止眩作用；川芎活血行气，

通脉祛瘀，当归补血活血，田三七活血化瘀，三者同用，加强行气活血通脉作用，加之党参、茯苓补中益气，健脾化湿而起扶正固本作用，以杜生痰之源。全方配伍得当，标本兼施，共奏祛痰开窍、化瘀通络、息风止眩、健脾益气之功。

[加减] 气虚甚者，加黄芪 12～15 g，人参 8～10 g；阴血虚者，加麦冬 10～15 g，熟地黄 10～15 g，枸杞子 10～15 g；湿浊重困者，加法半夏 8～10 g，陈皮 8～10 g；痰热甚者，加黄芩 8～10 g，瓜蒌子 10～15 g，竹茹 8～10 g；肝阳上亢者，加石决明（先煎）12～15 g，白蒺藜 10～15 g。

4. 益肾健脑汤：

[组成] 制何首乌 30 g，熟地黄 20 g，山茱萸 12 g，菟丝子 12 g，牛膝 12 g，杜仲 12 g，淫羊藿 20 g，肉苁蓉 12 g，枸杞子 15 g，当归 12 g，丹参 20 g，桃仁 10 g，红花 10 g，砂仁 5 g，泽泻 15 g，山楂 15 g。每日 1 剂，水煎分 2 次服。

[功效] 填精补髓，益肾健脑，化瘀通络。

[方解] 方中熟地黄、制何首乌补精益髓，养血滋阴，补脑益智；枸杞子、山茱萸滋养肝肾之阴；菟丝子、淫羊藿、肉苁蓉滋养肾阴，补益精血，温补肾阳；杜仲、牛膝补肝肾，强筋骨，牛膝又有活血化瘀之功；桃仁、红花、丹参，活血化瘀，通行脉络；当归活血养血；砂仁醒脾行气，防熟地黄滋腻碍胃。纵观全方，诸药合用，能使肾精充盈，髓海有余，元神得养，脑脉通畅，功能健旺，诸症渐愈。

[加减] 气虚者，加黄芪 15 g，党参 12 g；痰浊者，加胆南星 12 g，法半夏 10 g，石菖蒲 12 g，陈皮 10 g；肝阳上亢者，加天麻 10 g，钩藤 12 g，石决明（先煎）15 g；头皮、四肢麻木者，加全蝎 5 g，地龙 10 g。

5. 三七女贞饮：

[组成] 三七粉（冲服）5 g，女贞子 30 g，制何首乌 12 g，山茱萸 12 g，炒蒲黄（包煎）20 g，泽泻 25 g，白术 12 g，昆布 12 g，天麻（蒸服）10 g，白菊花 10 g，山楂 20 g，僵蚕 10 g，首乌藤 15 g，酒炙大黄 5 g。每日 1 剂，水煎分 2 次服。

[功效] 滋补肝肾，平肝息风，化痰除湿，活血通络。

[方解] 方中三七、蒲黄、大黄、僵蚕活血通络，前二者兼能止血，可预防因通络引起的脑络损伤之溢血；重用女贞子，配制何首乌、山茱萸滋补肝肾能养脑；泽泻、白术即《金匮要略》泽泻汤，配昆布健脾除湿消痰；山楂配昆布实为临床降脂除痰之佳对；天麻、菊花平肝息风，祛风通络；首乌藤养心安神兼通络。诸药合用，攻补兼施，通补互用，首重血瘀与肾虚，兼顾肝风脾湿。全方共奏滋补肝肾，平肝息风，化痰除湿，活血通络之功。

[加减] 兼见痴呆者，去大黄，加石菖蒲 12 g，郁金 10 g；吞咽时呛气者，加姜半夏 10 g，厚朴 10 g；兼振掉者，加白芍 25 g，钩藤 15 g。

 # 老年性痴呆

老年性痴呆主要指阿尔茨海默病（AD）和血管性痴呆（VD），是一种主要侵犯大脑皮质神经元引起痴呆的神经系统变性疾病，由于脑功能障碍而产生的获得性和持续性智能障碍综合征。包括不同程度的记忆、认知（概括、计算、判断、综合和解决问题）及语言能力下降，人格、行为、情感及视空间功能异常，日常生活、社会交往和工作能力减退。临床上以近记忆障碍为突出和早期表现的进行性全面智能衰退为特征，AD 病理上有皮质神经元数量减少、伴随神经元内脂褐素沉积、神经元胞质内出现神经元纤维缠结、淀粉样蛋白的老年斑、血管淀粉样变、颗粒空泡变性等。脑血管病变是 VD 的基础，脑实质可见出血性或缺血性损害，以缺血多见，常见病理改变为多发性腔隙性病变或大面积梗死灶及脑动脉粥样硬化等，脑组织病变可为弥漫性、多数局限性或多发性腔隙性，可以皮质损害或皮质下病变为主。近年来，痴呆发病率逐渐上升，病程长，致残率高。我国痴呆患病率在 60 岁以上人群中为 0.75%～4.69%。

阿尔茨海默病是一种以进行性认知障碍和记忆力损害为主的中枢神经系统退行性疾病，而血管性痴呆是发生在脑血管病基础上的以记忆、认知功能缺损为主，或伴有语言，视空间技能及情感或人格障碍的获得性智能的持续性损害。主要表现为智能减退明显，其记忆力、理解力、抽象思维、概括和判断、计算能力均减退，表情迟钝，情绪不稳定，甚至神志朦胧，行为呆滞，语言不利，愚昧痴笑，举止失常等，重者生活不能自理。在老人所患痴呆中，多数为血管性痴呆。

根据阿尔茨海默病的临床特征，其属于中医学"痴呆"范畴。中医学认为，阿尔茨海默病是一种慢性进行性精神衰退性疾病，其病位虽主要在脑，而与心、脾、肝、肾等脏腑功能失调密切相关，病性多为本虚标实，病因又多是虚、痰、瘀、火相互为患。中医理论认为，肾主藏精，为先天之本；精能生髓，脑为髓海，为元神之府。人至老年，肾中真阴真阳衰退，肾不化精，精血不足，髓海空虚，脑失滋养而枯萎，萎则神明失用，愚笨痴呆，渐发为痴呆。人至老年，气血渐衰，血脉不利，元神之府失聪，识神无以外发，不能认知事物而为神明失用，发为痴呆。故肾精亏虚是导致痴呆的主要因素。老年人脏腑功能失调，气血失和，津血运化失常，可致瘀血内阻，痰浊内生，痰湿重浊，阻遏气机，清阳不升，浊阴不降，扰乱心神，蒙蔽清窍则神明混沌，神机失灵，出现神识及智能的异常。故痰浊是痴呆发病的重要因素。"脑髓者，纯者灵，杂者钝"，瘀血阻滞，神明失养失用则灵机记性渐失。心主神明，心气不足，气虚运血无力，血行不畅则心脉瘀涩。痰浊与瘀血胶结，蒙滞心窍，加重病情。痰瘀由虚产生，又反过来使机体更虚，虚实错杂，致使本病渐进加重，难以逆转，缠绵而病程长久胶痼。

一、常见证的辨治

1. 髓海空虚，痰瘀内阻证：

[主要表现] 健忘失算，头晕目眩，耳鸣失聪，懈惰嗜卧，齿枯易脱，头发枯焦，步履艰难，舌体瘦薄而色淡，脉沉细弱。

[治法方药] 益肾填精补髓，化痰通络开窍。补肾益髓汤加减：熟地黄 30 g，山茱萸 12 g，紫河车 10 g，山药 15 g，续断 12 g，当归 12 g，石菖蒲 12 g，丹参 12 g，远志 12 g，三七（研末冲服）5 g，黄精 15 g，僵蚕 10 g。

2. 肝肾阴虚，痰瘀内阻证：

[主要表现] 表情呆钝，双目无神，沉默少语，形体消瘦，腰膝酸软，头晕目眩，双耳重听，或耳鸣耳聋，毛甲无华，舌体瘦小，舌苔薄，脉沉细。

[治法方药] 补养肝肾，化痰活血通络。六味地黄（丸）汤合左归（丸）汤加减：熟地黄 20 g，制何首乌 15 g，山茱萸 12 g，枸杞子 15 g，龟甲胶（烊化冲服）20 g，石菖蒲 12 g，白蒺藜 10 g，丹参 15 g，石菖蒲 12 g，地龙 10 g，菊花 12 g，葛根 15 g，远志 10 g。

3. 脾肾亏损，痰浊阻窍证：

[主要表现] 表情呆滞，沉默缄言，记忆减退，失认失算，口齿含糊，言不达意，甚

或哭笑无常，喃喃自语，或终日无言，呆若木鸡，腰膝酸软，肌肉萎缩，食少纳差，气短懒言，口涎外溢，舌质淡白，舌苔白腻，脉沉细弱，双尺尤甚。

[治法方药] 补肾健脾，化痰开窍。金匮肾气（丸）汤合洗心汤加减：熟地黄 30 g，枸杞子 12 g，肉苁蓉 10 g，巴戟天 12 g，党参 15 g，杜仲 12 g，白术 10 g，当归 12 g，砂仁 10 g，茯苓 15 g，法半夏 10 g，石菖蒲 12 g，佩兰 10 g，远志 12 g。

4. 气血两虚，痰瘀内阻证：

[主要表现] 面色无华或萎黄，神倦乏力，气短懒言，头晕眼花，表情呆钝，健忘失算，不思饮食，舌质浅淡，或有瘀斑点，舌苔薄或腻，脉沉细弱。

[治法方药] 益气养血，化痰活血通络。八珍汤加减：黄芪 15 g，党参 12 g，白术 10 g，茯苓 12 g，熟地黄 15 g，当归 12 g，川芎 10 g，丹参 15 g，法半夏 10 g，石菖蒲 12 g，桃仁 10 g，白芍 12 g，红花 10 g，远志 12 g。

5. 气阴两虚，心肾不交证：

[主要表现] 表情呆钝，双目无神，面色潮红，心烦失眠，夜寐不安，健忘失算，妄言多语，腰膝酸软，口干喜饮，食欲不振，小便短黄，大便干结，舌体瘦小，或有裂纹，色红少苔，脉沉细数。

[治法方药] 益气养阴，交通心肾。参麦（散）汤合交泰（丸）汤加减：太子参 15 g，麦冬 10 g，天冬 12 g，沙参 10 g，生地黄 18 g，黄连 5 g，地龙 10 g，石菖蒲 12 g，赤芍 10 g，远志 12 g，五味子 10 g，酒大黄 5 g。

6. 痰火扰心证：

[主要表现] 烦躁易怒，躁扰不宁，徘徊不安，手足多动，随意如厕，不避亲疏，夜寐不宁，面红目赤，口气热臭，舌质红绛，舌苔黄腻，脉滑数。

[治法方药] 清热化痰开窍。黄连解毒汤合涤痰汤加减：黄连 10 g，黄芩 12 g，瓜蒌 15 g，胆南星 12 g，枳实 10 g，栀子 12 g，丹参 15 g，大黄 5 g，竹茹 10 g，郁金 12 g，朱砂 5 g，茯神 12 g。

二、试试精选验方

1. 益智聪明汤：

[组成] 熟地黄 12 g，赤芍 12 g，郁金 12 g，山茱萸 12 g，制何首乌 20 g，枸杞子 20 g，益智 20 g，黄精 15 g，丹参 15 g，川芎 15 g，石菖蒲 15 g，当归 12 g，地龙 10 g，胆南星 12 g，远志 10 g，补骨脂 12 g。每日 1 剂，水煎分 2 次服。

[功效] 滋补肝肾，化痰活血，通脑益智醒神。

[方解] 方中熟地黄、黄精、制何首乌、枸杞子、益智、补骨脂、山茱萸滋补肝肾、添精补髓，则精足髓充血旺，继而脑健神明；当归、赤芍、川芎、丹参、地龙活血化瘀，使气血运行有常，灌注经络，流溢于络脉，使窍络升降有常，心神聪明，脑神旺健；郁金、石菖蒲、远志为芳香化浊，祛痰利窍之药，使窍浊消解，有助于经络畅通无阻，水津四布，六腑清阳之气得以上聚于脑，则神醒脑健。诸药合用，共奏滋补肝肾，化痰活血，通脑益智醒神之功。使髓海充足，痰祛瘀消，则气充血活，脑窍得养，窍开神醒而病向愈。

[加减] 心脾气虚者，加党参 30 g，黄芪 30 g，茯苓 20 g；痰火内扰者，加羚羊角粉（冲服）3 g，竹茹 10 g，大黄（后下）10 g；肝阳上亢者，加天麻 15 g，生石决明（先煎）15 g，龟甲（先煎）15 g。

2. 补肾活血通窍汤：

[组成] 制何首乌 15 g，黄精 20 g，石菖蒲 12 g，郁金 20 g，淫羊藿 15 g，远志 10 g，丹参 15 g，水蛭 15 g。每日 1 剂，水煎分 2 次服。

[功效] 补肾填精，活血化瘀，豁痰开窍。

[方解] 方中制何首乌、黄精，补肾强身，填精补髓；淫羊藿甘温补阳、降中有升，取"引得阳升而泉源不竭"之义。另配丹参活血化瘀，养血安神；水蛭其性走窜，活血化瘀之力更强；石菖蒲、远志、郁金，豁痰开窍。全方共奏补肾活血化痰之功效。

[加减] 气阴两虚者，加人参 5 g、五味子 10 g、炒酸枣仁 12 g；肝肾两虚者，加人参 10 g，枸杞子 12 g，当归 12 g，五味子 10 g；痰浊盛者，加胆南星 12 g，陈皮 10 g，竹茹 10 g；瘀血内盛者，加桃仁 10 g，香附 10 g。

3. 益肾化瘀汤：

[组成] 枸杞子 12 g，菊花 10 g，天麻 10 g，地龙 15 g，生地黄 12 g，熟地黄 12 g，丹参 15 g，赤芍 12 g，白芍 12 g，桃仁 10 g，红花 10 g，酸枣仁 20 g，柏子仁 20 g，制胆南星 12 g，淫羊藿 15 g，炙远志 10 g，桑寄生 20 g，生牡蛎（先煎）20 g，甘草 5 g。每日 1 剂，水煎分 2 次服。

[功效] 益肾活血化瘀，化痰宁神益志。

[方解] 方中枸杞子、生地黄、熟地黄、白芍、淫羊藿、桑寄生补益肾之阴阳；地龙、丹参、赤芍、桃仁、红花活血化瘀；天麻长于息风镇痉，善治头痛眩晕；胆南星息风化痰；远志补心肾、宁神志、化痰滞；菊花清肝明目，止头痛眩晕；牡蛎镇摄肝阳，宁心安神；酸枣仁、柏子仁宁心安神。诸药合用，共奏益肾活血化瘀，化痰宁神益志之功。

[加减] 气虚者，加黄芪 20 g，党参 20 g；阴虚者，加石斛 15 g，麦冬 15 g，龟甲（先煎）15 g；躁狂风动者，加羚羊角粉（冲服）3 g，灵磁石（先煎）30；火旺者，加生大黄 15 g，黄连 10 g；脾虚纳呆者，加白术 12 g，木香 10 g，山药 15 g。

4. 益智治呆汤：

[组成] 熟地黄 12 g，山茱萸 12 g，黄芪 12 g，益智 15 g，鹿角胶（烊化冲服）15 g，石菖蒲 12 g，远志 10 g，郁金 10 g，当归 12 g，川芎 10 g，酒大黄 5 g。每日 1 剂，水煎分 2 次服。

[功效] 滋肾益气，祛瘀化痰，开窍通络。

[方解] 方中熟地黄补血滋阴，鹿角胶为血肉有情之品，温补肝肾、补益精血，二药为君；山茱萸补益肝肾、收敛固涩，益智暖肾固精缩尿、温脾摄唾，黄芪补气升阳，共为臣药；石菖蒲化痰透气，启闭开窍而醒神；郁金具有行气祛痰解郁之效；远志宁心安神，祛痰开窍，又能通肾气而强志不忘，为交通心肾，安定神志之佳品；当归补血活血，川芎活血行血，均为佐药，使以酒大黄取其泄浊活血化瘀之功。全方诸药相伍而获滋补益气、化痰化瘀、开窍通络之功效。

[加减] 头晕目眩、耳鸣耳聋、颧红盗汗者，酌加生地黄 12 g，白芍 12 g，制何首乌 12 g，龟甲 12 g；畏寒肢冷、腰膝酸软、尿频不禁、耳鸣耳聋者，酌加肉桂 5 g，淫羊藿 12 g，仙茅 10 g，益智 12 g，乌药 10 g；神疲乏力、胸闷气短、面色白者，酌加党参 15 g，白术 12 g，黄精 12 g，茯苓 12 g；倦怠思卧、不思饮食、脘腹胀满、口多流涎者，去熟地黄，酌加法半夏 10 g，橘红 10 g，制胆南星 12 g，厚朴 10 g；双目黯晦、肌肤甲错、肢体麻木不遂者，酌加桃仁 10 g，红花 10 g，丹参 12 g，赤芍 12 g，地龙 10 g；头晕痛、眼胀目涩、手足抖动者，酌加天麻 10 g，钩藤 12 g，决明子 12 g，全蝎 5 g，僵蚕

10 g；多言恶语、喋喋不休、性急多怒、躁动不安、大便干结者，去酒大黄，酌加生大黄10 g，黄连10 g，枳实10 g，胆南星10 g，磁石（先煎）15 g。

5. 补肾安神益智汤加减：

[组成] 石菖蒲12 g，远志10 g，天竺黄10 g，法半夏10 g，胆南星12 g，川芎10 g，天麻10 g，菊花10 g，枸杞子20 g，山茱萸12 g，五味子10 g，淫羊藿20 g，熟地黄30 g，肉苁蓉10 g，磁石（先煎）20 g，刺五加20 g。每日1剂，水煎分2次服。

[功效] 补肾安神，清痰利湿。

[方解] 方中石菖蒲辛开苦燥温通，芳香走窜，不但有开窍醒神之功，且兼具化湿、豁痰之效，能醒脾胃、行气滞、消胀满，故擅长治痰湿秽浊之邪蒙蔽清窍所致之神志昏乱；又本品归心经、开心窍、益心智、安心神、聪耳明目，故亦用于健忘、失眠、耳鸣、耳聋诸症。远志味苦，性温，能安神益志，祛痰开窍，交通心肾而安神，对于心肾不足而致的记忆力减退、善忘、精力不集中等症有较好效果。远志配天竺黄、石菖蒲、胆南星还能化痰开窍，用于痰阻心窍而致神志不清、耳目不聪等症。天竺黄甘、寒，归心、肝经，具有清热豁痰，凉心定惊之效，能清心经热痰而开窍醒神、豁痰定惊，用于痰迷、神昏等症。胆南星清热化痰，息风定惊，用于中风痰迷、癫狂惊痫。法半夏能化痰燥湿健脾胃。川芎味辛，性温，有行气活血、搜风、开郁等作用，为血中气药，上行头目，下行血海，辛温走窜，一往直前，走而不守。天麻味辛、性平，有息风、祛痰、止痉的作用，最适用于虚风内动、风痰上扰而致的眩晕、四肢麻木、抽搐等症。菊花甘苦微寒，有疏风散热的功效，能清头目，同时具有养肝明目的作用。枸杞子味甘性平，有滋补肝肾、益精明目的作用，对于肝肾不足，精血不能上注于目而致两目昏暗、视物模糊不清等有较好作用。山茱萸味酸而苦涩，性微温，功能补肝肾、强身体，兼能涩精、止尿频、敛汗益阴，是常用的滋补强壮药。五味子具有敛肺、补肾、养心、敛汗、生津止渴的功效，对于心气不足而致失眠、心悸、易惊、多梦等症，可收养心气而安神。淫羊藿辛、甘、温，归肝、肾经，补肾阳，强筋骨，祛风湿，常用于筋骨痿软，风湿痹痛，麻木拘挛等。熟地黄甘、温，归肝、肾经，入血分，质柔润降，滋阴补血，益精填髓。肉苁蓉补肾阳、益精血、润肠通便，用于腰膝酸软，筋骨无力，肠燥便秘。诸药合用，共奏补肾安神，清痰利湿之功。

[加减] 全身无力气短，动则更甚者，加黄芪60 g，党参15 g；郁闷不乐者，加柴胡12 g，白芍15 g；不思饮食者，加鸡内金10 g；大便干结者，加枳壳10 g，火麻仁10 g；口苦、咽干兼有热者，加黄芩10 g，栀子10 g。

癫 痫

癫痫是以脑神经元过度放电所致的阵发性中枢神经系统功能失常为特征的一组临床综合征。由于脑内异常放电的部位和范围不同，临床可表现为反复发生的运动、感觉、意识、行为及自主神经等功能的不同障碍。每次发作或每种发作称为痫性发作，目前已知有数十种不同的发作形式，过度疲劳、饥饿、饮酒、情绪激动、变应性反应等可诱发痫性发作。其典型发作时，主要表现为突然昏倒，不省人事，两目上视，项背强直，四肢抽搐，口吐涎沫或有异常叫声等，或仅有突然呆木、两眼瞪视、呼之不应、或头部下垂、肢软无力、面色苍白等；局限性发作可表现为多种形式，如口、眼、手等局部抽搐而无突然昏倒，或凝视，或语言障碍，或无意识动作等。其特点是发作突然，醒后如常人，反复发作。本病的预后，取决于发作类型，病程长短，病变性质和药物效能等多种因素。

根据癫痫的临床特征，其属于中医学"痫病"范畴。中医学认为，本病多与先天遗传因素密切相关，所谓"病从胎气而得之"，系"在母腹中时，其母有所大惊"所致。七情失调致病，主要责之于大惊卒恐，使气机逆乱，损伤脏腑，肝肾受损，阴不敛阳而化热生风；若脾胃受损，聚湿成痰，肝风夹痰，上扰脑神而发病。脑部疾患，或颅脑伤损、高热、中毒、外伤等，致气滞血瘀，脉络不和，或者直接损伤脑神，亦可发生痫病。病机主要是肝风痰浊，或肝风血瘀，阻于清窍，扰乱神明而发病。

一、常见证的辨治

1. 风痰上扰证：

[主要表现] 发则突然跌仆，目睛上视，口吐白沫，手足搐搦，喉间痰鸣，舌苔白腻，脉弦而滑。

[治法方药] 涤痰息风，开窍定痫。定痫（丸）汤加减：天麻10 g，茯神12 g，僵蚕10 g，胆南星12 g，法半夏10 g，丹参15 g，全蝎10 g，川贝母12 g，竹茹10 g，远志12 g，陈皮10 g，石菖蒲12 g，甘草5 g。

2. 痰热内扰证：

[主要表现] 发作时突然仆倒，不省人事，四肢抽搐，口中有声，口吐白沫，烦躁不宁，气高息粗，痰鸣漉漉，口渴饮冷，大便干结，舌质红，舌苔黄腻，脉弦滑数。

[治法方药] 清热化痰，息风定痫。黄连温胆汤加减：黄连5 g，法半夏10 g，茯苓12 g，黄芩10 g，枳实12 g，竹茹10 g，胆南星12 g，地龙10 g，青礞石（先煎）20 g，僵蚕10 g，全蝎5 g，陈皮10 g，大黄5 g。

3. 肝郁痰火证：

[主要表现] 平素性情急躁，心烦失眠，口苦咽干，时吐痰涎，大便秘结，发作则昏仆抽搐，口吐涎沫，舌质红，舌苔黄干，脉弦滑数。

[治法方药] 清肝泻火，化痰息风。龙胆泻肝汤合涤痰汤加减：龙胆12 g，黄芩10 g，茯苓12 g，栀子10 g，胆南星12 g，法半夏10 g，石菖蒲12 g，柴胡10 g，枳实12 g，竹茹10 g，泽泻12 g，地龙10 g，钩藤12 g，陈皮5 g。

4. 瘀阻脑络证：

[主要表现] 神志痴呆，头痛如刺，神情错乱，头晕目眩，健忘失眠，面色紫暗，发则卒然昏仆，四肢抽搐，或单见口角、眼角、口唇青紫，舌质紫暗或有瘀斑点，脉涩。

[治法方药] 活血化瘀，通络息风。通窍活血汤加减：当归10 g，赤芍12 g，川芎10 g，桃仁10 g，丹参15 g，红花10 g，天麻12 g，全蝎5 g，地龙10 g，远志12 g，防风10 g，大枣10 g。

5. 脾虚痰湿证：

[主要表现] 痫病日久，神疲乏力，表情淡漠，甚则目瞪神呆，妄闻妄见，寡言少语，面色萎黄，胸闷痰多，眩晕时作，或恶心呕吐，食少腹胀，大便稀溏，舌质浅淡，舌苔白腻，脉濡弱。

[治法方药] 健脾和胃，化痰息风。醒脾汤加减：党参15 g，白术10 g，茯苓12 g，法半夏10 g，胆南星12 g，郁金10 g，石菖蒲12 g，僵蚕10 g，枳实12 g，天麻10 g，全蝎5 g，陈皮10 g，木香3 g。

6. 肝肾阴虚证：

[主要表现] 痫病大发，头晕目眩，手足蠕动，两目干涩，视物模糊，腰膝酸软，耳

鸣失聪，心烦失眠，口渴饮冷，舌质红，舌苔少，脉细数。

[治法方药] 滋补肝肾，育阴息风。左归（丸）汤加减：生地黄 15 g，麦冬 12 g，山茱萸 10 g，山药 15 g，枸杞子 12 g，白芍 15 g，菟丝子 12 g，龟甲胶（烊化冲服）12 g，川牛膝 10 g，钩藤 12 g，全蝎 5 g，黄精 12 g，僵蚕 10 g。

7. 脾肾阳虚证：

[主要表现] 沉默寡言，畏寒肢冷，表情淡漠，腹胀便溏，腰部或少腹部冷痛，小便清长，夜尿频多，或性欲减退，舌质浅淡，舌苔白，脉沉迟无力。

[治法方药] 温补脾肾。附子理中汤加减：附子 10 g，党参 15 g，白术 10 g，干姜 5 g，法半夏 10 g，白芥子 12 g，远志 10 g，石菖蒲 12 g，僵蚕 10 g，茯苓 12 g，淫羊藿 15 g，益智 12 g，山茱萸 10 g，炙甘草 5 g。

二、试试精选验方

1. 定痫汤加减：

[组成] 胆南星 12 g，法半夏 12 g，白茯苓 12 g，陈皮 10 g，苦杏仁 10 g，明天麻 10 g，嫩钩藤 18 g，紫丹参 30 g，川芎 15 g，天竺黄 10 g，僵蚕 10 g，地龙 10 g，全蝎 3~5 g，石菖蒲 12 g，广郁金 10 g，远志 18 g，炒白芍 30 g，炙甘草 10 g。每日 1 剂，水煎分 2 次服。

[功效] 祛痰顺气，息风开窍。

[方解] 方中胆南星、法半夏、陈皮、茯苓、炙甘草健脾理气、化痰降浊为君药；石菖蒲、郁金、远志、天竺黄豁痰开窍、清心定志为臣药；僵蚕、地龙、全蝎虫类药息风镇痉；丹参、川芎活血化瘀；天麻、钩藤平肝息风共为佐药；炒白芍、炙甘草缓其挛急，调和诸药而为使药。纵观全方结构严密，配伍得当，共奏理气开窍定痫之功，以达治痫之效。

[加减] 风痰盛者，加贝母 10 g，竹茹 10 g；肝阳夹痰者，加赭石 15 g，生牡蛎 30 g，紫石英 20 g；肝肾阴虚者，加山茱萸 18 g，山药 18 g，熟地黄 18 g，北沙参 15 g；瘀血阻络者，加水蛭 5 g，桃仁 10 g，制大黄 12 g；智能低下者，加益智 30 g，枸杞子 15 g，制黄精 15 g；心脾两虚者，加生黄芪 30 g，党参 15 g，焦白术 12 g。

2. 祛风定痫汤：

[组成] 全蝎 5 g，地龙 10 g，僵蚕 10 g，胆南星 12 g，钩藤 12 g，白芍 15 g，石菖蒲 12 g，郁金 10 g，当归 12 g，川芎 10 g，牛膝 12 g，葛根 15 g，蜈蚣 5 g，生甘草 5 g。每日 1 剂，水煎分 2 次服。

[功效] 祛风化痰，定痫止搐，活血化瘀，开窍醒神。

[方解] 方中全蝎、蜈蚣性善走窜，截风定搐，作用强烈，为虫类药物中祛风镇惊之要药，且能化瘀散结，两药作用基本相同，所异者全蝎偏于辛平，蜈蚣偏于辛温。地龙咸寒能祛风通络，僵蚕咸辛平，除能息风解痉外，还有较强的化痰散结的功能。四药配合，具有镇惊、息风、化痰、祛瘀之功。配以胆南星能逐痰镇惊，钩藤息风止痉、清热平肝，白芍酸甘化阴、平抑肝阳，石菖蒲化湿祛痰、开窍宁神，郁金活血凉血、行气解郁、清心开窍，当归、川芎、牛膝活血逐瘀、补肾强筋，葛根解肌升清开窍。全方共奏祛风化痰，定痫止搐，活血化瘀，开窍醒神之功。

[加减] 痰火壅盛、大便秘结者，加生大黄（后下）5 g，瓜蒌子 15 g；久病体虚者，加黄芪 15 g，党参 12 g，茯苓 10 g，枸杞子 12 g，山茱萸 12 g；合并抑郁者，加柴胡 12 g，香附 12 g，枳壳 10 g。

3. 息风涤痰汤：

[组成] 石菖蒲 12 g，郁金 10 g，天竺黄 10 g，法半夏 10 g，胆南星 12 g，陈皮 15 g，僵蚕 12 g，天麻 10 g，钩藤 15 g，全蝎 5 g，川芎 5 g，生龙骨（先煎）30 g，生牡蛎（先煎）30 g，茯苓 12 g，甘草 5 g，蜈蚣 1 条。每日 1 剂，水煎分 2 次服。

[功效] 息风涤痰，健脾宁心，活血祛瘀。

[方解] 方中僵蚕、全蝎、蜈蚣化痰通络息风，且能化瘀散结，驱风定痫之力比草木、金石之类更胜一筹；法半夏、天竺黄、石菖蒲、郁金祛痰化浊，醒脑开窍；胆南星、天竺黄清热豁痰，兼能凉心定惊、镇肝止痉；川芎、郁金行气活血祛瘀、清心开窍；天麻、生龙骨、生牡蛎重镇潜阳、解痉安神；陈皮、茯苓健脾益气，绝生痰之源；甘草健脾益气、调和诸药。全方标本同治，虚实兼顾，攻补兼施，以息风涤痰为主，健脾宁心、重镇安神、活血祛瘀为辅，全面兼顾，全方共奏息风涤痰，健脾宁心，活血祛瘀之功。

[加减] 兼血瘀者，加丹参 15 g；伴外感风邪者，加蝉蜕 5 g，薄荷 5 g；心烦好动者，加川黄连 3～5 g；气血不足者，加太子参 15 g，白术 15 g，杭菊 15 g，制何首乌 12 g；夜寐不安者，加茯神 15 g；炙远志 10 g，酸枣仁 12 g；痰多者，加川贝母 12 g。

4. 解郁定痫汤：

[组成] 全蝎 3 g，蜈蚣 5 g，地龙 10 g，僵蚕 10 g，胆南星 12 g，钩藤 12 g，白芍 15 g，石菖蒲 12 g，郁金 10 g，川芎 10 g，牛膝 12 g，柴胡 10 g，枳壳 10 g，香附 10 g，首乌藤 30 g，酸枣仁 30 g，生龙骨（先煎）30 g，生牡蛎（先煎）30 g，生甘草 5 g。每日 1 剂，水煎分 2 次服。

[功效] 疏风化痰散结，活血解郁宁神。

[方解] 方中全蝎、蜈蚣性善走窜，截风定搐、化瘀散结；地龙咸寒，能祛风通络；僵蚕咸辛平，息风解痉、化痰散结；胆南星清热逐痰；钩藤平肝清热息风；白芍酸甘化阴，平抑肝阳；石菖蒲化湿祛痰、开窍宁神；郁金活血凉血，行气解郁，清心开窍；川芎行气活血、解郁；牛膝活血逐瘀、补肾强筋；柴胡、枳壳、香附疏肝解郁理气；首乌藤、生龙骨、生牡蛎安神补脑；酸枣仁养肝宁心安神；生甘草调和诸药。

[加减] 情绪反应急躁者，加青皮 10 g，紫苏梗 10 g；情绪暴躁、口苦目赤、舌红者，加牡丹皮 12 g，栀子 10 g，夏枯草 12 g；便秘者，加生大黄 10 g，瓜蒌子 12 g，桃仁 10 g；久病体虚者，酌加黄芪 15 g，党参 12 g，茯苓 12 g，枸杞子 12 g，山茱萸 12 g。

5. 愈痫灵汤：

[组成] 川芎 10 g，石菖蒲 12 g，红花 10 g，竹茹 10 g，礞石（先煎）15 g，僵蚕 12 g，地龙 10 g，刺五加 15 g，黄芩 10 g，熊胆粉（冲服）0.1 g，全蝎（研末冲服）3 g，蜈蚣（研末冲服）1 条，冰片（冲服）0.1 g。每日 1 剂，水煎分 2 次服。

[功效] 活血祛瘀，化痰通络，止痉定痫。

[方解] 方中川芎活血化瘀，"上行头目、下行血海"，为血中之气药，能开脑络之瘀闭，舒肢体筋脉之拘挛；石菖蒲芳香化痰开窍；两者共为君药，重在祛瘀化痰。红花辛香走窜，活血通经脉，以通经络之不利；竹茹清热化痰；礞石有"治惊利痰圣药"之称，功能坠痰下气、化痰开窍；熊胆粉清热平肝镇痉；四药共助君药增强祛瘀化痰之功，为臣药。反佐以黄芩清热息风；地龙性善窜，能引药直入病所，既能息风通络，又能活血；蜈蚣配全蝎增强息风止痉通络功效；僵蚕祛风解痉、化痰散结；刺五加养血活血化瘀，兼以扶正培本；冰片芳香走窜、开窍醒神，还能引诸药入于脑髓神机起到"引经药"的作用，是为佐使药。全方合用，共奏活血祛瘀、化痰通络、止痉定痫之功效。

[加减] 急性发作期者，加远志 10 g，郁金 10 g，细辛 5 g；颅脑外伤、产伤窒息、颅内出血所致或经期发作频繁者，酌加丹参 12 g，牡丹皮 12 g，葛根 15 g，鸡血藤 12 g，牛膝 12 g，香附 10 g；睡眠不安，或夜间发作甚者，酌加炒酸枣仁 12 g，合欢花 12 g，首乌藤 12 g，龙骨（先煎）15 g，牡蛎（先煎）15 g；病久脾虚湿盛者，酌加党参 15 g，黄芪 15 g，茯苓 12 g，白术 12 g，法半夏 12 g，薏苡仁 15 g；肝肾亏虚者，酌加制何首乌 12 g，山茱萸 12 g，女贞子 12 g，龟甲（先煎）15 g，鳖甲（先煎）15 g，紫河车 10 g，枸杞子 12 g，牛膝 12 g，五味子 10 g。

紧张性头痛

紧张性头痛以往称为血管神经性头痛，包括血管性头痛和神经性头痛。它是一种以头部血管舒缩功能障碍及大脑皮质功能失调，反复发作为主要特点的临床综合征。现代医学对其病因尚未完全明了，一般认为可能涉及遗传、内分泌、精神情志、季节饮食等多个方面的因素。症状复杂多变，病程缠绵，治疗困难，经久不愈。头痛呈发作性，多偏于一侧，偶可见两侧，以额颞为主，每日或数周一次，每次持续数小时乃至数日。头痛剧烈，其性质多为跳痛、胀痛、锥钻样痛、裂开样痛、刀割样痛等。发作前可有眼前闪光、羞明眼胀、视物模糊、烦躁等先兆，发作时可伴有恶心呕吐、畏强光、怕响声、面白或潮红、心率加快或变慢等症状，发作后及间歇期与常人基本无异。

根据紧张性头痛的临床特征，其属于中医学"头痛""头风"范畴。中医学认为，本病之病因病机，一是由于起居不慎，坐卧当风，感受风寒或风火之邪，侵袭头侧经脉，清阳之气受阻，气血因之凝滞，阻遏脉道而发病。二是由于精神紧张，情志忧郁，肝气郁结，日久化火伤阴，阴虚则阳亢，气血逆乱于头侧经络而发病。亦可由于痰瘀阻于头侧经络，则偏头不通而痛。

一、常见证的辨治

1. 风寒犯头证：
[主要表现] 时发头痛，恶风寒，无汗出，口不渴，面色白，舌苔薄白，脉浮紧。
[治法方药] 祛风通络，散寒止痛。川芎茶调（散）汤加减：川芎 10 g，荆芥 10 g，羌活 12 g，白芷 10 g，细辛 3 g，法半夏 10 g，防风 10 g，旋覆花 10 g，柴胡 10 g。
2. 风热犯头证：
[主要表现] 头痛，甚则如劈，发热恶风，口渴欲饮，面色赤，舌尖红，舌苔薄黄，脉浮数。
[治法方药] 辛凉解表，清热止痛。芎芷石膏汤加减：金银花 10 g，白芷 12 g，菊花 10 g，川芎 10 g，蔓荆子 10 g，石膏 20 g，防风 10 g，羌活 10 g，知母 12 g，薄荷 10 g。
3. 痰浊犯头证：
[主要表现] 头痛头重，眩晕，胸闷恶心，形体肥胖，困重痰多，舌苔白腻，脉弦滑。
[治法方药] 祛痰化浊。半夏白术天麻汤加减：天麻 10 g，胆南星 12 g，法半夏 10 g，白术 12 g，陈皮 10 g，钩藤 12 g，枳实 10 g，石菖蒲 12 g，僵蚕 10 g，茯苓 12 g，甘草 5 g。
4. 瘀血犯头证：
[主要表现] 头痛时作，痛如锥刺，痛有定处，失眠多梦，舌质紫暗，脉弦涩。

[治法方药] 活血化瘀止痛。通窍活血汤加减：桃仁 10 g，赤芍 12 g，红花 10 g，黄芪 15 g，川芎 10 g，全蝎 5 g，地龙 10 g，党参 12 g，丹参 15 g，水蛭 5 g，炙甘草 10 g。

5. 肝火犯头证：

[主要表现] 头痛眩晕，面红目赤，口干口苦，急躁易怒，大便干结，小便短黄，舌质红，舌苔黄，脉弦数。

[治法方药] 清肝泻火止痛。龙胆泻肝汤加减：龙胆 12 g，栀子 10 g，生地黄 12 g，泽泻 10 g，牛膝 12 g，当归 12 g，石决明（先煎）15 g，柴胡 10 g，生牡蛎（先煎）20 g，地龙 10 g，大黄 5 g，车前子（包煎）10 g。

二、试试精选验方

1. 慢紧汤：

[组成] 首乌藤 30 g，钩藤 12 g，生石膏 15 g，旋覆花（包煎）10 g，赭石（先煎）15 g，生地黄 12 g，白芍 12 g，当归 12 g，香附 10 g，葛根 15 g，蔓荆子 15 g，川芎 10 g。每日 1 剂，水煎分 2 次服。

[功效] 养血活血，通络止痛。

[方解] 方中首乌藤、生地黄、白芍、当归、川芎养血活血、柔肝平肝；石膏"治头痛解肌而消烦渴"（《药性赋》）；旋覆花、赭石化瘀血、消痰下气；香附疏肝理气活血，加以引经药运用，以收全效。其中川芎为血中之气药，性善走散，药理学研究证实有极强的镇痛作用。综观全方，养血活血，通络止痛，起到调虚实、和阴阳之功效。

[加减] 痛甚者，加全蝎 5 g；痰湿者，加法半夏 12 g，苍术 12 g；血瘀者，加桃仁 10 g，红花 10 g；阴虚者，加知母 12 g，黄柏 10 g；失眠多梦者，加珍珠母（先煎）30 g，炒酸枣仁 30 g；便秘者，加大黄 10 g。

2. 芎芷葛根汤：

[组成] 川芎 30 g，葛根 15～30 g，白芷 10 g，全蝎 5 g，当归 15～30 g，羌活 10 g，藁本 10 g，蔓荆子 10 g，蜈蚣 1 条。每日 1 剂，水煎分 2 次服。

[功效] 活血通络，息风豁痰。

[方解] 方中重用川芎行血中之气，祛血中之风，引诸药上行头目，直达病所，为治头痛之要药。葛根归阳明经，引药上行，最能升发脾胃清阳之气，畅气机而利血脉，气畅血行则头痛自除，尤其适用于痰瘀阻络，上蒙清窍所致头痛；白芷疏风、止痛、升清；全蝎、蜈蚣搜风通络止痛；当归补血活血，尤其适用于血虚头痛者；羌活、藁本、蔓荆子祛风通络止痛，使血行风止。诸药合用，活血通络，息风豁痰，使痰瘀除，经脉通，头痛乃止。

[加减] 痰浊内阻者，加法半夏 10 g，远志 10 g，石菖蒲 12 g；瘀血内阻，头痛剧烈者，加水蛭 5 g，土鳖虫（先煎）10 g；风热偏重者，加菊花 10 g，柴胡 12 g；风寒偏重者，加细辛 3 g，吴茱萸 10 g；头痛以两侧为主者，加柴胡 12 g，香附 10 g；兼恶心呕吐者，加法半夏 10 g，竹茹 10 g；伴头晕耳鸣者，加白蒺藜 12 g，天麻 10 g；伴失眠心烦者，加磁石（先煎）20 g，珍珠母（先煎）18 g；伴鼻塞者，加辛夷 10 g，苍耳子 10 g。

3. 定痛汤：

[组成] 川芎 30～40 g，白芍 12 g，柴胡 12 g，香附 10 g，白芥子 12 g，郁李仁 10 g，白芷 10 g，甘草 5 g。每日 1 剂，水煎分 2 次服。

[功效] 疏肝行气，化瘀止痛，祛风消痰，调和气血。

[方解] 方中川芎善行血中之气，祛血中之风，上行头目，下行血海，走而不守，既

能活血祛瘀，又能行气止痛，为君药；白芍与川芎同用，能平肝之气，生肝之血；郁李仁、白芷助川芎散头风而止痛；柴胡、香附疏肝解郁；白芥子消痰止痛；甘草调和滞气。合而予之，共奏疏肝行气，化瘀止痛，调和气血，祛风消痰之功。

[加减]急躁易怒、目赤多泪、口苦心烦者，去白芷，川芎减至15 g，加石决明（先煎）20 g，菊花12 g，夏枯草15 g；疼痛日久、舌边尖有瘀斑瘀点者，加当归12 g，红花12 g，全蝎5 g；咳嗽痰多者，加法半夏10 g，苍术12 g。

4. 疏肝祛风汤加减：

[组成]柴胡12 g，川芎10 g，白芍15 g，香附15 g，当归12 g，天麻12 g，全蝎5 g，葛根20 g，白芷10 g，地龙12 g，薄荷10 g，甘草5 g。每日1剂，水煎分2次服。

[功效]疏肝通络，祛风止痛。

[方解]方中柴胡疏肝解郁，条达肝气，使肝疏泄功能正常，则气血和调，经络通利；川芎性善疏通，上行头目，下行血海，旁走肌肤，走而不守，为血中之气药，是治疗头痛之圣品，前人有"头痛不离川芎"之说。香附疏肝解郁，行气止痛；当归补血活血，通络止痛；白芍养血敛阴，柔肝缓急；天麻息风镇痉、滋阴养肝；全蝎、地龙搜风通络；白芷循经通络，直达病所；葛根解肌舒筋镇痉、疏肝解郁除烦，善治头痛项强、烦热消渴；薄荷清利头目、疏风散热、疏肝解郁；甘草缓急止痛，调和诸药。全方合用，共奏疏肝通络，祛风止痛之功。

[加减]失眠甚者，加合欢皮12 g，珍珠母（先煎）30 g；眩晕甚者，加菊花10 g，生牡蛎（先煎）20 g；心烦甚者，加栀子12 g，酸枣仁30 g；阳明经头痛者，加知母12 g；少阳经头痛者，加黄芩10 g；厥阴经头痛者，加吴茱萸10 g；太阳经头痛者，加羌活10 g，蔓荆子10 g。

5. 调肝理气活血汤：

[组成]柴胡15 g，郁金25 g，蔓荆子15 g，白菊花10 g，白芷10 g，川芎15 g，钩藤15 g，栀子15 g，生地黄12 g，白芍12 g，牛膝12 g，玫瑰花15 g，全蝎5 g。每日1剂，水煎分2次服。

[功效]平肝潜阳，解郁除烦，活血通络止痛。

[方解]方中钩藤、白菊花、柴胡平肝潜阳；柴胡透邪升阳而疏肝，与郁金合用升降有序，使气顺痛止；栀子有解郁除烦之效；白芍缓急止痛；川芎上行头目，下行血海，能行血中之气，祛血中之风，是血中之气药，为治头痛之圣药；牛膝引热下行；白芷善治阳明经头痛；蔓荆子善治两侧头痛；栀子、生地黄清热养阴，缓解诸药之燥。诸药并用，共奏平肝潜阳，解郁除烦，活血通络止痛之效。

[加减]眩晕、心烦、口苦者，加夏枯草12 g，黄芩10 g；失眠者，加龙骨12 g，牡蛎12 g，首乌藤12 g；便干者，加玄参12 g，麦冬12 g；嗳气、纳差者，加香附10 g，枳壳10 g；风盛者，加防风12 g，偏寒者，去栀子，加麻黄10 g，细辛3 g；火盛者，加黄芩12 g；湿盛者，加羌活10 g，苍术12 g；痰重者，加法半夏10 g，胆南星12 g。

三叉神经痛

原发性三叉神经痛是指原因未明的面部三叉神经分布区域内反复发作的，短暂的阵发性剧痛。本病病因及病理变化尚不十分清楚，可能与半月神经节的退行性、脱髓鞘性改变，颅后窝小团异常血管，狭窄的颅骨孔压迫三叉神经，三叉神经脊束核、半月节中产生的异常癫痫样放电等有关。继发性三叉神经痛则可由于鼻咽癌转移，桥脑小脑角肿瘤，面部疱疹病毒感染等多种原因引起。在此主要讨论原发性三叉神经痛，其病多见于中老年，女性略多于男性，发作突然，常无先兆。发作时在一侧面颊及下颌范围内出现发作性、放射性"闪电式"的剧痛，持续时间每次仅数秒至几分钟，发作与终止均迅速，以单侧多见，偶见双侧，疼痛呈电灼样、针刺样、刀割样或撕裂样的跳痛性质。患者面、鼻、口腔前部存在"触发点"，可因说话、进食、洗脸、剃须、刷牙、打呵欠等而诱发疼痛的发作。

根据三叉神经痛的临床特征，其属于中医学"面风痛""偏头痛"等范畴。中医学认为，本病多是由于风寒或风热之邪，侵袭头面，脉络不和，气血运行受阻；或阴虚阳亢，肝阳化风，气血逆乱，或因肝火犯头，或痰浊、瘀血痹阻面部脉道，经络不和；血虚面部经脉失养，虚风内生，或血虚之体外风乘虚侵袭，皆可诱发面风痛之疾。

一、常见证的辨治

1. 风寒袭络证：

［主要表现］颜面短暂刀割样剧痛，喜温熨，恶风寒，每因遇风受寒而诱发，口不渴，舌苔薄白，脉浮紧。

［治法方药］祛风通络，散寒止痛。川芎茶调（散）汤加减：川芎 10 g，荆芥 10 g，羌活 12 g，白芷 10 g，细辛 3 g，防风 10 g，柴胡 12 g，法半夏 10 g，旋覆花（包煎）10 g，黄芩 10 g，生姜 5 g，甘草 3 g。

2. 风热中络证：

［主要表现］颜面短暂发作刀劈样疼痛，口干咽痛，发热重，微恶风寒，舌边尖红，舌苔薄黄，脉浮数。

［治法方药］疏风清热止痛。芎芷石膏汤加减：川芎 10 g，赤芍 12 g，白芷 10 g，葛根 18 g，知母 10 g，石膏 20 g，防风 10 g，金银花 10 g，羌活 10 g，蔓荆子 12 g，菊花 10，蝉蜕 5 g，薄荷 8 g。

3. 肝火犯头证：

［主要表现］患侧面部呈阵发性电击样疼痛，痛时面红目赤，眩晕，口苦咽干，烦躁易怒，胁肋胀满灼热，小便黄赤，大便燥结，脉弦数。

［治法方药］清肝泻火止痛。龙胆泻肝汤加减：龙胆 15 g，黄芩 10 g，夏枯草 15 g，栀子 10 g，生地黄 12 g，柴胡 10 g，泽泻 12 g，车前子（包煎）10 g，石决明（先煎）15 g，地龙 10 g，生牡蛎（先煎）20 g，僵蚕 10 g，牛膝 12 g，大黄 10 g。

4. 阴虚阳亢证：

［主要表现］患侧面部呈抽搐样剧痛，两颧潮红，失眠多梦，心烦易怒，咽干口燥，腰膝酸软，舌质红，舌苔少，脉弦细数。

［治法方药］滋阴潜阳，息风止痛。天麻钩藤饮合止痉（散）汤加减：生地黄 15 g，石决明（先煎）20 g，钩藤 12 g，天麻 10 g，牛膝 12 g，黄芩 10 g，益母草 15 g，杜仲 12 g，栀子 10 g，全蝎 5 g，首乌藤 12 g，白芍 15 g，甘草 5 g，蜈蚣 1 条。

5. 瘀血阻络证：

［主要表现］颜面疼痛如针刺刀割，疼久不愈，面色紫暗，舌质紫有瘀斑点，脉弦细涩。

［治法方药］活血通络止痛。通窍活血汤加减：桃仁 10 g，赤芍 12 g，红花 10 g，川芎 10 g，丹参 15 g，全蝎 5 g，地龙 12 g，茜草 10 g，蝉蜕 5 g，川牛膝 12 g，当归 10 g，

老葱 10 g。

6. 风痰上攻证：

[主要表现] 颜面抽搐疼痛，头晕目眩，胸脘痞闷，咳吐痰涎，肢体困重，形体肥胖，舌苔腻，脉弦滑。

[治法方药] 祛风化痰止痛。半夏白术天麻汤合牵正（散）汤加减：法半夏 10 g，白术 12 g，天麻 10 g，茯苓 12 g，白附子 10 g，制南星 12 g，藿香 10 g，石菖蒲 12 g，僵蚕 10 g，枳实 12 g，全蝎 5 g，柴胡 10 g，陈皮 10 g。

7. 血虚风袭证：

[主要表现] 颜面或头侧阵发剧痛，面部麻木，面白无华，唇甲淡白，舌质浅淡，脉细。

[治法方药] 养血祛风止痛。养血定风汤加减：熟地黄 15 g，当归 12 g，川芎 10 g，白芍 15 g，牡丹皮 12 g，麦冬 12 g，僵蚕 10 g，枸杞子 12 g，蝉蜕 5 g，钩藤 12 g，菊花 10 g，制何首乌 12 g，防风 10 g。

二、试试精选验方

1. 白川延汤：

[组成] 白芍 30 g，川芎 10 g，延胡索 15 g，木瓜 10 g，当归 12 g，白蒺藜 12 g，桑枝 12 g，甘草 10 g。每日 1 剂，水煎分 2 次服。

[功效] 解痉镇痛，疏风散寒，清热泻火，清肝健脾。

[方解] 方中首选白芍为君，《本草备要》说白芍能"补血、益脾、敛肝阴"。川芎能辛温升散，上行头目，亦能"旁通络脉"，祛风活血止痛；延胡索具有活血行气止痛之功，能行血中气滞、气中血滞，无论何种痛证均能应用；木瓜具有较好的舒筋活络作用，为久风顽痹、筋肋拘急之要药；当归补血活血，扶正祛邪；白蒺藜能治头痒头痛，宣散肝经风邪而去面痛；桑枝以治上肢风湿热痹为特点，助诸药上行头目；甘草既能缓急止痛，又能调和药性，使药方扬长避短，发挥作用。诸药合用加之辨证加减，共除三叉神经痛之邪，扶正气之本。

[加减] 一侧面部或头部疼痛较甚，遇风寒则发作或加重者，加防风 12 g，羌活 10 g，白芷 12 g；遇热疼痛剧烈、心烦、口渴喜冷饮、便秘溲赤者，酌加生石膏 20 g，知母 12 g，黄连 10 g，大黄（后下）10 g；常因情志因素诱发阵发性剧烈灼痛、抽搐者，酌加栀子 12 g，柴胡 12 g，木香 5 g，地龙 10 g，僵蚕 10 g；面痛绵绵、面肌时有抽搐、头昏目眩、咽干目赤者，加天麻 10 g，钩藤 12 g，生地黄 12 g；久病气血亏者，加人参 10 g，白术 12 g，茯苓 12 g；面颊闷痛、麻木不仁、眩晕恶心、时吐痰涎者，酌加法半夏 10 g，橘红 10 g，生姜 10 g，苍术 12 g；面痛屡发经久不愈，痛势剧烈如锥刻刀割、日轻夜重、面色晦暗、脉涩者，加桃仁 10 g，红花 10 g，牡丹皮 12 g。

2. 芎芷愈风汤：

[组成] 川芎 15 g，白芷 12 g，天麻 10 g，全蝎 10 g，珍珠母（先煎）30 g，钩藤（后下）30 g，白芍 30 g，细辛 3 g，甘草 10 g，蜈蚣 1 条。每日 1 剂，水煎分 2 次服。

[功效] 活血化瘀，祛风通结，解痉止痛。

[方解] 方中全蝎、蜈蚣祛风通络、镇痛止痛；川芎、白芷、天麻、细辛四药合力祛除诸风之头痛；白芍、甘草养阴柔肝、缓急止痛。根据引经理论，川芎、白芷分司太阳、阳明，细辛味辛走窜，驱散风邪，活血止痛，三者为头痛常用必用药物。诸药配伍，具有祛风、通络、镇痛、活血、潜阳作用，全方动静结合，既协调阴阳平衡、又促进气血流

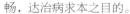

畅，达治病求本之目的。

[加减] 兼阴虚明显者，加生地黄 30 g，乌豆衣 15 g；肝火偏旺者，加夏枯草 15 g，龙胆 12 g；兼风寒袭络者，加防风 10 g，羌活 10 g；胃热炽盛者，加生石膏 30 g，酒大黄 10 g；止痛后面部口唇发麻者，加黄芪 15 g；伴痰湿者，加苍术 12 g，陈皮 10 g；瘀血夜间痛甚者，加桃仁 10 g，红花 10 g。

3. 四虫二白汤：

[组成] 全蝎 8 g，地龙 12 g，僵蚕 12 g，白芷 15 g，白附子 15 g，细辛 10 g，当归 12 g，川芎 12 g，桃仁 10 g，红花 10 g，甘草 10 g，蜈蚣 1 条。每日 1 剂，水煎分 2 次服。

[功效] 祛风通络，活血化瘀，镇静止痛。

[方解] 方中白附子、僵蚕、全蝎、蜈蚣祛风化痰通络，镇静止痛；细辛、白芷解表散寒，祛风止痛通窍；地龙活络定惊，通络止痛；桃仁、红花活血通经，祛瘀止痛；当归、川芎活血行气，祛风止痛；甘草调和诸药，缓急止痛。诸药合用，共奏祛风通络、活血化瘀、镇静止痛之功效。

[加减] 寒邪较重而疼痛明显者，加藁本 10 g，生姜 10 g；风热较重而津伤口渴者，加知母 12 g，天花粉 12 g；寒热往来者，加柴胡 12 g，黄芩 10 g；小便不利者，加木通 10 g，淡竹叶 10 g；面目麻木不仁者，加秦艽 12 g，鸡血藤 12 g；痰浊阻络较重者，加茯苓 12 g，法半夏 10 g；耳鸣口苦者，加白芍 12 g，钩藤 12 g；肝阴不足者，加枸杞子 12 g，麦冬 12 g，墨旱莲 12 g；瘀血日久有热者，加黄芩 10 g，牡丹皮 12 g；兼肝郁气滞者，加郁金 10 g，香附 10 g；病程日久不愈者，加水蛭 5 g，炮穿山甲（先煎）12 g。

4. 定痛汤：

[组成] 川芎 30 g，白附子 15 g，制南星 15 g，天麻 12 g，僵蚕 12 g，白芷 15 g，羌活 12 g，全蝎 5 g，荆芥 12 g，防风 12 g，细辛 5 g，蜈蚣 1 条。每日 1 剂，水煎分 2 次服。

[功效] 祛风化痰除湿，通经活络止痛。

[方解] 方中重用川芎乃本着"治风先治血，血行风自灭"的原则行血中之气，祛血中之风；天麻、荆芥、防风能祛除诸风之头痛；羌活、白芷、细辛味辛走窜，有驱散风邪、活血止痛之力；僵蚕、白附子、制南星解痉止痛、去风痰；全蝎、蜈蚣有通络止痛之功效。全方动静结合，血气兼顾，风痰瘀并治，内外风两疏，故而疼痛可愈。

[加减] 兼外感风热者，加金银花 12 g，葛根 15 g，生石膏 30 g，以疏风散热；兼外感风寒者，加桂枝 10 g，以温散风寒；病程久者，加桃仁 10 g，延胡索 12 g，红花 10 g，以活血通络止痛。

5. 神窍化瘀汤：

[组成] 川芎 20～60 g，红花 10～20 g，鸡血藤 20～60 g，当归 10～20 g，藁本 20～60 g，赤芍 10～20 g，荜茇 20～60 g，木香 10～20 g，丝瓜络 20～60 g，胆南星 20～60 g，蜈蚣 1 条。每日 1 剂，水煎分 2 次服。

[功效] 活血化瘀，疏风通络，化痰解毒。

[方解] 方中川芎活血化瘀，为治头面痛之要药。《本经》说："主中风入脑、头痛。"《名医别录》说："除脑中冷动、面上游风去来。"配鸡血藤、当归、红花、赤芍、木香更助其活血行气之用，且活血中寓养血荣络。藁本，《珍珠囊》说："治太阳头痛、巅顶痛、大寒犯脑，痛连齿颊。"荜茇，《本草纲目》说："治头痛、鼻渊、牙痛。"两药辛温通络，止痛效佳；丝瓜络、胆南星、蜈蚣化痰解痉、通络止痛，且与藁本、荜茇寒热并用，扬长而避短，搜通络脉无过寒过热之偏。诸药合用重用，直趋神窍病所，利专效宏，治顽固久

病难愈之三叉神经痛获满意效果。

[加减] 辨病为眼神经即第 1 支疼痛者,加防风 12 g,蔓荆子 12 g;上颌神经即第 2 支疼痛者,加白芷 12 g,木通 10 g,黄连 10 g;下颌神经即第 3 支疼痛者,加升麻 10 g,决明子 12 g,黄芩 10 g;3 支联合疼痛者,加柴胡 12 g,白芷 12 g,威灵仙 12 g。

第十六讲
逐步学会辨治外科、男科常见病症

 胆石病

胆石病是指胆道系统的任何部位发生结石的疾病，按结石的部位常分为胆囊结石，肝外胆管结石与肝内胆管结石三类。临床表现取决于结石的大小、性质、动态、所在部位和是否引起胆管感染，以及胆道梗阻的程度。胆囊结石一般不产生绞痛症状，称为静止性胆石，其可有胃灼热、嗳气、嗳酸及腹胀等消化不良症状，在摄取油腻食物后更加显著，伴有感染时可有发热及右上腹疼痛、压痛、肌紧张症状，有时可触及肿大的胆囊。肝外胆管结石是指发生在肝总管及胆总管内的结石，最多见的是胆总管结石，胆总管结石常有上腹部或右上腹部疼痛或绞痛，可放射至右肩背部，多数患者因同时并发细菌感染而引起寒战与高热，若结石嵌顿或胆总管间歇性梗阻，可出现梗阻性黄疸、皮肤瘙痒、尿呈浓茶色、粪便呈浅黄色等。肝内胆管结石多数都呈黄绿色块状或"泥沙样"胆色素性结石，患者常有腹痛、畏冷、发热、黄疸反复发作的病史，肝功能多有损害，而胆囊功能可能正常。散在于肝内胆管的较小结石通常不引起症状，或仅表现为右上腹和胸背部的持续性胀痛或钝痛等。胆石的形成机制目前尚不十分清楚，胆固醇结石与胆色素结石的发病机制也不同，可能与类脂质代谢障碍、胆囊因素、胆汁滞留、细菌感染有关。本病以女性患者多见，男女之比约为 1：2。随着国人的生活条件、营养状况的改善，胆石病的发生率有逐年增高的趋势。

根据胆石病的临床特征，其属于中医学"胆石"范畴。中医学认为，本病多因嗜食肥甘，肝郁气滞，或湿热虫毒蕴阻，影响肝的疏泄和胆腑的通降功能，胆汁排泄不畅而淤滞，胆汁与湿热邪毒凝结，相互煎熬，日积月累而成结石。结石积于肝胆，气机阻闭，胆汁不能下泄以助消化，故有右上腹胀闷疼痛等症。

一、常见证的辨治

1. 肝胆气滞证：

[主要表现] 右胁或剑突下绞痛，恶心呕吐，口苦厌油，或有发热，舌苔薄黄，脉弦。

[治法方药] 疏肝理气，利胆排石。大柴胡汤加减：柴胡 10 g，大黄 10 g，延胡索 12 g，黄芩 10 g，枳实 10 g，金钱草 30 g，法半夏 10 g，白芍 12 g，郁金 10 g，海金沙（包煎）20 g，香附 10 g，鸡内金 10 g，大枣 10 g。

2. 肝胆湿热证：

[主要表现] 右胁或剑突下剧痛，牵引肩背，恶心呕吐，口干口苦，寒热往来，身目黄染，小便短黄，大便干结，舌质红，舌苔黄腻，脉弦滑数。

[治法方药] 清利湿热，利胆排石。龙胆泻肝汤加减：龙胆 12 g，黄芩 10 g，栀子 10 g，茵陈 15 g，蒲公英 15 g，泽泻 10 g，车前子（包煎）10 g，柴胡 10 g，金钱草 25 g，木通 10 g，海金沙（包煎）15 g，茯苓 12 g，甘草 5 g。

3. 热毒瘀肝证：

[主要表现] 寒战高热，右胁绞痛，全身发黄，恶心呕吐，腹部胀满，大便秘结，小便短黄，心烦易怒，甚至神昏谵语，舌质红绛，舌苔黄或黄腻，脉弦数。

[治法方药] 清热解毒，苦寒攻下。茵陈蒿汤合黄连解毒汤加减：茵陈 15 g，大黄 10 g，栀子 10 g，黄连 10 g，蒲公英 15 g，黄芩 10 g，黄柏 10 g，虎杖 15 g，海金沙（包煎）15 g，金钱草 30 g，赤芍 12 g，竹茹 10 g，牡丹皮 12 g，鸡内金 10 g。

4. 肝郁脾虚证：

[主要表现] 右上腹胀痛，痞闷不舒，纳少嗳气，腹胀便溏，舌苔白，脉弦细。

[治法方药] 疏肝理气，健脾排石。柴芍六君子汤加减：柴胡 10 g，白芍 12 g，党参 12 g，白术 10 g，茯苓 12 g，法半夏 10 g，香附 10 g，鸡内金 10 g，枳实 10 g，金钱草 30 g，郁金 10 g，陈皮 5 g，甘草 3 g。

5. 肝胆瘀滞证：

[主要表现] 右上腹疼痛，痛有定处，状如针刺或刀割，舌质紫暗，或有瘀斑点，脉弦涩。

[治法方药] 行气化瘀，利胆排石。膈下逐瘀汤加减：五灵脂 12 g，紫丹参 15 g，赤芍 12 g，川芎 10 g，牡丹皮 12 g，乌药 10 g，桃仁 10 g，红花 10 g，鸡内金 12 g，延胡索 10 g，海金沙（包煎）15 g，制香附 10 g，枳壳 10 g。

二、试试精选验方

1. 新排石汤：

[组成] 柴胡 12 g，黄芩 12 g，金钱草 30 g，大黄 10 g，虎杖 15 g，鳖甲（先煎）15 g，法半夏 10 g，白芍 12 g，枳壳 12 g，郁金 10 g，赤芍 12 g。每日 1 剂，水煎分 2 次服。

[功效] 疏肝利胆，溶石排石。

[方解] 方中柴胡疏肝利胆，和解表里；黄芩保肝利胆，解热排石；金钱草利胆排石；大黄通腑泻下；虎杖利胆止痛；鳖甲软坚散结；郁金活血祛瘀溶石；半夏降逆止呕；白芍缓急止痛；枳壳疏肝利胆。诸药合用，共奏疏肝利胆，溶石排石之功效。

[加减] 黄疸者，加茵陈 15 g，栀子 10 g，黄连 10 g；肝胃不和者，加茯苓 12 g，白术 12 g，木香 10 g，砂仁 10 g；有蛔虫者，加槟榔 12 g；胆囊结石、胆总管结石者，加白芍 20 g，威灵仙 15 g，枳实 10 g；后背疼痛者，加瓜蒌 15 g；肝胆气滞者，加香附 10 g，木香 10 g；肝胆湿热者，加茵陈 15 g，龙胆 12 g；瘀血阻滞者，加牡丹皮 12 g。

2. 疏肝利胆排石汤：

[组成] 金钱草 45 g，鸡内金 25 g，郁金 20 g，柴胡 20 g，青皮 20 g，茵陈 20 g，栀

子 20 g，香附 10 g，砂仁 10 g，木香 10 g，延胡索 12 g，大黄（后下）10 g，甘草 5 g。每日 1 剂，水煎分 2 次服。

[功效] 疏肝健脾，清热利湿，利胆排石。

[方解] 方中以金钱草为君，利胆排石，除湿退黄，散瘀消肿。郁金辛开苦降，芳香宣达，入气分以行气解郁，入血分以凉血破瘀，性寒又能清热，归肝、胆、心经，其性轻扬上行，利胆退黄，顺应胆腑“通降为顺”之性；鸡内金运脾健胃、化坚消石；此“二金”同为臣药，增强清肝利胆、溶石排石之效。柴胡疏肝解郁，调达肝气；青皮色青气烈，入肝胆气分，苦泻下行，疏肝利胆，破气散结；青皮与柴胡为伍，升降相兼，上下窜通，气郁可疏，气滞可行，气结可散，共为臣药。茵陈苦泻下降，功专清利湿热；大黄味苦性寒，清热通腑，活血化瘀，利胆排石；栀子泻心除烦，清热利湿，与茵陈、大黄配伍利胆退黄；木香气芳香而辛散温通，擅长调中宣滞，行气止痛，与郁金伍用疏肝理气，与茵陈伍用清热利湿；香附辛散苦降甘和，疏肝解郁，调理气机，与青皮伍用行气和营，疏肝散结；延胡索有良好的止痛功效，广泛应用于身体各部位的疼痛。方以寒凉药物为主，易伤脾胃，用醒脾和胃之良药砂仁，辛散温通，善于化湿、行气、醒脾和胃；甘草补脾益气，缓急止痛，调和诸药，佐使相兼；柴胡还可使诸药直达肝胆，兼使药之用。诸药合用，疏泄解郁，通降清利，宣畅少阳气机，使枢机运转，热消郁开，结石得出，痛止病除。

3. 宁胆汤：

[组成] 柴胡 12 g，郁金 15 g，鸡内金 30 g，木香 12 g，炒枳壳 12 g，威灵仙 20 g，黄芪 20 g，茯苓 15 g，白术 15 g，党参 20 g，当归 12 g，白芍 15 g。每日 1 剂，水煎分 2 次服。

[功效] 疏肝利胆，健脾和胃，益气溶石。

[方解] 方中柴胡、木香、炒枳壳疏肝解郁，理气通滞；茯苓、白术、党参、黄芪健脾和胃益气；当归、白芍柔肝和血；郁金、鸡内金、威灵仙利胆解痉；重用黄芪，一则健脾益气，增强脾胃健运功能；二则能促使结石的排出和溶解。诸药合用，共奏疏肝利胆、健脾和胃、益气溶石之功。

[加减] 痛甚者，加川楝子 12 g，延胡索 12 g；便秘者，加酒大黄（后下）10 g；纳呆者，加炒麦芽 30 g，炒谷芽 30 g；黄疸者，加茵陈 30 g；热重者，加黄连 10 g，龙胆 12 g；阴虚津伤者，加生地黄 12 g；瘀滞甚者，加三棱 12 g。

4. 茵陈四金汤：

[组成] 茵陈 30 g，栀子 15 g，大黄 10 g，金钱草 30 g，海金沙（包煎）15 g，鸡内金 15 g，柴胡 20 g，郁金 20 g，法半夏 15 g，夏枯草 15 g，滑石（包煎）15 g，石韦 15 g，甘草 10 g。每日 1 剂，水煎分 2 次服。

[功效] 疏肝利胆，清热除湿，通降排石。

[方解] 方中茵陈、栀子、柴胡、郁金疏肝利胆、清热除湿；大黄泻热逐瘀，引热从大便而下；滑石、石韦清热利湿，引热从小便出；法半夏、夏枯草伍用“和调肝胆，平衡阴阳，化痰热散瘀结”；金钱草味淡性平，海金沙味甘淡性寒，二药伍用为清热利湿化石排石之要药；鸡内金健脾消食；甘草调和诸药。诸药合用似“增水行舟，顺流而下”，从而达到溶石、排石之目的，临床疗效满意。

5. 五金利胆排石汤：

[组成] 金钱草 20 g，柴胡 12 g，制香附 10 g，枳壳 10 g，厚朴 10 g，茵陈 15 g，海金沙（包煎）15 g，鸡内金 15 g，大黄 5 g，郁金 12 g，金银花 12 g，连翘 10 g，茯苓

12 g, 甘草 5 g。每日 1 剂, 水煎分 2 次服。

　　[功效] 清热除湿, 疏肝理气, 利胆排石。

　　[方解] 方中金钱草味甘淡、微苦, 性凉, 主归肝、胆经, 清热利湿退黄, 是治疗胆石症的重要药物; 柴胡味苦、辛, 性微寒, 归肝、胆经, 能除热散结, 宣透疏达, 肝火炽盛者, 此能散之, 胆腑气机不畅者, 此能疏之, 两者共为君药。香附、枳壳、厚朴助柴胡疏肝利胆, 行气解郁; 茵陈、海金沙、鸡内金、大黄助金钱草清热利胆, 溶石排石; 郁金既能行气解郁止痛, 又能清热利胆退黄, 并有活血功效, 以上诸药均为臣药。金银花、连翘清热解毒; 茯苓、甘草能健脾和中, 扶土助运, 共为佐药。柴胡引药入肝胆, 甘草调和诸药, 共为使药。茯苓、鸡内金、甘草健运脾胃, 防攻利太过损伤正气, 同时亦有"见肝之病, 知肝传脾, 当先实脾"之意。全方集疏肝利胆、溶石排石于一体, 尤宜于肝功能有损害而不宜手术者。

　　[加减] 黄疸重者, 加龙胆 12 g; 脾虚明显者, 加党参 15 g, 白术 12 g。

泌尿系结石

　　泌尿系结石又称尿石症, 是指肾、输尿管、膀胱和尿道结石, 本病男性多于女性, 约为 3∶1。尿石症的病因较为复杂, 且不十分明了, 许多因素均可影响尿路结石的形成, 但其中主要的因素是尿中盐类呈超饱和状态, 尿中抑制晶体形成物质不足和核基的存在, 故目前认为尿石症的形成是多种原因综合作用所致。尿石症的病理损害主要有四个方面, 即梗阻, 直接损伤、感染和恶性变。

　　肾结石临床以突发性腰背部或侧腹部持续性或阵发性剧烈疼痛或绞痛, 疼痛向下腹部、会阴部放射, 肋脊角叩击痛或侧腹部压痛, 疼痛时常伴有肉眼或镜下血尿, 90% 以上在 X 线片上显影为特征。输尿管结石以一侧腰部剧痛, 疼痛多呈绞痛, 且向下腹部、睾丸或阴唇放射; 镜下或肉眼血尿; 常见恶心呕吐之症; 可有尿频、尿急、尿痛等膀胱刺激症状, 有肾积水及感染时, 同侧肾区叩击痛明显; X 线腹部平片 90% 以上均显影。膀胱结石以尿频、尿急和排尿终末性疼痛, 日间活动时更明显; 尿液中断而剧烈疼痛, 向会阴部及阴茎头部放射, 改变体位可通畅排尿; 终末血尿, 尿常规可见红细胞、白细胞, 有感染时可见脓细胞; 膀胱区 X 线透视或摄片可见结石阴影。尿道结石以排尿困难, 排尿费力, 可呈点滴状; 有时出现尿流中断及急性尿潴留; 排尿时有明显尿痛, 可放射至阴茎头部; 后尿道结石有会阴和阴囊部疼痛。

　　根据泌尿系结石的临床特征, 其属于中医学"石淋""血淋""腰痛"范畴。中医学认为, 本病多是由于湿热下注, 煎熬尿浊杂质, 结为砂石, 淤积水道, 而为石淋。积于下则膀胱气化失司, 尿出不利, 甚则欲出不能, 窘迫难受, 痛引少腹; 影响肾脏司小便之职, 郁结不得下泄, 气血滞涩, 不通则痛, 由肾而痛掣膀胱、阴部; 损及络脉则为血尿。病久伤及正气, 或为肾气不足, 或为肾阴亏虚, 然砂石未去, 而为虚实夹杂之证。石淋迁延不愈, 可导致肾积水, 甚或肾衰。

　　由于结石的大小和所处的位置不同, 采用的治疗手段也不同。一般而言, 结石直径小于 1 cm, 表面光滑, 无严重肾功能损害者, 可采用中药排石。对于较大结石可先行体外震波碎石, 或采用内镜下液电碎石, 气压弹道碎石, 或碎石钳碎石, 再配合中药排石治疗。

一、常见证的辨治

1. 湿热蕴结证：

[主要表现] 腰腹疼痛，小便涩痛，尿中带血，或排尿中断，排尿时刺痛难忍，大便干结，舌质红，舌苔黄腻，脉弦滑数。

[治法方药] 清热利湿，通淋排石。三金排石汤加减：金钱草30 g，鸡内金12 g，海金沙（包煎）15 g，滑石（包煎）12 g，大黄10 g，车前子（包煎）12 g，延胡索10 g，琥珀粉（冲服）3 g，黄柏12 g，泽泻10 g，木通5 g，石韦12 g，甘草梢5 g。

2. 气滞血瘀证：

[主要表现] 腰部作胀或绞痛，少腹刺痛向会阴部放射，尿色暗红，或尿中夹血块，排尿不畅，舌质紫暗，或有瘀斑点，脉细涩。

[治法方药] 理气活血，通淋排石。少腹逐瘀汤加减：五灵脂（包煎）12 g，当归12 g，蒲黄（包煎）12 g，川芎10 g，延胡索12 g，小茴香10 g，金钱草30 g，赤芍12 g，川楝子10 g，海金沙（包煎）15 g，制没药10 g，川牛膝12 g，制乳香10 g。

3. 肾气亏虚证：

[主要表现] 石淋日久，留滞不去，腰腹隐痛，排尿无力，少腹坠胀，神倦乏力，甚或颜面虚浮，畏寒肢冷，舌质淡胖，舌苔薄白，脉沉细无力。

[治法方药] 补益肾气，通淋排石。济生肾气（丸）汤加减：熟地黄15 g，山茱萸10 g，山药12 g，泽泻10 g，茯苓12 g，牡丹皮12 g，川牛膝12 g，附子（先煎）10 g，金钱草30 g，肉桂3 g，海金沙（包煎）15 g，车前子（包煎）12 g。

4. 肾阴亏虚证：

[主要表现] 石淋日久，留滞去，腰膝酸软，头晕耳鸣，心烦咽燥，口渴欲饮，小便短黄而不畅，舌质红，舌苔少，脉细数。

[治法方药] 滋补肾阴，通淋排石。左归（丸）汤加减：生地黄15 g，山药12 g，山茱萸10 g，枸杞子12 g，菟丝子12 g，龟甲胶（烊化冲服）12 g，鸡内金10 g，金钱草30 g，川牛膝12 g，黄柏10 g，墨旱莲12 g，海金沙（包煎）15 g。

二、试试精选验方

1. 加减三金排石汤：

[组成] 金钱草30 g，炮穿山甲（先煎）12 g，鸡内金15 g，海金沙（包煎）20 g，石韦15 g，冬葵子30 g，泽泻12 g，琥珀（研末冲服）5 g，益母草18 g，芒硝（冲服）12 g，牛膝15 g，核桃仁（研末次服）10 g，生甘草3 g。每日1剂，水煎分2次服。

[功效] 通淋排石，清热利湿，活血逐瘀。

[方解] 方中金钱草利水通淋、清热解毒、散瘀消肿、排石通淋；穿山甲味咸，性微寒，软坚消痛、活血散结；金钱草直接针对湿热、瘀血与结石，穿山甲直接攻向瘀血与结石，两者共为君药。鸡内金消癥化石、健脾消食，防止他药寒凉伤脾；海金沙、石韦、冬葵子、泽泻清热利水通淋；琥珀散瘀止血、利水通淋；益母草性滑而利，既能活血调经，又能利水消肿、清热解毒；芒硝味咸苦，性寒，既能泻下通便，又能软坚清火消肿；以上诸药增强了金钱草、穿山甲的功效，共为臣药。牛膝补肝肾、强筋骨、活血通经、利尿通淋，且其性善下行，能引药入肾；核桃仁补肾益精，亦能溶石，此两药既补肾又能化结石，共为佐药。生甘草调和诸药，为使药。诸药合用，共奏通淋排石、清热利湿、活血逐瘀之功，攻补兼施，标本兼顾，以治标为主。

[加减] 小便灼热者，加黄柏 12 g，栀子 12 g，牡丹皮 15 g；小便频急涩痛者，加萹蓄 15 g，瞿麦 15 g，淡竹叶 12 g；尿血者，加生地黄 15 g，小蓟 15 g，藕节 20 g；小便白细胞多者，加黄柏 12 g，蒲公英 30 g，金银花 30 g；小便红细胞多者，加三七粉（冲服）5 g；大便干者，加大黄 12 g；腰与小腹胀痛甚者，加乌药 15 g，延胡索 15 g，香附 10 g；小腹刺痛者，加三棱 15 g，莪术 12 g；腰痛甚者，加续断 30 g，桑寄生 30 g；腰酸者，加续断 30 g，狗脊 12 g；气血不足者，加太子参 30 g，北黄芪 30 g，当归 15 g；肾阳虚者，酌加巴戟天 15 g，淫羊藿 15 g，鹿角霜（包煎）15 g，补骨脂 12 g，肉桂 10 g；肾阴虚者，加女贞子 20 g，墨旱莲 15 g；舌质暗有瘀点者，加桃仁 12 g，丹参 15 g；胖人有痰浊者，加皂角刺 12 g，清半夏（包煎）12 g。

2. 黄芪清热化石祛瘀汤：

[组成] 黄芪 60 g，金钱草 30 g，鸡内金 30 g，瞿麦 15 g，萹蓄 15 g，石韦 15 g，连翘 15 g，决明子 15 g，苍术 15 g，厚朴 15 g，陈皮 15 g，豆蔻 15 g，山楂曲 15 g，金银花 20 g，生地黄 20 g，枳壳 20 g。每日 1 剂，水煎分 2 次服。

[功效] 消坚涤石，清热通淋，活血化瘀，益气泻腑，疏肝解郁。

[方解] 方中鸡内金、金钱草消坚涤石、利尿化石；瞿麦、萹蓄、石韦清热通淋排石；黄芪、枳壳益气泻腑，疏肝解郁；苍术、厚朴、陈皮、豆蔻、山楂曲燥湿醒脾，消食化石；金银花、连翘、生地黄清热解毒，凉血补肾。诸药合用，共奏消坚涤石，清热通淋，活血化瘀，益气泻腑，疏肝解郁之功，如是肺则宣，脾则醒，肝则疏，肾则补，气则通，石则化，瘀则祛，尿则利，石则出，病自愈。

[加减] 尿血者，加小蓟 12 g，白茅根 20 g，地榆 12 g；大便干结者，加大黄 10 g，火麻仁 12 g，决明子 12 g；小腹与肾区疼痛者，加木香 10 g，沉香 5 g，延胡索 12 g；出冷汗者，加党参 15 g，五味子 10 g，牡蛎（先煎）15 g；瘀血者，加三棱 10 g，莪术 10 g，炮穿山甲（先煎）12 g；肾阴虚者，加山茱萸 12 g，知母 12 g，泽泻 10 g；肾阳虚者，加鹿角片（先煎）12 g，肉桂 5 g，锁阳 12 g；肺气虚者，加沙参 12 g，百合 10 g，天冬 12 g；心气虚者，加酸枣仁 12 g，柏子仁 12 g，远志 10 g；肝气郁结者，加佛手 12 g，香附 10 g，青皮 10 g；脾虚者，加白术 12 g，莲子 12 g，白扁豆 12 g；失眠者，加磁石（先煎）20 g，龙骨（先煎）15 g，牡蛎（先煎）15 g，琥珀（研末冲服）5 g。

3. 排石通淋汤：

[组成] 金钱草 50 g，海金沙（包煎）15 g，鸡内金 15 g，滑石（包煎）15 g，石韦 15 g，车前子（包煎）15 g，半枝莲 20 g，牛膝 25 g，瓦楞子 15 g，冬葵子 15 g，芒硝（冲服）10 g。每日 1 剂，水煎分 2 次服。

[功效] 清热涤石，利水通淋，活血止痛。

[方解] 方中金钱草、海金沙、鸡内金消石涤石，为主药；石韦、车前子、滑石、冬葵子、瓦楞子利水通淋；牛膝活血通络、利水通淋、引药下行，正如《本草经疏》所说，牛膝"走而能补，性善下行"。芒硝化石通淋；半枝莲清热解毒，活血利尿止痛。全方共奏消热涤石、利水通淋、活血止痛之功，验之临床，取效甚佳。

[加减] 痛甚者，加延胡索 12 g，白芍 12 g，炙甘草 10 g；血尿者，加大蓟 12 g，小蓟 12 g，白茅根 15 g；大便结者，加大黄 10 g；气虚者，加黄芪 15 g；腰虚酸软者，加金樱子 12 g，菟丝子 12 g。

4. 冲移化排汤：

[组成] 金钱草 200 g，石韦 60 g，海金沙（包煎）30 g，鸡内金 20 g，车前子（包煎）20 g，滑石（包煎）20 g，云茯苓 12 g，泽泻 15 g，牛膝 30 g，白芍 20 g，甘草 5 g。

每日1剂，水煎分2次服。

[功效] 清热利湿，排石通淋，活血止痛补肾。

[方解] 方中金钱草又称化石丹，据称以其裹石，石可缩小，功能利尿通淋、清热化湿、解毒消肿，为治肾、输尿管、膀胱结石之要药。海金沙通淋化石，系泌尿结石之必需药。鸡内金具有化石、消食散积之功，利于结石溶化和移动。牛膝活血化瘀，补益肝肾，引药下行，又能行气止痛。云茯苓、车前子、泽泻、滑石、石韦利尿排石。白芍、甘草能缓解痉挛。诸药合用，共奏清热利湿，排石通淋，活血止痛补肾之功。

全方具有冲、移、化、排的功用。"冲"即通过中药利尿作用，增加尿流量，对结石产生较强冲击力；"移"可使结石从静变动，从上移下；"化"可使结石变小，使棱角变圆钝；"排"通过上述三种作用，可使结石排出体外。

[加减] 结石嵌顿疼甚者，加制乳香10 g；肾盂积水较重者，加炒白芥子20 g，炒莱菔子20 g，芒硝（冲服）5 g，琥珀粉（冲服）3 g；血尿者，加仙鹤草30 g，白茅根30 g，茜草12 g；小便热疼者，加萹蓄15 g，瞿麦15 g，生地黄20 g；舌有瘀点、脉涩者，加赤芍15 g，川楝子12 g；气虚者，加党参15 g，黄芪20 g。

5. 三金琥珀汤：

[组成] 金钱草30 g，海金沙（包煎）30 g，牛膝30 g，威灵仙30 g，茯苓20 g，石韦20 g，炙鸡内金粉（冲服）15 g，泽泻15 g，萹蓄15 g，瞿麦15 g，车前子（包煎）12 g，琥珀（冲服）3 g。每日1剂，水煎分2次服。

[功效] 清热祛湿，行气逐瘀，通淋排石。

[方解] 方中金钱草清热利湿排石，历代医家公认其为排石、治淋要药；海金沙清热利湿，利尿通淋，为治劳淋尿痛要药；鸡内金通淋化石；琥珀散瘀止血，利水通淋；车前子清热利尿，渗湿通淋；石韦清热利湿，利尿通淋；牛膝活血通络，引药下行，直达病所，又具利尿通淋之功；茯苓利水渗湿，健脾和中；威灵仙软坚排石。诸药合用，共奏清热祛湿、行气逐瘀、通淋排石之功效。

[加减] 腰腹绞痛者，加白芍12 g，延胡索12 g，以缓急止痛；血尿者，加白茅根30 g，小蓟10 g，以凉血止血；腹胀便秘者，加枳实15 g，大黄（后下）10 g，以泻热通便；血瘀者，加桃仁12 g，红花12 g，三七10 g，以活血化瘀散结；小腹胀痛者，加木香5 g，以行气通淋；阳虚者，加巴戟天12 g，肉苁蓉12 g，肉桂10 g，以温肾化气；阴虚者，酌加鳖甲（先煎）20 g，麦冬15 g，生地黄12 g，熟地黄12 g，以滋养肾阴；气虚者，加黄芪30 g，以补气利尿；病程较长，结石难下者，加莪术15 g，三棱15 g。

颈椎病

颈椎病是因颈椎间盘变性，颈椎骨质增生所引起的综合征。以颈肩疼痛，上肢麻木，肌肉无力，眩晕猝倒，汗出异常，步履蹒跚，甚者四肢瘫痪为特征。临床症状复杂，依病变位置，受压组织及压迫轻重和损伤程度及其临床症状和体征，可分为神经根型、脊髓型、椎动脉型及交感型颈椎病，然而在临床上亦可见到各型症状和体征彼此掺杂的混合型。多见于中年人，发病率随着年龄的增长而明显增高。

根据颈椎病的临床特征，其属于中医学"项痹"范畴。中医学认为，本病多是由于长期伏案低头工作，颈部劳损，经气不利，督脉受损；或因风寒湿邪入侵，阻痹于太阳经脉，经遂不通；或年老正虚，气血不足，筋脉失养，肾虚精亏，髓不养骨所致。

一、常见证的辨治

1. 风寒袭络证：

[主要表现] 颈部痛连及肩臂，活动受限，上肢乏力或麻木，恶风寒，舌质淡红，舌苔薄白，脉浮紧。

[治法方药] 疏风散寒通络。葛根汤加减：麻黄 10 g，葛根 30 g，桂枝 10 g，白芍 12 g，羌活 10 g，细辛 3 g，防风 10 g，桑小枝 15 g，川芎 10 g，片姜黄 5 g。

2. 风寒湿阻证：

[主要表现] 颈部疼痛连及头、肩部、上臂，颈部僵直，转侧不利，活动受限，冷痛沉重，喜温恶寒，舌质淡红，舌苔薄白，脉弦紧。

[治法方药] 祛风通络，散寒除湿。蠲痹汤加减：独活 12 g，羌活 12 g，桂枝 10 g，当归 12 g，川芎 10 g，苍术 12 g，桑小枝 15 g，制乳香 10 g，海风藤 15 g，细辛 3 g，秦艽 12 g，木香 3 g，甘草 5 g。

3. 瘀血阻络证：

[主要表现] 颈部刺痛，固定拒按，活动受限，肩臂、上肢麻木，屈伸不利，舌质紫暗，或有瘀斑点，脉涩。

[治法方药] 舒经和络，活血通痹。身痛逐瘀汤加减：桃仁 10 g，当归 12 g，红花 10 g，羌活 12 g，川芎 10 g，川牛膝 12 g，地龙 10 g，五灵脂（包煎）12 g，香附 10 g，丹参 15 g，制没药 10 g，桑小枝 15 g，片姜黄 5 g。

4. 痰瘀内阻证：

[主要表现] 颈部刺痛连及头、肩、上臂，入夜尤甚，痛处拒按，上肢麻木，颈部僵直，转动不利，全身困重，头晕胸闷，舌质紫暗，或有瘀斑点，舌苔白腻，脉涩或滑。

[治法方药] 祛痰化瘀通络。加味四物二陈汤加减：法半夏 10 g，茯苓 12 g，川芎 10 g，当归尾 12 g，红花 10 g，海藻 12 g，香附 10 g，白芥子 12 g，桂枝 10 g，赤芍 12 g，陈皮 10 g，桑小枝 15 g，秦艽 12 g。

5. 肾阳亏虚证：

[主要表现] 颈痛连及头、肩、上臂，上肢乏力，肌肉萎缩，腰膝酸软冷痛，头晕耳鸣，畏冷肢凉，小便清长，舌质淡胖，舌苔薄白，脉沉迟无力。

[治法方药] 温补肾阳，宣痹止痛。右归（丸）汤加减：熟地黄 15 g，山茱萸 12 g，附子（先煎）10 g，菟丝子 12 g，当归 10 g，山药 12 g，鹿角胶（烊化冲服）10 g，杜仲 12 g，肉桂 3 g，淫羊藿 12 g，制何首乌 15 g，巴戟天 12 g，锁阳 10 g。

二、试试精选验方

1. 葛桂芍甘汤：

[组成] 葛根 25 g，桂枝 15 g，白芍 30 g，木瓜 18 g，骨碎补 15 g，延胡索 18 g，威灵仙（醋炒）20 g，甘草 15 g。每日 1 剂，水煎分 2 次服。

[功效] 补肝肾，强筋骨，活血止痛，祛风逐痹。

[方解] 方中葛根解肌发表、升阳透疹；白芍养血柔肝；甘草缓急和中；木瓜平肝舒筋；桂枝、威灵仙，祛风湿、通经络；骨碎补补肾活血、强筋壮骨；延胡索活血行气止痛。诸药配合，全方具有补肝肾、强筋骨、活血止痛、祛风逐痹功效。

[加减] 颈项强硬、肩臂疼痛、上肢麻木者，酌加羌活 15 g，全蝎 5 g，姜黄 10 g，桑枝 30 g；痛剧者，加制乳香 12 g，制没药 12 g；头痛者，加川芎 30 g，蔓荆子 18 g；眩

晕、转项时加剧者，重用葛根 50 g，加黄芪 30 g，当归 12 g，天麻 15 g；腰膝酸软、四肢麻木无力或僵硬笨拙者，酌加杜仲 15 g，牛膝 15 g，狗脊 30 g，熟地黄 30 g。

2. 葛根二藤汤：

[组成] 葛根 15 g，土鳖虫（先煎）10 g，白芍 12 g，白芥子 12 g，钩藤 15 g，地龙 12 g，鸡血藤 15 g，当归 15 g，川芎 10 g，桑寄生 15 g，姜黄 10 g，黄芪 15 g，牛膝 12 g，丹参 15 g，桂枝 10 g，全蝎 5 g，木香 10 g，甘草 5 g，蜈蚣 1 条。每日 1 剂，水煎分 2 次服。

[功效] 活血化瘀，行气止痛，补肝肾，强筋骨。

[方解] 方中葛根、钩藤、鸡血藤解肌止痉、舒筋通络止痛；葛根气质轻扬，具有升散之性，甘辛入脾胃经，具有发表解肌、生津舒筋的作用，善治头颈强痛；钩藤甘凉，具有透散之功，能息风解痉，具有明显止痛作用；鸡血藤苦甘，能舒筋活血通络；地龙、蜈蚣、土鳖虫、全蝎等虫类药透骨逐瘀通络，息风镇痉；丹参补血活血化瘀；当归苦泄温通，既能补血又能活血，有推陈出新之功；川芎辛温，活血行气，祛风止痛，为血中之气药，能上行头巅，下达血海，外彻皮毛，旁通四肢；木香辛温，既能行气以止痛，又能调理脾胃气滞；姜黄辛散温通，苦泄，既入气分又入血分，既能活血行气而止痛，又能行肢臂而除臂痛；川芎、木香、姜黄三药合用增强活血行气之功；黄芪大补元气，扶正以祛邪，又固表而避邪，使气旺以促血行，助诸药活血通络而不伤正；桂枝发汗解肌、温经止痛，助阳化气，调和营卫，且能振奋气血，透达营卫，可外行于表散肌腠风寒，横走四肢温通经脉，长于横通肢节，引诸药上至头颈、肩臂、手指；牛膝善引诸药下行；两药合用，针对病因病机，药力直达病所。巧用白芥子以祛经络之痰，通络止痛，化痰散结，从而增强祛经络之痰的功效。桑寄生、牛膝合用补肝肾、强筋骨，增强补虚功效。白芍、甘草合成芍药甘草汤，乃张仲景所创缓急止痛之良方，酸甘化阴，舒缓挛急。诸药合用，共奏活血化瘀，行气通络止痛，补肝肾，强筋骨之功。

[加减] 椎动脉型与交感型者，加天麻 10 g，菊花 10 g；脊髓型者，加鹿角胶（烊化冲服）15 g，骨碎补 12 g；气虚者，黄芪改为 30 g；脾胃虚者，加法半夏 10 g，陈皮 10 g。

3. 颈痛汤：

[组成] 当归 12 g，白芍 15 g，三七 10 g，川芎 10 g，制乳香 10 g，葛根 15 g，姜黄 10 g，威灵仙 15 g，桑寄生 15 g，川牛膝 15 g，丹参 15 g，甘草 5 g。每日 1 剂，水煎分 2 次服。

[功效] 活血通络，除湿止痹。

[方解] 方中三七、制乳香活血散瘀，消肿止痛；当归、丹参、川芎养血活血，通络除痹；姜黄、威灵仙、川牛膝活血祛湿通痹；白芍、甘草补血益肝肾，缓急止痛，通顺血脉；葛根升阳解肌，以解项背之急，是中医治疗颈腰背痛的有效药物；桑寄生补肝肾，祛风湿，治痹痛。诸药合用，共奏活血通络、除湿止痹之功。

[加减] 畏寒者，加桂枝 10 g，细辛 5 g；发热者，加忍冬藤 12 g，桑枝 12 g；痛甚者，加制川乌（先煎）10 g，制没药 10 g；湿重者，加苍术 12 g，防己 12 g；肾虚者，加骨碎补 12 g，菟丝子 12 g；气虚者，加黄芪 15 g，党参 15 g；阴虚者，加麦冬 12 g，太子参 12 g。

4. 颈舒汤：

[组成] 桂枝 10 g，葛根 30 g，生黄芪 30 g，丹参 20 g，炒白芍 20 g，狗脊 15 g，桑寄生 15 g。每日 1 剂，水煎分 2 次服。

[功效] 活血化瘀，理气止痛，补肝益肾。

［方解］方中葛根解肌发表；桂枝温经通阳、通达营卫、祛风散寒解肌，为上肢的引经药；生黄芪补中益气、升阳固表；丹参活血化瘀、养血通络；炒白芍补血养阴、柔肝、缓急、止痛；狗脊、桑寄生补肝肾、祛风湿、强腰脊、壮筋骨。诸药合用，共奏活血化瘀，理气止痛，补肝益肾之功。

［加减］疼痛剧烈者，加制乳香 12 g，制没药 12 g，以活血镇痛；气血亏虚者，加炒党参 15 g，当归 12 g，以补气养血；肝肾亏虚者，加制何首乌 12 g，枸杞子 12 g，以补肝益肾；肾阳虚者，加炒杜仲 12 g，淫羊藿 12 g，以温补肾阳；失眠多梦者，加首乌藤 12 g，炒酸枣仁 12 g，以养心安神；头项筋脉拘挛明显者，加天麻 12 g，钩藤 12 g，以缓急止痉；头晕、恶心呕吐严重者，加法半夏 10 g，炒白术 12 g，以健脾止呕；久病必瘀、久病入络者，加全蝎 5 g，蜈蚣 5 g，以入络剔经、搜邪祛风。

5. 鹿角芍葛汤：

［组成］鹿角片（先煎）15 g，白芍 30 g，葛根 30 g，桂枝 10 g，当归 12 g，川芎 10 g，威灵仙 12 g，骨碎补 12 g，白芥子 12 g，甘草 5 g。每日 1 剂，水煎分 2 次服。

［功效］补肾通络，行气活血。

［方解］方中鹿角乃鹿之督脉所发，通督散邪，能消除颈部（督脉所经之处）瘀阻，又有补肝肾作用，可谓标本兼治之良药；葛根善走督脉，其性味甘辛，既能濡润筋脉，又能解表祛邪，且与川芎配伍，一温一凉，一燥一润，相辅相成，并力上行，能改善气血运行和上肢的麻木以及肩背部的疼痛；白芍养血柔肝，与桂枝相配调和营卫，解肌祛风，与甘草相伍又能缓急止痛；威灵仙辛咸走窜，性温通，能通行十二经，有散风祛湿，行气通络之效；当归、川芎活血逐瘀，行气止痛；桂枝辛温，外可解肌散寒，内能温经通阳以除痹症；骨碎补补肝肾，壮筋骨；白芥子祛痰散结，通络止痛。诸药合用，共奏补肾通络，行气活血之功。

［加减］风盛者，加羌活 12 g，防风 12 g；寒盛者，加制川乌（先煎）10 g；湿盛者，加白术 12 g，茯苓 12 g；痛甚者，加全蝎 5 g；麻木者，加秦艽 12 g，蜈蚣 5 g；气虚血滞者，加黄芪 15 g，党参 15 g，丹参 12 g。

腰椎骨质增生症

腰椎骨质增生症又称腰椎增生性骨关节炎，腰椎退行性骨关节炎，肥大性脊椎炎。其主要病理改变为关节软骨、关节囊、韧带的纤维化和腰椎、软骨下骨质增生，椎间隙变窄。由于各种因素所致椎间关节和椎间盘负荷不匀，应力过大处软骨退变，弹性减退，丧失减震能力，导致椎间隙狭窄使后方关节突成半脱位，挤压神经造成顽固性的腰痛和根性坐骨神经痛。

根据腰椎骨质增生症的临床特征，其属于中医学"腰痹""痹证"范畴。中医学认为，本病多是由于长期弯腰工作，或工作姿势不正，或腰部外伤治之失时，或年老久病，房劳伤损，以致肾虚腰部不健，经气不利，气血运行不畅，再加寒湿或湿热之邪侵袭，邪气留滞腰部，阻痹经气，以致腰部经常疼痛，形成腰痹。

一、常见证的辨治

1. 瘀血犯腰证：

［主要表现］腰痛如刺，痛有定处，昼轻夜重，轻者俯仰不便，重侧不能转侧，痛处

拒按，患者或有外伤史，舌质紫暗，或有瘀斑点，脉涩。

[治法方药] 化瘀通痹。身痛逐瘀汤加减：桃仁 10 g，当归 12 g，红花 10 g，羌活 12 g，地龙 10 g，秦艽 12 g，川芎 10 g，牛膝 12 g，香附 10 g，五灵脂 12 g，制没药 10 g，苏木 12 g。

2. 寒湿犯腰证：

[主要表现] 腰部冷痛重着，转侧不利，逐渐加重，静卧疼痛不减，遇阴雨天则加重，形寒肢重，舌苔白腻，脉沉迟缓。

[治法方药] 散寒祛湿，温通经络。甘姜苓术汤加味：制川乌（先煎）10 g，威灵仙 12 g，干姜 10 g，茯苓 12 g，白术 10 g，续断 12 g，桂枝 10 g，苍术 12 g，杜仲 10 g，狗脊 12 g，独活 10 g，川牛膝 12 g。

3. 湿热犯腰证：

[主要表现] 腰部酸胀作痛，痛处伴有灼热感，活动后痛可减轻，全身困重，口腻口苦，小便混浊色黄，舌质红，舌苔黄腻，脉滑数或濡数。

[治法方药] 清热祛湿，宣痹止痛。四妙丸加减：黄柏 10 g，苍术 12 g，当归 10 g，薏苡仁 15 g，防己 10 g，川牛膝 12 g，忍冬藤 15 g，萆薢 12 g，土茯苓 15 g，泽泻 10 g，赤芍 12 g，牡丹皮 12 g。

4. 痰湿犯腰证：

[主要表现] 腰部疼痛重着，活动不便，胸闷恶心，头目眩晕，咳吐痰浊，口和不渴，身困肢重，舌质淡红，舌苔白腻，脉濡或滑。

[治法方药] 祛湿化痰，宣痹止痛。六君子汤加减：党参 15 g，炒白术 10 g，茯苓 12 g，法半夏 10 g，薏苡仁 15 g，砂仁 5 g，海风藤 15 g，羌活 10 g，络石藤 12 g，桂枝 10 g，苍术 12 g，狗脊 15 g。

5. 肾阴阳两虚证：

[主要表现] 腰痛以酸软为主，喜按喜揉，腿膝无力，遇劳更甚，卧则痛减，头晕耳鸣，病常反复发作。偏阴虚重者，则心烦失眠，口燥咽干，面色潮红，手足心热，舌红少苔，脉弦细数；偏阳虚重者，则手足不温，少腹拘急，面色淡白，少气乏力，舌质淡胖，脉沉迟无力。

[治法方药] 偏阴虚重者，滋阴补肾；偏阳虚重者，温补肾阳。前者，以左归（丸）汤加减：生地黄 15 g，山茱萸 12 g，菟丝子 12 g，川牛膝 12 g，山药 15 g，枸杞子 12 g，龟甲胶（烊化冲服）12 g，桑寄生 12 g，黄精 10 g，续断 12 g，杜仲 10 g。后者，以右归（丸）汤加减：熟地黄 15 g，山茱萸 12 g，鹿角胶（烊化冲服）12 g，当归 12 g，山药 12 g，附子（先煎）10 g，菟丝子 12 g，肉桂 3 g，淫羊藿 12 g，威灵仙 12 g，羌活 10 g，独活 12 g。

二、试试精选验方

1. 补肾活血汤：

[组成] 熟地黄 20 g，杜仲 15 g，续断 15 g，五加皮 15 g，巴戟天 15 g，当归 15 g，狗脊 30 g，鸡血藤 30 g，土鳖虫（先煎）12 g，川芎 12 g，制乳香 12 g，制没药 12 g，骨碎补 30 g。每日 1 剂，水煎分 2 次服。

[功效] 补肾益督，强筋壮骨，通络止痛。

[方解] 方中熟地黄滋阴补血、填骨髓；杜仲、续断、五加皮、巴戟天、狗脊、骨碎补补肝肾、强筋骨；鸡血藤、当归、川芎补血活血；土鳖虫、制乳香、制没药活血通络止

痛。全方配合，共奏补肾益督，强筋壮骨，通络止痛之功。

[加减]肾阳虚者，加附子（先煎）10 g，鹿角片（先煎）10 g；肾阴虚者，加女贞子12 g，墨旱莲12 g，牛膝12 g；气血不足者，加黄芪15 g，丹参12 g；气血瘀滞者，加桃仁10 g，红花10 g，三七（研末冲服）5 g；寒湿痹阻者，加独活12 g，桂枝10 g；湿热痹阻者，加苍术12 g，黄柏10 g，薏苡仁15 g。

2. 腰痹汤：

[组成]熟地黄25 g，狗脊25 g，鸡血藤25 g，川芎15 g，牛膝15 g，当归20 g，制乳香10 g，制没药10 g，细辛5 g，黄芪30 g，独活20 g，威灵仙20 g，苏木10 g，蜈蚣1条。每日1剂，水煎分2次服。

[功效]补肾壮骨，补气活血，散寒除湿止痛。

[方解]方中熟地黄、狗脊、鸡血藤、牛膝滋阴补肾，强筋壮骨以治本；黄芪、川芎、当归补气养血，活血行气为辅药；独活、威灵仙、蜈蚣祛风除湿，散寒止痛为佐药；配以细辛、制乳香、制没药活血祛瘀，温经止痛，并搜肾经之风痹。全方共达补肾壮骨，补气活血，散寒除湿止痛之功。

[加减]有酸胀感者，加木瓜15 g；疼痛剧烈者，加九香虫10 g；腰膝酸软者，加杜仲15 g，桑寄生25 g；麻木较重者，去蜈蚣，加乌梢蛇20 g，防己20 g；舌质红苔薄黄者，加黄柏15 g，生地黄15 g；舌苔厚腻者，加苍术20 g，薏苡仁30 g。

3. 补肾活血化痰汤：

[组成]桑寄生30 g，续断30 g，骨碎补30 g，鹿角胶（烊化冲服）20 g，熟地黄20 g，制附子（先煎）10 g，三七（研末冲服）5 g，土鳖虫（先煎）10 g，白芥子20 g，胆南星20 g，独活20 g，威灵仙20 g，防己20 g，牛膝20 g，炙甘草5 g。每日1剂，水煎分2次服。同时，药渣布包热敷患部，每日1次。

[功效]补益肝肾，活血化痰，通经活络，祛风散寒除湿。

[方解]方中桑寄生、续断、骨碎补、牛膝补肝益肾，强筋壮骨，治其本；鹿角胶、附子温补肾阳散寒；熟地黄滋阴补血；三七、土鳖虫活血化瘀；白芥子、胆南星化痰散结通络；独活、威灵仙、防己祛风散湿止痛。全方配伍，共奏补益肝肾，活血化痰，通经活络，祛风散寒除湿之功。用药包外敷患部，能温经活络，促进气血运行。

4. 骨增饮：

[组成]炒杜仲15 g，骨碎补15 g，续断15 g，当归12 g，桑寄生15 g，熟地黄15 g，狗脊15 g，独活12 g，补骨脂15 g，木瓜15 g，自然铜5 g，牛膝15 g，白芍15 g，儿茶5 g，川牛膝15 g，川芎10 g，赤芍15 g，花椒5 g，威灵仙15 g，血竭3 g，制乳香10 g，炙甘草12 g，制没药10 g。每日1剂，水煎分2次服。

[功效]滋补肾精，活血化瘀。

[方解]方中杜仲、续断、桑寄生、狗脊、熟地黄滋补肾精，强筋壮骨；当归、川芎、赤芍、血竭、自然铜活血化瘀；花椒、儿茶、木瓜、威灵仙温经除湿，散寒止痛；白芍、炙甘草养阴柔筋，缓解筋脉拘挛；骨碎补、补骨脂、牛膝、川牛膝强筋壮骨补肾；制乳香、制没药理气活血止痛。全方配合，共奏滋补肾精，活血化瘀之功，使肾中真元渐复，水火相济，五脏之气得充，腰部活动自如。

[加减]气血两虚者，加炙黄芪20 g，党参15 g，阿胶（烊化冲服）15 g，紫河车15 g；阴虚者，加龟甲（烊化冲服）12 g，枸杞子20 g；阳虚者，加鹿角胶（烊化冲服）15 g，肉苁蓉20 g；血瘀者，加土鳖虫（先煎）10 g，三七（研末冲服）5 g。

5. 益肾壮骨汤：

[组成] 熟地黄 15 g，制乳香 5 g，杜仲 15 g，制没药 10 g，狗脊 15 g，全蝎 10 g，川芎 15 g，鸡血藤 30 g，桑寄生 15 g，牛膝 15 g，木瓜 15 g，甘草 5 g，蜈蚣（研末冲服）1条。每日 1 剂，水煎分 2 次服。

[功效] 补肾填髓，温阳散寒，活血舒筋，通络止痛。

[方解] 方中杜仲、桑寄生皆补肝肾，强筋骨，为疗肝肾亏损、腰膝酸痛之要药。杜仲尤为重要，正如《神农本草经》所说："主腰脊痛，补中，益精气，坚筋骨，强志。" 熟地黄养血滋阴，补精益髓；狗脊补肝肾，强腰膝，主腰背强；川芎辛香行散，温通血脉，既能活血祛瘀以通络，又能行气开郁而止痛，为血中之气药，具有通达气血之功；制乳香功擅活血伸筋，制没药偏于散血化瘀，两药合用，共奏化瘀散滞止痛之效；全蝎、蜈蚣穿筋透骨，通络止痛；牛膝走而能补，性善下行，既补肝肾，强筋骨，又能通血脉而利关节，引诸药直达病所，长于疗腰膝关节酸痛；鸡血藤、木瓜，舒筋活络；甘草调和诸药，缓和药性。总观全方，集补肾填髓、温阳散寒、活血舒筋、通络止痛和扶正祛邪、标本兼治之功为一体。

[加减] 疼痛较剧者，酌加三七（研末冲服）5 g，细辛 3 g，白芷 10 g，地龙 12 g，炮穿山甲 12 g。

 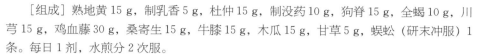

腰椎间盘突出症

腰椎间盘突出症又称腰椎纤维环破裂症、腰椎髓核脱出症，是指因腰椎间盘变性、纤维环破裂，髓核突出压迫或刺激神经根、马尾神经、血管、脊髓等而引起的以腰腿疼痛、麻木为主要表现的一组综合征。其部位最常见于腰 4～5 及腰 5～骶 1 间隙。

根据腰椎间盘突出症的临床特征，其属于中医学"痹证""腰腿痛"范畴。中医学认为，本病多是由于风寒湿侵袭，以致气血阻滞经脉；或外伤损伤腰脊，血行不畅，瘀血阻闭经脉；或年老体弱，久病劳损，气血精髓亏虚不足，腰脊失养所致。本病多反复发作，病程缠绵，病性多属虚实夹杂，以肝肾亏损为本，寒湿瘀阻为标。

一、常见证的辨治

1. 瘀血内阻证：

[主要表现] 腰部板硬刺痛，痛处固定拒按，俯仰转侧受限，舌质紫暗，或有瘀斑点，脉弦紧或涩。

[治法方药] 活血化瘀，通经止痛。活血通络汤加减：当归 10 g，鸡血藤 12 g，川芎 10 g，桑寄生 12 g，制乳香 10 g，川牛膝 12 g，制没药 10 g，续断 12 g，桃仁 10 g，赤芍 12 g，红花 10 g，王不留行 12 g，全蝎 5 g。

2. 寒湿痹阻证：

[主要表现] 腰腿冷痛重着，转侧不利，受寒及阴雨天加重，肢体酸楚困重，四肢发凉，舌质淡，舌苔白或腻，脉沉紧或濡缓。

[治法方药] 散寒祛湿，温经通络。乌头汤加减：制川乌（先煎）10 g，威灵仙 12 g，麻黄 10 g，秦艽 12 g，细辛 3 g，羌活 10 g，薏苡仁 15 g，苍术 12 g，桂枝 10 g，白芍 12 g，川牛膝 12 g，川杜仲 10 g，炙甘草 5 g。

3. 湿热内蕴证：

[主要表现] 腰部疼痛，痛处伴有灼热感，腿软无力，遇热天或雨天痛增，活动后痛减，恶热口渴，小便短黄，舌质红，舌苔黄腻，脉滑数或濡数。

[治法方药] 清热利湿，通络止痛。宣痹汤加减：薏苡仁 15 g，防己 10 g，滑石（包煎）12 g，法半夏 10 g，晚蚕沙（包煎）12 g，黄柏 10 g，赤小豆 12 g，忍冬藤 15 g，泽泻 10 g，茯苓 12 g，木瓜 10 g，川牛膝 12 g。

4. 肾阴亏虚证：

[主要表现] 腰痛绵绵，酸软无力，久治不愈，劳累则甚，心烦失眠，面色潮红，手足心热，口燥咽干，舌红少苔，脉弦细数。

[治法方药] 滋阴补肾强腰。六味地黄（丸）汤加减：生地黄 15 g，山茱萸 12 g，山药 12 g，茯苓 10 g，枸杞子 12 g，墨旱莲 15 g，桑寄生 12 g，杜仲 10 g，补骨脂 12 g，牡丹皮 12 g，女贞子 12 g，续断 12 g。

5. 肾阳亏虚证：

[主要表现] 腰部酸软冷痛，喜温喜按，形寒肢冷，面色㿠白，少腹拘急，少气乏力，男子或有阳痿早泄，女子带下清稀，舌质淡胖，舌苔白润，脉沉迟无力。

[治法方药] 温阳补肾壮腰。金匮肾气（丸）汤加减：熟地黄 15 g，附子（先煎）10 g，山药 12 g，茯苓 10 g，菟丝子 12 g，肉桂 3 g，桑寄生 12 g，鹿角胶（烊化冲服）12 g，泽泻 10 g，淫羊藿 12 g，威灵仙 15 g，巴戟天 12 g。

二、试试精选验方

1. 肾痹汤：

[组成] 独活 12 g，当归 15 g，桑寄生 15 g，川芎 10 g，桂枝 10 g，丹参 15 g，牛膝 10 g，葛根 15 g，白芍 15 g，威灵仙 15 g，全蝎 5 g，地龙 10 g，木瓜 10 g，延胡索 10 g，狗脊 15 g，续断 15 g，杜仲 10 g，黄芪 20 g，党参 15 g，白术 15 g，穿山龙 15 g，巴戟天 15 g，茯苓 15 g，甘草 5 g，蜈蚣 1 条。每日 1 剂，水煎分 2 次服。

[功效] 补益肝肾，强筋健骨，祛风除湿，活血祛瘀，化痰通络。

[方解] 方中桑寄生、牛膝、续断、狗脊、杜仲、巴戟天补益肝肾，强筋壮骨；牛膝活血调经，利水消肿，引诸药下行；川芎、丹参、延胡索活血祛瘀，消肿止痛；川芎通行十二经，引药入经；党参、当归、白芍养血活血，益气生津；蜈蚣、地龙、全蝎、穿山龙息风止痉，搜剔络道，除痹止痛。痹证日久，绝非一般祛风、除湿、散寒、通络等草木之品所能奏效，在用蠲痹通络药时，必须借血肉有情之虫类药取其"搜剔钻透驱邪"之特性，集中使用多种虫类药，这是该方治疗顽痹的一大特点。威灵仙、木瓜祛风湿通络；独活善治腰以下痹证；黄芪、白术、茯苓补气、利水、燥湿，缓解疼痛；葛根、桂枝，温通经脉，解肌止痛；白芍、甘草柔肝舒筋，缓急止痛；甘草调和诸药。诸药合用，祛风除湿，活血祛瘀，化痰通络，缓急止痛以治其标；补益肝肾、强筋健骨以固其本，促使经脉气血运行通畅，则经气通、瘀血化、痹痛止。全方既扶助正气，更祛邪外出，并用虫类药攻其顽痹，故收效显著。

2. 三痹汤：

[组成] 续断 12 g，杜仲 12 g，防风 12 g，桑寄生 12 g，肉桂 10 g，细辛 5 g，党参 15 g，茯苓 10 g，当归 12 g，白芍 12 g，黄芪 15 g，牛膝 20 g，秦艽 12 g，熟地黄 12 g，川芎 10 g，独活 12 g，生姜 10 g，甘草 5 g。每日 1 剂，水煎分 2 次服。

同时，用赤芍 5 g，海桐皮 12 g，艾叶 20 g，续断 12 g，秦艽 12 g，透骨草 18 g，防风 12 g，伸筋草 15 g，红花 12 g，当归 12 g，牛膝 12 g，五加皮 12 g，用铁锅或铁脸盆盛水 3000 mL 煎 20 分钟后，将毛巾浸药水热敷、外洗腰部和下肢坐骨神经走行部位，每次 30 分钟，每日 2～3 次。

[功效] 补肝益肾，壮骨强筋，益气扶脾，祛风散寒。

[方解] 方中熟地黄、牛膝、杜仲、桑寄生补肝益肾，壮骨强筋；当归、白芍、川芎和营养血；党参、黄芪、茯苓、甘草益气扶脾；独活、细辛入肾经，搜伏风，使之外出；肉桂入肝肾血分而去寒；秦艽、防风周行肌表。诸药合用，共奏补肝益肾，壮骨强筋，益气扶脾，祛风散寒之功效。外洗与热敷，起到局部活血化瘀、祛风除湿、流通气血、舒筋止痛之功，与内服药标本兼治，疗效更加显著。

[加减] 疼痛较甚者，加制川乌（先煎）5 g，地龙 12 g；寒邪偏重者，加附子 5 g；湿邪偏重者，加防己 15 g；病程久者，加蜈蚣 5 g，全蝎 5 g，僵蚕 10 g；血瘀者，加炮穿山甲（先煎）12 g，红花 10 g。

3. 活血通络汤：

[组成] 当归 15 g，红花 10 g，丹参 15 g，川牛膝 15 g，橘络 10 g，青皮 10 g，鸡血藤 20 g，石菖蒲 10 g，威灵仙 15 g，木瓜 10 g，三棱 10 g，莪术 10 g，制川乌（先煎）10 g，制草乌（先煎）10 g，炙甘草 10 g。每日 1 剂，水煎分 2 次服。

[功效] 祛风散寒，补肝益肾，清热除湿，搜风通络。

[方解] 方中当归、红花、丹参活血祛瘀；橘络、青皮、三棱、莪术破气行气，以助血行；鸡血藤、威灵仙、木瓜通络除痹；制川乌、制草乌通络止痛；川牛膝一为引经之药，一为辅助活血通络；甘草调和诸药。诸药合用，共奏祛风散寒，补肝益肾，清热除湿，搜风通络之功效。

[加减] 肝肾亏虚者，去三棱、莪术、红花，酌加杜仲 15 g，白芍 15 g，桑寄生 20 g，独活 20 g；风寒阻络者，加桂枝 10 g，麻黄 10 g；湿热郁滞者，加黄柏 10 g，苍术 12 g，薏苡仁 15 g。

4. 芥兰汤：

[组成] 白芥子 30 g，泽兰 30 g，当归尾 15 g，薏苡仁 30 g，生黄芪 15 g，桑寄生 30 g，川牛膝 15 g，生山楂 25 g，苍术 15 g，鸡血藤 12 g，麻黄 5 g，白术 15 g，茯苓 12 g，炮穿山甲（先煎）10 g，王不留行 15 g，制乳香 10 g，制没药 10 g。每日 1 剂，水煎分 2 次服。

[功效] 活血祛瘀，消痰通络，健脾益肾。

[方解] 方中重用泽兰、白芥子祛瘀通络，消皮里膜外之痰；以生山楂、川牛膝、当归尾、王不留行、制乳香、制没药、炮穿山甲活血祛瘀；而薏苡仁、苍术、白术、茯苓、生黄芪既能行水消痰以治标，又能燥湿健脾而治本；更用桑寄生配麻黄，益肾通阳。实践中发现，少量麻黄和大剂量的桑寄生配伍，能通透关节，走窜上下，使元气布达内外而无发表作用。诸药合用，共奏活血祛瘀，消痰通络，健脾益肾之功效。

[加减] 疼痛重者，去鸡血藤，加蜈蚣 1 条，延胡索 15 g；下肢麻木、肌肉紧张者，加炒丹参 30 g，白芍 30 g；肝阳偏亢者，去黄芪、苍术、白术，加地龙 15 g；痰多者，加海蛤壳（先煎）15 g，皂角刺 12 g；伴骨质增生者，加淫羊藿 30 g。

5. 补肾祛瘀汤：

[组成] 杜仲 12 g，菟丝子 12 g，熟地黄 15 g，枸杞子 12 g，红花 10 g，当归 12 g，牛膝 15 g，续断 12 g，狗脊 15 g，桑寄生 18 g，威灵仙 10 g，木瓜 12 g。每日 1 剂，水煎分 2 次服。

[功效] 补肾填精，活血祛瘀，强筋壮骨。

[方解] 方中熟地黄、枸杞子、牛膝滋补肝肾；杜仲、菟丝子温阳益肾、壮骨强筋；红花、当归、牛膝活血祛瘀；狗脊、续断、桑寄生、威灵仙、木瓜补肝肾、强筋骨、祛风湿、通经络。诸药合用，共奏补肾填精、活血祛瘀、强筋壮骨之效，使肾气旺、精血充、筋骨健、瘀血除、经脉通而病痛除。

[加减] 肾阴虚腰膝酸软、头晕耳鸣、舌红少苔者，酌加生地黄 12 g，制何首乌 12 g，龟甲胶（烊化冲服）10 g，女贞子 12 g；肾阳虚腰膝冷痛、喜温喜按、面色㿠白、手足不温、夜尿多者，酌加补骨脂 12 g，仙茅 10 g，制附子（先煎）10 g，肉桂 5 g；寒湿腰部冷痛重着、阴雨天加剧、舌体胖大苔白腻者，酌加苍术 12 g，白术 12 g，茯苓 12 g，制附子（先煎）10 g，肉桂 5 g；瘀血腰痛剧烈有定处、舌质紫或边有瘀点者，酌加丹参 18 g，川芎 10 g，鸡血藤 15 g，赤芍 12 g；腰痛连腿者，加全蝎 5 g，蜈蚣 1 条，伸筋草 12 g。

 # 膝关节骨关节炎

膝关节骨关节炎是骨关节炎中最常见的一种。骨关节炎为一种退行性病变，系由于增龄、肥胖、劳损、创伤、关节先天性异常、关节畸形等诸多因素引起的关节软骨退化损伤，关节边缘和软骨下骨反应性增生，又称骨关节病、退行性关节炎、老年性关节炎、肥大性关节炎。骨性关节炎按有无明确病因，分为原发性和继发性两类，其依据是以有无全身性和局部的致病因素作为分类标准。按关节分布可分为局限性和全身性，局限性以膝、髋、手骨为多见，膝关节骨关节炎即是其中之一。临床表现为缓慢发展的膝关节疼痛、压痛、僵硬、关节肿胀、活动受限和关节畸形等。

根据膝关节骨性关节炎的临床特征，其属于中医学"膝痹""骨痹""痛痹"范畴。中医学认为，脏腑经络功能失调，气血营卫内虚，肝肾亏损是导致本病的内在重要条件。中医理论认为，肾藏精主骨生髓，肾精充盛则机体强健，骨骼外形及内部结构正常，故可耐劳作而抗损伤；肝藏血主筋而束骨利机关，肝血充足则筋脉劲强，静以保护诸骨，充养骨髓，动以约束诸骨，免致过度活动防止脱位。若肾精亏虚，肝血不足，则骨骼发育异常，骨骼失精血充养而不坚，导致过早过快地出现退变。风寒湿热外邪、外伤、劳损是致成本病的外在因素。外感风寒湿邪，客于经络筋骨，或扭伤、挫伤、撞伤、跌伤等外力损伤，导致血行不畅，经络筋骨气血郁滞，关节、骨骼失却滋养，结构受损，久之出现退行性变骨痹乃成。

一、常见证的辨治

1. 肾虚精髓亏损证：

[主要表现] 膝关节隐隐作痛，屈伸不利，腰膝酸软，俯仰转侧不灵，头脑空痛，头目眩晕，耳鸣或耳聋，舌质浅淡，舌苔薄白，脉沉细。

[治法方药] 补肾益精填髓。大补元煎加减：熟地黄 15 g，山茱萸 12 g，续断 15 g，山药 12 g，桑寄生 15 g，黄精 12 g，制何首乌 15 g，杜仲 12 g，当归 10 g，秦艽 12 g，骨碎补 15 g，川牛膝 12 g。

2. 肾阳虚寒凝证：

[主要表现] 膝关节冷痛重着，屈伸不利，遇阴雨寒冷天加剧，得温热则减轻，腰膝酸软冷痛，形寒畏冷，四肢不温，尤以下肢为甚，小便清长，夜尿频多，舌质淡胖，舌苔

白润或白滑，脉沉迟无力。

[治法方药] 补肾温阳散寒。阳和汤加减：附子（先煎）10 g，熟地黄 15 g，山茱萸 12 g，肉桂 3 g，鹿角胶（烊化冲服）12 g，麻黄 10 g，威灵仙 12 g，川杜仲 10 g，巴戟天 12 g，白芥子 10 g，桑寄生 12 g，川牛膝 15 g，姜炭 5 g。

3. 肝肾亏虚证：

[主要表现] 膝关节疼痛，痛势不剧，但缠绵不休，肢节麻木，屈伸不利，腰膝酸软，头晕目眩，两目干涩，视物模糊，舌质浅淡，舌苔薄白，脉沉细。

[治法方药] 补益肝肾。一贯煎加减：熟地黄 15 g，当归 12 g，续断 12 g，枸杞子 15 g，沙参 12 g，白芍 15 g，菟丝子 12 g，川牛膝 15 g，制何首乌 12 g，骨碎补 15 g，女贞子 12 g，秦艽 10 g。

4. 气血瘀滞证：

[主要表现] 膝关节剧痛，痛势如针刺、刀割，痛处固定不移，常在夜间加重，关节活动不利，甚则不能屈伸，或关节畸形，舌质紫暗，或有瘀斑点，脉细涩。

[治法方药] 活血化瘀，理气止痛。复元活血汤加减：桃仁 10 g，当归尾 12 g，红花 10 g，杜仲 12 g，土鳖虫（烊化冲服）10 g，炮穿山甲（烊化冲服）12 g，川芎 10 g，川牛膝 12 g，地龙 10 g，鸡血藤 15 g，羌活 10 g，威灵仙 12 g。

5. 寒湿痹阻证：

[主要表现] 膝关节冷痛，沉重肿胀，阴雨天更甚，肌肤麻木，肢体困重，胸闷腹胀，食少便溏，舌质淡红，舌苔白腻，脉沉迟或缓滑。

[治法方药] 散寒燥湿通痹。独活寄生汤加减：独活 12 g，当归 12 g，羌活 12 g，川芎 10 g，桑寄生 12 g，细辛 3 g，威灵仙 12 g，桂枝 10 g，熟地黄 12 g，苍术 10 g，川牛膝 12 g，薏苡仁 15 g，木瓜 12 g。

二、试试精选验方

1. 益肾通络汤：

[组成] 杜仲 12 g，牛膝 12 g，伸筋草 12 g，续断 12 g，鹿角胶（烊化冲服）10 g，山茱萸 12 g，川芎 10 g，延胡索 12 g，补骨脂 12 g，威灵仙 20 g，鸡血藤 30 g，鹿衔草 12 g，全蝎 5 g，蜈蚣 5 g，三七（研末冲服）5 g。每日 1 剂，水煎分 2 次服。

[功效] 补肝肾，强筋骨，通经络，祛风湿。

[方解] 方中杜仲、牛膝、续断、鹿角胶、山茱萸、补骨脂诸味有补益肝肾、强筋壮骨、祛除风湿之用；全蝎、蜈蚣、威灵仙、鹿衔草、伸筋草均能祛风除湿、通络止痛；三七、川芎、鸡血藤、延胡索活血化瘀、通络止痛。诸药合用，共奏补肝肾，强筋骨，通经络，祛风湿之功效。

[加减] 风邪偏甚者，加炒防风 10 g；寒邪偏甚者，加制川乌（先煎）10 g，桂枝 10 g；湿重者，去山茱萸，加苍术 12 g，独活 12 g，薏苡仁 15 g；热重者，加黄柏 10 g。

2. 祛瘀化痰汤：

[组成] 红花 10 g，陈皮 12 g，丹参 12 g，苍术 15 g，茯苓 15 g，法半夏 15 g，白芥子 12 g，当归 15 g，川芎 12 g，牛膝 12 g，防己 12 g，白术 12 g。每日 1 剂，水煎分 2 次服。药渣用布包裹，趁热敷膝部。

[功效] 祛瘀血，化痰湿。

[方解] 方中川芎辛温香窜，走而不守，能通达四肢关节，为血中之气药；丹参活血化瘀，凉血消肿，适宜因瘀血阻滞引起的肌肉关节疼痛等症；红花辛散温通，有活血通

经、祛瘀止痛之功；苍术主运脾，白术主健脾，二者皆能化湿；茯苓补益心脾，又能利水渗湿；法半夏辛温行水湿，水湿去则脾健，而痰湿自消，脉络通畅；佐以引经药牛膝、防己以祛风湿通经络。诸药合用，共奏祛瘀血，化痰之功效。

[加减]偏肾阴虚者，加熟地黄 12 g，山茱萸 12 g；偏肾阳虚者，加巴戟天 12 g，淫羊藿 15 g；偏气虚者，加党参 15 g，黄芪 20 g；偏血虚者，加枸杞子 15 g，白芍 15 g；湿热盛者，加薏苡仁 15 g，萆薢 12 g；风湿盛者，加威灵仙 15 g，秦艽 12 g；膝关节肿胀重者，加泽兰 15 g；疼痛重者，加白花蛇 10 g。

3. 骨关节炎汤：

[组成]独活 12 g，党参 15 g，桑寄生 12 g，茯苓 15 g，炒白术 12 g，杜仲 15 g，牛膝 12 g，淫羊藿 15 g，当归 12 g，川芎 10 g，防风 12 g，肉桂 5 g，秦艽 12 g，细辛 3 g，甘草 5 g。每日 1 剂，水煎分 2 次服。

同时，另用雷公藤 30 g，生川乌 15 g，大驳骨 30 g，生草乌 15 g，小驳骨 30 g，细辛 15 g，透骨草 30 g，制马钱子 15 g，伸筋草 30 g，闹羊花 20 g，桂枝 30 g，羌活 30 g，艾叶 20 g，煎水外洗，药渣酒炒热后外敷患处。

[功效]补肾健脾益气，祛风除湿通痹。

[方解]方中独活理伏风，善祛下焦与筋骨间之风寒湿邪；伍以细辛发散阴经风寒，搜剔筋骨风湿而止痛；防风祛风邪以胜湿；秦艽除风湿而舒筋；桑寄生、杜仲、淫羊藿、牛膝补肝肾、祛风湿；肉桂温通血脉；茯苓、炒白术、党参、甘草健脾补气；川芎、当归养血活血；甘草调和诸药。诸药合用，祛邪扶正，标本兼顾，共奏补肾健脾益气、祛风湿除痹痛之功。

外洗方中闹羊花、生川乌、生草乌祛风除湿、散寒止痛消肿；制马钱子通络止痛、消肿散结；细辛祛风散寒、止痛通窍、通利关节；艾叶温通经络、除湿止痛；桂枝、羌活发散风寒、通络止痛；大驳骨、小驳骨通络止痛；透骨草、伸筋草疏筋活血、温通筋脉；雷公藤祛风除湿、活血通络、消肿止痛。药渣酒炒热后能活血祛瘀、消坚散结。

4. 活血消赘汤：

[组成]威灵仙 15～30 g，续断 12 g，酒白芍 30～50 g，狗脊 12 g，鸡血藤 15 g，杜仲 12 g，山药 12 g，枸杞子 15 g，红花 10 g，熟地黄 15 g，防己 10 g，木瓜 15 g，独活 12 g，牛膝 15 g，白术 10 g，千年健 12 g，薏苡仁 30 g，当归 12 g，党参 30 g，川芎 10 g，黄芪 30 g，鹿角胶（烊化冲服）10 g，龟甲胶（烊化冲服）10 g，陈皮 5 g，茯苓 10 g，甘草 5 g。每日 1 剂，水煎分 2 次服。同时，药渣再煎取汁，用毛巾浸湿热敷膝关节部位。

[功效]滋补肝肾，填精益髓，强筋壮骨，活血化瘀，行气止痛。

[方解]方中续断、狗脊、杜仲温补肝肾，强筋壮骨；鹿角胶温补肝肾，益精血，强筋骨；龟甲胶滋阴益肾健筋骨；熟地黄、枸杞子滋补肝肾，养血滋阴，填精益髓；当归、鸡血藤补血行血，舒筋活络；川芎活血行气祛风止痛；红花活血祛瘀化滞；木瓜化湿和胃，舒筋通络，为筋脉拘挛之要药；独活、防己祛风湿止痛；防己合薏苡仁、茯苓利水消肿；薏苡仁配茯苓，利水渗湿健脾，薏苡仁又能舒筋脉缓和挛急；牛膝补肝肾，强筋骨，通利血脉而利关节；千年健祛风湿，强健筋骨；威灵仙祛风通络，治筋脉拘挛，关节屈伸不利，消骨刺；白芍养血敛阴，止四肢拘挛，又制威灵仙性温善走窜；党参、黄芪、白术、山药、陈皮益气健脾；甘草调和诸药。诸药合用，突出补先天济后天，补后天益先天，先后天同治，祛邪扶正，标本兼顾，既补肝肾，填精益髓，强筋壮骨，补血行血，活血化瘀，行气止痛，益气健脾，改善和延缓骨关节退变，又祛风、散寒、除湿、通经活

络，消肿止痛，扩张血管，改善骨关节的血液循环及营养状态，缓解或解除局部肌肉痉挛。

5. 膝痹汤：

[组成] 忍冬藤 30 g，鸡血藤 30 g，猪苓 15 g，茯苓 15 g，龙骨（先煎）30 g，牡蛎（先煎）30 g，豨莶草 15 g，路路通 15 g，海风藤 15 g，泽泻 15 g，土茯苓 15 g，千斤拔 15 g，牛膝 15 g。每日 1 剂，水煎分 2 次服。

[功效] 祛湿活血，通络止痛，补肝肾，强筋骨。

[方解] 方中重用忍冬藤、鸡血藤为君药。忍冬藤，其味甘性寒，具疏风通络，清热解毒之功，用于风湿热痹，关节红肿热痛，屈伸不利，是治疗关节炎的常用药，多用于治疗关节炎和风湿病，对反应性关节炎、类风湿关节炎、骨关节炎、颈椎病、痛风性关节炎等，是祛风通络药中少数性凉且没有不适反应的中药。《履巉岩本草》说本品"治筋骨疼痛"。《本草汇言》亦说："祛风除湿，散热疗痹。"《医学真言书》说："银花之藤，乃宣通经脉之药也，通经脉而调气血。"伍用偏温的鸡血藤以制其寒，鸡血藤苦泻温通甘补，入肝经血分，能活血养血而舒筋活络，善治风湿痹痛、肢体麻木，膝痹的病机与血虚血瘀密切相关，血虚则筋脉失养，血瘀则经脉痹阻，鸡血藤能祛瘀血生新血，有活血补血、舒筋活络之功，为治血瘀兼血虚之常用药。《饮片新参》说其"去瘀血，生新血，流利经脉……风血痹症"。忍冬藤、鸡血藤二药合。为君药，一寒一热，祛风除湿，活血痛络，祛邪的同时不忘养正。

臣药茯苓配猪苓，龙骨配牡蛎。茯苓配猪苓，茯苓甘淡平，归心、脾、肾经，甘补淡渗，无寒热之偏，为利水渗湿要药，且善健脾，是健脾安神之常品；猪苓甘淡平，主归肾经，主渗湿，每与茯苓相须为用治疗水湿停滞之证。脾主运化，脾虚则气血生化无源，气血亏虚，则致肝血虚；后天不足，先天无后天的补充，则致肾虚。肝主筋、肾主骨，筋骨失养，不荣则痛，膝痛因此进一步加重。再者，脾肾亏虚，气化无力，水湿内停，正虚邪侵，外邪引动内邪，合而为病。所以调肝肾的同时应兼顾调脾，湿去脾运，脾健则气血生化有源。《用药心法》说："茯苓，淡能利窍，甘以助阳，除湿之圣药也。"茯苓与猪苓二药相须为用，效果更著，以增强利水逐饮之功。龙骨配牡蛎，龙骨甘涩性平，质重沉降，主入心肝经，镇静安神，平肝潜阳，收敛固滑；牡蛎咸涩微寒，质重沉降，归肝、肾经，平肝潜阳，软坚散结，收敛固涩。重用此二药用意有二：其一，骨性膝关节炎的病程发展，有痰瘀互结的倾向，现代研究表明膝关节局部瘀血会引起骨内微循环障碍，又可致骨内血流不畅，使骨内压力增高，从而加重骨组织微循环障碍，使骨营养障碍而引起软骨下骨板增厚硬化，刺激新骨的生长，加剧关节内应力的集中，加速关节软骨退变，所以重用牡蛎，软坚散结。其二，肝肾阴虚则木旺乘土，相火妄动，脾虚与骨痿因此加重。所以重用龙骨敛肝阴、固肾精之意，肝肾阴足，则肝肾阳平，木不乘土，相火不致妄动，因而脾虚与骨枯的症状都能有所改善。《本草求真》说："龙骨功与牡蛎相同，但牡蛎咸涩入肾，有软坚化痰清热之功，此属甘涩入肝，有收敛止脱镇惊安魄之妙。"牡蛎主入肾，具软坚化痰之功；龙骨主入肝，具收敛止脱之效。二药相须为用，药效得以增强。此外，湿性重浊，善下行，本病病位在膝，取龙骨、牡蛎，亦是取其质量沉重，有引诸药下行之意。

佐药豨莶草、路路通、海风藤、泽泻、土茯苓、千斤拔。其中，豨莶草、路路通、海风藤以助君药，祛风除湿、通经活络为主。豨莶草苦燥辛散，性寒，主入肝肾二经，疗风寒湿痹，善祛筋骨间风湿而通痹止痛，有祛风除湿、通经活络之功，《本草正义》说其"凡风寒湿热诸痹，多服均获其效，洵是微贱药中之良品也"。路路通辛散苦燥，性平善走，主入肝经，兼入胃与膀胱经，功善祛风活络，治风湿痹痛，肢麻拘挛。《本草纲目拾遗》说其"除湿，舒筋络拘挛，周身痹痛"。海风藤辛散苦燥温通，专入肝经，祛风湿，通经络，善治风寒湿痹之疼痛拘挛或屈伸不利，《浙江中药手册》说其"宣痹化湿，通络疏筋。治腿膝痿痹、关节疼痛"。以上三药，药性一寒一温一平，药温和，祛邪而不伤正。其中泽泻、土茯苓、千斤拔，以助臣药，重在调补肝脾肾。泽泻甘淡渗利，性寒清泄，主入肾经，善利水渗湿，泄热消肿。肾主骨，肾虚则导致肾精不足，骨髓生化失源，关节软骨失养，进而引起关节软骨的退变，且膝痹的发生常伴有骨质疏松。《素问·痿论》说："肾者，水脏也，今水不胜火，则骨枯而髓虚，故足不任身，发为骨痿。"而泽泻既有利水渗湿之效，亦有泻相火、保真阴之功，《神农本草经》说本品"主风寒湿痹……消水，养五脏，益力气"，泽泻作为佐药，在于其有泻湿并保真阴之功。土茯苓甘淡平，归肝、胃经，有除湿通利关节之效。《本草纲目》说其"健脾胃，强筋骨，去风湿，利关节……治拘挛骨痛。"《本草正义》说："土茯苓……深入百络，关节疼痛。"千斤拔甘补性平，主入肾经，有强筋活络之效，在此运用这两味药，意在祛邪的同时，更要注重保真阴、调脾胃。牛膝苦甘酸平，归肝、肾经，制用善补肝肾、强筋骨，为治肾虚腰膝及久痹腰膝酸痛无力之常品。《神农本草经》说："主寒湿痿痹，四肢拘挛，膝痛不可屈伸。"作为使药，牛膝的运用既有补肝肾、强壮筋骨的功效，又有引诸药下行之意，且有配合鸡血藤治疗风湿痹痛的助君之意。

脑外伤后综合征

脑外伤后综合征，系指患者在脑震荡或脑挫裂伤后，数月或数年内仍有头昏头痛、恶心厌食、疲劳耳鸣等自觉症状，但神经系统检查并无客观体征的一种临床综合征。多因在脑的轻度器质性损伤和病理改变的基础上，加之患者思想和精神因素所致。

根据脑外伤后综合征的临床特征，其属于中医学"头部内伤""头痛""眩晕"范畴。中医学认为，本病多是由于颅脑外伤，瘀血阻滞，气血运行不畅，不通则痛；颅脑损伤，思虑忧患，情志不畅，肝气郁结，一则气滞更加重血瘀，二则肝郁犯脾，脾虚失运，痰浊内生，阻遏清窍而致眩晕头昏；颅脑伤害，痰瘀阻闭，新血不生，经久不愈而致气血亏虚，脑神失养而致诸症丛生。

一、常见证的辨治

1. 瘀阻脑络证：

[主要表现]头痛状如针刺，痛处固定不移，头晕目眩，记忆力减退，甚或痴呆，心悸失眠，多梦易惊，舌质紫暗，或有瘀斑点，舌苔薄白，脉弦涩。

[治法方药]活血化瘀，开窍醒神。通窍活血汤加减：丹参 30 g，当归尾 12 g，川芎 10 g，赤芍 12 g，红花 10 g，钩藤 12 g，桃仁 10 g，川牛膝 15 g，老葱 10 g，首乌藤 12 g，制大黄 10 g。

2. 痰浊阻窍证：

[主要表现]头痛昏重，恶心呕吐，胸闷痰多，失眠多梦，表情淡漠，口腻食少，舌质淡，舌苔腻，脉滑。

[治法方药]涤痰开窍，佐以活血。涤痰汤加减：法半夏 10 g，青礞石（先煎）20 g，僵蚕 10 g，石菖蒲 12 g，竹茹 10 g，丹参 30 g，白芷 10 g，胆南星 12 g，川芎 10 g，赤芍

12 g，枳实 10 g，细辛 3 g，陈皮 10 g。

3. 肝阳上亢证：

[主要表现] 头目胀痛，目赤眩晕，头重脚轻，行走飘浮，烦躁易怒，口苦咽干，心烦失眠，小便短黄，舌质红，舌苔黄，脉弦。

[治法方药] 平肝潜阳，息风开窍。天麻钩藤饮合龙胆泻肝汤加减：天麻 10 g，石决明（先煎）30 g，龙胆 10 g，钩藤 12 g，生地黄 15 g，栀子 10 g，川牛膝 12 g，泽泻 10 g，茺蔚子 12 g，僵蚕 10 g，首乌藤 12 g，黄芩 10 g，生牡蛎（先煎）12 g。

4. 心脾两虚证：

[主要表现] 头晕目眩，心悸失眠，面色无华，神疲倦怠，少气懒言，食少便溏，唇甲不泽，舌质浅淡，舌苔薄白，脉细弱。

[治法方药] 益气健脾，补血养神。人参归脾汤加减：黄芪 15 g，当归 12 g，丹参 20 g，党参 12 g，白术 10 g，茯神 15 g，酸枣仁 12 g，龙眼肉 10 g，砂仁 5 g，合欢皮 12 g，菊花 10 g，炙甘草 5 g。

二、试试精选验方

1. 磁龙地黄汤：

[组成] 磁石（先煎）30 g，龙骨（先煎）18 g，牛膝 15 g，熟地黄 25 g，钩藤 15 g，山茱萸 12 g，蔓荆子 15 g，山药 12 g，泽泻 15 g，牡丹皮 12 g，菊花 15 g，茯苓 12 g。每日 1 剂，水煎分 2 次服。

[功效] 平肝潜阳，活血通络，健脑醒神。

[方解] 方中以磁石、龙骨为主药，平肝潜阳；熟地黄、山茱萸、山药、泽泻、牡丹皮、茯苓滋补肝肾之阴；钩藤、菊花、蔓荆子、牛膝平肝息风，清脑醒神。诸药合用，共奏平肝潜阳，活血通络，健脑醒神之功。

[加减] 头部疼痛、痛有定处者，加田三七粉（冲服）5 g，血竭粉（冲服）5 g；头昏乏力气短者，加人参 15 g，黄芪 30 g；口干舌燥、耳鸣眼花者，加女贞子 30 g，墨旱莲 30 g，枸杞子 20 g。

2. 通络荣脑汤：

[组成] 熟地黄 18 g，当归 12 g，鸡血藤 30 g，川芎 10 g，苏木 15 g，桑椹 30 g，刘寄奴 10 g，核桃仁 15 g，泽兰 10 g，土鳖虫（先煎）10 g，石菖蒲 12 g，生地黄 18 g，枸杞子 12 g，赤芍 10 g。每日 1 剂，水煎分 2 次服。

[功效] 化瘀通络，荣脑安神。

[方解] 方中当归、川芎、土鳖虫、苏木、刘寄奴、泽兰、鸡血藤养血活血，化瘀通络；石菖蒲涤痰化瘀；熟地黄、生地黄、桑椹、核桃仁、枸杞子调补肝肾，填精益髓。诸药合用，共奏化瘀通络，荣脑安神之功。

[加减] 头痛者，加藁本 10 g，蔓荆子 12 g；头晕者，加天麻 12 g，菊花 10 g；失眠者，加首乌藤 12 g，酸枣仁 12 g；恶心呕吐者，加枇杷叶 10 g，竹茹 10 g，藿香 10 g；心悸者，加琥珀（研末冲服）3 g，远志 10 g；耳鸣者，加磁石（先煎）20 g，蝉蜕 5 g。

3. 升清化瘀汤：

[组成] 川芎 15 g，黄芪 20 g，赤芍 15 g，牛膝 12 g，白芷 12 g，柴胡 15 g，桃仁 12 g，当归 12 g。每日 1 剂，水煎分 2 次服。

[功效] 升清化瘀，活血止痛。

[方解] 方中川芎主行气活血，走而不守，芳香达窍而入病所；柴胡能升能降，也为

引经药，使药力随经气循行通达上下；当归、牛膝、桃仁化瘀止痛。诸药合用，共奏升清化瘀，活血止痛之功，使气行瘀去而病除。

[加减] 头痛较剧者，加大黄 10 g，以加强活血之功；恶心呕吐者，加法半夏 10 g，细辛 3 g；烦躁者，加郁金 12 g；失眠多梦、健忘者，加熟地黄 15 g，制何首乌 15 g；日久不愈者，加水蛭 5 g，蜈蚣 1 条。

4. 脑伤汤：

[组成] 黄芪 100 g，熟地黄 20 g，人参 10 g，当归 20 g，牛膝 10 g，枸杞子 20 g，白术 12 g，炒酸枣仁 15 g，石菖蒲 12 g，法半夏 15 g，桃仁 12 g，百合 15 g，赤芍 12 g，红花 10 g，川芎 10 g。每日 1 剂，水煎分 2 次服。

[功效] 健脾补肾，益气养血，活血化瘀，化痰开窍。

[方解] 方中桃仁、红花、川芎、赤芍、牛膝活血化瘀通脉；人参、白术健脾益气；重用黄芪益气培元，使气随血行，气得血配而行，则促气血化生之源；熟地黄、枸杞子、百合、炒酸枣仁滋肾益脑，填精生髓，荣养脏腑，促进脏腑功能的恢复；法半夏、石菖蒲温化痰浊，利窍醒神。诸药合用，共奏补肾健脾，填精生髓，益气养血，滋阴壮阳，除痰醒神，活血祛瘀通脉之功效，使元充血盈，髓海得满，神明得复。

5. 慧灵汤：

[组成] 荆芥 12 g，防风 12 g，羌活 12 g，细辛 5 g，当归 12 g，川芎 10 g，制乳香 10 g，制没药 10 g，朱砂 10 g，酸枣仁 30 g，制胆南星 12 g，升麻 10 g，蔓荆子 10 g。每日 1 剂，水煎分 2 次服。

[功效] 祛风除痰，理气活血，镇惊安神。

[方解] 头为诸阳之会，风为百病之长，头部受伤，气血内阻，风邪乘虚而入，阻遏清阳。因病在巅顶，唯祛风之药方能直达病所，故方中用荆芥、防风、羌活、细辛直达巅顶以祛风止痛，疏通经络；辅以当归、川芎、制乳香、制没药理气活血化瘀止痛；佐以胆南星祛经络风痰；朱砂、酸枣仁镇惊安神；蔓荆子清利头目；升麻助升清阳之气。全方祛风除痰，理气活血，镇惊安神，效果奇佳。

 # 血栓性静脉炎

血栓性静脉炎是指各种原因引起的静脉内腔的炎症，或伴静脉血栓形成的一种常见周围血管病。许多学者认为，血栓性静脉炎和静脉血栓形成，可能是一种疾病的两个不同发病过程。现代医学认为，本病多因外伤、术后感染、长期卧床等因素引起静脉壁损伤，或血液高凝状态，血流缓慢，从而引起血栓性静脉炎。血栓性静脉炎主要分为两类，发生于浅组静脉者，称为血栓性浅静脉炎；发生于深组静脉者，称为血栓性深静脉炎。前者多见于四肢浅静脉和胸腹壁浅静脉；后者多数发生在下肢和骨盆内静脉，上腔或下腔静脉也可发生，但很少见。浅静脉炎主要表现为患肢局部红肿、疼痛，行走时加重，可触及痛性索状硬条或串珠样结节；深静脉炎则主要表现为发病突然，患肢呈凹陷性肿胀，皮肤呈暗红色，有广泛的静脉怒张或曲张，以及毛细血管扩张，后期出现营养障碍性改变，伴有淤积性皮炎、色素沉着或浅表性溃疡，股、胫周径较健肢粗，行走时肿痛加重，静卧后减轻。

根据血栓性静脉炎的临床特征，其属于中医学"脉痹""恶脉""青蛇毒"范畴。中医学认为，本病多由术后、产后、外伤等，长期卧床，久卧伤气，气为血帅，气虚则血行不畅；或湿热、寒湿阻于络道，营血回流受阻，则局部肿胀；瘀血阻滞，不通则痛；瘀积日久，郁而化热，则患肢温度升高；热郁进而损伤阴血，耗伤阳气所致。

一、常见证的辨治

1. 湿热蕴结证：

[主要表现] 患肢局部红肿热痛，压痛明显，按之凹陷，皮肤发赤，或有条索状物，全身伴有恶寒发热，心烦失眠，口渴不欲多饮，小便黄浊，舌质红，舌苔黄腻，脉滑数。本证多见于浅静脉炎或深静脉炎急性发作期。

[治法方药] 清热利湿，活血通络。萆薢渗湿汤加减：萆薢 15 g，黄柏 12 g，薏苡仁 30 g，牡丹皮 12 g，泽泻 10 g，茯苓 12 g，蒲公英 15 g，金银花 30 g，滑石（包煎）15 g，紫花地丁 12 g，水蛭 10 g，丹参 15 g，赤芍 12 g。

2. 寒湿阻络证：

[主要表现] 患肢局部肿胀，皮色不变，按之凹陷，朝轻暮重，畏寒怕冷，肢体沉重酸困，甚则跛行，不欲饮食，舌质淡，舌苔白腻，脉沉迟。

[治法方药] 散寒祛湿，化滞通络。茵陈赤小豆汤加减：茵陈 24 g，赤小豆 18 g，豆蔻 10 g，薏苡仁 30 g，苦参 10 g，苍术 12 g，汉防己 10 g，附子 5 g，佩兰 10 g，赤芍 12 g，干姜 10 g，鸡血藤 30 g，僵蚕 10 g。

3. 气滞血瘀证：

[主要表现] 胸腹壁有条索状物，或结节状物，固定不移，刺痛或胀痛，或牵掣痛，胸胁胀满，太息则舒，舌质紫暗，或有瘀斑点，舌苔薄白，脉弦涩。本证多见于结节性血栓静脉炎，胸腹壁静脉炎。

[治法方药] 疏肝理气，活血化瘀。复元活血汤加减：柴胡 10 g，当归 12 g，川芎 10 g，丹参 15 g，桃仁 10 g，鸡血藤 20 g，红花 10 g，忍冬藤 20 g，大黄 10 g，延胡索 12 g，郁金 10 g，地龙 12 g，炮穿山甲（先煎）10 g。

4. 气虚血瘀证：

[主要表现] 患肢肿胀不消，昼轻夜重，按之凹陷，皮色苍白，下肢坠胀无力，神疲气短，面色萎黄，脘闷纳差，大便溏泻，舌质浅淡，舌苔薄白，脉弱。

[治法方药] 益气健脾，活血通络。防己黄芪汤加减：防己 15 g，黄芪 20 g，白术 12 g，当归 15 g，川芎 10 g，党参 15 g，丹参 20 g，川牛膝 12 g，茯苓 15 g，鸡血藤 30 g，地龙 12 g，泽兰 10 g，赤芍 12 g。

5. 阴虚血瘀证：

[主要表现] 胸腹壁有条索状肿物，刺痛拒按，全身伴有头面烘热，或午后低热，心烦失眠，胸胁隐隐灼痛，口渴欲饮，舌质红，舌苔少，脉弦细数。

[治法方药] 滋补阴液，活血通络。一贯煎加减：生地黄 15 g，柴胡 10 g，白芍 12 g，郁金 10 g，麦冬 12 g，枳壳 10 g，枸杞子 15 g，川楝子 10 g，丹参 30 g，制乳香 10 g，沙参 12 g，制没药 10 g。

6. 阳虚湿浊证：

[主要表现] 患病日久，患肢肿胀不消，行走酸困沉重，神疲乏力，畏寒肢冷麻木，皮色紫暗，舌质淡胖，边有齿痕，舌苔白润或白腻，脉沉缓。

[治法方药] 温阳益气，利湿化瘀。真武汤加减：附子（先煎）10 g，黄芪 20 g，炒白术 12 g，桂枝 10 g，丹参 20 g，茯苓 12 g，水蛭 10 g，泽泻 10 g，川牛膝 15 g，地龙 10 g，威灵仙 12 g，土鳖虫 10 g。

二、试试精选验方

1. 疏血通脉汤：

［组成］法半夏 10 g，水蛭 5 g，地龙 20 g，土鳖虫（先煎）10 g，白芥子 10 g，丹参 20 g，红花 15 g，桂枝 10 g，白芍 20 g，制乳香 10 g，制没药 10 g，川芎 20 g，赤芍 20 g，泽兰 15 g，川牛膝 30 g，三七（研末冲服）5 g，忍冬藤 20 g，甘草 10 g。每日 1 剂，水煎分 2 次服。

［功效］消瘀止痛，利水消肿，涤痰通痹。

［方解］方中以水蛭、地龙、土鳖虫为主药，逐血破瘀；法半夏、白芥子化痰散结消肿；三七、丹参、红花、赤芍、川芎、制乳香、制没药活血化瘀；桂枝温阳通痹，合白芍缓急止痛；川牛膝引诸药下行，合泽兰能利水消肿；忍冬藤除能通络止痛外，还有清热解毒之功。诸药合用，共奏消瘀止痛，利水消肿，涤痰通痹之效。

［加减］肝郁气滞者，加香附 10 g，青皮 10 g；湿热者，加龙胆 12 g，黄芩 10 g；条索坚硬、结节明显、疼痛剧烈者，加延胡索 12 g，三棱 10 g；气虚者，加黄芪 15 g，党参 12 g；肾阳虚者，酌加制附子（先煎）10 g，肉桂 5 g，淫羊藿 12 g，巴戟天 12 g；发热、白细胞升高者，酌加金银花 12 g，菊花 10 g，蒲公英 15 g，紫花地丁 15 g。

2. 血栓通汤：

［组成］丹参 30 g，川牛膝 30 g，益母草 30 g，泽兰 30 g，车前子（包煎）30 g，薏苡仁 30 g，黄柏 10 g，全蝎 5 g，水蛭 10 g，地龙 10 g，生甘草 10 g。每日 1 剂，水煎分 2 次服。

［功效］化瘀通脉，利湿消肿。

［方解］方中益母草、泽兰活血化瘀，利水消肿；车前子、薏苡仁、黄柏清热解毒，利水渗湿；丹参、川牛膝活血散瘀，通脉导滞；全蝎、水蛭、地龙通经活络，祛瘀行血；生甘草调和诸药，清热解毒。诸药合用，共奏化瘀通脉，利湿消肿之功。

［加减］血瘀重者，加炮穿山甲（先煎）10 g，桃仁 10 g，红花 10 g，以化瘀行血，活络通脉；疼痛甚者，加制乳香 10 g，制没药 10 g，徐长卿 10 g，以通痹止痛；热毒甚者，加金银花 12 g，连翘 10 g，以清热解毒；患肢漫肿、色泽淡暗者，加黄芪 20 g，桂枝 10 g，细辛 3 g，以温经活血；合并丹毒者，加蒲公英 30 g，黄连 10 g，栀子 10 g，以清热解毒；合并湿疹瘙痒甚者，加土茯苓 12 g，白鲜皮 12 g，地肤子 10 g，以化湿止痒；大便秘结者，加大黄 10 g，枳壳 10 g，以行气导滞，泄下通便。

3. 脉痹汤：

［组成］茵陈 25 g，赤小豆 18 g，生薏苡仁 30 g，苍术 12 g，泽泻 12 g，黄柏 10 g，苦参 12 g，佩兰 10 g，地龙 12 g，滑石（包煎）10 g，防己 10 g，木通 5 g。每日 1 剂，水煎分 2 次服。

［功效］利湿清热，芳香化浊，行血消肿。

［方解］方中茵陈、苍术、黄柏燥湿清热；泽泻、防己、滑石利水渗湿、宣通经脉；生薏苡仁、赤小豆健脾利湿、行血消肿；佩兰醒脾化湿、芳香化浊；地龙清热通络。诸药合用，共奏利湿清热，芳香化浊，行血消肿之功。

［加减］发于下肢者，加牛膝 12 g；发于上肢者，加桑小枝 30 g；热盛者，加金银花 30 g，青蒿 18 g；瘀血重者，加丹参 30 g，桃仁 12 g；合并丹毒者，加牡丹皮 12 g，赤芍 12 g；合并瘀积性皮炎者，加当归 15 g，白鲜皮 30 g；合并湿疹者，加白蒺藜 15 g，茯苓 12 g。

4. 水蛭化瘀汤：

[组成] 当归 20 g，川芎 15 g，蒲公英 30 g，苍术 12 g，黄柏 15 g，莪术 10 g，水蛭 30 g，地龙 12 g，紫丹参 20 g，炙黄芪 50 g，薏苡仁 30 g，三棱 10 g，金银花 30 g，白芍 20 g，甘草 5 g，蜈蚣 1 条。每日 1 剂，水煎分 2 次服。

[功效] 化湿除痹，清热化瘀，益气和血，宣通经脉。

[方解] 方中当归、川芎辛温通络、养血活血、行气止痛；丹参凉血消痛，更有活血化瘀之效；黄柏、苍术、薏苡仁燥湿除痹；金银花、蒲公英甘苦寒泻、清热利湿；水蛭功擅破血逐瘀；加入三棱、莪术则效力更猛；蜈蚣、地龙通络止痛、散结化瘀；黄芪性味甘温，益气和营、托毒消痈、利水消肿；白芍补血养血，舒筋缓痛，与黄芪合用更能兼顾本方寒逐太过、耗伤气血之弊；配与甘草调和诸药。诸药合用，共奏化湿除痹，清热化瘀，益气和血，宣通经脉之功。

5. 清热利湿通痹汤：

[组成] 玄参 30 g，蒲公英 20 g，威灵仙 15 g，炮穿山甲（先煎）10 g，当归 12 g，丹参 15 g，白芷 10 g，黄柏 10 g，苍术 15 g，莪术 10 g，鸡血藤 20 g。每日 1 剂，水煎分 2 次服。

[功效] 清利湿热，活血化瘀。

[方解] 方中玄参甘苦咸寒，清热利湿，软坚散结，为君药；穿山甲活血化瘀，通络止痛，为臣药；佐以苍术、黄柏、蒲公英、威灵仙清热燥湿，消肿止痛；鸡血藤、丹参、莪术、当归、白芷活血通络，软坚散结；鸡血藤活血补血，舒筋活络；莪术破血行气，消积止痛；丹参凉血活血，消癥散结。诸药合用，共奏清利湿热、活血化瘀之功效。

[加减] 病变部位在上肢者，加桂枝 10 g，葛根 15 g；病变部位在下肢者，加川牛膝 15 g，独活 12 g。

 　　痛　　风　　

痛风是长期嘌呤代谢障碍，血尿酸增高引起组织损伤的一组异质性疾病，临床以高尿酸血症、急性关节炎反复发作、慢性关节炎和关节畸形、痛风石沉积、肾实质性病变和尿酸石形成为特点。根据血液中尿酸增高的原因，可分为原发性和继发性两大类。原发性痛风是由于先天性嘌呤代谢紊乱所致；继发性痛风是由于其他疾病、药物等引起尿酸形成增多或排出减少，形成高尿酸血症所致。其主要表现为姆趾和跖趾关节、足背、足跟、踝、指、腕等小关节红肿剧痛，昼轻夜重，反复发作，局部温度升高，皮肤暗红，压痛明显，迁延日久，致受累关节发生僵直和畸形，关节活动受限。

根据痛风的临床特征，其属于中医学"痛风石""白虎历节"等范畴。中医学认为，本病多是由于嗜酒厚味等饮食失宜，或脾肾不足，劳累过度，复感风寒湿热等邪气，留滞关节，痹阻经气，久之痰瘀沉积于关节周围所致，故其以姆趾、跖趾关节，足背、足跟、踝、指、腕等小关节红肿剧痛反复发作，关节畸形为主要表现。

一、常见证的辨治

1. 湿热阻痹证：

[主要表现] 下肢小关节卒然红肿热痛，拒按，触之局部灼热，得凉则舒，常伴发热口渴，心烦不安，小便黄赤，舌质红，舌苔黄腻，脉滑数。

[治法方药] 清热化湿，宣痹止痛。白虎桂枝汤加减：石膏 20 g，知母 12 g，桂枝 10 g，牛膝 12 g，黄柏 10 g，忍冬藤 15 g，防己 10 g，土茯苓 15 g，威灵仙 12 g，薏苡仁 15 g，海桐皮 12 g，秦艽 10 g。

2. 瘀热内郁证：

[主要表现] 关节红肿刺痛，局部肿胀变形，屈伸不利，肌肤颜色紫暗，按之稍硬，病灶周围或有硬结，舌质紫暗，或有瘀斑点，舌苔薄黄，脉细涩或沉弦。

[治法方药] 清热化瘀，宣痹通络。凉血四物汤加减：生地黄 12 g，川芎 10 g，赤芍 12 g，红花 10 g，当归 12 g，黄芩 10 g，赤茯苓 12 g，地龙 10 g，鸡血藤 15 g，寻骨风 12 g，牛膝 12 g，乌梢蛇 10 g，甘草 5 g。

3. 痰湿阻滞证：

[主要表现] 关节肿胀，甚则关节周围漫肿，局部酸麻疼痛，或见硬结不红，常伴有目眩，面浮足肿，胸脘痞闷，舌胖质暗，舌苔白腻，脉缓或弦滑。

[治法方药] 化痰除湿，舒筋通络。六君子汤加减：党参 15 g，白术 10 g，土茯苓 12 g，法半夏 10 g，白芥子 12 g，地龙 10 g，豨莶草 12 g，皂角刺 10 g，威灵仙 12 g，苍术 12 g，陈皮 10 g。

4. 肝肾阴虚证：

[主要表现] 病久屡发，关节痛如被杖，昼轻夜轻，局部关节变形，肌肤麻木不仁，步履艰难，筋脉拘急，屈伸不利，头晕耳鸣，颧红口干，舌质红，舌苔少，脉弦细数。

[治法方药] 滋补肝肾，舒筋通络。杞菊地黄（丸）汤加减：熟地黄 12 g，山茱萸 12 g，山药 12 g，茯苓 10 g，枸杞子 12 g，牡丹皮 12 g，当归 12 g，菊花 10 g，白芍 12 g，秦艽 10 g，牛膝 12 g，杜仲 10 g。

二、试试精选验方

1. 痛风降酸溶石汤：

[组成] 忍冬藤 100 g，金银花 30 g，土茯苓 60 g，黄柏 20 g，萆薢 20 g，地龙 15 g，秦艽 15 g，赤芍 60 g，石膏 30 g，熟地黄 12 g，水牛角（先煎）30 g，川牛膝 20 g，薏苡仁 30 g，鸡内金 20 g，鹅不食草 20 g，鱼脑石（先煎）20 g，车前子（包煎）30 g，黄芪 50 g，大黄 10 g，防己 20 g，牡丹皮 20 g，金钱草 150 g。每日 1 剂，水煎 4 次，每次约 30 分钟，兑在一起，总量约 1500 mL，分 3 次服。第 5 次药渣加芒硝 100 g，食醋 250 mL，再煎 2 000 mL 药液泡手泡脚，温度 50 ℃，时间 30～40 分钟，每日 2 次。

[功效] 清热利湿，通络止痛，凉血消肿。

[方解] 方中黄柏、金银花、忍冬藤清热解毒；土茯苓、萆薢、防己清热利湿，祛风通络，止痛；薏苡仁、车前子渗湿利水；赤芍、牡丹皮、水牛角凉血消肿；川牛膝引药下行；地龙活血通络；石膏、大黄清热泻火；重用金钱草，清热化石，溶石止痛；鹅不食草有较强的利湿排石作用；鱼脑石功专化石消炎，解毒排石；鸡内金有软化结石的功能；黄芪健脾运湿，熟地黄滋阴清热，两药既能扶正，又能防苦燥之药耗气伤阴。诸药合用，共奏清热利湿，通络止痛，凉血消肿之功效。

2. 清痹汤：

[组成] 香附 12 g，败酱草 20 g，老鹳草 20 g，忍冬藤 20 g，紫丹参 20 g，青风藤 20 g，土茯苓 35 g，络石藤 15 g。每日 1 剂，水煎分 2 次服。

[功效] 祛风除湿，清热解毒，凉血祛瘀。

[方解] 方中重用土茯苓、败酱草、老鹳草、忍冬藤清热解毒除湿、通利关节；络石

藤、青风藤祛风通络、凉血消肿；丹参养血活血、凉血消肿；香附疏肝理气止痛，激发肝的疏泄功能。全方共使风热解、湿瘀祛、经络通，则红、肿、热、痛自消。

[加减] 风热盛者，加连翘 12 g，葛根 15 g；湿热盛者，加防己 12 g，生薏苡仁 30 g，白花蛇舌草 15 g；疼痛剧烈、局部皮色紫暗者，加赤芍 12 g，天花粉 15 g，牡丹皮 12 g；局部有结节者，加三叶青 12 g，炮穿山甲（先煎）10 g；发于腕关节者，加桑枝 12 g；发生于下肢者，加川牛膝 12 g；病较久伴麻木者，加全蝎 5 g。

3. 清热泄浊化瘀汤：

[组成] 土茯苓 30 g，苍术 15 g，黄柏 12 g，萆薢 15 g，红花 10 g，赤芍 10 g，当归尾 10 g，生薏苡仁 30 g，泽兰 15 g，泽泻 15 g，车前子（包煎）30 g，威灵仙 30 g。每日 1 剂，水煎分 2 次服。

[功效] 清热化湿，逐痰通络，祛瘀止痛。

[方解] 方中以土茯苓、苍术、萆薢、黄柏清热除湿、解毒利关节；赤芍、红花、当归尾凉血活血化瘀，推陈致新；生薏苡仁、泽泻、泽兰、车前子利水渗湿，泄浊化浊；威灵仙辛散温通，其性走窜，通行十二经，通络止痛。诸药相伍，共同达到清热化湿、逐痰通络、祛瘀止痛之功效。

[加减] 急性发作者，酌加大黄 10 g，知母 10 g，生石膏 30 g，忍冬藤 30 g，山慈菇 15 g，以清热解毒，凉血消肿，开启前后二阴，促进湿热毒邪的排出，使邪去正安。缓解期者，酌加黄芪 30 g，党参 15 g，白术 15 g，茯苓 15 g，巴戟天 12 g，淫羊藿 12 g，以温肾健脾，扶正固本，去除湿浊内生之源，以治痛风之本。慢性痛风性关节炎或有痛风石者，酌加僵蚕 12 g，土鳖虫（先煎）10 g，白芥子 12 g，炮穿山甲（先煎）10 g，以搜风剔络。尿路结石者，加金钱草 30～60 g，海金沙（包煎）15 g。

4. 消痛汤：

[组成] 苍术 12 g，黄柏 12 g，山慈菇 12 g，川牛膝 15 g，虎杖 15 g，威灵仙 20 g，徐长卿 20 g，生薏苡仁 30 g，金钱草 30 g，土茯苓 30 g。每日 1 剂，水煎分 2 次服。

[功效] 清热利湿，通经活络，消肿散结，祛风镇痛。

[方解] 方中苍术、黄柏、川牛膝、生薏苡仁清利下焦湿热，舒经活络止痛；金钱草、虎杖、土茯苓清热利湿，解毒消肿；威灵仙、徐长卿祛风除湿，通经活络镇痛；山慈菇清热解毒、消肿散结。诸药合用，共奏清热利湿、通经活络、消肿散结、祛风镇痛之功效。

[加减] 发热口渴者，加生石膏 15 g，知母 12 g；局部红肿明显者，加蒲公英 15 g，忍冬藤 12 g；关节疼痛甚者，加延胡索 12 g，全蝎 5 g；关节畸形者，加炮穿山甲（先煎）10 g，白芥子 12 g，地龙 10 g；腰膝酸软者，加杜仲 12 g，续断 12 g，桑寄生 12 g；乏力肢倦者，加黄芪 15 g，白术 12 g；湿浊重者，加萆薢 12 g，蚕沙（包煎）12 g，车前子（包煎）12 g；病久屡发，昼轻夜重者，加生地黄 12 g，石斛 12 g，白芍 12 g。

5. 痛风停汤：

[组成] 山慈菇 30 g，秦艽 12 g，地龙 10 g，蜜炙川乌（先煎）5 g，威灵仙 12 g，牛膝 12 g，桂枝 10 g，杜仲 12 g，桑寄生 15 g，苍术 12 g，黄柏 10 g，桑枝 12 g，红花 10 g，独活 10 g，羌活 12 g，附子（先煎）10 g，干姜 5 g，炮穿山甲（先煎）10 g，当归 12 g，黄芪 15 g，炒白芍 18 g，鸡血藤 12 g。每日 1 剂，水煎分 2 次服。

[功效] 祛风通络，温阳散寒，燥湿宣痹。

[方解] 方中以治风要药秦艽搜全身之风，配桂枝、羌活、独活疏散之；地龙祛风通络，使之络通风散；川乌祛全身之寒，附子温全身之阳，干姜温运脾阳，使之阳温而寒无所存；加桂枝、羌活宣通之；佐以黄柏燥而清之，防附子、干姜温之太过，白芍防散之太

过而伤阴；苍术能祛全身之湿，以此风寒湿三邪各有所祛。再者此证多伴肾虚骨伤、气血两虚，所以配杜仲补肾阳健骨祛风湿，桑寄生补肾阴祛风湿，桑枝善祛骨中之火；鸡血藤、穿山甲配红花、牛膝祛瘀活血，威灵仙配山慈菇搜全身之痰使痰化石除，黄芪配当归补气生血。诸药相配，令邪去正复病愈。

[加减] 疼痛部位经常变动、脉浮者，加麻黄 3 g；患部剧痛脉紧者，加蜜炙草乌（先煎）5 g；患部肿甚、脉缓细者，加云茯苓 12 g，泽泻 12 g，木通 10 g；患部红肿热痛、脉濡数者，黄柏加至 15 g；患部并结石、灼热疼痛、脉洪滑者，威灵仙、桑枝加至 15 g，加海浮石（先煎）12 g，海藻 10 g；患部有肿块、脉弦紧者，当归加至 15 g，加川芎 10 g；舌淡脉虚者，加熟地黄 12 g。

 坐骨神经痛

坐骨神经系由腰 4～骶 3 神经根组成，是全身最大最长的一条神经，且包含大量自主神经。它经臀部而分布于整个下肢，沿坐骨神经通路及其分布区的疼痛综合征，称为坐骨神经痛。按病因分为原发性和继发性两类。按照病理变化，又可分为根性与干性两种。原发性坐骨神经痛即坐骨神经炎，继发性坐骨神经痛是因坐骨神经通路中遭受邻近组织病变影响所致。其主要表现为沿臀部、大腿后面向腘窝部、小腿外侧直至踝部、足底部的牵扯性刀割样、烧灼样疼痛、麻木，多呈持续性，阵发性加剧，行走、活动、弯腰时加重，坐骨神经牵扯征阳性。病情日久可有股后侧及小腿肌肉萎缩。

根据坐骨神经痛的临床特征，其属于中医学"痹证""偏痹"范畴。中医学认为，本病多因素有肝肾亏虚，由于腰部闪挫，负重劳累，或寒湿之邪乘虚侵袭腰部，使经气阻痹，发则腰痛连及一侧下肢，麻木、疼痛，活动受限，部分可致下肢肌肉萎缩，甚或偏瘫。

一、常见证的辨治

1. 寒盛痛痹证：

[主要表现] 腰部连及下肢放射性疼痛，遇冷加剧，得温痛减，形寒肢冷，舌质淡，舌苔白，脉沉紧。

[治法方药] 散寒宣痹，温经止痛。乌头汤加减：制川乌（先煎 30 分钟）10 g，黄芪 15 g，麻黄 5 g，白芍 15 g，桂枝 10 g，川牛膝 12 g，红花 10 g，细辛 3 g，独活 12 g，川芎 10 g，威灵仙 12 g，秦艽 10 g，炙甘草 5 g，蜈蚣 1 条。

2. 寒湿犯腰证：

[主要表现] 腰部连及下肢放射性疼痛，肢体沉重酸楚，腰部转侧不利，遇阴雨寒冷痛增，得温痛减，形寒肢冷，舌质淡胖，舌苔白腻，脉濡缓。

[治法方药] 散寒祛湿，宣痹止痛。独活寄生汤加减：独活 12 g，当归 10 g，桑寄生 12 g，川芎 10 g，细辛 3 g，熟地黄 12 g，防风 10 g，秦艽 12 g，茯苓 10 g，川牛膝 12 g，羌活 10 g，威灵仙 12 g，肉桂 3 g，杜仲 12 g。

3. 瘀血阻痹证：

[主要表现] 腰腿疼痛，痛如刀割针刺，痛有定处，入夜尤甚，舌质紫暗，或有瘀斑点，脉弦涩。

[治法方药] 活血化瘀，宣痹止痛。身痛逐瘀汤加减：桃仁 10 g，当归 12 g，红花

582

10 g，牛膝 12 g，川芎 10 g，羌活 12 g，地龙 10 g，黄芪 15 g，制乳香 10 g，秦艽 12 g，制没药 10 g，鸡血藤 20 g，赤芍 12 g。

4. 湿热浸淫证：

[主要表现]腰部连及下肢灼热疼痛，腰部沉重，转侧不利，渴不欲饮，心烦口苦，小便混浊黄赤，舌质红，舌苔黄腻，脉滑数。

[治法方药]清热祛湿宣痹。舒筋利胆汤加减：黄柏 12 g，薏苡仁 30 g，苍术 12 g，防己 10 g，牛膝 12 g，当归 12 g，秦艽 12 g，威灵仙 15 g，木瓜 12 g，草薢 12 g，忍冬藤 15 g，牡丹皮 10 g，甘草 5 g。

5. 肝肾阴虚证：

[主要表现]腰腿疼痛，行走艰难，腰膝酸软，头晕耳鸣，倦怠乏力，劳累更甚，舌质浅淡，舌苔薄白，脉沉细弱。

[治法方药]滋补肝肾，壮腰通络。虎潜（丸）汤加减：熟地黄 15 g，狗骨 30 g，龟甲（先煎）20 g，桑寄生 12 g，续断 15 g，杜仲 12 g，羌活 10 g，巴戟天 12 g，锁阳 10 g，枸杞子 12 g，狗脊 15 g，牛膝 12 g。

二、试试精选验方

1. 补肾强筋汤：

[组成]熟地黄 15 g，牛膝 15 g，独活 15 g，党参 15 g，桑寄生 20 g，杜仲 12 g，续断 12 g，秦艽 12 g，防风 10 g，当归 12 g，细辛 3 g，白芍 30 g，甘草 5 g。每日 1 剂，水煎分 2 次服。

[功效]补益肝肾，强筋健骨，散寒除湿，活血通络。

[方解]方中桑寄生、杜仲、续断、牛膝补肝肾、强筋骨；独活、细辛专入足少阴肾经，搜风寒通血脉；秦艽、防风祛风湿、止痹痛；当归、白芍、熟地黄养血和血；党参、甘草，补益正气。诸药合用，辛温以散之，甘温以补之，使肝肾强，气血足，风湿除、筋骨壮而痊愈。

[加减]偏寒者，加桂枝 10 g，制附子（先煎）10 g，以温阳祛寒；气滞血瘀重者，加桃仁 10 g，红花 10 g，鸡血藤 12 g，以活血祛瘀；手足筋脉挛急者，加木瓜 12 g，伸筋草 12 g，以舒筋通络；疼痛明显者，加地龙 12 g，海风藤 12 g，以通络止痛；骨质增生者，加骨碎补 12 g，补骨脂 12 g，龙骨（先煎）12 g，以补肾壮骨。

2. 温经除痹汤：

[组成]桂枝 15 g，当归 12 g g，漏芦 15 g，赤芍 12 g，葛根 15 g，生地黄 12 g，吴茱萸 15 g，川芎 12 g，石菖蒲 15 g，广地龙 12 g，千年健 15 g，透骨草 12 g，钻地风 15 g，五加皮 12 g，北细辛 8 g，木瓜 12 g，伸筋草 12 g，川牛膝 15 g。每日 1 剂，水煎分 2 次服。

[功效]祛寒胜湿，舒筋通络，活血止痛。

[方解]方中桂枝"味辛甘，性温，能利关节，温经通脉"（《本经疏证》）；葛根"除诸痹"（《神农本草经》）；吴茱萸味辛性热，有止痛除湿逐痹之功；石菖蒲性温，主风寒湿痹；千年健、钻地风宣通经络，祛风逐湿，辛温走窜之药也；当归、赤芍、生地黄、川芎能活血补血，通络止痛；广地龙治足疾而通经络也；五加皮性温，《别录》说其为疗"两脚痛痹要药"；木瓜则能舒筋活络，为风湿痹痛、筋脉拘挛者要药；透骨草、伸筋草皆能通络止痛；北细辛性温止痛，川牛膝引药下行。诸药相伍，共奏祛寒胜湿，舒筋通络，活血止痛之功。

[加减] 患肢疼痛剧烈，甚至行走困难者，加制川乌（先煎）10 g，制草乌（先煎）10 g，北细辛加至 10 g；兼有腰痛者，去赤芍、地龙，加金毛狗脊 12 g，续断 12 g，土鳖虫 10 g。

3. 补肾祛寒治尪汤：

[组成] 续断 12 g，补骨脂 12 g，制附子（先煎）10 g，骨碎补 15 g，淫羊藿 12 g，桂枝 10 g，赤芍 12 g，白芍 12 g，知母 10 g，独活 12 g，威灵仙 12 g，炙麻黄 5 g，防风 10 g，伸筋草 30 g，苍术 12 g，牛膝 12 g。每日 1 剂，水煎分 2 次服。

[功效] 温肾助阳壮筋，祛风散寒通络。

[方解] 方中以续断、补骨脂补肾壮筋骨；制附子补肾阳、驱寒邪为君药。臣以淫羊藿、骨碎补强筋壮骨，搜驱骨风；桂枝、独活、威灵仙驱散风寒湿邪，白芍养血荣筋，缓急舒挛；又以防风散风、麻黄散寒，赤芍化瘀清热，知母滋肾清热，并以二药防驱寒药过于温燥。佐以伸筋草舒筋活络，牛膝引药下行为使药。诸药相伍，共奏温肾助阳壮筋，祛风散寒通络之功。

[加减] 寒湿重肢体拘急者，加生薏苡仁 15 g，木瓜 12 g；痛处游走不定为风气偏盛者，加忍冬藤 30 g，络石藤 30 g；腰腿灼痛者，去制附子、炙麻黄、淫羊藿，加黄柏 12 g，秦艽 20 g；有外伤病史兼瘀血者，加桃仁 10 g，红花 10 g，泽兰 10 g。

4. 愈痹汤：

[组成] 熟地黄 20 g，山药 12 g，山茱萸 12 g，茯苓 10 g，牡丹皮 12 g，泽泻 10 g，独活 10 g，僵蚕 15 g，牛膝 15 g，甘草 5 g，全蝎 5 g，蜈蚣 1 条。每日 1 剂，水煎分 2 次服。

[功效] 补肝肾，强筋骨，逐瘀通经，祛湿止痛。

[方解] 方中熟地黄滋肾阴，益精髓为君药；山茱萸酸温滋肾益肝，山药滋肾补脾，共成三阴并补，以收补肾治本之功。泽泻配熟地黄而泄肾降浊；牡丹皮配山茱萸以泻肝火；茯苓配山药而渗脾湿。牛膝性平，味酸苦，归肝、肾经，具有补肝肾、强筋骨、逐瘀通经、引血下行的作用。独活与牛膝配伍，共为临床治疗下肢诸痹痿证之要药。《本草正义》说："独活……能宣通百脉，调和经络，通筋骨而利机关，凡寒湿邪之痹于肌肉，着于关节者，非利用此气雄味烈之味，不能直达于经脉骨节之间，故为风痹痿软诸大症必不可少之药。"蜈蚣、全蝎、僵蚕三虫有较强的通络止痛和解除血管痉挛功能。诸药相伍，共奏补肝肾，强筋骨，逐瘀通经，祛湿止痛之功。

[加减] 腰膝酸冷、畏寒肢凉、舌淡苔白、脉沉细无力者，加制附子（先煎）10 g，桂枝 10 g；盗汗口咽干燥、少苔或无苔、脉细数者，加知母 12 g，黄柏 10 g；纳呆便溏者，加白术 12 g。

5. 通痹止痛汤：

[组成] 白芍 30 g，当归 12 g，木瓜 30 g，制乳香 10 g，威灵仙 30 g，制没药 10 g，细辛 5 g，独活 12 g，葛根 15 g，制川乌（先煎）12 g，牛膝 15 g，制草乌（先煎）12 g，甘草 10 g。每日 1 剂，水煎分 2 次服。

[功效] 散寒祛湿，化瘀通经止痛。

[方解] 方中细辛、制川乌、制草乌温经散寒止痛；木瓜、威灵仙重在除湿止痛；邪阻经络而不通，故用制乳香、制没药活血化瘀，通经止痛；牛膝补肝肾，兼以祛风湿；白芍、当归意在调和气血；葛根作用在于升脾，脾升湿自清，以防脾湿流窜经络；甘草调和诸药，以及减弱细辛、制川乌、制草乌之毒性。诸药相伍，共奏散寒祛湿，化瘀通经止痛之功。

[加减] 肾阳不足者，加菟丝子 12 g，仙茅 10 g，淫羊藿 12 g；肾阴不足者，加生地黄 12 g，玄参 12 g，五味子 10 g；下焦湿热者，加黄柏 10 g，苍术 12 g；脾胃虚弱者，加黄芪 15 g，党参 12 g；疼痛伴下肢麻木者，加乌梢蛇 12 g。

慢性荨麻疹

第十六讲　逐步学会辨治外科、男科常见病症

荨麻疹是由多种原因引起的皮肤、黏膜小血管扩张及渗透性增强而出现的一种局限性水肿反应。病因复杂，体内外多种因素皆可引起发病。发病机制主要有免疫性和非免疫性两类。临床多表现为突然发作，皮损为大小不等、形态不一的水肿性风团，境界清楚，呈猩红或苍白色，皮损时起时消，剧烈瘙痒，发无定处，消后不遗痕迹，部分病例可有腹痛、腹泻、或有发热、关节疼痛等症。严重时可致呼吸困难，喉头水肿，甚至引起窒息。皮损经过 3 个月以上不愈，或反复发作者，称为慢性荨麻疹。

根据慢性荨麻疹的临床特征，其属于中医学"瘾疹""风疹块"范畴。中医学认为，本病多是由于禀赋不耐，营卫虚疏，卫表不固，风寒热邪侵袭肌腠；或饮食不当不适，食入鱼虾海味，膏粱厚味，辛辣酒酪，湿热内蕴，化热动风，内不能疏泄，外不得透达，佛郁于皮毛腠理之间，遂发为病。或因素体虚弱，气血不足，气虚则卫外不固，虚邪贼风乘虚而入；血不足则虚风内生，肌肤失养，或人体对某些物质敏感等所致。

一、常见证的辨治

1. 卫表不固证：

[主要表现] 恶风自汗，汗后着风则起风团，大小形状不一，大片皮损者较少，皮疹色淡，瘙痒，反复发作，缠绵难愈，舌质浅淡，舌苔薄，脉沉弱。

[治法方药] 益气固表，调和营卫。玉屏风（散）汤合桂枝汤加减：黄芪 15 g，白术 12 g，桂枝 10 g，白芍 12 g，党参 15 g，赤芍 12 g，煅龙骨（先煎）15 g，浮小麦 30 g，防风 12 g，蝉蜕 5 g，生姜 3 g，大枣 10 g。

2. 风寒袭表证：

[主要表现] 风团颜色淡红或苍白，以露出部位如头面、手足为甚，遇风寒后则皮损加重、得温暖则缓，呈冬季重，夏令轻之规律，舌质淡红，舌苔薄白，脉浮紧。

[治法方药] 祛风散寒，调和营卫。荆防败毒（散）汤加减：荆芥 12 g，防风 10 g，白芍 12 g，麻黄 10 g，秦艽 12 g，浮萍 10 g，白鲜皮 12 g，羌活 12 g，生姜皮 10 g，桔梗 10 g，生甘草 5 g。

3. 风热犯表证：

[主要表现] 发病急剧，风团色红灼热，遇热加剧，常伴面红发热，咽喉肿痛，舌质红，舌苔薄黄，脉浮数。

[治法方药] 辛凉透表，祛风清热。桑菊饮加减：桑叶 12 g，牛蒡子 10 g，野菊花 12 g，栀子 10 g，赤芍 12 g，蝉蜕 10 g，白蒺藜 12 g，防风 10 g，紫草 12 g，黄芩 10 g，生甘草 5 g。

4. 血分热毒证：

[主要表现] 起病急剧，疹块泛发全身，呈鲜红色，融合成大片状，瘙痒剧烈，发热心烦，口渴喜冷饮，大便干结，小便短黄，舌质红，舌苔黄干，脉洪数。

[治法方药] 清热解毒，凉血息风。消风（散）汤加减：生地黄 12 g，黄芩 10 g，牡

585

丹皮 12 g，知母 10 g，生石膏 20 g，赤芍 12 g，当归 12 g，紫草 15 g，苦参 12 g，蝉蜕 10 g，黄连 3 g，白茅根 30 g，生甘草 10 g。

5. 脾胃虚寒证：

[主要表现] 风团迭发不愈，皮疹色淡红，状如云片，形寒怕冷，四肢不温，胸脘痞胀，腹痛纳差，或恶心呕吐，大便稀溏，舌质浅淡，舌苔白腻，脉缓弱。

[治法方药] 温中健脾和胃。附子理中汤加减：附子（先煎）10 g，党参 15 g，炒白术 12 g，桂枝 10 g，黄芪 15 g，炒白芍 12 g，防风 10 g，茯苓 12 g，荆芥 10 g，陈皮 5 g，干姜 3 g。

6. 气血两虚证：

[主要表现] 风团反复发作，迁延日久不愈，疹块色淡，劳累后加重，精神疲惫，面色不华，夜寐不安，舌质浅淡，舌苔薄白，脉细弱。

[治法方药] 益气养血。当归饮子加减：当归 12 g，生地黄 15 g，川芎 10 g，黄芪 15 g，白芍 12 g，防风 10 g，制何首乌 15 g，党参 12 g，刺蒺藜 15 g，蝉蜕 10 g，荆芥穗 12 g，炙甘草 10 g。

二、试试精选验方

1. 黄芪祛风汤：

[组成] 黄芪 30 g，首乌藤 12 g，生地黄 18 g，当归 12 g，丹参 12 g，荆芥 10 g，防风 12 g，蝉蜕 5 g，浮萍 10 g，甘草 3 g。每日 1 剂，水煎分 2 次服。

[功效] 益气养血，活血固表。

[方解] 方中黄芪、荆芥、防风、浮萍、蝉蜕疏风固表止痒，畅行气血；"治风先治血，血行风自灭"，当归、生地黄、丹参、首乌藤养血活血，滋阴润燥以治本；甘草调和诸药。诸药合用，共奏益气养血、活血固表之功效，风熄痒止，病邪祛除。

[加减] 风盛者，加桑叶 10 g，白蒺藜 12 g，僵蚕 10 g；热重者，加金银花 12 g，牡丹皮 12 g，紫花地丁 12 g；湿重者，加苍术 12 g，泽泻 10 g，茯苓 12 g；阴虚者，加地骨皮 12 g，麦冬 12 g。

2. 养血消风汤：

[组成] 黄芪 20 g，制何首乌 20 g，益母草 20 g，白芍 15 g，鸡血藤 15 g，白鲜皮 15 g，柴胡 10 g，荆芥 10 g，防风 12 g，熟地黄 12 g，苦参 12 g，白术 12 g，牡丹皮 12 g，蛇床子 12 g，栀子 10 g，当归 12 g，茯苓 12 g，丹参 12 g，甘草 5 g。每日 1 剂，水煎分 2 次服。

[功效] 益气养血滋阴，疏风止痒。

[方解] 方中黄芪、茯苓、白术健脾益气；柴胡疏肝解郁、疏散肝热；重用益母草、制何首乌，养血活血；当归、白芍具有补血之功，是取"治风先治血，血行风自灭"之意；牡丹皮、栀子清热解毒，养血活血；荆芥、防风、白鲜皮清热疏风止痒；苦参清热除湿；白芍、熟地黄、制何首乌养血滋阴；蛇床子燥湿杀虫止痒；甘草和中。全方共奏益气养血滋阴，疏风止痒之功。

[加减] 风盛者，加僵蚕 10 g，蝉蜕 5 g；热重者，加黄芩 10 g；气虚者，加党参 15 g，黄精 15 g；血虚者，加龙眼肉 15 g，紫河车 12 g；阴虚者，加地骨皮 12 g，银柴胡 10 g；瘙痒重者，加白蒺藜 15 g，地肤子 12 g；睡眠不佳者，加酸枣仁 12 g，合欢皮 10 g。

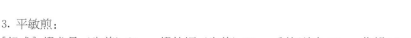

3. 平敏煎：

[组成] 煅龙骨（先煎）20 g，煅牡蛎（先煎）20 g，制何首乌15 g，柴胡10 g，防风10 g，荆芥10 g，白鲜皮12 g，僵蚕10 g，枳壳10 g，浮萍10 g，乌梅12 g，五味子10 g，牡丹皮12 g，地骨皮12 g，当归12 g。每日1剂，水煎分2次服。

[功效] 养血祛风止痒。

[方解] 方中荆芥、防风去皮里膜外之风；白鲜皮清热除湿散风，表里双解；浮萍透达表里，散风清热消肿；僵蚕祛风解痉，祛顽固性风邪；制何首乌、当归养血以补其虚，防止风药伤阴；"治风先治血，血行风自灭"，当归与浮萍合用，二药沟通表里，调和气血，相辅相成；柴胡、枳壳调节气机；牡丹皮、地骨皮清内热，与柴胡合用，助其条达肝气；五味子酸涩，以收敛阴气，与祛风药一散一收，散中有收，收中有散；煅龙骨、煅牡蛎调和阴阳，有收敛固涩之功。全方以祛风为主，注重气血的关系，清除余热，调整阴阳，诸症自除。

[加减] 肌肤甲错、舌紫暗、脉弦涩者，去荆芥，加桃仁10 g，红花10 g；手足麻木、目眩头晕、纳差、夜寐不安、神疲乏力者，去荆芥，加黄芪15 g，熟地黄20 g；逢经期而发、风团色淡红、痒感不严重、舌淡苔薄白者，加淫羊藿10 g，巴戟天10 g，续断12 g，香附12 g。

4. 瘾疹汤：

[组成] 黄芪20 g，生石膏30 g，党参15 g，生地黄15 g，刺蒺藜15 g，赤芍12 g，白芍12 g，生何首乌12 g，当归12 g，川芎10 g，白鲜皮12 g，蝉蜕10 g，桃仁10 g，红花10 g，苦参12 g，大枣20 g。每日1剂，水煎分2次服。

[功效] 活血化瘀，益气固表，养血祛风。

[方解] 方中党参、黄芪益气固表；当归、川芎、白芍、生何首乌补血养阴，取"治风先治血，血行风自灭"之意；赤芍、川芎祛瘀消斑；桃仁、红花活血祛瘀；刺蒺藜、白鲜皮、蝉蜕祛风止痒；苦参清热除湿。诸药合用，共奏活血化瘀，益气固表，养血祛风之功效，气血调、营卫固、风邪除，瘾疹自息而疗效显著。

[加减] 风盛者，加防风10 g，荆芥10 g，乌梢蛇12 g；湿盛者，加苍术12 g，薏苡仁15 g，泽泻10 g；热盛者，加金银花12 g，黄芩10 g，夏枯草12 g；夹瘀者，加牡丹皮12 g，紫丹参12 g；由食鱼虾等引发者，加鸡内金12 g，紫苏梗10 g，山楂12 g；不寐者，加酸枣仁10 g，首乌藤12 g，合欢皮10 g；经久不愈、伴瘙痒者，加全蝎5 g，蜈蚣5 g。

5. 祛风调血汤：

[组成] 荆芥12 g，防风12 g，蝉蜕10 g，紫苏叶10 g，丹参15 g，白芍12 g，生地黄15 g，白鲜皮12 g，地肤子12 g，黄芪30 g，白术12 g，甘草5 g。每日1剂，水煎分2次服。

[功效] 祛风燥湿，调血柔肝，益气固表止痒。

[方解] 方中荆芥、防风、蝉蜕、紫苏叶祛风宣肺、和胃燥湿；丹参、白芍、生地黄调血养血柔肝；白鲜皮、地肤子利湿止痒；黄芪、白术益气固表，甘草调和诸药。共奏祛风燥湿、调血柔肝、益气固表止痒之功。

[加减] 便秘者，加大黄（后下）10 g，枳实10 g；腹泻者，加黄芩10 g，葛根15 g；有肠寄生虫者，加乌梅12 g；女性皮疹随月经来去者，加桑寄生30 g，菟丝子15 g；皮疹反复发作、劳累后加剧者，加党参15 g，茯苓12 g。

银屑病

银屑病又称牛皮癣，是一种常见的以红斑脱屑为主要表现的顽固性皮肤病。皮肤基本损害为红斑或红色斑丘疹，其上覆以多层银白色鳞屑，多累及全身皮肤，尤其好发于头皮和四肢。本病病程缓慢，多见于青壮年，易于复发，男性多于女性。银屑病的病因与发病机制尚未完全阐明，可能与家族遗传、细菌或病毒感染、内分泌紊乱、代谢障碍、酶学改变以及免疫学异常等因素有关。根据其临床特征，本病常分为寻常型、红皮病型、脓疱型和关节病型，其中以寻常型最为常见，约占所有银屑病患者的98%。

在中医学中，因其皮损以红斑鳞屑为主，强行剥去鳞屑，又有点状出血现象，犹如匕首所刺，故称本病为"白疕"。中医学认为，本病的病因病机复杂，初起多是由于风寒、风热或燥毒之邪侵袭肌肤，以致营卫失和，气血不畅，阻于肌表而生；或因湿热蕴结，外不能宣泄，内不能利导，阻于肌肤而发；或风热、风寒、湿热之邪已化，而气血耗伤，则血虚生燥，肌肤失养更为显露；或因营血不充，气血循行受阻，以致瘀阻肌表而成；或情志内伤，饮食不节，乃致湿热内蕴，郁积皮腠而成；或因肝肾亏虚，冲任失调，更使营血亏损；少数可因调治不当，兼感毒邪，风寒化热，温邪化燥，以致燥热热毒流窜，入于营血，内侵脏腑，造成气血两燔，从而形成临床错综复杂诸证。

一、常见证的辨治

1. 风寒郁表证：

[主要表现] 皮损红斑不鲜，鳞屑色白较厚，搔之易脱，皮损冬季加重或复发，夏季减轻或消失，常伴恶寒，关节酸痛，轻度瘙痒，舌质淡红，舌苔薄白，脉濡缓。

[治法方药] 祛风散寒，活血化瘀。桂枝汤加减：桂枝10 g，麻黄5 g，当归15 g，防风10 g，白鲜皮12 g，白芍12 g，苍耳子20 g，鸡血藤15 g，晚蚕沙（包煎）30 g，甘草5 g，大枣10 g。

2. 血热内蕴证：

[主要表现] 皮疹不断出现，发展迅速，多呈现点滴状，颜色鲜红，鳞屑增多，瘙痒剧烈，抓之有筛状出血点，常伴心烦易怒，口干舌燥，咽喉疼痛，大便干结，小便黄赤，舌质红，舌苔黄干，脉数。

[治法方药] 清热凉血，祛风解毒。犀角地黄汤加减：水牛角（先煎）30 g，牡丹皮12 g，土茯苓15 g，赤芍12 g，黄芩10 g，金银花15 g，槐花10 g，连翘12 g，白花蛇舌草15 g，白鲜皮12 g，乌梢蛇12 g，白茅根15 g，蜈蚣1条。

3. 气滞血瘀证：

[主要表现] 皮损反复不愈，皮疹多呈斑块状，鳞屑较厚，颜色暗红，舌质紫暗，夹有瘀斑点，脉细涩。此证常见于静止期银屑病。

[治法方药] 活血化瘀，解毒通络。桃红四物汤加减：桃仁10 g，当归12 g，红花10 g，生地黄12 g，川芎10 g，土茯苓15 g，泽兰10 g，丹参12 g，白花蛇舌草15 g，益母草12 g，全蝎5 g。

4. 血虚风燥证：

[主要表现] 病程日久，皮疹多呈斑片状，颜色淡红，鳞屑较少，干燥皲裂，自觉瘙痒，常伴口燥咽干，舌质浅淡，舌苔少，脉沉细。此证常见于静止消退期银屑病。

[治法方药] 养血滋阴，润燥息风。养血定风汤加减：当归 12 g，白术 10 g，白芍 15 g，土茯苓 12 g，鸡血藤 15 g，乌梢蛇 12 g，丹参 12 g，白鲜皮 15 g，白蒺藜 12 g，白花蛇舌草 15 g，全蝎 5 g。

5. 湿热蕴积证：

[主要表现] 皮损多发生在腋窝、腹股沟等皱褶部位，红斑糜烂，痂屑黏厚，瘙痒剧烈，或掌跖红斑、脓疱、脱皮，常伴有关节酸痛，肿胀屈伸不利，肢体沉重，舌质红，舌苔黄腻，脉滑数。此证常见于关节病型银屑病。

[治法方药] 清热利湿，解毒通络。萆薢渗湿汤加减：萆薢 12 g，白术 10 g，苍术 12 g，黄柏 10 g，薏苡仁 15 g，泽泻 10 g，白鲜皮 12 g，茵陈 10 g，蒲公英 15 g，地肤子 12 g，忍冬藤 12 g，牡丹皮 12 g，紫花地丁 15 g。

6. 热毒入营证：

[主要表现] 红斑泛发或弥漫全身，皮肤潮红肿胀，灼热痒痛，大量脱皮，或有密集小脓疱，常伴壮热口渴，目赤头痛，大便秘结，小便短黄，舌质红绛，舌苔黄干，脉数或洪大。此证常见于红皮病型银屑病。

[治法方药] 清营泻火，凉血解毒。清营汤加减：水牛角（先煎）20 g，牡丹皮 15 g，生地黄 12 g，玄参 15 g，黄连 10 g，金银花 15 g，竹叶 10 g，麦冬 12 g，生石膏 20 g，连翘 10 g，板蓝根 15 g，白鲜皮 12 g，赤芍 12 g。

7. 脓毒壅盛证：

[主要表现] 红斑泛发，灼热痒痛难忍，小脓疱密集相互融合成"脓湖"，发热甚高，口渴饮冷，关节肿痛，大便干结，小便黄赤，舌质深红，舌苔焦黄而干，脉洪数。此证常见于脓疱型银屑病。

[治法方药] 清热泻火，解毒除脓。清瘟败毒饮加减：水牛角（先煎）30 g，羚羊角粉（冲服）0.3 g，黄连 10 g，石膏 20 g，黄芩 10 g，连翘 15 g，赤芍 12 g，蒲公英 15 g，牡丹皮 12 g，大黄 10 g，大青叶 12 g，白鲜皮 15 g，生甘草 10 g。

8. 肝肾亏虚证：

[主要表现] 皮损颜色淡红，鳞屑不多，色呈灰白，常伴腰膝酸软，头晕耳鸣，男子阳痿，遗精滑泄，女性月经不调，怀孕时皮疹减轻或消失，产后皮疹复出或加重，舌质浅淡，舌苔薄白，脉沉细。

[治法方药] 补益肝肾，调补冲任。二仙汤合四物汤加减：熟地黄 15 g，当归 12 g，川芎 10 g，仙茅 15 g，白芍 12 g，首乌藤 12 g，淫羊藿 12 g，白鲜皮 12 g，菟丝子 12 g，巴戟天 12 g，鸡血藤 12 g，益智 10 g，制何首乌 12 g。

二、试试精选验方

1. 解毒祛银汤：

[组成] 荆芥 15 g，防风 15 g，生地黄 15 g，羌活 15 g，独活 15 g，威灵仙 20 g，当归 15 g，土茯苓 40 g，槐花 30 g，白茅根 30 g，山豆根 30 g，紫草 30 g，乌梅 30 g，蜈蚣 1 条。每日 1 剂，水煎分 2 次服。

[功效] 清热解毒，活血祛风，利湿消斑。

[方解] 方中生地黄、白茅根清热凉血、透邪消斑；羌活、独活疏风胜湿、通络止痛；土茯苓、槐花除湿清热、解毒消斑；荆芥、防风、威灵仙祛风胜湿通络；蜈蚣解毒通络止痛；紫草凉血活血、解毒透疹；乌梅去死肌。诸药合用，共奏清热解毒、活血祛风、利湿消斑之功效。

[加减] 风盛痒甚、鳞屑较多者，加乌梢蛇 12 g，白僵蚕 10 g；风湿阻络而关节痹痛者，加秦艽 12 g，白鲜皮 12 g；血燥伤阴而皮损干燥呈大斑块者，加丹参 12 g，女贞子 12 g；扁桃体肿大者，加山豆根 15 g。

2. 解毒凉血消斑汤：

[组成] 蝉蜕 10 g，水牛角（先煎）40 g，生地黄 12 g，露蜂房 10 g，蛇蜕 10 g，牡丹皮 12 g，白鲜皮 15 g，威灵仙 15 g，土茯苓 15 g，炙甘草 10 g。每日 1 剂，水煎分 2 次服。

[功效] 清热解毒，凉血化瘀消斑。

[方解] 方中露蜂房、蛇蜕、蝉蜕解毒消斑，为方中之要药；水牛角、牡丹皮、生地黄清热解毒、凉血消斑，《本草纲目》说牡丹皮"和血、生血、凉血，治血中伏火，降烦热"；威灵仙辛温，祛风走表通络，引药达表以清解壅于肌肤热毒；土茯苓甘淡平，解毒消肿；白鲜皮清热止痒；炙甘草清热解毒，调和诸药。诸药相伍，共奏清热解毒，凉血化瘀消斑之功效。

[加减] 皮损如疹、鳞屑增多、瘙痒、口苦咽干、便秘尿赤者，酌加荆芥 10 g，苦参 12 g，煨防风 10 g，乌梢蛇 30 g，以祛风止痒；皮损泛发，屑多瘙痒，点状出血明显，伴心烦易怒、口干舌燥、便结尿赤者，加生槐花 15 g，生地黄 20 g，以加大清热凉血之力；病久不愈，反复发作，皮损色暗红、鳞屑厚，或关节肿痛、舌暗红瘀点者，酌加当归 12 g，川芎 10 g，红花 10 g，桃仁 10 g，以活血祛瘀；皮损泛发、斑疹鳞屑迭见、成批出现脓疱、滋水高热、关节疼痛、口苦咽干者，酌加金银花 30 g，紫花地丁 30 g，蒲公英 30 g，连翘 10 g，以清热解毒；便秘者，加生大黄 5 g，芒硝（冲服）10 g，以清热攻下；烦渴者，加麦冬 15 g，沙参 15 g，以养阴清热；热甚者，加生石膏 30 g，知母 15 g，以清热生津；小便黄者，加木通 10 g，竹叶 10 g，以清热利尿。

3. 速效消银汤：

[组成] 土茯苓 30 g，牡丹皮 12 g，紫草 12 g，黄芩 10 g，生地黄 12 g，苦参 12 g，红花 10 g，水牛角（先煎）20 g，玄参 12 g，黄芪 15 g，当归 12 g，白鲜皮 12 g，金银花 12 g，半枝莲 15 g，白花蛇舌草 15 g，生何首乌 12 g，乌梢蛇 12 g，蜈蚣 1 条。每日 1 剂，水煎分 2 次服。

[功效] 凉血解毒，滋阴祛风，活血化瘀，通络软坚。

[方解] 方中土茯苓、半枝莲、白花蛇舌草清热凉血解毒；生地黄、玄参、水牛角滋阴凉血；蜈蚣、乌梢蛇、白鲜皮祛风止痒，攻毒散结；当归、牡丹皮、红花、生何首乌活血养血，化瘀通络，促使鳞屑脱落；金银花气轻甘凉宣散走皮，又善清热养肺，其与黄芪配伍，一甘一苦、一润一燥、一养一泻，增强皮肤调节功能，甘温又能纠正生地黄及其他凉血药的阴寒，二药合用有补而不腻的特点，是凉血润燥解毒的理想佐药；紫草凉血活血，透疹解毒；黄芪益气解毒。诸药相伍，共奏凉血解毒，滋阴祛风，活血化瘀，通络软坚之功效，血热除、血燥解、血瘀通、疗效好。

4. 清热消银汤：

[组成] 金银花（后下）20 g，白鲜皮 30 g，荆芥 20 g，防风 15 g，鸡血藤 20 g，炮穿山甲（先煎）10 g，紫草 30 g，白芷 15 g，连翘 12 g，红花 12 g，桑白皮 15 g，蝉蜕 10 g，皂角刺 12 g，乌梢蛇 12 g，赤芍 15 g，生地黄 30 g，甘草 5 g。每日 1 剂，水煎分 2 次服。

[功效] 祛风解毒，活血化瘀。

[方解] 方中金银花、连翘、紫草、桑白皮、赤芍、生地黄，清热凉血，使血热得解，

蕴毒得清；荆芥、防风、白芷、蝉蜕、皂角刺，祛风止痒，透肌肤之邪以外达；鸡血藤、炮穿山甲、红花、乌梢蛇，活血化瘀；白鲜皮、甘草，清热燥湿。诸药合用，共奏祛风解毒，活血化瘀之功效，使热毒得清，风燥得去，阴血充畅，其效自彰。

[加减] 偏血热者，加水牛角（先煎）25 g，玄参12 g，牡丹皮12 g；偏血虚者，加制何首乌12 g，当归12 g，熟地黄15 g；偏血瘀者，加丹参30 g，三棱10 g，莪术10 g；偏湿热者，加生薏苡仁30 g，土茯苓30 g，苍术12 g；鳞屑厚不易脱落者，加丹参40 g，黄芪60 g，当归30 g；痒甚者，加苦参15 g，白蒺藜30 g；斑块硬厚者，加海藻12 g，昆布15 g。

5. 补肾凉血消银饮：

[组成] 土茯苓30 g，白花蛇舌草15 g，金银花15 g，当归12 g，生地黄15 g，露蜂房12 g，鸡血藤15 g，凌霄花10 g，墨旱莲15 g，白僵蚕10 g，草河车10 g，乌梢蛇12 g，丝瓜络10 g，黄精15 g，三棱10 g，甘草5 g。每日1剂，水煎分2次服。

[功效] 清热凉血，补肾益精，养血润肤，祛风止痒。

[方解] 方中土茯苓、金银花、白花蛇舌草、露蜂房为君，配草河车清热解毒，金银花败毒而不伤气，清火而能补阴；土茯苓配露蜂房，能入脉络解毒，用于顽固性皮肤病疗效甚佳；鸡血藤、生地黄凉血、养血、活血，与黄精、墨旱莲相伍，补阴益精，润肌养肤；生地黄配凌霄花，凉血祛风，养阴生津；白僵蚕配乌梢蛇，疏泄风热，活血散瘀；当归配鸡血藤、黄精养血润燥，活血化瘀；三棱、丝瓜络化瘀通络，直达病所；甘草解毒，调和诸药。诸药配伍，共奏清热凉血，补肾益精，养血润肤，祛风止痒之功效。

[加减] 皮损基底潮红或暗红痒甚、小便黄、大便秘者，加牡丹皮12 g，紫草10 g，大黄10 g，白鲜皮12 g；病程较长、皮肤干燥、皮疹色淡、面白无华者，加丹参12 g，制何首乌12 g；皮损多呈块状或肥厚、鳞屑附着较紧者，加红花10 g，红藤12 g。

 # 过敏性紫癜

过敏性紫癜（HSP）是由多种原因引起的一种免疫性血管炎，又称出血性毛细血管中毒症，它是由于免疫复合物沉积于毛细血管壁所致。本病是临床上较为常见的变态反应性出血性疾病，主要是机体对某些致敏物质发生变态反应，引起毛细血管通透性和脆性增高，导致出血。临床特点为皮肤紫癜，伴有腹痛，关节肿痛和/或肾脏病变等。本病以青少年及儿童为多见，男性多于女性，以春秋两季发病居多。引起本病的因素甚多，但对某一具体病例寻找其确切病因，往往有一定难度。通常认为细菌感染，特别是乙型溶血性链球菌所致的上呼吸道感染，是最为多见的病因，次为肠道寄生虫感染及食物中异性蛋白（如鱼、虾、蛋、乳），其他如吸入花粉、昆虫虹咬及某些药物都可能是本病的诱发因素。

根据过敏性紫癜的临床特征，其属于中医学"葡萄疫""斑疹""血证"范畴。中医学认为，本病的病因病机为外感热毒，或外邪入侵，酿成热毒，伤及血络，血溢脉外，留滞于肌肤、黏膜之间；或机体对某些食物、药物过敏，邪毒壅遏脉络；或阴虚火旺，迫血妄行，损伤脉络，血液泛溢肌肤；或久病脾胃亏虚，气不摄血，血无所藏，溢于肌肤，皆可形成紫癜之疾。本病病情多重，除皮肤黏膜出血外，亦可出血于其他部位，甚至大出血而危及生命。

一、常见证的辨治

1. 血热动血证：

[主要表现] 皮疹突然发生，初起斑色鲜红，后渐变紫，分布较密，甚或皮疹融合成片，发生与消退均较快，部位游走不定，发热不退，渴不多饮，呕血或咳血，便血，尿血，心烦失眠，尿黄便结，舌质红绛，舌苔黄，脉数。

[治法方药] 凉血止血。犀角地黄汤加减：水牛角（先煎）20 g，生地黄 15 g，牡丹皮 12 g，黄连 5 g，赤芍 12 g，知母 10 g，生石膏 20 g，白茅根 30 g，紫草 15 g，大黄 10 g，苎麻根 15 g。

2. 血瘀动血证：

[主要表现] 皮疹色呈紫暗，多见于腹部紫癜，脐周及下腹部疼痛，常伴有恶心呕吐，或兼便血，皮肤粗糙，白睛见紫或紫红色血丝，唇舌紫暗，舌质有瘀斑点，脉弦涩。

[治法方药] 活血化瘀止血。血府逐瘀汤加减：桃仁 10 g，当归 12 g，红花 10 g，生地黄 12 g，柴胡 10 g，紫草 15 g，川芎 10 g，丹参 12 g，枳壳 10 g，茜草根 12 g，延胡索 10 g，赤芍 12 g。

3. 气不摄血证：

[主要表现] 紫癜反复，迁延不愈，分布稀疏，隐约散在，色呈淡紫，精神萎靡，倦怠乏力，面色不华，心悸气短，头晕目眩，唇舌色淡，舌苔薄白，脉细弱。

[治法方药] 补气摄血。归脾汤加减：黄芪 30 g，党参 15 g，白术 10 g，当归 12 g，酸枣仁 10 g，茯神 15 g，龙眼肉 12 g，远志 10 g，紫草 15 g，茜草根 12 g，炙甘草 10 g，藕节 12 g。

4. 脾肾两虚证：

[主要表现] 病程日久，斑色淡紫，稀疏不显，时隐时现，遇寒加重，面色萎黄，精神不振，头晕乏力，纳差腹胀，腰膝酸软，身寒肢冷，舌质淡胖，舌苔白润，脉沉细无力。

[治法方药] 温补脾肾。大补元煎加减：熟地黄 15 g，山茱萸 12 g，山药 15 g，当归 12 g，人参 10 g，枸杞子 12 g，杜仲 10 g，巴戟天 12 g，白术 10 g，菟丝子 12 g，附子 10 g，仙鹤草 15 g。

5. 阴虚火旺证：

[主要表现] 病程较长，反复发作，皮疹紫红，斑色不鲜，分布不密，常伴低热颧红，心烦失眠，或盗汗头晕，咽干口燥，鼻衄齿衄，舌质红，舌苔少，甚或无苔，脉细数。

[治法方药] 滋阴清热，佐以凉血。知柏地黄汤加减：生地黄 15 g，黄柏 10 g，山药 15 g，知母 12 g，山茱萸 12 g，龟甲（先煎）15 g，泽泻 10 g，牡丹皮 12 g，地骨皮 15 g，紫草 12 g，大蓟 10 g，仙鹤草 15 g，白茅根 20 g。

6. 湿热蕴阻证：

[主要表现] 皮疹多发于下肢，间见紫黑色血疱，疱壁破后糜烂，全身困重，口渴不多饮，胸脘痞闷，常伴腿踝肿胀，舌质红，舌苔黄腻，脉滑数或濡数。

[治法方药] 清热化湿。三仁汤合芍药甘草汤加减：桃仁 10 g，薏苡仁 30 g，豆蔻 12 g，泽泻 12 g，黄柏 10 g，苍术 12 g，虎杖 12 g，茯苓 15 g，滑石 12 g，蒲公英 15 g，赤芍 12 g，木通 10 g，牡丹皮 12 g。

二、试试精选验方

1. 蝉防紫草汤：

[组成] 蝉蜕 10 g，紫草 12 g，牡丹皮 12 g，黄连 10 g，僵蚕 10 g，防风 15 g，赤芍 15 g，生地黄 15 g，连翘 15 g，玄参 15 g，麦冬 15 g，金银花 15 g。每日 1 剂，水煎分 2 次服。

[功效] 疏散风热，清热解毒，养阴凉血止血。

[方解] 方中蝉蜕、防风疏散风热；紫草解毒透疹；赤芍祛瘀、泻火、止痛；牡丹皮活血散瘀；玄参解毒养阴；生地黄养阴生津；金银花、连翘清热解毒，消痛散结；僵蚕息风止痉，祛风止痛，解毒散结；黄连清热燥湿，泻火解毒；麦冬润肺养阴，益胃生津，清心除烦。统观全方，具有疏散风热，平肝息风，养阴生津，清热解毒，凉血止血之功。

[加减] 双颞侧头痛者，加柴胡 10 g，黄芩 10 g，菊花 15 g；眉棱骨、前额痛者，加石膏 15 g，白芷 10 g；后脑痛者，加蔓荆子 10 g，川芎 10 g；腹痛者，加白芍 15 g，甘草 5 g；便血者，加地榆炭 10 g，槐花 10 g；热毒炽盛者，酌加龙胆 12 g，仙鹤草 10 g，石膏 30 g，茜草根 15 g；关节肿痛者，加秦艽 12 g，木瓜 12 g，桑枝 12 g；阴虚甚者，加女贞子 15 g，墨旱莲 15 g，龟甲（先煎）15 g。

2. 清热散瘀固本汤：

[组成] 金银花 20 g，连翘 20 g，蝉蜕 20 g，蒲公英 20 g，紫花地丁 20 g，赤芍 15 g，大蓟 15 g，小蓟 15 g，丹参 15 g，茯苓 15 g，白术 15 g，三七粉（冲服）5 g，荆芥炭 10 g。每日 1 剂，水煎分 2 次服。

[功效] 疏风止痒，清热解毒，活血化瘀，凉血止血。

[方解] 方中金银花、连翘、蝉蜕、荆芥炭、蒲公英、紫花地丁疏风止痒，清热解毒；赤芍、大蓟、小蓟、丹参凉血止血，使血清血宁，而无耗血动血、冰伏留瘀之弊；白术、茯苓健脾淡渗利湿，健脾则杜生湿之源，培补后天之本，利湿则湿从水化。紫癜形成，血已离经而成"瘀"，《医林改错》说："紫癜风，血瘀在肤里。"所以佐以活血散瘀，瘀去方可生新，唐容川说："故凡血证，总之祛瘀为要。"过敏性紫癜病理主要表现为毛细血管和小动脉无菌性炎症改变，血管壁局灶性坏死和血小板血栓形成，胃肠黏膜及关节腔内可见类似的改变，这与中医学瘀血阻络极为相似，所以用丹参、三七、赤芍活血化瘀，亦体现出中医整体辨证与西医微观辨病相结合的思想。诸药合用，共奏疏风止痒，清热解毒，活血化瘀，凉血止血之功效。

[加减] 皮肤紫癜量多者，加藕节炭 12 g，茜草炭 12 g；腹痛者，加延胡索 12 g，白芍 15 g，木瓜 15 g；尿血者，加白茅根 15 g，墨旱莲 15 g；关节红肿热痛者，酌加牛膝 15 g，苍术 15 g，薏苡仁 15 g，秦艽 15 g；蛋白尿者，加黄芪 20 g，益母草 20 g；久病气虚者，加太子参 20 g，黄芪 20 g。

3. 丹皮地黄消紫汤：

[组成] 牡丹皮 30 g，生地黄 30 g，玄参 30 g，赤芍 20 g，紫草 20 g，槐米 20 g，黄芩 30 g，银柴胡 20 g，灵芝 30 g，陈皮 20 g，黄芪 30 g，白术 20 g，防风 15 g，甘草 20 g。每日 1 剂，水煎分 2 次服。

[功效] 清热凉血，化瘀祛斑。

[方解] 方中牡丹皮、生地黄清热凉血，化瘀祛斑；牡丹皮活血化瘀；玄参、赤芍、紫草、槐米、黄芩、银柴胡清热凉血止血；黄芪、白术、灵芝、陈皮、防风益气健脾，扶正祛风；甘草调和诸药。诸药相伍，共奏清热凉血，化瘀祛斑之功效。

[加减] 咽喉肿痛者，加金银花15 g，连翘20 g，牛蒡子10 g；皮肤瘙痒明显者，加白鲜皮20 g，苦参10 g，荆芥15 g；关节疼痛者，加汉防己15 g，秦艽20 g；腹痛者，加延胡索20 g，炒白芍30 g；血尿者，加白茅根30 g，大蓟20 g，小蓟20 g；便血者，加地榆20 g，茜草15 g；蛋白尿者，加党参30 g，车前草30 g，益母草30 g；大便燥结严重者，加大黄（后下）15 g。

　　4. 紫豉桃红化癥汤：

　　[组成] 紫草30 g，淡豆豉30 g，乌梅20 g，苍术12 g，黄柏12 g，桃仁12 g，红花10 g，莪术12 g。每日1剂，水煎分2次服。

　　[功效] 清热凉血，活血化瘀，化湿通络，透疹消斑。

　　[方解] 方中紫草凉血活血、解毒透疹，为君药；豆豉清热透疹、宣郁解毒，乌梅能酸敛止血，防久病阴伤，豆豉、乌梅两药合用，散不耗气，收不敛邪，故为臣药；湿浊内蕴则缠绵难愈，苍术、黄柏为二妙散，燥湿清热、清利下焦，而为佐药。本病反复发作，血络瘀滞为重要的病理因素，现代医学证实对敏性紫癜发病期间处于血液高凝状态。《血证论》说："凡血症，总以去瘀为要。"故用桃仁、红花、莪术助君药活血化瘀通络，同为佐药。诸药相伍，共奏清热凉血、活血化瘀、化湿通络、透疹消斑之功效。使热清而不凉遏，活血而不动血，离经之血复还故道，则经脉和，血络安。

　　[加减] 咽痛、发热者，加金银花12 g，蒲公英15 g；血热明显者，加生地黄20 g，牡丹皮15 g；腹痛、关节痛者，加延胡索12 g，松节12 g；乏力、腰酸者，加生黄芪30 g，菟丝子20 g。

　　5. 补益脾肾活血汤：

　　[组成] 金银花15～50 g，连翘10～30 g，黄芩8～10 g，生地黄10～12 g，紫草10～15 g，枸杞子10～15 g，山茱萸10～15 g，菟丝子12～20 g，沙苑子12～20 g，党参10～30 g，丹参12～30 g，甘草8～10 g。每日1剂，水煎分2次服。

　　[功效] 清热凉血，补益脾肾，活血化瘀。

　　[方解] 方中重用金银花为主药，《重庆堂随笔》说金银花"清络中风火湿热，解温疫秽恶浊邪"；连翘"主寒热……结热"（《神农本草经》）；黄芩"治风热、湿热……诸失血"（《本草纲目》）；生地黄甘寒清热凉血，"逐血痹……除寒热积聚"（《神农本草经》）；紫草"治斑疹痘毒，活血凉血，利大肠"（《本草纲目》）；党参、枸杞子、山茱萸、沙苑子、菟丝子合用，党参"补中益气、和脾胃，除烦渴、中气微虚"（《本草从新》）；枸杞子"味重而纯，故能补阴，阴中有阳，故能补气"（《本草正》）；山茱萸"强阴益精、安五脏"（《本草纲目》）；沙苑子"固精补肾"（《本经逢原》）；菟丝子"添精益髓"（《药性论》），四味合用，益气补肾，调理内因根本；辅以活血化瘀之法，乃是因为过敏性紫癜的反反复复、旋发旋止有风动之象，而"治风先治血，血行风自灭"（《妇人良方》）。另外，瘀斑既成，离经之血即为瘀血，活血化瘀有助于瘀斑消散吸收，丹参"祛心腹痼疾结气……除风邪留热，久服利人"（《名医别录》），且"一味丹参，功同四物"（《妇人明理论》）。以上组方，既有中医学常见证的辨治，也有现代医学辨病论治。诸药相伍，共奏清热凉血，补益脾肾，活血化瘀功效。

　　[加减] 血分燥热明显者，加牡丹皮10～12 g，赤芍10～12 g；肺胃热盛明显者，加生石膏12～20 g；斑疹旋起旋消、风动明显者，加荆芥10～12 g，防风10～12 g；关节风痛明显者，加羌活10～12 g，独活10～12 g；腹痛者，加延胡索10～12 g；气虚明显者，加黄芪5～30 g；血瘀明显者，加三棱10～12 g，莪术10～12 g。

白癜风

白癜风是指以皮肤上出现大小不等，形态各异的白色斑片为主要临床表现的局限性色素脱失性皮肤病。其特点是白斑边界清楚，可发生于任何部位，任何年龄，可局限亦可全身。以青壮年尤多，部分有家族史，呈慢性过程，诊断容易，治疗困难。该病发病原因不明，近些年来诸多学者通过临床、组织病理、病理生理、遗传、生化、免疫等多方面研究，提出了自身免疫、黑素细胞自身破坏、神经化学因素等学说，但尚待进一步证实。

根据白癜风的临床特征，其属于中医学"白驳风""斑白""斑驳"范畴。中医学认为，本病的病因病机，多是由于风邪夹湿伤人，或素体表虚，卫外不固，以致风湿客于经脉，而致经气不利，肌肤失去气血的濡养，发为白癜风；或先天禀赋不足或后天失养，致肝肾阴虚，精血生化不足，皮肤失荣发为白斑；或跌打损伤，化学灼伤，或情志不遂，郁怒伤肝，肝失调达，而致气滞血瘀，络脉瘀阻，不能荣养皮肤而生白斑；或阴血不足，虚热内生，久病化燥生风，血热风燥，皮肤失养而发为本病。

一、常见证的辨治

1. 肝郁气滞证：

[主要表现] 白斑散在渐起，数目不定，多数局限于某一处，或泛发全身，其病之发，多与思虑过度，精神抑郁有关，胸胁胀痛，心烦易怒，夜寐不安，女子月经不调，舌质淡红，舌苔薄白，脉弦。

[治法方药] 疏肝理气，活血祛风。逍遥（散）汤加减：柴胡 10 g，白芍 15 g，当归 12 g，川芎 10 g，熟地黄 12 g，郁金 10 g，刺蒺藜 12 g，白术 10 g，牡丹皮 12 g，防风 10 g，蔓荆子 12 g，王不留行 10 g，益母草 30 g，栀子 10 g。

2. 肝肾阴虚证：

[主要表现] 白斑局限一处或泛发多处，静止而不扩展，斑色纯白，边界清楚，斑内毛发变白，发病时间较长，常伴腰膝酸软，头晕耳鸣，失眠健忘，舌质红，舌苔少，脉细数。

[治法方药] 滋补肝肾，养血祛风。一贯煎加减：熟地黄 15 g，当归 12 g，川楝子 10 g，生地黄 15 g，川芎 10 g，枸杞子 15 g，女贞子 12 g，黑芝麻 15 g，防风 10 g，制何首乌 15 g，紫河车 12 g，白芍 15 g，炙甘草 10 g。

3. 气血瘀滞证：

[主要表现] 多有外伤史，病史缠绵，白斑局限或泛发，边界清楚，局部可有刺痛，舌质紫暗，夹有瘀斑点，舌苔薄白，脉细涩。

[治法方药] 活血化瘀，通经活络。桃红四物汤加减：桃仁 10 g，当归 12 g，红花 10 g，丹参 15 g，川芎 10 g，赤芍 12 g，炮穿山甲（先煎）10 g，鸡血藤 15 g，白芷 10 g，川牛膝 12 g，苏木 10 g，制乳香 8 g，制没药 5 g。

4. 风邪袭扰证：

[主要表现] 突然发病，逐渐发展，白斑光亮，边界不清，形态不一，发无定处，但多见于头面部，或泛发全身，舌质淡红，舌苔薄白，脉浮。

[治法方药] 疏散风邪，行气通络。疏风（散）汤加减：白蒺藜 12 g，防风 10 g，牡丹皮 12 g，桑叶 10 g，赤芍 12 g，红花 10 g，党参 12 g，桔梗 10 g，蔓荆子 12 g，白芷

10 g，鸡血藤 15 g。

二、试试精选验方

1. 滋补肝肾汤：

[组成] 生黄芪 30 g，女贞子 12 g，鸡血藤 30 g，桑白皮 15 g，白芷 10 g，白蒺藜 30 g，白僵蚕 15 g，补骨脂 12 g，黑芝麻 12 g，制何首乌 12 g，熟地黄 12 g，生地黄 12 g，茯苓 10 g，白术 10 g，赤芍 12 g，白芍 12 g，川芎 10 g，当归 12 g，防风 10 g，全蝎 5 g。每日 1 剂，水煎分 2 次服。同时，药渣再煎，取汁涂擦或外洗患处。

[功效] 滋补肝肾，调和气血，祛风通络。

[方解] 方中熟地黄、生地黄、制何首乌、女贞子、补骨脂、黑芝麻滋补肝肾，填精补髓，以补先天之本；黄芪、白术、茯苓健脾益气，以补后天之本；《诸病源候论》说"白癜"是"风邪搏于肌肤，血气不和所生"，李中梓《医宗必读·卷十》说"治风先治血，血行风自灭"，故用当归、白芍、赤芍、川芎、鸡血藤养血活血以祛风；皮疹色白，发于体表，《素问·阴阳应象大论》说"肺生皮毛……在色为白"，故用白芷、白蒺藜、白僵蚕、桑白皮、防风、全蝎宣肺祛风通络。诸药合用，共奏滋补肝肾，调和气血，祛风通络之功效。

[加减] 伴心烦易怒、胸胁胀满者，酌加柴胡 12 g，郁金 12 g，香附 10 g，玫瑰花 10 g，夏枯草 12 g，以疏肝解郁；性情烦躁、焦虑失眠者，酌加酸枣仁 12 g，合欢皮 12 g，首乌藤 12 g，远志 10 g，生龙骨 12 g，以养肝安神除烦；冬季加重者，加细辛 5 g，桂枝 10 g，以温经通络；夏季加重者，酌加紫草 12 g，茜草 10 g，金银花 12 g，连翘 10 g，以凉血解毒；病久者，加蜈蚣 5 g，丝瓜络 10 g，通草 5 g，以通经活络；瘙痒者，加白鲜皮 12 g，地肤子 12 g，以祛风除湿止痒；热盛舌红苔黄、大便干者，酌加金银花 12 g，连翘 12 g，野菊花 12 g，生槐花 10 g，以清热解毒凉血。

2. 补骨脂汤：

[组成] 补骨脂 30 g，当归 15 g，熟地黄 15 g，菟丝子 30 g，白芷 15 g，刺蒺藜 15 g，墨旱莲 15 g，桃仁 10 g，乌梅 15 g，女贞子 15 g，红花 10 g，鸡血藤 15 g，制何首乌 15 g，炙甘草 5 g。每日 1 剂，水煎分 2 次服。

同时，用补骨脂 50 g，菟丝子 30 g，白芷 30 g，肉桂 15 g，制成粗粉状，加入黑米醋 1000 mL，浸泡 7 日后，取液外搽皮损处。

[功效] 滋补肝肾，祛风活血消斑。

[方解] 方中补骨脂、菟丝子、制何首乌、鸡血藤、墨旱莲、女贞子补益肝肾，养血填精，活血消斑；熟地黄、当归、炙甘草益气补血，行瘀通络；白芷、刺蒺藜祛风通络消斑；桃仁、红花活血化瘀消斑；乌梅酸平入肝，杀虫解毒，疏肝理气。诸药合用，共奏滋补肝肾，祛风活血消斑之功效。外用醋浸剂，取其醋酸能敛又能散、破血散瘀，加入补骨脂、菟丝子、白芷、肉桂有效成分浸出，具有祛风利湿，补血温阳，活血消斑作用。

[加减] 皮损发于头面部者，加羌活 10 g，枳壳 10 g；发于上肢者，加桂枝 10 g，黄芪 15 g；发于躯干（胸腹）部者，加青皮 10 g，独活 10 g；发于下肢者，加川牛膝 12 g，独活 10 g。

3. 消斑愈白汤：

[组成] 党参 12 g，黄芪 20 g，熟地黄 20 g，制何首乌 12 g，女贞子 15 g，枸杞子 20 g，白芍 12 g，白蒺藜 12 g，防风 10 g，当归 12 g，川芎 10 g，鸡血藤 20 g，血竭

10 g，桃仁 10 g，红花 10 g，丹参 15 g，补骨脂 12 g。每日 1 剂，水煎分 2 次服。

[功效] 补益肝肾，养血祛风，活血化瘀。

[方解] 方中熟地黄、枸杞子滋补肾阴，收敛固精；补骨脂补肾固精壮阳；女贞子、制何首乌补益肝肾，益精补血，"乙癸同源，肝肾同治"；党参、黄芪大补脾胃之气，培补"后天之本"，使气血化生有源，补气养血；白蒺藜、白芍、当归养血柔肝，润燥养阴；防风、川芎、鸡血藤祛风散邪，活血通络；血竭、桃仁、红花、丹参活血祛瘀、养血通络，以达"治风先治血，血行风自灭"之意。诸药合用，共奏补益肝肾，养血祛风，活血化瘀之功。

[加减] 大便干燥者，加火麻仁 10 g，郁李仁 10 g；夜卧不安者，加生龙骨（先煎）15 g，生牡蛎（先煎）15 g，远志 10 g；食少纳差者，加焦三仙各 12 g，鸡内金 10 g；五心烦热者，加牡丹皮 12 g，赤芍 12 g；手足不温者，加附子（先煎）10 g，干姜 5 g；头面部白斑者，加白芷 12 g，蔓荆子 12 g；颈背部白斑者，加葛根 15 g；腰腹部白斑者，加续断 12 g；上肢白斑者，加桑枝 12 g；下肢白斑者，加牛膝 12 g。

4. 白斑汤加减：

[组成] 黄芪 15 g，党参 15 g，白术 12 g，制何首乌 12 g，北沙参 12 g，当归 12 g，川芎 10 g，丹参 20 g，补骨脂 12 g，菟丝子 12 g，女贞子 12 g，墨旱莲 12 g，黑芝麻 12 g，白芷 10 g，浮萍 10 g，刺蒺藜 12 g，乌梅 12 g，生甘草 5 g。每日 1 剂，水煎分 2 次服。

[功效] 补益肝肾，滋阴养血，化瘀祛风。

[方解] 方中黄芪、补骨脂、女贞子为君药，重用黄芪增强免疫，补骨脂温补肾阳，女贞子滋补肝肾之阴。菟丝子助补骨脂温补肝肾之阳；墨旱莲、黑芝麻助女贞子滋补肝肾之阴；以上三药为臣药。佐以北沙参、制何首乌滋阴养血；丹参、川芎、刺蒺藜养血活血、化瘀祛风；浮萍疏散风邪。生甘草调和诸药为使药。诸药相合，共奏补益肝肾，滋阴养血，化瘀祛风之效。

[加减] 血瘀明显者，加红花 10 g，路路通 12 g，鸡血藤 12 g；阳虚者，加灵芝 12 g；血虚明显者，加白芍 12 g；阴虚明显者，加生地黄 20 g，玄参 12 g，石斛 12 g，麦冬 12 g；阳虚四肢厥冷者，加桂枝 10 g；月经不调者，加益母草 12 g，鸡血藤 12 g；舌苔厚腻、胃纳不佳者，加厚朴 10 g，陈皮 10 g；发于头部者，加羌活 12 g；发于项背部者，加葛根 20 g；发于上肢者，加桑枝 12 g，鸡血藤 12 g，姜黄 10 g；发于下肢者，加川牛膝 12 g，木瓜 10 g；泛发性白斑者，加苍耳子 12 g，威灵仙 12 g；发于腰骶部者，加续断 12 g；进展期白斑者，加乌梅 12 g，五味子 10 g。

5. 化驳汤加减：

[组成] 生地黄 15 g，当归 12 g，赤芍 15 g，制何首乌 15 g，首乌藤 20 g，女贞子 15 g，墨旱莲 30 g，桑椹 15 g，北沙参 15 g，紫草 10 g，益母草 20 g，煅磁石（先煎）30 g，浮萍 10 g，白蒺藜 15 g，丹参 15 g，鸡血藤 20 g，黑芝麻 30 g，山茱萸 15 g，黄精 15 g，桃仁 10 g，红花 10 g，骨碎补 15 g，虎杖 12 g，补骨脂 20 g，菟丝子 15 g，玄参 15 g，白芷 10 g，天花粉 15 g，乌梅 12 g，威灵仙 12 g，桑寄生 15 g，香附 10 g，甘草 5 g。每日 1 剂，水煎分 2 次服。

同时，另用补骨脂 30 g，骨碎补 30 g，虎杖 15 g，红花 15 g，蛇蜕 30 g，蝉蜕 30 g，制何首乌 30 g，北沙参 15 g，乌梅 30 g，黑芝麻 50 g，白芷 20 g，菟丝子 30 g，将诸药研碎，放入 1 000 mL 75％乙醇中浸泡 7 日，去渣装玻璃器具中密封，外搽皮损处，1 日 2～3 次。

[功效] 养血填精，滋补肝肾，活血疏风通络。

[方解] 方中生地黄、赤芍、紫草、益母草凉血活血消斑；丹参、鸡血藤养血活血；桑寄生、山茱萸、菟丝子、墨旱莲、女贞子、黑芝麻补益肝肾、养血填精、活血消斑；当归、制何首乌柔肝养血，"乙癸同源，肝肾同治"；白蒺藜平肝解郁，祛血中之风，补骨脂补肾助阳；煅磁石既能平潜肝阳，又能益肾阴敛浮阳，桃仁、红花活血化瘀消斑；首乌藤祛风通络消斑；威灵仙善走而不守，宣通十二经络；浮萍祛风止痒；骨碎补归肝、肾二经，活血补肾；虎杖活血祛瘀消斑；玄参、黄精、北沙参、桑椹滋阴补血；香附、丹参、红花行气活血；乌梅酸平归肝经，解毒疏肝理气；白芷祛风除湿。诸药合用，共奏养血填精，滋补肝肾，活血疏风通络之功。

[加减] 发于面部者，加柴胡 12 g，升麻 10 g；发于头部者，加川芎 10 g，藁本 10 g；发于胸腹部者，加瓜蒌皮 12 g，郁金 10 g；发于下肢者，加牛膝 12 g，独活 12 g；发于腰腹部者，加青皮 10 g，枳壳 10 g，续断 12 g；发于上肢者，加姜黄 10 g，桑枝 12 g，桂枝 10 g。

慢性前列腺炎

慢性前列腺炎是指前列腺非特异性感染所致的慢性炎症。本病起病缓慢，反复发作，症状复杂，缠绵难愈。临床以会阴部或少腹部坠胀隐痛，精索、睾丸部不适，腰部酸痛，终末尿混浊，或轻度尿频、尿急、尿痛，尿道刺痒，夜尿增多，尿后余沥或尿道口有分泌物等为主要表现。

根据慢性前列腺炎的临床特征，其属于中医学"尿浊""精浊"范畴。中医学认为，本病多因嗜食膏粱厚味、辛辣炙热之品，或饮酒太过，损伤脾胃，脾失健运，酿生湿热，循经下注；或性事不洁，湿毒之邪内侵，蕴积精宫；或欲念不节，相火妄动，所欲不遂，忍精不泄而致败精流溢；或感受寒湿之邪，厥阴经气凝滞，气血运行不畅，瘀久化热，与湿搏结精室；或"热淋""精热"治疗不彻底，湿热余毒未清；或禀赋不足，劳累过度，或久病伤及脾肾，脾虚则湿浊难化，肾虚则精室不能闭藏，精元失守而为病。湿热为病，腺体血脉瘀阻，腺液排泄不畅，是前列腺炎进入慢性过程的基本病理。湿热为潴留的炎性分泌物，血瘀体现在前列腺长期充血，二者互为因果，故病情顽固而难治。

一、常见证的辨治

1. 湿热蕴结证：

[主要表现] 尿频，尿急，尿痛，排尿困难，尿后余沥，小便混浊如米泔，或小便灼热疼痛，身热烦躁，口渴不欲多饮，会阴、腰骶、睾丸坠胀不适或疼痛，排尿终末或大便时尿道口有乳白色分泌物溢出，舌质红，舌苔黄腻，脉滑数。

[治法方药] 清热解毒，祛湿排浊。程氏萆薢分清饮加减：萆薢 12 g，炒黄柏 10 g，车前子（包煎）15 g，丹参 12 g，土茯苓 15 g，石菖蒲 12 g，败酱草 20 g，虎杖 15 g，红藤 12 g，乌药 10 g，泽泻 12 g，金银花 15 g，木通 10 g。

2. 气滞血瘀证：

[主要表现] 病程较长，会阴、后尿道刺痛明显，痛引睾丸、阴茎、腹股沟或腰骶部，小腹坠胀，小便滴沥刺痛，尿道灼热疼痛，尿终滴白不多，射精疼痛，舌质紫暗，或有瘀斑点，脉弦涩。

[治法方药] 祛瘀化浊，理气软坚散结。复元活血汤合前列腺汤加减：丹参 15 g，当归 12 g，桃仁 10 g，赤芍 12 g，红花 10 g，川萆薢 12 g，泽兰 10 g，王不留行 12 g，败酱草 20 g，蒲公英 15 g，小茴香 10 g，川楝子 12 g，柴胡 10 g。

3. 阴虚火旺证：

[主要表现] 尿道口常有乳白色分泌物溢出，或有血精，尿频尿急，会阴、睾丸、腰骶隐痛不适，形体消瘦，或有盗汗，腰膝酸软，性欲亢进，阳事易举，遗精早泄，小便短赤，大便干结，舌质红，舌苔少，脉细数。

[治法方药] 滋阴降火，凉血活血。知柏地黄汤加减：生地黄 15 g，黄柏 10 g，知母 12 g，牡丹皮 12 g，山药 15 g，泽泻 10 g，赤芍 12 g，山茱萸 12 g，茯苓 12 g，生蒲黄（包煎）10 g，墨旱莲 12 g，石韦 10 g，女贞子 12 g，地骨皮 12 g。

4. 脾虚气陷证：

[主要表现] 小便混浊如米泔水，精神疲倦，少气懒言，语声低怯，食少腹胀，大便溏薄，面色萎黄或淡白无华，或有内脏下垂，舌质浅淡，脉细弱。

[治法方药] 补中益气，健脾化浊。补中益气汤加减：黄芪 15 g，党参 12 g，白术 10 g，柴胡 10 g，茯苓 12 g，升麻 10 g，当归 12 g，山药 15 g，当归 12 g，小蓟 10 g，石菖蒲 12 g，薏苡仁 15 g，陈皮 10 g。

5. 肾阳亏虚证：

[主要表现] 病程日久，时有尿浊，稍劳益甚，腰膝酸冷，神疲畏寒，夜尿频多，小便清长，阳痿早泄，性欲减退，面色黧黑，舌质淡胖，或有齿痕，舌苔白滑，脉沉迟无力。

[治法方药] 温肾固涩，解毒化浊。右归（丸）汤加减：附子（先煎）10 g，肉桂 3 g，熟地黄 15 g，山茱萸 12 g，山药 15 g，茯苓 12 g，泽泻 10 g，淫羊藿 12 g，益智 10 g，川萆薢 12 g，当归 12 g，菟丝子 12 g，芡实 12 g，蒲公英 20 g。

二、试试精选验方

1. 补肾逐瘀汤：

[组成] 红藤 30 g，丹参 30 g，败酱草 30 g，菟丝子 30 g，延胡索 15 g，王不留行 15 g，淫羊藿 15 g，萆薢 15 g，牛膝 15 g，莪术 15 g，鹿角霜（包煎）10 g，炮穿山甲（先煎）10 g，川楝子 10 g，三棱 10 g。每日 1 剂，水煎分 2 次服。

同时，另用红藤 30 g，败酱草 30 g，皂角刺 15 g，乳香 15 g，没药 15 g，红花 15 g，乌药 15 g，将诸药粉碎，用干净棉布包好，浸入清水中 15 分钟，取出在蒸锅上蒸 15 分钟后，用毛巾包裹放于小腹部，时间 30 分钟，早晚各 1 次。注意调节毛巾厚度，避免烫伤皮肤。

[功效] 滋精固肾，化瘀通络。

[方解] 方中重用红藤、丹参、菟丝子既能化瘀通络，又能补肾益精，是为君药。辅以鹿角霜、淫羊藿温补肾阳；牛膝既补肾活血，又引药下行直达病所；炮穿山甲、三棱、莪术、王不留行活血化瘀、通络散结，是为臣药。延胡索温肾行气止痛，合川楝子则行气止痛力量更强，从而有效缓解疼痛症状，是为佐药。败酱草清热解毒、逐瘀排脓，萆薢分清祛浊，是为使药。综观全方，既能化瘀通络以治标，又能滋精固肾以治本，从而达到驱病不伤正、补益不留邪的目的。外用热敷，以清热活血通络，能使药物直达病所，快速达到活血化瘀、通络散结的作用，迅速缓解患者症状。

2. 萆薢汤：

[组成] 萆薢 15 g，菟丝子 12 g，茯苓 15 g，山药 12 g，车前子（包煎）15 g，沙苑子 12 g，益智 15 g，石菖蒲 12 g，甘草梢 3 g。每日 1 剂，水煎分 2 次服。

[功效] 益肾填精，渗湿导浊。

[方解] 方中菟丝子补阴，萆薢治湿为主药，治湿而不伤阴，补阴而不腻湿；沙苑子固精、山药固肾，使菟丝子益肾填精之功益胜；茯苓渗湿、车前子导湿，使萆薢分清渗浊之力更宏；石菖蒲豁痰宣窍；甘草梢和中解毒，兼引诸药直趋精室；茯苓配菟丝子，有茯菟丹之意，意在固精兼渗湿；车前子配菟丝子，专导败精之流注。诸药合用，补肾导浊，为消补兼施之妙方。

[加减] 湿热重者，加碧玉散（包煎）12 g，厚朴 10 g；气虚者，加黄芪 15 g，党参 12 g；血瘀者，加丹参 12 g，皂角刺 12 g；肾虚者，加石斛 10 g，熟地黄 12 g，续断 12 g。

3. 化瘀通络汤：

[组成] 丹参 15 g，赤芍 12 g，桃仁 15 g，炮穿山甲（先煎）10 g，王不留行 12 g，水蛭 5 g，川楝子 10 g，地龙 12 g，丝瓜络 10 g，白花蛇舌草 15 g。每日 1 剂，水煎分 2 次服。

[功效] 活血通络，软坚散结。

[方解] 方中丹参、赤芍、桃仁活血化瘀，加入水蛭、地龙加强祛瘀通利血脉之功；配合行气通络和软坚散结之炮穿山甲、王不留行有利于药物进入腺体内；佐以川楝子、丝瓜络行气通络止痛，使气行则血行；加入白花蛇舌草清热利湿。诸药合用，全方共奏活血通络，软坚散结之功效。

[加减] 膀胱湿热下注者，加萹蓄 10 g，瞿麦 10 g，滑石（包煎）12 g；肾虚者，酌加淫羊藿 12 g，巴戟天 12 g，肉苁蓉 12 g，菟丝子 12 g；瘀久正虚者，酌加黄芪 15 g，党参 12 g，当归 12 g，制何首乌 12 g；瘀久化热者，加蒲公英 12 g，败酱草；虚寒者，加乌药 12 g，益智 12 g。

4. 消炎汤：

[组成] 红藤 30 g，丹参 12 g，赤芍 12 g，红花 12 g，杜仲 12 g，延胡索 12 g，牛膝 25 g，蒲公英 30 g，桃仁 12 g。每日 1 剂，水煎分 2 次服。药渣加黄酒 250 g，煎汤每晚坐浴 30 分钟左右。服药期间忌食生冷、油腻、辛辣之品，保持大便通畅，以及合理的性生活。

[功效] 补肾填精，清利湿热，活血化瘀。

[方解] 方中红藤、蒲公英清利湿热；杜仲、牛膝补肾强精，祛湿热；丹参、赤芍、延胡索、红花、桃仁活血化瘀。慢性前列腺炎的疼痛多表现在会阴部、耻骨上、腹股沟、腰骶部。中医学认为，肝主筋，会阴为宗筋所聚之处，肝经绕阴器，循少腹上行，因此如果肝失调达，肝气郁结，气滞血瘀，经络不通，不通则痛。前列腺炎为腺泡、腺管炎症梗阻，腺叶内纤维组织增生，肛门指诊发现有前列腺体肿硬，致使膀胱颈部、精阜和射精管纤维化，引起小便不畅、射精不适等症状，这些都与瘀血有关，同时前列腺充血在病理状态下，也表现为血瘀，此病缠绵，病久必瘀，肾虚、湿热也可致瘀。因此，本病更要重视血瘀的存在，故方中用丹参、赤芍、延胡索、红花、桃仁活血化瘀之品。前列腺体表有坚韧的纤维膜，对前列腺起屏障作用，因此用药渣加黄酒坐浴以助药势，能改善局部血液循环，加强药效，达到内外合治之功，从而提高疗效，缩短疗程。

[加减] 湿热者，酌加黄柏 10 g，栀子 10 g，萹蓄 10 g，车前草 10 g，白花蛇舌草

15 g，萆薢 12 g，甘草 5 g；血瘀者，酌加制乳香 10 g，制没药 10 g，川楝子 10 g，三棱 10 g，莪术 10 g，乌药 10 g，蜈蚣 5 g；肾精亏虚者，酌加淫羊藿 12 g，肉苁蓉 12 g，益智 12 g，菟丝子 12 g，金樱子 12 g，芡实 12 g；阴虚水旺者，酌加黄柏 10 g，知母 10 g，生地黄 12 g，山药 12 g，泽泻 10 g，车前子（包煎）10 g。

5. 延寿固精汤：

［组成］败酱草 30 g，浙贝母 12 g，土茯苓 15 g，三七粉（冲服）5 g，菟丝子 30 g，鱼腥草 30 g，蒲公英 30 g，车前草 15 g，淫羊藿 12 g，墨旱莲 12 g，女贞子 30 g，琥珀粉（冲服）3 g，王不留行 10 g，炮穿山甲（先煎）10 g，昆布 10 g，石菖蒲 12 g，猪苓 15 g，茯苓 15 g，黄柏 12 g。每日 1 剂，水煎分 2 次服。

［功效］清热除湿，化痰散结，活血化瘀，益肾宁神。

［方解］方中败酱草、浙贝母、土茯苓、三七粉、菟丝子共为君药，以消痰散瘀、清热除湿；王不留行、炮穿山甲、昆布配合浙贝母以化痰散结；鱼腥草、蒲公英、车前草配合土茯苓、败酱草以清热除湿、解毒散结；琥珀粉、王不留行、炮穿山甲配合三七粉以活血化瘀通络；淫羊藿、墨旱莲、女贞子配合菟丝子补肾益精；石菖蒲安神志；猪苓、茯苓健脾渗水利湿除痰；黄柏清泻相火。全方合用，共达清热除湿、化痰散结、活血化瘀、益肾宁神之功。

［加减］痰湿明显者，加生薏苡仁 15 g，苍术 12 g，白术 12 g；肾阴虚明显者，加枸杞子 12 g；心烦躁扰加入酸枣仁、合欢花；血瘀之象明显加入三棱、莪术、桃仁、红花、丹参；夹肝气郁滞者，加郁金 10 g，柴胡 12 g。

前列腺增生症

前列腺增生症又称前列腺肥大。它是指肥大或增生的前列腺压迫后尿道及膀胱颈部，导致以尿路梗阻、尿潴留为主要临床特征的综合征。是老年男性常见病之一，其发病与老年性激素平衡失调，长期反复发作的前列腺局部炎症，以及营养代谢紊乱等有关。

根据前列腺增生的临床特征，其属于中医学"癃闭"范畴。中医学认为，本病多因年老体弱，久病体虚，房劳过度，导致肾阳衰微，肾气不充，膀胱失于温煦，气化不及而小便不通。或素体阴虚，或久病及肾，热病真阴暗耗，以致肾阴亏损，虚火自炎，无阴则阳无以化，水液不能下注膀胱，导致小便短涩。或情志不畅，肝气郁结，或暴怒伤肝，气逆瘀停，或病久瘀血内阻等，致气滞血瘀，日久则癥积渐成，水道受阻，小便通而不爽，甚至溺窍闭而点滴不出。或外感风寒，郁久化热，或外感风热、燥热之邪，致肺热壅滞，失其治节，肃降失常，不能通调水道而排尿困难。或湿热蕴结膀胱，膀胱气化不利，而致小便不通。或饮食劳倦，损伤脾胃，中气下陷，清气不升，浊阴不降而致小便难以排出而成癃闭。

一、常见证的辨治

1. 肾阳虚衰证：

［主要表现］排尿困难，滴沥不尽，欲解不利，夜尿频多，甚或小便自溢不禁，腰膝酸冷，畏寒肢冷，面色㿠白，神疲倦怠，阴囊或阴茎冷缩，性功能减退，舌质淡胖，舌苔薄白，脉沉迟无力。

［治法方药］温补肾阳，化气利水。济生肾气（丸）加减：附子（先煎）10 g，肉桂

3 g，熟地黄 15 g，鹿角（先煎）10 g，山药 15 g，泽泻 10 g，山茱萸 12 g，茯苓 10 g，牡丹皮 12 g，牛膝 12 g，黄芪 15 g，淫羊藿 12 g，王不留行 20 g。

2. 肾阴亏虚证：

[主要表现] 小便频数，滴沥不畅，短黄灼热，甚或无尿，腰膝酸软，五心烦热，或午后低热颧红，头晕耳鸣，咽干口燥，大便干结，舌红少苔，脉细数。

[治法方药] 滋阴补肾，清利水源。知柏地黄汤加减：生地黄 15 g，知母 12 g，黄柏 10 g，山药 15 g，牡丹皮 12 g，山茱萸 12 g，丹参 15 g，泽泻 10 g，墨旱莲 12 g，昆布 10 g，续断 12 g，海藻 10 g，女贞子 12 g。

3. 瘀浊内阻证：

[主要表现] 小便努责难出，尿细如线，甚或小便闭塞，点滴全无，尿道涩痛，会阴、少腹胀痛，舌质紫暗，或有瘀斑点，脉弦涩。

[治法方药] 活血祛瘀，通关利水。抵当汤加减：当归 12 g，桃仁 10 g，生地黄 12 g，水蛭 5 g，车前子（包煎）12 g，三棱 12 g，莪术 10 g，延胡索 12 g，制大黄 10 g，牛膝 12 g，滑石（包煎）20 g，通草 10 g。

4. 肺热壅滞证：

[主要表现] 小便不利或点滴不通，伴有咳嗽喘促，胸部胀满，咽干口燥，烦渴欲饮，舌质红，舌苔薄黄，脉数。

[治法方药] 清热宣肺，通窍利水。黄芩清肺饮加味：黄芩 10 g，栀子 10 g，桔梗 12 g，杏仁 10 g，法半夏 10 g，桑白皮 12 g，麻黄 5 g，石膏 15 g，知母 12 g，泽泻 10 g，茯苓 12 g，木通 10 g。

5. 湿热蕴结证：

[主要表现] 尿频，尿急，尿少而黄赤，滴沥不爽，欲解不利，茎中灼热涩痛，少腹胀满，口渴不欲多饮，胸闷口腻，大便秘结，舌质红，舌苔黄腻，脉滑数。

[治法方药] 清热泻火，利湿通闭。八正（散）汤加减：滑石（包煎）15 g，栀子 12 g，木通 10 g，车前子（包煎）12 g，萹蓄 12 g，大黄 10 g，龙胆 12 g，瞿麦 10 g，茯苓 12 g，泽泻 10 g，佩兰 10 g，小蓟 12 g，晚蚕沙（包煎）10 g。

6. 肝郁气滞证：

[主要表现] 小便不通，或通而不爽，胸胁胀满，太息则舒，烦躁易怒，小腹坠胀，舌质红，舌苔薄黄，脉弦。

[治法方药] 疏肝理气，通利小便。沉香散加减：当归 12 g，沉香 3 g，白芍 12 g，石韦 12 g，滑石（包煎）15 g，柴胡 10 g，冬葵子 12 g，王不留行 15 g，香附 10 g，郁金 10 g，乌药 10 g，木通 10 g。

7. 脾虚气陷证：

[主要表现] 有尿意而难解，或点滴自遗，小便色清，小腹肛门坠胀，面色无华或萎黄，气短懒言，腰酸乏力，纳少便溏，舌质浅淡，舌苔白，脉沉弱。

[治法方药] 补中益气，升清降浊。补中益气汤加减：黄芪 15 g，党参 12 g，白术 10 g，当归 12 g，柴胡 10 g，升麻 10 g，肉苁蓉 12 g，山药 15 g，菟丝子 12 g，薏苡仁 15 g，砂仁 5 g，陈皮 10 g。

二、试试精选验方

1. 二仙甲贝汤：

[组成] 淫羊藿 30 g，威灵仙 15 g，炮穿山甲（先煎）10 g，浙贝母 12 g，王不留行

10 g，桃仁 10 g，当归 12 g，刘寄奴 10 g，牛膝 20 g，制何首乌 20 g，荔枝核（先煎）15 g，夏枯草 15 g，黄芪 30 g。每日 1 剂，水煎分 2 次服。

[功效] 补肾益气，活血化瘀，通络散结。

[方解] 方中淫羊藿温肾助阳，《本草经疏》说其"辛以润其燥，甘温益阳气以助其化，故利小便也"，配合制何首乌善补精血，补而不腻，共益肾之本元；威灵仙性善走而不守，宣通十二经，治膀胱气化不利之力甚宏；炮穿山甲咸寒，《医学衷中参西录》说其"走窜之性，无微不至，故能宣通脏腑，贯彻经络，透达官窍，凡血凝血聚为病，皆能开之"，与浙贝母、王不留行、荔枝核、夏枯草四者相伍通经活络，软坚散结，通利窍道；当归、桃仁、刘寄奴、牛膝活血化瘀，行气利水，祛浊消积；牛膝引诸药下行，直达病所；黄芪既能益气补虚而利小便，又能防逐瘀之品耗伤气血之虞。全方共奏补肾益气、活血化瘀、通络散结之功，以冀下元充、经络通、浊瘀祛、窍道畅，则癃闭之苦可解矣。

[加减] 湿热下注者，酌加白花蛇舌草 15 g，土茯苓 30 g，萹蓄 10 g，瞿麦 10 g；肾阳虚衰者，加巴戟天 12 g，鹿角胶（烊化冲服）12 g；阴虚火旺者，加知母 12 g，黄柏 10 g；血淋者，加白茅根 15 g，车前子（包煎）10 g，小蓟 12 g；痰多肥胖者，酌加桑白皮 15 g，麻黄 5 g，淡竹叶 15 g，海藻 10 g，昆布 10 g；大便不通者，加生大黄 5 g；阴部隐痛者，加柴胡 10 g，乌药 10 g。

2. 益气通闭汤：

[组成] 黄芪 30 g，白术 20 g，枳壳 12 g，升麻 10 g，熟地黄 30 g，淫羊藿 12 g，柴胡 10 g，党参 25 g，炮穿山甲（研末冲服）10 g，水蛭（研末冲服）5 g，浙贝母 15 g，白芥子 12 g，当归 15 g，车前子（包煎）15 g，薏苡仁 20 g，炙甘草 10 g。每日 1 剂，水煎分 2 次服。

[功效] 健脾补肾，活血祛瘀，化痰散结，利尿通闭。

[方解] 方中黄芪益气补虚利尿，为补气要药，既能增强健脾补肾药之功，又能提高活血化瘀药之效，还有助祛痰化湿利尿药之力；党参、白术、炙甘草补气健脾；熟地黄、淫羊藿补肾益精，温阳化气；升麻、柴胡升清降浊；浙贝母、白芥子化痰散结；炮穿山甲、水蛭、当归活血祛瘀；薏苡仁、车前子化湿利尿；枳壳行膀胱尿道滞气。诸药合用，共奏健脾补肾、活血祛瘀、化痰散结、利尿通闭之功。

[加减] 血尿者，加小蓟 20 g，大蓟 20 g，白茅根 20 g；尿路感染者，加金钱草 25 g，瞿麦 20 g，萹蓄 20 g；小便不畅甚者，加木通 20 g，桔梗 15 g；腰膝酸软者，加骨碎补 20 g，杜仲 15 g，续断 15 g。

3. 益肾活血汤：

[组成] 当归 15 g，炮穿山甲（先煎）15 g，熟地黄 20 g，芒硝（冲服）5 g，桃仁 15 g，桑椹 12 g，桂枝 10 g，黄芪 30 g，人参 20 g，茯苓 12 g，车前子（包煎）10 g。每日 1 剂，水煎分 2 次服。

[功效] 补益气血，活血破瘀，通便利尿。

[方解] 方中黄芪性味甘温，补气升阳，生血行滞，固本以利水，能调整诸脏腑之生理功能，大剂量使用，乃取自清代"治血大师"王清任之"黄芪甘草汤"，是用以专治老人溺尿不通的良方主药。由于有形之血生于无形之气，故重用黄芪以资生血之源，化气以行水。当归补血活血，养血和营，兼能散寒止痛，能除血虚、血瘀、血寒所致诸痛，与黄芪共用以使阳生阴长，气旺血行，二者共为君药，即补阳兼和阴之义。人参补脾益肺，补气生津，助生化之源，输精微，布津液，故凡属正气不足，或邪气未尽而正气已虚的证候，均可使用。前列腺增大为本虚标实之象，用之正宜。炮穿山甲乃活血破瘀良药，二药

合用，气血通畅，与黄芪、当归合用则补气养血之力更显，扶正固本之力更强，是为臣药。气虚亦致大便不得畅出，临厕努挣，二便纷扰，故辅以臣药还当有润肠下气通便之药，选桃仁以破瘀通便，下焦实邪尽出，不存闭门留寇之患。然则补气血不可偏阴阳，祛瘀滞不可忘正虚，所以配以桑椹酸甘性寒，桂枝味甘性温，既活血通阳，又滋阴生津，既活血化瘀，又能酸涩收敛，同时又能温阳润肠通便。熟地黄养血滋阴，补精益髓，能"滋肾水，益真阴"，使邪去而正不伤，为佐药。茯苓一味为上佳之选，因茯苓既能利水渗湿，又能健脾补中，加之其性平和，利水而不伤正气，况茯苓尚有健脾安神之效，故而尿频引起夜不寐不安之症，亦得以解。再配以车前子利水渗湿，使邪从内出，通达消散，对前阴之尿路起到了保护的作用，以防不洁秽浊之物逆行而染。诸药合用，使阴阳平衡，气血调和，补而不滞，破而不伤气血，相互协调，使气得补，血得活，结得以散，则前列腺腺体增生可除，排尿异常可消，诸症悄然自去。此乃标本兼治，祛邪扶正之补虚化瘀的精要体现。

4. 仙甲汤：

[组成] 淫羊藿12 g，枸杞子15 g，巴戟天12 g，炮穿山甲（先煎）10 g，丹参20 g，莪术10 g，败酱草20 g，连翘20 g，川芎15 g，海藻15 g，甘草5 g。每日1剂，水煎分2次服。

[功效] 疏肝活血，清利湿热，祛痰化浊。

[方解] 方中淫羊藿归肝肾经，补精壮阳；枸杞子归肝肾经，滋补肾阴，同时制约淫羊藿之温燥，淫羊藿与枸杞子，二者一阴一阳，一味温而不伤阴，一味滋而不碍阳，一味促肾气之温煦、激发以助肾阳，一味充肾气之滋润、营养以协肾阴，两者阴阳互补，相须为用，共奏补益肾气之功效；穿山甲为血肉有情之品，归肝经，性味咸寒，善走窜，性专行散，活血化瘀，能引药直达病所，为破瘀消癥要药；走窜之穿山甲祛瘀生新，能助淫羊藿、枸杞子充养肾气，内守之淫羊藿、枸杞子补益肾气，又助穿山甲祛瘀血以消癥积；丹参归肝经，活血祛瘀，与穿山甲合用，加强活血破瘀消癥之力；败酱草味辛苦性微寒，归大肠、肝经，清热解毒；连翘味苦性微寒，归肺、心、小肠经，清热解毒，消肿散结；败酱草、连翘还兼有活血化瘀、消癥散结之作用，与穿山甲、丹参配伍使用，能增强其活血化瘀之力。诸药配伍，肝肾同治，补泻并举，补攻兼施，守走相备，相得益彰，扶正而不留邪，祛邪而不伤正，共奏补益肾气，活血化瘀，化痰散结，清热利湿之功。

[加减] 尿频急疼痛、尿道灼热、口苦咽干、烦闷呕恶者，酌加黄柏12 g，苍术12 g，牛膝12 g，薏苡仁12 g；小便滴淋不畅、时发时止、五心烦热、夜寐不安、口干咽燥、头晕耳鸣者，酌加生地黄12 g，山药12 g，知母12 g，黄柏10 g；小便不畅或点滴而下、胸闷气短、咳嗽喘逆、呕恶痰涎者，加麻黄8 g，杏仁10 g；神疲倦怠、尿出无力、滴沥不畅、尿液澄清、畏寒肢冷、腰膝酸困者，酌加熟地黄12 g，附子（先煎）10 g，肉桂5 g，牛膝12 g；小腹坠胀，时欲小便而不得出，或量少而不畅、神疲气短、倦怠乏力者，酌加黄芪15 g，党参12 g，白术12 g，升麻10 g；小便点滴而下或闭塞不通，或尿时涩痛，或小腹胀痛，面色晦暗者，加水蛭5 g，桃仁12 g，大黄10 g。

5. 龙胆桃夏汤：

[组成] 龙胆12 g，桃仁10 g，红花10 g，大贝母12 g，黄芪15 g，桔梗10 g，夏枯草15 g，车前子（包煎）15 g，土茯苓30 g，萆薢30 g，赤芍20 g。每日1剂，水煎分2次服。

[功效] 清热利湿，活血化痰，滋阴温阳，凉血止血。

[方解] 方中龙胆、土茯苓、萆薢清利下焦之湿热；湿热流注下焦，日久则气郁血滞、

脉络瘀阻，致使病情加重或缠绵难愈，故用桃仁、红花、赤芍活血化瘀。老年人肾阳不足、脾失健运，体内津液输布失常，聚而为痰；肾阴不足，相火妄动，煎熬津液，凝而为痰；或因肝气不舒、升降失常，三焦气机不利，聚津为痰，痰浊凝聚，阻碍气血运行，湿热、瘀血、痰浊互结，日久不散，凝结成块，阻滞尿道而致小便不利，故用车前子、夏枯草、大贝母化痰通闭、软坚散结；黄芪、桔梗有"下病治上、欲降先升"之意，为"提壶揭盖"之法。诸药合用，有利湿、活血、化痰之功。药切病机，疗效满意。

[加减] 尿道有灼热感、尿道口有白色分泌物者，加蒲公英 15 g，黄柏 12 g；小便涩滞不畅、舌暗或舌有瘀点瘀斑、脉弦涩者，加丹参 12 g，王不留行 12 g；腰膝酸软、阳痿早泄、神疲纳差者，酌加熟地黄 12 g，杜仲 12 g，山茱萸 12 g，菟丝子 12 g；伴血尿、血精者，加茜草 12 g，白茅根 15 g，三七粉（冲服）5 g；大便秘结者，加酒大黄 10 g，玄明粉（冲服）5 g；小腹坠胀者，加升麻 10 g；胸胁胀满、情志抑郁、多烦易怒者，加沉香 5 g，乌药 10 g。

功能性阳痿

阳痿是指性交时阴茎不能勃起，或虽勃起但不坚，或勃起不能维持，以致不能完成性交全过程的一种病症，又称勃起功能障碍。此病中西医同名，但中医学又有称为"阴痿""阴器不用"者。西医学则根据发病原因分为器质性阳痿和非器质性阳痿两种。前者病因较为复杂，主要包括血管病变、神经源性、内分泌性、炎症性、机械性、药物影响、创伤及手术并发症、各器官系统病变等因素；后者通常是由于潜在性和突发性精神因素所导致的功能性阳痿。

中医学认为，阳痿病因复杂，多因情志不遂，所愿不得，或悲伤过度，郁郁寡欢，肝气郁结，气血不畅，宗筋失充，致阴器不举；或恣情纵欲，房事不节，或手淫过度，伤精耗血，损及真阳，以致肾气虚惫，命门火衰，渐成阳痿；或大卒惊恐，恐则伤肾，肾主藏精，恐则气下，致阳事不振而痿；或饮食不当，过食肥甘厚味，嗜酒过度，酿湿生热，内阻中焦，伤及脾胃，脾虚生湿成痰，湿热下注，宗筋弛纵而致阳痿不用；或久病之体，五劳七伤，正气虚损，血行不畅，或跌仆伤及肾府，致瘀血阻于宗筋络脉，发为阳痿等。

一、常见证的辨治

1. 肝郁气滞证：

[主要表现] 阳事不举，或举而不坚，难行房事，性欲淡漠，情绪忧郁，胸闷不舒，常喜叹息，咽干口苦，舌质偏暗，舌苔薄白，脉弦。

[治法方药] 疏肝解郁，理气和血。沈氏达郁汤加减：醋柴胡 10 g，当归 12 g，川芎 10 g，制香附 10 g，白芍 12 g，郁金 10 g，茯苓 12 g，白术 12 g，菟丝子 12 g，牡丹皮 10 g，枸杞子 12 g，蜈蚣 1 条。

2. 湿热下注证：

[主要表现] 阴茎委软，勃而不坚，阴囊潮湿，会阴部酸胀，遗精滑泄，或出白浊，小便短赤，余沥不尽，口苦咽干，舌质红，舌苔黄腻，脉弦滑数。

[治法方药] 清热利湿。龙胆泻肝汤加减：龙胆 12 g，黄柏 10 g，赤芍 15 g，柴胡 10 g，当归 12 g，泽泻 10 g，萆薢 12 g，栀子 10 g，薏苡仁 15 g，牡丹皮 12 g，苍术 10 g，白茅根 15 g，荔枝核（先煎）15 g。

3. 心脾两虚证：

[主要表现] 阳事不举，或举而不坚，精神不振，神疲乏力，失眠健忘，胆怯多疑，心悸自汗，食少便溏，面色不华，舌质浅淡，舌苔薄白，脉细弱。

[治法方药] 健脾养心，安神定志。归脾汤加减：人参10 g，炙黄芪15 g，炒白术12 g，龙眼肉10 g，当归12 g，酸枣仁10 g，淫羊藿12 g，木香3 g，菟丝子12 g，远志10 g，紫河车12 g，茯苓10 g，炙甘草5 g。

4. 命门火衰证：

[主要表现] 阴茎委软，勃起困难，精神萎靡，畏寒肢冷，腰膝酸软，精冷滑泄，头晕耳鸣，小便清长，舌质浅淡，舌苔薄白，脉沉迟无力。

[治法方药] 补肾壮阳起痿。斑龙（丸）汤加减：鹿角胶（烊化冲服）12 g，熟地黄15 g，肉苁蓉12 g，山茱萸12 g，淫羊藿15 g，山药12 g，菟丝子15 g，当归12 g，酸枣仁10 g，补骨脂12 g，附子（先煎）10 g，锁阳12 g，肉桂3 g。

5. 阴虚火旺证：

[主要表现] 阴茎能勃起，但举而不坚，欲念频萌，多梦滑精，五心烦热，夜寐不安，腰膝酸软，头晕耳鸣，口渴咽干，或盗汗面潮红，舌质红，舌苔少或光剥无苔，脉细数。

[治法方药] 滋阴泄火。大补阴（丸）汤加减：生地黄15 g，黄柏10 g，龟甲（先煎）15 g，知母10 g，白芍12 g，山药15 g，墨旱莲12 g，桑椹15 g，山茱萸12 g，女贞子12 g，当归12 g，首乌藤12 g，栀子10 g。

6. 瘀血阻络证：

[主要表现] 阳事不兴，或勃起不坚，小腹或会阴部刺痛，痛处固定，面色暗滞，渴不多饮，小便涩痛，舌质紫暗，或有瘀斑点，舌苔薄白，脉细涩。

[治法方药] 活血化瘀通络。复元活血汤加减：桃仁10 g，当归12 g，红花10 g，赤芍12 g，柴胡10 g，炮穿山甲（先煎）12 g，琥珀末（冲服）3 g，蛇床子12 g，丹参20 g，淫羊藿12 g，熟地黄15 g，香附10 g。

7. 惊恐伤肾证：

[主要表现] 阳事不兴，或举而不坚，病因惊恐所致，梦遗滑精，心悸易惊，胆怯多疑，精神恍惚，夜寐不安，舌质浅淡，舌苔薄白，脉弦。

[治法方药] 益肾宁神定志。启阳娱心（丹）汤加减：菟丝子12 g，当归10 g，巴戟天12 g，远志10 g，酸枣仁12 g，五味子10 g，沙苑子12 g，香附10 g，龙骨（先煎）30 g，石菖蒲12 g，牡蛎（先煎）30 g，淫羊藿12 g。

二、试试精选验方

1. 补肾振痿汤：

[组成] 淫羊藿15 g，韭菜子15 g，党参15 g，熟地黄15 g，阳起石15 g，枸杞子15 g，菟丝子12 g，巴戟天12 g，桑螵蛸12 g，牛膝12 g。每日1剂，水煎分2次服。

[功效] 补肾益气，养精壮阳。

[方解] 方中淫羊藿补肾益精壮阳；韭菜子、枸杞子、菟丝子、巴戟天补肾助阳；党参健脾补中；熟地黄养血填精，培元益肾；阳起石、桑螵蛸益肾壮阳；牛膝补益肝肾，载药下行直达阳器。诸药合用，共奏补肾益气、养精壮阳之功，使精有所养，气有所补，则性功能可望康复。

[加减] 偏肾阳虚者，酌加鹿角片（先煎）10 g，肉苁蓉12 g，仙茅10 g，制附子（先煎）10 g；偏肾阴虚者，酌加制黄精12 g，制女贞子12 g，墨旱莲12 g，桑椹12 g；

气虚者，酌加黄芪 15 g，白术 12 g，茯苓 12 g，山药 15 g；夹瘀者，酌加当归 12 g，川芎 10 g，红花 10 g，续断 12 g；病程久者，酌加蜈蚣 5 g，刺猬皮 12 g，僵蚕 10 g，全蝎 5 g。

2. 解郁起痿汤：

[组成] 醋柴胡 10 g，郁金 10 g，枳壳 10 g，合欢皮 10 g，制香附 12 g，炒白芍 12 g，白蒺藜 12 g，枸杞子 12 g，肉苁蓉 12 g，淫羊藿 12 g，当归 12 g，川芎 10 g，丹参 15 g，炙甘草 2 g，蜈蚣 1 条。每日 1 剂，水煎分 2 次服。

[功效] 疏肝解郁，通络兴阳。

[方解] 方中柴胡、郁金、枳壳、白芍、合欢皮、香附疏肝解郁，条达情志；白芍、当归、川芎、丹参，畅通血脉；白芍、枸杞子、当归、川芎、肉苁蓉，滋补肝血，使肝血充盈；白蒺藜、淫羊藿，解郁兴阳；蜈蚣通络散结。诸药配伍合用，共奏疏肝解郁，通络兴阳之效。

[加减] 烦躁易怒者，加牡丹皮 12 g，栀子 10 g，以清热除烦；心悸失眠者，加酸枣仁 12 g，远志 10 g，茯神 10 g，以养心安神；食欲不振者，加茯苓 12 g，白术 12 g，党参 15 g，以健脾除湿；肾阳亏虚者，加肉桂 5 g，鹿角胶（烊化冲服）12 g，巴戟天 12 g，以温阳补肾；精亏阴虚者，去川芎，加黄精 12 g，熟地黄 12 g，女贞子 12 g，以养阴生精；遗精、早泄者，加芡实 12 g，五味子 10 g，山茱萸 12 g，五倍子 10 g，以固精止泄；瘀血阻滞者，酌加三七（研末冲服）5 g，赤芍 10 g，红花 10 g，以活血通络。

3. 参蚕补肾汤：

[组成] 党参 10 g，雄蚕蛾 12 g，淫羊藿 15 g，巴戟天 12 g，菟丝子 15 g，山茱萸 12 g，鹿角胶（烊化冲服）15 g，枸杞子 12 g，熟地黄 20 g，杜仲 10 g，肉桂 5 g，紫霄花 15 g，当归 12 g，山药 12 g，附子 5 g，白芍 10 g，蜈蚣 5 g，天麻 5 g。每日 1 剂，水煎分 2 次服。

同时，另用阳起石 30 g，淫羊藿 30 g，蛇床子 20 g，韭菜子 20 g，炙马钱子 1 g，伸筋草 15 g，罂粟壳 5 g，丁香 3 g。水煎浓汁，先熏洗阴囊、阴茎、会阴部，后用热毛巾浸药水，热敷以上部位，不拘时间用。

[功效] 温补肾阳，填补精血。

[方解] 方中党参、雄蚕蛾、淫羊藿、杜仲、巴戟天归肝、肾经，补肝肾，强筋骨，补益脾气，温肾壮阳，益精起痿为君药；熟地黄、菟丝子、山茱萸、枸杞子、山药滋阴补肾，养血益精，即在培补肾阳中配伍滋阴填精之品，以维持阴阳相济，为臣药；当归、白芍养血活血，补肝柔肝，荣养宗筋，和调阴阳；附子、肉桂、鹿角胶温补肾阳，填精补髓，为佐药；天麻活血；紫霄花益阳涩精；蜈蚣归肝经，其性走窜力最速，内而脏腑，外而经络，开肝经之气滞郁闭，为使药。诸药配合，共奏温补肾阳、填补精血之效。组方为标本兼治、通补兼施之剂，注重阴中求阳，使阳得阴助而生化无穷，因而无温燥伤阴之弊。配合熏洗，能起到疏肝理气、活血通络、温肾起痿之功效，加强了治疗效果，利于疾病快速康复。

[加减] 精神不振、夜寐不安、失眠健忘、心悸自汗、胃纳不佳、大便溏者，酌加白术 15 g，莲子 15 g，炙甘草 10 g，酸枣仁 10 g；心悸易惊、胆怯多疑、舌淡苔白者，酌加酸枣仁 20 g，茯神 15 g，龙骨（先煎）30 g，牡蛎（先煎）30 g；尿急尿痛、阴囊潮湿、小便短赤、口苦咽干、舌红苔黄腻者，酌加龙胆 12 g，栀子 10 g，黄柏 10 g，柴胡 10 g；胸胁满闷，上腹饱胀，善太息者，加柴胡 10 g，香附 10 g。

4. 三紫振痿汤：

[组成] 紫霄花 12 g，紫河车 12 g，紫丹参 15 g，白芍 10 g，淫羊藿 12 g，露蜂房 10 g，巴戟天 12 g，枸杞子 15 g，香附 12 g，柴胡 10 g，葛根 15 g，九香虫 10 g，牛膝 12 g，蜈蚣 1 条。每日 1 剂，水煎分 2 次服。

[功效] 益肾疏肝，活血通络，兴阳振痿。

[方解] 方中淫羊藿、巴戟天、露蜂房益肾壮阳，以兴阳事。紫霄花为淡水海绵科动物脆质针海绵的干燥群体，甘温益阳涩精，是治阳痿的专用药。紫河车味甘咸性温，是血肉有情之品，补气养血益精。枸杞子滋补肝肾，以益阴助阳。蜈蚣入窜力最速，内而脏腑，外而经络，凡气血凝聚之处，皆能开之，故可通达瘀脉，善治阳痿。白芍养血活血，补肝柔肝，荣养宗筋，既能养血益精和调阴阳，又能监制蜈蚣辛温走窜伤阴之弊。瘀血阻于经络，宗筋失养，难以充盈而致阳痿，瘀血又是肾虚肝郁的病理产物，故用丹参活血通经散瘀。肝经络阴器，宗筋乃肝所主，肝失疏泄，气血失调，经络运行障碍，宗筋难得其养，故阳事不兴，故用香附、柴胡疏肝解郁通经。九香虫善入肝肾之位，功善理气化滞，温中助阳。《黄帝内经》说"治痿独取阳明"，故佐以葛根鼓舞阳明津气，兼起阴气；牛膝益肾而引血下行阴部。诸药协力，共奏益肾疏肝，活血通络，以兴阳事之功。

5. 龟鹿海马汤：

[组成] 龟甲胶（烊化冲服）10 g，熟地黄 25 g，鹿角胶（烊化冲服）12 g，人参 10 g，丹参 24 g，菟丝子 12 g，五味子 10 g，枸杞子 20 g，覆盆子 12 g，车前子（包煎）10 g，白芍 20 g，山药 10 g，山茱萸 12 g，茯苓 10 g，牡丹皮 12 g，淫羊藿 12 g，海马 10 g，仙茅 10 g，杜仲 10 g，乌药 10 g，泽泻 10 g，蜈蚣 5 g，炙甘草 3 g。每日 1 剂，水煎分 2 次服。

[功效] 填肾精，助肾阳，益气健脾，养血活血。

[方解] 方中熟地黄、龟甲胶、枸杞子、山茱萸填肾精；鹿角胶、海马、淫羊藿、仙茅、菟丝子、杜仲、覆盆子助肾阳；两组药物相伍，阴中求阳，阳中求阴，肾气自旺。人参、山药、茯苓益气健脾，使水谷得化，脏腑得养。泽泻、牡丹皮、茯苓、车前子泻其补药之浊气，白芍入肝以调宗筋；丹参、蜈蚣养血活血；乌药理气，以防补药之滞；五味子闭精关之门，以防精液外泄；炙甘草调和诸药。诸药合用，共奏填肾精，助肾阳，益气健脾，养血活血之功，则五脏并调，肾精充足。

[加减] 遗精滑精者，加金樱子 12 g，芡实 12 g；多梦者，加龙骨（先煎）12 g，牡蛎（先煎）12 g；心悸者，加酸枣仁 12 g，龙眼肉 12 g；健忘者，加益智 12 g，石菖蒲 12 g。

功能性不射精症

不射精症是指性交时阴茎能正常勃起进入阴道，但不能达到性高潮和射液。射精是神经系统、内分泌系统及生殖系统共同参与的复杂生理反射过程，当这些系统功能发生障碍，使性兴奋的刺激不足以产生射精，则出现不射精。其病因有功能性和器质性两类。前者较为多见，其原因主要有性知识缺乏、性抑制、精神环境因素等；后者较为少见，其原因有生殖道解剖异常、神经系统病变、内分泌异常等。在清醒状态下，从未发生过射精者，称为原发性不射精；曾有在阴道内正常射精经历，后因其他原因影响而不射精者，称为继发性不射精。

根据不射精症的临床特征和主要病机，其属于中医学"精闭""精瘀"等范畴。现代中医男科学中也沿用"不射精"之病名。中医学认为，本病多是由于情志不遂，气机不畅，肝气郁结，疏泄失常，肾气不畅，精关开合不利，气滞日久，血行不畅，瘀血内阻，闭塞精道，以致射精不能；或因外感湿浊热邪，或饮食不节，损伤脾胃，湿热内生，湿浊热邪蕴结下焦，阻滞精窍，精关不畅，以致交而不射；或忧思劳倦，伤及心脾，脾虚失运，化源不足，气血亏虚，肾精无以化生，以致精少不泄；或房劳过度，肾精亏损，或素体亏虚，禀赋不足，或大病久病之后，肾虚精亏，无精可射，均可致不射精之疾。概而言之，其病机可概括为两个方面：一是湿热瘀血等病邪痹阻精窍；二是脾肾亏虚，肾精亏乏，精关开合失调。前者为实，后者为虚，但虚实之间可相互影响，相互转化。

一、常见证的辨治

1. 肝郁气滞证：

[主要表现] 阴茎勃起坚硬，久交不射精，少腹及睾丸胀痛，或有梦遗，情志抑郁，常喜叹息，胸胁胀满，烦躁动怒，舌质淡红，舌苔薄白，脉弦。

[治法方药] 疏肝解郁，开窍通精。柴胡疏肝（散）汤加减：柴胡 10 g，白芍 12 g，川芎 10 g，枳实 12 g，香附 10 g，郁金 12 g，黄芩 10 g，路路通 12 g，陈皮 10 g，木香 3 g。

2. 瘀血内阻证：

[主要表现] 阴茎勃起，颜色紫暗，常兼疼痛，交而不射，阴部胀痛，舌质紫暗，或有瘀斑点，舌苔薄白，脉沉细涩。

[治法方药] 理气活血，化瘀通窍。少腹逐瘀汤加减：桃仁 10 g，当归尾 12 g，红花 10 g，牛膝 15 g，赤芍 12 g，川芎 10 g，五灵脂（包煎）12 g，延胡索 10 g，路路通 12 g，蒲黄 10 g，炮穿山甲（先煎）12 g，蜈蚣 1 条。

3. 湿热蕴结证：

[主要表现] 性欲亢进，阳强不倒，久交不射，夜有遗精，阴囊湿痒，胸脘痞闷，身困食少，小便短赤，或尿白浊，舌质红，舌苔黄腻，脉弦滑数。

[治法方药] 清热利湿，通精开窍。四妙（散）汤加减：苍术 12 g，黄柏 10 g，薏苡仁 30 g，牛膝 15 g，泽泻 10 g，石菖蒲 12 g，车前子（包煎）10 g，萆薢 12 g，炮穿山甲（先煎）10 g，路路通 12 g，木通 10 g，龙胆 12 g。

4. 心脾两虚证：

[主要表现] 阴茎能正常勃起，但性交不射精，性欲低下，面色不华，身倦乏力，心悸失眠，食少便溏，舌质浅淡，舌苔薄白，脉细弱无力。

[治法方药] 补益心脾，养血填精。归脾汤加减：黄芪 15 g，当归 12 g，党参 12 g，白术 10 g，茯神 12 g，龙眼肉 10 g，菟丝子 12 g，远志 10 g，女贞子 12 g，丹参 15 g，路路通 12 g，炙甘草 10 g。

5. 肾虚精亏证：

[主要表现] 阴茎勃起而不坚，能交不射，性欲减退，梦遗滑精，腰膝酸软，头晕目眩，神疲体倦，舌质浅淡，舌苔薄白，脉细弱，尺部尤甚。

[治法方药] 补肾填精，固本通窍。补肾通精汤加减：熟地黄 15 g，山茱萸 10 g，山药 12 g，菟丝子 15 g，黄精 12 g，续断 10 g，肉苁蓉 12 g，路路通 10 g，枸杞子 12 g，露蜂房 10 g，淫羊藿 12 g，王不留行 10 g。

二、试试精选验方

1. 疏肝通精汤：

[组成] 柴胡 12 g，当归 12 g，白芍 12 g，炙麻黄 10 g，丹参 12 g，王不留行 10 g，川牛膝 12 g，路路通 12 g，枳壳 12 g，郁金 12 g，生甘草 3 g，蜈蚣 1 条。每日 1 剂，水煎分 2 次服。

[功效] 疏肝解郁，通利精关。

[方解] 方中柴胡、郁金疏肝解郁；当归、丹参、王不留行，滋阴养血活血，血生则精易生发，气血得畅则精自出；炙麻黄能启通精道；白芍养血柔肝，荣养宗筋；枳壳行气宽中；川牛膝活血行气，载药下行；路路通通窍排精；蜈蚣走窜通络，疏通精关；甘草调和诸药。诸药相伍，共奏疏肝解郁，通利精关之功。

2. 通窍汤：

[组成] 柴胡 10 g，黄芪 15 g，牛膝 12 g，路路通 15 g，王不留行 12 g，菟丝子 15 g，肉苁蓉 12 g，炮穿山甲（先煎）10 g，甘草 5 g，蜈蚣 1 条。每日 1 剂，水煎分 2 次服。

[功效] 益气补肾生精，疏肝通络，活血通精。

[方解] 方中柴胡疏肝解郁；黄芪益气，以调达气机；肉苁蓉、菟丝子补肾填精；路路通、王不留行活血通络开窍；蜈蚣，《医学衷中参西录》说其"走窜之力最速……凡气血凝聚之处皆能开之"，与炮穿山甲配合，能祛瘀活络通精；牛膝，《本草逢原》说其"性滑利，司疏泄"，用其引精下行以为使；甘草调和诸药。全方合用，共奏益气补肾生精，疏肝通络，活血通精之功，肾精充，气机畅，痰瘀化，精关得开，排精正常。

3. 补肾祛瘀汤：

[组成] 丹参 12 g，当归 12 g，熟地黄 12 g，生地黄 12 g，巴戟天 12 g，路路通 12 g，炮穿山甲（先煎）12 g，川芎 10 g，肉苁蓉 12 g，桔梗 5 g。每日 1 剂，水煎分 2 次服。

[功效] 补肾祛瘀，活血开窍。

[方解] 方中以巴戟天、肉从蓉、熟地黄、生地黄补肾；当归、川芎、丹参活血化瘀；炮穿山甲、路路通、桔梗，活血而开窍。诸药相伍，共奏补肾祛瘀，活血开窍之功。

[加减] 阳痿头昏、神疲乏力、腰膝酸软、大便溏薄、小便清长者，酌加鹿角片（先煎）10 g，仙茅 10 g，海狗肾粉（冲服）15 g，淫羊藿 12 g；体瘦烦热、梦遗自泄、大便干结、性交后阴茎不能立即软缩者，酌加知母 10 g，黄柏 10 g，牡丹皮 12 g，麦冬 10 g，栀子 10 g；腰酸、性交后下腹胀痛、有牵拉感者，酌加赤芍 12 g，红花 10 g，桃仁 10 g，益母草 12 g；心烦易怒、夜寐不安、情绪抑郁、下腹胀痛者，酌加香附 10 g，白芍 12 g，郁金 10 g；口苦口腻、饮食乏味、小便黄赤者，酌加龙胆 12 g，牡丹皮 12 g，栀子 10 g，薏苡仁 12 g，萆薢 12 g。

4. 三虫通精汤：

[组成] 熟地黄 15 g，菟丝子 15 g，肉苁蓉 12 g，路路通 15 g，枸杞子 12 g，柴胡 10 g，水蛭 5 g，地龙 12 g，蜈蚣 1 条。每日 1 剂，水煎分 2 次服。

[功效] 补肾填精，疏通精关。

[方解] 方中取水蛭、蜈蚣、地龙善窜之性，有"通利血脉及九窍"之功，疏通精关，以治不射精之标；又选用菟丝子、熟地黄、肉苁蓉、枸杞子为补肾助阳、填精补髓之品，既滋补元阴，又振奋元阳，而使阴充阳足，水火相济，精关自开而治其本；配用柴胡、路路通疏肝解郁，使宗筋调节有制，共达肝肾同治，精关开合有常而收效。

[加减] 性交阴茎勃起坚挺，久而不衰，但不射精，腰膝酸软、心烦失眠、手足心热

者，加知母 10 g，黄柏 10 g，龟甲（先煎）15 g；性交时阳事举而不坚，短暂即委软，入睡后又梦遗，畏寒肢冷、尿频清长者，加淫羊藿 15 g，巴戟天 12 g，制附子（先煎）10 g；性交时阴茎憋胀，似有精液聚于阴头，欲射而不能射、少腹不适、睾丸胀痛者，加王不留行 12 g，丹参 12 g，薄荷叶 3 g。

5. 开窍通关汤：

[组成] 生麻黄 5 g，石菖蒲 12 g，冰片（冲服）1 g，白芍 15 g，当归 15 g，路路通 15 g，川牛膝 15 g，生甘草 5 g，蜈蚣（研末冲服）1 条。每日 1 剂，水煎分 2 次服。

[功效] 化浊开窍，养血和血，柔肝养筋。

[方解] 方中麻黄性温味辛，能开关通闭；石菖蒲味辛性温，功能化浊开窍，《本经》说"开心窍，利五藏，通九窍"；冰片性味辛苦微寒，功能开窍醒神，《本草纲目》说"通诸窍、散郁火"；《医学衷中参西录》说"蜈蚣走窜之力最速，内而脏腑，外而经络，凡气血凝聚之处皆能开之"；路路通通行十二经；川牛膝引气下行；当归养血和血；白芍柔肝养筋；甘草和中解毒，监制麻黄、石菖蒲、蜈蚣走窜伤阴之弊。诸药相伍，共奏化浊开窍，养血和血，柔肝养筋之功。

[加减] 阴虚火旺者，加服知柏地黄丸，每次 5 g，每日 2 次；肝郁者，加柴胡 10 g，香附 10 g；湿热阻滞者，加服龙胆泻肝丸，每次 5 g，每日 2 次；瘀阻精道者，加桃仁 10 g，红花 10 g，水蛭 10 g。

精液液化不良症

精液射出人体时呈胶冻状，其射出后 5 分钟左右即从凝固状态转变为液体状态，这个过程称为精液液化。若在室温 25 ℃ 1 小时仍未液化者或液化不全者，当视为异常。由于精液不液化或精液液化不全而影响精子正常活动，因此它常是导致不育的原因之一。其属于中医学"精瘀""精寒""精滞""难嗣"范畴。

中医学认为，精液属阴津之类物质。精液的正常液化，既要肾精之充盛，又赖肾阳之气化。精液不液化，病位在肾与精室。究其病因病机，多是由于欲念妄动，酒色过度，损耗肾阴，阴虚则火旺，灼伤阴精，煎熬阴液，以致精液稠浊不易液化；或先天禀赋不足，或后天失却滋养，或大病久病之后，耗气伤肾，以致肾阳亏虚，气化不利，精液凝滞而致精液不能正常液化；或因饮食不节，过食肥甘厚味，酿湿生热，或外感湿热之邪，湿性重浊，下注精室，热性伤津，煎熬精液，以致精液稠厚不化；或忍精不射，败精瘀阻，郁而化痰，或久病入络，或阴部外伤，损伤血络，痰瘀交阻，精室失养而致精不液化。

一、常见证的辨治

1. 阴虚内热证：

[主要表现] 精液黏稠量少，射精不畅费力，阳强易举，遗精早泄，腰膝酸软，头晕耳鸣，五心烦热，口干咽燥，大便燥结，小便短黄，舌质红，舌苔少，脉细数。

[治法方药] 滋阴降火，益肾化精。知柏地黄汤加减：黄柏 10 g，生地黄 15 g，知母 10 g，牡丹皮 12 g，山药 15 g，赤芍 12 g，丹参 15 g，麦冬 10 g，泽泻 12 g，龟甲（先煎）15 g，玄参 12 g，鳖甲（先煎）15 g。

2. 肾阳亏虚证：

[主要表现] 精液黏稠有块，自觉精液冷凉，阳痿早泄，性欲减退，畏寒肢冷，头晕

耳鸣，腰膝酸冷，小便清长，夜尿频多，舌质淡胖有齿痕，舌苔白滑，脉沉迟无力。

[治法方药] 益肾壮阳，散寒化精。巴戟二仙汤加减：熟地黄 15 g，附子（先煎）10 g，山茱萸 12 g，淫羊藿 15 g，仙茅 10 g，山药 12 g，肉苁蓉 15 g，泽泻 10 g，巴戟天 15 g，肉桂 3 g，杜仲 10 g。

3. 湿热内蕴证：

[主要表现] 精液不化，质稠色黄，甚或成块，阴囊潮湿瘙痒，少腹会阴部胀痛，小便黄浊，或尿频，尿急，尿痛，舌质红，舌苔黄腻，脉弦滑数。

[治法方药] 清热利湿，分清泌浊。萆薢分清饮加减：萆薢 12 g，黄柏 12 g，龙胆 12 g，茯苓 15 g，车前子（包煎）10 g，泽泻 12 g，乌药 10 g，石菖蒲 12 g，栀子 10 g，蒲公英 30 g，川牛膝 12 g，白茅根 15 g。

4. 痰瘀互结证：

[主要表现] 婚后不育，精液稠厚黏腻，射精涩滞不畅，或会阴部刺痛，头身困重，胸脘痞闷，倦怠气短，舌质紫暗，或有瘀斑点，舌苔厚腻，脉滑或涩。

[治法方药] 燥湿化痰，活血化精。苍术涤痰汤合失笑（散）加减：苍术 12 g，当归 15 g，桃仁 10 g，茯苓 12 g，红花 10 g，路路通 15 g，法半夏 10 g，全瓜蒌 15 g，蒲黄（包煎）10 g，石菖蒲 12 g，五灵脂（包煎）10 g，制南星 12 g，陈皮 10 g。

二、试试精选验方

1. 赛葵水蛭三仁汤：

[组成] 赛葵 30 g，水蛭 10 g，薏苡仁 20 g，杏仁 15 g，豆蔻 10 g，法半夏 15 g，厚朴 10 g，通草 10 g，竹叶 10 g，滑石（包煎）18 g，菟丝子 15 g，玄参 15 g，黄芪 30 g，牛膝 15 g，萆薢 20 g。每日 1 剂，水煎分 2 次服。

[功效] 清热利湿，化痰祛瘀，滋阴润燥。

[方解] 方中赛葵（别名黄花如意、黄花草）具有清热解毒、活血行气、去瘀生新之功；水蛭破血逐瘀；取杏仁宣利上焦肺气，盖肺主一身之气，气化则湿亦化；白豆蔻芳香化湿、行气宽中；薏苡仁渗利湿热而健脾；加入滑石、通草、竹叶甘寒淡渗，增强利湿清热之功；以法半夏、厚朴行气化痰湿，散结除痞；萆薢利湿而分清去浊；取玄参养阴清热解毒之功；黄芪大补脾胃之元气，使气旺、促血行，祛痰瘀而不伤正，并助诸药之力；取菟丝子既补肾阳又补肾阴之功。诸药相伍，相得益彰，使湿热清、痰瘀化，而诸症除。

[加减] 肾阳虚者，加淫羊藿 12 g，紫河车 10 g；肾阴虚者，加枸杞子 12 g，龟甲（先煎）15 g；气血两虚者，加红参 10 g，当归 12 g；生殖道感染者，加冬葵子 12 g，马齿苋 12 g，土茯苓 12 g。

2. 液化增精汤：

[组成] 金银花 30 g，连翘 15 g，夏枯草 15 g，皂角刺 12 g，蒲公英 30 g，车前子（包煎）30 g，赤芍 12 g，牡丹皮 12 g，萆薢 15 g，熟地黄 15 g，山药 15 g，山茱萸 12 g，菟丝子 15 g，炒麦芽 30 g，鸡内金 10 g，甘草 3 g。每日 1 剂，水煎分 2 次服。

[功效] 清热解毒，利湿化瘀，健脾增精。

[方解] 方中金银花、连翘、夏枯草、皂角刺、蒲公英、甘草清热解毒散结，治疗性腺炎症；萆薢、车前子清热利湿排浊，消除感染；赤芍、牡丹皮活血化瘀降火，改善精室和精子生长环境，提高精子质量；熟地黄、山药、山茱萸、菟丝子补肾养血增精，改善精液内环境，增加精子营养和能量，提高精子质量；炒麦芽、鸡内金健脾益胃溶酶，有利于

精液液化物质补充及功能的恢复。诸药合用，共奏清热解毒、利湿化瘀、健脾增精之功，促进精液液化、提高精子存活率，增强精子活动力，提高了精液质量。

[加减] 肾阴虚者，加知母 10 g，黄柏 10 g，女贞子 15 g；肾阳虚者，加淫羊藿 12 g，鹿角霜（包煎）12 g；血瘀者，加丹参 15 g，鸡血藤 30 g，水蛭（研末冲服）3 g；湿热下注者，加龙胆 12 g，败酱草 30 g，土茯苓 15 g。

3. 活血液化汤：

[组成] 丹参 20 g，虎杖 15 g，淫羊藿 12 g，知母 10 g，生地黄 20 g，车前子（包煎）10 g，赤芍 12 g，黄柏 10 g，薏苡仁 20 g，川芎 10 g，水蛭 5 g。每日 1 剂，水煎分 2 次服。

[功效] 清热除湿，活血化瘀。

[方解] 方中黄柏、车前子、虎杖、薏苡仁滋阴清热，分清利浊；生地黄、知母滋肾阴，降虚火；丹参、川芎、赤芍、水蛭活血化瘀；淫羊藿补肾助阳，温化稠精，防止寒凉之冰伏，取阳生阴长之意。诸药合用，共奏清热除湿、活血化瘀之功。切中病机，疗效显著。

[加减] 腰酸痛者，加菟丝子 12 g，巴戟天 12 g；气虚者，加黄芪 15 g，党参 12 g；前列腺肿痛者，加蒲公英 15 g，败酱草 15 g；热甚者，重用黄柏 15 g；久病血瘀明显者，重用丹参 25 g。

4. 精液液化汤：

[组成] 当归 12 g，赤芍 12 g，丹参 30 g，泽泻 10 g，浙贝母 12 g，牡丹皮 12 g，茯苓 15 g，白芷 10 g，乌药 10 g，萆薢 12 g，炮穿山甲（先煎）10 g，石菖蒲 12 g，甘草 5 g。每日 1 剂，水煎分 2 次服。

[功效] 活血化瘀，利湿化浊，软坚散结。

[方解] 方中当归、赤芍、牡丹皮、丹参活血通络化瘀；茯苓、萆薢、泽泻化浊利湿；白芷、石菖蒲辛香走窜通络散结；炮穿山甲、浙贝母软坚散结。诸药合用，共奏活血化瘀、利湿化浊、软坚散结之功效。

[加减] 兼肾阳不足、寒邪凝滞者，加附子（先煎）10 g，鹿茸（研末冲服）5 g；肾阴亏乏、阴虚火旺者，加知母 10 g，黄柏 10 g；湿热内蕴者，加龙胆 12 g，黄芩 10 g，白茅根 15 g；瘀血内停者，加红花 10 g，益母草 12 g，茜草 10 g。

5. 祛痰分清化浊汤：

[组成] 萆薢 15 g，法半夏 10 g，茯苓 15 g，白芥子 12 g，车前子（包煎）15 g，韭菜子 12 g，石菖蒲 12 g，细辛 3 g，牛膝 15 g，沉香 3 g，陈皮 12 g。每日 1 剂，水煎分 2 次服。

[功效] 祛痰开窍，分清化浊。

[方解] 方中陈皮、法半夏、茯苓健脾化痰；细辛、白芥子宣肺利气化痰；韭菜子温肾化痰；车前子、萆薢入肾，分清化浊；石菖蒲通九窍、祛痰湿；牛膝、沉香引药下行入肾。诸药共奏祛痰开窍、分清祛浊之效，达到"澄其源而流自清"的目的，使精液液化。

[加减] 肾阳虚者，酌加淫羊藿 12 g，益智 12 g，续断 12 g，露蜂房 10 g；肾阴虚者，加熟地黄 12 g，山茱萸 12 g，枸杞子 12 g；阴虚火旺者，加知母 10 g，黄柏 10 g；湿热者，加虎杖 12 g，土茯苓 15 g，苍术 12 g；气虚者，加黄芪 15 g，白术 12 g，人参 10 g；血瘀者，加丹参 12 g，桃仁 10 g，赤芍 12 g。

精子异常不育症

男性不育症过去是指育龄夫妻婚后共同生活 2 年以上，性生活正常，未采取任何避孕措施而女方未孕者。但经近年来的临床及流行病学研究，有生育能力的夫妻同居 1 年内，约 90％妇女怀孕。因此，1992 年世界卫生组织推荐，育龄夫妻婚后同居 1 年以上，未采取任何避孕措施，由于男性方面的原因造成女子不孕者，称为男性不孕症。导致男性不育症的原因，主要包括精子异常、精液异常和性功能障碍三大方面。精子异常包括无精子、少精子、死精子和畸形精子过多；精液异常主要有精液不液化和精液感染以及免疫性不育；性功能障碍包括阳痿、功能性不射精和逆行射精等。

根据精子异常不育症的临床特征，其属于中医学"无精""精少""精薄""无子"等范畴。中医学认为，本病多是由于先天禀赋不足，肾气亏虚，睾丸、附睾、输精管、射精管等生殖器官发育不良，导致生精不足，精子形质不健全，精子活动功能低；或后天脾虚失运，气血化源不足，青春期发育不全；或恋情纵欲，房事不节，耗竭肾精；或久病大病之后等而致精液匮乏；或过食辛辣，肥甘厚味，致使湿热，痰浊内生，扰乱精室，阻塞精络，或外伤，手术刀针之累，损伤精道均可导致精少或无精，精子形质不全，精子运动、溢泄异常而成不育之症。

一、常见证的辨治

1. 肾精亏虚证：

[主要表现] 婚久不育，精子量少，或死精子、畸形精子过多，腰膝酸软，头晕耳鸣，精神疲惫，舌质浅淡，脉弱。

[治法方药] 补肾益精。十补（丸）汤加减：熟地黄 15 g，山茱萸 12 g，山药 12 g，附子（先煎）10 g，菟丝子 12 g，茯苓 10 g，鹿茸粉（冲服）5 g，泽泻 10 g，五味子 10 g，淫羊藿 12 g，黄精 15 g。

2. 元阳亏虚证：

[主要表现] 婚久不育，精液清冷，畏寒肢冷，腰膝酸软冷痛，面色无华，小便清长，舌质淡胖，舌质白润，脉沉细或沉迟无力。

[治法方药] 补肾壮阳。右归（丸）汤加减：附子（先煎）10 g，熟地黄 15 g，肉桂 5 g，鹿角胶（烊化冲服）12 g，淫羊藿 15 g，山茱萸 12 g，山药 10 g，巴戟天 12 g，当归 12 g，覆盆子 12 g，菟丝子 15 g，枸杞子 12 g。

3. 肾阴亏虚证：

[主要表现] 婚久不育，精少精稠，阳事易举，或遗精早泄，头眩耳鸣，盗汗口干，舌质红，舌苔少，脉细数。

[治法方药] 滋阴补肾。左归（丸）汤加减：生地黄 15 g，山茱萸 12 g，山药 15 g，牡丹皮 12 g，泽泻 10 g，枸杞子 15 g，龟甲胶（烊化）12 g，柏子仁 10 g，黄精 12 g，五味子 10 g，墨旱莲 15 g，川牛膝 12 g。

4. 脾肾阳虚证：

[主要表现] 婚久不育，精液清稀，精子量少，精子活动力低，或死精子、畸形精子过多，性欲淡漠，食少腹冷，腰膝酸冷，舌质淡胖，舌苔白润，脉弱。

[治法方药] 温补脾肾。附子理中汤加减：附子（先煎）10 g，人参 10 g，白术 12 g，

干姜 5 g，巴戟天 12 g，山茱萸 12 g，淫羊藿 12 g，鹿茸粉（冲服）5 g，补骨脂 12 g，阳起石 15 g，淫羊藿 12 g，菟丝子 15 g。

5. 肝郁血瘀证：

[主要表现] 婚久不育，睾丸会阴坠胀，或伴有精索曲张，胸闷不舒，面色晦滞，舌质紫暗，或有瘀斑点，舌苔薄，脉沉弦或涩。

[治法方药] 疏肝化瘀。血府逐瘀汤加减：桃仁 10 g，当归 12 g，红花 10 g，赤芍 12 g，柴胡 10 g，王不留行 12 g，香附 10 g，生地黄 12 g，川芎 10 g，牛膝 12 g，枳壳 10 g，丹参 15 g，路路通 12 g。

6. 湿热下注证：

[主要表现] 婚久不育，死精过多，尿后滴白，或伴遗精，睾丸、会阴胀痛，小便混浊短黄，口苦咽干，舌质红，舌苔黄腻，脉滑数。

[治法方药] 清热利湿。龙胆泻肝汤加减：龙胆 12 g，栀子 10 g，茯苓 12 g，泽泻 10 g，当归 12 g，黄柏 10 g，车前子（包煎）12 g，柴胡 10 g，生地黄 12 g，川楝子 10 g，萆薢 12 g，败酱草 15 g。

7. 痰湿阻滞证：

[主要表现] 婚久不育，精液稀薄，精子量少，死精子、畸形精子过多，形体肥胖，肢体倦怠，胸闷头重，口腻食少，舌质淡，舌苔腻，脉濡缓。

[治法方药] 化痰除湿。苍术导痰汤加减：制半夏 10 g，茯苓 12 g，陈皮 10 g，苍术 12 g，枳壳 10 g，制南星 12 g，香附 10 g，白芥子 12 g，路路通 15 g，石菖蒲 12 g。

二、试试精选验方

1. 生精汤：

[组成] 阳起石 30 g，锁阳 20 g，韭菜子 15 g，沙苑子 10 g，菟丝子 25 g，覆盆子 20 g，枸杞子 15 g，太子参 20 g，石韦 15 g，砂仁 10 g，车前子（包煎）15 g。每日 1 剂，水煎分 2 次服。

[功效] 补肾生精，健脾养肝，清热利湿，活血化瘀。

[方解] 方中锁阳补肾阳益精血，韭菜子配阳起石补肾壮阳固精，两药合用既能增强阳起石的壮肾之力，又能增加韭菜子的固精作用；沙苑子、覆盆子、菟丝子、枸杞子滋补肝肾精血，同补阳药合用，体现中医"欲求阳者必于阴中求阳，阳得阴助则生化无穷，阴得阳化则泉源不竭"；太子参健脾益气；砂仁芳香防滋腻太过。诸药合用，共奏补肾生精、健脾养肝、清热利湿、活血化瘀之功。

[加减] 阴虚偏重者，加女贞子 12 g，墨旱莲 12 g；湿热偏重者，加薏苡仁 12 g，知母 10 g，黄柏 10 g；血瘀偏重者，加川芎 10 g，赤芍 12 g；精液化验白细胞增多者，加金银花 12 g，野菊花 12 g。

2. 男育汤：

[组成] 枸杞子 12 g，淫羊藿 12 g，巴戟天 12 g，熟地黄 15 g，制何首乌 12 g，菟丝子 12 g，肉苁蓉 12 g，紫河车粉（冲服）10 g，黄芪 12 g，核桃仁 12 g，白术 10 g，当归 12 g，黄精 12 g，茯苓 10 g。每日 1 剂，水煎分 2 次服。

[功效] 温阳补肾，填精益血。

[方解] 方中以熟地黄、枸杞子、制何首乌阴柔味厚之品填补肾精；以黄芪、白术、茯苓甘温益气健脾，以资化源；取黄芪、当归补血汤之补精益血，使精血相生；再用淫羊藿、巴戟天、紫河车甘温气厚之品，温肾壮阳，使"气归精、精归化"精气化转、百骸皆

春；菟丝子、肉苁蓉、核桃仁为阴阳平补之药，顺气养精以增强肾气，肾气充，交合适时则胎孕可成。

3. 蒲萆地黄汤：

[组成] 蒲公英 20 g，萆薢 15 g，丹参 20 g，熟地黄 15 g，白芍 15 g，枸杞子 15 g，赤芍 15 g，菟丝子 15 g，车前子（包煎）15 g，牛膝 15 g，通草 10 g。每日 1 剂，水煎分 2 次服。

[功效] 滋补肾阴，清热利湿，活血化瘀。

[方解] 方中熟地黄、枸杞子、白芍、菟丝子滋补肾阴，调整体内平衡，增强抗病能力；蒲公英、萆薢、车前子、通草清热解毒，利湿化浊；丹参、赤芍、牛膝疏通充血梗阻。诸药合用，扶正而不恋邪，祛邪而不伤正，滋阴而不生湿，利湿而不伤阴，共奏滋补肾阴，清热利湿，活血化瘀，改善精液质量之效。

[加减] 精液稀薄者，酌加覆盆子 12 g，沙苑子 12 g，蛇床子 12 g，巴戟天 12 g；精液黏稠者，酌加法半夏 10 g，白芥子 12 g，天花粉 12 g，浙贝母 10 g；精液量过少者，加黄芪 15 g，山茱萸 12 g，女贞子 12 g；精子数过少者，酌加黄芪 15 g，山茱萸 12 g，制何首乌 12 g，肉苁蓉 12 g；精子活动率低者，酌加天花粉 12 g，泽兰 10 g，败酱草 15 g，鱼腥草 15 g；精子活动力低者，酌加黄芪 15 g，山药 12 g，淫羊藿 12 g，巴戟天 12 g；畸形精子率高者，酌加知母 10 g，牡丹皮 12 g，生地黄 12 g，金银花 12 g；无精子者，加制何首乌 12 g，覆盆子 12 g，炮穿山甲（先煎）10 g，皂角刺 12 g。

4. 益肾固精培土汤：

[组成] 菟丝子 30 g，覆盆子 12 g，五味子 10 g，车前子（包煎）10 g，韭菜子 12 g，枸杞子 30 g，楮实子 12 g，金樱子 12 g，沙苑子 12 g，益智 12 g，山药 12 g，茯苓 10 g。每日 1 剂，水煎分 2 次服。

[功效] 平补肾阴肾阳，健脾生精。

[方解] 方中重用菟丝子补肝肾益精血，强腰膝固下元，本品偏于益精，但温而不燥，且"菟丝子、车前子煮汁，胶腻极似人精，故能益精而聚精"；辅以枸杞子、楮实子滋补肝肾，益精明目，而枸杞子又兼能益肾中之阳，且具生津止渴之功，一药兼多功，实为滋补肝肾之良药；又得覆盆子、金樱子、五味子、沙苑子之酸涩，以补肝肾固精，使精虚者得充，精滑者得固；加入韭菜子、益智以温补肾气；用车前子通利湿浊，因其不仅具有清热通淋之功，又兼滋益肝肾之效，正合本方主旨，且车前子之通利与五味子等药之收涩并用，"大具天然开合之妙"；山药、茯苓健脾以滋化源。全方虽无温壮肾阳之品，亦无滋腻肾阴之药，但以平补肾阴肾阳、健脾生精见效。诸药合用，相得益彰。

[加减] 气血亏虚者，酌加黄芪 15 g，当归 12 g，制何首乌 12 g，鹿角胶（烊化冲服）10 g，紫河车 12 g；精液量少者，酌熟地黄 12 g，生地黄 12 g，天冬 12 g，龟甲（先煎）12 g，鳖甲（先煎）12 g，鹿角片（先煎）12 g，肉桂 5 g；少精子症者，加鹿角片（先煎）12 g，淫羊藿 12 g，巴戟天 12 g；精子活动力低者，酌加鹿角片（先煎）12 g，巴戟天 12 g，熟地黄 12 g，肉桂 5 g，紫河车 12 g；精子活动率低者，加巴戟天 12 g，鹿角片（先煎）12 g；精子畸形率高者，加牡丹皮 12 g，栀子 10 g，川楝子 10 g。

5. 益精狗肾汤：

[组成] 黄芪 20 g，沙参 30 g，枸杞子 20 g，熟地黄 20 g，制何首乌 20 g，淫羊藿 15 g，牛膝 20 g，肉苁蓉 20 g，黄狗肾（研末冲服）5 g，菟丝子 20 g。每日 1 剂，水煎分 2 次服。

[功效] 补肾填精，益气养血。

[方解] 方中淫羊藿、菟丝子、肉苁蓉、黄狗肾温肾壮阳，鼓动肾气，提高生精能力；黄芪、制何首乌、熟地黄补益气血，精血同源；枸杞子、牛膝、沙参滋补肾阴。诸药合用，共奏补肾填精，益气养血之功效。气血充足，肾精充实，阴阳相济，能提高精子的存活率和活动力，缩短精液液化的时间，从而每收良效。

[加减] 形体消瘦、腰膝酸软、头晕耳鸣、早泄、遗精者，酌加山茱萸 12 g，桑椹 12 g，女贞子 12 g，墨旱莲 12 g；神疲乏力、腰膝酸软、畏寒肢冷，或阳痿阴冷、性交后疲乏者，酌加附子（先煎）10 g，肉桂 5 g，巴戟天 12 g，仙茅 10 g；身倦乏力、面色无华、头昏眼花、心悸气短者，酌加西洋参 10 g，当归 12 g，云茯苓 12 g，鸡血藤 12 g；遗精或尿时少量精液外流、小便混浊、酸困心烦者，去淫羊藿、黄狗肾，酌加知母 10 g，黄柏 10 g，牡丹皮 12 g，泽泻 10 g。

免疫性不育症

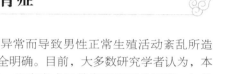

男性免疫性不育症是指因男性本身免疫功能异常而导致男性正常生殖活动紊乱所造成的不育。此属全球性疾病，其发病机制尚未完全明确。目前，大多数研究学者认为，本病的主要发病原因是精子或精浆等生殖物质由于一些疾病或目前尚不明了的因素，与体内免疫系统相接触，引起体内的免疫反应，产生相应的抗精子抗体（AsAb）物质，从而影响精子的正常功能，导致男性不育。免疫性不育主要通过两种途径影响生育，一是干扰精子的发生，引起少精子症或无精子症；二是影响精子运动，甚至杀死精子，通过抗精子抗体、细胞毒素，阻止精子穿透宫颈黏液，影响精子酶活性，抑制透明带和放射冠分散作用，抑制精子对透明带附着和穿透，抑制精卵融合过程，影响胚胎着床。

根据男性免疫性不育症的临床特征，其属于中医学"肾虚""无子""精凝""精少"等范畴。中医学认为，本病多是由于先天禀赋素弱，肾阳亏虚，命门火衰，虚寒内生，精冷而凝，发为本病；或房劳过度，耗伤肾精，阴精亏损而生内热，精液受灼而凝；或嗜食肥甘厚味，或性事不洁，或外感湿热邪毒，湿热下注，侵淫精室，影响生殖之精的生长化藏；或情志不畅，所欲未遂，或盛伤肝而致肝气郁结，血行不畅，精道瘀阻；或后天失养，久病耗伤而致脾肺气虚，脾气亏虚，精血生化不足，肺气亏虚，卫外功能失常，则易感病邪，侵扰精气等而致本病之发生。

一、常见证的辨治

1. 肾阳亏虚证：

[主要表现] 精冷不育，抗精子抗体阳性，畏寒肢冷，腰膝酸软冷痛，小便清长，夜尿频多，头晕耳鸣，舌质淡胖，舌苔白润，脉沉迟无力。

[治法方药] 补肾壮阳。右归（丸）汤加减：熟地黄 15 g，山茱萸 12 g，附子（先煎）10 g，淫羊藿 12 g，肉桂 3 g，菟丝子 15 g，山药 12 g，杜仲 10 g，枸杞子 12 g，仙茅 10 g，覆盆子 12 g。

2. 肾阴亏虚证：

[主要表现] 精液量少稠浊，抗精子抗体阳性，五心烦热，口燥咽干，腰膝酸软，耳鸣眩晕，失眠多梦，舌质红，舌苔少，或光剥无苔，脉细数。

[治法方药] 滋阴降火，补肾填精。大补阴（丸）汤加减：生地黄 15 g，山茱萸 12 g，炙龟甲（先煎）15 g，黄柏 10 g，炙鳖甲（先煎）15 g，牡丹皮 12 g，墨旱莲 15 g，泽泻

10 g，枸杞子 12 g，知母 10 g，女贞子 15 g，山药 12 g，炙甘草 5 g。

3. 湿热内蕴证：

[主要表现] 婚后不育，精液色黄质稠，或有凝块，抗精子抗体阳性，胸闷心烦失眠，口苦口干，睾丸、会阴潮湿胀痛，遗精频作，小便混浊短黄，舌质红，舌苔黄腻，脉滑数。

[治法方药] 清热利湿。龙胆泻肝汤合平胃（散）汤加减：龙胆 12 g，薏苡仁 15 g，黄柏 12 g，泽泻 10 g，赤茯苓 12 g，法半夏 10 g，牡丹皮 12 g，车前子（包煎）10 g，萆薢 12 g，木通 5 g，败酱草 15 g，滑石（包煎）12 g，生甘草 5 g。

4. 肝气郁结证：

[主要表现] 婚久不育，抗精子抗体阳性，精子量少，存活率、活动力低下，情绪抑郁，胸胁胀满，常喜太息，食少腹胀，舌质红，舌苔白，脉弦。

[治法方药] 疏肝解郁理气。开郁种子汤加减：柴胡 10 g，当归 12 g，香附 10 g，白芍 15 g，白术 10 g，牡丹皮 12 g，郁金 10 g，茯苓 12 g，枳壳 10 g，天花粉 12 g，陈皮 10 g。

5. 瘀阻精道证：

[主要表现] 婚久不育，抗精子抗体阳性，精子计数少，活动力差，存活率低，性欲淡漠，少腹、会阴部刺痛，睾丸隐痛，射精滞涩不畅，口苦心烦，或见精索曲张，舌质紫暗，或有瘀斑点，脉涩。

[治法方药] 理气活血，化瘀补肾。血府逐瘀汤加减：桃仁 10 g，当归 12 g，红花 10 g，熟地黄 15 g，川芎 10 g，赤芍 12 g，柴胡 10 g，巴戟天 12 g，枳壳 10 g，路路通 12 g，仙茅 10 g，牛膝 12 g，菟丝子 15 g。

6. 脾肺气虚证：

[主要表现] 婚久不育，精子活力低下，抗精子抗体阳性，体虚易感冒，面色无华，食少腹胀，大便稀溏，神疲体倦，气短懒言，舌质淡，舌苔白，脉弱。

[治法方药] 补肺健脾。参苓白术（散）汤加减：黄芪 15 g，党参 12 g，白术 12 g，菟丝子 12 g，茯苓 12 g，山药 15 g，薏苡仁 12 g，砂仁 5 g，巴戟天 12 g，白扁豆 10 g，莲子 12 g，炙甘草 5 g。

二、试试精选验方

1. 二仙四妙芪蛇汤：

[组成] 淫羊藿 15 g，仙茅 12 g，黄柏 10 g，白花蛇舌草 15 g，丹参 15 g，苍术 15 g，薏苡仁 15 g，牛膝 15 g，黄芪 20 g，川楝子 10 g，甘草 10 g。每日 1 剂，水煎分 2 次服。

[功效] 补肾益气，疏肝健脾，清热解毒，活血化瘀。

[方解] 方中仙茅合淫羊藿补肾助阳，鼓动肾气生化；苍术辛苦而温，燥湿健脾；黄柏苦寒下降之品，入肝肾直清下焦之湿热；薏苡仁健脾祛湿热；牛膝补肝肾，领苍术、黄柏、薏苡仁入下焦之祛湿；白花蛇舌草清热解毒、利湿活血；丹参味微苦，祛瘀血、生新血，有"一味丹参，功当四物汤"之称；黄芪补中益气，甘草益气和中，调和诸药，黄芪、甘草合用，补脾益肺气；川楝子苦寒，疏肝理气，引肝胆之湿热下行自小便出，因其下行之力又能引诸药至患处。全方共奏补肾益气、疏肝健脾、清热解毒燥湿、祛瘀生新、活血化瘀之功。

2. 免疫双调合剂：

[组成] 生地黄 12 g，续断 12 g，生蒲黄（包煎）15 g，仙鹤草 15 g，川牛膝 12 g，

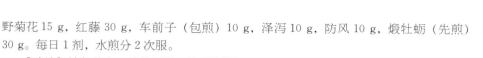

野菊花 15 g，红藤 30 g，车前子（包煎）10 g，泽泻 10 g，防风 10 g，煅牡蛎（先煎）30 g。每日 1 剂，水煎分 2 次服。

[功效] 补肾养血，清热解毒，淡渗利湿。

[方解] 方中生地黄、续断、牛膝补肾养血，内含"精血同源"之义；红藤、野菊花清热解毒，上、中、下焦皆清，清不伤正，又无碍脾胃功能；仙鹤草、生蒲黄、川牛膝药性平和，活血化瘀，通精窍使邪有出路；泽泻、车前子淡渗利湿，使邪从下行，因势利导而出，亦无苦寒败胃之虑；防风乃遵风能胜湿之意，助泽泻、车前子加强祛湿之力，且为风药之润剂，无伤正之弊。诸药合用，共奏补肾养血，清热解毒，淡渗利湿之功。

[加减] 火旺者，加白花蛇舌草 20 g，七叶一枝花 15 g；阴虚者，加黄精 15 g，制何首乌 12 g；湿热明显者，加萆薢 15 g，碧玉散（包煎）20 g；大便不实者，加煨木香 10 g；瘀滞者，加延胡索 10 g，鸡血藤 20 g；瘀热者，加水牛角（先煎）20 g，忍冬藤 20 g；顽固难愈者，加炙鳖甲（先煎）12 g。

3. 虎杖丹参饮：

[组成] 枸杞子 15 g，淫羊藿 15 g，制何首乌 15 g，黄芪 15 g，虎杖 15 g，蒲公英 20 g，生地黄 15 g，丹参 15 g，赤芍 15 g，徐长卿 12 g，当归 15 g，生甘草 3 g。每日 1 剂，水煎分 2 次服。

[功效] 补肾益气，清热利湿，活血化瘀。

[方解] 方中枸杞子、制何首乌、淫羊藿、虎杖、丹参、黄芪补肾益气，清利活血，为本方的主药；蒲公英、生地黄、赤芍、徐长卿、当归、生甘草为本方的辅药，协助主药共奏补肾益气，清热解毒利湿，活血化瘀之功；枸杞子、淫羊藿滋补肾精，平补肾中阴阳，化生肾气；制何首乌补益精血，填精益髓；虎杖、蒲公英清热利湿，活血解毒；丹参、当归、徐长卿既能活血化瘀，疏通脉络，养血濡精，使瘀血去，新血生；徐长卿活血解毒力强；生地黄滋阴养血，填补肾精，兼清热凉血；黄芪益气培元，扶助正气，能"益气补虚损"；生甘草清热解毒，调和诸药。诸药合用，滋而不腻，补而不滞，攻不伤正，共奏补肾益气、清热利湿、活血化瘀之功。

4. 消抗汤：

[组成] 黄芪 15 g，土茯苓 30 g，生地黄 12 g，牛膝 12 g，赤芍 12 g，丹参 12 g，白术 15 g，桃仁 10 g，白花蛇舌草 30 g，柴胡 15 g，淫羊藿 12 g，熟地黄 12 g，菟丝子 15 g，女贞子 12 g，墨旱莲 12 g，薏苡仁 15 g，黄柏 12 g，金银花 12 g，车前子（包煎）10 g，郁金 15 g，红花 10 g。每日 1 剂，水煎分 2 次服。

[功效] 清热利湿，疏肝理气，活血祛瘀，益气健脾。

[方解] 方中土茯苓、白花蛇舌草、薏苡仁、黄柏、金银花、车前子清热利湿，消除炎症；柴胡、郁金疏肝理气，使邪有出路；红花、桃仁、赤芍、丹参、生地黄、牛膝活血祛瘀；黄芪、白术健脾益气；淫羊藿、熟地黄、菟丝子、女贞子、墨旱莲补肾益气，温精化凝。诸药合用，共奏清热利湿，疏肝理气，活血祛瘀，益气健脾之功。

5. 免疫不育汤：

[组成] 黄芪 15 g，人参 10 g，白术 15 g，益母草 30 g，菟丝子 15 g，鹿角胶（烊化冲服）15 g，知母 10 g，虎杖 15 g，防风 15 g，僵蚕 15 g，蝉蜕 15 g，黄柏 15 g，甘草 15 g。每日 1 剂，水煎分 2 次服。

[功效] 滋阴抑阳，补脾益气，利湿清热，活血化瘀。

[方解] 方中人参、黄芪、白术、防风、僵蚕、蝉蜕健脾益气固表，以固藩篱之致密；虎杖、黄柏、知母清热祛实，以抑制精子之僭越；益母草活血化瘀，愈创生肌，以修藩

蓠；甘草调和诸药；菟丝子、鹿角胶健脾补肾生精。诸药合用，共奏滋阴抑阳，补脾益气，利湿清热，活血化瘀之功。本方配伍严禁，切合病机，临床验证，疗效显著。

[加减] 湿热明显者，重用虎杖 20 g，加马鞭草 15 g，土茯苓 20 g；气虚明显者，重用黄芪 30 g，加党参 15 g；阴虚火旺者，加生地黄 12 g，白芍 15 g，牡丹皮 15 g；气阴两虚者，易人参为太子参 15 g。

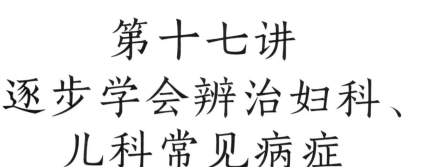

第十七讲
逐步学会辨治妇科、儿科常见病症

 功能失调性子宫出血

　　功能失调性子宫出血简称功血，是指由于调节生殖的神经、内分泌机制失常引起的异常子宫出血，为非器质性疾病。临床上通常分为无排卵型功血和排卵型功血两种。前者是最多见的一种，约占85%，为排卵功能障碍，以青年期和围绝经期的妇女为多。因为这两个时期卵巢正处于发育或衰退阶段，功能往往不稳定，卵巢内仅有发育到不同阶段的卵泡而无排卵，亦无黄体形成。由于卵巢内卵泡的生长和萎缩参差不齐，使体内的雌激素水平起伏不定，子宫内膜也随之发生不规则剥脱而表现为不规则阴道出血等症。后者系黄体功能失调，多见于育龄期妇女，常出现在分娩或流产以后，卵巢功能处于恢复阶段的妇女。此类患者的卵巢内，虽有卵泡的周期性变化，但排卵后黄体的形成或退化过程发生障碍，表现为黄体发育不健全及黄体萎缩不全。黄体发育不健全，萎缩过早，使子宫内膜提前剥脱；黄体不能按期萎缩，退化不完全，并持续分泌少量孕激素，因而子宫内膜亦不能按正常时间完全剥脱，故又称子宫内膜不规则脱落。

　　根据功能失调性子宫出血的临床特征，其属于中医学"崩漏"范畴。崩漏，系指妇女在非行经期间阴道大量出血或持续淋漓不断者。前者量多势急，称为"崩"；后者量少持续，故称为"漏"。漏为崩之渐，崩为漏之甚，二者可相互转化，因此临床常崩漏并称。中医学认为，冲为血海，任主胞胎。故本病的发病机制主要是冲任二脉亏损，不能制约经血，胞宫蓄溢失常，经血非时而下。病因有血热、肾虚、脾虚、血瘀等，可突然发作，亦可由月经失调发展而来。

　　热伤冲任，迫血妄行而致崩漏。然血热之证，有虚热与实热之分。前者多为素体阴虚，或久病、失血以致阴伤，阴虚水亏，心肝失养，虚火内炽，扰动血海，经血妄行，血崩则阴愈亏，冲任更伤，以致崩漏难愈；后者多为素体阳盛，或感受热邪，或过食辛辣之品，或怒伤肝气，肝火内炽，热扰冲任，经血非时而下。或素体肾气不足，或房事不节，或早婚多产，耗伤精血，损伤肾气，以致肾之封藏失职，冲任不摄，血不守舍，经血妄行而为崩漏。脾主统血，为后天之本，气血生化之源，若饮食劳倦，忧思不解，损伤脾气，

621

脾之统血失司，冲任失约，致成崩漏。或因经期产后，余血未尽，又感寒热湿邪，致瘀血内阻，恶血不去，新血不得归经，瘀血阻于冲任，血海蓄溢失常，发为崩漏。以上发病之因，常因果相干，气血同病，多脏受累而成妇科顽症难疾。

一、常见证的辨治

1. 阴虚内热证：

[主要表现] 经血非时而下，量少淋漓，或量多势急，血色鲜红而质稠，心烦失眠，潮热颧红，小便短黄，大便干燥，舌质红，舌苔薄黄少津，脉细数。

[治法方药] 滋阴清热，调经止血。保阴汤合上下相资汤加减：生地黄 15 g，黄芩 10 g，沙参 15 g，熟地黄 12 g，黄柏 10 g，白芍 12 g，五味子 10 g，山茱萸 12 g，血余炭 10 g，麦冬 15 g，棕榈炭 10 g，续断 12 g，阿胶（烊化冲服）12 g，首乌藤 12 g，蒲黄（包煎）10 g。

2. 实热内扰证：

[主要表现] 经血非时忽然大下，或淋漓日久忽又增多，血色深红或鲜红，质地黏稠，烦热口渴喜冷饮，小便黄赤，大便干结，舌质红绛，舌苔黄干，脉洪数。

[治法方药] 清热凉血，调经止血。清热固经汤加减：黄芩 10 g，生地黄 15 g，焦栀子 10 g，龙胆 12 g，地榆 10 g，夏枯草 15 g，牡丹皮 12 g，阿胶（烊化冲服）10 g，沙参 12 g，仙鹤草 15 g，藕节 12 g，赤芍 10 g，生甘草 5 g。

3. 肾阳亏虚证：

[主要表现] 经来无期，出血量多或淋漓不尽，色淡质稀，畏寒肢冷，面色晦暗，腰膝酸软冷痛，小便清长，舌质淡胖，舌苔白润，脉沉迟无力。

[治法方药] 温肾固冲，调经止血。右归（丸）汤加减：熟地黄 15 g，山茱萸 12 g，制附子（先煎）10 g，山药 12 g，鹿角胶（烊化冲服）10 g，覆盆子 12 g，川杜仲 10 g，枸杞子 12 g，炙黄芪 15 g，赤石脂 12 g，紫河车 10 g，淫羊藿 12 g。

4. 肾阴亏虚证：

[主要表现] 经乱无期，出血量少，或淋漓不尽，色鲜红，质黏稠，腰膝酸软，头晕耳鸣，心烦不寐，舌质红，舌苔少，脉沉细数。

[治法方药] 滋肾养阴，调经止血。左归（丸）汤合二至（丸）汤加减：生地黄 15 g，山茱萸 10 g，山药 15 g，地骨皮 12 g，牡丹皮 12 g，枸杞子 15 g，龟甲胶（烊化冲服）12 g，墨旱莲 15 g，菟丝子 12 g，女贞子 15 g，仙鹤草 12 g，桑椹 15 g。

5. 脾不统血证：

[主要表现] 经血非时暴下，继而淋漓不止，血色浅淡，质地稀薄，神疲乏力，气短懒言，面白无华，或肢体面目浮肿，食少腹胀便溏，舌质浅淡，舌苔薄白，脉细弱。

[治法方药] 补脾益气摄血。固本止崩汤合举元煎加减：人参 10 g，黄芪 15 g，当归 12 g，白术 12 g，熟地黄 15 g，山药 12 g，柴胡 10 g，制何首乌 12 g，升麻 10 g，海螵蛸 12 g，炮姜炭 10 g，仙鹤草 15 g。

6. 瘀阻胞络证：

[主要表现] 经血非时而下，时下时止，淋漓不尽，血色紫暗，或夹血块，小腹刺痛，块下痛减，舌质紫暗，或有瘀斑点，舌苔薄白，脉涩。

[治法方药] 活血化瘀，调经止血。四物汤合失笑（散）汤加减：当归 12 g，熟地黄 15 g，川芎 10 g，赤芍 12 g，蒲黄炭（包煎）12 g，三七粉（冲服）5 g，五灵脂（包煎）12 g，延胡索 12 g，阿胶（烊化冲服）12 g，茜草炭 10 g，制何首乌 12 g，海螵蛸 12 g。

二、试试精选验方

1. 固本止血汤：

[组成] 菟丝子 12 g，女贞子 12 g，墨旱莲 15 g，党参 15 g，黄芪 15 g，白芍 15 g，阿胶（烊化冲服）12 g，煅牡蛎（先煎）15 g，棕榈炭 15 g，贯众炭 10 g。每日 1 剂，水煎分 2 次服。

[功效] 滋阴清热，化瘀止血。

[方解] 方中菟丝子补肾阳；女贞子、墨旱莲滋补肾阴；党参、黄芪补脾益气；白芍、阿胶养血柔肝；煅牡蛎、棕榈炭、贯众炭固经止血。诸药合用，脾肾双补，益肾填精，冲任得固，出血病除。

[加减] 经色鲜红或深红者，加黄芩 10 g，地榆炭 12 g；经色淡红或黯红者，加白术 12 g；血块多者，加红花 10 g；失眠者，加炒酸枣仁 12 g，首乌藤 12 g；头晕心悸者，加蔓荆子 10 g，柏子仁 10 g；食欲不振、胃脘胀满者，加焦三仙各 12 g，砂仁 10 g；腰酸腿软者，加山茱萸 12 g，枸杞子 12 g。

2. 益气固摄止血汤：

[组成] 党参 30 g，黄芪 30 g，生龙骨（先煎）30 g，生牡蛎（先煎）30 g，白术 15 g，山药 15 g，海螵蛸 30 g，杜仲炭 15 g，桑寄生 15 g，三七粉（冲服）5 g，女贞子 12 g，生地黄 20 g，墨旱莲 15 g，续断 12 g，菟丝子 15 g，仙鹤草 15 g，柴胡 10 g，升麻炭 10 g。每日 1 剂，水煎分 2 次服。

[功效] 止血敛血，固摄冲任，健脾益气。

[方解] 方中生地黄、女贞子、墨旱莲助阳而滋肾阴；生龙骨、生牡蛎既摄精气又敛元气，益髓生血；山药、白术健脾除湿；佐以桑寄生、杜仲、续断、菟丝子固精气、益腰肾，使之血有所统；柴胡疏肝气使之血有所归；三七粉止血养血，化瘀而不伤新血；墨旱莲、生地黄、仙鹤草、海螵蛸凉血止血。诸药相伍，共奏止血敛血，固摄冲任，健脾益气之效。

3. 多因止崩汤：

[组成] 三七（先煎）10～15 g，杜仲炭 15～20 g，白术 15～20 g，海螵蛸 15～20 g，阿胶（烊化冲服）10～15 g，龟甲（先煎）10～15 g，茜草 15～20 g，生地黄 15～20 g，黄芩 15～20 g，香附 15 g，当归 12 g，川芎 10 g，仙鹤草 15～20 g，柏叶炭 15～20 g，艾叶炭 15～20 g，炙甘草 10 g。每日 1 剂，水煎分 2 次服。

[功效] 补益脾肾，活血止血，滋阴养血，疏肝理气。

[方解] 方中三七、杜仲炭、白术、炙甘草补脾肾、化瘀止血、生新，为君药；阿胶、龟甲、海螵蛸、茜草生肌长肉，收涩滋阴，养血清热，共为臣药；佐以柏叶炭、仙鹤草、黄芩、生地黄兼用艾叶炭散寒止血，以防过用寒凉药而伤正气；佐以香附、当归、川芎理气、疏肝、养血。诸药同用，补益脾肾、活血止血、滋阴养血、疏肝理气，以达止崩漏目的。全方止血不留瘀，清热不伤正，养血生新，补消兼顾，补而不滞，消而无伤，"塞流、澄源、复旧"，故疗效满意。

4. 功血汤：

[组成] 麦冬 12 g，生地黄 12 g，生白术 15 g，土茯苓 15 g，茜草炭 12 g，海螵蛸 15 g，荆芥穗炭 10 g，墨旱莲 15 g，女贞子 15 g，马鞭草 15 g，鹿衔草 15 g，益母草 10 g，贯众炭 15 g，炙甘草 5 g。每日 1 剂，水煎分 2 次服。

[功效] 滋阴清热，活血化瘀，固冲摄血。

623

[方解] 方中麦冬、生地黄养阴益气健脾以摄血，为君药；土茯苓利水渗湿，生白术补脾益气、固摄冲任，为臣药；佐以贯众炭、茜草炭、荆芥穗炭清热凉血止血，收敛固涩，止血不留瘀；伍以祛瘀、止血之功的海螵蛸、墨旱莲、女贞子育阴止血；鹿衔草化浊止血；茜草凉血祛瘀止血；益母草活血利水、调经止血。诸药相伍，共奏滋阴清热，活血化瘀，固冲摄血之效。

[加减] 心悸气短者，加黄芪 30 g，五味子 10 g；经色黯有块，小腹刺痛，瘀血明显者，加炒蒲黄（包煎）12 g，三七粉（冲服）5 g；小腹坠胀明显者，加炒枳壳 10 g，柴胡 10 g；腰酸困者，加续断 12 g，焦杜仲 12 g；心悸气短者，加党参 15 g，黄芪 30 g，五味子 10 g。

5. 固冲止血汤加减：

[组成] 益母草 30 g，马齿苋 30 g，升麻 10 g，茜草 15 g，炒地榆 30 g，仙鹤草 30 g，蒲黄（包煎）15 g，续断 30 g，炙甘草 5 g。每日 1 剂，水煎分 2 次服。

[功效] 活血祛瘀，清热止血。

[方解] 方中益母草味辛、苦，性微寒，善入心、肝血分，有活血调经、祛瘀生新之效；马齿苋味酸，性寒，入血分，善清热解毒，又能凉血止血，二药合用，共奏活血祛瘀、清热止血之效，共为君药。蒲黄善活血消瘀、凉血止血；茜草善活血化瘀，凉血止血；地榆凉血止血，此三药相配以助君药祛瘀清热止血，仙鹤草具有收敛止血之效，兼有补虚强壮之功，共为臣药。升麻升阳举陷，善引清阳之气上升，气为血之帅，气能摄衄，气升血自止，续断善补肝肾、调冲任、止血，且补而不滞，行而不泄，共为佐药。炙甘草调和诸药，为使药。诸药合用，补涩兼施，止血不留瘀，活血不伤正，共奏活血祛瘀、清热止血之效。

[加减] 血块多或伴腹痛者，加三七粉（冲服）5 g；失血过多，头晕心慌、气短乏力者，加党参 30 g，黄芪 30 g；出血日久不止者，加海螵蛸 30 g，棕榈炭 15 g，煅龙骨（先煎）30 g，煅牡蛎（先煎）30 g。

 痛　经

妇女在月经前后或经期出现明显下腹部痉挛性疼痛，坠胀或腰骶部酸痛不适，严重时出现呕吐，面色苍白，手足厥冷等症，影响工作及生活者，称为痛经。痛经分为原发性和继发性两种，前者系指生殖器官无器质性病变者，常见于初潮后 6 个月至 1 年内或排卵周期建立不久时，又称"功能性痛经"；后者是指由于盆腔器质性疾病，如子宫内膜异位症、盆腔炎、宫颈狭窄、宫内异物等所致的痛经。

根据功能性痛经的临床特征，其属于中医学"经行腹痛"范畴。中医学认为，功能性痛经主要由于情志所伤，或起居不慎，或六淫为害等引起，并与素体因素，经期及经期前后特殊的生理环境有一定关系。其发病机制主要是在这个时期受到致病因素的影响，导致冲任气血运行不畅，胞宫经血运行受阻，以致"不通则痛"；或冲任胞宫失于濡养而"不荣则痛"。其所以随月经周期发作，是与经期前后特别的生理环境变化有关。因为胞宫平时藏精气而不泻，血海由空虚到盈满，变化缓慢，气血平和，致病因素不致影响冲任、胞宫。经前、经期血海由盈满到溢泻，以通为用。若冲任胞宫阻滞，不通则痛；经气下泻必耗气耗血，冲任胞宫失养则不荣而痛。功能性痛经的发生，其病位在冲任、胞宫，其变化在气血，表现在经期、经前、经后。临床分类有虚实之别，虚证多为气血虚弱，肝肾亏损；实证多为气滞血瘀，寒湿凝滞和湿热下注等。

一、常见证的辨治

1. 气滞血瘀证：

[主要表现] 经前或经期小腹刺痛，痛处固定拒按，经量少，行经不畅，经血紫暗，夹有血块，块下痛减，经净后疼痛消失，常伴有胸胁乳房作胀，舌质紫暗，或有瘀斑点，脉弦涩。

[治法方药] 理气活血，化瘀止痛。膈下逐瘀汤加减：桃仁 10 g，当归 12 g，红花 10 g，赤芍 12 g，延胡索 10 g，五灵脂（包煎）12 g，枳壳 10 g，牡丹皮 12 g，乌药 10 g，益母草 12 g，柴胡 10 g，香附 10 g。

2. 寒湿凝滞证：

[主要表现] 经前或经期小腹冷痛，得热痛减，经量较少，色暗有块，畏寒肢凉，身体困重，胸闷食少，恶心呕吐，舌质暗，舌苔白腻，脉沉紧。

[治法方药] 温经祛寒，活血止痛。少腹逐瘀汤加减：当归 12 g，川芎 10 g，苍术 12 g，小茴香 10 g，赤芍 12 g，延胡索 10 g，茯苓 12 g，干姜 3 g，蒲黄（包煎）12 g，制没药 10 g，五灵脂（包煎）12 g，肉桂 30 g，甘草 5 g。

3. 湿热壅阻证：

[主要表现] 经前或经期小腹疼痛拒按，经色深红，经质黏稠，甚或有凝块，腰骶胀痛，平素带下色黄质稠，口渴不欲多饮，小便混浊短黄，舌质红，舌苔黄腻，脉弦滑数。

[治法方药] 清热利湿，调经止痛。清热调经汤加减：当归 12 g，生地黄 12 g，黄柏 10 g，红藤 15 g，牡丹皮 12 g，延胡索 10 g，苍术 12 g，泽泻 10 g，败酱草 15 g，益母草 12 g，薏苡仁 15 g，桃仁 10 g，甘草 5 g。

4. 气血两虚证：

[主要表现] 经期或经净后小腹隐隐作痛，喜揉喜按，月经量少，经色浅淡，质地稀薄，神疲乏力，气短懒言，面色萎黄，食欲不振，舌质浅淡，舌苔薄白，脉细弱。

[治法方药] 益气养血，调经止痛。八珍益母汤加减：黄芪 15 g，当归 12 g，熟地黄 15 g，白芍 12 g，川芎 10 g，茯苓 12 g，砂仁 5 g，淫羊藿 12 g，延胡索 10 g，党参 12 g，白术 12 g，乌药 10 g，甘草 5 g。

5. 阳虚内寒证：

[主要表现] 经期或经后小腹冷痛，喜温喜按，得热则舒，经行推后，量少色淡质稀，腰膝酸冷，形寒肢凉，小便清长，夜尿频多，舌质淡胖，舌苔白润，脉沉迟无力。

[治法方药] 温阳散寒，暖宫止痛。温经汤加减：熟地黄 15 g，桂枝 10 g，当归 12 g，干姜 5 g，白芍 12 g，川芎 10 g，桑寄生 12 g，吴茱萸 5 g，续断 12 g，艾叶 5 g，狗脊 12 g，阿胶（烊化冲服）10 g，甘草 5 g。

6. 肝肾亏虚证：

[主要表现] 经后小腹绵绵作痛，经色暗淡，经量较少，经质稀薄，腰膝酸软，头晕耳鸣，舌质红，舌苔少，脉细弱，尺部尤甚。

[治法方药] 益肾养肝，调经止痛。调肝汤加减：当归 12 g，熟地黄 15 g，川楝子 10 g，山茱萸 12 g，山药 15 g，巴戟天 12 g，郁金 10 g，桑寄生 12 g，续断 15 g，杜仲 10 g，阿胶（烊化冲服）12 g，甘草 5 g。

二、试试精选验方

1. 定痛汤：

[组成] 当归 20 g，白芍 20 g，香附 15 g，乌药 10 g，延胡索 15 g，泽泻 10 g，阿胶（烊化冲服）15 g，肉桂 10 g，艾叶 10 g，甘草 10 g。每日 1 剂，水煎分 2 次服。于月经来潮前 3 日或行经当日起开始服。

[功效] 养血温中，理气行滞，缓急止痛。

[方解] 方中当归、白芍养血柔肝；阿胶、泽泻补血通经；香附、乌药、延胡索理气祛寒，调经止痛；肉桂辛热归肝、肾经，能补命门相火，治痛冷沉寒；艾叶苦微温，温煦而香，能暖气血而温经脉、逐寒湿而止冷痛；甘草调和诸药。诸药合用，全方共奏养血温中，理气行滞，缓急止痛之功。

[加减] 经量多者，加炮姜 10 g，艾叶炭 10 g，黑芥穗 10 g；气血亏虚者，加丹参 15 g，黄芪 15 g，党参 15 g；肝肾不足者，加山茱萸 15 g，胡芦巴 15 g，熟地黄 15 g；腹胀者，加枳壳 10 g，陈皮 15 g；便溏者，加党参 15 g，白术 15 g，山药 15 g；湿滞中阻者，加木香 10 g，法半夏 12 g。

2. 沉香芍药五物汤加减：

[组成] 沉香 5 g，琥珀（研末冲服）5 g，三七粉（冲服）5 g，白芍 30 g，小茴香 15 g，干姜 10 g，延胡索 12 g，肉桂 3 g，赤芍 10 g，生蒲黄（包煎）10 g，五灵脂（包煎）10 g，制没药 10 g，川芎 10 g，当归 15 g，甘草 10 g。每日 1 剂，水煎分 2 次服。

[功效] 温经止痛，活血化瘀。

[方解] 方中沉香行气，又能温胃止呕，同时具有疏通、温散的双重作用，并能止痛；琥珀镇惊安神，兼能活血止痛；三七专功活血定痛，此三药合用能除"不通则痛"。白芍养血调经、柔肝止痛；配伍甘草补中益气、缓急止痛，以除"不荣则痛"。小茴香、干姜、肉桂均能温经散寒；生蒲黄、五灵脂活血通经，兼有止痛之功；当归、川芎、赤芍调理阴血而不滋腻。诸药合用，全方共奏温经止痛，活血化瘀之功。

[加减] 冷痛甚者，加艾叶 10 g，制附子（先煎）10 g；腰痛甚者，加续断 12 g，杜仲 12 g，桑寄生 12 g；气滞重者，加乌药 10 g，九香虫 10 g；瘀血重者，加桃仁 10 g，红花 5 g，三棱 10 g，莪术 10 g；痛剧者，加血竭 5 g；伴恶心、呕吐者，加姜竹茹 10 g，制半夏 10 g。

3. 活血理气止痛汤：

[组成] 当归 15 g，川芎 15 g，赤芍 15 g，桃仁 10 g，红花 10 g，枳壳 15 g，延胡索 20 g，蒲黄（包煎）10 g，炒五灵脂（包煎）10 g，乌药 10 g，香附 15 g，牡丹皮 12 g，甘草 5 g。每日 1 剂，水煎分 2 次服。

[功效] 活血行气，调经止痛。

[方解] 方中当归活血止痛，补血调经；川芎活血行气止痛，能"下调经水，中开郁结"，为妇科活血调经之要药；香附疏肝理气，调经止痛；赤芍、桃仁、红花活血化瘀；蒲黄、五灵脂化瘀止痛；延胡索活血理气止痛；枳壳、乌药、香附理气行滞；牡丹皮凉血活血；甘草调和诸药。诸药合用，共奏活血行气，调经止痛之功。

[加减] 肝气犯胃，痛而恶心呕吐者，加法半夏 10 g，陈皮 10 g，吴茱萸 5 g；小腹坠胀或前后阴坠胀不适者，加升麻 10 g，柴胡 15 g；郁而化热，心烦口苦、舌红苔黄、脉数者，加郁金 10 g，栀子 10 g，夏枯草 12 g。

4. 祛痰理气活血汤：

[组成] 茯苓 20 g，巴戟天 12 g，当归 12 g，川芎 12 g，白术 15 g，沉香 5 g，桂枝 10 g，白芍 15 g，延胡索 12 g，香附 10 g，砂仁 5 g，陈皮 10 g。每日 1 剂，水煎分 2 次服。

[功效] 健脾补肾，祛痰理气活血。

[方解] 方中茯苓渗湿健脾，巴戟天温补肾阳，温而不燥，共达健脾补肾之功效，为君药。白术与茯苓配伍，加强其健脾益气之功效；沉香助巴戟天暖肾降气；延胡索为"气中血药"，能够行气活血；当归味甘辛温，为妇科调经之要药，能够补血、活血、调经止痛；川芎有"血中气药"之称，能够活血祛瘀以调经，行气开郁而止痛，当归与川芎配伍，共达养血调经，行气活血之效，能气血兼顾，使散瘀止痛之力增强，以上共为臣药。桂枝温通血脉而行瘀滞，助当归、川芎活血祛瘀，佐以下行，能入阴通阳；白芍养血活血，与当归、川芎、白术同用能敛肝止痛，健脾养血；诸药合用，养血而不壅不滞，活血行气而调经止痛，共为佐药。纵观全方，温中有补，温中有行，血中有气，气中有血，以补益调气为主，兼顾行气而不温燥，通过温补脾肾，行气活血达到冲任气机通畅，瘀滞得消，痛经自除的目的。

5. 温宫化瘀汤：

[组成] 当归 12 g，川芎 10 g，白芍 12 g，熟地黄 12 g，制香附 10 g，牛膝 12 g，艾叶 5 g，桂枝 10 g，炒延胡索 12 g，丹参 12 g，小茴香 5 g，生蒲黄（包煎）12 g，五灵脂（包煎）10 g。每日 1 剂，水煎分 2 次服。

[功效] 温宫化瘀，行气止痛。

[方解] 方中熟地黄、当归、川芎、白芍养血和血；桂枝辛温通散；艾叶温中逐寒、调经止痛；小茴香散寒止痛；香附理气调经；延胡索活血散寒，理气止痛；香附合延胡索理气行血止痛，以通气分之郁；丹参活血化瘀；生蒲黄、五灵脂通利血脉，行瘀止痛；牛膝补肝肾，引药下行。诸药合用，温宫化瘀、行气止痛，使寒邪除，瘀血去，经络通，冲任、胞宫气血调和，自无疼痛之虞。

[加减] 膜样痛经者，加花蕊石（先煎）20 g，制没药 10 g；瘀血较甚者，加制乳香 10 g，制没药 10 g，苏木 10 g；腹胀者，加乌药 12 g；腰酸者，加续断 12 g，狗脊 12 g；寒甚者，加紫石英（先煎）30 g，巴戟天 12 g，淫羊藿 12 g；经量偏少者，加泽兰 15 g，益母草 20 g，桃仁 10 g，红花 10 g；痛甚呕吐者，加吴茱萸 8 g；腹泻者，加山药 12 g，炮姜炭 5 g；神疲乏力者，加党参 12 g，黄芪 15 g，白术 12 g；湿重者，加苍术 12 g，白术 12 g；伴乳房胀痛者，加橘叶 10 g，橘核（先煎）12 g，广郁金 10 g。

 # 闭　　经

女子年满 18 岁或第二性征发育成熟 2 年以上，月经尚未来潮；或已有规则的月来潮而又中断 6 个月以上者，称为闭经。前者为原发性闭经，后者为继发性闭经。正常月经周期的建立依赖下丘脑-垂体-卵巢轴的功能完善及子宫内膜对性激素的周期性反应，任何一个环节的内分泌功能发生障碍或器质性病变均可导致闭经，故闭经按病变部位，又可分为子宫性闭经、卵巢性闭经、垂体性闭经和下丘脑性闭经。实际上，它不是一个独立疾病，而是许多疾病的临床表现，一直是世界性关注的疑难病症之一。

根据闭经的临床特征，其属于中医学"经闭""女子不月""月事不来"等范畴。中医学认为，导致闭经的原因不外虚实两端。虚者，多因先天禀赋不足，肾气未盛，精血虚少，无以化为经血，或早婚多产，房劳过度，耗伤肾精，精无以化血，血海空虚，胞宫无血可下而闭；或脾胃素虚，或饮食劳倦，思虑伤脾，气血生化不足，或大病久病而耗损气血，气血亏虚，胞络失养，经血不下而经闭不通；或素体阴虚，或失血伤阴，而致血海干涸，无血可下，故成经闭。实者，多因七情内伤，肝气郁结，气机不畅，气滞血瘀，胞脉不通，血不下致而成闭经；或经期、产时风冷寒邪客于胞中，或内伤生冷，血为寒凝，胞脉阻隔，经水不利，故成经闭；或脾阳亏虚，运化失职，湿聚成痰，或肥胖之体，脂膜壅塞，而致痰湿阻滞胞脉发为经闭。

一、常见证的辨治

1. 肝肾亏虚证：

[主要表现] 年满十八岁尚未行经，或初潮较晚，经期延后，月经量少，渐至闭经，常腰膝酸软，头晕耳鸣，舌质浅淡，舌苔少，脉沉细。

[治法方药] 滋肾养肝，调补冲任。归肾（丸）汤加减：生地黄 12 g，山药 15 g，山茱萸 12 g，熟地黄 15 g，杜仲 12 g，茯苓 10 g，菟丝子 12 g，鸡血藤 15 g，枸杞子 12 g，当归 12 g，制何首乌 12 g。

2. 气血两虚证：

[主要表现] 月经后期，经量少，经色淡，经质稀，渐至闭经，面色萎黄，头晕眼花，心悸气短，神疲肢倦，或食欲不振，唇舌浅淡，舌苔薄白，脉沉细。

[治法方药] 补气养血调经。人参养营汤加减：人参 10 g，黄芪 15 g，白术 10 g，当归 12 g，熟地黄 15 g，远志 10 g，白芍 12 g，五味子 10 g，鸡血藤 12 g，陈皮 10 g，制何首乌 12 g，炙甘草 5 g。

3. 阴虚血燥证：

[主要表现] 月经量少，渐至停闭，五心烦热，潮热盗汗，两颧潮红，或骨蒸劳热，或干咳咯血，舌质红，舌苔少，脉细数。

[治法方药] 养阴清热调经。一贯煎加减：生地黄 15 g，麦冬 12 g，白芍 15 g，地骨皮 12 g，黄柏 10 g，熟地黄 12 g，知母 10 g，黄精 12 g，鳖甲（先煎）15 g，青蒿 10 g，墨旱莲 15 g，五味子 10 g。

4. 气滞血瘀证：

[主要表现] 月经数月不行，小腹疼痛拒按，精神抑郁，烦躁易怒，胸胁胀满，舌质紫暗，或有瘀斑点，脉沉弦或沉涩。

[治法方药] 理气活血，祛瘀调经。血府逐瘀汤加减：桃仁 10 g，当归 12 g，红花 10 g，丹参 12 g，柴胡 10 g，鸡血藤 12 g，香附 10 g，赤芍 12 g，枳壳 10 g，川牛膝 12 g，泽兰 10 g，延胡索 12 g。

5. 寒凝血瘀证：

[主要表现] 以往月经正常，突然经闭，数月不行，小腹发凉冷痛，得热痛减，四肢不温，喜热饮，带下色白量多，舌质紫暗，或有瘀斑点，舌苔白润，脉沉迟涩。

[治法方药] 温经散寒，活血化瘀。温经汤加减：桂枝 12 g，吴茱萸 10 g，当归 12 g，川芎 10 g，干姜 5 g，党参 12 g，小茴香 10 g，赤芍 12 g，法半夏 10 g，丹参 12 g，制乳香 10 g，艾叶 5 g。

6. 痰湿内阻证：

[主要表现] 月经停闭，形体肥胖，胸胁满闷，呕恶痰多，神疲倦怠，肢体困重，或

面浮肢肿，带下量多色白，质地黏稠，舌质淡胖，舌苔厚腻，脉沉缓或滑。

[治法方药] 燥湿化痰通经。苍术导痰汤加减：苍术 12 g，法半夏 10 g，茯苓 12 g，陈皮 10 g，制南星 12 g，枳壳 10 g，丹参 12 g，神曲 10 g，当归 12 g，川芎 10 g，炒白术 12 g，鸡血藤 12 g。

二、试试精选验方

1. 益肾复宫汤：

[组成] 肉苁蓉 12 g，巴戟天 12 g，山茱萸 15 g，熟地黄 18 g，制何首乌 12 g，白术 15 g，黄芪 20 g，益母草 18 g，鸡血藤 20 g，香附 12 g，当归 12 g，炒白芍 12 g，甘草 5 g。每日 1 剂，水煎分 2 次服。

[功效] 益肾填精，养血理气。

[方解] 方中巴戟天、肉苁蓉温煦肾阳，使子宫内膜得以生长，由于阴阳互根，相互为用，若单补其阳，有助热之弊、且肾阳亦无所依附，故以熟地黄、制何首乌、山茱萸滋阴涵阳，体现了"阴得阳升，则泉源不竭……阳得阴助则生化无穷"。以黄芪、白术、当归、白芍补气血，使气血旺盛，生化有源；用益母草、香附、鸡血藤疏肝行气，活血通络，使下焦气机调达，胞脉血流通畅。诸药合用，共奏益肾填精，养血理气之功，能使肾气得以旺盛，胞宫得以滋养，络脉得以通畅。

[加减] 伴乳胀、心烦者，加柴胡 10 g，郁金 12 g，合欢皮 12 g。

2. 活血化瘀汤：

[组成] 当归 15 g，川芎 12 g，熟地黄 20 g，炒柴胡 10 g，枳壳 15 g，香附 15 g，桃仁 15 g，益母草 20 g，泽兰 15 g，鸡血藤 20 g，牛膝 15 g，甘草 5 g。每日 1 剂，水煎分 2 次服。

[功效] 活血化瘀，行气理血。

[方解] 方中当归、川芎、熟地黄、桃仁养血益血，活血化瘀；炒柴胡、枳壳、香附行气理血，气行则血行；益母草、泽兰、鸡血藤、牛膝活血化瘀，引血归经，则经血顺畅；甘草调和诸药。诸药合用，共奏活血化瘀，行气理血之功。

[加减] 阴虚内热者，加炒黄芩 10 g，炒黄柏 10 g；气虚者，加黄芪 15 g，党参 12 g；睡眠差者，加合欢皮 12 g，酸枣仁 12 g；肾阳虚者，酌加鹿角霜（包煎）12 g，肉苁蓉 12 g，菟丝子 12 g，巴戟天 12 g；血瘀者，加蒲黄（包煎）12 g，五灵脂（包煎）12 g。

3. 香母调经汤：

[组成] 制香附 15 g，益母草 15 g，急性子 15 g，当归 12 g，川芎 10 g，丹参 12 g，桃仁 10 g，泽兰 10 g，白术 10 g，菟丝子 12 g，杜仲 12 g，肉桂 5 g，枸杞子 12 g，甘草 5 g。每日 1 剂，水煎分 2 次服。

[功效] 养血活血，调经理气。

[方解] 方中重用制香附、益母草、急性子为主药。制香附辛苦甘平，归肝、三焦经，《本草纲目》说其为"气病之总司，妇科之主帅"，有疏肝解郁、调经止痛之功；益母草辛温微苦，归心、肝、肾经，有活血散瘀、调经止痛之功，是治疗闭经、痛经、产后腹痛之要药，故有"益母"之名；急性子又称凤仙花，有活血通经、软坚消积之功；三药相配，气血兼施，气行则血行、血行则经通、经通则闭经愈。中医理论认为，女子以血为用，经带胎产、七情六欲无不影响气血，使气血易虚易瘀。气血闭阻，用当归、川芎、丹参、泽兰、桃仁诸多养血活血之品，增强养血调经，活血化瘀作用。配伍白术调中健脾，助气血生化之源；加杜仲、菟丝子、枸杞子、肉桂补肝肾，益精髓，寓精血互化之意。诸药合用，共奏养血活血，调经理气之功。

[加减] 闭经日久，气血亏虚而见头晕心悸、神疲乏力、面色不华、唇舌色淡、脉细弱者，酌减益母草、香附用量，去桃仁、泽兰，加党参 12 g，黄芪 15 g，阿胶（烊化冲服）15 g；痰湿壅盛而见形体肥胖、胸闷脘痞、舌体胖嫩、苔白滑腻、脉滑者，加苍术 15 g，砂仁 10 g，法半夏 12 g。

4. 归芪调经汤：

[组成] 当归 30 g，炙黄芪 30 g，菟丝子 30 g，阿胶（烊化兑服）15 g，淫羊藿 15 g，焦山楂 12 g，枸杞子 20 g，生姜 3 片，大枣 10 枚。每日 1 剂，水煎分 2 次服。

[功效] 补益气血，益肾调经。

[方解] 方中当归、黄芪养血益气，调补气血，二药配伍，能使血随气充，气随血生，针对血虚气亏而设，为方中主药。又以阿胶、枸杞子、菟丝子、淫羊藿滋肾阴、补肾气、壮肾阳，促进天癸之生长，以达任通冲盛，恢复月经周期之来潮，为方中之辅药。生姜、大枣、山楂滋养脾胃，生化气血，使气血充，经水旺，又能调和诸药，为方中之佐使药。上药合用，补益气血，益肾调经，确为治疗虚性闭经之良方。

[加减] 头晕耳鸣、腰膝酸软较甚者，加紫河车 12 g；胃纳欠佳者，加山药 12 g，鸡内金 10 g；有胃炎及十二指肠溃疡者，加海螵蛸 12 g，石斛 12 g；心悸失眠多梦者，加远志 10 g，酸枣仁 12 g，茯神 10 g。

5. 补气养血调经汤：

[组成] 生黄芪 15 g，白术 12 g，党参 12 g，当归 12 g，广木香 5 g，茯苓 10 g，柴胡 10 g，酸枣仁 12 g，山药 30 g，菟丝子 12 g，红花 5 g，茺蔚子 12 g，远志 10 g，郁金 10 g，炙甘草 5 g，制香附 10 g，大枣 6 枚，生姜 2 片。每日 1 剂，水煎分 2 次服。

[功效] 补益心脾，养血调经。

[方解] 方中生黄芪、白术、党参、当归、茯苓健脾养心、益气补血；郁金、红花、茺蔚子活血通经；香附、柴胡疏肝理气；菟丝子、山药补肾健脾。诸药合用，共奏补益心脾，养血调经之功，使心血充盈，气血调和，月事则以时而下。

[加减] 肾阳虚者，加鹿角片（先煎）10 g，巴戟天 12 g，桂枝 10 g，制附子（先煎）10 g；肾阴虚者，酌加龟甲（先煎）20 g，枸杞子 12 g，桑椹 12 g，生地黄 30 g；偏气滞血瘀者，加三棱 10 g，莪术 10 g，枳壳 10 g；痰湿内阻者，加陈皮 10 g，姜半夏 10 g，制南星 10 g；兼热者，加牡丹皮 12 g，黄芩 10 g。

多囊卵巢综合征

多囊卵巢综合征是由月经调节机制失常所产生的一种综合征。临床主要表现为持续无排卵，月经稀发，闭经，不孕，多毛，肥胖，伴双侧卵巢多囊性增大等症状。多发于青春期到 30 岁左右的妇女。本病病因尚未完全明了，目前多认为可能因精神因素、药物作用、遗传因素及某些疾病等多种因素的综合影响，致使内分泌功能紊乱，体内雄激素水平增高，丘脑-垂体-卵巢轴的调节功能失调，促卵泡激素及黄体生成素比例失常，卵巢不排卵，从而发生卵巢卵泡膜增生和黄素化，子宫内膜单纯型、腺囊型或腺瘤型增生过长等一系列病理变化。

根据多囊卵巢综合征的临床特征，其属于中医学"闭经""不孕""癥瘕"等范畴。中医学认为，本病多是由于禀赋薄弱，肾气不盛，天癸不至，冲任失养，或房劳多产伤肾，精血亏少，冲任虚损，导致闭经、月经稀少、不孕等；或素体肥胖，过食膏粱厚味，或饮食失节，损伤脾胃，痰湿内生，经脉受阻，冲任失调而致经水不调、不孕；或脂膜壅塞，肺气不宣，痰湿凝聚，而致体胖多毛、卵巢增大、包膜增厚等症；或情志不畅，郁怒伤肝，肝郁化火，气血不和，冲任失调而致不孕、面部痤疮、毛发浓密等；或气机阻滞，经脉不畅，经血凝滞，或经期产后，余血未尽，久而成瘀，瘀血内阻，羁留胞宫，导致闭经、不孕、癥瘕等症。

一、常见证的辨治

1. 肾虚精亏证：

[主要表现] 月经后期，经量少，经色淡，经质稀，渐至闭经，不孕，伴腰膝酸软，头晕耳鸣，性欲淡漠，形体肥胖，多毛，舌质浅淡，舌苔薄白，脉细无力。

[治法方药] 补肾填精，调理冲任。右归（丸）汤加减：熟地黄 15 g，山茱萸 12 g，山药 15 g，鹿角胶（烊化冲服）12 g，菟丝子 15 g，当归 12 g，杜仲 10 g，枸杞子 12 g，紫河车 15 g，巴戟天 12 g，淫羊藿 10 g，肉苁蓉 15 g。

2. 痰湿阻滞证：

[主要表现] 月经量少，经行延后，甚或闭经，婚久不孕，平素带下量多色白，头重头晕，胸闷泛恶，四肢困重，形体肥胖，多毛，舌质淡红，舌苔白腻，脉滑或濡。

[治法方药] 燥湿化痰，理气行滞。苍附导痰汤合佛手（散）汤加减：苍术 12 g，茯苓 15 g，法半夏 10 g，当归 12 g，香附 10 g，胆南星 12 g，枳壳 10 g，神曲 12 g，川芎 10 g，石菖蒲 12 g，陈皮 10 g，皂角刺 12 g。

3. 肝郁化火证：

[主要表现] 月经稀发，经量少，先后无定期，或闭经，或崩漏，婚久不孕，毛发浓密，面部痤疮，经前乳房、胸胁胀痛，或有溢乳，性情急躁，口干喜冷饮，大便秘结，舌质红，舌苔黄，脉弦数。

[治法方药] 疏肝解郁，清热泻火。丹栀逍遥（散）汤加减：牡丹皮 12 g，栀子 10 g，当归 12 g，郁金 10 g，赤芍 12 g，柴胡 10 g，白术 12 g，夏枯草 15 g，大黄 10 g，牛膝 12 g，黄芩 10 g，茯苓 12 g，路路通 12 g，甘草 5 g。

4. 肝郁脾虚证：

[主要表现] 月经稀发，甚或闭经，体胖多毛，胸胁胀满，乳房胀痛，常喜叹息，食少腹胀，泛恶呕吐，舌质淡红，舌苔白腻，脉弦。

[治法方药] 疏肝解郁，健脾燥湿。清肝解郁汤加减：党参 12 g，柴胡 10 g，生地黄 12 g，川芎 10 g，白芍 12 g，法半夏 10 g，当归 12 g，贝母 10 g，全瓜蒌 15 g，枳壳 10 g，茯苓 12 g，陈皮 10 g，川楝子 12 g，郁金 10 g。

5. 气滞血瘀证：

[主要表现] 月经延后，或量少不畅，或夹血块，经行小腹刺痛、拒按，或经闭，婚久不孕，精神抑郁，胸胁胀满，舌质紫暗，或有瘀斑点，脉沉涩。

[治法方药] 行气导滞，活血化瘀。膈下逐瘀汤加减：桃仁 10 g，当归 12 g，红花 10 g，赤芍 12 g，川芎 10 g，延胡索 12 g，枳壳 10 g，丹参 15 g，柴胡 10 g，五灵脂（包煎）12 g，牡丹皮 12 g，鸡血藤 12 g。

二、试试精选验方

1. 补肾调冲助孕汤：

[组成] 菟丝子 30 g，丹参 20 g，女贞子 30 g，白芍 20 g，枸杞子 30 g，当归 15 g，

紫石英（先煎）30 g，山茱萸 15 g，熟地黄 30 g，淫羊藿 15 g，柴胡 10 g，苍术 15 g，香附 10 g，郁金 10 g。每日 1 剂，水煎分 2 次服。

[功效] 补肾健脾，疏肝化瘀。

[方解] 方中菟丝子、淫羊藿、紫石英补肾壮阳，阴得阳助则生化无穷；熟地黄、女贞子、山茱萸、枸杞子补肾育阴；当归、丹参、白芍补血活血化瘀；苍术燥湿醒脾；香附、郁金、柴胡理气散结解郁，以开脉道之瘀。全方疏补有序，配方得当，痰湿去，胞脉通，气血顺，月经时下，而易受孕。

[加减] 肾阳虚较重者，加肉苁蓉 12 g，锁阳 12 g，覆盆子 12 g；肝郁较重者，加合欢花 12 g；脾虚较重者，加党参 15 g，白术 12 g；痰湿较重者，加陈皮 10 g，茯苓 12 g；体胖者，加生山楂 15 g，胆南星 12 g，法半夏 10 g；瘀血较重者，加益母草 12 g，刘寄奴 10 g，川牛膝 12 g，红花 10 g；卵巢明显增大者，加夏枯草 15 g，皂角刺 12 g；腰痛明显者，加杜仲 12 g。

2. 补肾活血汤：

[组成] 淫羊藿 30 g，仙茅 15 g，菟丝子 30 g，当归 15 g，鹿角霜（包煎）30 g，墨旱莲 30 g，川芎 15 g，女贞子 30 g，黄芪 30 g，益母草 15 g，炙甘草 5 g。每日 1 剂，水煎分 2 次服。

[功效] 补肾固冲，化瘀调经。

[方解] 方中仙茅、淫羊藿、鹿角霜、菟丝子温补肾阳；女贞子、墨旱莲滋补肾阴；当归、川芎、益母草活血化瘀，黄芪益气。诸药合用，共奏补肾固冲、化瘀调经之功效，能增强肾主生殖功能，促使冲任血海蓄溢协调。

[加减] 月经后期（月经周期第 6～10 日）者，加枸杞子 12 g，制何首乌 12 g；排卵前期（月经周期第 1～14 日）者，加丹参 12 g，泽兰 10 g，香附 10 g；排卵后期（月经周期第 15～23 日）者，酌加杜仲 12 g，续断 12 g，桑寄生 12 g，阿胶（烊化冲服）10 g；月经前期（月经周期第 24～28 日）者，加川牛膝 12 g，桃仁 10 g，红花 10 g；卵巢增大 1～3 倍者，加夏枯草 15 g，昆布 12 g，山慈菇 12 g；经闭日久而血瘀者，加水蛭（研末冲服）5 g，土鳖虫（先煎）10 g。

3. 补肾化瘀祛痰汤：

[组成] 熟地黄 15 g，山药 12 g，牛膝 12 g，山茱萸 12 g，菟丝子 12 g，知母 10 g，淫羊藿 12 g，枸杞子 12 g，补骨脂 12 g，红花 10 g，生地黄 12 g，当归 12 g，川芎 12 g，鳖甲（先煎）12 g，桃仁 12 g，虎杖 12 g，黄芩 12 g，土茯苓 12 g。每日 1 剂，水煎分 2 次服。

[功效] 滋阴补肾，化瘀祛痰。

[方解] 方中熟地黄、山药、山茱萸、菟丝子、淫羊藿、枸杞子、补骨脂、知母、生地黄、鳖甲滋阴补肾；当归、川芎、桃仁、红花、牛膝、虎杖、土茯苓、黄芩化瘀祛痰。诸药合用，共奏滋阴补肾，化瘀祛痰之功效。

[加减] 经期者，加益母草 12 g，泽兰 10 g，香附 10 g，活血化瘀理气，以引血下行；经后期者，加女贞子 12 g，墨旱莲 12 g，白芍 12 g，养血补肾，以促进卵泡发育；经间期者，加仙茅 10 g，鹿角霜（包煎）10 g，肉苁蓉 12 g，补益肾阳，以促进卵子的排出。

4. 地黄补肾化痰祛瘀汤：

[组成] 熟地黄 20 g，制何首乌 20 g，菟丝子 15 g，淫羊藿 12 g，续断 15 g，当归 12 g，丹参 15 g，胆南星 12 g，皂角刺 12 g，法半夏 10 g，柴胡 10 g。每日 1 剂，水煎分 2 次服。

[功效] 补肾填精，化痰软坚，活血化瘀，调理冲任。

[方解] 方中熟地黄、制何首乌、菟丝子、淫羊藿、续断调补肾中阴阳精气；胆南星、法半夏化痰软坚；当归、丹参、皂角刺活血化瘀；柴胡疏肝以条达。全方共奏补肾填精、化痰软坚，活血化瘀，调理冲任之功，切中病机，疗效显著。

[加减] 经净后者，加女贞子 15 g，枸杞子 15 g，以滋肾养血；排卵前者，加桃仁 10 g，红花 10 g，以活血祛瘀；排卵后者，加巴戟天 12 g，肉苁蓉 15 g，以补肾助阳；经前期者，加泽兰 10 g，川芎 10 g，香附 15 g，以行气活血调经；子宫发育不良、经少者，加紫河车 12 g，鹿角胶（烊化冲服）12 g，以补肾填精养血；卵巢增大明显者，加夏枯草 12 g，海藻 10 g，以祛瘀化痰散结；肥胖体倦者，加茯苓 15 g，白术 15 g，陈皮 10 g，以健脾化痰；多毛、痤疮者，加牡丹皮 12 g，黄芩 10 g。

5. 补肾化痰调经汤：

[组成] 仙茅 12 g，淫羊藿 12 g，鹿角霜（包煎）15 g，紫石英（先煎）20 g，熟地黄 15 g，白芍 15 g，茯苓 20 g，桑白皮 15 g，浙贝母 15 g，绿萼梅 10 g，陈皮 10 g，皂角刺 15 g。每日 1 剂，水煎分 2 次服。

[功效] 补肾化痰调经。

[方解] 方中仙茅、淫羊藿、鹿角霜、紫石英补肾助阳；熟地黄、白芍、养血调经；茯苓、桑白皮、浙贝母、陈皮、皂角刺，燥湿化痰健脾理气。诸药合用，共奏补肾化痰调经之功效，肾气充足，肝血和调，痰湿消除，月经可复。

[加减] 形体肥胖者，重用茯苓至 30 g，加车前子（包煎）12 g，决明子 12 g；伴神疲肢软者，加太子参 15 g，党参 15 g；伴口干唇燥者，加石斛 12 g，北沙参 12 g；伴腰酸者，加杜仲 10 g，续断 12 g，补骨脂 12 g。

 # 盆腔淤血综合征

盆腔淤血综合征是由盆腔静脉慢性瘀血而引起的以慢性下腹部疼痛，腰骶疼痛，极度疲乏为主要症状的一种综合征。多见于 30～50 岁的经产妇女。本病的发生与盆腔静脉数量多，静脉壁薄，缺乏固有弹性，易于扩张，静脉丛多而缺少瓣膜，彼此相通等解剖学特点有关。当受体质、体位、子宫后位、生殖器成熟负担过重、阔韧带裂伤、自主神经功能紊乱等因素影响时，易导致盆腔静脉瘀血而罹病。

根据盆腔淤血综合征的临床症状和体征，其属于中医学"妇人腹中病""腹痛""痛经"等范畴。中医学认为，本病的发生多因情志所伤，起居不慎，多产房劳，六淫侵害有关。临床常因气滞血瘀、寒湿凝滞、气虚血瘀、肝肾亏损而致使冲任瘀阻，盆腔气血运行不畅，脉络不通而为病。

一、常见证的辨治

1. 气滞血瘀证：

[主要表现] 小腹及腰骶部坠胀疼痛，经前加剧，月经量少，滞涩不畅，经血紫暗，或夹血块，性交疼痛，胸胁乳房胀痛，舌质紫暗，或见瘀斑点，舌苔薄白，脉弦涩。

[治法方药] 理气活血，化瘀止痛。膈下逐瘀汤加减：桃仁 10 g，当归 12 g，红花 10 g，赤芍 12 g，川芎 10 g，五灵脂（包煎）12 g，乌药 10 g，延胡索 12 g，枳壳 10 g，皂角刺 12 g，香附 10 g，牡丹皮 12 g。

2. 湿热瘀阻证：

[主要表现] 小腹拘急坠胀，腰骶部酸痛，白带量多，色黄质稠，外阴部湿痒，小便黄浊，大便不畅或秘结，舌质红，舌苔黄腻，脉滑数或濡数。

[治法方药] 清热利湿，活血化瘀。萆薢渗湿汤加减：萆薢 15 g，赤茯苓 12 g，薏苡仁 15 g，桃仁 10 g，当归 12 g，红花 10 g，泽泻 12 g，川楝子 10 g，牡丹皮 12 g，皂角刺 12 g，金银花 12 g，黄柏 12 g，甘草 5 g。

3. 寒湿凝滞证：

[主要表现] 小腹冷痛，经行加剧，得热痛减，按之痛甚，经期延后，经量少，经色暗，夹血块，白带量多，清冷质稀，性交不快，畏寒肢冷，腰酸背痛，舌质淡，舌苔白，脉沉紧或沉滑。

[治法方药] 散寒祛湿，理气止痛。少腹逐瘀汤加减：苍术 12 g，川芎 10 g，茯苓 12 g，小茴香 10 g，延胡索 12 g，干姜 5 g，赤芍 12 g，肉桂 3 g，蒲黄（包煎）12 g，制没药 10 g，五灵脂（包煎）12 g，泽泻 10 g，甘草 5 g。

4. 气虚血瘀证：

[主要表现] 小腹腰骶坠痛，外阴肿胀，阴道、肛门坠胀不已，性交或行经前加剧，月经量少，夹有血块，带下缠绵，色白清稀，面色萎黄，神疲乏力，头晕目眩，大便稀溏，舌质淡紫，舌苔薄白，脉细涩无力。

[治法方药] 益气养血，活血化瘀。补阳还五汤加减：桃仁 10 g，当归 12 g，黄芪 30 g，赤芍 12 g，川芎 10 g，地龙 12 g，柴胡 10 g，党参 15 g，升麻 10 g，鸡血藤 12 g，白术 10 g，茯苓 12 g，甘草 5 g。

5. 阴虚血瘀证：

[主要表现] 小腹腰骶疼痛，头昏眼花，手足心热，腰膝酸软，面色潮红，心烦失眠，口渴欲饮，小便短黄，舌质红，舌苔少，脉细数。

[治法方药] 滋阴清热，活血化瘀。知柏地黄汤加减：生地黄 15 g，玄参 12 g，黄柏 10 g，当归 12 g，桃仁 10 g，山药 15 g，知母 12 g，金银花 10 g，地骨皮 12 g，鳖甲（先煎）15 g，牡丹皮 12 g，皂角刺 12 g，白芍 12 g，甘草 5 g。

6. 肝肾亏虚证：

[主要表现] 小腹腰骶绵绵作痛，空坠不温，性欲减退，月经不调，经量时多时少，腰膝酸软，头晕耳鸣，神疲倦怠，舌质淡，舌苔白，脉沉细弱。

[治法方药] 补益肝肾，调经止痛。一贯煎加减：熟地黄 15 g，山茱萸 12 g，枸杞子 15 g，巴戟天 12 g，当归 12 g，山药 12 g，白芍 12 g，川楝子 10 g，菟丝子 12 g，杜仲 15 g，制何首乌 12 g，乌药 10 g，阿胶（烊化冲服）12 g。

二、试试精选验方

1. 益气活血祛瘀汤：

[组成] 党参 30 g，黄芪 30 g，川芎 10 g，当归 15 g，赤芍 12 g，香附 15 g，丹参 15 g，延胡索 12 g，制没药 10 g，炮穿山甲（先煎）12 g。每日 1 剂，水煎分 2 次服。月经干净后 3 日开始服。内服药同时，用上方再浓煎 2 次，取 150 mL 保留灌肠，每日 1 次。

[功效] 益气活血，祛瘀通络。

[方解] 方中重用党参、黄芪大补元气，推动血行，以消瘀滞；当归、赤芍、丹参、制没药活血化瘀止痛；延胡索、川芎、香附行气温通，使气行血行；炮穿山甲无所不至，凡血凝血聚为痛皆能开之，且引领诸药直达病所；延胡索能行血中气滞，气中血滞，故

专治上下一身诸痛。诸药合用，全方共益气活血，祛瘀通络之功。全方补气不留滞、活血不伤正。

[加减] 伴白带量多色黄者，加黄柏12 g，白花蛇舌草30 g，以祛湿除热；小腹冷痛、得温痛减者，加小茴香12 g，吴茱萸10 g，以温经止痛；肛门下坠者，加升麻10 g，枳壳15 g，以升举阳气；乳房胀痛、两胁满闷者，加柴胡12 g，广郁金15 g，以理气疏肝；腰酸痛者，加菟丝子12 g，盐杜仲12 g，炒川断12 g，以补肾壮腰。

2. 当归五物汤：

[组成] 当归12 g，桃仁10 g，制大黄10 g，丹参12 g，蒲公英15 g，青皮10 g。每日1剂，水煎分2次服。

[功效] 活血疏肝，理气解郁。

[方解] 方中当归活血、调经、止痛，为妇科要药；桃仁、制大黄活血祛瘀，两药合用为治疗妇科瘀阻腹痛、恶露不尽的良药；丹参活血化瘀，善调妇女经水，亦为妇科要药；蒲公英消痈散结；青皮疏肝理气化滞。诸药合用，共奏活血疏肝、理气解郁之功。

[加减] 腹胀者，加乌药10 g，香附10 g；腰痛者，加鸡血藤12 g，牛膝12 g；胁胀者，加绿萼梅12 g，柴胡10 g，佛手10 g；经来腹痛者，加延胡索12 g，川楝子10 g，制乳香10 g；带下量多者，加白槿花10 g，苍术12 g，黄柏12 g；气虚者，加党参12 g，黄芪15 g；肾虚者，加续断12 g，牛膝12 g；气滞者，加枳壳10 g；瘀血痹阻者，加三棱10 g，莪术10 g，水蛭（研末冲服）5 g，土鳖虫（先煎）10 g。

3. 化瘀止痛汤：

[组成] 当归12 g，赤芍12 g，丹参15 g，延胡索12 g，制没药10 g，川芎12 g，桂枝10 g，香附12 g，炮穿山甲（先煎）12 g。每日1剂，水煎分2次服。月经干净后3日开始服。内服同时，上药第三煎取药汁浓缩至150 mL，保留灌肠，每日1次。

[功效] 活血化瘀，行气止痛。

[方解] 方中当归、赤芍、丹参、制没药活血化瘀止痛；配以延胡索、川芎、香附、桂枝行气温通之品，使气行血行。《本草纲目》说："延胡索，能行血中气滞，气中血滞，故专治一身上下诸痛。"炮穿山甲气腥而窜无所不至，凡血凝血聚为痛皆能开之，且能领诸药直达病所。诸药合用，共奏活血化瘀，行气止痛之功。

[加减] 乳房、两胁胀痛者，加柴胡12 g，郁金10 g；带下量多色黄者，加黄柏12 g，川楝子10 g，白花蛇舌草30 g；小腹疼痛，劳累后加重，带下量多，色白质稀，易疲劳者，加黄芪30 g，党参15 g，白术12 g；小腹疼痛，得热则减者，加小茴香10 g，吴茱萸10 g。

4. 益气化瘀汤：

[组成] 巴戟天15 g，黄芪30 g，丹参15 g，当归15 g，党参30 g，赤芍15 g，鹿角霜（包煎）20 g，牡丹皮15 g，桃仁15 g，柴胡10 g，香附10 g，桂枝15 g，枳壳15 g。每日1剂，水煎分2次服。

[功效] 疏肝益气，活血化瘀。

[方解] 方中黄芪、党参鼓舞人体正气，益气升提，以助血行，清代张锡纯认为：黄芪能补气、升气，善治胸中大气下陷，故推为补药之首；桂枝温经助阳，善通经络；丹参养血活血，功同四物，《本草备要》说丹参能"破宿血、生新血，为女科要药"；赤芍、牡丹皮"散恶血、破积血、通经脉，能行血中之滞"；桃仁入血，"苦以泄血滞，甘以缓肝气而生新血"；香附"乃血中气药，通行十二经八脉气分，气病之总司，女科之仙药，大抵妇人多郁，气行则郁解"；鹿角霜、巴戟天补肾温经、止痛涩带。诸药合用，共奏疏肝益

气，活血化瘀之功。本方攻补兼施，标本兼治，补、通、化合用，故收良效。

[加减] 月经期者，加益母草12 g，泽兰10 g，牛膝12 g；气滞者，酌加香附10 g，青皮10 g，郁金10 g，莪术10 g；寒凝者，加吴茱萸10 g，桂枝10 g，小茴香10 g；肾虚者，加续断12 g，狗脊12 g；血热者，加生地黄12 g，黄柏10 g。

5. 黄芪益气化瘀通络汤：

[组成] 黄芪20 g，党参15 g，白术20 g，茯苓15 g，当归12 g，白芍30 g，益母草15 g，蒲黄（包煎）10 g，延胡索12 g，桃仁10 g，红花10 g，柴胡10 g，升麻10 g，鸡血藤30 g。每日1剂，水煎分2次服。

[功效] 益气养血，活血化瘀通络。

[方解] 方中党参、白术、茯苓健脾益气以治其本；黄芪加强其补气之力；当归养血补血、濡养血脉；白芍敛阴养血，并能缓急止痛；桃仁、红花活血通络；益母草活血化瘀；蒲黄、延胡索理气活血，祛瘀止痛；升麻升提清阳，柴胡疏达肝气，二者能鼓舞胃气，使清阳上升，又助党参、黄芪益气升举；鸡血藤补血活血，并能舒筋通络。综观全方，诸药相伍，相得益彰，补气不留滞，祛瘀不伤正。

[加减] 经前乳胀、胸胁痛者，加香附10 g，川楝子12 g，夏枯草15 g；小腹冷痛者，加炮姜10 g，乌药10 g；肛门下坠者，加枳壳10 g；腰酸痛者，加巴戟天12 g，杜仲12 g，续断12 g；心烦不寐者，加合欢皮15 g，酸枣仁12 g。

慢性盆腔炎

女性内生殖器官（子宫、输卵管和卵巢）及其周围结缔组织、盆腔腹膜发生炎症，称为盆腔炎。多见于已婚生育年龄之妇女。按其发病部位，有子宫内膜炎、子宫肌炎、输卵管炎、卵巢炎、盆腔结缔组织炎、盆腔腹膜炎等。炎症可局限于一个部位，也可以几个部位同时发病。临床常分为急性和慢性两种。慢性盆腔炎症多为急性盆腔炎治疗不彻底，或患者体质较差，病程迁延演变所致；或无明显急性发作史，起病缓慢，病情反复，顽固难愈所致。

根据慢性盆腔炎腹痛包块、带下量多、月经失调、痛经、不孕的临床特征，其属于中医学"痛经""带下""癥积"等范畴。中医学认为，本病多因湿热，湿毒之邪入侵，与气血互结，蕴结胞络，致气血瘀滞，不通则痛，久则内结成癥，缠绵难愈，重伤正气，故临床常见寒热错杂，虚实夹杂之证。

一、常见证的辨治

1. 湿热蕴结证：

[主要表现] 小腹隐痛，或腹痛拒按，低热起伏，带下量多，色黄质稠，甚或臭秽，小便混浊色黄，大便秘结，口干不欲多饮，舌质红，舌苔黄腻，脉滑数。

[治法方药] 清热利湿，祛瘀散结。银甲（丸）汤加减：金银花12 g，鳖甲（先煎）15 g，连翘10 g，蒲公英20 g，红藤12 g，升麻10 g，茵陈12 g，琥珀末（冲服）3 g，生蒲黄（包煎）12 g，椿根皮15 g，紫花地丁12 g，薏苡仁15 g，泽泻12 g。

2. 寒凝血瘀证：

[主要表现] 小腹冷痛，得温则舒，或坠胀疼痛，月经后期，经量少，经色暗，或夹血块，白带增多，舌质胖，舌苔白腻，脉沉迟。

[治法方药]温经散寒，活血祛瘀。少腹逐瘀汤加减：当归 12 g，川芎 10 g，赤芍 12 g，小茴香 10 g，肉桂 3 g，五灵脂（包煎）12 g，干姜 5 g，延胡索 12 g，皂角刺 15 g，蒲黄（包煎）12 g，白术 10 g，椿根皮 12 g。

3. 气滞血瘀证：

[主要表现]小腹胀痛或刺痛，经行痛甚，经血夹块，块下痛减，经前乳胀，情志抑郁，带下增多，舌质紫暗，或有瘀斑点，舌苔薄白，脉弦涩。

[治法方药]理气活血，消癥散结。血府逐瘀汤加减：桃仁 10 g，当归 12 g，红花 10 g，牛膝 12 g，川芎 10 g，赤芍 12 g，柴胡 10 g，皂角刺 12 g，枳壳 10 g，鸡血藤 12 g，香附 10 g，延胡索 12 g，三棱 10 g。

4. 肝郁脾虚证：

[主要表现]小腹疼痛，隐隐而作，绵绵不休，带下增多，胸胁乳房胀痛，食欲减退，大便时干时稀，时有低热，舌质红，舌苔薄，脉弦。

[治法方药]疏肝健脾，化湿活血。逍遥（散）汤加减：柴胡 10 g，当归 12 g，郁金 10 g，白芍 12 g，白术 10 g，茯苓 12 g，虎杖 15 g，皂角刺 12 g，黄芩 10 g，炮穿山甲（先煎）12 g，香附 10 g，牛膝 12 g，郁金 10 g。

5. 肾虚血瘀证：

[主要表现]小腹隐痛，绵绵不休，月经延后，经量少，腰膝酸软，头晕目眩，神疲乏力，带下增多，舌质淡紫，舌苔薄，脉沉细或沉涩。

[治法方药]补益肝肾，调经活血。左归（丸）汤加减：熟地黄 15 g，山茱萸 12 g，山药 15 g，菟丝子 12 g，当归 10 g，枸杞子 12 g，丹参 15 g，鹿角胶（烊化冲服）12 g，牡丹皮 12 g，鸡血藤 15 g，龟甲胶（烊化冲服）12 g，制何首乌 12 g，川芎 10 g。

6. 阴虚血热证：

[主要表现]小腹坠痛，经行更甚，午后潮热，夜寐盗汗，手足心热，月经量少质稠，甚或闭经，舌质红，舌苔少或薄黄，脉细数。

[治法方药]养阴清热，活血软坚。慢盆汤加减：生地黄 12 g，龟甲（先煎）15 g，牡丹皮 12 g，鳖甲（先煎）15 g，丹参 12 g，青蒿 10 g，地骨皮 12 g，百部 10 g，玄参 12 g，野菊花 10 g，白芍 12 g，川芎 10 g，当归 12 g。

二、试试精选验方

1. 清盆汤：

[组成]白花蛇舌草 30 g，败酱草 15 g，薏苡仁 30 g，橘核（先煎）15 g，柚核（先煎）15 g，荔枝核（先煎）15 g，川楝子 15 g，田三七 15 g，延胡索 15 g。每日 1 剂，水煎分 2 次服。

[功效]疏肝理气，活血祛瘀，清热利湿，通络止痛。

[方解]方中橘核、柚核、荔枝核具有疏肝理气、行气散结、通络止痛功效，使肝经之郁滞得到疏理，气机舒通，三焦气化功能改善，为主药；配以白花蛇舌草、败酱草、薏苡仁清热解毒，利湿排脓；田三七、延胡索具活血化瘀、去瘀生新功效。全方共奏疏肝理气，活血祛瘀，清热利湿，通络止痛之效。

[加减]低热者，加白薇 12 g，蒲公英 15 g；痛经者，加益母草 12 g，艾叶 10 g；腰酸乏力者，加杜仲 12 g，续断 12 g；阴道分泌物多者，加椿根皮 15 g，苍术 12 g；月经过多者，加地榆炭 12 g，仙鹤草 12 g；盆腔积液者，加黄柏 12 g，栀子 10 g；附件包块者，加夏枯草 15 g，三棱 10 g，莪术 10 g。

2. 妇科解毒消炎汤：

[组成] 白头翁 30 g，夏枯草 15 g，生黄芪 15 g，黄连 10 g，黄柏 10 g，秦皮 12 g，生薏苡仁 60 g，赤芍 12 g，白术 12 g，升麻 10 g，红藤 30 g，丹参 20 g，桃仁 10 g，牡丹皮 12 g，延胡索 15 g，大黄 5 g，败酱草 60 g，附子 5 g，白果 10 g，芡实 30 g。每日 1 剂，水煎分 2 次服。

[功效] 清热解毒，凉血化瘀，化湿排脓。

[方解] 方中白头翁、夏枯草、黄连、黄柏、败酱草、红藤清热解毒；红藤、牡丹皮、赤芍凉血化瘀；延胡索化瘀、行气、止痛；附子则有扶阳助气化作用；再者，败酱草、红藤、夏枯草、生薏苡仁具解毒、化湿、排脓的作用；生黄芪托疮生肌；配合白术、升麻健脾益气，促进正气恢复。诸药合用，共奏清热解毒，凉血化瘀，化湿排脓之功。

[加减] 伴下腹冷痛者，加小茴香 12 g，肉桂 3 g；腰痛酸困或腰痛如折者，加续断 30 g，桑寄生 20 g，杜仲 15 g；气血虚弱者，加黄芪 30 g，党参 20 g，当归 15 g。

3. 利湿止痛汤：

[组成] 红藤 15 g，败酱草 30 g，广木香 10 g，延胡索 12 g，丹参 12 g，赤芍 12 g，茯苓 12 g，桑寄生 12 g，续断 12 g，山楂 12 g，五灵脂（包煎）12 g，薏苡仁 15 g。每日 1 剂，水煎分 2 次服。

[功效] 清热利湿，化瘀止痛。

[方解] 方中红藤活血通络；败酱草清热利湿、排脓祛毒；丹参、赤芍、五灵脂、延胡索活血化瘀，止痛通络；续断、桑寄生补肾。诸药合用，共奏清热利湿，化瘀止痛之功。

[加减] 湿热偏重而见带下量多、色黄质稠、有臭气，舌苔黄腻者，加制苍术 12 g，炒黄柏 12 g；脾胃失和而见腹胀、大便溏泄者，加炒白术 12 g，神曲 10 g，砂仁（后下）5 g；胸闷心烦、口苦口渴、便坚尿黄者，加钩藤 15 g，炒栀子 10 g，炒柴胡 10 g。

4. 清热化瘀散结汤：

[组成] 红藤 20 g，败酱草 15 g，当归 12 g，蒲公英 15 g，白芍 12 g，紫花地丁 15 g，三七 12 g，牡丹皮 12 g，香附 10 g，浙贝母 15 g，延胡索 15 g，昆布 10 g。每日 1 剂，水煎分 2 次服。

[功效] 清热解毒化浊，活血化瘀生新，软坚散结止痛。

[方解] 方中以红藤、败酱草、蒲公英、紫花地丁清热、解毒、化浊为主药；兼以三七、当归、延胡索、牡丹皮活血化瘀生新；昆布、浙贝母软坚散结；白芍缓急止痛；香附为气病之总司，女科之主帅，行气活血调经。诸药合用，共奏清热解毒化浊，活血化瘀生新，软坚散结止痛之功。

[加减] 腹痛明显者，加川楝子 12 g，小茴香 10 g；带多、色黄者，加黄柏 12 g，土茯苓 15 g；带多、色白者，加川萆薢 12 g，茯苓 15 g；腰骶痛甚者，加杜仲 15 g，续断 15 g，牛膝 15 g；月经量多、色紫者，加生地黄 15 g，黄芩炭 12 g；腹部包块者，加炮穿山甲（先煎）12 g，三棱 10 g；神疲乏力、下肢轻度浮肿者，加党参 15 g，车前子（包煎）15 g，泽泻 12 g；少腹冷痛者，加艾叶 10 g，小茴香 10 g；少腹热痛、舌质红或紫者，加知母 10 g，黄柏 12 g；伴头晕、目眩者，加炒白术 15 g，天麻 12 g。

5. 安盆汤：

[组成] 红藤 20 g，败酱草 30 g，蒲公英 30 g，白花蛇舌草 20 g，黄芩 10 g，生地黄 12 g，当归 12 g，白芍 12 g，青皮 10 g，香附 10 g，云茯苓 12 g，炒薏苡仁 15 g，山药 15 g，延胡索 15 g，续断 12 g，生甘草 10 g。每日 1 剂，水煎分 2 次服。

[功效] 清热解毒，活血化瘀，行气止痛。

[方解] 方中红藤、败酱草、蒲公英、白花蛇舌草、黄芩清热解毒，泻火消痈；生地黄、当归、白芍补血养阴，活血祛瘀，柔肝止痛；青皮、香附、延胡索疏肝解郁，活血理气止痛；云茯苓、炒薏苡仁、山药利水渗湿，健脾消痈；续断补肝益肾。诸药合用，共奏清热解毒，活血化瘀，行气止痛之功。

[加减] 湿热瘀结者，加天花粉 12 g，浙贝母 10 g，皂角刺 12 g，以清热化湿、消结破瘀；气滞血瘀者，酌加桃仁 10 g，红花 10 g，枳壳 12 g，炒川楝子 12 g，以理气化瘀；阴虚血瘀者，酌加沙参 12 g，天冬 12 g，麦冬 12 g，牡丹皮 12 g，以清热凉血、活血散瘀。

子宫内膜异位症

子宫内膜异位症是指具有生长功能的子宫内膜组织（包括内膜的腺体及间质）出现在子宫腔被覆黏膜以外的部位而引起的病症。因其病变绝大多数出现在盆腔内生殖器官及其邻近器官的腹膜面，故临床常称盆腔子宫内膜异位症。其中以侵犯卵巢者最常见，约占 80％，好发于育龄妇女，是造成不孕和慢性盆腔疼痛的重要原因。

根据子宫内膜异位症的临床特征，其属于中医学"痛经""癥瘕""月经不调""不孕"等范畴。中医学认为，本病多是由于外邪侵袭，情志内伤，禀赋不足或手术损伤等原因，导致机体脏腑功能失调，冲任损伤，气血不和，血液离经，形成瘀血，留结于下腹而发病。瘀血阻滞，脉络不通，则见痛经；瘀积日久，结成癥瘕；瘀血阻碍两精相合，导致不孕；瘀血不去，新血不得归经，故而月经量多或经期延长。总之，本病的关键在于瘀，而导致瘀血形成的原因，又有寒热虚实之不同。

一、常见证的辨治

1. 气滞血瘀证：

[主要表现] 经前或经期少腹胀痛，疼痛拒按，乳房或两胁胀痛，月经量少，经色紫暗，夹有血块，块下痛减，或腹中积块，固定不移，舌质紫暗，或有瘀斑点，舌苔薄白，脉弦涩。

[治法方药] 疏肝理气，活血化瘀。膈下逐瘀汤加减：当归 12 g，川芎 10 g，赤芍 12 g，桃仁 10 g，延胡索 12 g，红花 10 g，五灵脂（包煎）12 g，枳壳 10 g，牡丹皮 12 g，香附 10 g，乌药 10 g，甘草 5 g。

2. 寒凝血瘀证：

[主要表现] 经前或经期少腹冷痛，喜温畏寒，月经量少或经行不畅，经血紫暗夹块，块下痛减，伴形寒肢冷，面色苍白，痛甚呕恶，大便稀溏，舌质暗滞，舌苔白，脉弦紧。

[治法方药] 温经散寒，活血祛瘀。少腹逐瘀汤加减：小茴香 10 g，当归 12 g，干姜 10 g，赤芍 12 g，川芎 10 g，肉桂 5 g，制没药 10 g，蒲黄（包煎）12 g，水蛭 10 g，五灵脂（包煎）12 g，延胡索 10 g，甘草 5 g。

3. 气虚血瘀证：

[主要表现] 经期或经后腹痛，喜温喜按，月经量或多或少，经色淡，经质稀，神疲乏力，面色不华，肛门重坠，便意频数，大便不实，舌质淡紫，边有齿痕，舌苔薄白，脉细无力。

[治法方药] 益气化瘀。补阳还五汤加减：当归 12 g，黄芪 15 g，党参 12 g，桃仁 10 g，赤芍 12 g，红花 10 g，艾叶 5 g，香附 10 g，地龙 10 g，鸡血藤 12 g，小茴香 10 g。

4. 肾虚血瘀证：

[主要表现] 经行或经后腹痛，痛引腰骶，腰膝酸软，头晕耳鸣，月经先后不定期，经行量少，经色暗淡，经质清稀或夹血块，婚久不孕，即使孕而亦易流产，舌质紫暗，或有瘀斑点，舌苔薄白，脉沉细而涩。

[治法方药] 益肾调经，活血祛瘀。归肾（丸）汤合桃红四物汤加减：桃仁 10 g，当归 12 g，红花 10 g，熟地黄 15 g，川芎 10 g，山茱萸 12 g，茯苓 10 g，菟丝子 12 g，山药 15 g，枸杞子 12 g，赤芍 12 g，杜仲 12 g。

5. 湿热瘀结证：

[主要表现] 平时小腹隐痛，经期加重，灼痛难忍，拒按，得热痛增，月经量多，色红或深红，经质黏稠，带下量多，色黄质稠臭秽，或低热缠绵，或经行发热，舌质紫暗，或有瘀斑点，舌苔黄腻，脉滑数或濡数。

[治法方药] 清热利湿，活血祛瘀。清热调经汤加减：川黄连 5 g，赤芍 12 g，黄柏 10 g，牡丹皮 12 g，桃仁 10 g，生地黄 12 g，红花 10 g，红藤 15 g，川芎 10 g，薏苡仁 30 g，制香附 10 g，败酱草 12 g，延胡索 12 g。

6. 痰瘀互结证：

[主要表现] 经前或经期小腹掣痛，疼痛剧烈拒按，形体肥胖，头晕头重，胸闷纳差，呕恶痰多，带下量多，色白质黏，舌质紫暗，或有瘀斑点，舌苔白滑或白腻，脉滑或涩。

[治法方药] 化痰散结，活血逐瘀。化痰逐瘀汤加减：苍术 12 g，浙贝母 10 g，丹参 15 g，皂角刺 12 g，海藻 10 g，茯苓 12 g，三棱 10 g，炒白术 12 g，水蛭 10 g，夏枯草 15 g，荔枝核（先煎）20 g。

二、试试精选验方

1. 化瘀定痛汤：

[组成] 当归 12 g，丹参 12 g，川芎 10 g，川牛膝 12 g，莪术 10 g，血竭 3 g，赤芍 10 g，香附 10 g，制没药 10 g，苏木 10 g，延胡索 12 g，失笑散（包煎）15 g。每日 1 剂，水煎分 2 次服。

[功效] 清热祛瘀，活血止痛。

[方解] 方中当归、川芎养血调经，辛散宣通；丹参祛瘀生新；赤芍凉血化瘀；香附、苏木理气活血止痛；血竭、制没药、延胡索化瘀止痛；失笑散化瘀止痛消癥。全方共奏消散瘀血、清热祛瘀、补气止痛之功效。

[加减] 肝郁气滞者，加柴胡 10 g，枳实 15 g，白芍 15 g，以疏肝理气；肝肾阴虚者，酌加生地黄 20 g，熟地黄 20 g，玉竹 20 g，麦冬 25 g，女贞子 15 g，以滋补肝肾；寒凝血瘀者，加细辛 3 g，桂枝 10 g，巴戟天 15 g，以温经助阳，散寒止痛；气虚血瘀者，酌加党参 25 g，黄芪 30 g，三棱 12 g，以活血化瘀；湿热瘀结者，酌加大血藤 20 g，败酱草 20 g，茯苓 20 g，金银花 15 g，以清热利湿；呕吐下利者，加吴茱萸 5 g，干姜 5 g，陈皮 10 g，以温胃止呕。

2. 化瘀通腑汤：

[组成] 大黄 10 g，蛇床子 20 g，桃仁 10 g，巴戟天 20 g，枳实 10 g，制乳香 10 g，丹参 20 g，制没药 10 g，水蛭（研末冲服）5 g，皂角刺 12 g。每日 1 剂，水煎分 2 次服。

[功效] 泻下通腑，活血化瘀，益气调经。

［方解］方中大黄、桃仁、枳实泻下通腑祛瘀，使下焦腑气得通，气血运行；制乳香、制没药、水蛭、丹参、皂角刺活血化瘀消癥；"久病多虚""穷必及肾"，故巴戟天、蛇床子温肾通阳、益气调经，与活血药并用。同时结合月经周期的不同时期而适当调整用药。根据实则瘀血留积，气滞血瘀；虚则脾肾两虚，肝失疏泄之病机，在行经期应加活血疏肝、理气止痛之品，使气行则血行，通则不痛。又因阳气的鼓动有助于血水之运化，子宫经血又依赖于冲任经络的输注，肾阳不足则任脉通畅乏力，经血更易结聚。所以"血瘀"之形成与阳气的推动关系密切，故在非行经期应加温阳化瘀之品，血得温则化，使痛经改善。益肾活血具有"通"和"补"的相辅相成作用，能调节内分泌功能，达到调经促孕之目的。

　　［加减］行经期血量多，有大血块，渐进性腹痛，肛门坠胀，抽掣性疼痛尤甚者，酌加柴胡10 g，香附10 g，升麻10 g，血余炭10 g，苏木15 g，五灵脂（包煎）15 g，炒延胡索15 g，以化瘀通腑，理气止痛；非行经期面色少华，畏寒腰膝酸软，带下清稀色白者，酌加附子（先煎）10 g，肉桂5 g，鹿角片（先煎）10 g，黄芪30 g，以温补肾阳，化瘀消癥。

　　3. 化瘀消异汤：

　　［组成］黄芪30 g，党参20 g，大黄5 g，三棱10 g，莪术10 g，失笑散（包煎）10 g，川芎10 g，延胡索12 g，桃仁15 g，炮姜5 g，淫羊藿12 g，续断12 g，焦山楂15 g。每日1剂，水煎分2次服。

　　［功效］益气化瘀，调经止痛。

　　［方解］方中黄芪、党参补气养阴；三棱、莪术入肝、脾经，实证用之破血行气，消积止痛，虚证用之祛瘀畅血；川芎、桃仁、延胡索、失笑散活血化瘀，通经止痛；妙在方中大黄与炮姜两药，一寒一热，大黄推陈致新，引血归经，炮姜去恶生新，温经止血，两药相伍，行中有止，攻补兼施；佐以淫羊藿、续断补肾温肾，使气调血旺，而无留瘀之弊。诸药合用，全方共奏益气化瘀，调经止痛之功效。

　　［加减］肝郁血虚者，加郁金10 g，熟地黄15 g，白芍15 g；偏于寒者，加肉桂5 g；肾虚腰痛者，加杜仲15 g，桑寄生20 g；腹痛剧烈者，加全蝎5 g，蜈蚣1条；直肠刺激征明显者，加枳壳10 g；呕吐不能食者，加法半夏10 g；气滞者，加柴胡10 g，川楝子10 g；腹冷痛者，加吴茱萸5 g，乌药12 g，小茴香12 g；月经量多者，加生地黄15 g，牡丹皮15 g，栀子10 g；包块坚硬者，加鳖甲（先煎）15 g，炮穿山甲（先煎）12 g。

　　4. 活血止痛消癥汤：

　　［组成］当归20 g，鸡血藤60 g，延胡索15 g，川芎10 g，赤芍12 g，桃仁10 g，水蛭10 g，黄芪15 g，甘草10 g。每日1剂，水煎分2次服。

　　［功效］活血止痛，祛瘀消癥。

　　［方解］方中当归、鸡血藤活血补血、通络止痛；川芎为血中之气药，是疗气滞血瘀之要药，与延胡索为伍，活血祛瘀、行气止痛；赤芍凉血散瘀止痛，味苦微寒，能抑制延胡索、川芎之辛温升散之性；桃仁、水蛭破瘀消癥；黄芪补气，血得气之推动而行；佐当归补血活血，能防止活血祛瘀太过而伤气血；甘草调和诸药。诸药合用，全方共奏活血止痛，祛瘀消癥功效。

　　［加减］小腹冷痛者，酌加炒小茴香10 g，肉桂5 g，干姜5 g，吴茱萸10 g，以温经散寒、通络止痛；小腹胀痛者，酌加香附10 g，枳壳10 g，川楝子10 g，乌药10 g，以行气止痛；小腹坠痛、乏力者，重用黄芪30～50 g，加升麻10 g，党参15 g，以益气升阳举陷；经量多者，加益母草20 g，以化瘀止血；经量少者，加苏木15 g，泽兰12 g，以祛瘀

641

痛经；肾虚腰酸背痛、头目眩晕、舌质黯淡、脉沉细者，酌加菟丝子 12 g，淫羊藿 12 g，熟地黄 12 g，巴戟天 12 g，女贞子 12 g，以补肾调经；血热烦躁、口干口苦、舌红苔黄、脉弦数者，酌加败酱草 15 g，牡丹皮 12 g，夏枯草 15 g，生地黄 12 g，玄参 12 g，以清热解毒凉血。

5. 补肾化瘀消异汤：

[组成] 鹿角片（先煎）12 g，炮穿山甲（先煎）12 g，菟丝子 30 g，淫羊藿 15 g，三棱 10 g，莪术 10 g，当归 15 g，赤芍 15 g，丹参 15 g，川芎 10 g，血竭 3 g，半枝莲 30 g，黄芪 15 g，乌药 15 g。每日 1 剂，水煎分 2 次服。

[功效] 化瘀散结，温肾益气。

[方解] 方中以鹿角片、淫羊藿、菟丝子补肾益精，温肾壮阳，鹿角片兼有活血散结作用；三棱、莪术、炮穿山甲破瘀消癥；丹参、赤芍、半枝莲活血祛瘀；川芎、血竭、当归、赤芍化瘀止痛；乌药理气止痛；黄芪益气健脾。全方化瘀散结、温肾益气并用，攻补兼施，相辅相成，使肾阳盛，精血旺，气血畅，瘀滞得消。

[加减] 气虚甚者，去莪术，加太子参 20 g；腰痛明显者，加续断 15 g，杜仲 15 g；气滞明显者，加延胡索 12 g，川楝子 10 g；痰湿盛者，加茯苓 15 g，薏苡仁 30 g；直肠刺激征明显者，加枳壳 10 g；有结节、包块者，加海藻 15 g，昆布 15 g。

 # 子宫肌瘤

子宫肌瘤是女性生殖器官中常见的良性肿瘤，肌瘤可生长于子宫的任何部位，可单发亦可多发，但常为多个。按其生长部位可分为子宫体肌瘤及子宫颈肌瘤，按其与子宫肌层的关系，又可分为壁间肌瘤、黏膜下肌瘤、浆膜下肌瘤及阔韧带肌瘤。其是由于子宫平滑肌细胞增生而成，其中含有少量的纤维结缔组织，但不是肌瘤的基本组成部分，故确切的诊断应为"子宫平滑肌瘤"，通称"子宫肌瘤"。

子宫肌瘤的临床表现常随肌瘤生长部位、大小、生长速度，有无继发变性及合并症等而异，常见的症状有子宫出血、腹部包块、疼痛、邻近器官压迫症状、白带增多、不孕、继发贫血和心脏功能障碍等。西医对子宫肌瘤确切的病因尚不明晰，研究认为肌瘤的发生多与长期持续的高雌激素制激、孕激素、免疫因素、微量元素失衡等有关。

根据子宫肌瘤的临床特征，其属于中医学"癥瘕""石瘕"范畴。中医学认为，本病多因产后风冷寒邪入侵，或感受湿邪，热邪或湿热之邪，外邪与气血搏结，气血运行受阻，气滞血瘀，日积月聚久结成癥；或水湿内盛而成痰，痰瘀互结而积成癥块；亦可因忧思郁怒致气机不畅，脏腑气血失调，气滞血瘀渐以成癥。瘀血留滞，积为癥积，癥者有形可征，故下腹部出现肿块；气滞血瘀，气机不利，不通则痛，故小腹作痛；瘀血阻滞，新血不得归经，或瘀血郁而化热，热迫血行，故见子宫异常出血，或月经量多，经期延长，或淋漓不净，经色紫暗有块；瘀血内阻胞宫，占据血室，精血难以相聚成孕，而致不孕；长期月经过多或经期延长，导致失血伤阴耗气，气血两虚，心脏受累则见面色萎黄，心慌心悸等症，如此反复发作，终致本虚标实的虚实错杂证候。

一、常见证的辨治

1. 瘀血化热证：

[主要表现] 下腹部包块坚硬固定，小腹疼痛拒按，经血量多，经色紫暗，夹有血块，

或月经周期紊乱，经期延长，或久漏不止，面色暗滞，口干不欲饮，大便干结，舌质紫暗，或有瘀斑点，或舌下静脉瘀滞，脉沉涩或沉弦。

[治法方药] 活血化瘀，消癥散结。少腹逐瘀汤加减：桃仁 10 g，当归 12 g，红花 10 g，赤芍 12 g，地龙 10 g，五灵脂（包煎）12 g，乌药 10 g，延胡索 12 g，川芎 10 g，皂角刺 12 g，香附 10 g，牡丹皮 12 g，枳壳 10 g，夏枯草 15 g。

2. 寒凝血瘀证：

[主要表现] 下腹包块胀硬疼痛，伴有冷感，得热痛减，月经延后，经量少或闭经，经色暗淡，形寒肢冷，带下量多，色白质稀，舌质紫暗，舌苔白润白腻，脉沉涩或沉迟。

[治法方药] 温经散寒，活血消癥。桂枝茯苓（丸）汤加减：桂枝 10 g，茯苓 12 g，川芎 10 g，赤芍 12 g，桃仁 10 g，肉桂 5 g，延胡索 12 g，吴茱萸 5 g，当归 12 g，苍术 10 g，牡丹皮 12 g，艾叶 5 g，丹参 12 g，小茴香 10 g。

3. 气滞血瘀证：

[主要表现] 月经或提前或延后，经量或多或少，时崩时漏，经色暗红，常夹血块，或经行不畅，淋漓不净，伴小腹胀痛，经前乳房胀痛，心烦易怒，或口苦口干，舌质红，有瘀斑点，舌苔薄，脉弦细涩。

[治法方药] 疏肝行气，活血化瘀。血府逐瘀汤合失笑（散）汤加减：生地黄 12 g，当归 10 g，牛膝 12 g，香附 10 g，五灵脂（包煎）12 g，川芎 10 g，蒲黄（包煎）12 g，桔梗 10 g，延胡索 12 g，郁金 10 g，赤芍 12 g，制乳香 10 g，制没药 10 g。

4. 痰瘀互结证：

[主要表现] 下腹包块胀满作痛，月经量少或闭经，带下量多色白质黏，或经净后阴道排液或血水交融，胸脘痞闷，呕恶痰多，头晕困倦，形体肥胖，腰酸腿沉，舌苔白腻，脉沉滑或弦滑。

[治法方药] 化痰理气，活血消癥。开郁二陈汤合消瘰（丸）汤加减：茯苓 12 g，陈皮 10 g，苍术 12 g，法半夏 10 g，浙贝母 12 g，香附 10 g，牡蛎（先煎）20 g，川芎 10 g，槟榔 12 g，青皮 10 g，莪术 10 g，玄参 12 g，木香 3 g。

5. 气虚血瘀证：

[主要表现] 经来量多，或崩或漏，经色浅淡，经质清稀，小腹坠胀作痛，神疲乏力，气短懒言，食少便溏，舌质浅淡，夹有瘀斑点，舌苔薄白，脉细无力。

[治法方药] 益气固冲，化瘀止血。举元煎合失笑（散）汤加减：黄芪 18 g，当归 12 g，党参 30 g，白术 10 g，炒蒲黄（包煎）12 g，炒升麻 10 g，茯苓 12 g，生牡蛎（先煎）20 g，炒五灵脂（包煎）12 g，仙鹤草 15 g。

二、试试精选验方

1. 活血化瘀散结汤：

[组成] 桂枝 15 g，白芍 15 g，当归 15 g，川芎 15 g，黄芪 15 g，红藤 20 g，夏枯草 30 g，煅牡蛎（先煎）20 g，浙贝母 20 g，海螵蛸 15 g，生地黄 30 g，白花蛇舌草 20 g，土茯苓 20 g，萆薢 20 g，玄参 20 g，甘草 10 g。每日 1 剂，水煎分 2 次服。

[功效] 活血化瘀，软坚散结。

[方解] 方中当归、川芎、白芍养血活血化瘀，兼行气柔肝；夏枯草、浙贝母、煅牡蛎软坚、散结、化痰，牡蛎配合海螵蛸有收敛止血之功；红藤、白花蛇舌草、土茯苓、萆薢具有清热除湿及软坚散结之效；玄参、生地黄清热凉血止血，散结软坚；佐桂枝温阳化气利水，并防苦寒太过；再加黄芪益气扶正。全方共具活血化瘀、软坚散结兼除湿之

功，以达"澄源""塞流""复旧"之目的，用之临床疗效确切。

2. 软坚化癥汤：

[组成] 益母草 30 g，黄芪 30 g，生何首乌 12 g，川牛膝 12 g，夏枯草 12 g，紫草 12 g，血竭 5 g，制大黄 10 g，三棱 10 g，莪术 10 g，茜草 12 g。每日 1 剂，水煎分 2 次服。

[功效] 活血化瘀，软坚消癥，兼以益气。

[方解] 方中益母草祛瘀生新，能增强子宫收缩；黄芪补气，能收祛瘀散结之效；生何首乌养血消癥，散结消肿；川牛膝活血散瘀，补肾强腰，引药下行；夏枯草归肝、胆经，药性寒凉，《本草通玄》说"补养厥阴血脉，又能通气散结"，具凉肝益阴，软坚化痰之功，故能增强消癥之功；紫草入肝经血分，功能补心、缓肝、活血；血竭性味甘咸平，归心、肝经，功能散瘀定痛、止血破积；制大黄其性苦寒，活血祛瘀，削坚散结，有推陈致新之功；三棱、莪术活血消癥，抑瘤生长；茜草凉血活血止血，能防止瘀久化热。全方行中有止，散中有收，相辅相成，使血气得柔，痰瘀得消，癥积得散，故临床收到良效。

[加减] 气滞较甚者，加青皮 10 g，木香 10 g，川楝子 15 g；血瘀甚者，加蒲黄（包煎）15 g，五灵脂（包煎）20 g；痰湿甚者，加制半夏 20 g，苍术 12 g；疼痛甚者，加醋延胡索 12 g，白芷 10 g。

3. 益气消瘤汤：

[组成] 木香 10 g，丁香 10 g，生牡蛎（先煎）30 g，夏枯草 15 g，莪术 10 g，太子参 20 g，续断 15 g，枳壳 10 g，青皮 5 g，三棱 15 g。每日 1 剂，水煎分 2 次服。

[功效] 行气活血，化瘀消癥，调理冲任，疏肝补肾。

[方解] 方中三棱、莪术破血中之气滞，通气滞之血瘀；木香、丁香温经理气，疏通经络气机；枳壳、青皮疏肝解郁，行气消胀；生牡蛎、夏枯草功走通利，软坚散结；太子参、续断健脾益气摄血，扶助正气，有助于消瘀散结，防其攻伐、苦寒之药久用耗伤气血，伤阳败胃之弊。诸药合成，共奏行气活血，化瘀消癥，调理冲任，疏肝补肾之功效。

现代中药药理研究，三棱、莪术、太子参、生牡蛎具有抗肿瘤、抗炎消肿、降低血液黏度、溶解血栓、改善微循环的作用和促进子宫收缩、止血的作用。

[加减] 气滞者，加香附 10 g，延胡索 12 g；血瘀者，加炒蒲黄（包煎）12 g，桃仁 10 g；肾虚者，加菟丝子 12 g，女贞子 12 g；血虚者，加阿胶（烊化冲服）10 g，生白芍 12 g，鸡血藤 12 g；热重者，加连翘 10 g，黄芩 10 g，鱼腥草 15 g。

4. 益气化瘀消癥汤：

[组成] 黄芪 30 g，丹参 30 g，三棱 12 g，莪术 12 g，生牡蛎（先煎）30 g，鳖甲（先煎）15 g，白术 12 g，海藻 12 g，昆布 12 g。每日 1 剂，水煎分 2 次服。

[功效] 益气固本，攻逐消滞，消补兼施。

[方解] 方中重用黄芪、丹参益气扶正，活血化瘀，使补而不滞，祛瘀而不伤正，共为君药；三棱、莪术消冲脉瘀血；鳖甲、生牡蛎平肝潜阳、软坚散结，与黄芪配伍阴阳并行，刚柔相济，又能牵制活血化瘀药物的温燥之性，共为臣药；白术健脾助胃、燥湿利水；海藻、昆布软坚散结，共为佐使药。诸药合用，共奏益气固本，攻逐消滞，化瘀不动血，消补兼施之功效。

现代中药药理研究，丹参能改善微循环和血循环，有抗凝、促进纤溶、抑制血小板凝聚、抑制血栓形成的作用，能缩短红细胞及血红蛋白的恢复期，促进造血，增强免疫、降低血糖和抗肿瘤作用；黄芪能增强网状内皮系统的吞噬功能，增强机体免疫，促进机体代谢，还具有镇静、安定和明显的止痛作用。

5. 水蛭消癥汤：

[组成] 水蛭 6～10 g，牡蛎（先煎）30 g，皂角刺 15～30 g，黄芪 15～30 g，桂枝 10 g，炮穿山甲（先煎）6～15 g，牡丹皮 12 g，茯苓 15 g，桃仁 10 g，法半夏 12 g，乌梅 10～30 g，三棱 10 g，莪术 15 g，川楝子 12 g。每日 1 剂，水煎分 2 次服。

[功效] 扶正祛瘀生新，行气攻坚破结。

[方解] 方中黄芪益气健脾，扶助正气；水蛭、桃仁、三棱、莪术、炮穿山甲、皂角刺活血破瘀，消肿止痛；牡蛎、法半夏化痰软坚散结；桂枝温阳行气，通血脉而消瘀血；茯苓渗湿益脾，引导下行；牡丹皮活血祛瘀而清血热；乌梅酸敛止血，合黄芪能加强止血之功；川楝子行气止痛。全方共奏扶正祛瘀生新、行气攻坚破结之功。

[加减] 气虚者，加党参 15 g，白术 12 g；阴虚者，加生地黄 15 g，白术 12 g，地骨皮 12 g；血虚者，加阿胶（烊化冲服）12 g；带下多者，加苍术 12 g，薏苡仁 15 g，败酱草 15 g；腰痛者，加桂枝 10 g，桑寄生 12 g；腹胀、腹痛者，加五灵脂（包煎）12 g，香附 10 g；出血量多者，加三七粉（冲服）5 g，地榆炭 12 g；食欲不振者，加鸡内金 12 g，砂仁 10 g。

 # 卵巢囊肿

卵巢囊肿是女性生殖器官一种常见的良性肿瘤，多见于 20～50 岁生育年龄妇女，肿瘤多为单侧，也可为双侧，卵巢囊肿的发病原因尚未完全清楚。

根据卵巢囊肿的临床特征，其属于中医学"癥积""肠覃"等范畴。中医学认为，本病多因经行期或产后，受到风寒侵袭，气滞血瘀寒凝；七情内伤，五脏亏损，气血虚弱，冲任失调；或阳不化气，痰湿凝聚，三焦气化失常，水湿停滞等所致。卵巢囊肿以下腹出现包块为主症，但包块的形成原因是多方面的，既可以是因为气滞血瘀，又可能是由于痰湿、湿热，痰瘀互结，因此临床辨证不仅要辨析包块的性质、大小、位置，更要依据全身伴随的症状、舌象、脉象综合分析，辨其在气在血，属痰属瘀。

一、常见证的辨治

1. 气滞血瘀证：

[主要表现] 下腹部扪及包块，伴有经前乳房胀痛，心烦易怒，少腹胀满刺痛，舌质紫暗，有瘀斑或瘀点，舌苔白，脉弦涩。

[治法方药] 疏肝理气，活血化瘀，软坚消癥。膈下逐瘀汤加减：当归 12 g，桃仁 10 g，赤芍 12 g，牡丹皮 12 g，延胡索 12 g，川楝子 10 g，五灵脂（包煎）12 g，三棱 10 g，夏枯草 15 g，土鳖虫（先煎）10 g，炮穿山甲（先煎）12 g，莪术 10 g，甘草 5 g。

2. 气虚血瘀证：

[主要表现] 下腹部有肿块，固定不移，神疲乏力，心悸气短，面白无华，头昏目眩，舌质浅淡，边有齿痕或瘀斑点，脉弦细涩。

[治法方药] 益气化瘀，软坚消癥。补阳还五汤加减：炙黄芪 15 g，当归 12 g，党参 15 g，白术 10 g，赤芍 12 g，茯苓 10 g，丹参 15 g，三棱 10 g，海藻 12 g，莪术 10 g，延胡索 12 g，土鳖虫（先煎）10 g，甘草 5 g。

3. 湿热瘀结证：

[主要表现] 下腹部包块，少腹胀痛，平时带下量多，色黄质稠，外阴瘙痒，肢体困重，口渴不多饮，心烦胸闷，舌质红，舌苔黄腻，脉弦滑数。

[治法方药] 清热解毒，消癥散结。银甲（丸）汤加减：金银花 15 g，鳖甲（先煎）12 g，红藤 15 g，连翘 12 g，夏枯草 15 g，生蒲黄（包煎）12 g，败酱草 15 g，三棱 10 g，紫地丁 12 g，炮穿山甲（先煎）15 g，甘草 5 g。

4. 痰湿阻闭证：

[主要表现] 下腹部可扪及包块，时或胀满，带下量多，色白质地稠浊，胸脘痞闷，素体肥胖，舌质紫暗，舌苔白腻，脉沉滑。

[治法方药] 行气化痰，散结消癥。苍附导痰（丸）汤加减：苍术 12 g，香附 10 g，茯苓 12 g，陈皮 10 g，胆南星 12 g，法半夏 10 g，浙贝母 12 g，枳壳 10 g，夏枯草 15 g，土鳖虫（先煎）10 g，炮穿山甲（先煎）12 g，甘草 5 g。

5. 脾肾阳虚证：

[主要表现] 下腹部肿块，畏寒肢冷，腰膝酸软，月经后期，量少色淡，或渐至闭经，面色晦暗，小便清长，大便稀溏，舌质淡胖，舌苔薄白，脉沉迟。

[治法方药] 温补脾肾，散结消癥。附桂地黄汤加减：熟地黄 12 g，附子（先煎）10 g，淫羊藿 12 g，白术 10 g，黄芪 15 g，仙茅 10 g，党参 15 g，鹿角片（先煎）10 g，菟丝子 12 g，桂枝 10 g，炮穿山甲（先煎）12 g，土鳖虫（先煎）10 g。

6. 肝肾阴虚证：

[主要表现] 下腹部有包块，月经后期，量少色鲜红，面色潮红，心烦失眠，腰膝酸软，头晕耳鸣，咽干口燥，舌质红，舌苔少或无苔，脉细数。

[治法方药] 滋补肝肾，散结消癥。知柏地黄汤加减：生地黄 12 g，知母 10 g，玄参 12 g，山药 15 g，女贞子 12 g，黄柏 10 g，墨旱莲 12 g，牡丹皮 12 g，炮穿山甲（先煎）12 g，土鳖虫（先煎）10 g，麦冬 12 g，炒酸枣仁 10 g。

二、试试精选验方

1. 消囊汤：

[组成] 川楝子 12 g，柴胡 12 g，三棱 10 g，莪术 10 g，香附 12 g，白花蛇舌草 15 g，赤芍 12 g，白芍 12 g，延胡索 12 g，丹参 15 g，茯苓 12 g，白术 10 g，黄芪 12 g，甘草 3 g。每日 1 剂，水煎分 2 次服。

[功效] 疏肝解郁，行气活血，调理冲任。

[方解] 方中川楝子苦寒性降，能引诸药直达胞中，兼能疏泄肝经郁热，解郁行气止痛；柴胡辛苦微寒，升发之性能引肝经清气上升，条达肝气而疏泄肝郁，一升一降，二药相须为君药。莪术、三棱破血祛瘀，行气止痛；丹参活血化瘀，凉血消痈；香附辛能散结，苦能降逆，其功效疏肝解郁，谓之"气病之总司，妇科之主帅"；白花蛇舌草清热解毒，利湿消肿；共为臣药。延胡索辛散温通，行气活血，又具良好的止痛功效；白芍养血柔肝，缓急止痛；赤芍清热凉血，祛瘀止痛，加强臣药活血化瘀消癥功效；茯苓、白术健脾胃，利湿消浊；黄芪益气，气行则血行；共为佐药。甘草调和诸药为使。全方疏肝解郁，行气活血，调理冲任，促使囊肿消散。

2. 清热化瘀汤：

[组成] 红藤 30 g，紫花地丁 30 g，金银花 20 g，制乳香 20 g，制没药 20 g，制大黄 12 g，牡丹皮 12 g，延胡索 12 g，连翘 12 g，生甘草 10 g。每日 1 剂，煎水保留灌肠。

[功效] 清热解毒，活血化瘀，行气止痛。

[方解] 方中以红藤为主药，既有清热解毒之功，又能活血化瘀；辅以紫花地丁、金银花、连翘清热利湿；制大黄、牡丹皮、延胡索化瘀散结；更用制乳香、制没药行气止痛；甘草调和诸药。诸药合用，共奏清热解毒，活血化瘀，行气止痛之功效。

[加减] 气滞胀痛者，加川郁金 10 g，制香附 10 g，槟榔 10 g；痰浊蕴结者，加姜半夏 12 g，土贝母 20 g；湿热壅盛者，加车前草 15 g，虎杖根 15 g，川黄柏 10 g；瘀血阻滞者，加生鳖甲（先煎）20 g，炮穿山甲（先煎）12 g，生牡蛎（先煎）30 g。

3. 囊肿消汤：

[组成] 白花蛇舌草 30 g，败酱草 30 g，车前草 30 g，薏苡仁 30 g，酸枣仁 30 g，皂角刺 15 g，当归 15 g，香附 15 g，白术 15 g，浙贝母 12 g，白芥子 12 g，炒莱菔子 12 g，炮穿山甲（研末冲服）5 g，生姜 3 片，大枣 3 枚。每日 1 剂，水煎分 2 次服。

[功效] 清热解毒，行气活血，涤痰利湿。

[方解] 方中白花蛇舌草、败酱草、车前草清热解毒利湿为君；白芥子、浙贝母、薏苡仁、炮穿山甲、皂角刺破膜化痰，消肿散结为臣；当归、白术、香附、酸枣仁养血活血，安神定志为佐；炒莱菔子宽肠和胃，行气化痰，消积利湿为使。全方共奏清热解毒，化膜涤痰，消积利湿之效。随症加减，灵活变通，疗效可靠。

[加减] 气滞者，加莪术 15 g，枳壳 15 g，以行气导滞；血瘀者，加赤芍 15 g，水蛭 10 g，以活血利水；痰湿者，加苍术 15 g，法半夏 10 g，以化痰燥湿；气血虚弱者，加黄芪 30 g，党参 15 g，阿胶（烊化冲服）12 g，以补益气血。

4. 蓬莪术汤：

[组成] 三棱 10 g，莪术 10 g，当归 12 g，赤芍 12 g，枳壳 10 g，木香 10 g，桃仁 10 g，鳖甲（先煎）12 g，牡丹皮 12 g，丹参 12 g，夏枯草 12 g，土鳖虫（先煎）12 g。每日 1 剂，水煎分 2 次服。

同时，另配合服桂枝茯苓丸，1 次 3 粒，每日 3 次。

[功效] 活血软坚，通络消癥。

[方解] 方中三棱、莪术、赤芍、桃仁、牡丹皮、土鳖虫相互配伍，增强活血化瘀之力；枳壳、木香行气止痛；当归补血活血调经；夏枯草软坚散结；鳖甲散结消癥。其中三棱、莪术均辛温，为化瘀之要药，能治一切血瘀气滞之证。正如张锡纯所说："三棱、莪术性近和平，而以治女子瘀血、虽坚如铁石亦能徐徐消除，而猛烈开破之品不能建此奇功。此三棱、莪术独具之良能也。"全方活血、软坚、消癥、通脉达络，使胞脉通畅。

[加减] 小腹胀痛者，加乌药 10 g，白芥子 12 g；小腹刺痛者，加蒲黄（包煎）10 g，五灵脂（包煎）10 g；寒痛甚者，加艾叶 10 g，附子（先煎）10 g；带下量多者，加苍术 12 g，白术 12 g；肾虚腰痛者，加续断 12 g，桑寄生 12 g；肾阳虚者，加附子（先煎）10 g，肉苁蓉 12 g；肾阴虚者，加女贞子 12 g，墨旱莲 12 g。

5. 散瘀消癥灵汤：

[组成] 桂枝 10 g，茯苓 12 g，赤芍 20 g，牡丹皮 12 g，桃仁 10 g，小茴香 12 g，昆布 10 g，海藻 12 g，五灵脂（包煎）10 g，生蒲黄（包煎）10 g，延胡索 15 g，益母草 15 g，当归 15 g，炙甘草 5 g，大枣 5 枚。每日 1 剂，加黄酒 20 mL，水煎分 2 次服。

[功效] 活血化瘀，软坚消癥。

[方解] 方中桂枝、赤芍一阴一阳，茯苓、牡丹皮一气一血，调其寒温，扶其正气；加当归、小茴香、昆布、海藻、延胡索、益母草活血散瘀，理气化瘀，软坚消癥；稍佐炙甘草、大枣扶持正气；桃仁、赤芍以之破恶血而消癥；五灵脂甘温走肝，生用则行血；蒲

黄辛平入肝，生用则破血；佐酒煎则行其力，庶能直开厥阴之滞，而有推陈致新之功。诸药配伍，共奏活血化瘀，软坚消癥之功效。药证合拍，故有良效。

[加减] 湿热者，加薏苡仁 15 g，苍术 12 g，蒲公英 15 g；腰骶部酸痛者，加杜仲 12 g，巴戟天 12 g，牛膝 12 g；乳房胀痛者，加香附 10 g，柴胡 10 g，郁金 10 g；少腹部胀甚者，加乌药 10 g，橘核（先煎）15 g；痛甚者，加红花 10 g，炙土鳖虫（先煎）10 g。

 # 输卵管阻塞性不孕症

凡生育年龄的妇女，配偶生殖功能正常，婚后同居 2 年以上未采取避孕措施而未能受孕者；或曾经受孕而 2 年又不再受孕者，称为不孕症。前者称为原发性不孕，后者称为继发性不孕。不孕症又可分为绝对不孕及相对不孕。绝对不孕意味着经过任何治疗方法都不能怀孕，亦即夫妇一方有先天性或后天解剖或功能上的缺陷，无法矫正而不能受孕者。相对不孕是指经过治疗可获妊娠者。

西医学认为，受孕是一个复杂而又协调的生理过程，必须具备下列条件：卵巢排出正常卵子；精液正常并含有正常精子；卵子和精子能够在输卵管内相遇并结合成为受精卵，受精卵顺利地被输入子宫腔；子宫内膜已充分准备适合于受精卵着床。这些环节任何一个不正常，便能阻碍受孕。输卵管阻塞是导致相对不孕症最常见的原因之一，占不孕原因的 20%～45%。

原发性不孕症属于中医学"全不产""无子"范畴，而继发性不孕症则属于"断绪"范畴。中医学认为，输卵管阻塞不通是胞脉瘀阻不能摄精成孕。而导致胞脉瘀阻不通的原因又极为复杂，既有内因，也有外因；既有正虚所致，又有邪实所为。常因情志不舒，肝郁气滞，气滞血瘀，瘀阻脉络，两精不能相合故而不孕；或禀赋不足，饮食劳倦，久病伤脾，脾虚气弱，血行不畅而致胞脉不通；或经期产后，余血未尽，感受寒邪，寒性收引凝滞，胞脉瘀阻而致不孕；或经行产后，胞脉空虚，摄生不节，久居潮湿之地，以致湿邪乘虚而入，蕴而化热，湿热下注，热毒蕴蒸，阻滞络脉而不孕；或系肾阳虚损，水湿不化，或经行产后，感受寒湿，湿遏阳气，气化失司，脉络不通；或饮食不节，恣食肥甘，体胖脂厚，脂膜闭塞子宫而致不孕。

一、常见证的辨治

1. 气滞血瘀证：

[主要表现] 妇科检查输卵管不通，或通而不畅，月经先后不定期，经前带下量多，乳房胀痛，情绪抑郁，经色紫暗，夹有血块，舌质紫，舌苔薄白，脉弦涩。

[治法方药] 疏肝理气，活血化瘀。膈下逐瘀汤加减：赤芍 12 g，当归 12 g，川芎 12 g，桃仁 10 g，五灵脂（包煎）12 g，红花 10 g，枳壳 15 g，益母草 20 g，延胡索 12 g，鸡血藤 20 g，乌药 10 g，香附 12 g，甘草 5 g。

2. 气虚血瘀证：

[主要表现] 妇科检查输卵管不通，或通而不畅，面白无华，神疲气短，心悸乏力，少腹隐痛，带下量多色白，月经量多，或淋漓不尽，经色浅淡，经质清稀，偶有血块，舌质淡紫，舌苔薄白，脉细涩。

[治法方药] 益气健脾，活血化瘀。补阳还五汤加减：黄芪 15 g，当归 12 g，丹参 15 g，党参 15 g，路路通 15 g，桃仁 10 g，鸡血藤 20 g，水蛭 10 g，赤芍 12 g，川芎

10 g，红花 10 g，地龙 10 g。

3. 寒凝血瘀证：

[主要表现] 妇科检查输卵管不通，或通而不畅，少腹冷痛，喜温喜按，遇寒加剧，呕吐涎沫，月经后期，经量常多，经色紫暗，或夹血块，带下量多，色白质稀，舌质紫暗，或有瘀斑点，舌苔白润或白滑，脉沉迟涩。

[治法方药] 温经散寒，祛瘀通络。少腹逐瘀汤加减：当归 12 g，川芎 10 g，延胡索 12 g，炮姜 10 g，五灵脂（包煎）12 g，小茴香 10 g，生蒲黄（包煎）12 g，肉桂 5 g，制没药 10 g，炮穿山甲（先煎）12 g，附子 5 g，鸡血藤 20 g，益母草 12 g。

4. 湿热瘀阻证：

[主要表现] 妇科检查输卵管不通，或通而不畅，少腹疼痛，带下量多，色黄质稠，甚或臭秽，阴部潮湿瘙痒，月经先期，经量较多，经色紫暗，性交疼痛，心烦易怒，咽干口苦，小便黄浊，大便秘结，舌质红，舌苔黄腻，脉滑数。

[治法方药] 清热解毒，利湿通络。解毒四物汤加减：黄连 3 g，黄柏 12 g，川芎 10 g，赤芍 12 g，生地黄 15 g，龙胆 15 g，苍术 12 g，红藤 20 g，夏枯草 15 g，水蛭 10 g，路路通 12 g，大黄 5 g，荔枝核（先煎）12 g。

5. 寒湿阻滞证：

[主要表现] 妇科检查输卵管不通，或通而不畅，少腹冷痛或压痛，带下色白，气味腥臭，形寒肢冷，腰膝冷痛酸困，月经后期，经色紫暗，偶有血块，口淡不渴，小便清，大便稀，舌质淡，舌苔白，脉濡缓。

[治法方药] 温经散寒，除湿通络。温经汤加减：当归 12 g，桂枝 10 g，苍术 12 g，川芎 10 g，吴茱萸 5 g，法半夏 10 g，麻黄 3 g，小茴香 10 g，炮穿山甲（先煎）12 g，水蛭（研末冲服）5 g，炒香附 10 g，附子 5 g，艾叶 10 g。

6. 痰湿阻闭证：

[主要表现] 妇科检查输卵管不通，或通而不畅，月经量少，甚或闭经，带下量多，质地黏稠，肢体困重，胸闷纳差，痰多呕哕，舌质淡胖，舌苔白腻，脉滑。

[治法方药] 燥湿化痰，祛瘀通络。苍附导痰汤加减：苍术 12 g，郁金 10 g，香附 12 g，茯苓 15 g，陈皮 10 g，法半夏 10 g，胆南星 12 g，枳壳 10 g，焦山楂 15 g，石菖蒲 12 g，水蛭 10 g，路路通 12 g。

二、试试精选验方

1. 化瘀通管汤：

[组成] 炮穿山甲（先煎）12 g，天仙藤 15 g，苏木 10 g，炒当归 12 g，赤芍 12 g，白芍 12 g，路路通 12 g，丝瓜络 10 g，鸡血藤 15 g，续断 12 g，干地龙 10 g。上药浓煎 2 次，取汁混合后，缓慢灌肠，每日 1 次。

[功效] 活血化瘀通络，利湿化浊。

[方解] 方中炮穿山甲、天仙藤相配为主药，功能活血通络；苏木、当归、赤芍、白芍、鸡血藤活血化瘀通络；路路通、丝瓜络，擅长入络通络；干地龙通络舒筋，兼能利湿化浊；续断既能化瘀和络，又能补肾。因"胞脉者，系于肾而络于胞中"，适当加入补肾药有助于胞脉畅通。全方诸药配合，功能活血化瘀，通畅脉络，促进湿瘀利化。

[加减] 兼胸肋、乳房及少腹胀痛，精神抑郁，经行不畅或夹小血块者，酌加柴胡10 g，郁金 10 g，橘核（先煎）12 g，荔枝核（先煎）12 g，以疏肝理气畅络；兼腰膝酸软、目眶黯黑、带下清稀、脉象沉弱者，加菟丝子 20 g，杜仲 15 g，紫石英 15 g，以补益

肾气；兼小腹灼痛、带下量多色黄或有异味、低热缠绵、舌红苔黄腻者，酌加红藤 20 g、败酱草 20 g、忍冬藤 20 g、薏苡仁 30 g、桔梗 10 g，以清热除湿通络；兼小腹刺痛，痛处固定，经行每夹较多血块，色紫黯，或有盆腔炎性包块，舌质紫黯或有瘀点瘀斑者，酌加三棱 10 g、莪术 10 g、丹参 12 g、皂角刺 12 g、牡蛎（先煎）20 g，以加强活血消瘀通络之力。

2. 丹甲通管汤：

[组成] 丹参 30 g，炮穿山甲（先煎）20 g，桃仁 12 g，红花 12 g，当归 15 g，香附 10 g，川芎 10 g，赤芍 12 g，白芍 12 g，皂角刺 15 g，莪术 10 g。每日 1 剂，水煎分 2 次服。月经周期第 5 起服。

[功效] 活血化瘀通络。

[方解] 方中桃仁、红花、赤芍、丹参、莪术活血化瘀，消炎止痛；当归活血补血调经；川芎活血行气，香附疏理气机，加强活血祛瘀之力；白芍养血止痛；炮穿山甲行气活血，破瘀散结，穿通经络直达病所；皂角刺消肿托毒排脓。诸药合用，共奏活血化瘀通络之功，临床疗效显著。

[加减] 肝郁气滞者，加郁金 10 g、柴胡 10 g；痰湿者，加法半夏 10 g、陈皮 10 g、苍术 12 g；寒湿者，加肉桂 5 g、小茴香 10 g；血瘀者，加制乳香 10 g、制没药 10 g、酒大黄 10 g；湿热者，加红藤 15 g、败酱草 15 g；输卵管积水者，加泽兰 10 g、薏苡仁 15 g。

3. 通络饮：

[组成] 柴胡 10 g，川芎 10 g，香附 10 g，路路通 12 g，王不留行 10 g，皂角刺 12 g，丹参 15 g，牛膝 15 g，忍冬藤 15 g，赤芍 12 g，刘寄奴 12 g，丝瓜络 10 g。每日 1 剂，水煎分 2 次服。月经干净后开始服，经期停服。

[功效] 疏肝理气，活血化瘀，通络散结。

[方解] 方中柴胡、香附疏肝解郁、行气通滞；川芎为血中之气药，行气活血，开郁调肝；丹参、赤芍养血活血、通经散瘀；王不留行善走血分，走而不守，利达血脉；丝瓜络、忍冬藤疏通经络、清热解毒；皂角刺、路路通祛瘀散结、通经活络，是开通管道的要药；刘寄奴化瘀通络；牛膝引诸药下行，使气血得以畅达。诸药合用，共奏疏肝理气，活血化瘀，通络散结之功。全方通过疏肝促进气血流通，逐瘀则能软坚散结，从而改善盆腔局部的微循环和组织营养，改善输卵管内的受精环境，提高输卵管运送卵子及受精卵的功能。

[加减] 气虚者，加党参 12 g、黄芪 15 g、炒白术 12 g；寒凝者，加桂枝 10 g、细辛 5 g、吴茱萸 10 g；湿热者，加黄柏 10 g、薏苡仁 15 g、蒲公英 15 g；血虚者，加熟地黄 12 g、当归 12 g、制何首乌 12 g；痰浊者，加苍术 12 g、法半夏 10 g、茯苓 12 g。

4. 化瘀通络汤：

[组成] 赤芍 12 g，丹参 15 g，泽兰 10 g，王不留行 12 g，桂枝 10 g，木香 10 g，香附 10 g，苍术 12 g，陈皮 10 g，小茴香 10 g，茯苓 15 g，牛膝 12 g，桔梗 10 g。每日 1 剂，水煎分 2 次服。月经干净 3 日后开始服。

同时，用桑寄生 20 g，艾叶 50 g，当归尾 20 g，透骨草 40 g，续断 20 g，千年健 10 g，追地风 20 g，羌活 10 g，花椒 20 g，独活 10 g，五加皮 20 g，血竭 10 g，白芷 20 g，制乳香 10 g，赤芍 20 g。将诸药共研为粗末装入布袋封口，用时蒸 30 分钟趁热敷于下腹部（保温热敷 30 分钟），敷后将药阴干，次日如法再蒸再敷。经净后 3 日起用，每日 1 次。

[功效] 化瘀通络，行气开结。

[方解] 方中赤芍、丹参、王不留行、泽兰、桂枝化瘀通络为主；香附、木香、陈皮、桔梗，行气开结为辅，气行则血行，以助化瘀通络之力；佐以陈皮、茯苓化下焦之浊气；使以牛膝引诸药直达冲任之经络。诸药合用，邪祛、瘀化，经络畅通。配以一派芳香、温经、化瘀、通络之外敷剂，蒸透外敷，热助药力，使药物透皮吸收，由经络运行，以通利血脉而祛瘀滞。

[加减] 内服方中，带下量多、色黄味臭者，加苦参12 g，金银花12 g；带下色白质稀、量多者，加党参12 g，薏苡仁15 g；腰酸坠痛者，加升麻10 g，杜仲12 g。

5. 通滞散结汤：

[组成] 路路通15 g，炮穿山甲（先煎）12 g，皂角刺12 g，王不留行15 g，丝瓜络10 g，败酱草15 g，赤芍15 g，丹参12 g，当归12 g，川芎12 g，黄芪20 g，党参15 g，白术15 g，甘草5 g。每日1剂，水煎分2次服。月经周期第7日开始服。于晚间用布包热药渣敷下腹部，1次20～30分钟。

[功效] 通滞散结，益气活血祛瘀，清热消肿。

[方解] 方中炮穿山甲、路路通、皂角刺疏通经络，通滞散结；败酱草清热化瘀，消肿排脓；党参、黄芪、白术扶正益气祛邪。以药渣热敷下腹部，通过药物的渗透作用进入盆腔直达病灶，促使局部病灶消散，松解阻塞之管腔。诸药合用，共奏通滞散结，益气活血祛瘀，清热消肿之功。

[加减] 肝郁者，加柴胡10 g，郁金10 g，枳壳10 g；痰湿者，加胆南星12 g，制半夏10 g，石菖蒲15 g；血瘀者，酌加三棱12 g，莪术12 g，桃仁10 g，红花10 g；夹湿热者，加佩兰12 g，蒲公英15 g；伴输卵管积水者，加泽兰12 g，茯苓12 g，生薏苡仁20 g。

免疫性不孕症

免疫性不孕症是指患者排卵及生殖功能正常，无致病因素发现，配偶精液常规检查在正常范围，但有抗生育免疫证据存在者。现代医学认为，本病主要原因是精液在阴道内作为一种抗原，被阴道或子宫颈上皮吸收后，使人体发生免疫反应，而在血清和生殖道局部（尤其是子宫颈）产生抗精子抗体（AsAb）；或者由自身血清中的抗子宫内膜抗体（EMAb）或透明带自身抗体所致，使精子凝集，失去活力，或者阻止精子穿透卵子，或者影响受精卵着床，以致造成不孕。

中医学认为，冲为血海，任主胞胎。本病多是由于肝肾脾肺虚损，气血亏虚不足，冲任二脉不调所致。其病临床既有虚证，又有实证，往往虚实夹杂，正虚邪恋，诸多因素互为因果，导致胞宫不能摄精成孕。

一、常见证的辨治

1. 肝肾阴虚血瘀证：

[主要表现] 婚久不孕，免疫功能检测AsAb或EMAb阳性，月经先期或周期正常，经量或少或多，经色暗红，夹有小血块，小腹疼痛，头晕耳鸣，心悸失眠，腰膝酸软，烦躁口干，舌质红，舌苔薄黄，脉弦细数。

[治法方药] 滋养肝肾，活血化瘀。滋阴抑抗汤加减：生地黄12 g，柴胡10 g，全当

归 12 g，山茱萸 12 g，白芍 12 g，山楂 10 g，赤芍 12 g，泽泻 10 g，山药 12 g，苎麻根 15 g，桃仁 10 g，女贞子 12 g，甘草 5 g。

2. 脾肾阳虚血瘀证：

[主要表现] 婚久不孕，免疫功能检测 AsAb 或 EMAb 阳性，月经后期，腰膝酸软冷痛，小腹常有冷凉感，神疲乏力，小便清长，或夜尿频多，大便稀溏，舌质淡胖，舌苔白润，脉沉迟涩。

[治法方药] 补肾健脾，温阳化瘀。助阳抑抗汤加减：淫羊藿 12 g，鹿角片（先煎）12 g，丹参 15 g，赤芍 12 g，川芎 10 g，白芍 12 g，五灵脂（包煎）10 g，黄芪 15 g，山药 12 g，菟丝子 15 g，续断 12 g。

3. 肝火亢盛血热证：

[主要表现] 婚久不孕，免疫功能检测 AsAb 或 EMAb 阳性，心烦易怒，面红目赤，头晕目眩，经期延长，经色鲜红，夹有血块，舌质红，舌苔黄，脉弦数。

[治法方药] 清肝泻火，宁血助孕。丹栀逍遥（散）汤加减：柴胡 10 g，牡丹皮 12 g，栀子 10 g，枳实 12 g，生地黄 15 g，知母 12 g，车前子（包煎）10 g，泽泻 12 g，枸杞子 15 g，白芍 12 g，龙胆 10 g，墨旱莲 12 g。

4. 肝气郁滞血瘀证：

[主要表现] 婚久不孕，免疫功能检测 AsAb 或 EMAb 阳性，胸闷作胀，太息频作，精神抑郁，善脑易怒，或胸胁疼痛，乳房作胀，小腹胀满，月经后期，经量或多或少，经色紫暗，夹有血块，舌质紫暗，或有瘀斑点，舌苔薄白，脉沉弦涩。

[治法方药] 疏肝理气，化瘀通络。柴胡疏肝（散）汤加减：柴胡 10 g，郁金 12 g，枳壳 10 g，炮穿山甲（先煎）12 g，泽兰 10 g，鸡血藤 12 g，丹参 15 g，当归 12 g，三七（研末冲服）5 g，刘寄奴 12 g，苏木 10 g，枸杞子 12 g，路路通 12 g。

5. 湿热内蕴血瘀证：

[主要表现] 婚久不孕，免疫功能检测 AsAb 或 EMAb 阳性，平素肢体困重，白带量多，质稠色黄，甚或臭秽，外阴部潮湿瘙痒，少腹刺痛，腰骶胀痛，小便黄浊，舌质红，舌苔黄腻，脉弦滑数。

[治法方药] 清热燥湿，解毒化瘀。仙人活命饮加减：当归 12 g，金银花 30 g，赤芍 12 g，制乳香 10 g，天花粉 12 g，制没药 10 g，浙贝母 12 g，王不留行 10 g，炮穿山甲（先煎）12 g，败酱草 15 g，路路通 12 g，黄柏 10 g，泽泻 10 g。

6. 肾阴亏虚湿热证：

[主要表现] 婚久不孕，免疫功能检测 AsAb 或 EMAb 阳性，腰膝酸软，耳鸣失聪，或易脱发，形体消瘦，面色晦暗，月经量少，带下色黄质稠，舌质红，舌苔黄厚而干，脉弦细数。

[治法方药] 养阴清热，祛湿化瘀。六味地黄汤合四妙（散）汤加减：生地黄 12 g，山茱萸 12 g，熟地黄 12 g，黄柏 10 g，赤芍 12 g，薏苡仁 30 g，茯苓 12 g，杏仁 10 g，泽泻 12 g，牡丹皮 12 g，苍术 12 g，肉豆蔻 10 g，丹参 12 g，败酱草 15 g。

7. 痰浊内阻血瘀证：

[主要表现] 婚久不孕，免疫功能检测 AsAb 或 EMAb 阳性，精神烦躁，颜面色素呈蝴蝶状沉着，经前乳房、小腹刺痛，经量较少，经色暗红，夹有血块，白带量多，舌质暗红，舌苔微黄，脉沉滑涩。

[治法方药] 活血化瘀，祛痰除浊。祛病（丸）汤加减：当归 15 g，大黄 10 g，赤芍 15 g，川芎 10 g，熟地黄 15 g，桃仁 10 g，牡丹皮 15 g，蒲黄（包煎）10 g，香附 12 g，

藏红花 5 g，甘草 5 g。

二、试试精选验方

1. 参黄抑抗汤：

[组成] 人参 15 g，熟地黄 15 g，山药 15 g，杜仲 15 g，山茱萸 15 g，枸杞子 15 g，炙当归 15 g，川芎 15 g，丹参 15 g，鸡血藤 15 g，甘草 10 g。每日 1 剂，水煎分 2 次服。

[功效] 补肾养阴，活血化瘀，促排卵助孕。

[方解] 方中人参、山药、杜仲补肾气以固命门；山茱萸、枸杞子补肾填精而生血，且山茱萸滋阴补肾；当归、熟地黄养血益阴；川芎、鸡血藤活血养血；丹参活血化瘀；当归补血活血；甘草调和诸药。诸药合用，共奏补肾养阴，活血化瘀，促排卵助孕之效。

[加减] 经后期（卵泡期）者，治以滋肾调气血为主，加女贞子 15 g，墨旱莲 15 g；经间期（排卵期）者，治以温经通络、行气活血为主，酌加淫羊藿 12 g，仙茅 10 g，王不留行 10 g，牡丹皮 12 g，巴戟天 15 g，菟丝子 15 g；经前期（黄体期）者，治以滋肾温肾、气血双调，酌加黄芪 15 g，菟丝子 15 g，续断 15 g，牛膝 15 g。

2. 补肾活血种子汤：

[组成] 桑寄生 30 g，续断 30 g，菟丝子 30 g，杜仲 15 g，茯苓 15 g g，赤芍 12 g，白芍 12 g，生地黄 12 g，熟地黄 12 g，路路通 12 g，淫羊藿 12 g，鹿角片（先煎）10 g，当归 12 g，制香附 10 g，牡丹皮 12 g，柴胡 10 g，川芎 10 g，吴茱萸 5 g。每日 1 剂，水煎分 2 次服。月经第 5 日始服。

[功效] 补肾益精，养肝活血，疏肝健脾。

[方解] 方中桑寄生、续断、淫羊藿、鹿角片、杜仲、熟地黄补肾气、益肾精、温养肝肾；当归、白芍养肝活血；生地黄、牡丹皮凉血活血；柴胡、制香附、川芎、路路通调气解郁、理气活血；茯苓健脾利水渗湿；吴茱萸散寒止痛、疏肝下气、燥湿。诸药合用，共奏补肾益精，养肝活血，疏肝健脾之功效。

[加减] 偏阳虚者，加巴戟天 12 g，肉桂 5 g；偏阴虚者，加墨旱莲 20 g，女贞子 20 g，龟甲（先煎）15 g；脾肾两虚者，加白术 12 g，白扁豆 30 g，薏苡仁 15 g；肝肾亏虚者，加黄精 20 g，知母 10 g，龟甲（先煎）15 g；气滞血瘀者，加五灵脂（包煎）10 g，桃仁 10 g，蒲黄（包煎）10 g；痰瘀互结者，酌加制半夏 12 g，苍术 12 g，石菖蒲 12 g，五灵脂（包煎）10 g，制没药 10 g。

3. 促免增孕汤：

[组成] 党参 15 g，丹参 15 g，蒲公英 15 g，败酱草 15 g，黄芪 12 g，白术 12 g，黄精 12 g，当归 12 g，虎杖 15 g。每日 1 剂，水煎分 2 次服。月经前 10 日开始服。

[功效] 益气健脾，活血化瘀，清热解毒。

[方解] 方中党参补中益气，生津养血；黄芪补气升阳；白术补气健脾，燥湿利水，为补气健脾之要药；黄精既补脾气，又益肾阳；四药合用，益气健脾，补而不燥。丹参、当归补血、活血、化瘀，使瘀化而不伤正；虎杖既能清热利湿，又能活血化瘀解毒；蒲公英、败酱草清热利湿解毒，化瘀消肿。诸药合用，共奏益气健脾，活血化瘀，清热解毒之功效。纵观全方，诸药相配，调和气血，增强正气，使邪祛而不伤正。

[加减] 肾阳虚者，加淫羊藿 12 g，巴戟天 12 g，杜仲 12 g；肾阴虚者，加枸杞子 12 g，女贞子 12 g，墨旱莲 12 g；湿热重者，加黄柏 10 g，苦参 12 g。

4. 益肾汤：

[组成]菟丝子20 g，巴戟天15 g，杜仲20 g，淫羊藿15 g，枸杞子20 g，山茱萸20 g，制何首乌15 g，黄芪30 g，熟地黄20 g，当归15 g，覆盆子15 g，紫河车（研末冲服）10 g。每日1剂，水煎分2次服。

[功效]温肾益气，填精益髓。

[方解]方中菟丝子、巴戟天、杜仲、淫羊藿、覆盆子、黄芪补肾助阳而益精气；枸杞子、山茱萸滋肾益精，其中山茱萸既能补精，又能助阳；制何首乌、熟地黄养血滋阴，补精益髓，其中熟地黄入肾能滋阴，且质润多液，补而不燥，为补血滋阴之要药，制何首乌不寒、不燥、不腻，为滋补良药；紫河车补精、养血、益气。诸药相合，助阳而又能生阴，滋阴而又能化阳，阴阳气血交补，精生而气旺，气旺而神昌，以成滋阴液、补阳气、填精血之方，且温而不燥，滋而不腻。全方共奏温肾益气、填精益髓之功。

[加减]兼血瘀者，加鸡血藤15 g，牛膝20 g；兼湿热者，去巴戟天、覆盆子，加黄芩15 g；兼肝郁者，加香附12 g，柴胡12 g；兼脾虚者，加山药15 g，白术12 g，白扁豆20 g。

5. 养肝滋肾汤：

[组成]紫河车30 g，菟丝子15 g，淫羊藿20 g，当归15 g，党参30 g，生地黄15 g，山药20 g，熟地黄15 g，紫石英（先煎）30 g，龟甲（先煎）15 g，白术20 g，徐长卿15 g，黄柏10 g。每日1剂，水煎分2次服。

同时，以苦参30 g，徐长卿20 g，黄柏20 g，龙胆20 g，玄参20 g，秦艽15 g，苍术15 g，黄连10 g，水煎煮后过滤取液坐浴，每次30分钟，每日1次。每次月经过后3日开始坐浴。

[功效]养肝滋肾，清热解毒。

[方解]方中紫河车为血肉有情之品，有大补气血、益精填髓之功，能治男女一切虚损不足之症；党参补中益气，温运健脾；当归补血活血，调经止痛，既能补血，又能行血，补中有动，行中有补，诚血中之气药；白术补脾益气，燥湿利水，既能燥湿实脾，又能缓脾生津，为补脾第一要药；熟地黄补血滋阴，为滋阴补血之良药；山药补脾胃，益肺肾，养肝血；菟丝子补肝肾，益精髓；生地黄清热凉血，滋阴生津；龟甲滋阴益肾健骨；黄柏清热燥湿，泻火解毒；徐长卿祛风通络，解毒止痒；紫石英温补肝肾，淫羊藿补肾壮阳，二者合用促使排卵，增强受孕能力。诸药合用，共收扶正祛邪、补肝肾、益精血、调补冲任、调节免疫功能之效。坐浴方中苦参、苍术、徐长卿、黄柏、黄连、龙胆、玄参苦寒清热，既能清热燥湿，又能祛风止痒，消除生殖器之过敏性炎症，达到祛邪目的。

不明原因不孕症

受孕是一个复杂的生理过程，因而导致不孕的原因也是多方面的。从现代医学的角度而言，常见的有排卵障碍性不孕，输卵管阻塞性不孕，多囊卵巢综合征不孕，闭经溢乳不孕，子宫内膜异位症不孕，未破裂卵泡黄素化综合征不孕，免疫性不孕，席汉综合征不孕和精神性厌食症引起的不孕等。然而临床上有不少患者在现有的医疗条件下，查不出原因而又不孕。

对此类不孕症，中医常从患者月经的期、色、量、质及全身伴随的症状、体征进行辨治。中医学认为，导致不孕症的病因虽多，但不外虚实两端。虚者有肾虚、血虚和脾虚，实者有肝郁、湿热、痰湿、血瘀等。肾虚又包括肾阳虚和肾阴虚。肾阳虚多是由于先天禀赋不足，肾气不充，天癸不能按时而至，或至而不盛；或房事不洁，久病及肾，或阴损及阳等导致肾阳亏虚，命门火衰，冲任虚损，胞宫失于温养，宫寒不能摄精成孕。肾阴亏虚，多是由于房劳多产，失血伤精，精血两亏；或素体性躁多火，嗜食辛辣，暗耗阴血导致肾阴不足，肾精亏损，精血不足，冲任失养，胞宫干涩，不能摄精成孕。

血液是月经的物质基础，若体质素弱，阴血不足；或脾胃虚损，血之化源亏乏；或久病失血，导致冲任血虚，胞脉失养，因为血虚，就没有摄精成孕的物质基础，而导致不孕。中医学认为，女子以血为本，肝主藏血，喜疏泄条达，冲为血海，隶属于肝，为机体调节气血的枢纽。如因七情六欲之纷扰，致使肝失条达，气机郁滞，肝气郁结，疏泄失常，则气滞血瘀，气为血帅，血赖气行，郁而不舒，气血失和，冲任不能相资而月事不调，难以受孕。也有因痰湿、湿热、瘀血阻滞胞宫而致不孕者。痰湿之因，关乎脾肾两脏，脾肾阳虚，运化失常，水津不能四布，反化为饮，聚而成痰，痰饮黏滞缠绵，纯属阴邪，阴邪最易阻遏气机，损伤阳气，痰湿阻滞，气机不畅，冲任不通，月事不调，故不成孕。或寒湿外侵，困扰脾胃；或恣食膏粱厚味，阻碍脾胃，运化失司，痰湿内生，流注下焦，滞于冲任，壅塞胞宫而致不孕。而湿热之邪，可因脾虚生湿，湿郁化热；或因肝脾不和，土壅木郁而生；或淋雨涉水，久居潮湿之地，湿邪郁遏而成。湿热流注下焦，犯及胞脉、胞络、阴户，客于冲任代脉，冲任受阻，终难成孕。瘀血的产生，多因情志内伤，气机不畅，血随气结；或经期产后，余血未净，复感外邪，致使宿血停滞，凝结成瘀；或寒凝瘀阻，导致血瘀气滞，癥瘕积聚，郁积胞宫，阻碍气血，经水失调，精难纳入，则难于受孕成胎。

一、常见证的辨治

1. 肾阳亏虚证：

［主要表现］婚久不孕，月经后期，经量少，经色淡，甚或闭经，小腹冷痛坠胀，面色晦暗无华，腰酸肢冷，性欲淡漠，小便清长，夜尿频多，舌质浅淡，舌苔薄白，脉沉迟无力。

［治法方药］温肾暖宫，益冲种子。右归（丸）汤合二仙汤加减：熟地黄 15 g，当归 12 g，鹿角霜（包煎）15 g，枸杞子 12 g，巴戟天 12 g，熟附子（先煎）10 g，补骨脂 12 g，肉桂粉（冲服）0.5 g，肉苁蓉 15 g，益智 12 g，山药 15 g，淫羊藿 12 g，仙茅 15 g。

2. 肾阴亏虚证：

［主要表现］婚后不孕，月经先期或后期，经色鲜红，无血块，经量少，甚或闭经，头晕眼花，腰膝酸软，五心烦热，咽干口燥，舌质红，舌苔少，脉细数。

［治法方药］滋肾益精，养冲种子。左归（丸）汤合二至（丸）汤加减：生地黄 30 g，枸杞子 15 g，山茱萸 12 g，鹿角胶（烊化冲服）15 g，紫河车 12 g，龟甲胶（烊化冲服）15 g，菟丝子 20 g，山药 15 g，女贞子 20 g，墨旱莲 15 g。

3. 痰湿内阻证：

［主要表现］多年不孕，形体肥胖，平素痰多，月经不调，带下量多，色白如涕，面色㿠白，胸脘闷胀，肢体困重，倦怠乏力，舌质浅淡，舌苔白腻，脉滑。

［治法方药］健脾燥湿，化痰种子。苍附导痰汤加减：苍术 12 g，香附 10 g，茯苓 15 g，法半夏 10 g，胆南星 12 g，陈皮 10 g，枳壳 12 g，神曲 10 g，白术 12 g，厚朴 10 g，甘草 5 g。

4. 肝气郁结证：

［主要表现］婚后多年不孕，月经先后无定期，经血夹块，经前乳房胀痛，情绪抑郁，心烦易怒，舌质暗，舌苔薄白，脉弦或弦涩。

［治法方药］疏肝解郁，调冲种子。开郁种子汤加减：柴胡 10 g，当归 12 g，香附 10 g，白芍 15 g，白术 10 g，牡丹皮 12 g，茯苓 10 g，橘核（先煎）12 g，郁金 10 g，王不留行 12 g，路路通 10 g。

5. 瘀阻胞宫证：

［主要表现］婚久不孕，经行腹痛，月经失调，经色紫暗，夹有血块，瘀块排出后疼痛减轻，乳房胀痛，或腹内宿有癥积，舌质紫暗，或有瘀斑点，舌苔薄白，脉涩。

［治法方药］理气活血，化瘀种子。膈下逐瘀汤加减：当归 12 g，川芎 10 g，丹参 15 g，桃仁 10 g，赤芍 12 g，红花 10 g，牡丹皮 12 g，香附 10 g，枳壳 12 g，郁金 10 g，王不留行 12 g。

二、试试精选验方

1. 补肾生血汤：

［组成］菟丝子 15 g，丹参 15 g，女贞子 12 g，当归 12 g，枸杞子 12 g，巴戟天 12 g，熟地黄 12 g，枳壳 12 g，覆盆子 15 g，蛇床子 15 g，甘草 5 g。每日 1 剂，水煎分 2 次服。月经周期第 5 日开始服。

［功效］补益肝肾，益精填髓，养血活血。

［方解］方中丹参破宿血、补新血、调经脉；菟丝子补肝肾助阳益精；两味为君药；女贞子、枸杞子辅助君药菟丝子增强补益肝肾、填精益髓之功能；当归辅助君药丹参增强养血活血的功能，使血足气旺，冲任通盛；巴戟天补肾阳、益肾精；熟地黄滋阴养血、生精补髓；枳壳理气、覆盆子固肾涩精；蛇床子温肾壮阳；甘草调和诸药；共为佐使药。君药臣药相互资生，温先天之肾以生精，使精血充足，冲任通盛，从而改善子宫微环境及卵泡的发育，增加了孕卵着床和早期绒毛形成的机会，提高了治愈率。

［加减］小腹冷痛者，加淫羊藿 12 g，吴茱萸 10 g，桂心 5 g；形体肥胖、痰多、腹胀者，加法半夏 10 g，胆南星 10 g，苍术 12 g；经前乳房和胁肋胀痛、痛经者，加柴胡 10 g，赤芍 12 g，枳实 12 g。

2. 化瘀种子汤：

［组成］当归 15 g，赤芍 12 g，川芎 10 g，丹参 15 g，牡丹皮 12 g，桃仁 10 g，香附 10 g，醋柴胡 10 g，枳壳 10 g，党参 15 g，山药 12 g，炙甘草 5 g。每日 1 剂，水煎分 2 次服。

［功效］活血化瘀，益气健脾。

［方解］方中当归、赤芍、川芎养血、活血、行瘀；丹参、牡丹皮、桃仁凉血、化瘀、行血；香附、醋柴胡、枳壳调气、疏肝、解郁；党参、山药益气、健脾；甘草调和诸药。全方共奏养血、活血、化瘀之效，使阻于胞脉之血得散，气血和顺，冲任得养，胎孕易成。本方既活血化瘀，又益气健脾，体现了祛瘀而不伤正的特点。

［加减］肾阴虚者，酌加山茱萸 12 g，菟丝子 12 g，女贞子 12 g，川牛膝 12 g；肾阳虚者，酌加枸杞子 12 g，肉苁蓉 12 g，巴戟天 12 g，紫河车 10 g；肝郁者，加郁金 10 g，合欢皮 12 g，青皮 10 g；痰湿者，加陈皮 10 g，茯苓 12 g，苍术 12 g；血瘀者，加红花 10 g，小茴香 10 g，干姜 5 g。

3. 温肾调经种子汤：

[组成] 延胡索 12 g，五灵脂（包煎）10 g，小茴香 10 g，全当归 15 g，生艾叶 10 g，熟地黄 15 g，炒香附 10 g，菟丝子 12 g，桑寄生 12 g，九香虫 10 g，生山药 12 g，炒白术 12 g。每日 1 剂，水煎分 2 次服。

[功效] 温肾暖宫，补益气血，活血化瘀。

[方解] 方中全当归、熟地黄、延胡索、五灵脂养血活血止痛；生艾叶、小茴香暖宫；炒香附被誉为"气病之总司，妇科之主帅"；菟丝子、九香虫、桑寄生补肾；生山药、炒白术健脾益气。诸药合用，全方共奏温肾暖宫，补益气血，活血化瘀之功。

[加减] 血热者，加赤芍 12 g，生地黄 12 g，牡丹皮 12 g；血寒者，加附子（先煎）10 g，肉桂 5 g；肝郁气滞者，加柴胡 10 g，郁金 12 g，青皮 5 g；血瘀者，加桃仁 12 g，红花 10 g，丹参 12 g。

4. 疏肝益肾助孕汤：

[组成] 柴胡 10 g，白芍 12 g，赤芍 12 g，泽兰 15 g，益母草 15 g，鸡血藤 12 g，牛膝 12 g，刘寄奴 12 g，苏木 10 g，蒲黄（包煎）10 g，覆盆子 12 g，菟丝子 12 g，女贞子 12 g，枸杞子 12 g，当归身 12 g。每日 1 剂，水煎分 2 次服。

[功效] 疏肝活血，益肾调经。

[方解] 方中柴胡、白芍、当归疏肝柔肝、养血和血、调和冲任；用益母草、泽兰、赤芍、刘寄奴、牛膝、苏木、蒲黄、鸡血藤以活血化瘀、养血疏通经脉，以建立规则的月经周期；选女贞子、覆盆子、枸杞子、菟丝子调整肾的阴阳平衡，同时补肾益精，使肾的精气充盛，以温煦生化卵细胞。诸药合用，疏肝活血、益肾调经、促排卵，临床灵活加减，以收全效。

[加减] 阴虚热毒者，加青蒿 10 g，地骨皮 12 g，生地黄 12 g；心烦易怒、乳胀胸闷者，加香附 10 g，木香 10 g；闭经日久者，加桃仁 10 g，红花 10 g；性欲减退者，加仙茅 10 g，淫羊藿 12 g，鹿角霜（包煎）10 g；痛经腹胀者，加川楝子 10 g，延胡索 12 g，香附 10 g；纳差浮肿者，酌加山药 15 g，茯苓 12 g，焦三仙各 10 g，白术 12 g；肥胖者，加法半夏 12 g，陈皮 10 g；睡眠差者，加制何首乌 12 g，炒酸枣仁 12 g；腹寒肢冷者，加桂枝 10 g，吴茱萸 10 g；湿热下注者，加龙胆 15 g，黄柏 10 g，苍术 12 g。

5. 覆盆助孕汤：

[组成] 覆盆子 30 g，菟丝子 30 g，金樱子 30 g，续断 30 g，丹参 50 g，川芎 30 g，当归 30 g，香附 20 g，补骨脂 20 g，桑椹 30 g，黄芪 60 g，白术 20 g，茯苓 30 g，甘草 10 g。每日 1 剂，水煎分 3 次服。

[功效] 补益肝肾，温助肾阳，固精助孕。

[方解] 方中覆盆子、菟丝子、金樱子、续断、补骨脂、桑椹益肝补肾；黄芪、白术、茯苓健脾益气；丹参、川芎、香附理气活血调经；当归、甘草养血益气。诸药合用，使先天之肾气及后天肝脾得补，共奏补益肝肾，温助肾阳，固精助孕之功效。全方补而不腻，药性平和，大凡不孕症因肾虚所致者皆宜。

[加减] 偏肾阳虚者，加杜仲 12 g，淫羊藿 12 g，仙茅 10 g；偏肾阴虚者，加枸杞子 12 g，女贞子 12 g，墨旱莲 12 g；阴虚内热明显者，加地骨皮 12 g，生地黄 12 g，黄柏 10 g；血虚甚者，加熟地黄 12 g，黄精 12 g，制何首乌 12 g；气虚甚者，加人参 10 g，刺五加 12 g；气郁胀痛者，加柴胡 10 g，乌药 10 g；经行腹痛者，加延胡索 12 g，五灵脂（包煎）12 g。

围绝经期综合征

绝经是每一妇女生命进程中必然发生的生理过程。绝经提示卵巢功能衰退，生殖能力终止。卵巢功能衰退呈渐进性，人们一直用"更年期"来形容这一渐进的变更时期。由于更年期定义含糊，1994 年 WHO 废弃"更年期"，推荐采用"围绝经期"，即指从接近绝经出现与绝经有关的内分泌、生物学和临床特征起至绝经一年内。我国城市妇女的平均绝经年龄为 49.5 岁，农村妇女为 47.5 岁。绝经过渡期多逐渐发生，历时约 4 年，偶可突然发生，表现不同程度的内分泌、躯体和心理方面的变化。此期间 1/3 的妇女通过神经内分泌的自我调节，达到新的平衡而无自觉症状，而有 2/3 的妇女则可出现一系列性激素减少所致的症状，如月经紊乱、情志异常、烘热汗出、眩晕耳鸣、心悸失眠、浮肿便溏等，称为"围绝经期综合征"。

根据围绝经期综合征的临床特征，其属于中医学"经断前后诸证"范畴。中医学认为，本病为妇女进入围绝经期，肾气渐衰，天癸将竭，冲任二脉虚损，精血不足，气血失调，脏腑功能紊乱，月经渐少而致绝经，生殖能力降低而致消失。引起本病发生的病理机制主要是肾虚。中医学认为，肾为先天之本，藏元阴寓元阳，静顺润下，为"五脏六腑之本，十二经脉之根"。妇女在绝经前后，机体由健康均衡逐步向衰老过渡，随着肾气日衰，天癸将竭，冲任二脉逐渐亏虚，精血日趋不足，肾之阴阳易于失调，进而导致脏腑功能失调，阴损及阳，阳损及阴，而出现阴阳平衡失调的证候。

临床常见证主要为肾阴虚、肾阳虚和肾阴阳两虚，故肾虚为致病之本。肾阴虚多因素体阴亏或产乳过众，精血耗伤，天癸渐竭；或水不涵木，而致肝阳上亢，水火不济则心肾不交，故肾阴虚者临床多兼有肝肾阴虚、心肾不交之证。肾阳亏虚则多因月经将绝，肾气衰退，命门火衰，虚寒内盛，脏腑失于温煦，冲任二脉失养，以致经断前后诸症。

肾为先天之本，阴阳之根，水火之宅，故肾的病理改变常具有整体性。肾虚导致多脏功能紊乱，从而使本病出现复杂多样的临床证候。

一、常见证的辨治

1. 肾阴虚证：

[主要表现] 月经紊乱，经色鲜红，经量或多或少，腰膝酸软，头晕耳鸣，心烦易怒，烘热出汗，五心烦热，皮肤燥痒或如蚁行，阴道干涩，尿少色黄，舌质红，舌苔少，脉细数。

[治法方药] 滋肾养阴，佐以潜阳。左归（丸）汤加减：生地黄 15 g，山药 12 g，山茱萸 10 g，枸杞子 12 g，地骨皮 10 g，茯苓 12 g，知母 10 g，龟甲（先煎）12 g，牡丹皮 12 g，制何首乌 12 g，百合 10 g，墨旱莲 15 g。

2. 肾阳虚证：

[主要表现] 月经紊乱，或崩中漏下，甚或闭经，白带量多，质稀清冷，精神萎靡，形寒肢冷，面色晦暗，小便清长，舌质浅淡，舌苔薄白，脉沉迟无力。

[治法方药] 补肾温阳，佐以健脾。右归（丸）汤加减：熟地黄 15 g，山茱萸 12 g，干姜 10 g，鹿角胶（烊化冲服）12 g，当归 12 g，枸杞子 12 g，白术 10 g，菟丝子 12 g，杜仲 10 g，桑寄生 12 g，党参 15 g，续断 12 g。

3. 肾阴阳两虚证：

[主要表现] 月经紊乱，或者闭经，绝经前后头晕耳鸣，腰酸乏力，时而畏寒，时而烘热汗出，乍寒乍热，失眠健忘，舌质浅淡，舌苔薄白，脉沉细。

[治法方药] 益阴扶阳，调理冲任。二仙汤合二至（丸）汤加减：淫羊藿 12 g，当归 12 g，仙茅 12 g，黄柏 10 g，巴戟天 12 g，菟丝子 12 g，女贞子 12 g，续断 12 g，墨旱莲 12 g，肉苁蓉 12 g，桑寄生 12 g，杜仲 10 g。

4. 肝肾阴虚证：

[主要表现] 经期紊乱，经色鲜红，阴道干涩，烘热汗出，头晕目眩，耳鸣失聪，腰膝酸软，或足跟痛，失眠多梦，大便干燥，或皮肤瘙痒，舌质红，舌苔少，脉弦细数。

[治法方药] 滋养肝肾，调补冲任。一贯煎合滋肾生肝饮加减：生地黄 15 g，枸杞子 12 g，熟地黄 15 g，沙参 10 g，玄参 12 g，山茱萸 12 g，制何首乌 12 g，桑椹 12 g，女贞子 12 g，石斛 10 g，墨旱莲 12 g，黄精 12 g。

5. 心肾不交证：

[主要表现] 月经紊乱，渐至闭经，白带量少，阴道干涩，烘热汗出，心悸怔忡，心烦不宁，失眠多梦，腰膝酸软，健忘易惊，舌质红，舌苔少，脉细数。

[治法方药] 滋阴降火，交通心肾。坎离既济（丸）汤加减：熟地黄 12 g，山茱萸 12 g，生地黄 15 g，牛膝 12 g，黄柏 10 g，山药 12 g，麦冬 10 g，龟甲（先煎）12 g，五味子 10 g，白芍 12 g，天冬 10 g，首乌藤 12 g，酸枣仁 10 g，莲子心 3 g。

6. 脾肾阳虚证：

[主要表现] 经期紊乱，经行量多，或崩中漏下，带下量多，色白质稀，绝经前后，腰膝酸软冷痛，形寒肢凉，神疲乏力，浮肿便溏，甚或五更泄泻，舌质淡胖，舌苔白润，脉沉迟无力。

[治法方药] 温肾健脾，调补冲任。右归（丸）汤合理中（丸）汤加减：制附子（先煎）10 g，党参 15 g，白术 12 g，菟丝子 12 g，鹿角霜（包煎）10 g，山茱萸 12 g，干姜 5 g，杜仲 12 g，肉桂 3 g，山药 12 g，砂仁 5 g，枸杞子 12 g，陈皮 10 g，补骨脂 12 g。

7. 肝郁化火证：

[主要表现] 月经紊乱，经量时多时少，带下量少，外阴燥痒，阴道干涩，心烦口苦，多愁易怒，烘热汗出，胸胁，少腹胀痛，口渴饮冷，小便短赤，大便干燥，舌质鲜红，舌苔薄黄，脉弦数。

[治法方药] 理气解郁，清肝泻火。丹栀逍遥（散）汤加减：牡丹皮 12 g，栀子 10 g，当归 12 g，柴胡 10 g，白芍 12 g，香附 10 g，龙骨（先煎）12 g，白术 12 g，牡蛎（先煎）12 g，茯苓 12 g，龟甲（先煎）12 g，薄荷 10 g，夏枯草 12 g。

二、试试精选验方

1. 加味六二汤：

[组成] 熟地黄 20 g，山茱萸 12 g，山药 12 g，泽泻 10 g，牡丹皮 12 g，茯苓 10 g，女贞子 12 g，墨旱莲 12 g，白芍 12 g，牛膝 12 g，甘草 5 g。每日 1 剂，水煎分 2 次服。

[功效] 滋肾阴，养肝血。

[方解] 方中熟地黄滋补肾阴，填精补髓，为补肾滋阴之上品，由于肾主人体一身之阴，故重用之以直接补肾；山茱萸补益肝肾，敛肝涩精，是因肝肾同源，精血相生，故补肝即以补肾；以山药补脾益肾，补中兼涩，是因后天充养先天，故补脾即以补肾；三药并用，有肝脾肾三阴并补之功。但补肝补脾仅是手段，补肾才是目的。三药补力虽强，但滋

腻敛涩，易于敛邪，故又以泽泻利湿清热，宣泄肾中湿浊，以防熟地黄滋腻敛邪；牡丹皮清肝中虚火，消肾中瘀血，以防山茱萸温涩敛邪；茯苓健脾利湿，泄脾家湿浊，以防山药收摄敛邪。用女贞子、墨旱莲、白芍意在加强滋阴补肾之力。全方相合，三阴并治，重在补肾；三补三泻，以补为主，大开大合，补不敛邪，深合"补而不滞"之旨。

[加减] 烦躁易怒、烘热者，加栀子 10 g，柴胡 12 g；失眠多梦者，加首乌藤 20 g，炒酸枣仁 12 g；头晕者，加天麻 10 g，钩藤 12 g；汗出明显者，加黄芪 20 g，浮小麦 20 g。

2. 更年安汤：

[组成] 菟丝子 20 g，当归 15 g，山茱萸 20 g，丹参 15 g，白芍 20 g，茯苓 10 g，黄芪 12 g，五味子 10 g，山药 12 g，生龙骨（先煎）30 g，生牡蛎（先煎）30 g。每日 1 剂，水煎分 2 次服。

[功效] 补肾健脾养肝，活血化瘀调畅气机。

[方解] 方中菟丝子平补肾阴肾阳，山茱萸补肾阴添精髓，起到"阴中求阳，阳中求阴"之效；白芍功养血敛阴，平抑肝阳；当归功能补血，活血调经；丹参养血行血；山药既补脾气，又益脾阴，入肾既益肾阴，又补肾气；茯苓健脾安神；生龙骨能镇惊安神，平肝潜阳，收敛固涩；生牡蛎质重性寒，清热益阴，潜阳镇惊；龙骨、牡蛎相须为用，共疗气血失调，阴虚风动及心神不安、失眠多梦诸症，其效明显。本方菟丝子、山茱萸平补肾阴、肾阳共为君药；山药、茯苓健脾以滋肾，白芍、当归养肝血以益肾，共为臣药；生龙骨、生牡蛎、五味子起佐助之功；丹参为使。诸药相合则肾气充，阴阳调，诸症自愈。

[加减] 肝肾阴虚者，加熟地黄 15 g，女贞子 15 g，墨旱莲 15 g；肾阳虚者，加淫羊藿 15 g，巴戟天 15 g；胸闷胁胀者，加枳壳 10 g；汗多者，加浮小麦 30 g；纳差者，加神曲 10 g，炒谷芽 15 g；肌肉、关节酸痛者，加鸡血藤 30 g，桂枝 10 g；头晕头痛者，加钩藤 15 g，菊花 12 g；泄泻者，去当归，加白扁豆 15 g。

3. 养血清肝滋肾汤：

[组成] 当归 12 g，生白芍 12 g，牡丹皮 12 g，绿萼梅 10 g，生地黄 12 g，天冬 12 g，牛膝 15 g，葛根 30 g，浮小麦 30 g，龙齿（先煎）30 g，续断 15 g，菟丝子 30 g，灵芝 15 g，枸杞子 12 g，炙甘草 5 g。每日 1 剂，水煎分 2 次服。

[功效] 养血清肝，滋肾调经。

[方解] 方中以当归、生白芍、绿萼梅、牡丹皮养血清肝；配合天冬、生地黄、葛根、菟丝子、牛膝、续断、枸杞子滋阴补肾；佐以龙齿、灵芝、浮小麦安神定志。诸药合用，共奏养血清肝，滋肾调经之功。

[加减] 肾阴不足者，加女贞子 12 g，墨旱莲 15 g，炙龟甲（先煎）12 g；肾阳不足者，加淫羊藿 15 g，巴戟天 12 g；卵巢早衰或黄体不足者，加肉桂 5 g，熟附子（先煎）10 g；耳鸣耳聋者，加石菖蒲 12 g，煅灵磁石（先煎）18 g；心烦易怒者，加郁金 12 g，川楝子 12 g；经前乳胀者，加青皮 10 g，路路通 15 g；月经量少者，酌加泽兰 12 g，泽泻 12 g，赤芍 12 g，益母草 30 g；汗出量多者，加糯稻根 15 g，碧桃干 10 g；血糖偏高者，加五味子 10 g，桑叶 10 g，山药 12 g；面部色素者，加生石决明（先煎）30 g，白鲜皮 30 g，白芷 10 g；失眠健忘者，加珍珠母（先煎）30 g，合欢皮 15 g，首乌藤 15 g；口干便燥者，酌加南沙参 12 g，北沙参 12 g，炒玉竹 15 g，瓜蒌子 30 g；心悸不安者，酌加党参 15 g，麦冬 12 g，绞股蓝 15 g，五味子 10 g。

4. 滋肾舒坤汤：

[组成] 女贞子 12 g，墨旱莲 18 g，熟地黄 12 g，当归 12 g，白芍 12 g，川芎 10 g，

枸杞子 12 g，山茱萸 12 g，制香附 12 g，枳壳 12 g，柴胡 12 g，茯苓 10 g，五味子 10 g，远志 10 g。每日 1 剂，水煎分 2 次服。

[功效] 滋肾养肝，补血填精，疏肝解郁。

[方解] 方中女贞子、墨旱莲滋阴补肾；合枸杞子、山茱萸滋肾养肝，育真阴而填肾精；熟地黄、当归、白芍、川芎补血填精、调经养肝；柴胡、川芎、枳壳、制香附、白芍疏肝解郁柔肝；五味子、远志交通心肾。诸药配伍，共奏滋肾养肝，补血填精，疏肝解郁之功，使肾精得养，肝血得充，气机得畅，肝用得调而阴阳自和，疗效显著。

[加减] 头痛、头晕、耳鸣者，加生龙骨（先煎）30 g，生牡蛎（先煎）30 g，菊花12 g；肝火偏盛，烦躁易怒者，加栀子 10 g，夏枯草 12 g；失眠者，加炒酸枣仁 15 g，首乌藤 15 g；肌肉抽动、皮肤感觉异常者，加钩藤 15 g，白蒺藜 12 g；月经延期、量少、色暗或有瘀块者，加益母草 15 g，川牛膝 15 g，泽兰 12 g。

5. 补肝益肾更年汤：

[组成] 黄芪 30 g，熟地黄 15 g，党参 30 g，当归 15 g，菟丝子 30 g，白术 15 g，生龙骨（先煎）30 g，枸杞子 15 g，生牡蛎（先煎）30 g，牡丹皮 12 g，柴胡 10 g，黑荆穗10 g，石菖蒲 12 g，甘草 5 g。每日 1 剂，水煎分 2 次服。

[功效] 补肝益肾，益气健脾，疏肝解郁，敛阴潜阳。

[方解] 方中熟地黄、当归、枸杞子补益肝肾、滋阴养血；菟丝子平补肾之阴阳，重在先天；党参、黄芪、白术、甘草补益脾胃，重在后天；配柴胡疏肝解郁，升肝胆之清阳；生龙骨、生牡蛎重镇敛阴潜阳；石菖蒲开窍健脑，调节神志；牡丹皮透散除虚热，与黑芥穗配伍，使血止而不留瘀。诸药配伍，共奏补肝益肾，益气健脾，疏肝解郁，敛阴潜阳之功。此方有补有清，有升有降，既能滋补肝、脾、肾，又能平衡阴阳，调节诸脏功能，灵活加减，取效甚捷。

[加减] 经量多、崩漏不止者，加地榆炭 12 g，续断 15 g；血压高、烘热汗出、头痛头晕、目眩甚者，加菊花 12 g，白芍 15 g；烦躁不安、焦虑失眠甚者，加合欢皮 30 g，炒酸枣仁 12 g；手足麻木、胸闷心悸甚者，加丹参 15 g，瓜蒌 12 g；颜面或下肢浮肿者，酌加炒杜仲 10 g，泽泻 10 g，淫羊藿 12 g，茯苓 15 g。

先兆流产

　　流产是指妊娠在 28 周前终止；或妊周不清，胎儿体重少于 1000 g 者。其中发生在妊娠 12 周前者，称为早期流产；发生于妊娠 12～28 周者，称为晚期流产。临床以早期流产者为多见。先兆流产是流产的最早阶段，表现为阴道少量流血、时下时止、淋漓不断、血色淡暗或淡红，或仅为少量血性物，或伴有轻度腹痛、下坠和腰酸。子宫大小与停经月份相符，宫口未开。妊娠试验阳性，B 超检查胚胎存活，仍可继续妊娠。

　　根据先兆流产的临床特征，其属于中医学"胎漏""胎动不安"范畴。中医学对本病的病因病机的认识，早在《诸病源候论》中就有"其母有疾以动胎"和"胎有不牢固以病"两大分类。夫妇之精气不足，两精虽能结合，但胎元不固，或胎儿有缺陷，都能导致胎漏，胎动不安，甚至殒胎。或母体素虚，肾气不固，或房事不节，耗损肾精，或气血虚弱，或邪热动胎，或受孕后兼患其他全身性疾病，干扰胎气，以致胎漏。中医理论认为，冲为血海，任主胞胎，冲任二脉皆系于肾。故概而言之，其主要发病机制为冲任气血不调，胎元不固，而肾虚、气血虚弱、血瘀血热内扰为发病的重要原因。

一、常见证的辨治

1. 肾精亏虚证：

[主要表现] 妊娠期间，阴道少量流血，颜色淡暗，或少许血性物，腰膝酸软，腹痛下坠，头晕耳鸣，小便频数，夜尿频多，眼眶晦暗，舌质淡胖，舌苔薄白，脉沉滑尺弱。

[治法方药] 补肾安胎，佐以益气。寿胎（丸）汤加减：熟地黄 15 g，桑寄生 12 g，菟丝子 15 g，续断 12 g，党参 15 g，白术 10 g，阿胶（烊化冲服）15 g，制何首乌 12 g，紫苏梗 10 g，杜仲 10 g，艾叶 5 g，甘草 3 g。

2. 气血两虚证：

[主要表现] 妊娠期间，阴道少量流血，色淡红，质清稀，神疲乏力，面白无华，心悸气短，纳差便溏，或腰腹胀痛，小腹空坠，舌质浅淡，舌苔薄白，脉细弱。

[治法方药] 补气养血，固肾安胎。胎元饮加减：人参 10 g，熟地黄 15 g，杜仲 12 g，白芍 15 g，当归 12 g，黄芪 15 g，白术 12 g，菟丝子 15 g，阿胶（烊化冲服）12 g，桑寄生 15 g，紫苏梗 10 g，陈皮 5 g。

3. 血热内扰证：

[主要表现] 妊娠期间，阴道少量流血，血色鲜红或深红，质地黏稠，或腰腹坠胀作痛，心烦不安，口燥咽干，或五心烦热，小便短黄，大便干结，舌质红，舌苔黄，脉弦滑数。

[治法方药] 滋阴清热，养血安胎。保阴煎加减：生地黄 15 g，白芍 20 g，熟地黄 15 g，黄芩 10 g，山药 12 g，黄柏 10 g，续断 12 g，白术 10 g，菟丝子 12 g，阿胶 10 g，苎麻根 15 g。

4. 瘀血损胎证：

[主要表现] 孕前有子宫肌瘤、子宫内膜异位症等妇科宿疾，或孕后跌仆闪挫，或手术创伤，阴道少量流血，色暗滞或无出血，腰酸下坠，小腹坠胀，舌质紫暗，或有瘀斑点，脉滑无力。

[治法方药] 益气和血，补肾安胎。圣愈汤加减：人参 10 g，黄芪 15 g，熟地黄 12 g，当归 12 g，白芍 15 g，川芎 5 g，杜仲 12 g，白术 10 g，续断 15 g，黄芩 10 g，砂仁 10 g，艾叶 5 g。

二、试试精选验方

1. 育胎饮：

[组成] 熟地黄 12 g，白芍 15 g，阿胶（烊化冲服）12 g，黑杜仲 12 g，桑寄生 15 g，续断 15 g，太子参 15 g，白术 12 g，陈皮 10 g，甘草 5 g。每日 1 剂，水煎分 2 次服。

[功效] 益肾安胎，补养气血。

[方解] 方中桑寄生、续断、黑杜仲补肾填精强腰膝；太子参、白术、甘草取四君子汤之意，健脾补气，气旺则得以载胎；阿胶、白芍、熟地黄取四物汤之意，养血止血安胎，且白芍柔肝缓急止痛；陈皮理气健脾调中，加入适量以免滋腻太过。诸药合用，共奏益肾安胎，补养气血之功，使母体肾精实、气充血旺而荫萌胎儿之效。

[加减] 小腹下坠明显者，加黄芪 15 g，升麻 10 g，益气升提；出血色鲜红或深红质稠者，加仙鹤草 15 g，莲房炭 12 g，凉血止血；大便秘结者，加肉苁蓉 10 g，滋肾润肠通便；热象明显者，加黄芩 10 g，金银花 12 g，连翘 10 g，清热安胎；不思饮食、脘痞不适者，酌加砂仁 10 g，炒麦芽 15 g，谷炒芽 15 g，以助消化，防滋腻太过；阴虚口渴明显

者，加石斛 12 g，玉竹 12 g，玄参 12 g，滋阴增液；伴妊娠恶阻，食入即吐者，加姜竹茹 10 g，紫苏 10 g，砂仁 10 g，理气和中，降逆止呕。

2. 补肾养血安胎汤：

[组成] 熟地黄 12 g，枸杞子 12 g，当归身 12 g，炒白芍 12 g，阿胶（烊化冲服）12 g，桑寄生 15 g，苎麻根 20 g，藕节 10 g，海螵蛸 12 g，菟丝子 20 g，橘皮 10 g，橘络 5 g，紫河车 15 g，生甘草 5 g。每日 1 剂，水煎分 2 次服。

[功效] 补肾养血，固肾安胎。

[方解] 方中熟地黄、枸杞子、炒白芍益肾养血敛阴，以濡养胞胎、柔肝止痛；菟丝子、桑寄生、苎麻根固肾安胎止血；阿胶、藕节、海螵蛸、当归身养血止血而不固涩；更加紫河车，以加强补肾之功；橘皮、橘络以防滋腻药物碍胃；甘草调和诸药。诸药合用，共奏补肾养血，固肾安胎之功。胎之本于父母，禀赋素弱则易致胎堕，治疗当孕前调理，预培其损。

[加减] 肾阳虚甚者，加巴戟天 12 g，淫羊藿 12 g；肾阴虚甚者，加女贞子 12 g，墨旱莲 12 g；早孕反应重者，加绿萼梅 10 g，砂仁 10 g，紫苏叶 5 g；乏力气短、小腹下坠者，加党参 15 g，太子参 15 g，生黄芪 12 g；便溏者，加白术 12 g，山药 12 g；大便干结者，加肉苁蓉 12 g，瓜蒌子 15 g；心烦不眠者，加合欢皮 10 g，炒酸枣仁 12 g；热重者，加桑叶 15 g，黄芩 10 g；出血早期者，加艾叶 5 g；出血量多者，加白及粉（冲服）3～5 g；出血时间长者，加制大黄炭 10 g，侧柏炭 12 g，金银花炭 12 g；B 超提示液性暗区较大者，加三七粉（冲服）3 g。

3. 参芪安胎饮：

[组成] 党参 12 g，黄芪 15 g，当归 12 g，白芍 12 g，生地黄 12 g，白术 12 g，黄芩 10 g，菟丝子 12 g，续断 12 g，桑寄生 12 g，狗脊 10 g，苎麻根 12 g。每日 1 剂，水煎分 2 次服。

[功效] 补肾健脾，固护冲任，养胎安胎。

[方解] 方中黄芪、白术、党参健脾益气；菟丝子、桑寄生、续断、苎麻根滋肾固冲；当归、白芍、生地黄滋阴养血；续断既补肝肾，又能固冲任、止血安胎；白术补脾运脾，以资气血生化之源；黄芩清热止血安胎，与白术相配伍，有"安胎圣药"之妙。全方紧紧围绕脾肾亏虚这一核心病机，补肾健脾，滋养气血，使气旺则胎得以系，血旺胎得以养，母体脏腑、阴阳、气血、冲任协调，则诸症自除。

[加减] 腰酸明显者，加杜仲 12 g，以补肾强腰；出血者，加墨旱莲 12 g，炒地榆 12 g，以凉血止血，兼予补肾；咳嗽者，加大贝母 12 g，以化痰止咳；恶心、呕吐明显者，加砂仁 10 g，紫苏梗 10 g，以行气和中而止呕、安胎。

4. 补肾固冲安胎汤：

[组成] 党参 30 g，黄芪 30 g，熟地黄 20 g，白术 15 g，白芍 20 g，续断 12 g，桑寄生 20 g，山茱萸 15 g，山药 15 g，牡蛎（先煎）20 g，杜仲 12 g，鳖甲（先煎）12 g，阿胶（烊化冲服）15 g，菟丝子 25 g。每日 1 剂，水煎分 2 次服。

[功效] 补肾固冲，益气止血安胎。

[方解] 方中党参、黄芪健脾益气，既补气以载胎，又补后天脾，以资先天肾；白术补益脾气，养阳明之脉而安胎；熟地黄、桑寄生、山茱萸、菟丝子、续断、山药、鳖甲补肾益阴填精，固冲止血安胎；白芍、阿胶补血安胎。全方紧紧围绕精、血、气选药配伍，使其具有益肾、补血、固冲、安胎之功效，以达到治疗之目的。

[加减] 血热者，加黄芩 10 g，炒地榆 10 g，苎麻根 12 g；腹痛明显者，重用白芍

30 g；腰痛明显者，重用续断 15 g，杜仲 15 g；阴道出血量多者，加炒地榆 20 g；气虚甚者，加升麻 10 g。

5. 参芪二麻汤：

[组成] 潞党参 20 g，生黄芪 30 g，苎麻根 30 g，炒白术 30 g，升麻 10 g，柴胡 10 g，制香附 10 g，炒白芍 12 g，炒当归 12 g，炙狗脊 15 g，炙甘草 5 g。每日 1 剂，水煎分 2 次服。

[功效] 益气补肾，补血安胎。

[方解] 方中潞党参、炒白术、生黄芪、升麻、炙甘草补气，使气血充盈，系胞有力，摄血载胎；炒白芍、炒当归补血养血，使冲任之血充足，胎有所养，胎元始固；苎麻根清热安胎；柴胡、香附疏肝理气；更用炙狗脊补肾，使肾气不虚，肾精充足，冲任得固。诸药合用，共奏益气补肾，补血安胎之功，使腰酸腹痛和胎动不安诸恙皆瘥。

[加减] 腰酸腹痛者，加杜仲 20 g，桑寄生 15 g，菟丝子 15 g；下腹坠胀疼痛者，加广木香 10 g，砂仁 10 g；阴道少量出血者，加仙鹤草 30 g，茜根炭 15 g，艾叶炭 5 g；阴道出血量多，色鲜红，舌红脉数者，酌加冬桑叶 30 g，竹茹 10 g，丝瓜络 10 g，生地黄 15 g。

 习惯性流产

习惯性流产系指自然流产连续发生 3 次以上者。其流产过程除与一般流产相同外，尚有屡孕屡堕，每次流产往往发生于同一妊娠月，常具有"应期而堕"的特征。

根据习惯性流产的临床特征，其属于中医学"滑胎"范畴。中医学认为，导致滑胎的主要机制，其一为母体冲任损伤，其二为胎元不健。胞脉者系于肾，冲任二脉皆起于胞中。胎儿居母体之内，全赖母体肾以系之，气以载之，血以养之，冲任以固之。母体肾气健壮，气血充实，冲任通盛，则胎固母安；反之，若母体脾肾亏虚，气血虚弱，或宿有癥瘕之疾，或孕后跌仆闪挫，伤及冲任均可导致胎元不固而致滑胎。而胎元不健，多是由于父母先天之精气亏虚，两精虽能相合，然先天禀赋不足，致使胚胎损伤或不能成形，或成形易损，故而发生屡孕屡堕。

临床致使滑胎的常见病因主要有肾虚，气血两虚和瘀血内扰等。肾虚者，多系父母先天禀赋不足，或孕后房事不节，损伤肾气，冲任虚衰，系胎无力而致滑胎；或肾中真阳受损，命门火衰，冲任失于温养，宫寒胎元不固，屡孕屡堕而致滑胎；或大病久病，累及于肾，肾精匮乏，冲任精血不足，胎失濡养，结胎不实而致滑胎。气血虚损者，多系母体平素脾胃虚弱，气血生化不足，或饮食不节，孕后过度忧思劳倦损伤脾胃，脾胃虚弱，气血化源匮乏，冲任不足，以致不能摄养胎元而发生滑胎。瘀血者，多因母体胞宫宿有癥瘕痼疾，瘀滞于内，损伤冲任，使气血失和，胎元失养而不固，遂发滑胎。

一、常见证的辨治

1. 肾气不固证：

[主要表现] 屡孕屡堕，甚或应期而堕，孕后腰膝酸软，头晕耳鸣，夜尿频多，面色晦暗，舌质浅淡，舌苔薄白，脉细滑，尺沉弱。

[治法方药] 补肾健脾，调理冲任。补肾固冲（丸）汤加减：熟地黄 15 g，菟丝子 12 g，鹿角霜（包煎）10 g，巴戟天 12 g，白术 10 g，续断 12 g，砂仁 10 g，川杜仲 12 g，

阿胶（烊化冲服）10 g，党参 15 g，全当归 12 g，枸杞子 15 g，大枣 10 g。

2. 肾阳亏虚证：

[主要表现]屡孕屡堕，腰膝酸软，甚或冷痛如折，畏寒肢冷，头晕耳鸣，小便清长，夜尿频多，大便溏薄，舌质淡胖，舌苔白润，脉沉迟无力。

[治法方药]温补肾阳，固冲安胎。附桂八味（丸）汤加减：附子（先煎）10 g，熟地黄 15 g，山茱萸 12 g，牡丹皮 10 g，菟丝子 12 g，杜仲 12 g，山药 12 g，桂枝 10 g，续断 12 g，白术 12 g，桑寄生 12 g，淫羊藿 12 g。

3. 肾阴亏虚证：

[主要表现]屡孕屡堕，腰膝酸软，甚或足跟痛，头晕耳鸣，手足心热，两颧潮红，心烦失眠，口渴喜饮，大便秘结，小便短黄，舌质红，舌苔少，脉细数。

[治法方药]补肾滋阴，固冲安胎。育阴汤加减：生地黄 15 g，白芍 12 g，续断 15 g，杜仲 12 g，阿胶（烊化冲服）12 g，桑寄生 12 g，山茱萸 12 g，山药 12 g，龟甲（先煎）15 g，海螵蛸 12 g，地骨皮 12 g。

4. 气血两虚证：

[主要表现]屡孕屡堕，平素月经量少，月经后期，神疲乏力，面色无华或萎黄，心悸气短，头晕目眩，肢软无力，舌质浅淡，舌苔薄白，脉沉细弱。

[治法方药]益气养血，固冲安胎。泰山磐石（散）汤加减：人参 10 g，黄芪 15 g，当归 12 g，黄芩 10 g，续断 12 g，川芎 5 g，熟地黄 15 g，白术 12 g，白芍 12 g，砂仁 10 g，糯米 15 g，炙甘草 5 g。

5. 瘀血内扰证：

[主要表现]素有癥瘕之疾，孕后屡屡滑堕，平素月经不调，经行小腹刺痛，经血夹有血块，肌肤不泽，舌质紫暗，夹有瘀斑点，舌苔薄白，脉弦滑或涩。

[治法方药]祛瘀消癥，固冲安胎。桂枝茯苓（丸）汤合寿胎（丸）汤加减：桂枝 10 g，茯苓 12 g，桃仁 10 g，赤芍 12 g，川芎 10 g，牡丹皮 12 g，桑寄生 15 g，阿胶（烊化冲服）12 g，菟丝子 12 g，续断 15 g。

二、试试精选验方

1. 补肾安胎饮：

[组成]桑寄生 20 g，菟丝子 20 g，续断 15 g，阿胶（烊化冲服）15 g，黄芪 15 g，党参 15 g，黄芩 10 g，白术 12 g，杜仲 12 g，砂仁 10 g。每日 1 剂，水煎分 2 次服。

[功效]补肾健脾，益气固摄。

[方解]方中菟丝子、桑寄生、续断、杜仲补肝肾固冲以系胎；党参、黄芪、白术补气健脾，以培生化之源，使气旺血充；黄芩、白术乃安胎圣药；阿胶养肝滋血止血；砂仁理气安胎，使补而不滞。全方补肾健脾。益气固摄，肾肝脾同治，先后天同补，使肾气充，胎有所系，气血旺，胎有所养，冲任得固，则胎可自安。

[加减]偏肾阳虚者，加补骨脂 12 g，鹿角胶（烊化冲服）12 g，淫羊藿 12 g；偏肾阴虚者，酌加女贞子 12 g，墨旱莲 12 g，山茱萸 12 g，麦冬 10 g；气虚明显者，重用黄芪 20 g，加升麻 10 g，山药 12 g；阴道少量出血者，酌加山茱萸 12 g，地榆炭 10 g，苎麻根 12 g，仙鹤草 12 g；腹痛者，加白芍 12 g，甘草 10 g。

2. 菟丝固肾安胎汤：

[组成]菟丝子 30 g，续断 15 g，杜仲 15 g，桑寄生 15 g，党参 15 g，黄芪 12 g，焦白术 12 g，砂仁（后下）10 g，枸杞子 12 g，熟地黄 12 g，炙甘草 5 g。每日 1 剂，水

煎分 2 次服。

[功效] 补肾健脾，益精固冲，养血安胎。

[方解] 方中菟丝子补肾健脾、益精固冲；杜仲、续断、桑寄生补肝肾、固胎元、调血脉，共为君药，以滋养先天肾气，固本培元。白术、党参、黄芪、砂仁健脾益气，养血安胎，共为臣药；佐以枸杞子、熟地黄滋阴养血；甘草健脾和中，兼调诸药为使。诸药合用，使肾与脾、先天与后天，相互促进、相互支持，以巩固胎元，用之于临床而获良效。

[加减] 口干口苦、舌红苔黄者，去黄芪、党参、熟地黄，加太子参 15 g，生地黄 12 g，黄芩 10 g；阴道少量出血者，加女贞子 15 g，墨旱莲 12 g，荆芥炭 10 g。

3. 参芪安胎汤：

[组成] 党参 20 g，黄芪 20 g，白术 12 g，砂仁 10 g，菟丝子 18 g，熟地黄 15 g，白芍 15 g，续断 15 g，桑寄生 15 g，甘草 5 g。将上述药物加盐水 100 mL（食盐 40 g），文火炒黄为度，再水煎。每日 1 剂，分 2 次服。

[功效] 健脾益气，补肾益精，理气调冲。

[方解] 方中党参、白术、白芍、黄芪、熟地黄健脾益气，养血载胎；桑寄生、菟丝子、续断补肾益精；砂仁理气调冲；甘草调和诸药，与白芍为伍，缓急止痛。诸药合用，使肾气固，胎有所系；中气足，胎有所载，营血足，胎有所养。本方用盐炒后再水煎服，能增强补肾益气固胎之功效。

[加减] 阴道下血量多者，加阿胶（烊化冲服）12 g，莲房炭 10 g，苎麻根 18 g；腹痛明显者，加木香 10 g；腹胀纳少、恶心呕吐者，加紫苏梗 10 g，竹茹 10 g；大便干结者，加肉苁蓉 10 g；小便频数者，加益智 12 g。

4. 养血补肾固胎汤：

[组成] 菟丝子 10～15 g，苎麻根 10～15 g，续断 12 g，炙黄芪 12～20 g，桑寄生 12 g，山茱萸 12 g，枸杞子 12 g，炒白术 12 g，炒白芍 15 g，砂仁 10 g，炒黄芩 10 g。每日 1 剂，水煎分 2 次服。

[功效] 补肾益精，健脾理气，养血止血安胎。

[方解] 方中菟丝子、续断、山茱萸、桑寄生补肾益精，强腰固胎元；白术、砂仁健脾理气，助生化之源；黄芪、枸杞子、炒白芍益气养血固冲任；黄芩、苎麻根清热止血安胎。全方滋养肾气，健运脾气，清胎元蕴热，使胎有所养，从而达到壮母固胎之目的。

[加减] 阴道出血量较多者，加仙鹤草 15 g，白及 12 g，生地榆 12 g；纳呆呕吐甚者，酌加姜半夏 10 g，陈皮 10 g，紫苏梗 10 g，炒麦芽 15 g；腰痛明显者，加杜仲 12 g，鹿角霜（包煎）10 g；血热明显者，加生地黄 15 g，墨旱莲 12 g，女贞子 10 g。

5. 龟甲保胎饮：

[功效] 龟甲（先煎）20 g，当归身 20 g，枸杞子 15 g，炒白芍 12 g，黄精 15 g，山药 20 g，砂仁 12 g，川芎 10 g，菟丝子 15 g，杜仲 10 g，桑寄生 15 g，续断 15 g，白术 15 g，羌活 12 g。每日 1 剂，水煎分 2 次服。

[功效] 滋阴补肾，固摄冲任，健脾益气。

[方解] 方中龟甲乃血肉有情之品，通任脉，滋肾阴，滋阴则补肾精，滋阴则降虚火，且能补血止血，故重用龟甲以达滋阴补肾，养血安胎固冲任之目的；枸杞子、白芍、黄精养血敛阴，缓急止痛，兼顾"妇女以血为本""血为气之母"的特点；脾为气血生化之源，胎赖血营，故用白术、山药、砂仁健脾益气，生血养胎载胎；当归身、川芎养血安胎；菟丝子补益肾精；杜仲、桑寄生、续断固肾壮腰以系胎；羌活有升阳举胎之功。全方除滋阴

补肾、益冲任外，同时健脾调理气血，使肾与脾。先天与后天之本相互支持，相互促进，以巩固胎元，使胎有所养。

[加减] 阴道下血多者，加阿胶（烊化冲服）10 g，仙鹤草 15 g，地榆炭 15 g；气虚者，加黄芪 20 g；血寒者，去黄精，加补骨脂 12 g，艾叶炭 10 g；腹痛明显者，炒白芍加至 30 g，加甘草 10 g；少腹下坠者，去砂仁，加升麻 10 g，党参 15 g；精神紧张者，加生牡蛎（先煎）20 g；频繁呕吐者，加竹茹 10 g。

乳腺增生症

乳腺增生症是乳腺导管上皮及其周围结缔组织、乳腺小叶的良性增生性疾病。以乳房肿块，乳房胀痛及乳头溢液为特征。好发于 25～50 岁的妇女。一般多认为其发病与卵巢功能失调有关。可能是黄体素的分泌减少，雌激素的相对增多，致使两者比例失去平衡，使月经前的乳腺增生变化加剧，疼痛加重，时间延长，月经后的"复旧"也不完全，日长月久致乳腺囊性增生。

根据乳腺增生症的临床特征，其属于中医学"乳癖"范畴。中医学认为，乳头属肝，乳房属胃。本病多因情志内伤，郁怒伤肝，忧思伤脾，以致肝气不舒，脾失健运，肝气郁滞，克伐脾土，致水湿失运，痰浊内生，从而致使痰气互结于乳房而发病。冲为血海，任主胞胎，冲任之脉隶属于肝肾。生育过多或多次堕胎等伤肾耗血，以致肝肾两亏，冲任失和，下不能充养胞宫而致月经失调，上不能滋养乳房而致气血壅滞，痰瘀凝结而成病。

一、常见证的辨治

1. 肝郁气滞证：

[主要表现] 一侧或双侧乳房胀痛，或刺痛及肿块，以乳房胀痛尤为突出，乳痛可放射至腋下或肩背，一般在月经来潮前乳痛加剧，肿块增大，行经后乳痛减轻或消失，肿块缩小或变软，常伴有情绪抑郁，心烦易怒，失眠多梦，胸胁胀满，舌质淡红，舌苔薄白，脉弦涩。

[治法方药] 疏肝理气，散结止痛。逍遥（散）汤加减：柴胡 10 g，白芍 12 g，白术 10 g，当归 12 g，香附 10 g，川楝子 12 g，郁金 10 g，延胡索 12 g，青皮 10 g，益母草 15 g，黄芩 10 g，八月札 12 g，陈皮 10 g。

2. 痰瘀互结证：

[主要表现] 乳房中有结块，多为片块状，或有多种形态的结块同时存在，并累及多半个乳房或全乳房，边界不清，质地坚韧，乳房刺痛或隐隐胀痛，舌质紫暗，夹有瘀斑点，舌苔薄白，脉弦细涩。

[治法方药] 活血化瘀，祛痰软坚。失笑（散）汤合开郁（散）汤加减：蒲黄（包煎）12 g，柴胡 10 g，五灵脂（包煎）12 g，郁金 10 g，当归 12 g，白术 10 g，白芍 12 g，香附 10 g，茯苓 12 g，全蝎 5 g，白芥子 12 g，莪术 10 g，海藻 12 g。

3. 气滞血瘀证：

[主要表现] 乳房肿块刺痛，痛处固定，肿块坚韧，没有随月经周期变化的规律性，伴有经行不畅，经血量少，经色暗红，夹有血块，少腹疼痛，舌质紫暗，夹有瘀斑点，脉涩。

[治法方药] 行气活血，散瘀止痛。桃红四物汤合失笑（散）汤加减：柴胡 10 g，当归 12 g，川芎 10 g，熟地黄 12 g，桃仁 10 g，蒲黄（包煎）12 g，红花 10 g，五灵脂（包煎）12 g，川楝子 10 g，益母草 15 g，土鳖虫（先煎）10 g。

4. 冲任失调证：

[主要表现] 乳房肿块表现突出，结节感明显，月经前增大变硬，经后可有缩小变软，乳房胀痛较轻微，或有乳头溢液，常伴有月经周期紊乱，经血量少，经色浅淡，腰酸乏力，舌质淡红，舌苔薄白，脉沉细。

[治法方药] 调理冲任，温阳化痰，活血散结。二仙汤加减：仙茅 10 g，淫羊藿 12 g，柴胡 10 g，当归 12 g，鹿角片（先煎）10 g，丹参 12 g，巴戟天 12 g，菟丝子 12 g，白芍 12 g，夏枯草 15 g，香附 10 g，威灵仙 12 g，陈皮 10 g。

二、试试精选验方

1. 扶正化毒消癖汤：

[组成] 生鹿角（先煎）30 g，玄参 15 g，王不留行 15 g，青皮 15 g，瓜蒌 30 g，三棱 12 g，夏枯草 30 g，山慈菇 15 g，海蛤粉 12 g，白芥子 10 g，忍冬藤 30 g。每日 1 剂，水煎分 2 次服。

[功效] 补正虚和气血，行气消瘀通络，涤痰化毒散结。

[方解] 方中鹿角善通能补，行瘀散结，通补督脉，调理冲任，通络止痛，益肝温肾助阳，活血养血；玄参清泻虚实之火，治脏腑热结，清热毒、泻火毒、除痰毒、散郁毒、消肿毒，散结气、消痰核、止疼痛，益五脏之阴；瓜蒌功擅清散通利，能开郁气、散肿结、行瘀滞、通经络、消痈肿、荡浊毒，达上走下，尤善降上焦之火，使痰气下行；王不留行通经络而祛瘀散结，并能化湿毒、清热毒、散瘀毒，且又能理阳明、通调冲任；三棱逐瘀散结；青皮行滞气，散郁毒；夏枯草清泻肝火，散结清毒；山慈菇、海蛤粉、白芥子化痰散结解毒；忍冬藤通经畅络，清热解毒，消肿止痛。诸药合用，补正虚、平阴阳、和气血、调冲任、通督脉、行气消瘀、通络涤痰、化毒散结，故疗效显著。

[加减] 气虚者，加党参 12 g，炙黄芪 15 g，白术 12 g；血虚者，加熟地黄 12 g，当归 12 g，白芍 12 g；阴虚者，加天冬 12 g，天花粉 12 g；阳虚者，加熟附子（先煎）10 g，干姜 10 g；肝肾不足者，酌加黄精 12 g，枸杞子 12 g，炒杜仲 12 g，桑寄生 12 g；肝郁者，酌加柴胡 10 g，白芍 12 g，川楝子 10 g，郁金 10 g；火郁者，加黄芩 10 g，连翘 10 g，栀子 10 g；湿盛者，加法半夏 10 g，木瓜 12 g；痰结者，加浙贝母 12 g，枳实 12 g；乳房胀痛者，加川楝子 10 g，延胡索 12 g；乳头溢液者，加白花蛇舌草 15 g，墨旱莲 12 g，蒲公英 15 g；肿块坚硬者，酌加炮穿山甲（先煎）12 g，皂角刺 12 g，橘核（先煎）15 g，生牡蛎（先煎）12 g，海浮石（先煎）15 g；血瘀甚而肿块刺痛者，加莪术 12 g，水蛭（研末冲服）5 g；肿块多发者，酌加炮穿山甲（先煎）12 g，皂角刺 12 g，丝瓜络 10 g，路路通 12 g。

2. 止痛消结汤：

[组成] 柴胡 10 g，延胡索 15 g，郁金 10 g，浙贝母 12 g，莪术 10 g，枳壳 10 g，当归 12 g，白芍 12 g，夏枯草 12 g，海藻 12 g，昆布 12 g，牡蛎（先煎）30 g。每日 1 剂，水煎分 2 次服。

[功效] 疏肝理气，活血止痛，化痰散结。

[方解] 方中君药柴胡疏肝解郁、条达经气；臣药延胡索、郁金、夏枯草活血化瘀、理气止痛；浙贝母、莪术化痰消肿、消积破瘀；佐以枳壳助君疏肝、和胃止痛，并防补药

壅滞；当归甘温而润、养血活血，与寒凉药相伍不伤正，白芍防长期用药耗阴并调冲，二药配伍活血调经、养阴柔肝；海藻、牡蛎、昆布软坚散结；柴胡兼使药引药上行。全方共奏疏肝理气、活血止痛、化痰散结之效。

[加减] 肝气郁结重者，加陈皮 10 g，青皮 10 g；阴虚者，加玄参 12 g；肿块坚硬者，加炮穿山甲（先煎）12 g，王不留行 12 g，山慈菇 10 g；胸闷气憋者，加瓜蒌 15 g，薤白 12 g；痛剧者，加川芎 12 g，威灵仙 12 g，木鳖子 3 g；纳差者，加生麦芽 12 g；月经先期者，加墨旱莲 15 g，地榆 12 g，生地黄 12 g；失眠多梦者，加炒酸枣仁 15 g；首乌藤 25 g；便干者，加火麻仁 12 g，桃仁 10 g。

3. 乳腺消瘤汤：

[组成] 昆布 15 g，夏枯草 20 g，赤芍 15 g，白芍 15 g，玄参 12 g，柴胡 12 g，香附 10 g，郁金 10 g，青皮 10 g，川楝子 10 g，延胡索 15 g，瓜蒌 10 g，王不留行 15 g，炮穿山甲（先煎）15 g，丝瓜络 10 g，丹参 20 g，浙贝母 12 g，桃仁 10 g，鹿角霜 12 g，海藻 15 g，苍术 12 g，三棱 12 g。每日 1 剂，水煎分 2 次服。

[功效] 疏肝理气，活血化瘀，软坚散结，调理冲任。

[方解] 方中昆布、海藻、丹参活血化瘀，软坚散结，消肿块；柴胡、青皮、川楝子疏肝理气解郁，畅其气机；香附为血中之气药，气病之总司，妇科之主帅，理气解郁调经止痛；得郁金之助，气行中兼有破血，解郁中兼调肝血；炮穿山甲、王不留行，活血通经，通乳软坚散结；鹿角霜温肾助阳，调理冲任；瓜蒌宽胸理气散结。诸药合用，共奏疏肝理气、活血化瘀、软坚散结、调理冲任之功效，故而肿块自消。

[加减] 肝郁化热者，加牡丹皮 12 g，栀子 10 g；胸闷者，加枳壳 12 g；气虚月经量多者，加仙茅 10 g，淫羊藿 12 g；月经量少者，加益母草 12 g；肝肾阴虚者，加枸杞子 12 g，女贞子 12 g。

4. 消乳散结汤：

[组成] 柴胡 12 g，香附 12 g，当归 12 g，丹参 15 g，夏枯草 12 g，浙贝母 12 g，炮穿山甲（先煎）12 g，瓜蒌 15 g，茯苓 12 g，白芥子 10 g，海藻 15 g，昆布 15 g，郁金 10 g，青皮 10 g，生牡蛎（先煎）30 g，荔枝核（先煎）15 g，法半夏 10 g，陈皮 10 g，王不留行 15 g，甘草 5 g。每日 1 剂，水煎分 2 次服。

[功效] 疏肝解郁，软坚散结，活血止痛。

[方解] 方中柴胡、香附、瓜蒌、青皮疏肝理气；当归、丹参、郁金养血活血；法半夏、陈皮、茯苓、白芥子健脾化湿祛痰；夏枯草、浙贝母、生牡蛎、海藻、昆布化痰软坚；炮穿山甲、王不留行活血通络。诸药合用，共奏疏肝解郁、软坚散结、活血止痛之功效。

[加减] 肝郁气滞者，加延胡索 15 g，川楝子 15 g；肿块坚硬、体质壮实者，加三棱 12 g，莪术 12 g；心烦者，加牡丹皮 12 g，栀子 10 g；月经量少、痛经者，加桃仁 10 g，红花 10 g。

5. 解郁消癖通络汤：

[组成] 柴胡 12 g，白芍 12 g，王不留行 10 g，当归 12 g，三棱 12 g，莪术 12 g，乌药 10 g，白术 12 g，茯神 12 g，陈皮 12 g，香附 12 g，瓜蒌子 12 g，桔梗 10 g，鹿角霜（包煎）12 g，川芎 12 g，甘草 5 g。每日 1 剂，水煎分 2 次服。

[功效] 疏肝解郁，行气活血，化痰散结，通络止痛。

[方解] 方中以柴胡疏肝解郁、调畅气机。配陈皮之助使气郁、气滞、气结可散，伍白芍养肝体、敛肝气、补肝阴、缓肝急、止疼痛。合川芎、当归不但增加了养血、补血之

功，亦寓意活血、行血、散郁之用。香附为妇病主药、血中气药、气中要药，配陈皮以理气、行气、调气、破气而解肝郁。因木郁土易衰，肝病易传脾，故以白术、茯神、甘草配陈皮，旨在补气养血、健脾安神、运湿化痰，又可实土以抑木，且使气血化生有源。乌药配陈皮宽胸以理气、下气而止痛，对乳胀、胸闷、腹胀颇效。三棱、莪术从血药则治血，从气药则治气，主治一切凝结停滞之坚积。王不留行入血分走而不守，利血脉、散痰结、通经络，上通乳汁，下通经闭。瓜蒌子宽中理气，既清化痰热、散郁结，又引诸药直达病所。桔梗为舟楫药，能载药上浮。肾藏精，为先天之本；肝藏血，为女子先天，故用鹿角霜血肉有情之品，补肾壮阳、调摄冲任，以壮先天而治其根。诸药合用，相得益彰，共奏疏肝解郁，行气活血，化痰散结，通络止痛之功。如此气血痰同治，肝脾肾同调，攻补兼施，终使肝郁得解，脾弱得复，营血调和，冲任盈虚有序，经血畅达，痰浊得化，经络得通，痛胀止，癥块消。

[加减] 乳房胀痛重者，加延胡索 12 g，佛手 10 g；乳房灼热者，加金银花 12 g，连翘 10 g；心烦口苦者，加龙胆 12 g；乳房结块硬而不消者，选加炮穿山甲（先煎）12 g，生牡蛎（先煎）12 g，浙贝母 12 g，山慈菇 12 g，猫爪草 12 g；心烦急躁易怒者，加牡丹皮 12 g，栀子 10 g；失眠多梦者，加炒酸枣仁 12 g，远志 g；食欲不振者，加焦三仙各 12 g；腰膝酸软、畏寒肢冷者，加仙茅 10 g，淫羊藿 12 g；痛经、月经错后、量少色黑有块者，加益母草 12 g，丹参 12 g，桃仁 10 g；月经提前、量多、色赤者，加生地黄 12 g，阿胶（烊化冲服）12 g。

 传染性单核细胞增多症

传染性单核细胞增多症是由 EB 病毒（EBV）引起的一种急性或亚急性自限性传染病。主要病理改变为淋巴组织的良性增生，肝、脾、肺、肾、心肌、中枢神经均可受累，表现为异常的淋巴细胞浸润。病毒侵入人体后，首先感染咽部淋巴样组织中的 B 淋巴细胞，因淋巴组织中的 B 细胞具有 EB 病毒的受体故首先受累，带病毒的 B 淋巴细胞可激活 T 淋巴细胞，使其增殖并转化为细胞毒性效应细胞，杀伤被病毒感染的 B 淋巴细胞，使疾病得以控制而呈自限性。临床以不规则发热、咽峡炎、肝脾大及淋巴结肿大、周围血中出现大量异型淋巴细胞、血清嗜异性抗体反应阳性为特征。本病潜伏期为 30～50 日，儿童较短，为 4～15 日。起病或急或缓，常有不适、头痛、恶心、腹痛、疲乏等前驱症状，持续 1～2 周。80％患者有发热、咽痛及颈后淋巴结肿大三联征。

根据传染性单核细胞增多症的临床特征，其属于中医学"温病""温疫"等范畴。本病以发热为其主要症状，以外感温热毒邪为其主要病因，且有流行特点。中医学认为，温热毒邪从口鼻而入，先犯肺卫，邪郁肺卫，症见发热、恶寒、头痛、咳嗽、咽痛；邪犯胃腑，胃气上逆而见恶心呕吐、食欲不振；小儿为纯阳之体，邪毒极易化热生火，肺胃热盛，则肌肤皆热而见大热大汗；热势鸱张，炼津成痰，痰火瘀结，充斥表里，则见烦渴；热毒上攻，瘀滞经络则颈部淋巴结肿大；血行受阻，血流不畅，气血瘀滞，发为腹中痞块，扪及肝脾肿大；湿热内蕴，胆汁外溢，发为黄疸；热入营血，灼伤脉络，迫血妄行，可见皮下紫癜。热毒内陷心肝，则见昏迷、抽搐；痹阻脑络，可致口眼㖞斜、失语、吞咽困难、肢体瘫痪。火毒上攻咽喉，则咽喉红肿溃烂，壅塞气道，可致窒息。热甚伤阴，心失所养，可见心悸怔忡、脉律失常。若气阴耗损而余邪未清，可有低热缠绵、精神萎靡、口干少饮、颧红盗汗。热毒之邪为致病的主要因素，而痰和瘀则是病变过程的病理产物，同时又形成新的致病因素，故引发出诸多复杂的证候表现。

一、常见证的辨治

1. 温毒犯肺证：

[主要表现] 发热头痛，微恶风寒，咳嗽咽痛，全身不适，咽部充血，乳蛾肿大，呼吸喘急，颈淋巴结轻度肿大，或见皮疹隐隐，舌质红，舌苔薄黄，脉浮数。

[治法方药] 清热宣肺，解毒利咽。银翘散加减：金银花 10 g，蒲公英 10 g，射干 10 g，连翘 10 g，桑叶 10 g，薄荷 5 g，牛蒡子 10 g，夏枯草 12 g，芦根 12 g，淡竹叶 5 g，生甘草 5 g。

2. 热毒炽盛证：

[主要表现] 壮热不退，烦躁口渴，咽喉红肿疼痛，甚则溃烂，唇干红赤，口臭便秘，皮疹色红，尿少短赤，谵妄抽搐，舌质红，舌苔黄，脉洪数。

[治法方药] 清热解毒，疏风散邪。普济消毒饮加减：水牛角（先煎）12 g，黄连 10 g，黄芩 10 g，连翘 10 g，板蓝根 12 g，僵蚕 5 g，牛蒡子 10 g，陈皮 15 g，玄参 10 g，柴胡 10 g，桔梗 10 g，牡丹皮 12 g，赤芍 10 g，马勃 5 g。

3. 湿热蕴结证：

[主要表现] 身热不扬，汗出不畅，身目发黄，胁肋下痞块明显，胸胁胀满，恶心呕吐，神疲纳差，便溏黏滞，舌质红，舌苔黄腻，脉弦数。

[治法方药] 清热利湿，解毒利咽。甘露消毒丹加减：滑石（包煎）12 g，茵陈 10 g，黄芩 10 g，生薏苡仁 12 g，射干 10 g，连翘 10 g，薄荷（后下）5 g，藿香 10 g，豆蔻（后下）5 g，栀子 10 g，甘草 3 g。

4. 痰热流注证：

[主要表现] 发热，热型不定，咽喉肿痛，淋巴结肿大，周身可及，颈腋多见，脾脏肿大，气急咳嗽，咳痰黄稠，舌质红，舌苔黄腻，脉滑数。

[治法方药] 清热解毒，化痰散结。黛蛤（散）汤合清肝化痰汤加减：青黛 10 g，海蛤粉（先煎）12 g，牛蒡子 10 g，白僵蚕 5 g，夏枯草 12 g，赤芍 12 g，牡丹皮 10 g，连翘 10 g，昆布 10 g，浙贝母 10 g，白花蛇舌草 12 g，甘草 3 g。

5. 热瘀肝胆证：

[主要表现] 发热目黄，肝脾大，胸胁胀满，恶心呕吐，食欲不振，小便黄短，大便干结，肝区叩击痛，肝功能异常，舌质红，舌苔黄腻，脉弦数。

[治法方药] 清热利湿退黄，活血化瘀消肿。茵陈蒿汤加减：茵陈 12 g，龙胆 12 g，栀子 10 g，滑石（包煎）12 g，车前子（包煎）10 g，大黄 5 g，郁金 10 g，丹参 12 g，制乳香 10 g，赤芍 12 g，厚朴 10 g，竹茹 10 g。

6. 热灼营阴证：

[主要表现] 身热夜甚，口不甚渴，心烦躁扰，斑疹隐隐，甚则神昏谵语，手足瘈疭，角弓反张，或腹中痞块，甚则衄血尿血，舌红绛而干，舌苔少，脉细数。

[治法方药] 清营凉血，养阴息风。清营汤加减：水牛角（先煎）15 g，生地黄 12 g，玄参 12 g，麦冬 12 g，紫草 10 g，连翘 10 g，竹叶心 3 g，白茅根 12 g，丹参 12 g，黄连 10 g，金银花 12 g，甘草 5 g。

7. 瘀毒阻络证：

[主要表现] 壮热狂妄，咽喉肿痛，淋巴结肿大，肝脾大，肢体瘫痪，口眼㖞斜，吞咽困难，失语痴呆，舌质红，舌苔黄腻，脉数。

[治法方药] 清热解毒，凉血活血。解毒活血汤加减：金银花 12 g，半枝莲 12 g，板蓝根 12 g，黄芩 10 g，牡丹皮 12 g，黄连 10 g，丹参 10 g，赤芍 12 g，泽兰 10 g，夏枯草 12 g，甘草 5 g。

8. 痰热闭肺证：

[主要表现] 壮热不退，咳嗽气急，痰涎壅盛，烦躁不安，咽喉肿痛，淋巴结肿大，口唇发绀，舌质红，舌苔黄腻，脉滑数。

[治法方药] 清热化痰，解毒宣肺。解毒汤合消痰（丸）汤加减：蒲公英 12 g，黄连 10 g，赤芍 12 g，浙贝母 10 g，夏枯草 12 g，桑叶 10 g，白僵蚕 10 g，海蛤粉（先煎）12 g，玄参 10 g，甘草 10 g。水煎服。

9. 正虚邪恋证：

[主要表现] 病程日久，发热渐退，或见低热，疲乏气短，精神萎靡，口渴少饮，小便短赤，大便干结，咽部轻度充血，淋巴结肿大，肝脾大，舌淡或红，苔少或花剥，脉细弱。

[治法方药] 扶正养阴，清退余热。竹叶石膏汤加减：竹叶 5 g，石膏 12 g，麦冬 12 g，沙参 12 g，牡丹皮 10 g，知母 10 g，白芍 12 g，青蒿 10 g，白薇 10 g，黄柏 10 g，鳖甲（先煎）12 g，甘草 5 g。

二、试试精选验方

1. 白葛清热汤：

[组成] 白花蛇舌草 15 g，葛根 12 g，黄芩 10 g，荆芥 10 g，金银花 12 g，牛蒡子 10 g，连翘 12 g，大青叶 10 g，蒲公英 12 g，薄荷 10 g，淡竹叶 10 g，栀子 10 g，生甘草 5 g。每日 1 剂，水煎分 2 次服。

[功效] 清热解毒，凉营化湿，疏肝透疹。

[方解] 方中重用白花蛇舌草、葛根为君药，制气分内盛之热；金银花、连翘、大青叶、蒲公英清热解毒、消肿散热；黄芩、栀子、淡竹叶泻实火、凉血解毒；薄荷、牛蒡子、荆芥、生甘草清利咽喉、宣毒透疹疏肝。诸药合用，共奏清热解毒，凉营化湿，疏肝透疹之功效。

2. 解毒化瘀清肺汤：

[组成] 水牛角（先煎）15 g，生地黄 25 g，生石膏 30 g，知母 10 g，黄连 5 g，栀子 10 g，牡丹皮 10 g，连翘 10 g，玄参 10 g，瓜蒌 15 g，紫苏子 10 g，鸡内金 5 g，青皮 10 g，前胡 12 g，炙枇杷叶 20 g。每日 1 剂，水煎分 2 次服。

[功效] 清热解毒，宣肺化痰，活血化瘀。

[方解] 方中重用生石膏、知母，重在清热保津，余师愚曾指出："此大寒解毒之剂，故重用石膏，先平甚者，而诸经之火，自无不安矣"。黄连、栀子通泻三焦火热；水牛角、生地黄、牡丹皮仿犀角地黄汤之义，是为清热解毒、凉血散瘀；连翘、玄参解散浮游之火；前胡、炙枇杷叶宣肺止咳；瓜蒌、紫苏子降气化痰；瓜蒌与鸡内金、青皮同用，为小金瓜汤，是已故名医陆观虎经验方，用此治疗肝脾大者，疗效颇佳。诸药合用，共奏清热解毒，宣肺化痰，活血化瘀之功效。

3. 清解化瘀汤：

[组成] 金银花 8～12 g，连翘 8～12 g，牛蒡子 6～10 g，黄芩 8～12 g，板蓝根 8～12 g，玄参 6～10 g，僵蚕 6～10 g，浙贝母 6～10 g，夏枯草 8～12 g，桃仁 6～10 g，红花 3～5 g，甘草 3～5 g。每日 1 剂，水煎分 2 次服。

[功效] 清热解毒，活血化瘀。

[方解] 方中金银花、连翘、黄芩、板蓝根清热解毒；牛蒡子解毒利咽；玄参养阴清热；僵蚕、夏枯草、浙贝母化瘀散结；桃仁、红花活血化瘀。诸药合用，共奏清热解毒、活血化瘀之功效。

[加减] 高热持续、大便秘结者，加生石膏12～15 g，大黄6～10 g；肝、脾、淋巴结肿大明显者，加蒲公英12～15 g；肝区叩痛、肝功能异常者，加茵陈8～12 g，栀子8～12 g。

4. 银翘白虎汤：

[组成] 金银花12 g，连翘10 g，生石膏15 g，知母10 g，大青叶12 g，栀子10 g，僵蚕10 g，桔梗10 g，天花粉10 g，芦根12 g，甘草5 g。每日1剂，水煎分2次服。

[功效] 清气透邪，解毒泻热。

[方解] 方中金银花、连翘清热透邪；生石膏、知母入肺胃两经，清气分之大热；四药共为君药，以透邪泻热。栀子清三焦之火，大青叶泻火解毒，僵蚕化痰散结，桔梗宣肺止咳，利咽止痛为臣。佐以天花粉清热化痰、解毒消肿生津；芦根清热生津；甘草解毒且调和诸药。诸药合用，共奏清气透邪，解毒泻热之功效。

[加减] 伴咳嗽频作者，酌加麻黄5 g，杏仁10 g，桑白皮12 g，浙贝母10 g；伴淋巴结肿大或肝脾大明显者，酌加夏枯草12 g，益母草12 g，桃仁10 g，赤芍10 g，丹参12 g；伴皮疹者，酌加荆芥穗10 g，紫草10 g，黄芩10 g；湿蕴中阻、舌苔厚腻者，酌加藿香10 g，滑石（包煎）12 g，薏苡仁12 g；后期津伤阴亏明显者，酌加麦冬12 g，五味子10 g，太子参12 g，石斛10 g。

5. 牛角银花解毒汤：

[组成] 水牛角（先煎）40 g，金银花12 g，连翘10 g，蒲公英12 g，黄芩10 g，赤芍12 g，牡丹皮10 g，丹参10 g，玄参10 g，大青叶12 g，青黛10 g，桃仁10 g，荆芥10 g。每日1剂，水煎分2次服。

[功效] 清热解毒，凉血祛瘀。

[方解] 方中金银花、连翘、蒲公英、黄芩、青黛、玄参、水牛角均为清热解毒要药；赤芍、牡丹皮、丹参、玄参、桃仁、青黛凉血祛瘀。诸药合用，共奏清热解毒、凉血祛瘀之功效。

[加减] 咳嗽者，加前胡10 g，瓜蒌皮12 g，浙贝母10 g；咽喉红肿较甚者，加射干10 g，牛蒡子10 g，芦根15 g；小便短赤者，加白茅根15 g，通草5 g；大便秘结者，加川厚朴10 g，枳壳10 g；肝脾大者，加莪术5 g，三棱5 g；有皮疹者，加紫草12 g；口干者，加天花粉10 g，知母10 g。

 病毒性心肌炎

病毒性心肌炎是病毒（柯萨奇B病毒为主）侵犯心脏，引起局限性或弥漫性心肌间质性炎性浸润和心肌纤维的变性或坏死性病变，有的可伴有心包或心内膜炎症改变。临床症状轻重不一，轻者可无症状，重者可致心衰，严重心律失常，心源性休克，甚至猝死。本病的发病机制尚不完全清楚，目前已知病毒可直接侵犯心肌纤维引起变性或坏死性病变。通过柯萨奇病毒感染小鼠急性心肌炎实验研究，至少有两种与病毒感染有关的心肌损伤机制已经明确，一种是病毒的溶细胞作用，另一种是病毒诱导产生的细胞毒T

淋巴细胞（CTL）对感染的心肌细胞的杀伤作用。

中医学认为，本病多因正气不足，邪毒内舍于心而致病。系急性感染起病者，可从"温病"论治；以心律失常为主、自觉心前悸动者，归属于"心悸""怔忡""心痹"范畴。中医学虽无心肌炎之病名，但对其病因、病机和治疗等早有论述。《诸病源候论》说："心藏于神而主血脉，虚劳损伤血脉，致令心气不足，因为邪之所乘，则使惊而悸动不安。"言明正气不足，热毒侵心为本病发生的关键。而《伤寒论》则说"伤寒脉结代，心动悸，炙甘草汤主之"。其中所拟炙甘草汤沿用至今，已成为治疗心悸的重要方剂。本病以外感温热邪毒为主要发病因素，而劳累过度、情志损伤等亦可致病。病位主要在心，涉及肺、脾、肾。病机要点为邪犯人体，心气受损，痰饮内停或痰血阻络。主要病理产物为痰饮及瘀血。究其病性，在本为心气不足，属虚；在标为热毒、痰饮、瘀血，属实。

一、常见证的辨治

1. 风热邪毒，内侵心脉证：

[主要表现] 发热恶风，咳嗽咽痛，全身不适，心悸气短，心前区不适，舌质红，舌苔薄，脉浮数，或促、结、代脉。

[治法方药] 疏风清热，解毒宁心。银翘散加减：金银花 12 g，连翘 10 g，淡竹叶 5 g，荆芥 10 g，牛蒡子 10 g，薄荷（后下）5 g，桔梗 10 g，鲜芦根 15 g，板蓝根 12 g，玄参 10 g，半枝莲 12 g，苦参 10 g，太子参 10 g，甘草 3 g。

2. 湿热邪毒，内侵心脉证：

[主要表现] 寒热起伏，全身酸痛，恶心呕吐，腹痛腹泻，心慌胸闷，憋气乏力，舌苔腻，脉濡数或结代。

[治法方药] 清热利湿，解毒宁心。葛根芩连汤加减：葛根 12 g，滑石（包煎）12 g，黄芩 10 g，茯苓 10 g，黄连 10 g，板蓝根 12 g，莲子心 3 g，竹叶 5 g，法半夏 10 g，木香 10 g。

3. 心阳虚脱证：

[主要表现] 起病急骤，气喘倚息不得卧，神疲乏力，心悸惕动，烦躁不安，自汗不止，胁下积块，下肢浮肿，手足不温，面色苍白，口唇青紫，舌质淡，舌苔白，脉细弱而数，或脉微欲绝。

[治法方药] 益气温阳，救逆固脱。参附龙牡救逆汤：人参（另炖）10 g，附子（先煎）10 g，龙骨（先煎）12 g，牡蛎（先煎）12 g，白芍 12 g，丹参 10 g，炙甘草 10 g。

4. 气阴两虚证：

[主要表现] 心悸气短，胸闷憋气，自汗乏力，面色苍白，夜眠不安，心烦易怒，手心灼热，头晕目眩，舌质红，苔薄白，脉细或结代。

[治法方药] 益气养阴，宁心安神。生脉（散）汤合复脉汤加减：人参（另炖）10 g，麦冬 12 g，五味子 10 g，生地黄 12 g，苦参 10 g，毛冬青 10 g，酸枣仁 10 g，白薇 10 g，火麻仁 10 g，炒白芍 12 g，炙甘草 5 g，大枣 5 枚。

5. 气虚血瘀证：

[主要表现] 心悸不安，心前区刺痛，胸闷气短，胸痛掣背，头晕乏力，面色不华，唇色紫暗，舌质暗紫，或有瘀点，脉沉涩或结代。

[治法方药] 活血化瘀，益气养心。血府逐瘀汤合生脉（散）汤加减：当归 10 g，生地黄 12 g，桃仁 10 g，红花 10 g，枳壳 10 g，赤芍 12 g，丹参 12 g，三七 5 g，人参（另炖）10 g，麦冬 10 g，五味子 10 g，炙甘草 5 g。

6. 瘀血阻滞证：

[主要表现] 胸闷心悸，心前区时有刺痛，心悸怔忡，面色苍白，神倦乏力，心脏扩大，或见颈部青筋暴露，唇色紫暗，舌暗有瘀点，舌苔薄，脉细涩或涩紧。

[治法方药] 活血化瘀通脉，理气止痛养心。血府逐瘀汤加减：当归12 g，赤芍12 g，丹参12 g，生地黄10 g，黄芩10 g，蒲黄（包煎）10 g，五灵脂（包煎）10 g，川芎10 g，枳壳10 g，桃仁10 g，山楂12 g，生甘草5 g。

7. 痰气郁阻证：

[主要表现] 胸闷憋气，心悸气促，胸痛不适，头晕目眩，脘闷纳呆，口渴不饮，舌体胖或有齿痕，舌质淡，舌苔白腻，脉弦滑或结代。

[治法方药] 燥湿化痰，理气宽胸。半夏厚朴汤加减：法半夏10 g，茯苓12 g，川厚朴10 g，紫苏10 g，丹参10 g，瓜蒌12 g，砂仁5 g，焦三仙各10 g，陈皮10 g，甘草5 g。

8. 心气亏虚证：

[主要表现] 心悸不安，面色无华，头晕目眩，短气乏力，动则汗出，夜寐不宁，舌质淡，舌苔薄，脉细无力或结代。

[治法方药] 益气养心。炙甘草汤加减：炙甘草12 g，人参10 g，黄芪12 g，生地黄10 g，桂枝5 g，阿胶（烊化冲服）10 g，五味子10 g，生牡蛎（先煎）12 g，麦冬10 g，火麻仁10 g，大枣10 枚。

9. 心血亏虚证：

[主要表现] 头晕目眩，面色不华，心悸不宁，唇甲浅淡，舌质淡，舌苔薄，脉细而弱或结代。

[治法方药] 补血益气，养心安神。归脾汤：党参10 g，黄芪10 g，当归10 g，制何首乌10 g，白术10 g，茯神10 g，酸枣仁10 g，龙眼肉10 g，远志5 g，大枣5 枚。

10. 心阴亏虚证：

[主要表现] 午后低热，两颧潮红，心悸不宁，烦躁不寐，口渴饮冷，小便短少，舌质红，脉细数。

[治法方药] 滋阴清热，养心安神。天王补心汤合生脉（散）汤：玄参10 g，麦冬10 g，五味子5 g，丹参10 g，茯苓10 g，知母10 g，黄柏10 g，远志5 g，生地黄10 g，当归10 g，酸枣仁10 g。

11. 心脾两虚证：

[主要表现] 面色少华，心悸不安，气短胸闷，倦怠乏力，夜寐不安，自汗便溏，纳差食少，舌质淡，舌苔薄，脉细而弱或结代。

[治法方药] 益气健脾，补血养心。四君子汤合桂枝加龙骨牡蛎汤：党参10 g，茯苓10 g，白术10 g，炒白芍10 g，生龙骨（先煎）12 g，生牡蛎（先煎）12 g，当归10 g，浮小麦15 g，黄精10 g，毛冬青10 g，炙甘草5 g。

12. 心肾阳虚证：

[主要表现] 心悸怔忡，神疲乏力，胸闷气短，四肢不温，肢体浮肿，面色苍白，呼吸急促，舌淡或紫暗，苔白腻，脉沉细无力或结代。

[治法方药] 温阳益气，活血利水。附子汤加味：熟附子（先煎）10 g，茯苓10 g，人参（另炖）10 g，白术10 g，桂枝10 g，赤芍12 g，丹参15 g，泽泻10 g，车前子（包煎）10 g，炙甘草3 g。

二、试试精选验方

1. 益气活血汤：

[组成] 黄芪 12 g，太子参 12 g，桂枝 10 g，白芍 10 g，茯苓 10 g，麦冬 10 g，柴胡 10 g，瓜蒌 12 g，牡蛎（先煎）12 g，丹参 10 g，龙骨（先煎）12 g，川芎 10 g，当归 10 g，五味子 10 g，金银花 12 g，炙甘草 10 g。每日 1 剂，水煎分 2 次服。

[功效] 益气活血，养阴解毒。

[方解] 方中黄芪、太子参、茯苓益气固表健脾；当归、白芍、川芎补血活血；麦冬养阴生津、润肺清心；五味子益气生津、收敛固涩；龙骨、牡蛎镇静安神；瓜蒌宽胸解闷；金银花清热解毒。诸药合用，共奏益气活血，养阴解毒之功效。

2. 五参汤：

[组成] 生黄芪 12 g，党参 12 g，酸枣仁（炒）10 g，玄参 12 g，沙参 12 g，苦参 10 g，丹参 10 g，葛根 12 g，金银花 12 g，贯众 10 g，炙甘草 10 g。每日 1 剂，水煎分 2 次服。

[功效] 益气滋阴活血，清热解毒安神。

[方解] 方中党参味甘、性平，健脾益气止渴；黄芪益气扶正，固表止汗；酸枣仁养肝安神，宁心敛汗；玄参清热凉血、滋阴降火、解毒散结；辅以沙参、葛根、炙甘草清热解毒活血。诸药合用，共奏益气滋阴活血，清热解毒安神之功效。

[加减] 咽喉疼痛或发热者，加白茅根 12 g，桔梗 10 g，以加强清热解毒之功；汗多者，加人参 10 g，浮小麦 12 g，以加强补气止汗之功；食欲不振者，加焦山楂 12 g，神曲 10 g，以健胃消食。

3. 解毒养营汤：

[组成] 黄芪 12 g，太子参 12 g，麦冬 12 g，五味子 10 g，大青叶 12 g，黄芩 12 g，赤芍 12 g，酸枣仁 10 g，川芎 10 g，当归 10 g，丹参 12 g，桃仁 10 g，炙甘草 10 g。每日 1 剂，水煎分 2 次服。

[功效] 益气养心，清热解毒，化瘀通脉。

[方解] 方中黄芪性甘，微温，补气升阳、益卫固表、托毒生肌、利水退肿；太子参性味甘平，益气、生津、养阴；麦冬润肺养阴、益胃生津、清心除烦，与黄芪、太子参配伍，增强二者益气养阴之功；五味子、酸枣仁、炙甘草补气养阴、益心安神；大青叶、黄芩清热解毒；赤芍、当归、川芎、丹参、桃仁活血化瘀、通络止痛。诸药合用，共奏益气养心、清热解毒、化瘀通脉之功。

4. 护心解毒通络汤：

[组成] 党参 12 g，太子参 12 g，麦冬 12 g，五味子 10 g，生地黄 12 g，丹参 10 g，赤芍 10 g，玉竹 10 g，板蓝根 12 g，金银花 12 g，连翘 12 g，桂枝 10 g，炙甘草 10 g。每日 1 剂，水煎分 2 次服。

[功效] 清解热毒，益气养阴，护心生肌，化瘀通络。

[方解] 方中党参、太子参、生地黄、麦冬、五味子、玉竹益气养阴，护心生肌，增强机体免疫功能，以御外邪；金银花、连翘、板蓝根清热解毒，祛除余邪；丹参、赤芍活血化瘀，通络开痹；桂枝温经通阳，散结通痹；炙甘草益气养心，调和药性。诸药合用，共奏清解热毒、益气养阴、护心生肌、化瘀通络之功。

[加减] 低热心烦者，加银柴胡 12 g，栀子 10 g；心动过速者，加生龙骨（先煎）12 g，苦参 10 g；心动过缓者，加制附子（先煎）10 g，干姜 5 g；胸闷胸痛者，加瓜蒌

12 g，郁金 10 g，延胡索 10 g；心悸失眠者，加酸枣仁 12 g，柏子仁 10 g，茯神 10 g；自汗者，加五倍子 10 g，煅牡蛎（先煎）12 g；气短乏力者，加黄芪 12 g，白术 10 g；口燥咽干者，加石斛 12 g，黄精 10 g，山茱萸 10 g；瘀血重者，加红花 10 g，三七（研末冲服）3 g。

5. 益气清心饮加减：

[组成] 西洋参 10 g，桂枝 10 g，麦冬 12 g，五味子 10 g，丹参 10 g，黄芪 12 g，葛根 12 g，炒酸枣仁 12 g，炒柏子仁 10 g，金银花 12 g，连翘 12 g，贯众 12 g，炙甘草 10 g。每日 1 剂，水煎分 2 次服。

[功效] 益气养阴，清心解毒，通阳活络。

[方解] 方中以西洋参、黄芪、麦冬、五味子、炒酸枣仁、炒柏子仁益气养阴，养心安神，意在扶正固本，提高抗邪能力；金银花、连翘、贯众清热解毒，祛除内蕴之邪；葛根、丹参、桂枝活血化瘀，温通心脉；炙甘草养心益气，调和诸药。全方配伍，共奏益气养阴、清心解毒、通阳活络之功，非常切合病毒性心肌炎之病机，故取理想疗效。

[加减] 发热者，加柴胡 10 g，黄芩 10 g，鱼腥草 12 g；汗多者，加白芍 12 g，五倍子 10 g，煅牡蛎（先煎）12 g；咳嗽痰多者，加杏仁 10 g，川贝母 10 g，海浮石（先煎）12 g；胸闷者，加郁金 10 g，瓜蒌 12 g；心悸、失眠者，加苦参 10 g，合欢皮 10 g，阿胶（烊化冲服）10 g。

<h1 style="text-align:center">流行性腮腺炎</h1>

流行性腮腺炎是由腮腺炎病毒引起的急性呼吸道传染病。全年皆可发病，冬春季节尤为多见。多发于学龄前及学龄期儿童。其临床特征为腮腺的非化脓性肿胀及疼痛，发热，轻度全身不适。由于腮腺炎病毒对性腺、胰腺等各种腺体组织及脑、脑膜等神经组织具有亲和力，有引发多种腺体组织或脏器受损的倾向，故睾丸炎、胰腺炎、脑膜脑炎为其常见的并发症。流行性腮腺炎通过病儿及隐性感染者的唾液飞沫传播，冬春季多见，在集体儿童机构中易暴发流行。本病主要以流行病学史，腮腺非化脓性肿大，咀嚼时疼痛，腮腺管口红肿作为诊断依据。血清学检查及病毒分离可以确诊。

根据流行性腮腺炎的临床特征，其属于中医学"痄腮""虾蟆瘟""大头瘟"等范畴。隋代《诸病源候论》说："风热毒气客于咽喉颌颊之间，与气血相搏，结聚肿痛。"论述了痄腮的病因、病位、病机和病症。中医学认为，流行性腮腺炎是由风温邪毒引起的急性传染病。以其腮部漫肿，疼痛具有传染性，病因责之于风温邪毒。病机关键是温毒循经传变，壅阻少阳经脉，结于腮下。病在少阳可内传厥阴。

一、常见证的辨治

1. 温毒犯表证：

[主要表现] 轻微发热恶寒，一侧或两侧腮部肿胀疼痛，边缘不清，触之痛甚，咀嚼不便，或伴头痛咽痛，纳差食少，舌质红，舌苔薄白或淡黄，脉浮数。

[治法方药] 清热疏风解表，解毒散结消肿。柴胡葛根汤加减：柴胡 10 g，夏枯草 12 g，天花粉 12 g，葛根 12 g，黄芩 10 g，桔梗 10 g，连翘 10 g，牛蒡子 10 g，石膏 12 g，薄荷 5 g，甘草 5 g。

2. 邪郁少阳证：

[主要表现] 腮腺肿胀酸痛，往来寒热，口干喜呕，心烦不欲食，舌质红，舌苔白，脉弦数。

[治法方药] 和解少阳，清热解毒。柴葛解毒汤加减：柴胡 10 g，葛根 12 g，天花粉 12 g，黄芩 10 g，生石膏 12 g，板蓝根 12 g，夏枯草 12 g，牛蒡子（炒）10 g，连翘 10 g，桔梗 10 g，升麻 5 g。

3. 热毒壅结证：

[主要表现] 高热不退，两侧腮部肿胀疼痛，坚硬拒按，张口、咀嚼困难，烦躁不安，口渴引饮，或伴头痛呕吐，咽部红肿，食欲不振，尿少黄赤，舌质红，舌苔黄，脉数或洪大。

[治法方药] 清热解毒，散结消肿。普济消毒饮加减：黄芩 10 g，大青叶 12 g，板蓝根 12 g，连翘 10 g，柴胡 10 g，牛蒡子 10 g，蒲公英 12 g，玄参 12 g，金银花 12 g，僵蚕 10 g，薄荷 5 g，甘草 5 g。

4. 毒窜睾腹证：

[主要表现] 腮部肿胀渐消，一侧或两侧睾丸肿胀疼痛，或伴少腹疼痛，痛甚者拒按，舌质红，舌苔黄，脉数。

[治法方药] 清肝解毒，软坚散结。龙胆泻肝汤加减：龙胆 12 g，夏枯草 12 g，栀子 10 g，黄芩 10 g，柴胡 10 g，车前草 10 g，牡丹皮 12 g，荔枝核（先煎）12 g，延胡索 10 g，木通 10 g，泽泻 12 g，生甘草 5 g。

二、试试精选验方

1. 清瘟解毒汤：

[组成] 板蓝根 12 g，黄芩 12 g，黄连 10 g，陈皮 10 g，金银花 10 g，连翘 12 g，玄参 10 g，大青叶 10 g，柴胡 10 g，桔梗 10 g，薄荷 10 g，白僵蚕 10 g，升麻 10 g。每日 1 剂，水煎分 2 次服。

[功效] 疏散风热，清热解毒。

[方解] 方中板蓝根清热解毒、消肿止痛；黄芩、黄连清降发于头面之热毒；金银花、连翘、大青叶疏散风热解毒；升麻、柴胡疏散风热，即"火郁发之"之意；黄连、黄芩得升麻、柴胡可引药上行，以清头面热毒；玄参清利咽喉。综观全方，具有疏散风热、清热解毒之功。

[加减] 发热重、腮腺肿胀明显者，去陈皮、玄参、桔梗，加蒲公英 12 g；伴头痛者，加桑叶 10 g，菊花 10 g，以清利头目；伴咳嗽者，加杏仁 10 g，前胡 10 g，浙贝母 10 g，以化痰止咳；咳吐黄痰者，加知母 10 g，瓜蒌皮 12 g，以清化痰热；咽喉红肿疼痛者，加马勃 10 g，山豆根 12 g，以解毒利咽；大便干燥者，加大黄 5 g，虎杖 12 g。

2. 消瘟汤：

[组成] 金银花 12 g，菊花 10 g，大青叶 12 g，黄芩 10 g，玄参 10 g，连翘 12 g，紫花地丁 12 g，天花粉 10 g，板蓝根 12 g，蒲公英 12 g，升麻 5 g，生甘草 5 g。每日 1 剂，水煎分 2 次服。

[功效] 疏风清热，解毒消肿。

[方解] 方中金银花、菊花疏散风热，清热解毒；板蓝根、大青叶、玄参清热凉血解毒；连翘、紫花地丁、蒲公英、天花粉清热散结消肿；黄芩清泄头面热毒；升麻疏散风热，且使诸药上达头面部；生甘草清热解毒，调和诸药。诸药合用，共奏疏风清热，解毒

消肿之功。

[加减] 发热者，加柴胡 10 g；咽痛者，加白僵蚕 12 g，射干 10 g，薄荷（后下）10 g；便秘者，加炒牛蒡子 10 g；纳差者，加神曲 10 g，炒谷芽 12 g，炒麦芽 12 g。

3. 抗毒安腮汤：

[组成] 野菊花 12 g，金银花 12 g，大青叶 12 g，连翘 12 g，柴胡 10 g，黄连 10 g，赤芍 10 g，夏枯草 12 g，生大黄（后下）5 g，浙贝母 10 g，生甘草 5 g。每日 1 剂，水煎分 2 次服。

[功效] 清热解毒，凉血泻火，散结消肿。

[方解] 方中野菊花、金银花、大青叶、连翘清热解毒，散结消肿；大黄、黄连清热解毒，凉血泻火；赤芍、浙贝母、夏枯草清热散结，祛瘀止痛；柴胡疏肝解郁，解表退热；生甘草泻火解毒，调和诸药。诸药合用，共奏清热解毒，凉血泻火，散结消肿之功。

[加减] 发热重者，加生石膏 12～15 g；口渴引饮者，加玄参 12 g。

4. 清热消肿汤：

[组成] 板蓝根 12 g，金银花 12 g，连翘 10 g，天花粉 12 g，夏枯草 12 g，玄参 12 g，郁金 10 g，丹参 10 g，生甘草 5 g。每日 1 剂，水煎分 2 次服。

[功效] 清热解毒。活血散结。

[方解] 方中板蓝根、金银花、连翘清热解毒，散结消肿；夏枯草清热散结；天花粉、玄参清热养阴，散结止痛；郁金、丹参行气活血止痛；生甘草调和诸药。诸药合用，全方共奏清热解毒、活血散结之功效。

[加减] 腮部漫肿、硬结不退者，加浙贝母 10 g，白僵蚕 10 g，以清热散结；发热甚者，加生石膏 15 g，薄荷（后下）10 g，以清热；睾丸肿痛者，加橘核（先煎）12 g，荔枝核（先煎）12 g，以行气散结止痛。

5. 腮肿消散汤：

[组成] 板蓝根 12 g，金银花 12 g，生石膏 12 g，生大黄 5 g，山慈菇 12 g，荆芥穗 10 g，浙贝母 10 g，海藻 10 g，重楼 12 g，夏枯草 12 g，僵蚕 10 g，昆布 10 g，蒲公英 12 g，玄参 10 g。每日 1 剂，水煎分 2 次服。

[功效] 清热解毒泻火，消痰软坚散结。

[方解] 方中板蓝根、金银花、蒲公英、重楼消解热毒兼入肝经；佐生石膏、生大黄以清热泻火通便，使热毒有出路；更佐辛温之荆芥穗，以透表散风，使邪从汗腺排泄；山慈菇、浙贝母、海藻、僵蚕、玄参以清热消痰，软坚散结。诸药合用，全方共奏清热解毒泻火，消痰软坚散结之功效。

[加减] 小便短赤者，加滑石（包煎）12 g，车前子（包煎）10 g；恶心呕吐者，加竹茹 10 g；咽喉红痛者，加马勃 10 g，射干 10 g；热盛者，加大青叶 12 g，知母 10 g；低热者，加青蒿 10 g，地骨皮 12 g；并发睾丸肿痛者，加龙胆 12 g，川楝子 10 g，荔枝核（先煎）12 g，乌药 10 g。

百日咳

百日咳是由百日咳鲍特菌所引起的一种儿童期常见的急性呼吸道传染病，其临床特征以阵发性痉挛性咳嗽，并伴有间断性"鸡啼样"吸气性吼声为主要表现，病程可长达 2～3 个月，故有"百日咳"之称。幼婴患本病时以阵发性青紫窒息、屏气为主要表现，伴淋巴细胞增高及肺炎、脑病等并发症，病死率高。

中医学对本病的认识较早，隋代巢元方《诸病源候论》中关于"顿咳""肺咳"等描述就与本病极为近似。也有称"鹭鸶咳""疫咳"，因其咳时为阵发性连续咳嗽，伴有深吸气声如鹭鸶之鸣，且颈项伸引，形如鹭鸶，故名为鹭鸶咳。至清代对本病的认识更臻于完善。《温病条辨·解儿难》说："凡小儿连嗽数十声，不能回转，半日方如鸡声者，千金苇茎汤合葶苈大枣泻肺汤主之。"不仅症状描述与现代近似，而且提出清肺金泻肺气的治法。

一、常见证的辨治

1. 风热犯肺证：

[主要表现] 阵咳痰稠，咳声高亢，面赤唇红，口干咽痛，或伴呕恶，舌质偏红，舌苔薄黄，脉浮数。

[治法方药] 清热疏风，宣肺止咳。桑菊饮加减：桑叶 12 g，菊花 10 g，连翘 10 g，桔梗 5 g，薄荷（后下）5 g，牛蒡子 10 g，枇杷叶 10 g，杏仁 10 g，芦根 12 g，甘草 5 g。

2. 风寒袭肺证：

[主要表现] 阵咳痰稀，咳声重浊，面白唇淡，鼻流清涕，或恶寒发热无汗，舌苔薄白，脉浮紧。

[治法方药] 疏风解表，散寒宣肺。金沸草（散）汤加减：金沸草 12 g，旋覆花（包煎）10 g，麻黄 8 g，前胡 10 g，荆芥 12 g，杏仁 10 g，法半夏 10 g，紫苏子 10 g，茯苓 10 g，苍耳子 10 g，辛夷 5 g，甘草 5 g。

3. 痰热闭肺证：

[主要表现] 呕逆频作，日轻夜重，咳时连声，痰多黏稠，痰中带血，发热汗出，喉中痰鸣，舌质红，舌苔黄，脉滑数。

[治法方药] 清热宣肺，化痰止咳。泻白（散）汤合温胆汤加减：麻黄 8 g，鱼腥草 12 g，石膏 15 g，茯苓 12 g，法半夏 10 g，白茅根 15 g，杏仁 10 g，竹茹 10 g，天竺黄 10 g，黄芩 10 g，桑白皮 12 g，甘草 5 g。

4. 脾肺气虚证：

[主要表现] 咳而无力，痰稀色白，形体虚弱，气短自汗疲乏，纳呆便溏，舌质淡，舌苔薄，脉沉无力。

[治法方药] 益气健脾，补肺止咳。参苓白术（散）汤加减：党参 12 g，黄芪 10 g，山药 12 g，莲子 10 g，白扁豆 10 g，薏苡仁 10 g，五味子 5 g，砂仁 5 g，桔梗 10 g，百部 10 g，陈皮 5 g，紫菀 10 g，麦芽 12 g。

5. 肺阴亏虚证：

[主要表现] 干咳少痰，手足心热，两颧发红，形体虚弱，夜卧不安，唇燥咽干，夜寐盗汗，舌红少苔，脉细数。

[治法方药] 滋阴生津，润肺止咳。沙参麦冬汤加减：沙参 12 g，玄参 12 g，麦冬 12 g，玉竹 10 g，百合 12 g，天花粉 12 g，地骨皮 10 g，桑叶 10 g，白扁豆 10 g，五味子 5 g，甘草 3 g。

二、试试精选验方

1. 百茅汤：

[组成] 百部 12 g，白茅根 12 g，桔梗 10 g，枇杷叶 12 g，前胡 10 g，赭石（先煎）

12 g，浙贝母 10 g，旋覆花（包煎）10 g，麦冬 10 g。每日 1 剂，水煎分 2 次服。

［功效］降逆解痉，止咳化痰。

［方解］方中百部甘润苦降，微温不燥，《药性论》说"百部治肺家热，上气咳逆，主润益肺"，功专润肺止咳，无论新久咳嗽，皆可用之；白茅根清肺止咳，清胃止呕，《本草正义》说其"能清血分之热而不伤于燥，凉血而不虑其积瘀，以主吐衄呕血，泄降火逆，其效甚捷"。两药合用，切中病机。浙贝母甘润苦寒，善润肺化痰；麦冬善养肺阴，清肺热，养胃生津；桔梗、前胡清肺化痰；赭石平肝泻热，镇逆降气；旋覆花、枇杷叶下气消痰，降逆止呕。诸药合用，共奏降逆解痉，止咳化痰之功。

［加减］发热者，加柴胡 10 g，青蒿 10 g；夜间痉咳明显，趋向阵发者，加钩藤 10 g，僵蚕 8～10 g；咽痛、咽痒明显者，加天花粉 12 g，木蝴蝶 8 g；咳嗽必至吐出胃内容物方可停止者，加竹茹 10 g，藿香 12 g；咳嗽剧烈、面部出现出血点者，重用白茅根 15 g。

2. 镇肝止咳汤：

［组成］生白芍 10～12 g，赭石（先煎）10～12 g，僵蚕 8～10 g，柴胡 8～10 g，青黛 8～10 g，胆南星 10～12 g，甘草 3～8 g。每日 1 剂，水煎分 2 次服。

［功效］清肝泻火，平肝降逆，镇痉息风，化痰止咳。

［方解］方中柴胡疏肝以散肝热；白芍平肝缓急；赭石重镇肝逆；青黛清泻肝火；僵蚕为治风痰之圣药，化痰息风止痉；胆南星清热化痰；甘草泻火以调和诸药。诸药配伍，共奏清肝泻火，平肝降逆，镇痉息风，化痰止咳之效。

［加减］热重者，加黄芩 10 g；呕吐者，加姜半夏 10 g；目睛充血者，加黑栀子 10 g，赤芍 12 g，牡丹皮 12 g；鼻衄、咯血者，加白茅根 12 g；咳久阴虚者，加沙参 12 g，天冬 10 g；脾虚面目浮肿者，加白术 10 g，茯苓 12 g。

3. 双桑三降汤：

［组成］桑叶 12 g，炒枇杷叶 12 g，桑白皮 12 g，陈皮 10 g，牛蒡子 10 g，制半夏 10 g，麦冬 10 g，天冬 10 g，百部 10 g，款冬花 10 g，白芥子 10 g，杏仁 10 g，川贝母（研末冲）10 g，生甘草 3 g，冰糖（冲服）10 g。每日 1 剂，水煎分 2 次服。

［功效］降肺肝胃逆气，化痰止咳和胃。

［方解］方中桑叶甘苦性寒，归肺、肝经，《本草纲目》说此药善能"下气""治一切风"。吴鞠通《温病条辨》说："桑得箕星之精，箕好风，风气通于肝，故桑叶善平肝风……桑叶芳香有细毛横纹最多，故亦走肺络而宣肺气。"桑白皮，李士材《雷公炮制药性解》说其"味辛甘，性寒无毒，入肺肝二经"，味辛故入肺"止嗽消痰"，味甘入土，故能和脾降胃，"开胃进食"。桑之叶、根并用，先升后降，升中有降，能清能和，清肺、肝、胃之郁火，降金、木、土之逆气，故以为君。制半夏、陈皮、牛蒡子、百部、款冬花、白芥子、杏仁、川贝母、枇杷叶化痰止咳，理气和胃，用以为臣。麦冬、天冬养阴润肺为佐。甘草、冰糖调和药性为使。诸药配伍，共奏降肺肝胃逆气，化痰止咳和胃之效。全方紧扣病机，是故效佳。

［加减］偏风热者，加金银花 12 g，连翘 10 g；偏风寒者，加荆芥 10 g，紫苏叶 10 g；呕吐者，加竹茹 10 g，炙鸡内金 5 g；衄血者，加白茅根 12 g，藕节炭 10 g。

4. 麻杏代赭汤加味：

［组成］炙麻黄 8 g，清半夏 10 g，黄芩 10 g，赭石（先煎）12 g，旋覆花（包煎）10 g，杏仁 10 g，百部 10 g，云茯苓 12 g，鹅不食草 10 g，前胡 10 g，炙枇杷叶 10 g，生石膏 10 g，瓜蒌 10 g，甘草 5 g。每日 1 剂，水煎分 2 次服。

［功效］宣降止咳，化痰行饮。

[方解]方中麻黄、杏仁宣降气而止咳平喘；旋覆花、赭石化痰行饮，降胃气之逆；清半夏散凝结之痰饮；云茯苓、甘草健脾绝生痰之源；前胡、枇杷叶、百部、鹅不食草降肺化痰散邪。诸药配伍，共奏宣降止咳，化痰行饮之功效。

[加减]痰多者，加浙贝母10 g；大便干结者，加桃仁10 g，冬瓜子10 g；热壅者，加石膏15 g；气虚者，加人参5 g，五味子10 g。

5. 解痉镇咳汤：

[组成]蜈蚣（研末冲服）3 g，僵蚕5 g，地龙10 g，百部10 g，白前10 g，紫菀10 g，甘草5 g。每日1剂，水煎分2次服。

[功效]清金抑木，解痉止咳，降气化痰。

[方解]方中蜈蚣辛温以解痉挛之咳；僵蚕辛咸，归肝、脾经，既能解痉，又能疏散风热，化痰散络，佐蜈蚣以增强解痉镇咳之功；地龙咸寒降泄，下行走窜善清肝热，既有解痉止咳平喘之功，又有化痰通络之效；百部甘润苦降，配白前、紫菀共奏润肺下气，化痰止咳之功；甘草补脾润肺，调和诸药。全方肝肺同治，清金抑木，解痉止咳，降气化痰。

[加减]眼睑浮肿者，加冬瓜皮10 g；咳嗽不畅者，加桔梗10 g；痰多而喘者，加紫苏子10 g；咳血、鼻衄者，加白茅根15 g。

麻　疹

　　麻疹是麻疹病毒引起的急性呼吸道传染病。主要症状有发热、上呼吸道炎、眼结膜炎，而以皮肤出现红色斑丘疹和颊黏膜上有麻疹黏膜斑为其特征。可以引起肺炎、喉炎、脑炎等并发症。本病虽然一年四季都可发生，但多流行于冬春季节，传染性很强。好发于儿童，患过1次以后，一般终身不再发病。

　　中医学认为，麻疹主要由于感受麻毒时邪，流行传染所致。麻毒时邪，从口鼻吸入，侵犯肺脾。麻疹的病程，一般可分为"初热""见形""恢复"（又称收没）3个阶段。早期主要表现为肺卫症状，如发热、咳嗽、喷嚏、流涕等，类似伤风感冒，此为疹前期。脾主肌肉和四肢，麻毒邪入气分，皮疹出现全身达于四末，疹点出齐，为正气驱邪外泄，是为出疹期。疹透之后，邪随疹泄，热去津伤，即为麻疹收没的疹回期。这是麻疹发病的一般规律。麻疹以外透为顺，内传为逆。如果正虚不能托邪外泄，或因邪盛化火内陷，均可导致麻疹透布不顺，产生合并症。

一、常见证的辨治

1. 风热夹毒，肺卫失宣证：

[主要表现]发热咳嗽，鼻塞、流涕、喷嚏，倦怠思睡，或兼见呕吐，泄泻，唇红腮赤，小便短黄，舌质红，舌苔薄，脉浮数。

[治法方药]疏风清热，解毒宣肺。宣发解毒汤加减：金银花12 g，牛蒡子10 g，升麻5 g，葛根12 g，板蓝根12 g，蝉蜕10 g，防风10 g，荆芥10 g，竹叶10 g，薄荷5 g，甘草5 g。

2. 肺胃热盛，麻毒外发证：

[主要表现]壮热出疹，自汗烦躁，咳嗽口渴，唇红舌赤，舌苔黄，疹子出齐时，咳嗽加剧，烦渴更甚，甚则沉睡，不思乳食。

[治法方药] 清热解毒，解表透疹。清热解表透疹汤加减：金银花 12 g，桑叶 10 g，连翘 12 g，赤芍 12 g，升麻 5 g，葛根 12 g，牡丹皮 10 g，蝉蜕 5 g，西河柳 10 g，知母 10 g，麦冬 12 g，紫草 10 g，甘草 5 g。

3. 麻毒渐退，肺胃阴伤证：

[主要表现] 皮疹依次消退，热退身凉，咳嗽轻微，诸症渐失，胃纳日增，舌红少津，脉细数。

[治法方药] 滋阴养胃，润肺止咳。沙参麦冬汤加减：沙参 12 g，麦冬 12 g，桑叶 10 g，知母 10 g，竹叶 5 g，生地黄 12 g，天花粉 12 g，生扁豆 10 g，牡丹皮 10 g，甘草 5 g。

4. 麻毒闭肺证：

[主要表现] 高热不退，咳嗽剧烈，气促鼻煽，喉间痰鸣，疹出不透，甚则烦躁不安，口唇发绀，舌红绛，苔黄厚，脉数。

[治法方药] 清热解毒，宣肺透疹。麻杏石甘汤加味：麻黄 8 g，杏仁 10 g，生石膏 12 g，升麻 8 g，葶苈子 10 g，浙贝母 10 g，天竺黄 10 g，葛根 15 g，金银花 12 g，连翘 12 g，鱼腥草 12 g，紫草 10 g，板蓝根 12 g。

5. 毒陷心包证：

[主要表现] 高热不退，神志模糊，或神昏谵语，狂躁不安，呕吐抽风，甚则呼吸微弱，面色苍白，舌红绛，舌苔黄干，脉滑数。

[治法方药] 清热解毒，凉血醒神。犀角地黄汤加减：水牛角（先煎）15 g，牡丹皮 12 g，知母 10 g，赤芍 12 g，玄参 12 g，紫草 10 g，板蓝根 12 g，淡竹叶 10 g，地龙 10 g。抽风者，加服紫雪丹；神昏者，加服安宫牛黄丸。

6. 麻毒攻喉证

[主要表现] 咽喉肿痛，吞咽不利，呛咳声嘶，甚则呼吸困难，张口抬肩，舌质红，舌苔黄，脉数。

[治法方药] 清热解毒利咽，消肿散结止痛。清咽汤加减：玄参 12 g，牛蒡子 12 g，川贝母 10 g，板蓝根 12 g，紫草 10 g，桔梗 10 g，蒲公英 12 g，紫花地丁 12 g，瓜蒌皮 12 g，射干 10 g，甘草 5 g。

7. 阴虚肺燥证：

[主要表现] 燥咳无痰，日轻夜重，唇红干燥，舌红苔少，脉虚数。

[治法方药] 滋阴清热，润肺止咳。麦门冬甘露饮加减：西洋参 5 g，麦冬 12 g，玄参 12 g，生地黄 12 g，黄芩 10 g，瓜蒌皮 12 g，石斛 10 g。

二、试试精选验方

1. 凉膈清肺汤：

[组成] 黄芩 8～10 g，麻黄 5～10 g，炙甘草 5～10 g，虎杖 10～12 g，蒲公英 10～12 g，杏仁 8～10 g，石膏 12～20 g。每日 1 剂，水煎分 2 次服。

[功效] 辛凉宣泄，清肺解毒。

[方解] 方中麻黄辛、甘温，宣肺解表而平喘；石膏辛甘大寒，清泄肺胃之热而生津；两药相辅相成，既能宣肺又能泻热。石膏倍量伍于麻黄不失为辛凉之剂，麻黄得石膏则宣肺平喘而不助热，且石膏得麻黄清解肺热而不凉遏，又相制为用。杏仁味苦，降利肺气，而平喘咳，与麻黄相配则宣降相因，合石膏相伍则清肃协同。炙甘草既能益气和中，又与石膏相合而生津止渴，更能调和于寒温宣降之用，仅此四味，清、宣、降，三法俱

备。蒲公英、虎杖、黄芩清热解毒。诸药配伍，共奏辛凉宣泄，清肺解毒之功。

[加减] 热毒炽盛者，加金银花 12 g，连翘 10 g，鱼腥草 12 g；热盛伤津者，加生地黄 12 g，知母 10 g，山药 10 g；咳剧有痰者，加全瓜蒌 12 g，葶苈子 10 g，紫苏子 10 g；疹色不鲜、面色紫黯者，加赤芍 12 g，牡丹皮 12 g，蝉蜕 5 g；呼吸喘促者，加黄芪 10 g，玄参 12 g；高热不降者，加水牛角（先煎）15 g，土鳖虫 10 g。

2. 宣毒发表汤加减：

[组成] 升麻 10 g，葛根 12 g，荆芥 10 g，防风 10 g，薄荷 10 g，金银花 12 g，连翘 10 g，紫花地丁 12 g，牛蒡子 12 g，甘草 5 g。每日 1 剂，水煎分 2 次服。

[功效] 解肌清热，解毒透疹。

[方解] 方中升麻散阳明热邪，升胃中清阳，解毒透疹，为君药；葛根轻扬发散，开腠理以发汗，升津液以除热，为臣药；荆芥、防风、牛蒡子、薄荷解肌清热，助升麻、葛根透疹除热；金银花、连翘、紫花地丁以助清热解毒之力。诸药配伍，共奏解肌清热，解毒透疹之功。

[加减] 发热重者，加黄芩 10 g，芦根 12 g；咳嗽重者，酌加枳壳 10 g，桔梗 10 g，杏仁 10 g，前胡 10 g；疹全部透出热更盛者，去升麻、葛根、防风、荆芥，酌加牡丹皮 12 g，生地黄 12 g，大青叶 12 g，玄参 12 g；烦躁尿赤、舌红少津者，加木通 10 g，竹叶 10 g。

3. 清解透表汤加减：

[组成] 水牛角（先煎）15 g，蝉蜕 10 g，葛根 12 g，升麻 10 g，紫草 10 g，连翘 12 g，赤芍 12 g，桑叶 10 g，菊花 10 g，防风 10 g。每日 1 剂，水煎分 2 次服。

[功效] 清热解毒凉血，发表宣肺透疹。

[方解] 方中水牛角清热解毒，凉血定惊；连翘、桑叶、菊花清热解毒；蝉蜕、防风、葛根、升麻发表宣肺透疹；赤芍、紫草清热凉血，解毒透疹，其中紫草无论疹出不利、稀疏色淡，或暴出发斑均可应用。诸药配伍，共奏清热解毒凉血，发表宣肺透疹之功。

[加减] 合并麻毒闭肺者，加麻黄 8 g，杏仁 10 g，石膏 15 g；热毒攻喉者，加玄参 12 g，桔梗 10 g，牛蒡子 12 g；邪陷心肝者，加钩藤 10 g，玄参 12 g，石菖蒲 10 g。

4. 清热透疹汤：

[组成] 金银花 12 g，连翘 12 g，杏仁 10 g，荆芥 10 g，防风 10 g，蝉蜕 10 g，葛根 12 g，牛蒡子 10 g，升麻 5 g，延胡索 10 g，芦根 12 g，甘草 5 g。每日 1 剂，水煎分 2 次服。

[功效] 疏风宣肺，清热解毒透疹。

[方解] 方中金银花、连翘清热解毒；荆芥、防风、蝉蜕、牛蒡子、升麻、葛根、芦根辛凉解表，宣肺透疹；延胡索、杏仁宣肺止咳。诸药配伍，共奏疏风宣肺，清热解毒透疹之功。

[加减] 壮热烦躁，面红赤，皮疹密集量多、色暗红或为出血疹者，酌加紫草 10 g，栀子 10 g，赤芍 12 g，牡丹皮 12 g；咳喘、痰多、呼吸急促者，酌加黄芩 10 g，炙麻黄 8 g，葶苈子 10 g，桑白皮 12 g；高热伤阴者，酌加生地黄 12 g，麦冬 12 g，玄参 12 g，天花粉 12 g；热毒攻喉者，加玄参 12 g，桔梗 10 g。

5. 清肺解毒汤：

[组成] 石膏 10～12 g，麻黄 5～10 g，金银花 10～12 g，鱼腥草 10～12 g，杏仁 5～8 g，甘草 3～5 g。每日 1 剂，水煎分 2 次服。

[功效] 清热解毒透疹，宣肺降气平喘。

[方解] 方中麻黄宣肺解表平喘；石膏清肺胃之热而生津；杏仁降利肺气，而平喘咳；金银花、鱼腥草，清热解毒。诸药配伍，共奏清热解毒透疹，宣肺降气平喘之功。

[加减] 热毒炽盛者，加连翘 10～12 g，黄芩 10～12 g，以助清肺化痰；热盛伤津者，加生地黄 10～12 g，知母 10～12 g，山药 10～12 g，以生津止渴；咳剧有痰者，加全瓜蒌 10～12 g，葶苈子 6～10 g，紫苏子 8～10 g，以降气平喘；疹色不鲜、面色紫暗者，加赤芍 10～12 g，牡丹皮 10～12 g，以散血活血，清热化斑；呼吸喘促、心率速者，加黄芪 10～12 g，玄参 10～12 g，以扶正固本；高热不降者，加水牛角（先煎）12～15 g，以凉血清热。

 # 儿童多动综合征

儿童多动综合征西医学称为注意缺陷多动障碍，又称儿童多动症、儿童活动过多综合征、轻微脑功能障碍综合征、注意力不足症、脑损伤综合征等，为儿童时期慢性行为改变及学习困难常见原因之一。以动作过多、不安宁、注意力不集中为突出的症状，伴有冲动、易激惹等心理行为障碍或性格缺陷，但患儿的智能正常或接近正常；有时出现动作不协调，性格或其他行为的异常。国内 4～16 岁发病率 1.3%～10%，男性多于女性，男女比值为 (2～9)∶1。本病的发病机制，目前尚不清楚，有人提出与素质有相当大的关系，有遗传倾向；精神发育损害或延迟；大脑神经元之间信息传递发生障碍，抑制性突触与兴奋性突触互相制约的程序发生紊乱，儿茶酚胺含量明显增加及 5-羟色胺含量明显减少；另外，其他因素为环境因素，教养不当等可能与本病有密切的关系。

本病在古代医籍中未见专门记载，根据其神志涣散，多语多动，冲动不安，可纳入"脏燥""躁动"范畴之中；由于患儿智能正常或接近正常，但活动过多。思想不易集中而导致学习成绩下降，故又与"健忘""失聪"有关。中医学认为，其病主要为阴阳失调，心、脾、肝、肾功能不足，故以虚为主，疾病过程中也有痰浊、湿热、瘀血等兼症出现。对 IHS 的治疗，临床常分为精血不足、神智不聪，心肾阳虚，脾虚生湿、痰热扰心，肾阴不足、肝阳偏旺，心脾不足、血不养心等。

一、常见证的辨治

1. 精血不足证：

[主要表现] 脾气倔强，易激动，冒失无礼貌，注意力不集中，坐立不安，手足多动，言语多，夜寝欠安，多梦甚则夜游，或有遗尿，纳差食少，大便干结，舌质淡，舌苔薄，脉沉缓。

[治法方药] 填精补血，安神定志。孔圣枕中（丹）汤加减：炙龟甲（先煎）12 g，珍珠母（先煎）12 g，龙骨（先煎）12 g，制何首乌 10 g，酸枣仁 10 g，山药 10 g，白扁豆 10 g，砂仁（后下）5 g，炙远志 10 g，石菖蒲 10 g。

2. 心肾阳虚证：

[主要表现] 记忆力差，自控能力差，多动不安，注意力不集中，遗尿多梦，或腰酸乏力，面色黧黑，舌质淡，舌苔薄，脉沉迟无力。

[治法方药] 温补肾阳，填精益血安神。右归饮加减：熟地黄 12 g，山药 10 g，山茱萸 10 g，枸杞子 10 g，杜仲 10 g，石菖蒲 10 g，远志 10 g，附子 5 g，肉桂 3 g，龙骨（先煎）12 g。水煎服。

3. 痰热扰心证：

[主要表现] 多动多语，烦急多怒，冲动任性难以制约，神思涣散，注意力不集中，胸闷纳呆，痰多口苦，口渴多饮，便干溺赤，舌质红，舌苔黄腻，脉滑数。

[治法方药] 清热化痰，清心宁神。黄连温胆汤加减：黄连10 g，法半夏10 g，陈皮10 g，竹茹10 g，枳实10 g，茯苓10 g，远志10 g，栀子10 g，淡竹叶8 g，石菖蒲12 g，天竺黄10 g，胆南星12 g，甘草3 g。

4. 肾阴不足　肝阳偏旺证：

[主要表现] 手足多动，动作笨拙，性格暴躁，易激动，冲动任性，难以静坐，注意力不集中，五心烦热，夜寐盗汗，大便秘结，舌质红，舌苔少薄，脉弦细数。

[治法方药] 滋阴补益肝肾，潜阳镇静安神。滋肾平肝汤：生地黄12 g，枸杞子10 g，女贞子10 g，墨旱莲10 g，当归10 g，白芍12 g，百合10 g，合欢花10 g，钩藤10 g，珍珠母（先煎）12 g，生龙骨（先煎）12 g，生牡蛎（先煎）12 g，菊花10 g。

5. 心脾不足　血不养心证：

[主要表现] 神思涣散，神疲乏力，形体消瘦，多动而不暴躁，言语冒失，做事有头无尾，记忆力差，自汗偏食，舌质淡，舌苔薄白，脉细弱。

[治法方药] 益气健脾，养血安神。归脾汤合甘麦大枣汤加减：太子参12 g，黄芪12 g，白术10 g，浮小麦15 g，益智10 g，生龙骨（先煎）12 g，茯苓12 g，远志10 g，五味子10 g，酸枣仁10 g，炙甘草5 g。

二、试试精选验方

1. 调脑灵汤：

[组成] 石菖蒲10 g，远志10 g，龟甲（先煎）12 g，龙齿（先煎）12 g，益智12 g，生地黄12 g，熟地黄12 g，制何首乌10 g，山茱萸10 g，白芍12 g，太子参10 g，陈皮10 g，百合12 g，黄精10 g。每日1剂，水煎分2次服。

[功效] 补肾精，生气血，调脏腑，平阴阳。

[方解] 方中石菖蒲、远志、龟甲、益智、龙齿开窍益智、重镇安神；生地黄、熟地黄、山茱萸、白芍、制何首乌滋养肝肾；太子参、陈皮健脾益气；百合、黄精润肺养阴、清心化痰。诸药配伍，共奏补肾精、生气血、调脏腑、平阴阳之功。

2. 滋肾养肝汤：

[组成] 熟地黄12 g，生龟甲（先煎）12 g，生龙骨（先煎）12 g，五味子10 g，石菖蒲10 g，云茯苓10 g，黄柏10 g，炙甘草3 g。每日1剂，水煎分2次服。

[功效] 滋阴潜阳，健脾清心，宁神增智。

[方解] 方中以熟地黄、生龟甲、生龙骨为主药，其中熟地黄滋肾水、益真阴、强骨长志；生龟甲填精补肾、滋阴潜阳、益心智；生龙骨平肝潜阳、镇静安神；辅以五味子滋肾生津、宁心安神；石菖蒲开窍豁痰、醒神益智；云茯苓健运脾胃；佐以黄柏清热坚阴；炙甘草调和诸药。诸药合用，共奏滋阴潜阳、健脾清心、宁神增智之功。

[加减] 肝火亢旺，急躁易怒者，加白芍12 g，牡丹皮12 g；心火亢旺者，加黄连10 g，竹叶心3 g；善忘、学习困难者，加远志10 g，浮小麦12 g；小便频数、遗尿者，加芡实10 g，桑螵蛸12 g；偏食纳少者，加鸡内金10 g，焦山楂12 g。

3. 益智开窍汤：

[组成] 熟地黄12 g，白芍10 g，女贞子12 g，石菖蒲10 g，枸杞子12 g，首乌藤10 g，菟丝子12 g，远志10 g，白术10 g，郁金10 g，龟甲（先煎）12 g，牡蛎（先煎）

12 g，甘草 3 g。每日 1 剂，水煎分 2 次服。

［功效］益智健脾，开窍安神。

［方解］方中熟地黄、女贞子、枸杞子、菟丝子补肾填精、固精养肝；白术、甘草健脾益气、燥湿解毒、缓和药性；白芍、郁金养血敛阴、行气清心；石菖蒲、远志、首乌藤开窍宁神、健脾益阴；龟甲、牡蛎滋阴潜阳、重镇安神。诸药合用，共奏益智健脾、开窍安神之功。

［加减］偏于心脾两虚者，去龟甲、熟地黄，酌加太子参 12 g，炒白术 10 g，茯神 10 g，当归 10 g；痰火蕴结者，去熟地黄、枸杞子，酌加黄连 10 g，竹茹 10 g，龙胆 12 g，白菊花 10 g；夜寐不宁、多梦呓语者，加珍珠母（先煎）12 g。

4. 调神益智汤：

［组成］远志 15 g，益智 15 g，龟甲（先煎）15 g，龙骨（先煎）15 g，石菖蒲 12 g，枸杞子 12 g，当归 12 g，黄芪 12 g，龙眼肉 12 g，五味子 10 g，酸枣仁 10 g，大枣 10 g。每日 1 剂，水煎分 2 次服。

［功效］补养心血安神，滋养肾阴益智。

［方解］方中当归、酸枣仁补养心血；远志、石菖蒲、益智开窍；肾为先天之本，肾精不足则脑海不充而神志不聪故善忘，故用枸杞子、龟甲、五味子滋养肾阴；益智既能开窍，又能镇静安神，交通心肾；龙骨重镇安神；脾失濡养则心思不定，不能自控，故用黄芪、龙眼肉、大枣健脾益气。诸药合用，共奏补养心血安神，滋养肾阴益智之功，共调阴阳平衡，则诸症消失。

［加减］冲动易怒者，加珍珠母（先煎）12 g，钩藤 10 g，以镇静安神；自汗盗汗、五心烦热者，加沙参 10 g，麦冬 10 g，生地黄 10 g，以养阴清热；夜寐不安者，加首乌藤 12 g，合欢皮 10 g，以养血安神。

5. 健儿聪脑汤加减：

［组成］白芍 12 g，制何首乌 12 g，桑椹 12 g，白芍 10 g，石菖蒲 10 g，远志 10 g，茯苓 10 g，焦三仙各 10 g，天麻 10 g，人工牛黄（冲服）2 g。每日 1 剂，水煎分 2 次服。

［功效］滋阴补肾健脾，柔肝缓解痉挛。

［方解］方中制何首乌补肝肾，益精血，其性温和，不寒不燥，又无腻滞之弊，制用补益力较强；桑椹甘、酸、寒，滋阴补血；白芍苦、酸、微寒，补血敛阴、柔肝平肝；石菖蒲辛、苦、温，开窍除痰，醒神健脑；远志苦、辛、温，养心安神，与石菖蒲合用开窍安神；人工牛黄苦、凉，开窍豁痰，息风定惊；天麻微辛、甘、平，息风止痉，通络止痛；茯苓健脾补中，宁心安神，其特点为"性质和平，补而不峻，利而不猛，既能扶正，又能祛邪，正虚邪盛，必不可缺"；焦三仙健脾助运，固护胃气。诸药合用，共奏滋阴补肾健脾，柔肝缓解痉挛之功。

［加减］单纯皱眉眨眼、张口歪嘴、摇头耸肩，发作频繁者，加钩藤 12 g，菊花 10 g；兼急躁易怒者，酌加栀子 10 g，黄芩 10 g，牡丹皮 10 g，琥珀粉（冲服）3 g；手足搐搦明显，甚至捶胸顿足、影响正常生活学习者，加全蝎 3 g，蜈蚣 5 g；喉中发怪声者，加牛蒡子 10 g；伴痰盛、纳食呆者，加陈皮 10 g，法半夏 10 g。

 抽动-秽语综合征

抽动-秽语综合征（TS）又称进行性或多发性抽搐，是一种以运动、言语和抽搐为特点的综合征或行为障碍。其临床特征为慢性、波动性、多发性运动肌（头、面、肩、肢体、躯干等肌肉）快速抽动，伴有喉部不自主的发音及猥秽语言。本病与精神因素关系密切。该病特征是患儿频繁挤眼、皱眉、皱鼻子、噘嘴等；继之耸肩、摇头、扭颈、喉中不自主发出异常声音，似清嗓子或干咳声。少数患儿有控制不住的骂人说脏话。症状轻重常有起伏波动的特点。感冒、精神紧张可诱发和加重，其中约半数患儿伴有多动症。日久则影响记忆力，使学习落后，严重者因干扰课堂秩序而被迫停学。发病年龄多在2～12岁之间，男孩发病率较女孩约高3倍，发病无季节性，病程持续时间长，可自行缓解或加重。

　　中医文献中无此病名。根据抽动-秽语综合征的其临床特征，其属于中医"惊风""抽搐""瘛疭""筋惕肉眩"等范畴。中医学认为，抽动-秽语综合征病因有先后天之分。先天因素是先天禀赋不足而致阴阳失调，如遗传因素而致基因缺陷，产伤而致头颅损伤、难产、剖宫产、出生时窒息等均为患儿禀赋异常。后天因素包括病毒感染、头部外伤、肝气郁结、情志不遂、痰火内盛、环境改变、心神不宁、活动量增加、心情过于激动等。先后天因素共同作用，致使阴阳失调，阴不制阳，阳躁而动。阴虚而致阳亢是本病主要的发病机制；肝风痰火是本病主要致病因素。中医有"怪病多由痰作祟"和"风胜则动"的理论，按痰证、风证论治，已取得一定疗效。

一、常见证的辨治

　　1. 肝风内扰，痰热中阻证：

　　[主要表现]面色无华，形体消瘦，摇头耸肩，行路不稳，伸头缩脑，张口歪嘴，皱眉眨眼，肢体震颤，口出奇异之声，舌质红，舌苔黄腻，脉弦数。

　　[治法方药]清热化痰，宁肝息风。宁肝息风汤加减：龙胆12 g，白僵蚕10 g，白蒺藜12 g，白芍12 g，生栀子10 g，蝉蜕5 g，蚤休12 g，槟榔10 g，钩藤12 g，法半夏10 g，白茯苓10 g，琥珀粉（冲服）5 g。

　　2. 脾虚痰聚，肝脉失调证：

　　[主要表现]面黄体瘦，精神不振，胸闷气短，叹息胁胀，咽中声响，全身肌肉抽动，如眨眼、皱眉、仰头、伸颈、耸肩、挺胸、鼓肚、扬手、蹬足等，夜睡不安，多梦语，纳少厌食，舌淡红，脉沉滑或沉缓。

　　[治法方药]健脾益气化痰，调肝息风安神。温胆汤加减：太子参12 g，法半夏10 g，炒白术10 g，陈皮10 g，茯苓12 g，枳实10 g，竹茹10 g，钩藤12 g，远志10 g，谷芽12 g，僵蚕10 g，石决明（先煎）12 g，生龙骨（先煎）12 g，生牡蛎（先煎）12 g。

　　3. 肾阴亏损，肝风内动证：

　　[主要表现]形体消瘦，两颧潮红，五心烦热，大便秘结，挤眼弄眉，甩手，踮脚，抖腿，蹬足，腰部肌肉抽动，喉中出声，性情急躁，口出秽语，睡眠不安，舌红绛，苔光剥，脉细无力。

　　[治法方药]滋阴补肾，养肝息风。三甲复脉汤：鳖甲（先煎）12 g，龟甲（先煎）12 g，钩藤10 g，生牡蛎（先煎）12 g，僵蚕10 g，白芍12 g，生地黄10 g，阿胶（烊化冲服）10 g，麦冬10 g，火麻仁10 g，炙甘草5 g。水煎服。

　　4. 肝气郁结，气郁化火证：

　　[主要表现]全身多部位不自主抽动，情绪激动、紧张时加重，精神抑郁，性情急躁，面赤咽红，尿赤便秘，舌质红，舌苔黄，脉弦数。

　　[治法方药]疏肝解郁，清肝息风。龙胆泻肝汤合丹栀逍遥（散）汤加减：龙胆12 g，

生地黄 12 g，牡丹皮 12 g，栀子 10 g，黄芩 10 g，白芍 12 g，柴胡 10 g，郁金 10 g，钩藤 10 g，地龙 10 g，制大黄 5 g，菊花 10 g。

5. 肝肾阴虚，肝阳上亢证：

[主要表现] 不自主抽动，喉间"吭吭"作声，烦躁易怒，时出秽语，手足心热，盗汗乏力，眠差健忘，舌质红，舌苔少，脉弦细数。

[治法方药] 补益肝肾，滋阴潮阳。一贯煎加减：墨旱莲 10 g，女贞子 10 g，生龙骨（先煎）12 g，生牡蛎（先煎）12 g，僵蚕 10 g，枸杞子 12 g，钩藤 10 g，生地黄 12 g，白芍 12 g，当归 10 g，麦冬 10 g，川楝子 10 g。

二、试试精选验方

1. 补肾祛风止动汤：

[组成] 钩藤 10～12 g，白芍 10～12 g，黄芪 10～12 g，桑寄生 10～12 g，桂枝 8～10 g，白术 10～12 g，威灵仙 10～12 g，醋柴胡 8～10 g，枸杞子 10～12 g，杜仲 8～10 g，防风 8～10 g，炙甘草 6～10 g，地龙 8～10 g，远志 8～10 g，石菖蒲 10～12 g，法半夏 10 g，全蝎 3 g。每日 1 剂，水煎分 2 次服。

[功效] 补肾益气填精，祛风通络解痉，增智益脑开窍。

[方解] 方中全蝎、地龙、防风祛风通络解痉，以止风动；白芍加强解痉柔肝之功；钩藤息风止痉。幼儿脏腑娇嫩，为稚阴稚阳之体，阳常有余，阴常不足，而肾阴亏虚最为关键，"肾为先天之本"，故用威灵仙、枸杞子、杜仲、桑寄生、黄芪填精补肾，益气补虚以改善先天不足，且威灵仙还能祛风。远志、石菖蒲芳香开窍，增智益脑。患儿因家长、老师的责骂、学习负担过重而发病，故用醋柴胡疏肝解郁。《临证指南医案》说："三阳并而上升，故火则痰涌，心窍为之闭塞。"神志逆乱则秽语，故用法半夏配石菖蒲化痰开窍。诸药合用，共奏补肾益气填精，祛风通络解痉，增智益脑开窍之功。

2. 蝉星止动汤：

[组成] 蝉蜕 10 g，胆南星 12 g，僵蚕 10 g，地龙 10 g，石菖蒲 10 g，葛根 12 g，白芍 12 g，当归 10 g，白术 10 g，钩藤 10 g，茯苓 12 g，橘络 5 g，甘草 3 g。每日 1 剂，水煎分 2 次服。

[功效] 抑木扶土，平肝息风，健脾化痰。

[方解] 方中蝉蜕、钩藤疏肝息风，清滋而不腻胃，寒凉而不伤正；胆南星、僵蚕、地龙息风止惊，化痰泄热；葛根舒筋活络；橘络、石菖蒲豁痰开窍；茯苓、白术健脾和胃；白芍、甘草酸甘化阴以缓急；当归养血活血，以使血行风自灭。诸药合用，共奏扶土抑木，化痰止动之功。

[加减] 抽动明显者，加全蝎 3 g，蜈蚣 5 g。

3. 清热解毒祛风汤：

[组成] 金银花 12 g，连翘 10 g，钩藤 10 g，木贼 10 g，僵蚕 10 g，蝉蜕 10 g，射干 10 g，山豆根 10 g，生牡蛎（先煎）12 g，生龙骨（先煎）12 g，甘草 3 g。每日 1 剂，水煎分 2 次服。

[功效] 清热解毒，祛风止痉。

[方解] 方中以金银花、连翘疏风散热为君；臣以钩藤清热平肝、息风止痉；僵蚕、蝉蜕祛风止痉；射干、山豆根利咽解毒；佐以生龙骨、生牡蛎镇静安神；使以甘草调和诸药、解毒。全方共奏疏风散热、息风止痉、解毒利咽、扶正祛邪、邪去正安之妙用。

[加减] 伴变应性鼻炎者，加辛夷 10 g，苍耳子 12 g；抽动明显者，加全蝎 3 g，蜈蚣

689

5 g。

4. 蝎蒲钩藤饮：

[组成] 全蝎 3 g，石菖蒲 8～10 g，钩藤 8～10 g，生龙骨（先煎）10～12 g，石决明（先煎）10～12 g，生白芍 8～12 g，炙甘草 3～5 g，炙远志 3～5 g。每日 1 剂，水煎分 2 次服。

[功效] 息风化痰，疏肝健脾。

[方解] 方中全蝎性平，为方中君药，息风止痉，各种动风抽搐之证均可应用，《本草衍义》说："蝎，大人小儿通用，治小儿慢惊，不可阙也"；钩藤性寒清热，息风止痉，为治热病惊痫抽搐之要药；二药共奏平肝化痰、息风止痉之效，共为臣药。远志，苦、辛、温，具安神、化痰之功，《名医别录》说其"定心气、止惊悸"；生龙骨、石决明平肝潜阳、镇痉息风，共为佐助药。白芍、甘草酸甘化阴，以缓解肌肉痉挛，同为使药。诸药合用，共奏息风化痰，疏肝健脾之功。全方温清并用，标本兼顾，功效卓著。

[加减] 多动、少寐、注意力不集中者，加百合 12 g，灵芝 12 g，茯神 10 g，炒酸枣仁 10 g，以养心安神；性情急躁、冲动任性者，加夏枯草 12 g，牡丹皮 10 g，栀子 10 g，以清泄肝火；性情拘谨、忧郁内向者，加合欢花 12 g，厚朴 10 g，郁金 10 g；纳呆食少、面黄消瘦者，加黄芪 12 g，党参 12 g，白术 10 g，鸡内金 10 g。

5. 钩蝉平抽饮加减：

[组成] 钩藤（后下）10 g，蝉蜕 10 g，石菖蒲 12 g，白芍 12 g，茯苓 12 g，僵蚕 10 g，法半夏 10 g，生龙骨（先煎）12 g，生牡蛎（先煎）12 g，陈皮 8 g，甘草 5 g。每日 1 剂，水煎分 2 次服。

[功效] 平肝健脾，泻火息风。

[方解] 方中钩藤、蝉蜕、僵蚕平肝息风；陈皮、法半夏、茯苓健脾化痰；白芍养血柔肝；生龙骨、生牡蛎平肝潜阳，重镇安神；石菖蒲通窍化痰安神；甘草调和诸药。诸药合用，共奏平肝健脾，泻火息风之功。

[加减] 气郁化火者，加柴胡 12 g，黄芩 10 g，栀子 10 g；肝肾阴虚者，加熟地黄 12 g，枸杞子 10 g；痰浊壅盛者，加胆南星 12 g，天竺黄 10 g，竹茹 10 g。

小儿腹泻

小儿腹泻是由多病原多因素引起的一组疾病，临床以腹泻、呕吐及水、电解质平衡紊乱为主要表现。本病一年四季均可发生，尤以夏秋两季多见。根据病因可分为感染性腹泻和非感染性腹泻两类，病程在 2 周内者称急性腹泻，2 周至 2 个月者为迁延性腹泻；病程在 2 个月以上者则为慢性腹泻。肠道不同部位的感染，其大便性状不同，小肠炎症所致腹泻的粪便呈蛋花样或稀水样，混有胆汁而呈黄绿色，有时呈米汤样白色粪便，每日大便 3～6 次，可无腹痛。结肠炎所致腹泻，大便次数多，每日 10～15 次或更多而量少，混有黏液、脓血为其特征，常伴有腹痛或里急后重。腹泻主要与大肠蠕动增快，分泌与吸收功能的失调有关。

中医学称本病为"泄泻"。泄者大便稀薄，势犹缓和；泻者大便直下，如水倾注。历代儿科专著从多方面论述了本病的脉因证治，其中较为系统且实用的证治分类见于《医宗金鉴·幼科杂病心法要诀》，其概括性地指出："小儿泄泻须认清，伤乳停食冷热惊，脏寒腹虚飧水泻，分消温补治宜精。"引起小儿泄泻的原因有感受外邪、内伤饮食、脾胃虚弱、脾肾阳虚等。

一、常见证的辨治

1. 伤食证：

[主要表现] 脘腹胀满，腹痛即泻，泻后痛减，泻物奇臭难闻，或如败卵，嗳气酸馊，或呕吐酸腐，不思饮食，夜卧不安，舌苔厚，色白或微黄，脉滑实。

[治法方药] 消食导滞化积，理气止痛止泻。保和（丸）汤加减：山楂 10 g，神曲 10 g，茯苓 10 g，法半夏 10 g，陈皮 8 g，麦芽 12 g，谷芽 12 g，枳实 10 g，鸡内金 10 g，厚朴 10 g，木香 5 g，黄连 5 g。

2. 风寒证：

[主要表现] 大便质稀，夹有泡沫，臭气不甚，一日数次，便前便时肠鸣，伴鼻塞流清涕，咳嗽咽痒，恶风寒，口不渴，舌质淡，舌苔薄白，脉浮紧。

[治法方药] 散寒燥湿解表，行气止痛止泻。藿香正气散加减：藿香 10 g，紫苏叶 10 g，防风 10 g，羌活 10 g，炒白术 12 g，法半夏 10 g，茯苓 10 g，砂仁 10 g，陈皮 8 g，泽泻 10 g，木香 5 g。

3. 湿热证：

[主要表现] 泻下如注，一日数次或数十次，粪色深黄而臭，或便排不畅，似痢非痢，微见黏液，肛门灼热而痛，食少纳差，神倦乏力，发热烦躁，口渴引饮，腹部微痛，小便短黄，面黄唇红，舌质红，舌苔黄腻。

[治法方药] 清热利湿，理气解毒。加味葛根芩连汤：葛根 12 g，滑石（包煎）12 g，黄芩 10 g，黄连 5 g，茯苓 10 g，泽泻 10 g，厚朴 10 g，车前子（包煎）10 g，木香 5 g，神曲 10 g，甘草 3 g。

4. 寒湿证：

[主要表现] 脘腹冷痛，喜暖畏寒，大便清稀，粪质不臭，食少纳差，口淡不渴，舌质淡，舌苔白滑，脉沉迟。

[治法方药] 温中散寒，燥湿止泻。胃苓（散）汤加减：苍术 12 g，附子（先煎）10 g，藿香（后下）10 g，豆蔻 10 g，厚朴 10 g，茯苓 12 g，法半夏 10 g，泽泻 10 g，白扁豆 12 g，炒白术 10 g，干姜 5 g，甘草 3 g。

5. 脾气亏虚证：

[主要表现] 大便稀溏，多食后作泻，粪质不臭，每日数次，时轻时重，面色萎黄，形体消瘦，神疲倦怠，舌质浅淡，舌苔薄白，脉弱无力。

[治法方药] 益气健脾，化湿止泻。加味参苓白术（散）汤：党参 12 g，茯苓 10 g，炒白术 10 g，山药 10 g，炒白扁豆 10 g，砂仁 10 g，炒薏苡仁 12 g，陈皮 5 g，乌梅 10 g，炙甘草 10 g。

6. 脾肾阳虚证：

[主要表现] 久泻不愈，大便清稀，或完谷不化，每日 3～5 次，或伴脱肛，形寒肢冷，面白无华，精神萎靡，睡时露睛，舌淡苔白，脉沉细而微。

[治法方药] 温补脾肾，固肠止泻。附子理中汤合四神（丸）汤：炮附子（先煎）10 g，党参 12 g，炒白术 12 g，炮姜 8 g，补骨脂 10 g，肉豆蔻 10 g，吴茱萸 10 g，诃子 10 g，五味子 5 g。

7. 气阴两伤证：

[主要表现] 泻下无度，质稀如水，皮肤干燥，目眶及前囟凹陷，甚则腹凹如舟，啼

哭无泪，小便短少，精神萎靡，四肢无力，口渴引饮，舌绛无津，苔少或无苔，脉细数无力。

[治法方药] 益气养阴，生津止泻。益气救阴汤：西洋参 10 g，麦冬 10 g，五味子 10 g，乌梅 10 g，山药 12 g，白芍 12 g，莲子 10 g，天花粉 12 g，石斛 10 g，炙甘草 3 g，大枣 5 枚。

二、试试精选验方

1. 平胃白术汤加减：

[组成] 苍术 12 g，白术 12 g，泽泻 10 g，茯苓 10 g，葛根 12 g，黄连 10 g，木香 5 g，陈皮 10 g，白扁豆 12 g，藿香 10 g，焦三仙各 10 g，甘草 5 g。每日 1 剂，水煎分 2 次服。

[功效] 健脾助运，利湿止泻。

[方解] 方中苍术、白术、茯苓健脾化湿，苍术微苦性温，芳香悦胃，醒脾助运，对脾失输化、湿盛为主的腹泻有芳香燥湿之功效。《脾胃论》说："长夏湿土客邪太旺，所以加苍术、白术、泽泻上下分消湿热之气。"葛根既能解肌清热，又能升发脾胃清阳而止利；黄连清热燥湿，厚肠止利；藿香芳香化湿；由于湿邪最易阻滞气机，所以加木香理气健脾、醒脾健胃，行脾胃大肠滞气；因小儿脾胃虚弱，患病则消化能力更弱，所以加焦三仙助消化；甘草补脾和中，调和诸药。诸药合用，全方共奏健脾助运，利湿止泻之功。

[加减] 热重苔黄者，加金银花 10 g，连翘 10 g，黄芩 10 g；舌苔厚腻者，加砂仁 10 g，佩兰 10 g；腹痛甚者，加白芍 12 g，延胡索 10 g，木瓜 10 g；恶心呕吐者，加生姜 5 g，竹茹 10 g，姜半夏 10 g；胃纳减少者，加鸡内金 10 g。

2. 香葛止泻汤加减：

[组成] 藿香 10 g，葛根 12 g，茯苓 10 g，苍术 10 g，炒麦芽 10 g，炒谷芽 10 g，山楂 10 g，黄连 5 g，白芍 12 g，陈皮 10 g，木香 5 g，甘草 5 g。每日 1 剂，水煎分 2 次服。

[功效] 调脾和中，化湿止泻。

[方解] 方中藿香芳化湿浊，醒脾和中；葛根升发清阳，升阳止泻；共为君药。茯苓健脾补中，利水渗湿；苍术燥湿健脾；二药合君药以运脾化湿，脾气运，湿邪渐退，泄泻自止。炒麦芽、炒谷芽消食健胃；山楂消食化积，理气止痛，为消肉食积滞之要药；黄连清热燥湿，善清中焦湿火郁结；木香辛行苦降，善行大肠之滞气，以除腹痛胀满；二者合用清热燥湿理气止痛。陈皮开胃健脾，畅气和中；白芍、甘草合用，缓急止痛，又能酸甘化阴，防泻下伤津；诸药佐助君臣，以调脾和中，化湿止泻。

[加减] 外感风寒，大便清稀且多泡沫，鼻塞流清涕者，加紫苏叶 10 g，防风 10 g；湿热盛，伴发热，肛门潮红灼痛，泻下急迫者，加黄芩 10 g，滑石（包煎）12 g；腹胀、呕恶明显者，加砂仁 10 g；久泻者，加芡实 10 g，乌梅 12 g；脾虚纳差体疲，乏力甚，四肢困倦，食入即便，舌淡苔白者，去黄连，加党参 12 g，炒山药 10 g。

3. 太子参苓汤：

[组成] 太子参 12 g，茯苓 10 g，砂仁 10 g，炒白术 12 g，诃子 10 g，山药 10 g，枳壳 10 g，厚朴 10 g，炙甘草 5 g。每日 1 剂，水煎分 2 次服。

[功效] 健脾和胃，渗湿止泻。

[方解] 方中太子参益气健脾；茯苓、炒白术健脾渗湿；砂仁、厚朴化湿行气，消食止泻；山药益气养阴，且性兼涩，尤治儿童消化不良泄泻；枳壳行气化痰消积；诃子涩肠

止泻；炙甘草益气补中，调和诸药。诸药相伍，共奏健脾和胃，渗湿止泻之功。

[加减] 偏寒者，加木香5g，干姜5g；食滞者，加神曲10g，山楂12g；小便少者，加车前子（包煎）10g。

4. 儿泻宁汤加减：

[组成] 苍术12g，厚朴10g，藿香10g，陈皮5g，茯苓10g，木香5g，荆芥10g，蒲公英12g，肉桂3g，焦三仙各10g，炙甘草5g。每日1剂，水煎分2次服。

[功效] 运脾化湿，疏肝补肾。

[方解] 方中苍术运脾化湿；厚朴行气化湿，消胀除满；藿香芳香辟秽，化浊而祛湿；陈皮理气化滞；茯苓健脾利水而实大便；木香疏肝止痛；荆芥疏风散寒，而升提止泄；蒲公英清热解毒；更加少量肉桂温肾壮阳，"少火生气"，使"脾得阳始运"；焦三仙消食健脾而涩肠止泄，引"津血同源，血见黑则止"之义；甘草和中、调和诸药。诸药相伍，共奏运脾化湿，疏肝补肾之功。

[加减] 湿热重者，加黄连5g，以燥湿清热；寒湿重者，加炮姜5g，以温化寒湿；久泻者，加益智10g，以涩肠止泻；舌苔厚腻者，加佩兰10g，以芳香化湿。

5. 健脾止泻汤加减：

[组成] 太子参12g，炒白术12g，黄芪10g，炒山药10g，炒扁豆10g，茯苓10g，葛根12g，诃子10g，藿香10g，生甘草5g，木香5g。每日1剂，水煎分2次服。

[功效] 健脾助运，利湿止泻。

[方解] 方中太子参益气生津；炒白术、茯苓健脾化湿；葛根清热解毒、燥湿止泻；藿香芳香化湿；木香理气健脾；诃子涩肠止泻；生甘草调和诸药。全方共奏健脾助运、利湿止泻之功，补脾益气以治其本，清里消滞以治其标。首重健脾，数法结合，故收良效。

[加减] 风寒泄泻而见大便多泡沫、质清稀者，加肉豆蔻10g，干姜5g；伤食粪便酸臭，或如败卵、嗳气酸馊者，加焦三仙各10g；湿热泄泻之大便色黄而臭、肛门灼热者，加黄连5g，黄芩10g；水样便者，加车前子（包煎）10g，泽泻10g；脾虚完谷不化、面色萎黄者，加炒薏苡仁12g，肉豆蔻10g，莲子10g；脱肛者，加升麻8g。

小儿厌食症

小儿厌食症是指小儿长期食欲不振，厌恶进食的病症。常由于喂养不当、饮食失节而致脾胃运化受纳功能失调所致。可因局部与全身疾病影响消化功能，或因中枢神经系统受人体内外环境刺激的影响，对消化功能的调节失去平衡。临床表现以厌恶进食为主，可伴有进食后脘腹作胀，甚至恶心呕吐，大便不调，面色欠华，形体偏瘦。本病各个年龄都可发生，以1～6岁为多见。城市儿童发病率较高。发病无明显季节性，但夏季暑湿当令，可使症状加重。

根据小儿厌食症的临床特征，其属于中医学"恶食""不思食""不嗜食"等范畴。中医学认为，脾与胃互为表里，脾主运化，胃主受纳。脾为阴土，喜燥而恶湿，得阳则运；胃为阳土，喜润而恶燥，以阴为用。故饮食不节，喂养失调，损伤脾胃，胃阴伤则不思进食，脾阳伤则运化失职。主要病因是喂养不当，多病久病及先天不足，其病机为脾胃运化失健。若长期不愈者，会致气血不充，易于感受外邪，合并贫血，或缓慢消瘦，逐渐转为疳证。中医临床常分为脾失健运，脾胃气虚，胃阴不足，乳食不洁，食积化热，痰湿中阻，虫积伤脾，脾虚肝亢等而常见证的辨治。

一、常见证的辨治

1. 脾失健运证：

[主要表现] 食欲不振，甚则厌恶进食，食少而无味，多食或强迫进食则脘腹饱胀，形体略瘦，面色无华，舌质淡，舌苔薄白。

[治法方药] 健脾益气，消食助运。人参调脾（散）汤加减：党参12 g，茯苓10 g，山药10 g，砂仁（后下）5 g，莲子10 g，芡实10 g，麦芽10 g，鸡内金10 g，石斛10 g，白术10 g。

2. 脾胃气虚证：

[主要表现] 食欲不振，少食懒言，形体偏瘦，面色萎黄，精神萎靡，大便溏薄，夹不消化食物残渣，舌体胖嫩，舌苔薄白，脉缓。

[治法方药] 益气健脾，和胃消食。参苓白术（散）汤加减：太子参12 g，白术10 g，茯苓10 g，薏苡仁10 g，山药10 g，白扁豆12 g，法半夏10 g，莲子10 g，砂仁（后下）5 g，焦神曲10 g，陈皮5 g，炙甘草5 g。

3. 胃阴不足证：

[主要表现] 不欲进食，口舌干燥，食少饮多，面色无华，皮肤失润，大便偏干，小便黄赤，舌红少津，脉细数。

[治法方药] 滋阴生津，和胃消食。养胃增液汤：石斛10 g，乌梅10 g，北沙参12 g，玉竹10 g，白芍10 g，砂仁（后下）5 g，陈皮5 g，谷芽10 g，麦芽10 g，佛手10 g，甘草5 g。

4. 食积化热证：

[主要表现] 嗳气呃逆，不食吞酸，口渴多饮，烦躁易怒，手足心热，夜寐不安，舌质红，舌苔黄腻，脉数。

[治法方药] 清热和胃，化食消积。清胃（散）汤加减：黄连10 g，栀子10 g，牡丹皮12 g，石膏12 g，知母10 g，山楂12 g，石斛10 g，法半夏10 g，竹茹10 g，神曲10 g，麦芽12 g，谷芽10 g。

5. 痰湿中阻证：

[主要表现] 纳呆厌食，形体虚胖，面色萎黄，呕吐痰涎，心下痞满，大便溏泻，舌质淡，舌苔白腻，脉濡滑。

[治法方药] 燥湿化痰，健脾消食。二陈汤加味：党参10 g，法半夏10 g，陈皮10 g，豆蔻10 g，茯苓10 g，苍术12 g，厚朴10 g，砂仁5 g，枳壳10 g，鸡内金10 g，炒麦芽12 g，甘草5 g。

6. 虫积伤脾证：

[主要表现] 面色苍黄，肌肉消瘦，精神不安，不思饮食，或嗜食异物，睡时磨牙，肚腹胀大，时时腹痛，大便不调，可见虫体，巩膜蓝斑，面有白斑，唇口起白点，脉弦细。

[治法方药] 驱虫消积，健脾助运。使君子（散）汤加味：使君子10 g，苦楝子5 g，芜荑10 g，槟榔10 g，神曲10 g，麦芽10 g，山楂12 g，鸡内金10 g，甘草3 g。

二、试试精选验方

1. 消补调中汤：

[组成] 党参12 g，茯苓10 g，炒白术12 g，炒麦芽12 g，焦山楂12 g，神曲10 g，

石菖蒲 10 g，砂仁（后下）5 g，枳壳 10 g，炙甘草 5 g。每日 1 剂，水煎分 2 次服。

［功效］补益脾胃，消食导滞，调理中焦。

［方解］方中党参、茯苓、炒白术益气健脾；山楂、麦芽、神曲消食导滞；石菖蒲芳香醒脾、化湿和胃，其"辛苦而温，芳香而散，开心孔，利九窍，去湿除风，逐痰消积，开胃宽中"；砂仁、枳壳理气调中。诸药合用，补其虚，消其滞，调中焦，和脾胃，虚实兼顾，消补并行，而诸症自愈。

［加减］苔腻湿重者，白术易为苍术，加陈皮 10 g，薏苡仁 12 g；便溏肠鸣者，加肉豆蔻 10 g，补骨脂 10 g；胃阴不足者，加沙参 10 g，麦冬 10 g；容易出汗者，加黄芪 10 g，龙骨（先煎）12 g，牡蛎（先煎）12 g。

2. 运脾消食汤：

［组成］太子参 12 g，炒白扁豆 12 g，生薏苡仁 12 g，炒麦芽 12 g，炒谷芽 12 g，生黄芪 10 g，炒白术 10 g，炙鸡内金 10 g，山药 10 g，生山楂 10 g，神曲 10 g，茯苓 10 g，陈皮 5 g，生甘草 5 g。每日 1 剂，水煎分 2 次服。

［功效］益气健脾，运脾开胃，助食化积。

［方解］方中太子参补气益血、生津补脾；炒白术健脾燥湿；佐以茯苓、生薏苡仁、白扁豆甘淡渗湿健脾；山楂、神曲、炒麦芽、炒谷芽、炙鸡内金消食助运开胃；山药益气健脾祛湿、和胃补中；生黄芪益气固表；陈皮芳香健脾醒胃、理气健脾；甘草甘温调中。诸药合用，共奏益气健脾、运脾开胃、助食化积之功效。

［加减］气短懒言者，加麦冬 10 g，五味子 5 g；呕吐恶心者，加姜半夏 10 g，竹茹 10 g；口渴者，加乌梅 10 g，天花粉 10 g。

3. 参术健脾消食汤加减：

［组成］党参 12 g，白术 10 g，茯苓 10 g，炒薏苡仁 12 g，豆蔻 12 g，厚朴 10 g，砂仁（后下）10 g，藿香（后下）10 g，佩兰 10 g，枳壳 10 g，槟榔 10 g，焦三仙各 10 g，莱菔子 10 g，甘草 5 g。每日 1 剂，水煎分 2 次服。

［功效］健脾祛湿，消食和胃。

［方解］方中以党参、白术、茯苓为君药；配伍炒薏苡仁、豆蔻健脾益气渗湿，砂仁芳香醒脾和胃，以助白术、茯苓之功为臣药；配伍藿香、佩兰芳香化湿，厚朴、枳壳、槟榔行气化滞，共为佐药；配伍焦三仙、莱菔子消食和胃，甘草调和诸药为使药。诸药相伍，全方共奏健脾祛湿、消食和胃之功效。

［加减］大便秘结者，加熟大黄 5 g；脘腹不舒者，加白芍 10 g，木香 5 g；口干易呕者，加芦根 12 g，竹茹 10 g。

4. 悦脾乐食汤：

［组成］太子参 15 g，白术 10 g，柴胡 10 g，乌梅 10 g，焦山楂 10 g，炒麦芽 15 g，鸡内金 10 g，莱菔子 10 g，鸡矢藤 10 g，布渣叶 10 g，刘寄奴 10 g。每日 1 剂，水煎分 2 次服。

［功效］健脾运脾，疏肝柔肝。

［方解］方中太子参、白术为君，健脾益气，平和不温燥；柴胡、乌梅为臣，疏肝柔肝；并辅以焦山楂、炒麦芽、鸡内金、莱菔子、鸡矢藤、布渣叶运脾消食；更佐以刘寄奴活血消积。全方消补兼施，补而不滞，契合小儿厌食症的基本病机，共奏健脾运脾、疏肝柔肝之功。

［加减］气虚明显者，加五指毛桃 30 g，山药 15 g；汗多者，加浮小麦 15 g，糯稻根 15 g；脾虚便溏者，加炒扁豆 20 g，苍术 10 g，川芎 5 g；湿热显著者，加火炭母 20 g，

栀子 10 g；火热明显者，去白术，加天花粉 10 g，连翘 15 g，蒲公英 15 g；兼伤食积滞者，重用焦山楂 20 g，鸡内金 20 g，莱菔子 20 g，加枳实 10 g；夹痰湿者，加橘红 10 g，法半夏 10 g，浙贝母 10 g；阴虚不足者，加石斛 10 g，北沙参 15 g，黄精 10 g；夜眠不安、夜啼者，加钩藤 15 g，蝉蜕 5 g，生龙骨（先煎）30 g；腹胀、腹痛者，加炒槟榔 10 g，枳实 10 g，炒白芍 15 g；大便秘结者，加瓜蒌子 20 g，郁李仁 15 g，制大黄 5 g。

5. 健儿汤：

[组成] 柴胡 10 g，陈皮 10 g，槟榔 10 g，莱菔子 10 g，姜半夏 10 g，山药 10 g，茯苓 12 g，白术 12 g，砂仁 10 g，鸡内金 10 g，焦山楂 15 g，炒麦芽 15 g，焦神曲 15 g，甘草 5 g，生姜 5 g。每日 1 剂，水煎分 2 次服。

[功效] 健脾理气，消食和胃。

[方解] 方中用柴胡疏理气机；白术、茯苓、甘草健脾益气；陈皮、槟榔、莱菔子、砂仁醒脾助运，和胃导滞；莱菔子、焦三仙共用，和胃消积；鸡内金、砂仁理气消食化滞；姜半夏燥湿降逆。诸药合用，共奏健脾理气、消食和胃之功效。

[加减] 腹痛者，加乌药 10 g，延胡索 10 g，川楝子 10 g，以行气止痛；水泻者，加肉豆蔻 10 g，车前子（包煎）15 g，以涩肠止泻，利尿渗湿；呕恶者，加广藿香 10 g，苍术 10 g，以化湿止呕，燥湿健脾；夜啼烦躁不安者，加灯心草 3 g，麦冬 10 g，以养阴清心除烦。

 # 小儿遗尿症

　　小儿遗尿症是指 5 岁以上的小儿经常白天不能控制排尿，或入睡后不能醒来自觉排尿的一种病症。本病分原发性和继发性两种。原发者可能是因为排尿控制功能发育不全，常与家族遗传有关，到一定年龄能够自愈；继发者或为大病后全身衰弱的神经性紊乱，或与精神因素、教养习惯有关，或因尿道口刺激以及脊髓、膀胱等器质性疾病引起。

　　中医学认为，本病多因先天不足，肾气不充，脾肺气虚或肝经湿热导致膀胱失约所致。

一、常见证的辨治

1. 肾气不足证：

[主要表现] 睡中遗尿，醒后方觉，每晚 1 次以上，小便清长，面色少华，神疲乏力，智力较同龄儿差，肢冷畏寒，蜷卧而睡，舌质浅淡，舌苔白滑，脉沉无力。

[治法方药] 温补肾阳。巩堤（丸）汤加减：菟丝子 10 g，五味子 5 g，益智 10 g，补骨脂 10 g，韭菜子 10 g，桑螵蛸 10 g，茯苓 10 g，山茱萸 10 g。

2. 肺脾气虚证：

[主要表现] 睡中遗尿，白天尿频，经常感冒，神倦无力，食欲不振，大便溏薄，咳嗽痰喘屡作，气短自汗，面白少华，舌质浅淡，舌苔薄白，脉沉细无力。

[治法方药] 补益肺脾，固涩小便。补中益气汤合缩泉（丸）汤加减：人参 5 g，黄芪 10 g，白术 10 g，陈皮 5 g，当归 10 g，升麻 10 g，柴胡 10 g，山药 10 g，乌药 10 g，益智 10 g，甘草 5 g。

3. 心肾不交证：

[主要表现] 梦中遗尿，寐不安宁，烦躁叫扰，白天多动少静，难以自抑，五心烦热，

形体消瘦，舌尖红，舌苔薄，脉沉细而数。

[治法方药] 清心滋肾。导赤（散）汤合交泰（丸）汤：生地黄 10 g，山药 10 g，墨旱莲 10 g，牡丹皮 10 g，黄柏 8 g，五味子 5 g，酸枣仁 10 g，竹叶 8 g，木通 10 g，黄连 5 g，肉桂 3 g，甘草 5 g。

4. 肝经郁热证：

[主要表现] 睡中遗尿，小便黄而量少，性情急躁，夜梦纷纭，或夜间齘齿，手足心热，面赤唇红，口渴饮水，目睛红赤，舌质红，舌苔黄，脉弦数。

[治法方药] 清肝泻热，缓急止遗。龙胆泻肝汤加减：龙胆 10 g，生地黄 10 g，黄芩 10 g，栀子 10 g，泽泻 10 g，车前子（包煎）10 g，柴胡 10 g，黄柏 10 g，茯苓 10 g，牡丹皮 10 g，木通 10 g，甘草 5 g。

二、试试精选验方

1. 固肾止遗汤：

[组成] 菟丝子 15 g，肉苁蓉 15 g，补骨脂 10 g，山药 20 g，金樱子 10 g，覆盆子 10 g，益智 10 g，柴胡 10 g，石菖蒲 10 g。每日 1 剂，水煎分 2 次服。

[功效] 温肾健脾，固摄止遗。

[方解] 方中菟丝子、肉苁蓉、补骨脂、山药温补肾阳；肉苁蓉益精血，使上药温肾而不燥阴液；山药不仅补肾以固下焦气化，同时补益肺脾；金樱子、覆盆子、益智、石菖蒲固摄止遗，其中益智能养心健脑安神，石菖蒲能渗湿泄浊而开心窍，从而增强心主神志之功；柴胡一则疏肝解郁，二则制约金樱子、覆盆子、益智的收涩之性。诸药合用，共奏温肾健脾，固摄止遗之功效。

2. 温肾遗尿汤：

[组成] 补骨脂 10 g，益智 10 g，菟丝子 10 g，乌药 10 g，桑螵蛸 10 g，山药 15 g，山茱萸 10 g，黄芪 10 g，生甘草 5 g。每日 1 剂，水煎分 2 次服。

[功效] 温肾健脾，宣肺益气，固摄小便。

[方解] 方中菟丝子补益肾精，固胂止遗；益智温脾暖肾，固精缩尿；补骨脂、桑螵蛸温补肾阳，固精缩尿；山茱萸既补肾阳，又补肾阴，固肾缩泉；黄芪补脾益肺以制水；山药脾肾兼补；生甘草调和诸药。诸药合用，共奏宣肺温肾健脾、固精缩尿止遗之功效。

3. 固元止遗汤：

[组成] 鹿角胶（烊化冲服）8 g，补骨脂 10 g，黄芪 12 g，西洋参 5 g，桑螵蛸 10 g，益智 10 g，肉豆蔻（炒）5 g，吴茱萸 5 g，五味子 8 g，杜仲（炒）5 g，甘草 5 g。每日 1 剂，水煎分 2 次服。

[功效] 培元补肾为主兼以健脾益气。

[方解] 方中鹿角胶为君药，以奏温肾阳之功；补骨脂温补肾阳，加强君药作用；黄芪、西洋参健脾益气，共为臣药；桑螵蛸、益智，固精缩尿；肉豆蔻、吴茱萸、五味子温补脾胃，收敛固涩；炒杜仲温补肝肾，均为佐使之药。诸药合用，既能温补肾阳，固精缩尿，又能补脾益气，从而使下元虚冷得除，则肾气复而膀胱约束有权，遗尿可愈。

4. 益肾缩泉汤：

[组成] 枸杞子 10 g，山茱萸 10 g，菟丝子 10 g，覆盆子 10 g，桑螵蛸 10 g，益智 10 g，石菖蒲 10 g，远志 8 g，茯苓 10 g，白果 10 g。每日 1 剂，水煎分 2 次服。

[功效] 补肾温阳固摄，健脾益肺缩尿。

[方解] 方中桑螵蛸、菟丝子、覆盆子补肾温阳、固摄精气；石菖蒲、远志交通心肾

以醒神；肾阳虚则脾阳失于温煦，脾功能减退，则精微化源缺乏，上不充肺，下不荣肾，既可导致肺气亏虚，又能加重肾阳不足，因而治疗除重点温补肾阳外，还需顾及健脾益肺，故用茯苓健脾，白果敛肺气。诸药相伍则气化行，水津输布正常，膀胱受约而遗尿止。

[加减] 脾肾气虚，自汗气短者，加党参 10 g，黄芪 10 g；脾肾阳虚，少腹冷胀、大便溏泻者，加巴戟天 10 g，淫羊藿 10 g；小便频数或尿意不尽者，加金樱子 10 g，鹿角片（先煎）10 g。

5. 温肾安神汤：

[组成] 肉苁蓉 20 g，益智 10 g，生百合 15 g，生龙齿（先煎）10 g，山茱萸 10 g，金樱子 10 g，桑螵蛸 10 g，炒酸枣仁 10 g，炙远志 5 g。每日 1 剂，水煎分 2 次服。

[功效] 温补脾肾，固遗缩尿，安神益智。

[方解] 方中肉苁蓉补肾壮阳，且温而不燥，滋而不腻，补而不峻；益智温脾肾之阳；生百合归心、肺经，润肺安神；山茱萸滋补肝肾，固精止遗；金樱子、桑螵蛸固精缩尿，补肾助阳；龙齿、酸枣仁安神；炙远志安神益智，祛痰解郁。诸药合用，共奏温补脾肾，固遗缩尿，安神益智之功效。

第十八讲
逐步学会辨治
其他科常见病症

 睑腺炎

　　眼睑有两种腺体，在睫毛根部的叫皮脂腺，其开口于毛囊；另一种靠近结合膜面埋在睑板里的叫睑板腺，开口于睑缘。睑腺炎就是这两种腺体的急性化脓性炎症。睑腺炎又称麦粒肿，分两种。①外麦粒肿：睫毛的毛囊部的皮脂腺受葡萄球菌感染，称为睑缘疖，俗称"针眼"。以眼睑局部红肿、充血和触痛，近睑缘部位可触到硬结，有时耳前淋巴结肿大并有触痛，甚至有怕冷、发热、全身不适等为特征。外麦粒肿化脓后，常因瘢痕收缩而引起眼睑变形、外翻、上下睑裂闭合不全等后遗症。②内麦粒肿：又称睑板炎。开始眼睑红肿，但因睑板较深，新的疼痛较重。脓肿未溃破时在睑结膜上常露出黄色脓头，成熟后可自行穿破排脓。

　　中医学认为，睑腺炎的病因病机为风邪外袭，客于胞睑化热，风热煎灼津液，变生疮疖；或过食辛辣炙热之品，脾胃积热，循经上攻胞睑，致营卫失调，气血凝滞，局部酿脓；或身体余热未清，热毒蕴伏；或素体虚弱，卫外不固而易感风邪者，常反复发作。

一、常见证的辨治

　　1. 风热外侵证：

　　[主要表现] 病初起，睑部肿物初起，局部微有红肿痒痛，触之有硬结，按则压痛，或伴头痛，发热，全身不适，舌质红，苔薄白，脉浮数。

　　[治法方药] 疏风清热，解毒散结。银翘（散）汤加减：金银花15 g，连翘15 g，桔梗12 g，薄荷（后下）5 g，淡竹叶10 g，防风10 g，天花粉12 g，牡丹皮12 g，牛蒡子10 g，芦根12 g，甘草5 g。

　　2. 热毒壅盛证：

　　[主要表现] 眼睑红肿疼痛难睁，硬结较大，疼痛拒按，或硬结变软，或顶端出现脓点，甚则球结膜水肿，或兼口干，头痛发热，尿黄便秘，舌质红，舌苔黄，脉数有力。

　　[治法方药] 清热解毒泻火，活血凉血散结。五味消毒饮加减：金银花15 g，野菊花

15 g，紫花地丁 15 g，蒲公英 15 g，连翘 12 g，皂角刺 12 g，炮穿山甲（先煎）12 g，牡丹皮 12 g，赤芍 12 g，白芷 10 g。

3. 脾虚夹毒证：

[主要表现] 眼睑硬结红肿疼痛不甚，疖肿反复发作，或经久难消，伴面色少华，倦怠乏力，舌质淡，舌苔白，脉弱。

[治法方药] 益气健脾扶正，清热解毒散结。托里消毒（散）汤加减：黄芪 20 g，皂角刺 12 g，金银花 15 g，桔梗 10 g，白芷 15 g，川芎 10 g，当归 15 g，白芍 10 g，白术 12 g，茯苓 10 g，甘草 10 g。

4. 脾胃积热证：

[主要表现] 眼睑红肿疼痛剧烈，口干口苦，伴消谷善饥，便秘尿黄，舌质淡，舌苔黄，脉数。

[治法方药] 清胃泻火解毒，生津凉血消肿。泻黄（散）汤合清胃（散）汤加减：石膏 20 g，栀子 12 g，防风 10 g，生地黄 10 g，牡丹皮 12 g，赤芍 12 g，藿香 10 g，当归 10 g，黄连 10 g，大黄 5 g。

二、试试精选验方

1. 参柏熏洗汤：

[组成] 苦参 20 g，黄柏 20 g，野菊花 15 g，地肤子 15 g，白鲜皮 15 g，蝉蜕 10 g，白矾 5 g。先将除白矾外诸药浸泡 30 分钟，煎取 800 mL，将白矾融入药汁过滤，先熏 15 分钟，待药温后淋洗患处。1 日 2 次。

[功效] 清热燥湿，祛风泻火。

[方解] 方中黄柏苦寒，清热燥湿，泻火解毒疗疮，《名医别录》说黄柏："疗……肌肤热赤起，目热赤痛，口疮"；苦参苦寒，燥湿杀虫；白鲜皮苦寒，清热燥湿，祛风解毒；二者配伍，用于湿热生疮，睑肤湿烂，红赤疼痛，与蝉蜕配伍，祛风止痒；地肤子辛苦寒，清热利湿，祛风止痒，常与白鲜皮、蝉蜕配伍，用于眼睑湿疹，痒痛难忍之症；野菊花苦辛微寒，以清热解毒著称；白矾，火煅至枯称枯矾，酸涩寒，解毒杀虫，燥湿敛疮，收泪止痒，祛翳明目，《秘传眼科七十二症全书》说"枯矾，收烂弦风，止泪"。诸药配合，清热燥湿，祛风泻火，使诸邪去而病愈。

[加减] 热盛睑弦赤烂、脓血并见者，加黄连 20 g，黄芩 20 g，蒲公英 20 g，金银花 15 g；风盛睑弦有鳞屑、刺痒甚者，加乌梢蛇 15 g，防风 20 g，细辛 3 g；湿邪偏盛，睑弦糜烂、眵泪胶黏者，加滑石（包煎）20 g，龙胆 15 g，蛇床子 15 g；心火亢盛，眦部睑弦红赤糜烂、皮肤裂口者，加木通 10 g，苍术 15 g，滑石（包煎）12 g。

2. 疏风清热健脾汤：

[组成] 玄参 12 g，茯苓 12 g，赤芍 12 g，连翘 12 g，蒲公英 12 g，防风 10 g，淡竹叶 10 g，桔梗 10 g，牡丹皮 12 g，党参 10 g，黄芪 12 g，陈皮 10 g，白术 10 g，生甘草 3 g。每日 1 剂，水煎分 2 次服。

[功效] 疏风清热，理气健脾。

[方解] 方中去桔梗、玄参、牡丹皮、赤芍，清热兼养阴，使邪去而正不伤；茯苓、党参、白术、甘草益气健脾；黄芪、白术、防风益气固表；连翘、蒲公英、淡竹叶清热解毒利湿；桔梗、玄参、牡丹皮、赤芍凉血活血，养阴解毒。纵观全方，有疏风清热、理气健脾之功。

[加减] 局部红肿范围大者，加紫花地丁 12 g，焦栀子 10 g；大便偏干者，加火麻仁

12 g。

3. 九味消毒饮：

[组成] 菊花 12 g，黄芩 15 g，大黄 5 g，升麻 5 g，防风 10 g，秦皮 10 g，玄参 12 g，赤芍 12 g，黄芪 15 g。诸药加水 500 mL 煎煮，开锅后 15 分钟，纱布过滤，用消毒纱布蘸取药液，反复淋洗眼睑局部，水温以皮肤耐受而不烫伤为宜。

[功效] 清热解毒，凉血散瘀，扶正托里。

[方解] 方中菊花、升麻清热解毒；赤芍、大黄凉血散瘀止痛；玄参泻火解毒、软坚散结；黄芩、秦皮泻热解毒燥湿；防风疏风消肿，亦取"火郁发之"之意；黄芪益气固表、托里排脓。诸药合用，共奏清热解毒、凉血散瘀、扶正托里之效。

[加减] 红肿较重者，加栀子 10 g，蒲公英 12 g，以清热解毒；白睛红肿较重者，加桑白皮 12 g，桔梗 10 g，以清泻肺火。

4. 解毒活血祛风汤：

[组成] 金银花 30 g，蒲公英 20 g，连翘 20 g，当归 12 g，紫花地丁 15 g，防风 10 g，黄连 10 g，制没药 10 g，赤芍 10 g，炮穿山甲（先煎）10 g，大黄 5 g，甘草 10 g。每日 1 剂，水煎分 2 次服。药渣用纱布包，局部湿热敷 15 分钟，每日 2 次。

[功效] 清热解毒，活血祛风。

[方解] 方中金银花、连翘、蒲公英、紫花地丁清热解毒；黄连、大黄清热泻火；防风散风，引药上行；当归、赤芍、制没药化瘀消肿定痛；炮穿山甲通经活络破坚；甘草解毒和药性。诸药相伍，全方共奏清热解毒、活血祛风之功。

5. 消肿汤：

[组成] 薄荷 10 g，荆芥 10 g，黄芩 10 g，金银花 15 g，焦栀子 10 g，蒲公英 15 g，皂角刺 10 g，白芷 10 g，炮穿山甲（先煎）10 g，天花粉 10 g，当归 10 g，赤芍 12 g，生大黄 10 g，生甘草 5 g。每日 1 剂，水煎分 2 次服。

[功效] 疏风清热，泻火解毒，消瘀散结。

[方解] 方中薄荷、荆芥疏散风热，消炎止痛；黄芩、焦栀子、蒲公英、金银花清热解毒、消肿排脓；炮穿山甲、皂角刺、白芷、天花粉软坚散结、消肿排脓；当归、赤芍散瘀消滞；大黄泻脾胃积热。诸药相伍，全方共奏疏风清热，泻火解毒，消瘀散结之功，临床效果颇佳。

[加减] 眼睑仅见红肿，未见硬结者，去皂角刺、炮穿山甲，加连翘 10 g，紫花地丁 15 g；已出脓者，去皂角刺、炮穿山甲，加牡丹皮 12 g，生地黄 20 g，薏苡仁 30 g；反复发作者，加生黄芪 15 g，炒白术 10 g，党参 15 g。

眼干燥症

眼干燥症是一种以侵犯泪腺为主的慢性自身免疫性疾病。主要表现为干燥性角膜结膜炎。本病多发于 40～60 岁的女性患者。临床表现开始时眼部可有异物感、发痒、干燥以至烧灼感，眼泪减少，并有一定程度的视物模糊和怕光现象。本病可分为两大类。一方面由于全身疾病如干燥综合征、关节炎、糖尿病等使泪腺不能产生足够的泪液引发眼干燥症；另一方面是由于环境因素，如长期使用电脑，眨眼次数常减少，角膜得不到湿润，眼睛就会出现干燥酸涩的症状而诱发眼干燥症。

根据眼干燥症的临床特征，其属于中医学"白涩症""干涩昏花症"范畴。中医学认为，黑睛属风轮，在脏为肝，肝开窍于目，泪为肝之液；肝藏血，津血同源，生理上相互补充，病理上相互影响，阴血不足则津液无以化生，故两目干涩。环境污染、手术等外界刺激可伤及眼部脉络，使津血不能润泽眼目，且久视伤血，血虚则津亏泪少，目失润泽而出现目珠干涩感、异物感、烧灼感、痒感、畏光、眼红、视物模糊、视力下降等。气血长久不能润养双目，甚至会血络闭阻，濡润无源，以致目失血养而不得视。

一、常见证的辨治

1. 燥毒亢盛证：

[主要表现] 泪少眼干，目赤多眵，烘热面红，低热、口干、唇燥，牙龈溃痛，溲赤便结，舌质红，苔少或黄，脉数。

[治法方药] 清热解毒泻火，凉血养阴润燥。犀角地黄汤合增液汤加减：水牛角（先煎）30 g，牡丹皮 15 g，赤芍 15 g，生地黄 20 g，制何首乌 15 g，石斛 12 g，沙参 12 g，玄参 20 g，麦冬 20 g，菊花 10 g，茺蔚子 12 g，黄芩 10 g，黄连 5 g。

2. 肝肾阴虚证：

[主要表现] 眼内异物感，或灼或痒或痛，尤以眼干涩为多，少泪或无泪，目红，目珠频繁眨动，舌质红，舌少苔，脉沉细数。

[治法方药] 滋补肝肾，养阴明目。杞菊地黄（丸）汤加减：熟地黄 20 g，枸杞子 20 g，山茱萸 15 g，山药 15 g，茯苓 15 g，女贞子 12 g，菊花 15 g，白芍 12 g，制何首乌 15 g，牡丹皮 12 g，泽泻 12 g。

3. 气虚津伤证：

[主要表现] 口眼干燥，气短乏力，纳差腹胀，肢体酸软，大便干结，或有低热，嗅觉不灵敏，易于感冒，舌质淡，舌苔少津，脉大无力。

[治法方药] 益气养阴，生津明目。生脉饮加味：西洋参（先煎）10 g，沙参 15 g，麦冬 15 g，茯苓 12 g，白术 12 g，五味子 12 g，黄芪 15 g，石斛 12 g，玉竹 15 g，女贞子 12 g。

4. 血瘀络阻证：

[主要表现] 口眼干燥，形瘦肤干肌削，眼眶发热，关节疼痛固定，舌紫暗少津，舌下脉络粗长紫暗，脉沉细涩。

[治法方药] 活血化瘀，养血明目。桃红四物汤加减：桃仁 10 g，红花 10 g，生地黄 12 g，当归 12 g，川芎 10 g，柴胡 10 g，赤芍 15 g，郁金 12 g，鸡血藤 12 g，枸杞子 12 g，枳实 12 g，白芍 12 g，田七（研末冲服）3 g。

二、试试精选验方

1. 养肺清热汤：

[组成] 生地黄 15 g，玄参 12 g，麦冬 12 g，白芍 12 g，玉竹 12 g，防风 10 g，荆芥 10 g。每日 1 剂，水煎分 2 次服。

[功效] 滋阴壮水，清热润肺。

[方解] 方中生地黄为君药，滋阴壮水，凉血生津；麦冬、玉竹养阴生津，清热润肺，为臣药；佐以白芍养血柔肝，缓急止痛，敛阴收汗；玄参清肺金，生肾水；防风、荆芥发表散风，引药上行，协助药力直达眼部，为使药。诸药合用，共奏滋阴壮水，清热润肺之功。全方以补为主，以清为辅，补而不腻，清不耗阴。

[加减] 伴畏光者，加柴胡 10 g，升麻 10 g，葛根 15 g；伴眼痒者，加地肤子 12 g，

白鲜皮 12 g；伴眼胀者，加石决明（先煎）12 g，决明子 12 g；伴夜寐不安者，加首乌藤12 g，炙远志 10 g；伴消化不良者，加鸡内金 12 g，麦芽 10 g，神曲 10 g。

2. 调理润目汤：

[组成] 麦冬 20 g，生地黄 12 g，白芍 12 g，五味子 10 g，山药 12 g，沙参 20 g，黄精 12 g，牡丹皮 12 g，薄荷 10 g，甘草 5 g。每日 1 剂，水煎分 2 次服。

[功效] 益气养阴，清热润目。

[方解] 方中黄精性味甘平，入肺肾脾经，补中益气，安五脏，能补中气、肺气、肾气，滋养肝阴、肾阴、心阴、胃阴，滋肾润肺，补脾益气；麦冬与沙参同为养阴生津之药，沙参多入上焦，养肺阴，麦冬入中焦而清胃生津，二药合用，养阴生津，养肺清胃，与生地黄合用，增强生津作用；生地黄补肾水真阴，清热凉血，与黄精配用，加强补肾滋阴功效，与麦冬、沙参合用，消阴虚火热；山药为气阴双补药，补气润肺健脾；牡丹皮清热凉血，活血散瘀；白芍益阴养血，滋阴平肝，与麦冬、生地黄配伍，疗阴虚火旺之两目干涩；五味子收敛肺气，滋肾生津，明目，与麦冬、生地黄合用，滋阴养精，收敛肾气；薄荷辛香清头目，引诸药上行以达病所；甘草调和诸药。诸药相伍，共奏益气养阴，清热润目功效。

[加减] 肝肾阴虚者，加熟地黄 12 g，枸杞子 12 g；肺阴不足者，加石斛 15 g，阿胶（烊化冲服）10 g；阴虚湿热者，加茯苓 10 g，车前子（包煎）12 g，法半夏 10 g；气阴两虚者，加太子参 12 g，枸杞子 12 g，白术 12 g。

3. 滋肾养肝润目汤：

[组成] 枸杞子 15 g，黄精 12 g，菊花 15 g，熟地黄 15 g，山茱萸 15 g，山药 15 g，白茯苓 30 g，牡丹皮 12 g，沙参 15 g，石斛 15 g，麦冬 20 g，女贞子 15 g，墨旱莲 15 g，密蒙花 15 g，白芍 30 g，桔梗 10 g，陈皮 10 g，甘草 5 g。每日 1 剂，水煎分 2 次服。

[功效] 滋肾养肝，生津润目。

[方解] 方中枸杞子益肾填精、滋肝养目；黄精健脾润肺、益肾养阴；菊花清肝明目；熟地黄、山茱萸益肾填精，合女贞子、墨旱莲滋补先天之精；山药健脾益气，合白茯苓滋补后天之精；牡丹皮清肝泻火，又可制约山茱萸酸敛之性；沙参、麦冬、石斛清热养阴；密蒙花润肝明目，是润肝燥之要药；白芍养血柔肝；桔梗引药上行；陈皮健脾行气，有防滋腻之功；甘草健脾缓急，调和诸药。诸药相伍，共奏滋肾养肝、生津润目之效。

4. 润肝明目汤加减：

[组成] 熟地黄 12 g，党参 12 g，当归 12 g，川芎 10 g，香附 10 g，茺蔚子（包煎）12 g，枸杞子 12 g，牡丹皮 12 g，生甘草 5 g。每日 1 剂，水煎分 2 次服。

[功效] 滋补肝肾之阴，益精养血明目。

[方解] 方中熟地黄滋补肝肾，养阴明目为君；臣以党参、枸杞子益气养阴明目；当归、川芎、牡丹皮补肝养血明目；香附、茺蔚子疏肝理气，养阴明目，并能引诸药入肝经为佐；甘草调和诸药为使药。诸药相伍，共奏滋补肝肾、益精养血明目之功，从而使神水滋生，目珠滋养，目涩自去。

[加减] 兼湿热者，加藿香 10 g，佩兰 10 g，石菖蒲 12 g；兼瘀血阻滞者，加桃仁10 g，红花 10 g，丹参 12 g；兼肝郁气滞者，加柴胡 12 g，郁金 10 g，青皮 10 g；余邪未消者，加桑叶 10 g，金银花 12 g，连翘 10 g；阴虚火旺者，加黄柏 10 g，知母 12 g。

5. 祛风润燥汤：

[组成] 荆芥 10 g，白芷 10 g，蝉蜕 10 g，僵蚕 15 g，桑叶 30 g，百合 15 g，白芍

15 g，枸杞子 15 g，生地黄 12 g，石斛 12 g，密蒙花 15 g，野菊花 12 g，决明子 15 g，生蒲黄（包煎）10 g，五灵脂（包煎）10 g，薄荷（后下）10 g。每日 1 剂，水煎分 2 次服。

[功效] 祛风润燥，养肝润目。

[方解] 方中以白芷、荆芥祛风止痒；薄荷、桑叶疏风清热；百合、石斛滋阴润燥；生地黄、白芍、枸杞子养肝明目、润燥凉血养血；密蒙花、野菊花、决明子系清肝明目要药；生蒲黄、五灵脂活血化瘀通络，调畅气机。诸药合用，共奏祛风润燥、养肝润目之功。

 # 结膜炎

结膜炎是眼科的常见病、多发病，是结膜组织对有害因子产生的一种防御反应。由于结膜位置暴露，直接与外界接触，很容易受到病原微生物感染、外伤或一些物理、化学性刺激。结膜上血管神经丰富，对各种刺激反应敏感，所以，当结膜受到损害后，就会出现结膜血管扩张充血，分泌物增多及眼部刺激症状。结膜充血和分泌物增多是各种类型的结膜炎所共有的两个基本特征，但是，由于引起结膜炎的病因不同，其组织损伤和炎症反应的程度，表现也各不相同。

根据结膜炎的临床特征，其属于中医学"暴风客热""暴发火眼""天行赤眼"范围，俗称"火眼""红眼病"。中医学认为，本病多由于风热之邪外袭，客于内热阳盛之人，风热相搏，交攻于目而发；或风热内侵，致肝经热盛，邪毒炽盛而致；或暴风客热或天行赤眼治疗不彻底，外感风热，客留肺经；或饮食不节，过食辛辣，嗜酒过度，致使脾胃蕴积湿热，上熏于目；或肺阴不足，或热病伤阴，阴虚火旺，上犯结膜等所致。

一、常见证的辨治

1. 风热犯目，风重于热证：

[主要表现] 眼刺痒涩痛，流泪畏光，黏性分泌物，球结膜充血，两眦作痒，视力正常，伴头痛鼻塞，恶寒发热，舌质红，舌苔薄黄，脉浮数。

[治法方药] 疏风清热，解毒明目。银翘（散）汤加减：金银花 15 g，连翘 15 g，野菊花 12 g，桔梗 12 g，淡竹叶 10 g，防风 10 g，天花粉 12 g，牛蒡子 10 g，蝉蜕 10 g，蒺藜 12 g，芦根 15 g，薄荷（后下）5 g，甘草 5 g。

2. 风热犯目，热重于风证：

[主要表现] 流泪畏光，眼刺痛，脓性分泌物多，球结膜充血，发热口渴，心烦不宁，眼内灼痒，睑内有红色颗粒，舌质红，舌苔黄，脉数。

[治法方药] 清热解毒，疏风明目。泻肺饮加减：石膏 20 g，龙胆 12 g，金银花 12 g，桔梗 10 g，栀子 12 g，黄芩 12 g，赤芍 15 g，枳壳 10 g，防风 10 g，荆芥 10 g，桑白皮 15 g，野菊花 12 g。

3. 风热俱盛证：

[主要表现] 起病急，两眼同时或先后发作，白睛发红，灼热疼痛，充血发痒，有黄白色分泌物，眼目干涩，有异物感，流泪作痛，羞明怕光，舌质红，舌苔黄，脉数。

[治法方药] 清热泻火解毒，凉血活血明目。普济消毒饮加减：黄连 10 g，黄芩 12 g，野菊花 12 g，栀子 12 g，玄参 12 g，连翘 12 g，板蓝根 12 g，牡丹皮 12 g，赤芍 12 g，薄荷 10 g，桔梗 12 g，甘草 10 g。

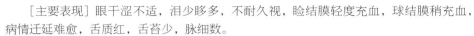

4. 气轮阴虚火旺证：

[主要表现] 眼干涩不适，泪少眵多，不耐久视，睑结膜轻度充血，球结膜稍充血，病情迁延难愈，舌质红，舌苔少，脉细数。

[治法方药] 滋阴清热，养肺消赤。知柏地黄（丸）汤加减：知母 15 g，黄柏 12 g，生地黄 12 g，女贞子 12 g，墨旱莲 12 g，枸杞子 12 g，白芍 12 g，丹参 10 g，川芎 10 g，地骨皮 12 g，桑白皮 12 g。

5. 气轮阴血亏虚证：

[主要表现] 眼内干涩，有异物感，视力疲劳，球结膜慢性充血，口干少津，腰膝酸软，失眠多梦，舌质红少津，脉细数。

[治法方药] 滋阴补血，祛风明目。左归饮加减：熟地黄 15 g，山茱萸 12 g，枸杞子 12 g，白芍 12 g，山药 12 g，茯苓 12 g，制何首乌 12 g，当归 12 g，白蒺藜 12 g，菊花 10 g，酸枣仁 10 g，甘草 10 g。

6. 肝经湿热证：

[主要表现] 眼内痒涩隐痛、有异物感，眦部见分泌物，较多且粘结，球结膜充血，口臭或口黏，尿赤便溏，舌质红，舌苔黄腻，脉弦濡数。

[治法方药] 清热利湿，泻肝明目。龙胆泻肝汤合五味消毒饮加减：龙胆 12 g，生地黄 12 g，当归 12 g，木通 10 g，泽泻 12 g，车前子（包煎）12 g，滑石（包煎）15 g，栀子 12 g，豆蔻 12 g，蒲公英 15 g，紫花地丁 15 g，夏枯草 12 g，野菊花 15 g，甘草 5 g。

7. 血热壅滞证：

[主要表现] 眼内刺痛灼热，沙涩畏光流泪，分泌物多，眼睑厚硬，重坠难开，睑结膜充血明显，乳头滤泡多，间杂有白色条纹状瘢痕，角膜血管翳明显，舌质红，舌苔黄，脉数弦。

[治法方药] 清热解毒，凉血活血。归芍红花（散）汤加减：当归 12 g，夏枯草 12 g，大黄 10 g，栀子 12 g，黄芩 15 g，红花 10 g，牡丹皮 12 g，赤芍 12 g，防风 12 g，金银花 12 g，蒲公英 12 g，生地黄 12 g，连翘 12 g，甘草 10 g。

8. 余热未尽证：

[主要表现] 起病数日后，脓性分泌物减少，灼热疼痛减轻，干涩不舒，睑结膜见滤泡，球结膜充血减轻，角膜留有云翳，白睛红赤消退，唯黑睛星翳不退，怕光流泪，视物不清，舌质红，舌苔黄，脉细数。

[治法方药] 滋阴凉血，清热消翳。消翳汤加减：木贼 12 g，密蒙花 12 g，当归尾 12 g，生地黄 12 g，蔓荆子 10 g，枳壳 12 g，川芎 12 g，地骨皮 12 g，谷精草 10 g，赤芍 12 g，荆芥穗 12 g，防风 12 g，甘草 10 g。

二、试试精选验方

1. 祛风止痒汤：

[组成] 黄芪 20 g，荆芥 10 g，牡丹皮 12 g，防风 12 g，蒺藜 12 g，生地黄 15 g，蝉蜕 15 g，地肤子 15 g。每日 1 剂，水煎分 2 次服。

[功效] 补益肺脾，养血祛风。

[方解] 方中黄芪补肺脾之气；防风祛风止痒；蒺藜疏肝祛风明目；荆芥、蝉蜕祛风清热解表；地肤子清热利湿止痒；牡丹皮、生地黄凉血活血。诸药相伍，共奏补益肺脾，养血祛风之功。

[加减] 热甚者，加菊花 12 g，黄芩 12 g，金银花 12 g；湿甚者，加茵陈 12 g，泽泻 12 g，白鲜皮 12 g；肝胆湿热者，加龙胆 12 g，栀子 10 g。

2. 清目汤：

[组成] 金银花 30 g，蒲公英 30 g，天花粉 10 g，生地黄 15 g，黄芩 10 g，赤芍 12 g，白芍 12 g，荆芥 10 g，防风 10 g，刺蒺藜 12 g，蝉蜕 10 g，甘草 5 g。每日 1 剂，水煎分 2 次服。

[功效] 清热解毒，散风凉血。

[方解] 方中金银花清热解毒，长于散在表之风热；蒲公英清热解毒，清肝明目，且长于消内痈；天花粉清热生津润燥；荆芥、防风辛温解表，散在表之风邪，适用于眼目肿胀、痒涩、流泪，属风邪在表者；生地黄善凉血清热；赤芍凉血散瘀；白芍养血柔肝；使用生地黄、赤芍、白芍 3 味血分药正是"治风先治血，血行风自灭"之意；黄芩清热泻火，凉血止血；刺蒺藜活血祛风，明目止痒；蝉蜕疏散风热，明目退翳，助前药散风凉血；甘草调和诸药，清热解毒。诸药相伍，共奏清热解毒、散风凉血之功。

3. 春卡宁汤：

[组成] 连翘 12 g，赤芍 12 g，川芎 10 g，黄芩 12 g，生地黄 12 g，当归 10 g，荆芥 10 g，防风 12 g，苦参 12 g，蛇床子 12 g，炙甘草 10 g。每日 1 剂，水煎分 2 次服。

[功效] 祛风清热，除湿止痒，凉血散瘀。

[方解] 方中苦参、黄芩为君，清热止痒；荆芥、防风、连翘、蛇床子为臣，祛风杀虫；佐以赤芍、川芎、生地黄、当归养血凉血；炙甘草为使，调和诸药，且甘能滋养。诸药相伍，共奏祛风清热，除湿止痒，凉血散瘀之功。

[加减] 风热犯目者，加蝉蜕 10 g，牛蒡子 12 g；痒剧烈者，加地肤子 12 g，白鲜皮 12 g；红赤甚者，加牡丹皮 12 g，丹参 12 g；湿热壅盛者，加黄连 10 g，木通 10 g；畏光流泪者，加桑叶 12 g，菊花 12 g；瘀热较甚，白睛暗红日久不消退，胶样结节较大者，去炙甘草，加夏枯草 15 g，牡丹皮 12 g；大便秘结者，加玄明粉（冲服）10 g；目痒甚者，加白鲜皮 12 g，地肤子 12 g，乌梢蛇 12 g；正虚邪伏者，去荆芥、防风，加党参 12 g，黄芪 12 g，阿胶（烊化冲服）12 g；乏力、倦怠者，加茯苓 12 g，白术 12 g。

4. 除湿汤加减：

[组成] 连翘 12 g，车前子（包煎）12 g，黄芩 12 g，黄连 10 g，荆芥 10 g，防风 10 g，地肤子 12 g，枳壳 10 g，桑白皮 12 g，杏仁 10 g，赤芍 12 g，甘草 5 g。每日 1 剂，水煎分 2 次服。

[功效] 祛风散邪，除湿清热，解毒止痒。

[方解] 方中地肤子、车前子利湿清热；黄芩、黄连清热燥湿解毒；荆芥、防风、连翘祛风清热、散邪止痒；桑白皮、杏仁宣肺散邪通络；赤芍凉血退赤；枳壳、甘草和胃理气以化湿。诸药合用，共奏祛风散邪、除湿清热、解毒止痒之功。

[加减] 眼痒甚者，加白僵蚕 10 g，乌梢蛇 12 g，白鲜皮 12 g。

5. 活血消风除湿汤加减：

[组成] 桃仁 10 g，当归 10 g，川芎 10 g，丹参 12 g，生地黄 12 g，赤芍 12 g，蝉蜕 10 g，防风 10 g，苦参 12 g，龙胆 12 g，栀子 12 g，白蒺藜 12 g，薄荷 10 g，甘草 5 g。每日 1 剂，水煎分 2 次服。

[功效] 活血祛瘀，疏风清热，除湿止痒。

[方解] 方中丹参、赤芍、桃仁活血消瘀；当归、生地黄、川芎养血活血；白蒺藜、薄荷、蝉蜕、防风疏风清热而止目痒；栀子、龙胆、苦参清热除湿、泻火解毒；甘草调和

诸药。诸药相伍，共奏活血祛瘀，疏风清热，除湿止痒之功。

[加减]眼痒甚者，加白芷 12 g，白菊花 12 g，以疏风清热；病程长、反复发作，伴舌苔厚腻者，加苍术 12 g，木通 10 g，以除湿。

角膜炎

角膜炎主要表现为不同程度的视力下降，疼痛、畏光、流泪，眼睑痉挛，睫状充血，角膜浸润混浊，角膜溃疡；严重者可引起虹膜睫状体炎，出现前房积脓、瞳孔缩小、虹膜前后粘连等。若溃口不能修复，可形成角膜瘘，出现感染性眼内炎，甚则全眼球炎，终为眼球萎缩。

根据角膜炎的临床特征，其属于中医学"聚星障"范畴。中医学认为，本病多因风热毒邪上犯于目，或肝经风热，或肝胆热毒蕴蒸于目，热灼津液，瘀血凝滞引起；或邪毒久伏，耗损阴液，肝肾阴虚，虚火上炎所致等。

一、常见证的辨治

1. 风热犯目证：

[主要表现]病初起，角膜出现点状、树枝状或地图状炎性混浊，甚至出现盘状混浊、色灰白，睫状充血，畏光流泪，异物感觉，眼痛，头痛鼻塞，舌质红，舌苔薄黄，脉浮数。

[治法方药]疏风清热，解毒明目。银翘（散）汤加减：金银花 12 g，连翘 12 g，芦根 20 g，桔梗 10 g，薄荷 10 g，竹叶 10 g，板蓝根 12 g，紫草 12 g，牛蒡子 12 g，荆芥 10 g，大青叶 20 g，生甘草 10 g。

2. 风寒犯目证：

[主要表现]角膜出现点状、树枝状或地图状混浊，轻度睫状充血，畏光流泪，鼻流清涕，恶寒发热，寒重热轻，舌质淡红，舌苔薄白，脉浮紧。

[治法方药]散寒解表，疏风明目。荆防败毒（散）汤加减：羌活 12 g，独活 12 g，荆芥 12 g，柴胡 10 g，前胡 10 g，防风 10 g，川芎 10 g，枳壳 10 g，桔梗 10 g，甘草 5 g。

3. 肝火炽盛证：

[主要表现]角膜炎性混浊扩大加深，形如地图或如圆盘，睫状充血或混合充血，眼痛头痛，畏光流泪，小便黄短，口苦口干，舌质红，舌苔黄，脉弦数。

[治法方药]清肝泻火，解毒止痛。龙胆泻肝汤加减：龙胆 12 g，夏枯草 12 g，栀子 12 g，黄芩 12 g，牡丹皮 12 g，泽泻 10 g，车前子（包煎）10 g，生地黄 12 g，千里光 12 g，防风 10 g，菊花 12 g，甘草 3 g。

4. 湿热蕴蒸证：

[主要表现]角膜出现树枝状或地图状或圆盘状炎性病灶，迁延不愈，时轻时重，头重胸闷，溲黄便溏，舌质红，舌苔黄腻，脉濡数。

[治法方药]清热利湿，解毒明目。三仁汤加减：藿香 10 g，豆蔻 12 g，薏苡仁 15 g，茯苓 12 g，竹叶 10 g，木贼 12 g，茵陈 20 g，滑石（包煎）15 g，板蓝根 15 g，黄芩 12 g，通草 5 g。

5. 里热炽盛证：

[主要表现]头眼剧烈疼痛，畏光流泪，眼睑红肿痉挛，结膜水肿，混合充血，角膜

溃疡凹陷深大，前房充满脓液，溃疡表面及结膜内分泌物呈黄绿色，发热口渴，溲赤便秘，舌质红，舌苔黄厚，脉数有力。

[治法方药] 清热泻火解毒，凉血祛风明目。清瘟败毒饮加减：生石膏 20 g，蒲公英 15 g，玄参 12 g，密蒙花 15 g，板蓝根 15 g，黄芩 10 g，栀子 10 g，知母 12 g，赤芍 12 g，连翘 10 g，牡丹皮 12 g，蝉蜕 10 g，甘草 10 g。

6. 阴虚邪留证：

[主要表现] 病情日久，时愈时发，眼内干涩明显，轻度睫状充血，或在痊愈的瘢痕上又出现活动性炎性病灶，舌红少津，脉细数。

[治法方药] 滋阴清热，退翳明目。滋阴退翳明目汤：生地黄 12 g，枸杞子 12 g，青葙子 12 g，石决明（先煎）12 g，谷精草 10 g，白蒺藜 12 g，蝉蜕 10 g，玄参 12 g，知母 12 g，黄柏 10 g，防风 10 g，牡丹皮 12 g，甘草 5 g。

二、试试精选验方

1. 清热解毒汤：

[组成] 秦皮 15 g，紫草 20 g，金银花 20 g，荆芥 15 g，防风 10 g，野菊花 20 g，板蓝根 20 g，竹叶 10 g，大青叶 20 g，牛蒡子 12 g，柴胡 15 g，薄荷 10 g。每日 1 剂，水煎分 2 次服。

[功效] 疏散风热，清热解毒，凉血化瘀。

[方解] 方中秦皮归肝经，《本经》说秦皮"除热，目中青翳白膜"，具有清热燥湿、解毒明目之功，用于肝经郁火所致的目赤肿痛、目生翳膜等病症。板蓝根苦寒，清热解毒并能凉血；紫草甘寒，入肝经血分，解毒、凉血、活血；金银花甘寒，既能清热解毒，又芳香疏散上焦风热；野菊花辛、微寒，归肝经，清热解毒，尤长于治疗风火相煽之目赤肿痛；二花合用既能加强秦皮、板蓝根、紫草清热解毒之效，又借其"花轻上浮"之性，疏散头目风热之邪。荆芥辛、微温，入肝经气分，兼行血分，其性升浮，芳香而散，最能散血中之风；防风，《本经》说其疗"风邪目盲无所见"，其味辛，性微温，归肝经，辛温发散，气味俱升，功善疗风；薄荷辛凉，归肝经，清轻凉散，疏散风热，明目退翳。荆芥、防风、薄荷三药合用，如舟楫能载他药上行，直达病所。竹叶消上焦之热；大青叶清热凉血，为解毒要药；牛蒡子味辛、苦寒，归肺、胃经，疏散风热、宣肺透疹、消肿解毒；柴胡味苦、微寒，归肝、胆经，其性轻清上升，宣透疏散，长于透表泄热，和解少阳，又善疏肝解郁，宣畅气血。诸药合用，全方共奏疏散风热，清热解毒，凉血化瘀之效。

2. 银翘疏肝汤：

[组成] 金银花 15 g，连翘 12 g，柴胡 12 g，黄芩 12 g，荆芥 12 g，蝉蜕 10 g，赤芍 12 g，木贼 12 g，密蒙花 12 g，竹叶 10 g，桔梗 10 g，薄荷 10 g，芦根 15 g，生甘草 5 g。每日 1 剂，水煎分 2 次服。

[功效] 祛风清热，退翳明目。

[方解] 方中金银花、连翘、竹叶、黄芩、芦根清热解毒；荆芥、薄荷、桔梗疏风散邪；蝉蜕、密蒙花、木贼疏散风热，以明目退翳；赤芍清热凉血；柴胡清肝明目，引药上行；甘草清热解毒，调和诸药。诸药合用，共奏祛风清热、明目退翳之功。

3. 龙胆明目汤：

[组成] 龙胆 12 g，板蓝根 20 g，石决明（先煎）20 g，生地黄 20 g，木贼 15 g，谷精草 15 g，青葙子 15 g，蝉蜕 10 g，决明子 15 g，白蒺藜 15 g，赤芍 12 g，菊花 12 g，炙

甘草 10 g。每日 1 剂，水煎分 2 次服。

［功效］清热解毒，明目退翳，扶正祛邪。

［方解］方中龙胆，《珍珠囊》说其"去目中黄及睛赤肿胀"，为主药，清肝泻火；辅以板蓝根、菊花清热解毒；木贼散热明目退翳；青葙子、决明子、蝉蜕、白蒺藜加强清肝明目退翳作用；赤芍清肝凉血，散瘀止痛；生地黄以滋阴养血，使瘀去而正不伤。诸药合用，全方共奏清热解毒，明目退翳，扶正祛邪之效。

［加减］风热者，加荆芥 10 g，防风 10 g；肝火炽盛者，加柴胡 10 g，栀子 12 g；湿热重者，加薏苡仁 15 g，车前子（包煎）12 g；阴虚火旺者，加牡丹皮 12 g，知母 12 g；体弱乏力反复发作者，加黄芪 12 g，白术 12 g。

4. 蓝根清热解毒疏散汤：

［组成］连翘 12 g，金银花 12 g，栀子 10 g，黄柏 10 g，黄芩 10 g，木通 10 g，谷精草 12 g，天花粉 12 g，白芷 10 g，黄连 10 g，板蓝根 30 g。每日 1 剂，水煎分 2 次服。

［功效］疏散风热，清热解毒。

［方解］方中以黄连、黄柏、黄芩清解热毒为君；金银花、连翘疏散风热为臣；栀子、板蓝根增强清热解毒泻火之效；谷精草、白芷既引经上行，又清解热毒，除湿散结；配天花粉不仅清热生津，育真阴之化源而不伤元阳，又能制黄连、黄柏、黄芩之燥。诸药合用，全方共奏疏散风热、清热解毒之功。

［加减］发热、咽痛、舌苔黄腻、脉浮数者，加防风 10 g，桔梗 10 g，山豆根 12 g；湿热偏重，反复发作，缠绵不愈，头重胸闷，舌质红，舌苔黄腻者，加藿香 10 g，法半夏 10 g，通草 5 g；泪多者，加菊花 12 g，夏枯草 12 g；失眠多梦者，加首乌藤 12 g，远志 10 g；发热头痛者，加蔓荆子 12 g；大便干结者，加生大黄 5 g；腰酸梦遗、舌红苔光剥者，加龟甲（先煎）12 g，鳖甲（先煎）12 g。

5. 防毒灵汤：

［组成］紫草 12 g，大青叶 12 g，羌活 10 g，防风 10 g，白蒺藜 12 g，赤芍 12 g，生地黄 12 g，木贼 12 g，柴胡 10 g，炙甘草 5 g。每日 1 剂，水煎分 2 次服。第 3 次煎水熏眼。

［功效］祛风散邪，退翳明目。

［方解］方中紫草、大青叶清热解毒；羌活、防风、柴胡祛风清热解表；木贼、白蒺藜祛风退翳明目；生地黄清热凉血、养阴生津；赤芍清热凉血活血；甘草缓和药性，调和诸药。诸药相伍，全方共奏祛风散邪，退翳明目之功。

［加减］风热上犯者，酌加桑叶 10 g，白芷 10 g，黄芩 10 g，连翘 10 g，夏枯草 12 g；肝火炽盛者，酌加龙胆 12 g，栀子 10 g，车前子（包煎）10 g，水牛角（先煎）20 g，木通 8 g；阴虚邪恋者，酌加知母 10 g，黄柏 10 g，女贞子 12 g，牡丹皮 12 g，玄参 12 g；湿热内蕴者，酌加滑石（包煎）12 g，茵陈 12 g，藿香 10 g，泽泻 10 g；气虚者，加黄芪 12 g，党参 12 g，白术 10 g。

糖尿病视网膜病变

糖尿病视网膜病变是糖尿病早期微血管并发症之一，其发病率与糖尿病的病程长短及控制效果密切相关。其发病与性别无关，多双眼发病。其病变是视网膜毛细血管壁的周细胞及内皮细胞的损害，使毛细血管失去其正常功能，继而引起微动脉瘤的发生和毛细血管通透性增加，导致视网膜水肿、黄斑囊样水肿，还可出现毛细血管闭塞和新血管形成。其病早期眼部多无自觉症状，病久可有不同程度视力减退，眼前黑影飞舞，或视物变形，甚至失明。

根据糖尿病视网膜病变的临床特征，其属于中医学"消渴目疾""视瞻昏渺""暴盲"等范畴。本病多以虚实夹杂、本虚标实为证候特点，气阴两虚始终贯穿于病变发展的全过程。气阴两虚，气虚渐重，燥热愈盛，内寒更著，瘀血阻络，阴损及阳，阴阳两虚为其主要证候演变规律；而阴虚是影响病情进展的关键证候因素。

一、常见证的辨治

1. 阴虚燥热证：

[主要表现] 视力减退，视网膜病变为 1～2 级，口渴多饮，口干咽燥，消谷善饥，大便干结，小便黄赤，舌质红，舌苔微黄，脉细数。

[治法方药] 滋阴清热，凉血活血。知柏地黄（丸）汤加减：知母 10 g，黄柏 10 g，黄芩 10 g，川芎 10 g，牡丹皮 12 g，枸杞子 12 g，生地黄 12 g，熟地黄 12 g，生蒲黄（包煎）10 g，墨旱莲 12 g，天冬 12 g，山药 12 g，丹参 20 g。

2. 胃热炽盛证：

[主要表现] 视力突降或视物不见，或见眼前云雾飘动，眼底见视网膜出血斑及絮状渗出物，玻璃体混浊，或有新鲜出血，多食易饥，形体消瘦，大便干燥，舌质红，舌苔黄，脉滑数有力。

[治法方药] 清胃泻热养阴，活血凉血生津。白虎汤合犀角地黄汤加减：生石膏 30 g，白茅根 30 g，知母 12 g，生地黄 12 g，牡丹皮 12 g，茜草 10 g，赤芍 12 g，玄参 15 g，天花粉 12 g，生蒲黄（包煎）12 g，川黄连 5 g，三七粉（冲服）5 g，生甘草 10 g。

3. 气阴两虚，络脉瘀阻证：

[主要表现] 视物模糊，或视物变形，或自觉眼前黑花漂移，视网膜病变多为 2～4 级，神疲乏力，气短懒言，口干咽燥，自汗便干，舌质紫暗或有瘀斑，脉细乏力。

[治法方药] 益气养阴，活血通络。生脉（散）汤合杞菊地黄（丸）汤加减：生地黄 12 g，黄芪 12 g，葛根 15 g，五味子 12 g，决明子 12 g，生蒲黄（包煎）12 g，丹参 10 g，红花 10 g，熟地黄 24 g，麦冬 12 g，沙参 12 g，石斛 12 g，枸杞子 12 g，菊花 10 g。

4. 肝肾亏虚，目络失养证：

[主要表现] 视物模糊，甚至视力严重障碍，视网膜病变多为 2～4 级，头晕耳鸣，腰膝酸软，肢体麻木，大便干结，舌质暗红，舌苔少，脉细涩。

[治法方药] 滋补肝肾，养阴明目。六味地黄（丸）汤加味：生地黄 12 g，山茱萸 12 g，葛根 15 g，茺蔚子 12 g，牛膝 12 g，枸杞子 15 g，生蒲黄（包煎）12 g，当归 12 g，沙参 12 g，麦冬 12 g，菊花 12 g，三七（研末冲服）5 g。

5. 阴阳两虚，血瘀痰凝证：

[主要表现] 视物模糊或严重障碍，视网膜病变多为 3～5 级，神疲乏力，五心烦热，失眠健忘，腰酸肢冷，阳痿早泄，下肢浮肿，大便溏结交替，唇舌紫暗，脉沉细。

[治法方药] 温阳滋阴，活血化痰。菟丝子（丸）汤加减：菟丝子 12 g，泽泻 12 g，肉桂 3 g，附子 5 g，石斛 12 g，熟地黄 12 g，茯苓 15 g，续断 12 g，山茱萸 12 g，肉苁蓉 12 g，牛膝 12 g，补骨脂 12 g，丹参 12 g，红花 10 g，浙贝母 10 g，海藻 10 g，昆布 10 g，川芎 10 g。

二、试试精选验方

1. 补肾活血明目汤：

[组成] 生地黄 20 g，枸杞子 20 g，决明子 15 g，山茱萸 12 g，茺蔚子 15 g，楮实子 15 g，西洋参 10 g，黄芪 30 g，三七粉（冲服）3 g，丹参 12 g，地龙 10 g，蒲黄（包煎）10 g。每日 1 剂，水煎分 2 次服。

[功效] 补肾滋阴，活血明目。

[方解] 方中以生地黄滋阴养血；枸杞子养肝滋肾明目；山茱萸补肝益肾；茺蔚子、决明子清肝明目；楮实子补肾清肝明目；西洋参益气生津；黄芪补肺脾之气；三七、丹参、地龙、蒲黄活血散瘀血，通经活络。诸药合用，全方共奏补肾滋阴，活血明目之功。

2. 滋阴活血汤加减：

[组成] 黄芪 15 g，太子参 15 g，枸杞子 15 g，丹参 15 g，青葙子 15 g，赤芍 12 g，谷精草 15 g，山药 30 g，生地黄 20 g，石斛 12 g，牡丹皮 12 g，决明子 12 g。每日 1 剂，水煎分 2 次服。

[功效] 益气养阴，活血通络，清肝明目。

[方解] 方中以黄芪、太子参、生地黄、石斛益气养阴、生津润燥、调控血糖为本；以山药、枸杞子补益肝肾；合青葙子、谷精草、决明子清解郁热，凉肝明目；丹参、牡丹皮、赤芍化瘀通络，防止眼底血络瘀阻，促进瘀血吸收。诸药合用，共奏益气养阴，活血通络，清肝明目之功。

[加减] 肝郁甚者，加郁金 12 g，柴胡 12 g；眼底出血色鲜红者，加墨旱莲 12 g，仙鹤草 15 g，白茅根 20 g。

3. 糖网清汤：

[组成] 黄芪 25 g，太子参 15 g，生地黄 15 g，枸杞子 15 g，茯苓 15 g，车前子（包煎）12 g，益母草 12 g，玄参 25 g，当归 12 g，三七粉（冲服）5 g，墨旱莲 12 g，葛根 15 g。每日 1 剂，水煎分 2 次服。

[功效] 益气养阴，利水化瘀，定痛消肿。

[方解] 方中黄芪、太子参、生地黄、枸杞子益气养阴，健脾补肾，生津养血；茯苓、车前子、益母草利水化瘀；玄参配生地黄滋阴降火，凉血明目；当归、三七、墨旱莲化瘀止血，定痛消肿散结，止血而不留瘀，化瘀而不伤新血；葛根生津止渴。诸药合用，共奏益气养阴、利水化瘀、定痛消肿之功，使血瘀得化，气阴得补，内热得清，水肿渗出得消。

4. 化瘀复明汤加减：

[组成] 石膏 30 g，麦冬 12 g，知母 12 g，熟地黄 20 g，川牛膝 15 g，葛根 30 g，丹参 15 g，菊花 12 g，蝉蜕 10 g，决明子 12 g。每日 1 剂，水煎分 2 次服。

[功效] 补益肝肾，清热养阴，活血通络。

[方解] 方中石膏清阳明有余之火而不伤阴，熟地黄滋肾水之不足，两药相伍清火壮水，虚实兼顾；知母滋清兼备，助石膏清热而除烦，助熟地黄滋肾而养阴；麦冬助熟地黄滋肾而润燥，且清心除烦；川牛膝导热引血下行，以降上炎之火而止上溢之血，且补肝肾；葛根解热生津；丹参活血化瘀；蝉蜕明目退翳；菊花、决明子清肝明目。诸药合用，共奏补益肝肾，清热养阴，活血通络之功。

[加减] 气虚者，加黄芪 30 g；阳虚者，去石膏、知母，加淫羊藿 10 g，仙茅 5 g。

711

5. 益肝消瘀明目汤：

[组成] 水牛角（先煎）20 g，郁金 15 g，炒牡丹皮 30 g，赤芍 20 g，墨旱莲 20 g，密蒙花 20 g，晚蚕沙（包煎）12 g，石斛 15 g，丹参 30 g，葛根 20 g，三七 10 g，川芎 12 g，枸杞子 20 g，茯苓 20 g。每日 1 剂，水煎分 2 次服。

[功效] 补益肝肾，消瘀明目。

[方解] 方中墨旱莲、石斛、枸杞子补益肝肾，清热凉血明目；赤芍、葛根、川芎行气活血消瘀；三七行血止血，活血通络，止血而不留瘀；水牛角清肝热，以凉血止血；丹参、郁金、炒牡丹皮清肝解郁，凉血活血；密蒙花清肝明目，养血活血；晚蚕沙化湿降浊明目；茯苓祛湿化痰。诸药合用，共奏补益肝肾、消瘀明目之功。

 化脓性中耳炎

化脓性中耳炎按照其发病的急缓分为急性化脓性中耳炎和慢性化脓性中耳炎。急性化脓性中耳炎是致病菌直接侵入中耳引起的中耳黏膜及骨膜的急性化脓性炎症，病变范围包括鼓室、鼓窦、咽鼓管，并可延及乳突。慢性化脓性中耳炎系中耳黏膜、骨膜或深达骨质的慢性化脓性炎症，多为急性化脓性中耳炎未及时治疗，或病变较重经治疗未痊愈而成。病理改变分为感染期、化脓期、恢复期或融合期。慢性化脓性中耳炎除表现以黏膜炎性细胞浸润与增厚为特征的单纯型和以听骨等骨质坏死、鼓室肉芽与息肉生长为特征的骨疡型外，其最特殊的病理改变为中耳胆脂瘤的形成和发展过程中对周围结构的侵袭性。急性化脓性中耳炎临床表现全身症状轻重不一，局部早期表现为耳堵，随即耳痛，耳痛表现为耳深部搏动性跳痛或刺痛，可向同侧头部和牙放射，吞咽或咳嗽时耳痛加重。早期骨膜是放射状充血，继而弥漫性充血，穿孔后溃口往往很小，分泌物呈搏动性流出如灯塔状（灯塔征）。慢性化脓性中耳炎表现为长期反复流脓，骨膜穿孔，听力障碍，或有耳鸣，即耳漏、耳聋、耳鸣三联征。

根据化脓性中耳炎的临床特征，其属于中医学"脓耳"范畴。中医学认为，急性脓耳多因外感风热湿邪，或风寒化热，肺气不清，上焦风热壅盛，与气血搏结于耳；或外感风热表邪失治，传于肝胆，致肝胆火热内盛，循经上蒸，内外热毒搏结于耳，其主要证候为风热犯耳及肝胆火热，临床亦可见心火亢盛、肺热痰火上壅等证型。慢性脓耳多因脾虚生湿，浊阴上干，邪毒久稽于耳；或肾虚耳窍失养，湿浊邪毒久稽于耳，其主要证候为脾虚邪滞耳窍和肾阴虚或阳虚。

一、常见证的辨治

1. 风热犯耳证：

[主要表现] 疾病初起，耳内疼痛，耳鸣，胀闷闭塞感，听力减退，耳膜潮红，表面标志不清，伴发热恶风，头痛口干，全身不适，小便黄，舌边尖红，舌苔薄黄，脉浮数。

[治法方药] 疏风散热，宣通耳窍。蔓荆子（散）汤加减：蔓荆子 12 g，荆芥 10 g，菊花 12 g，升麻 10 g，前胡 12 g，赤茯苓 12 g，麦冬 12 g，赤芍 12 g，木通 10 g，生地黄 15 g，桑白皮 15 g，甘草 5 g。

2. 肝胆火热证：

[主要表现] 耳内疼痛剧烈，牵引头脑，听力减退，耳膜红肿外突，脓液黄稠或带血，发热口渴，口苦咽干，烦躁易怒，舌质红，舌苔黄腻，脉弦数。

［治法方药］清肝泻火，解毒通窍。龙胆泻肝汤加减：龙胆 12 g，夏枯草 12 g，蒲公英 30 g，黄芩 12 g，栀子 12 g，泽泻 12 g，木通 10 g，车前子（包煎）10 g，生地黄 12 g，柴胡 10 g，生甘草 5 g。

3. 痰火上壅证：

［主要表现］耳内疼痛剧烈，痛连头脑，耳深部跳痛，吞咽或咳嗽时耳痛加剧，耳膜红肿、穿孔，耳出白脓，口干口燥，面红咳嗽，喉中痰鸣，舌质红，舌苔黄厚腻，脉滑数。

［治法方药］泻火清热，化痰宣通。清白（散）汤加减：桑白皮 12 g，败酱草 15 g，地骨皮 12 g，浙贝母 10 g，胆南星 12 g，煅寒水石 15 g，天花粉 12 g，黄芩 12 g，麦冬 10 g，苍耳子 12 g，甘草 3 g。

4. 脾虚邪滞证：

［主要表现］间歇性或持续性耳内流脓，脓液黏白质稀，无臭味，听力下降，时轻时重，耳膜紧张部中央性穿孔，鼓室黏膜肿胀色淡，面色无华，倦怠乏力，腹胀纳差，舌质淡胖，舌苔白腻，脉缓无力。

［治法方药］益气健脾，消毒燥湿。苍耳消毒汤加减：党参 12 g，黄芪 12 g，白术 12 g，薏苡仁 30 g，茯苓 12 g，苍耳子 12 g，防风 10 g，夏枯草 12 g，天花粉 10 g，黄芩 10 g，大枣 12 g，生甘草 5 g。

5. 肾阴虚证：

［主要表现］耳脓量少，污秽有臭味，长期不愈，听力下降，耳膜紧张部后上或松弛部边缘性穿孔，见豆腐渣样腐物，或暗红色肉芽长出，伴头晕神疲，腰膝酸软，手足心热，心烦多梦，口燥咽干，舌质红，舌苔少，脉沉细数。

［治法方药］滋补肾阴，清泻虚热。知柏地黄汤加减：生地黄 24 g，山茱萸 12 g，山药 12 g，泽泻 10 g，牡丹皮 12 g，白茯苓 12 g，女贞子 12 g，墨旱莲 12 g，首乌藤 12 g，地骨皮 12 g，知母 12 g，黄柏 10 g。

6. 肾阳虚证：

［主要表现］耳脓量少，污秽而臭，经年累月不瘥，听力下降，耳膜紧张部后上或松弛部边缘性穿孔，见豆腐渣样腐物，或暗红色肉芽长出，下半身常有冷感，小便不利或小便反多，入夜尤甚，舌质淡胖，舌苔白润，脉沉弱而迟。

［治法方药］温阳补肾，化浊通窍。桂附八味（丸）汤加减：附子（先煎）10 g，白茯苓 12 g，山茱萸 12 g，山药 12 g，牡丹皮 10 g，肉桂 5 g，熟地黄 15 g，巴戟天 12 g，苍耳子 12 g，白芥子 10 g，泽泻 10 g。

二、试试精选验方

1. 脓耳停汤：

［组成］龙胆 12 g，柴胡 10 g，金银花 12 g，连翘 12 g，黄芩 10 g，栀子 12 g，赤芍 12 g，生地黄 12 g，夏枯草 15 g，牡蛎（先煎）15 g。每日 1 剂，水煎分 2 次服。

［功效］清泻肝胆之火，散血解毒排脓。

［方解］方中龙胆，既泻肝胆实火，又清肝胆湿热，两擅其功，用为君药；臣以黄芩清上炎之火；栀子导三焦之热；夏枯草、柴胡条达肝气，以顺肝之性，因其性寒凉，又能助龙胆、黄芩、栀子之清泻之功；佐以生地黄，以防诸药苦燥伤阴；更用金银花、连翘、赤芍清热解毒，散血、凉血、排脓，消除耳内红肿；牡蛎归肾经，《本草纲目》说"牡蛎化瘿软坚，清热除湿"，《药性赋》说其"除风热"，肾开窍于耳，故牡蛎既可引诸药入肾

经，直达病灶，又能助龙胆、柴胡之清热除湿、疏散风热之邪，为使药。诸药合用，共奏清泻肝胆之火、散血解毒排脓之功。全方药仅10味，但立法精确，谨合病机，君臣佐使，职责分明，直达病灶，攻之即破。

[加减] 头痛耳痛者，加蔓荆子15 g，川芎10 g；纳差者，加鸡内金10 g，茵陈12 g；小便短赤者，加木通10 g，车前子（包煎）12 g；脓多者，重用金银花24 g。

2. 益气生肌汤：

[组成] 生黄芪20～30 g，生白芍15 g，丹参15 g，连翘12 g，桂枝10 g，饴糖（冲服）12 g，生姜3 g，大枣5 g。每日1剂，水煎分2次服。

[功效] 益气通阳，健脾祛湿，托腐生肌。

[方解] 方中生黄芪培补中气，托毒生肌；配连翘益气和血，同时亦能解毒，连翘为十二经疮家之药；更配伍白芍酸甘化阴，生黄芪、生白芍相伍，对久不收口的慢性疮疡有良好排脓生肌作用；饴糖甘温益气，桂枝温阳通脉，配白芍益气之同时兼有和营之力。综观全方，补虚能生气，升清能降浊，濡脑益津血，祛腐生新肌，清气上奉，脉络和通，目明耳聪。

[加减] 耳内分泌物多、脓汁较稠者，加龙胆12 g，金银花12 g，车前子（包煎）10 g；脓汁腥臭者，加川黄柏12 g，川黄连10 g，败酱草15 g；脓汁多而稀薄者，重用生黄芪30～50 g，加当归12 g，白术12 g，薏苡仁15 g；头痛甚者，加川芎10 g，蔓荆子12 g，白芷10 g，佩兰10 g；头晕恶心者，加防风10 g，竹茹10 g，法半夏10 g，白蒺藜12 g。

3. 滋阴升清排毒汤加味：

[组成] 党参15 g，黄芪15 g，车前子（包煎）12 g，葛根15 g，蔓荆子12 g，枸杞子15 g，柴胡10 g，菟丝子15 g，生白芍15 g，升麻10 g，牛膝12 g，知母10 g，生白术12 g，夏枯草15 g，黄柏10 g，炙甘草5 g。每日1剂，水煎分2次服。

[功效] 滋阴降火，升清排毒。

[方解] 方中党参、黄芪、炙甘草、生白术益气健脾，御外托毒；伍用葛根、升麻、柴胡、蔓荆子升举清阳，上行耳目，濡养清窍，透发邪毒；加生白芍敛阴和血以平肝，又使升麻、柴胡诸药不致升散太过；知母、黄柏滋阴降火以补肾；枸杞子、菟丝子平补肾之阴阳；夏枯草配柴胡，散肝胆郁火于耳窍之热结；车前子、牛膝导热下泄。于是，阴平阳秘、阴生阳长，肝肾受益、中气充足，清阳升发，濡养耳窍，托毒排脓，耳疾速愈。

[加减] 兼耳痛头晕头痛者，加赤芍15 g，白菊花12 g。

4. 补托排脓汤：

[组成] 黄芪30 g，薏苡仁30 g，太子参30 g，防风12 g，金银花15 g，当归12 g，白芍15 g，白术12 g，白芷12 g，连翘15 g，茯苓12 g，车前子（包煎）12 g，桔梗10 g，皂角刺12 g，炮穿山甲（先煎）12 g。每日1剂，水煎分2次服。

[功效] 健脾渗湿，补托排脓。

[方解] 方中黄芪、太子参、白术健脾益气；茯苓、薏苡仁、车前子健脾利湿；防风、金银花、连翘、皂角刺、白芷解毒排脓，驱邪外出；炮穿山甲为血肉有情之品，兼补气血，性味咸凉，除归肝、胃经外亦归肾经，《医学衷中参西录》说："穿山甲，味淡性平，气腥而窜，其走窜之性无微不致。故能宣通脏腑，贯彻经络，通达关窍，凡血凝血聚为病，皆能开之……用药不效者，皆可加山甲作向导。"耳窍狭小，邪毒深伏，药物难于达病所，脓液难于排出，在治疗中用穿山甲，能通经之结，行血之滞，投之促其脓出，以助当归、白芍补益气血。

[加减] 肝胆郁热者，加龙胆12 g，黄芩10 g，泽泻10 g；脓液黄稠者，加蒲公英

15 g，浙贝母 12 g，丹参 12 g；肾元亏虚耳鸣者，加山药 12 g，山茱萸 12 g。

5. 益气解毒排脓汤加减：

[组成] 黄芪 30 g，皂角刺 12 g，金银花 20 g，桔梗 10，白芷 12 g，川芎 10 g，当归 15 g，白芍 12 g，白术 12 g，茯苓 12 g，党参 20 g，车前子（包煎）12 g，蒲公英 20 g，鱼腥草 15 g，甘草 5 g。每日 1 剂，水煎分 2 次服。

[功效] 健脾益气化湿，清热解毒排脓。

[方解] 方中党参、黄芪、茯苓健脾益气化湿；川芎、当归、白芍养血活血；金银花、白芷、桔梗、皂角刺解毒排脓；蒲公英、车前子、鱼腥草清热利湿解毒。诸药合用，共奏健脾益气化湿，清热解毒排脓之功。全方使气血旺盛，正能抗邪，邪毒可解，脓液可止。

梅尼埃病

梅尼埃病是以膜迷路积水为主要病理特征的内耳疾病。表现为反复发作的旋转性眩晕，波动性感音神经性听力损伤，耳鸣及耳胀满感。我国曾将该病译为"美尼尔氏病"，1989 年我国自然科学名词审定委员会则统一称为"梅尼埃病"。目前西医学关于本病的确切病因尚未明确，一般认为其发病机制主要是内淋巴产生和吸收失衡。主要学说有：①内淋巴管机械阻塞与内淋巴吸收障碍，是为膜迷路积水的重要原因。②免疫反应学说，特别是内淋巴囊因抗原抗体复合物沉积而吸收功能障碍，引起膜迷路积水。③自主神经功能紊乱，由于交感神经应激性增高，副交感神经处于抑制状态，内耳小动脉痉挛，微循环障碍，导致膜迷路积水。其他还有遗传学说，病毒感染学说等。临床主要表现为一侧耳鸣、耳聋伴有突然性眩晕发作。早期可在一次大发作后长期安然无恙，有的可数日或数周反复发作，间歇期长短不定。多次发作后就会逐渐出现不可逆的耳鸣和感音性耳聋。一般来说，耳鸣、耳聋和眩晕三症常同时出现，此即本病的"眩晕三联征"。

根据梅尼埃病的临床特征，其属于中医学"耳眩晕""真眩晕""眩运"范畴。中医学认为，本病的病因病机：一是痰火阻滞，蒙蔽清窍。痰常由肺、脾、肾三脏功能失调，致使体内津液不能正常输布和排泄，水湿内停，聚湿生痰，阻遏阳气，清阳不升，浊阴不降，清窍受之蒙蔽而发生眩晕。所以《丹溪心法》有"无痰不作眩"之说。二是饮食不当，劳倦过度。恣食辛辣酒热，海腥发物；劳倦过度，调养失当；或思虑过度伤神，则皆能伤脾，脾气受伤则不能运化水湿，水湿停留，聚阻生痰，抑遏阳气，终致清阳不升，浊阴不降，清窍受蒙而发为眩晕。三是禀赋不足，髓海失充。肾主藏精而生髓，髓充于骨而汇于脑，故脑为髓海，髓海渗精气以荣耳窍。若先天禀赋虚弱，或后天房劳过度，病后失养，致精髓不足，髓海空虚，耳窍失于濡养，故而脑转耳鸣。四是肝阳上亢，气血亏虚。平素情志不舒，肝气郁结，化火生风，升发太过，肝阳上扰清窍而致眩晕；或气血亏虚，清窍失养，清阳不升，血虚生风，皆可致眩晕。五是气滞血瘀，脉络瘀阻。跌仆坠损，瘀血内停；或久病气虚，气不摄血，血溢耳窍脉外；均可致血运不畅，滞而为瘀，耳窍脉络瘀阻，为病而作眩晕。

一、常见证的辨治

1. 痰浊阻窍证：

[主要表现] 眩晕剧烈，发作突然而频繁，耳鸣重听，头脑重胀，胸闷不舒，恶心呕

吐，痰涎量多，体倦身重嗜睡，纳差腹胀，心悸不宁，舌质淡红，舌苔白腻，脉濡或滑。

[治法方药] 燥湿健脾，涤痰宁眩。半夏白术天麻汤加减：法半夏 10 g，白术 12 g，天麻 10 g，胆南星 12 g，僵蚕 10 g，泽泻 12 g，竹茹 10 g，白芥子 12 g，枳实 10 g，茯苓 12 g，藿香 10 g，陈皮 12 g，佩兰 10 g。

2. 肝阳上扰证：

[主要表现] 眩晕突发而剧烈，每因恼怒，情志不舒而诱发，头痛耳胀，口苦咽干，面红目赤，急躁易怒，胸胁苦满，心烦少寐，舌质红，舌苔黄，脉弦数。

[治法方药] 平肝息风，潜阳止眩。天麻钩藤饮加减：天麻 10 g，钩藤 12 g，栀子 10 g，生地黄 15 g，桑寄生 12 g，石决明（先煎）15 g，杜仲 12 g，首乌藤 10 g，生牡蛎（先煎）15 g，牛膝 12 g，珍珠母（先煎）15 g，益母草 12 g，龙胆 12 g。

3. 寒水上泛证：

[主要表现] 眩晕时发，发则泛恶，呕吐清水，耳内闷胀，耳鸣耳聋，心下悸动，冷汗自出，面色苍白，形寒肢冷，小便清长，夜尿频多，舌质淡胖，兼有齿痕，舌苔白润或白滑，脉沉迟。

[治法方药] 温阳利水，祛寒止眩。真武汤加减：附子（先煎）10 g，白术 12 g，桂枝 10 g，茯苓 12 g，泽泻 10 g，猪苓 12 g，生姜 8 g，淫羊藿 12 g，白芍 12 g，巴戟天 12 g，陈皮 10 g。

4. 髓海亏虚证：

[主要表现] 眩晕屡发，耳鸣耳聋，鸣声尖细，入夜尤甚，精神萎靡，腰膝酸软，头脑空痛，少寐多梦，手足心热，男子遗精，女子月经不调，舌质红，舌苔少，脉沉细数。

[治法方药] 填精益髓，滋阴补肾。枸杞地黄（丸）汤合左归饮加减：熟地黄 12 g，山茱萸 12 g，生地黄 15 g，泽泻 10 g，山药 15 g，茯苓 12 g，菟丝子 12 g，菊花 10 g，牛膝 12 g，龟甲（先煎）15 g，牡丹皮 12 g，制何首乌 12 g，石决明（先煎）15 g，枸杞子 12 g。

5. 气虚失养证：

[主要表现] 眩晕反复发作，持续时间长，经常性头晕，每因思虑，劳倦过度而诱发或加重，神疲乏力，耳鸣耳聋，气短懒言，声音低怯，肢体倦怠，面色不华，食少腹胀，大便时溏，舌质浅淡，舌苔薄白，脉细弱。

[治法方药] 健脾益气，养血定眩。归脾汤合补中益气汤加减：黄芪 15 g，当归 12 g，党参 15 g，白术 10 g，茯苓 12 g，龙眼肉 10 g，酸枣仁 12 g，法半夏 10 g，白芍 12 g，远志 10 g，制何首乌 12 g，炙甘草 10 g，陈皮 10 g。

6. 肾阳亏虚证：

[主要表现] 眩晕屡发，耳鸣耳聋，精神萎靡，形寒肢冷，肢端发凉或麻木，腰膝酸软冷痛，小便清长，夜尿频多，舌质淡胖，舌苔白滑，脉沉迟无力。

[治法方药] 温补肾阳，定晕止眩。补骨脂（丸）汤加减：熟地黄 20 g，当归 12 g，磁石（先煎）30 g，川芎 10 g，菟丝子 12 g，石菖蒲 12 g，沙蒺藜 12 g，天麻 10 g，胡芦巴 12 g，杜仲 10 g，补骨脂 12 g，钩藤 10 g。

二、试试精选验方

1. 眩晕汤加减：

[组成] 吴茱萸 10 g，党参 12 g，炒葶苈子 10 g，陈皮 10 g，泽泻 12 g，竹茹 10 g，法半夏 10 g，川芎 10 g，生姜 3 片，大枣 5 枚。每日 1 剂，水煎分 2 次服。

［功效］化痰除湿，降逆止呕。

［方解］方中吴茱萸下气降浊；法半夏、泽泻、陈皮、竹茹化痰除湿，降逆止呕；党参、大枣补脾益气；生姜温中降逆，和胃止呕；川芎温经通血，使阴阳调、气血和；葶苈子泻肺利水。诸药合用，共奏化痰除湿，降逆止呕之功。

［加减］肝阳上亢而见急躁易怒、失眠多梦、舌质红、脉弦数者，加牛膝 15 g，黄柏 12 g，珍珠母（先煎）30 g；痰热内蕴而见头重如裹、呕吐痰涎、舌苔黄腻、脉滑数者，加瓜蒌 15 g，栀子 12 g；气血两虚而见气短无力、劳累即发、舌质淡、脉细者，加黄芪 20 g，当归 12 g；肾阴虚而见腰膝酸软、多梦遗精、五心烦热、舌红少苔、脉细数者，加熟地黄 15 g，山茱萸 12 g。

2. 祛痰止眩汤：

［组成］天麻 12 g，法半夏 15 g，胆南星 12 g，橘红 15 g，白术 12 g，党参 15 g，茯苓 15 g，陈皮 10 g，苍术 12 g，石菖蒲 15 g，升麻 15 g，泽泻 15 g，甘草 5 g。每日 1 剂，水煎分 2 次服。

［功效］燥湿化痰止呕，健脾升清止眩。

［方解］方中法半夏燥湿化痰，降逆止呕；天麻平熄内风止眩晕，与法半夏合用，为治眩晕之要药。李杲说："足太阴痰厥头痛，非半夏不能疗，眼黑头旋，风虚内作，非天麻不能除。"二者共为君药。胆南星、橘红，燥湿化痰止呕；党参、白术、茯苓、苍术、陈皮健脾燥湿绝生痰之源，白术守而不走，苍术走而不守，健脾燥湿，化痰降浊，与法半夏、天麻配伍，祛湿化痰、祛风止眩、升清降浊之功益佳，茯苓健脾利湿，与苍术、白术相合，尤能治痰之本；石菖蒲开窍醒神，化湿豁痰，善治痰湿秽浊之邪蒙蔽清窍所致之神志昏乱；升麻举清阳之气；白术健脾运水，燥脾化饮，泽泻渗利水湿，两药相合，眩晕当止；甘草调和诸药。诸药合用，痰湿去除，脾气健运，清阳之气得升，秽浊之气得降，对痰湿壅盛眩晕疗效颇佳。

3. 守中定眩汤：

［组成］党参 20 g，白术 12 g，茯神 10 g，制何首乌 12 g，枸杞子 12 g，菊花 10 g，麦冬 10 g，山药 12 g，生地黄 25 g，葛根 25 g，蔓荆子 15 g。每日 1 剂，水煎分 2 次服。

［功效］益气补肾，填补精血，滋水涵木。

［方解］方中党参归脾肺经，补中益气，大补中气；白术苦、甘、温，益气健脾，固表止汗；茯神、山药补气养阴，助党参、白术益气补中、宁心安神；枸杞子归肝、肾经，养阴补血、益精明目；麦冬甘微苦寒，养阴益胃，助生地黄、枸杞子滋肾壮水；生地黄滋肾填精，配合制何首乌大补精血；蔓荆子平肝疏风，清利头目；葛根升阳气、生津液，又为载药上升引经之要药。诸药配伍，益气补肾，填补精血，滋水涵木，气血互化，精血同生，则脾肾有源、肝木得养、风息晕停，临床疗效显著。

［加减］耳鸣甚者，加磁石（先煎）30 g，珍珠母（先煎）20 g；呕吐频繁者，酌加姜半夏 10 g，藿香 10 g，生姜 6 片，大枣 6 枚；烦躁不安者，酌加黄芩 10 g，石决明（先煎）20 g，川黄连 5 g，牡丹皮 12 g，栀子 10 g；失眠者，酌加首乌藤 25 g，酸枣仁 10 g，柏子仁 12 g，炙远志 5 g；食少纳呆，口淡无味者，酌加神曲 10 g，炒谷芽 12 g，炒麦芽 12 g，山楂 15 g；大便秘结者，酌加大黄 8 g，火麻仁 10 g，郁李仁 10 g，当归 12 g；大便溏稀或不调者，加山药 12 g，薏苡仁 20 g，芡实 15 g；心悸胸闷者，酌加郁金 10 g，五味子 10 g，枳实 10 g，薤白 12 g，瓜蒌子 12 g；气短汗出畏寒者，酌加制附子（先煎）10 g，黄芪 30 g，防风 10 g，桂枝 10 g，白芍 15 g，甘草 8 g，浮小麦 20 g；夜卧盗汗者，酌加黄柏 10 g，黄连 5 g，麻黄根 12 g，黄芩 10 g，煅牡蛎（先煎）20 g。

4. 养肝祛痰眩晕汤：

[组成] 柴胡 15 g，白芍 15 g，当归 15 g，川芎 15 g，天麻 15 g，白术 15 g，法半夏 15 g，陈皮 15 g，泽泻 15 g，钩藤 15 g，茯苓 18 g，石决明（先煎）20 g，甘草 5 g。每日 1 剂，水煎分 2 次服。

[功效] 养肝柔肝祛风，健脾祛痰和胃。

[方解] 方中柴胡、白芍、当归、川芎、天麻、钩藤养肝柔肝，养血祛风；白术、法半夏、茯苓、陈皮健脾除湿，祛痰和胃，升清降浊；泽泻补阴利尿；石决明镇肝潜阳，息风降低血压。诸药合用，共奏养肝柔肝祛风，健脾祛痰和胃之功。

[加减] 肾虚者，加枸杞子 20 g，山茱萸 15 g，淫羊藿 15 g；血虚者，加当归 15 g，阿胶（烊化冲服）15 g；中气不足者，加党参 15 g，黄芪 25 g；耳鸣者，加仙茅 12 g，石菖蒲 15 g；痰多者，加胆南星 12 g，贝母 12 g；胃脘胀满者，酌加砂仁 10 g，白豆蔻 12 g，山楂 15 g，神曲 10 g；头痛者，加羌活 12 g，白芷 12 g；热重者，加黄连 10 g，夏枯草 20 g；湿重者，加苍术 12 g，薏苡仁 20 g；失眠者，酌加龙骨（先煎）25 g，牡蛎（先煎）25 g，磁石（先煎）25 g，首乌藤 15 g；心悸者，加酸枣仁 15 g，远志 10 g。

5. 化痰止眩汤加减：

[组成] 泽泻 40 g，法半夏 15 g，白术 15 g，茯苓 20 g，钩藤 15 g，丹参 15 g，天麻 15 g，胆南星 12 g，陈皮 15 g。每日 1 剂，水煎分 2 次服。

[功效] 健脾理气，息风化痰，祛瘀止眩。

[方解] 方中天麻、钩藤息风止痉，平肝潜阳，为治头晕之要药；脾虚则痰生，故治痰不健脾非其治也，用茯苓、白术相配健脾化痰；泽泻利水渗湿；陈皮加强醒脾燥湿化痰之功；法半夏、胆南星相配善祛顽痰；丹参活血化瘀。诸药合用，共奏健脾理气、息风化痰、祛瘀止眩之功，临床疗效显著。

[加减] 兼头痛者，加川芎 10 g，菊花 10 g，蔓荆子 10 g；兼失眠者，加酸枣仁 12 g，首乌藤 12 g，远志 10 g；兼耳鸣者，加路路通 12 g；兼腰膝酸软者，加枸杞子 12 g，菟丝子 12 g，杜仲 12 g；兼心烦易怒、胸胁苦满、眩晕随情绪波动者，加柴胡 10 g，当归 12 g，白芍 12 g；兼面红目赤、头重脚轻者，加牛膝 12 g，决明子 12 g；兼疲乏无力者，加党参 12 g，黄芪 15 g；心悸者，加生龙骨（先煎）15 g，生牡蛎（先煎）15 g。

 # 慢性鼻炎

慢性鼻炎是由各种原因引起的鼻黏膜及黏膜下组织的慢性炎症，包括慢性单纯性鼻炎和慢性肥厚性鼻炎。本病男女老幼均可发生，无季节及地域差别。其主要是由于急性鼻炎反复发作或治疗不彻底所致。邻近器官的感染病灶，鼻腔用药不当或用药过久，职业或环境因素也可导致本病的发生。慢性单纯性鼻炎时鼻黏膜血管扩张，血管和腺体周围有淋巴细胞及浆细胞浸润，杯状细胞增多，腺体分泌增强，但病理改变尚为可逆性。当发展为慢性肥厚性鼻炎时，静脉及淋巴回流受阻，以致血管显著扩张，渗透性增强，黏膜水肿，继而发生纤维组织增生，使黏膜肥厚。其临床特征，慢性单纯性鼻炎主要表现为间隙性、交替性鼻塞，多在早晚明显或加重，活动后减轻，时有黏液性或黏脓性鼻涕，鼻塞时嗅觉减退明显，严重时讲话呈闭塞性鼻音。慢性肥厚性鼻炎则主要表现为鼻塞呈持续性或渐进性加重，因而引起头昏，头痛等症，鼻腔分泌物黏稠，嗅觉明显减退，有较重的闭塞性鼻音，常伴有耳鸣，听力下降等。

根据慢性鼻炎的临床特征，其属于中医学"鼻窒"范畴。中医学认为，本病主要因伤风鼻塞余邪未清，滞留鼻窍，病程迁延而成，与肺、脾两脏和阳明、经脉失调，以及瘀血痰浊有关。伤风鼻塞余邪未清，或屡感风邪郁久化热，内舍于肺与阳明经脉，肺失肃降，经脉郁滞，郁热上干，与邪毒互结鼻窍而发为本病。或肺气不足，清肃无力，邪滞鼻窍；或脾气虚弱，运化失健，清阳不升，浊阴上干鼻窍；或邪毒滞鼻，日久深入脉络，血瘀鼻窍，窒塞不通，皆可致成是病。

一、常见证的辨治

1. 肺胃郁热证：

［主要表现］间歇性或交替性鼻塞，少量黏稠黄涕，时有鼻内灼热干燥感，或有嗅觉减退，头额胀痛，鼻黏膜暗红，下鼻甲肿胀，口渴欲饮，大便干结，小便短黄，舌质红，舌苔黄干，脉数或洪大。

［治法方药］清泻肺胃，宣通鼻窍。黄芩汤合泻白（散）汤加减：黄芩 10 g，桑白皮 12 g，栀子 10 g，赤芍 12 g，桔梗 10 g，连翘 12 g，辛夷 10 g，白芷 15 g，荆芥 10 g，大黄 5 g，薄荷 10 g，甘草 5 g。

2. 气虚邪滞证：

［主要表现］间歇性或交替性鼻塞，早晚尤显，受凉加重，时有少量黏浊白涕，或有嗅觉减退，头昏沉重，下鼻甲肿胀，颜色淡暗，常伴体倦乏力，面色不华，舌质浅淡，舌苔薄白，脉弱。

［治法方药］补益脾肺，祛邪通窍。补中益气汤加减：黄芪 15 g，党参 12 g，白术 10 g，当归 12 g，柴胡 10 g，白芷 12 g，升麻 10 g，苍耳子 12 g，川芎 10 g，石菖蒲 12 g，陈皮 10 g，甘草 5 g。

3. 瘀血阻窍证：

［主要表现］病程较长，多呈持续性鼻塞，香臭难辨，讲话时鼻音重，时有少量或白或黄黏涕，鼻甲肿胀硬实，表面不平，收缩反应差，或鼻甲呈桑椹样变，舌质紫暗，或夹瘀斑点，舌苔薄白，脉细涩。

［治法方药］活血化瘀通窍。当归芍药汤加减：当归 12 g，川芎 10 g，赤芍 15 g，白术 10 g，茯苓 12 g，黄芩 10 g，白芷 12 g，地龙 10 g，丹参 15 g，菊花 10 g，藁本 12 g。

二、试试精选验方

1. 荆芪扶正饮：

［组成］荆芥 15 g，防风 15 g，柴胡 15 g，金银花 15 g，连翘 15 g，川芎 15 g，僵蚕 15 g，黄芪 15 g，白芷 10 g，桔梗 10 g，藁本 10 g，薄荷 10 g，山药 30 g，辛夷 10 g，香附 10 g，甘草 10 g，细辛 3 g。每日 1 剂，水煎分 2 次服。

［功效］宣肺解表通窍，益气扶正固本。

［方解］方中辛夷、白芷、细辛宣散升清、通鼻窍；荆芥、细辛温肺祛寒；薄荷、柴胡，解表退热；金银花、连翘，清热解毒；藁本、防风祛风胜湿；桔梗宣肺气、引药上行；香附、川芎活血行气；黄芪、山药益气健脾、扶正固本。诸药合用，既能宣肺解表，又能益气扶正，故疗效满意。

［加减］肺脾虚弱者，加紫苏叶 10 g；肺经郁热之鼻燥咽干、流黄涕、头胀痛者，加菊花 10 g，桑叶 15 g。

719

2. 黄芪鼻康汤：

[组成] 黄芪 20 g，防风 12 g，白术 12 g，太子参 15 g，苍耳子 12 g，辛夷 10 g，诃子 10 g，桔梗 10 g，茯苓 12 g，桑白皮 12 g。每日 1 剂，水煎分 2 次服。

[功效] 实卫固表，疏风宣肺，散邪通窍。

[方解] 方中以太子参、黄芪、白术益气补肺，实卫固表；苍耳子、辛夷、防风宣肺散邪通窍，御风走表；桔梗、茯苓利气化浊通窍；桑白皮清肺经郁热。诸药相伍，切中病机，共奏实卫固表，疏风宣肺，散邪通窍之功效。

[加减] 鼻塞甚者，加细辛 5 g，以助宣肺通窍；兼热甚津亏而见鼻黏膜红肿、黏膜干燥者，去黄芪、白术；鼻干、口渴、咽干者，加沙参 12 g，麦冬 12 g，百合 12 g；涕中带血丝者，加白茅根 15 g，藕节 12 g；前额昏痛者，加白芷 12 g；颞侧头痛者，加川芎 10 g，菊花 12 g；头顶巅痛者，加蔓荆子 12 g，藁本 12 g；项强或痛者，加葛根 15 g；下鼻甲桑椹样改变，鼻甲紫黯者，加赤芍 12 g，桃仁 10 g，红花 10 g。

3. 鼻炎康汤：

[组成] 黄芪 20 g，当归 12 g，川芎 10 g，苍耳子 12 g，辛夷 10 g，白芷 12 g，藁本 10 g，薄荷 10 g，北细辛 5 g，菊花 10 g，黄芩 10 g，鱼腥草 15 g，法半夏 10 g，炒白术 15 g，茯苓 12 g，桔梗 10 g，甘草 3 g。每日 1 剂，水煎分 2 次服。

[功效] 疏风清热解毒，行气活血消肿，止痛升清降浊。

[方解] 方中黄芪益气健脾，护正气固表；当归活血补血止痛；川芎乃血中气药，上行头目，畅鼻之气血；苍耳子入肺、肝、脾、胃四经，祛风散寒止痛，通彻表里上下，善通鼻窍散结，能上达脑巅，下行足膝；辛夷协助苍耳子宣通鼻窍；白芷入肺、脾、胃三经，辛散香通，化湿涤浊，排脓消肿止痛，通鼻窍；藁本能上达巅顶，散风寒止头痛；薄荷清利头目，疏散风热；北细辛入肝、肾、膀胱经，善通九窍，其性升浮，偏治头面诸风百疾；黄芩清解上焦肺热；鱼腥草清肺热解毒，清利头目，且有排脓之功；炒白术、茯苓、法半夏益气健脾，化痰利湿，扶正祛邪；桔梗宣肺通窍，解毒排脓；甘草清热解毒，缓急止痛，调和诸药；另外，桔梗、甘草为舟楫之剂，可载药上行。全方共奏疏风散热，清热解毒，行气活血，消肿止痛，升清降浊之功。

[加减] 头痛剧烈者，加蔓荆子 12 g；鼻甲肥厚者，加白僵蚕 12 g，露蜂房 12 g；久病夹瘀者，加红花 10 g，莪术 10 g。

4. 辛夷鼻炎汤：

[组成] 辛夷 12 g，苍耳子 12 g，白芷 12 g，桑白皮 12 g，黄芪 30 g，防风 10 g，白术 12 g，法半夏 10 g，泽泻 12 g，杏仁 10 g，桔梗 10 g，菊花 10 g，蒲公英 15 g，白花蛇舌草 15 g，鱼腥草 15 g，丹参 15 g，川芎 15 g。每日 1 剂，水煎分 2 次服。

[功效] 疏风理肺，解毒通窍，活血利湿。

[方解] 方中防风、白芷、辛夷、苍耳子疏散风邪，白芷还能排脓止头痛；肺开窍于鼻，桑白皮、杏仁、桔梗宣肃肺气，合辛夷、苍耳子通鼻窍，桔梗还能解毒排脓；菊花、蒲公英、白花蛇舌草、鱼腥草清热解毒，菊花还能止头痛；丹参、川芎活血化瘀；泽泻、法半夏利湿化痰，以利于炎症的消除；黄芪、白术益气健脾，合防风增强机体抵抗力，以防外邪侵袭，利于病情恢复。诸药相伍，共奏疏风理肺，解毒通窍，活血利湿之功效。

[加减] 肺经风热者，加连翘 12 g，薄荷 10 g，蔓荆子 12 g，以疏散风热、清热解毒止痛；胆经郁热，上蒸清窍者，加柴胡 10 g，黄芩 10 g，龙胆 12 g，以清胆泻热、解毒通窍；脾胃湿热上蒸者，加黄连 10 g，薏苡仁 15 g，藿香 12 g，以清脾除湿、解毒排脓；日

久不愈，肺脾气虚者，加人参 10 g，茯苓 12 g，以补益肺脾之气。

5. 芪金鼻炎汤：

[组成] 生黄芪 15 g，金银花 15 g，黄芩 12 g，辛夷 12 g，连翘 12 g，苍耳子 12 g，白术 12 g，防风 10 g，赤芍 12 g，白芷 10 g，桔梗 10 g，路路通 12 g，川芎 10 g，甘草 5 g，细辛 3 g。每日 1 剂，水煎分 2 次服。

[功效] 益气固表，消肿排脓，活血化瘀。

[方解] 方中生黄芪益气固表；白术健脾益气，合生黄芪以补脾而助气血之源，使气充血旺；防风走表祛风邪，合黄芪、白术，以益气散邪，且黄芪得防风固表不留邪，祛邪不伤正，实系补中有疏，散中寓补之意；苍耳子、辛夷、细辛，发散风寒，通利鼻窍；白芷散风除湿，消肿排脓；黄芩清肺泻火解毒；桔梗宣散鼻经之邪；川芎、路路通、赤芍，行气活血，化瘀通络；金银花、连翘清热解毒；甘草调和诸药。诸药合用，共奏益气固表、消肿排脓、活血化瘀之功。

[加减] 鼻黏膜苍白水肿，流清涕严重者，加茯苓 15 g，车前草 15 g；头痛较甚者，加藁本 10 g，蔓荆子 12 g。

变应性鼻炎

变应性鼻炎又称过敏性鼻炎，是主要发生于鼻黏膜，并以Ⅰ型（速发型）变态反应为主的疾病，包括常年性变应性鼻炎和花粉症。一般病理表现包括鼻黏膜组织间隙水肿、毛细血管扩张、通透性增加、腺体分泌增加，使大量渗出液在结缔组织内存留，压迫表浅血管，使黏膜呈现苍白色。主要表现为每天数次阵发性发作喷嚏，多在晨起或夜晚接触变应原后立刻发作，流大量清涕，鼻痒，呈虫爬行感或奇痒难忍，鼻塞，鼻黏膜检查呈苍白水肿，或淡白、灰白，或淡紫色，鼻腔可见清稀鼻涕。合并感染可见黏膜充血，反复发作者可有中鼻甲息肉样变或肥大。

根据变应性鼻炎的特征，其属中医学"鼻鼽"范畴。中医学认为，其发生不外乎内外因，内因素体虚寒、肺虚不固及脾肾阳虚，外因风寒异气（变应原）入侵。病机表现为脏腑功能失调，以肺、脾、肾之虚损为主，其病主要在肺，但与脾、肾有密切的关系。由于肺气虚，卫表不固，腠理疏松，风寒乘虚而入，犯及鼻窍，邪正相搏，肺气不得通调，津液停聚，鼻窍壅塞，遂致喷嚏流清涕；肺气的充实，有赖于脾气的输布，脾气虚弱，可致肺气不足，肺失宣降，津液停聚，寒湿久凝鼻部而致病；肾主纳气，为气之根，若肾的精气不足，气不归元，肾失摄纳，气浮于上可致喷嚏频频，若肾之阳气不足，寒水上泛，则致鼻流清涕不止。主要证候有肺气虚弱、风寒犯鼻，肺脾气虚、水湿泛鼻，肾气亏虚、鼻失温煦等。

一、常见证的辨治

1. 肺气虚弱，风寒犯鼻证：

[主要表现] 鼻窍奇痒，喷嚏连连，继则流大量清涕，鼻塞不通，嗅觉减退，平素恶风怕冷，易感冒，每遇风冷则易发作，反复不愈，全身倦怠懒言，气短音低，或有自汗，面色发白，舌质淡红，舌苔薄白，脉虚弱。

[治法方药] 益气温肺扶正，疏风散寒通窍。温肺止流（丹）汤加减：党参 15 g，黄芪 15 g，白术 12 g，防风 10 g，辛夷 10 g，苍耳子 12 g，鹅不食草 10 g，益智 12 g，诃子

10 g，细辛 5 g，甘草 5 g。

2. 肺脾气虚，水湿泛鼻证：

[主要表现] 鼻塞鼻胀较重，鼻涕清稀或黏白，淋漓而下，嗅觉迟钝，双下鼻甲黏膜肿胀较甚，苍白或灰暗，或呈息肉样变，病久反复发作，平素常感头重头昏，神昏气短，四肢困倦，胃纳欠佳，大便或溏，舌质浅淡，舌苔薄白，脉濡弱。

[治法方药] 补气健脾益肺，燥湿化浊通窍。补中益气汤加减：党参 15 g，黄芪 15 g，茯苓 15 g，白术 12 g，升麻 10 g，柴胡 10 g，生薏苡仁 30 g，五味子 12 g，浮小麦 30 g，糯稻根 30 g，陈皮 10 g，炙甘草 5 g。

3. 肾气亏虚，鼻失温煦证：

[主要表现] 鼻衄多为长年性，鼻痒不适，喷嚏连连，时间较长，清涕难敛，早晚较甚，鼻甲黏膜苍白水肿，平素颇畏风冷，甚则枕后、颈项、肩背亦觉寒冷，四肢不温，面色淡白，精神不振，或腰膝酸软，遗精早泄，小便清长，夜尿频多，舌质浅淡，脉沉细弱。

[治法方药] 温阳补肾，收敛湿浊。金匮肾气（丸）汤加减：熟地黄 15 g，鹿角霜（包煎）15 g，山药 15 g，熟附子（先煎）10 g，益智 12 g，山茱萸 12 g，辛夷 10 g，细辛 3 g，吴茱萸 10 g，肉桂 5 g，炙甘草 5 g。

4. 肺经郁热证：

[主要表现] 多见于鼻衄初起或禀质过敏者，遇热气或食辛热的食物时，鼻胀塞、酸痒不适，喷嚏频作，鼻流清涕，鼻下甲肿胀，色红或紫暗，或咳嗽咽痒，口干烦热，舌质红，舌苔黄，脉弦滑。

[治法方药] 清泻肺热，宣通鼻窍。辛夷清肺饮加减：黄芩 12 g，知母 12 g，桑白皮 12 g，枇杷叶 12 g，栀子 12 g，升麻 10 g，麦冬 15 g，百合 15 g，蔓荆子 10 g、白蒺藜 12 g，蝉蜕 10 g，辛夷 10 g，地龙 10 g。

5. 气虚血滞证：

[主要表现] 鼻窍奇痒，喷嚏连连，鼻涕清稀或黏白，嗅觉迟钝，鼻黏膜充血，鼻甲肥大或呈息肉样变，色紫黯，面色无华，倦怠乏力，舌淡质见瘀点，舌苔薄，脉迟涩。

[治法方药] 补气扶正，活血通窍。天黄灵汤加减：黄芪 15 g，当归 12 g，川芎 10 g，赤芍 12 g，生地黄 12 g，党参 12 g，制何首乌 12 g，苍耳子 12 g，辛夷 10 g，丹参 12 g，徐长卿 30 g，五味子 5 g。

6. 表寒里热证：

[主要表现] 外感后鼻窍奇痒，喷嚏频发，流大量清涕，鼻塞不通，嗅觉减退，伴恶寒发热，头痛身疼，无汗烦躁，口渴咽燥，或大便秘结，舌质红，舌苔黄，脉数。

[治法方药] 散寒解表，清热通窍。加味大青龙汤：麻黄 10 g，石膏 18 g，桂枝 10 g，荆芥 10 g，防风 10 g，白芷 10 g，杏仁 10 g，紫草 12 g，石榴皮 12 g，乌梅 12 g，苍耳子 12 g，辛夷 10 g，甘草 5 g。

二、试试精选验方

1. 鼻安汤：

[组成] 黄芪 15 g，白术 12 g，淫羊藿 12 g，蝉蜕 12 g，僵蚕 12 g，白芷 12 g，辛夷（包煎）12 g，防风 12 g，丹参 12 g，川芎 12 g，豨莶草 10 g，诃子 10 g，细辛 3 g。每日 1 剂，水煎分 2 次服。

[功效] 益气固卫，温肾健脾，祛风通窍。

[方解] 方中黄芪补气健脾、益卫固表；白术健脾益气、培土生金；淫羊藿温补肾阳；防风走表祛风；蝉蜕、僵蚕虫类搜风；细辛、辛夷、白芷辛温开窍；豨莶草祛风除湿；诃子止涕；川芎、丹参活血。诸药合用，共奏益气固卫、温肾健脾、祛风通窍之功。

[加减] 遇冷症状明显者，加桂枝 10 g，荆芥 10 g；喷嚏、鼻痒明显者，加地龙 10 g，乌梅 12 g；鼻塞明显者，加鹅不食草 12 g；涕多者，加五味子 10 g。

2. 温鼻通窍饮：

[组成] 炙黄芪 15 g，白术 12 g，葛根 15 g，桂枝 10 g，生麻黄 8 g，辛夷 10 g，防风 10 g，蝉蜕 10 g，薄荷（后下）10 g，甘草 10 g。每日 1 剂，水煎分 2 次服。

[功效] 温补脾肾，疏风宣肺。

[方解] 方中重用炙黄芪补气升阳；白术和中益气健脾；鼻为清阳之气交汇之处，葛根善升发清阳，鼓舞中下焦之气；三者益气升阳、补益肺脾共为君药，鼻窍得以温煦，则"红日当空，阴霾自散"。生麻黄、桂枝辛开苦降，善能开宣肺气，亦具温通之功，配伍辛夷引中焦清阳上达而通鼻窍共为臣药；鼻为清窍，喜清轻上达之品，蝉蜕、薄荷芳香理气，上达病所，防风祛风止痒为佐；甘草补脾润肺，调和诸药为使。诸药合用，兼顾标本，共奏温补脾肾、疏风宣肺之功。

3. 益气脱敏汤：

[组成] 生黄芪 15 g，防风 12 g，白术 12 g，白芍 12 g，柴胡 10 g，桂枝 10 g，苍耳子 12 g，辛夷 12 g，白芷 10 g，当归 12 g，乌梅 12 g，甘草 5 g。每日 1 剂，水煎分 2 次服。

[功效] 补肺固表，祛风散寒，止痒通窍。

[方解] 方中黄芪补气升阳以固卫表；白术健脾益气，培土生金，以实肺卫；防风走表御邪而去风固表，且黄芪得防风，固表而不留邪，防风得黄芪祛邪而不伤正；桂枝温通阳气上达鼻窍；柴胡疏风散邪，并引诸药上行；血为气之母，当归养血而为益气；乌梅酸收而防气散；苍耳子、白芷、辛夷共起温通鼻窍之用；甘草一则调和诸药，二则甘缓以疗鼽嚏之急。综观全方，诸药合用，共奏补肺气、固卫表、祛风寒、止痒通窍之功效。

4. 益卫清金汤：

[组成] 生黄芪 60 g，白术 30 g，防风 30 g，黄芩 20 g，桑白皮 20 g，栀子 10 g，金银花 12 g，连翘 12 g，薄荷 10 g，蝉蜕 10 g，党参 12 g，薏苡仁 12 g，百合 10 g，牵牛子 10 g，当归 12 g，红花 10 g，积雪草 12 g，桔梗 10 g，辛夷 10 g，杜仲 10 g，肉桂 5 g，甘草 5 g。每日 1 剂，水煎分 2 次服。

[功效] 健脾益气，固卫清金。

[方解] 方中重用生黄芪、白术、防风补肺脾气虚；配合黄芩、桑白皮、栀子、积雪草、金银花、桔梗、连翘、薄荷清金化痰；党参、薏苡仁健脾益气；蝉蜕、牵牛子祛风止痒；配合当归、红花活血化瘀以达"血行风自灭"；辛夷辛散温通，芳香走窜，上行头面，善通鼻窍；杜仲补益肝肾；百合养阴润肺清心；肉桂性温，防止清肺热药物寒凉过度；甘草调和诸药。诸药合用，共奏健脾益气、固卫清金之功。

5. 温阳益气汤：

[组成] 制附子（先煎）10 g，细辛 5 g，白芥子 12 g，益智 12 g，防风 12 g，补骨脂 12 g，杜仲 12 g，白术 12 g，黄芪 30 g，炙甘草 5 g，生姜 15 g，大枣 15 g。每日 1 剂，水煎分 2 次服。

[功效] 温养脾肾，补益肺脾。

[方解] 方中制附子壮元阳，补命火，搜逐内陷之寒邪；补骨脂、杜仲、益智补肾助

阳；黄芪、白术、防风、炙甘草、大枣补益肺脾之气；细辛、白芥子走经窜络，启闭开窍，还能助附子拨动肾中机窍，引肾中阳气上助肺气；生姜辛温助肺气宣发。诸药合用，共奏温养脾肾，补益肺脾之功。

[加减]鼻塞甚而汗出少者，加辛夷10 g；鼻痒明显者，加紫草10 g，地龙10 g，蝉蜕10 g；久郁化火，鼻涕色黄者，加黄芩12 g；血瘀者，酌加牡丹皮12 g，赤芍12 g，桃仁10 g，红花10 g。

 # 慢性咽炎

慢性咽炎为咽部黏膜、黏膜下及其淋巴组织的慢性炎症。弥漫性炎症常为上呼吸道慢性炎症的一部分；而局限性炎症则多为咽淋巴组织的炎症。慢性咽炎临床上以咽喉干燥、痒痛不适、咽内异物感或干咳少痰为特征，病程长，症状易反复发作，往往不易治愈。有人统计慢性咽炎发病率占咽喉部疾病的10%～12%，占耳鼻咽喉疾病的1%～4%。多发生于成年人。

根据慢性咽炎的临床特征，其属于中医学"喉痹"范畴。中医学认为，本病主要由于脏腑之阴阳、气血、津液亏虚或失调，咽喉失养，气血痰浊瘀滞所致，一般病程较长。临床所见以阴虚为多，阳虚相对少见，往往兼夹"痰凝""瘀血"而表现为虚中夹实。

一、常见证的辨治

1. 肺阴虚损证：

[主要表现]咽喉疼痛不甚，干灼不适，口燥咽干，吞咽不利，咽中如有物堵塞，干痒咳嗽，痰少黏稠，或痰中带血，晨轻暮甚，至夜尤甚，喉关及周围黏膜渐红，喉底有潮红之细小颗粒突起，甚则融合成片，五心烦热，唇红颧赤，午后潮热，盗汗，舌质红，舌苔干少津，脉细数。

[治法方药]养阴清肺，生津润咽。养阴清肺汤加减：麦冬15 g，玄参15 g，白芍12 g，生地黄12 g，玉竹12 g，牡丹皮12 g，百合10 g，地骨皮12 g，浙贝母12 g，桔梗10 g，薄荷10 g，甘草3 g。

2. 肝肾阴虚证：

[主要表现]咽喉干灼不适，不甚疼痛，干痒吞咽不利，咽部如物塞，咽干口燥，喉关及周围黏膜潮红，喉底或见细小潮红颗粒突起，黏膜干燥少津，头昏目眩耳鸣，视矇健忘，腰膝酸软，烦热盗汗，遗精或月经量少，舌质红，舌苔少，脉细数。

[治法方药]滋补肝肾，养阴润咽，知柏地黄汤加减：知母12 g，生地黄15 g，山茱萸12 g，泽泻10 g，黄柏10 g，山药12 g，茯苓12 g，牡丹皮12 g，枸杞子12 g，菊花10 g，墨旱莲12 g，女贞子12 g，珍珠母（先煎）30 g。

3. 脾肾阳虚证：

[主要表现]咽喉微痛，梗梗不适，或干渴不思饮，饮则喜热，咽内不红不肿，或略带淡红色，语声低微，精神不振，小便清长，大便溏薄，纳谷不香，手足不温，腰酸僵硬，舌质浅淡，舌苔白滑，脉沉细弱。

[治法方药]温补脾肾，清泻虚火。肾气（丸）汤加减：熟地黄12 g，山药12 g，山茱萸12 g，茯苓12 g，牡丹皮10 g，泽泻10 g，菟丝子12 g，制附子（先煎）10 g，玄参12 g，知母10 g，五味子10 g，肉桂5 g。

4. 气虚咽喉失养证：

[主要表现] 咽喉微干微痒微痛，有异物梗阻感或痰黏着感，容易恶心作呕，时欲温饮而不多，上午症状明显，遇劳或进寒凉食物则症状加重，检查见咽肌膜色淡，微肿，络脉清晰，喉底小瘰增生，粒大扁平色淡，或融合成片，喉底黏膜表面可附着黏白分泌物，面色无华或萎黄，倦怠乏力，纳差食少，小便清长，舌质浅淡，舌苔薄白，脉缓弱。

[治法方药] 补气健脾，化痰散结。补中益气汤加减：黄芪 15 g，人参 10 g，柴胡 10 g，升麻 5 g，白术 12 g，当归 12 g，牡蛎（先煎）12 g，枳壳 10 g，川贝母 10 g，陈皮 10 g，炙甘草 6 g。

5. 痰火郁结证：

[主要表现] 咽部异物感，痰黏着感，微痛口臭，易恶心作呕，痰黏稠带黄，检查咽部色暗红，黏膜肥厚，咽后壁滤泡增多，甚至融合成块，咽侧索肥厚，舌质红，舌苔黄厚，脉细滑数。

[治法方药] 清热泻火，化痰利咽。清气化痰（丸）汤加减：黄芩 12 g，金银花 12 g，桑白皮 15 g，浙贝母 10 g，瓜蒌皮 15 g，竹茹 10 g，天花粉 12 g，牡丹皮 12 g，玄参 12 g，橘红 10 g，法半夏 10 g，天竺黄 10 g，桔梗 10 g，甘草 3 g。

6. 气郁咽喉证：

[主要表现] 咽梗阻感或痰黏着感，咽胀痛或刺痛，咳嗽痰少，或咽干燥、灼热微痛，伴情志不舒，烦躁易怒，呃逆嗳气，口苦，舌质淡，舌苔薄，脉弦。

[治法方药] 疏肝解郁，理气化痰。柴胡疏肝（散）汤加减：柴胡 10 g，郁金 10 g，川芎 10 g，香附 10 g，枳壳 10 g，白芍 12 g，法半夏 10 g，厚朴 10 g，紫苏 10 g，陈皮 10 g，甘草 6 g。

7. 血瘀咽喉证：

[主要表现] 久病咽部干燥不适，微痛或刺痛感，时欲漱水不欲咽，检查咽部肌膜肥厚，暗红，脉络扩张迂曲如网，舌质有瘀点，舌苔薄，脉涩。

[治法方药] 活血化瘀，养血利咽。桃红四物汤加减：当归尾 12 g，熟地黄 12 g，白芍 12 g，川芎 10 g，桃仁 10 g，红花 10 g，丹参 12 g，地龙 10 g。

二、试试精选验方

1. 银马汤：

[组成] 金银花 10～20 g，连翘 10～20 g，牛蒡子 5～15 g，射干 5～15 g，马勃 5～15 g，僵蚕 5～15 g，蝉蜕 5～15 g，木蝴蝶 5～12 g，桔梗 5～15 g，诃子 5～10 g，芦根 5～15 g，玄参 5～15 g，乌梅 5～15 g，生甘草 5～10 g。每日 1 剂，水煎分 2 次服。

[功效] 清热解毒散结，滋阴开郁利咽。

[方解] 方中金银花、连翘、马勃清热解毒、利咽散结为君；玄参、芦根滋阴生津润喉，僵蚕、蝉蜕清热止痒，共为臣药；诃子、乌梅敛肺宽喉，木蝴蝶、桔梗宣肺化痰，共为佐药；生甘草清热解毒，调和诸药。诸药相伍，全方共奏清热解毒、疏风散结、滋阴润喉、开郁利咽之功。

[加减] 咳嗽者，加紫菀 10 g，百部 10 g，瓜蒌 12 g，以祛痰止咳；呕吐者，加旋覆花（包煎）12 g，枇杷叶 10 g，以降肺止呕；便干者，加火麻仁 12 g，肉苁蓉 10 g，以润肠通便；咽干口渴者，加胖大海 12 g，天冬 12 g，天花粉 12 g，以养阴生津润燥；舌质红者，加赤芍 12 g，牡丹皮 12 g，以清热凉血。

2. 利咽汤：

[组成] 板蓝根 20 g，生地黄 20 g，沙参 20 g，玄参 20 g，白花蛇舌草 20 g，麦冬 20 g，金银花 15 g，桔梗 15 g，射干 15 g，蒲公英 15 g，牛蒡子 15 g，半枝莲 15 g，黄芩 15 g，穿心莲 15 g，冬凌草 30 g，连翘 30 g，山楂 12 g。每日 1 剂，水煎分 2 次服。

[功效] 清热解毒，利咽消肿。

[方解] 方中生地黄清热凉血、养阴生津；板蓝根清热解毒、凉血利咽；连翘、金银花清热解毒，止血凉血；麦冬润肺、养胃生津；黄芩清热解毒；桔梗祛痰止咳排脓；牛蒡子散瘀血、消痈肿；山楂助消化行气。诸药相伍，全方共奏清热解毒，利咽消肿之功。

[加减] 干咳少痰、手足心热者，加黄柏 10 g，知母 10 g；痰多咳重者，加杏仁 15 g，白果 15 g；久病气血凝结者，加桃仁 10 g，红花 10 g；心烦不寐者，加首乌藤 12 g，栀子 10 g。

3. 疏肝利咽汤：

[组成] 郁金 15 g，紫苏 10 g，枳壳 10 g，桔梗 10 g，橘红 10 g，枇杷叶 10 g，浙贝母 10 g，全瓜蒌 20 g，玉蝴蝶 5 g，黄芩 10 g，天花粉 12 g，丹参 12 g，赤芍 12 g，玄参 30 g，薄荷 5 g。每日 1 剂，水煎分 2 次服。

[功效] 疏肝祛瘀散结，理气健脾润肺。

[方解] 方中郁金、紫苏、枳壳、橘红疏肝解郁，行气消胀，燥湿化痰，理气健脾，以消痰气凝结之患；枇杷叶、黄芩清肺润燥，化痰止咳，泻热降火，以清上焦之肺火；玄参、全瓜蒌、天花粉益肾养阴，宽中理气，润肺生金，以金水相生；赤芍、丹参、浙贝母活血化瘀，除烦安神，清热散结，以消咽中瘀结；桔梗、玉蝴蝶、薄荷祛痰止咳，宣肺利咽，以引药上行咽喉。诸药相伍，共奏疏肝行气，祛瘀散结，理气健脾，益肾润肺之功。全方标本兼治，临床用之，屡治屡效。

[加减] 肺阴亏虚而见五心烦热、口干欲饮凉者，加麦冬 12 g，百合 12 g；肾阴亏虚而见午后低热、腰酸困者，加熟地黄 12 g，山茱萸 12 g；气郁甚善太息者，加竹茹 10 g；脾虚大便稀、舌苔白腻者，加苍术 12 g，麦芽 15 g；气虚自汗、怕风、易感冒者，加黄芪 12 g，白术 12 g，防风 10 g；咽部发痒者，加地龙 10 g，蝉蜕 10 g，前胡 10 g；淋巴滤泡增生者，加夏枯草 12 g，生牡蛎（先煎）12 g，僵蚕 10 g。

4. 悦咽汤：

[组成] 玄参 15 g，北沙参 15 g，板蓝根 15 g，麦冬 12 g，炒牛蒡子 12 g，蝉蜕 10 g，木蝴蝶 10 g，浙贝母 10 g，桔梗 10 g，炙甘草 5 g。每日 1 剂，水煎分 2 次服。

同时，用金银花 5 g，麦冬 5 g，青果 5 g，金果榄 5 g，陈皮 5 g，甘草 3 g，胖大海 1 枚。开水冲泡，每日 1 剂，当茶饮。

[功效] 滋阴润肺，利咽消肿，祛风止咳。

[方解] 方中玄参滋阴降火、除烦解毒，"消咽喉之肿、泻无根之火"；北沙参养阴清肺、祛痰止咳，"治一切阴虚火炎、似虚似实、逆气不降、清气不升"；麦冬润肺益胃清心，退虚热解肺燥；板蓝根、金银花清热解毒，凉血利咽；桔梗宣肺祛痰，载药上行；浙贝母清热化痰，散结解毒；炒牛蒡子、蝉蜕宣肺利咽消肿；木蝴蝶、青果、金果榄、胖大海均能润肺利咽，木蝴蝶还可疏肝和胃；甘草补中和胃，祛痰止咳，缓和药性。诸药合用，共奏滋阴润肺、利咽消肿、祛风止咳之效，临床效果满意。

[加减] 神疲乏力者，加黄芪 12 g，白术 12 g；恶风自汗者，加防风 12 g，桂枝 10 g；咳嗽黏痰者，去北沙参，加姜半夏 10 g，橘红 10 g，瓜蒌 12 g。

5. 健脾利咽汤：

[组成] 太子参 12 g，白术 12 g，白芍 12 g，山药 12 g，茯苓 12 g，柴胡 10 g，桔梗 10 g，黄芪 12 g，法半夏 10 g，陈皮 10 g，浙贝母 12 g，生地黄 12 g，玄参 12 g，甘草 3 g。每日 1 剂，水煎分 2 次服。

[功效] 健脾化痰，生津利咽。

[方解] 方中太子参擅补脾肺之气；白术既能益气补虚，又能健脾燥湿；山药色白入肺，味甘归脾，既补脾胃又益肺肾，不仅补气亦能养阴，助太子参、白术以健脾益气；三药合用，益气健脾，脾旺湿自消，共为君药。茯苓利水渗湿、健脾助运；茯苓、白术合用，健脾除湿之功更强；陈皮为脾、肺二经气分之药，但随所配而补泻升降，使补气药补而不滞，收到更好的治疗效果；桔梗宣肺利气，并载诸药上行直达病所而成培土生金之功；柴胡鼓舞脾胃清阳之气上行，复其本位；生地黄养胃阴，生津液；玄参滋阴降火，利咽喉，与生地黄、桔梗相配，利咽生津，共为佐药；甘草益气和中，润肺止咳，调和诸药为使药。诸药配伍，补其虚则脾气健运、清气得升，水谷精微得气以运化输布；利其湿则浊阴得降，水湿得化，共奏健脾化痰、生津利咽之功。

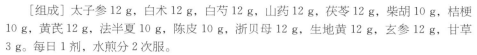

慢性喉炎

慢性喉炎是指喉部黏膜的慢性非特异性炎症，是耳鼻咽喉常见的慢性疾病。临床上以声音嘶哑、干咳、喉痛、喉不适感为主要表现。因病变程度的不同，慢性喉炎主要包括单纯性喉炎、肥厚性喉炎、萎缩性喉炎、结节性喉炎、声带息肉、喉黏膜变性和喉关节病。本病是急性喉炎反复发作或迁延不愈的结果。此外，长期用声不当或用声过度亦为其重要的原因。

根据慢性喉炎的临床特征，其属于中医学"慢喉喑"范畴，又称"久病失音""久嗽声哑"，乃喉喑的一种。中医学认为，病机多为阴虚咽喉失濡，气虚阳亏咽喉失养，以致郁热熏蒸咽喉，气血痰瘀阻滞喉窍所致。

一、常见证的辨治

1. 肺肾阴虚证：

[主要表现] 声音嘶哑，时轻时重，低沉费力，讲话不能持久，每因劳累或多言后声嘶加重，常有清嗓习惯，干咳少痰，喉部微痛或干痒不适，全身伴腰膝酸软，心烦少寐，口渴咽干，午后颧红，舌质红，舌苔少，脉细数。检查见声带微红或暗红，边缘增厚，常有黏痰黏附，声门闭合不全。

[治法方药] 滋补肺肾，养阴润喉。百合固金汤加减：百合 12 g，玄参 15 g，生地黄 12 g，熟地黄 12 g，麦冬 15 g，知母 12 g，墨旱莲 12 g，桔梗 10 g，当归 10 g，黄柏 10 g，地骨皮 12 g，诃子 10 g，蝉蜕 10 g，生甘草 5 g。

2. 肺脾气虚证：

[主要表现] 声嘶日久，劳则加重，语言低微，讲话费力，不能持久，少气懒言，面色萎黄，倦怠乏力，纳呆便溏，唇舌淡红，舌质浅淡，舌苔薄白，脉虚弱。检查见咽喉黏膜色淡，声带松弛无力，声门闭合不良。

[治法方药] 益气健脾，补肺开音。补中益气汤加减：黄芪 15 g，党参 15 g，白术 12 g，茯苓 15 g，山药 15 g，木蝴蝶 10 g，诃子 12 g，当归 12 g，白扁豆 12 g，桔梗

10 g，升麻 5 g，蝉蜕 10 g，炙甘草 5 g。

3. 气滞血瘀痰凝证：

[主要表现] 声嘶日重，持续无减，讲话费力，喉内不适，有异物感，喉中有痰，常"吭喀"以清嗓，伴胸闷不舒，咽干不欲多饮，舌质暗红或有瘀点，舌苔薄白，脉涩。检查见喉部黏膜暗红肿胀，声带暗红肿胀如棒状，常有痰液黏附，或见小结或息肉。

[治法方药] 活血化瘀，宣肺化痰。会厌逐瘀汤加减：赤芍 12 g，桃仁 10 g，红花 10 g，牡丹皮 12 g，玄参 12 g，生地黄 12 g，麦冬 15 g，桑白皮 12 g，瓜蒌皮 12 g，郁金 12 g，猫爪草 15 g，桔梗 10 g，法半夏 10 g，浙贝母 12 g，甘草 5 g。

4. 痰热蕴结证：

[主要表现] 声嘶时轻时重，说话费力，痰多黄稠，时有咳嗽，常"吭喀"清嗓，喉中不适，或咽痛时作，咽干欲饮，舌质红，舌苔黄腻，脉弦滑。检查见喉黏膜充血，声带暗红，水肿肥厚明显，边缘厚钝，或见息肉或声带水肿息肉样变，声门闭合不全。

[治法方药] 清肺泻热，化痰利喉。清金化痰汤加减：黄芩 12 g，金银花 12 g，海浮石（先煎）12 g，桔梗 10 g，麦冬 12 g，桑白皮 15 g，浙贝母 12 g，瓜蒌子 12 g，天竺黄 10 g，知母 12 g，茯苓 12 g，胖大海 12 g，蝉蜕 10 g，甘草 5 g。

5. 痰湿困脾证：

[主要表现] 声带肥厚色淡，或有小结，闭合不全，面色不华或萎黄，倦怠乏力，纳差食少，舌质淡，舌苔腻，脉滑。

[治法方药] 益气健脾，燥湿化痰。六君子汤加减：党参 15 g，白术 12 g，薏苡仁 15 g，茯苓 12 g，陈皮 10 g，法半夏 12 g，泽泻 10 g，石菖蒲 12 g，山慈菇 12 g，生牡蛎（先煎）12 g，桔梗 10 g，甘草 10 g。

6. 血瘀声户证：

[主要表现] 声嘶日久，喉内异物梗阻感，或喉内外微痛，痛处不移，声带肥厚色暗红，或有小结，声带闭合不全，伴胸胁不舒，时轻时重，或咽喉干燥，但欲漱水不欲咽，舌暗红或有瘀点，脉弦细或涩。

[治法方药] 活血化瘀，疏肝利喉。桃红四物汤加味：当归尾 12 g，赤芍 12 g，地龙 10 g，川芎 10 g，桃仁 12 g，红花 10 g，生地黄 12 g，桔梗 10 g，牡丹皮 12 g，枳壳 10 g，柴胡 10 g，玄参 12 g，甘草 5 g。

二、试试精选验方

1. 活血利咽汤：

[组成] 桃仁 15 g，当归 15 g，红花 12 g，生地黄 15 g，玄参 15 g，桔梗 10 g，枳壳 12 g，赤芍 15 g，麦冬 12 g，蝉蜕 12 g，蒺藜 15 g，郁金 12 g，板蓝根 15 g，山豆根 12 g，甘草 10 g。每日 1 剂，水煎分 2 次服。

[功效] 行气活血，化瘀利咽。

[方解] 方中桃仁、当归、红花、生地黄养血活血；生地黄、玄参配伍麦冬，养阴生津；玄参、麦冬、桔梗、甘草同用，疗咽喉疼痛、阴虚火旺；桔梗与枳壳同用，理气化痰；山豆根为治咽喉肿痛要药，与玄参、板蓝根配伍，增强疗效；赤芍清热凉血、散瘀止痛；蒺藜疏肝理气、活血散瘀；郁金活血止痛、疏肝解郁；蝉蜕疏散肺经风热、宣肺疗哑；板蓝根清热解毒、凉血利咽。诸药合用，共奏行气活血、化瘀利咽之效。

[加减] 伴咽部淋巴滤泡增生者，加生牡蛎（先煎）15 g，僵蚕 12 g；伴呕吐者，加旋覆花（包煎）12 g，赭石（先煎）20 g；伴重咳者，加杏仁 12 g，百部 15 g。

2. 滋阴活血汤加减:

[组成] 生地黄 12 g,熟地黄 12 g,麦冬 12 g,玄参 12 g,桃仁 12 g,白芍 12 g,红花 10 g,当归 12 g,赤芍 12 g,桔梗 10 g,木蝴蝶 10 g,蝉蜕 10 g,甘草 10 g。每日 1 剂,水煎分 2 次服。

[功效] 滋阴降火,行气活血,润喉开音。

[方解] 方中生地黄、熟地黄滋养肺肾;麦冬、玄参滋阴生津、降火利喉;当归、白芍养血和阴;桔梗、甘草化痰利喉;赤芍、红花、桃仁活血祛瘀;木蝴蝶、蝉蜕利喉开音。诸药合用,共达滋阴降火、行气活血、润喉开音之功效。

[加减] 少气懒言、倦怠乏力、面色萎黄者,加人参 10 g,黄芪 12 g,柴胡 10 g;声带肿胀、湿重痰多者,加法半夏 10 g,茯苓 12 g,浙贝母 10 g。

3. 喉炎清汤:

[组成] 玄参 12 g,桔梗 12 g,陈皮 12 g,牛膝 12 g,蝉蜕 10 g,僵蚕 10 g,柴胡 10 g,茯苓 12 g,甘草 10 g。每日 1 剂,水煎分 2 次服。

[功效] 清热化痰,消肿散结,润肺开音。

[方解] 方中玄参甘寒清热,解毒利咽,为治咽喉疾病之要药;柴胡开郁化痰散结;桔梗、甘草、蝉蜕宣肺散邪,化痰宏音;陈皮燥湿健脾,化痰祛浊;茯苓健脾和胃,渗湿泄热;牛膝活血化瘀;僵蚕清热解毒,化痰散结。诸药相合,共奏清热化痰、消肿散结、润肺开音之功,遂获良效。

4. 海藻开音汤:

[组成] 海藻 12 g,昆布 12 g,僵蚕 10 g,浙贝母 12 g,当归 12 g,赤芍 12 g,玄参 12 g,射干 10 g,木蝴蝶 10 g,蝉蜕 10 g,桔梗 10 g,枳壳 10 g。每日 1 剂,水煎分 2 次服。

[功效] 化痰软坚散结,祛瘀通络,利喉开音。

[方解] 方中海藻、昆布、僵蚕、浙贝母化痰软坚散结;当归、赤芍活血化瘀通络;玄参、射干宣肺化痰,利喉开音;桔梗清喉并载药上行;枳壳行气活血;木蝴蝶、蝉蜕利喉开音。诸药合用,共奏化痰软坚散结、祛瘀通络、利喉开音之功。

5. 润肺开音汤:

[组成] 玄参 15 g,麦冬 15 g,桔梗 10 g,射干 10 g,金银花 15 g,金果榄 15 g,木蝴蝶 15 g,牡丹皮 12 g,生甘草 10 g。每日 1 剂,水煎分 2 次服。

[功效] 滋阴润肺,解毒消肿,化痰散结,祛瘀开音。

[方解] 方中玄参咸寒,滋阴降火,解毒润燥;麦冬甘寒,滋养肺阴;射干、桔梗、生甘草清利咽喉,载药上行直达病所;金银花、金果榄清热解毒,利咽消肿;牡丹皮凉血祛瘀,泻血中伏热;妙在木蝴蝶,清热化痰,润肺利咽开音。诸药合用,共奏滋阴润肺,解毒消肿,化痰散结,祛瘀开音之功。药证相符,切中病机,验之临床,每获良效。

[加减] 热较重者,加黄芩 10 g,连翘 15 g;夹痰者,加浙贝母 10 g,海蛤粉 12 g;夹湿者,加苍术 12 g,藿香 10 g;夹瘀者,加丹参 12 g,赤芍 12 g;气血虚者,加太子参 15 g,当归 12 g。

白塞病

白塞病又称口、眼、生殖器三联征或白塞综合征,是以眼、口、生殖器反复出现破溃病损，并伴有目赤成脓、皮肤起疖等为主要临床表现的病势缠绵难愈的疾病。本病是一种原因不明的全身性身体免疫疾病，除眼、口、阴部三联征症状外，尚可侵犯多系统、多器官各组织，如皮肤、关节、神经、心血管、消化、呼吸等系统，具有慢性、进行性、复发性的特点。

根据白塞病的临床特征，其属于中医学"狐惑病"范畴。中医学认为，本病多由感受湿热毒气，或因热病后期，余热未尽，或脾虚湿浊之邪内生，或阴虚内热，虚火扰动等致湿热毒邪内蕴，弥散三焦，阻于经络，浸渍肌肤，伤津劫液，使气滞血瘀痰凝，形成虚实夹杂之候。

一、常见证的辨治

1. 肝经湿热证：

[主要表现] 口唇、咽、舌、阴部溃疡，周围充血，表面覆有黄色渗出，目赤涩痛，眼眵多，皮肤疖肿，结节红斑，全身伴有胸闷，疼痛不适，带下色黄腥臭，小便短赤，舌质红，舌苔黄腻，脉弦滑数。

[治法方药] 清热利湿，疏肝解毒。龙胆泻肝汤：龙胆12 g，夏枯草12 g，黄芩10 g，蒲公英12 g，板蓝根12 g，栀子12 g，泽泻12 g，木通10 g，车前子（包煎）12 g，蛇床子12 g，苦参12 g，生地黄12 g，柴胡10 g，生甘草5 g。

2. 脾胃湿热证：

[主要表现] 口颊咽部形状不规则散在溃疡，周围充血，表面覆有黄色渗出，皮肤散在结节及毛囊炎，目赤口臭，眼眵多，外阴溃烂，表面有黄色渗出，口内流涎，口渴不欲饮，舌质红，苔黄厚腻，脉滑数。

[治法方药] 清利脾胃湿热，凉血解毒化浊。清胃汤合五味消毒饮加减：生石膏20 g，薏苡仁12 g，茯苓12 g，生地黄12 g，牡丹皮12 g，黄芩10 g，黄连5 g，苍术12 g，蒲公英12 g，紫花地丁12 g，金银花30 g，野菊花12 g。

3. 脾虚湿蕴证：

[主要表现] 口腔、外阴溃疡，或眼部红肿、溃烂，溃烂处久不敛口，患处色淡而呈平塌凹陷状，伴有低热，倦怠乏力，头重头昏，脘腹满闷，不思饮食，舌质淡红，舌苔白腻，脉沉濡。

[治法方药] 益气健脾，利湿化浊。补中益气汤加减：人参10 g，黄芪15 g，白术12 g，当归10 g，陈皮10 g，升麻5 g，柴胡10 g，山药12 g，茯苓12 g，泽泻12 g，肉豆蔻12 g，连翘10 g，砂仁10 g，炙甘草10 g。

4. 热毒炽盛证：

[主要表现] 热盛，口、眼、二阴赤烂，皮肤红斑明显或痤疮，烦渴喜饮，小便短赤，大便干结，舌质红，舌苔黄，脉滑数。

[治法方药] 清热泻火，解毒凉血。甘草泻心汤合五味消毒饮加减：黄芩12 g，黄连10 g，栀子10 g，金银花12 g，连翘12 g，蒲公英15 g，赤芍12 g，野菊花12 g，紫花地丁15 g，牡丹皮12 g，玄参12 g，大黄5 g，生甘草10 g。

5. 肝肾阴虚证：

[主要表现] 口、咽、外阴、眼溃烂灼痛，局部色暗红，目赤肿痛，畏光羞明，午后低热，五心烦热，头晕耳鸣，健忘盗汗，失眠多梦，口干口苦，小便短赤，大便秘结，腰膝酸软，舌红少津，脉弦细数。

[治法方药] 滋补肝肾，养阴清热。杞菊地黄（丸）汤加减：枸杞子12 g，菊花10 g，

生地黄 12 g，熟地黄 12 g，山药 12 g，白芍 12 g，山茱萸 10 g，泽泻 10 g，牡丹皮 12 g，玄参 12 g，青葙子 12 g，酸枣仁 10 g，黄柏 10 g。

6. 脾肾阳虚证：

[主要表现] 唇颊咽部散在溃疡，溃疡基底凹陷，边缘水肿，高起发白，周围充血不甚，愈合慢，或小腿散在结节隐痛，伴形寒肢冷，食欲不振，面色萎黄，神疲乏力，胃脘胀满，大便溏薄，腰膝酸软，下肢浮肿，舌质淡胖，舌苔白腻，脉迟缓。

[治法方药] 温补脾肾，利湿化浊。肾气（丸）汤合理中（丸）汤加减：附子（先煎）10 g，肉桂 5 g，熟地黄 12 g，山药 15 g，山茱萸 10 g，茯苓 12 g，猪苓 12 g，党参 12 g，白术 10 g，炒蒲黄（包煎）15 g，炮姜 5 g，炙甘草 5 g。

7. 气血两虚证：

[主要表现] 口、眼、二阴、皮肤溃疡此起彼伏，难以收敛，伴头晕目花，面色苍白，心悸失眠，神疲乏力，易自汗出，少气懒言，舌质浅淡，舌苔薄白，脉细弱。

[治法方药] 补气益血，扶正解毒。八珍汤加减：黄芪 15 g，党参 15 g，白术 12 g，茯苓 12 g，当归 12 g，川芎 10 g，白芍 12 g，熟地黄 12 g，金银花 12 g，蒲公英 12 g，紫花地丁 12 g，玄参 12 g，炙甘草 5 g。

二、试试精选验方

1. 白塞补泻汤：

[组成] 白花蛇舌草 30 g，半枝莲 15 g，牡丹皮 12 g，丹参 20 g，酒大黄 10 g，北沙参 15 g，麦冬 15 g，五味子 10 g，山茱萸 12 g，土茯苓 30 g，黄柏 12 g，苦参 15 g，当归 15 g，黄连 10 g，黄芩 10 g，炒白术 15 g，生甘草 15 g，吴茱萸 5 g，干姜 5 g。每日 1 剂，水煎分 2 次服。

[功效] 清热解毒燥湿，健脾生津活血。

[方解] 方中白花蛇舌草、半枝莲、土茯苓清热解毒、利湿通淋；黄芩、黄连、黄柏、苦参清热燥湿、泻火解毒；当归活血，兼具温通之性，防凉遏之弊；酒大黄导热下行，使湿热从大便而解；生甘草清热解毒；炒白术健脾利湿，杜绝内湿之源，属扶正补虚之要药；沙参、麦冬、五味子取生脉散之义，清热生津，合当归、山茱萸滋补肝肾，以收浮热；吴茱萸、干姜性热，主入肝脾二脏，既能补阳祛湿，又能防苦寒败胃，兼具引火归元之用，是为反佐之药。诸药合用，共奏清热解毒燥湿，健脾生津活血之功。

2. 活血解毒生肌汤：

[组成] 黄芪 30 g，当归 10 g，金银花 10 g，连翘 15 g，生地榆 30 g，白及 15 g，重楼 15 g，龙胆 15 g，黄芩 15 g，牡丹皮 15 g，赤芍 15 g，白芍 15 g，白茅根 20 g，云茯苓 15 g，白术 15 g，甘草 5 g。每日 1 剂，水煎分 2 次服。

[功效] 益气养阴，清热凉血，祛腐生肌。

[方解] 方中黄芪益气生肌、活血止痛；当归、赤芍、牡丹皮养阴清热、凉血活血；黄芩、龙胆清热利湿；金银花、连翘清热解毒；黄芪、金银花托毒外出；云茯苓、白术、甘草益气健脾；当归、黄芪、甘草益气扶正；白及、生地榆、重楼凉血止血、清热解毒、消肿生肌。诸药合用，全方共奏益气养阴、清热凉血、祛腐生肌之功效。

[加减] 口腔溃疡较重者，加黄连 10 g；兼生殖器溃疡者，加滑石（包煎）30 g，泽泻 10 g，苦参 12 g；兼眼部症状者，加菊花 10 g，谷精草 10 g，夏枯草 12 g；发热重者，加生石膏 30 g，虎杖 20 g；关节疼痛者，加海风藤 15 g，忍冬藤 15 g；皮肤结节疼痛难消者，加制乳香 10 g，制没药 10 g，玄参 15 g；皮肤疱疹或结节者，加紫花地丁 20 g，连翘

中医自学十八讲

瞿岳云教授精讲从零开始学懂中医

15 g；腹泻纳呆者，加白术 12 g，炒谷芽 20 g，炒麦芽 20 g，神曲 10 g；血管炎明显者，加红花 10 g，丹参 12 g；肝火旺盛者，加龙胆 12 g，茵陈 20 g，车前子（包煎）20 g；阴虚内热者，加山茱萸 12 g，知母 12 g；脾虚湿盛者，加党参 12 g，白术 10 g。

3. 玄花解毒饮：

［组成］玄参 30 g，金银花 30 g，水牛角（先煎）15 g，连翘 12 g，蒲公英 15 g，黄芩 15 g，黄连 10 g，黄柏 10 g，赤芍 12 g，法半夏 10 g，当归 12 g，生甘草 10 g。每日 1 剂，水煎分 2 次服。

［功效］清热燥湿，凉血解毒，通络透络。

［方解］方中玄参、金银花、连翘、水牛角、蒲公英清热凉血，泻火解毒，水牛角兼有通络透络作用；黄芩、黄连、黄柏清热燥湿解毒；赤芍清热凉血，通络止痛；络以辛为泄，法半夏辛燥化湿；当归辛温养血，和血通络。诸药合用，全方共奏清热燥湿，凉血解毒，通络透络之功效。

4. 甘草赤苓解毒汤：

［组成］生甘草 30 g，赤小豆 30 g，土茯苓 30 g，党参 15 g，当归 15 g，黄芩 10 g，姜半夏 10 g，干姜 10 g，川黄连 10 g，大枣 5 枚。每日 1 剂，水煎分 2 次服。

［功效］清热化湿，安中解毒。

［方解］方中生甘草清热解毒，对疗疮肿诸毒疗效尤为明显；赤小豆解毒排脓，如《药性论》说其"能清热毒痈肿，散恶血不尽"；土茯苓解毒除湿；姜半夏、党参、川黄连、黄芩、干姜、大枣乃《伤寒论》半夏泻心汤，不仅用于伤寒误下而成痞者，对于湿热留恋、脾胃虚弱、升降失调者用之疗效颇为满意；当归活血止痛，对白塞病溃疡所致疼痛效果明显。诸药合用，共奏清热化湿、安中解毒之功效。药证相符，临床疗效满意。

［加减］皮疹为带脓头或不带脓头的毛囊炎者，加蒲公英 15 g，败酱草 15 g；伴外阴溃疡者，加黄柏 12 g，苍术 12 g；伴眼炎者，加菊花 10 g，枸杞子 12 g。

5. 滋阴清热解毒汤：

［组成］生地黄 20 g，熟地黄 20 g，玄参 15 g，牡丹皮 12 g，制鳖甲（先煎）15 g，知母 12 g，黄连 10 g，黄柏 12 g，土茯苓 30 g，薏苡仁 15 g，金银花 15 g，连翘 12 g，当归 12 g，鸡血藤 30 g，白术 10 g，草豆蔻 12 g，甘草 10 g。每日 1 剂，水煎分 2 次服。

［功效］凉血滋阴，清热解毒。

［方解］方中生地黄清热凉血，养阴生津；熟地黄补血滋阴；玄参凉血养阴，清热解毒；牡丹皮清热凉血，活血行瘀；制鳖甲软坚散结，滋阴潜阳；共为君药。知母泻火除烦，滋阴润燥；黄柏清热燥湿，泻火解毒；黄连清热燥湿，泻火解毒；土茯苓清热解毒除湿，用于湿热疮肿；土茯苓、黄柏配伍，清热燥湿解毒；金银花、连翘清热解毒，散结消痈，与生地黄、玄参、黄连配合，用于热毒较盛者；共为臣药。薏苡仁利水除湿，清热排脓，健脾；白术、草豆蔻健脾化湿温中以护中焦，谨防寒凉药太过，损伤脾胃；共为佐药。甘草益气补中，清热解毒，缓和药性，为使药。诸药合用，共奏凉血滋阴，清热解毒之功效。使热毒清，气阴复，阴阳调，病治愈。

 # 复发性口腔溃疡

　　　复发性口腔溃疡又称复发性口疮。本病成因目前尚不十分清楚。多数学者认为，与自身免疫学异常；精神紧张，情绪波动等心理因素；遗传因素；病毒感染；维生素 B_{12}、叶酸、铁、锌、铜的缺乏；超氧化物歧化酶（SOD）活性下降以及循环障碍等有关。

复发性口腔溃疡可见于口腔任何部位，尤好发于上下唇内、两颊黏膜、舌、口底及前庭沟等角化较差的区域。溃疡特点是反复出现圆形或椭圆形溃疡，边缘整齐，溃疡表面覆盖着淡黄色假膜，周围绕以红晕，单发或多发，有烧灼疼痛感。本病有明显的复发性，自限性。复发频度可为 1 年复发几次至每月复发，甚至无间歇地复发，病程数年至数十年不等。临床主要分为轻型口疮，疱疹样口疮和重型口疮。

根据复发性口腔溃疡的临床特征，其属于中医学"口疮""口破""口疡"范畴。中医学认为，本病的病因病机，贯穿于脏腑、气血、阴阳、寒热各个方面，但不外虚、实两端。虚者，多是由于素体阴虚，或久病伤阴，或思虑过度，耗伤阴血，阴虚火旺，虚火上炎而发口疮；或脾气虚损，而水湿不运，或湿邪困脾，脾失健运，导致脾阳不升，浊阴不降，化生湿热，上熏口腔而导致黏膜溃疡；或先天禀赋不足，或久用寒凉，伤及脾肾，脾肾阳虚，阴寒内盛，寒湿上渍口舌，寒凝血瘀，肌膜失却濡养，口疮经久不愈。实者，多因邪毒内蕴，心经受热，或思虑过度，情志之火内郁，而致心火亢盛，循经上攻于口，致口舌溃烂生疮；或饮食不节，过食膏粱厚味、辛辣炙煿之品，以致胃肠蕴热，热盛化火，循经熏蒸于口，而致口舌生疮；或内伤七情，情志不舒，肝失疏达，肝郁化火，上灼口舌而致口疮。

一、常见证的辨治

1. 心火上炎证：

[主要表现] 溃疡多位于舌尖，舌前部或舌边缘，数目较多，面积较小，局部红肿疼痛明显，常伴有口干口渴，心中烦热，小便黄赤，舌尖红，舌苔薄黄，脉略数。

[治法方药] 清心泻火，解毒理疮。泻心汤合导赤（散）汤加减：黄连 10 g，金银花 12 g，连翘 12 g，栀子 10 g，青黛 12 g，生地黄 12 g，竹叶 10 g，玄参 12 g，木通 10 g，紫花地丁 12 g，白茅根 30 g，小蓟 10 g，甘草 5 g。

2. 胃肠积热证：

[主要表现] 溃疡多位于唇、颊、口底部，溃疡形状不规则，基底色深黄，周围充血范围较大，口干口臭，大便秘结，小便黄赤，舌质红绛，舌苔黄干，脉数或洪大。

[治法方药] 清胃泻火，凉血解毒。清胃散合凉膈（散）汤加减：石膏 20 g，黄芩 10 g，生地黄 12 g，黄连 10 g，牡丹皮 12 g，大黄 10 g，赤芍 12 g，升麻 5 g，栀子 10 g，丹参 12 g，连翘 10 g，天花粉 12 g，甘草 10 g。

3. 肝郁化火证：

[主要表现] 溃疡数目大小不一，周围黏膜充血发红，常随情绪改变或月经周期而发作或加重，常伴有胸胁胀闷，心烦易怒，口苦咽干，失眠不寐，舌质红，舌苔薄黄，脉弦数。

[治法方药] 疏肝理气，泻火解毒。丹栀逍遥（散）汤加减：柴胡 10 g，牡丹皮 15 g，栀子 10 g，龙胆 12 g，当归 12 g，赤芍 12 g，泽泻 10 g，茯苓 12 g，薄荷 10 g，车前草 12 g，白术 10 g，大黄 5 g，甘草 10 g。

4. 阴虚火旺证：

[主要表现] 溃疡数目少，而且分散，边缘清楚，基底平坦，呈灰黄色，周围绕以狭窄红晕，有轻度灼痛，常伴有头晕目眩，五心烦热，口干咽燥，唇赤颧红，舌质红，舌苔少，脉细数。

[治法方药] 滋补心肾，降火敛疮。知柏地黄汤加减：生地黄 12 g，知母 10 g，山药 15 g，黄柏 10 g，茯苓 12 g，泽泻 10 g，牡丹皮 12 g，山茱萸 12 g，北沙参 12 g，夏枯草 15 g，黄连 5 g，麦冬 12 g，天花粉 10 g。

5. 脾虚湿困证：

[主要表现] 溃疡数目少，面积较大，基底深凹，呈灰黄或灰白色，边缘水肿，红晕不明显，常伴有头身困重，口黏不渴，食欲不振，胃脘胀满，时有便溏，舌质浅淡，或有齿痕，舌苔白滑而腻，脉沉缓。

[治法方药] 健脾祛湿，化浊消疮。参苓白术（散）汤合平胃（散）汤加减：党参 15 g，白术 10 g，茯苓 12 g，砂仁 10 g，山药 12 g，薏苡仁 30 g，苍术 12 g，厚朴 10 g，生黄芪 12 g，陈皮 10 g，白扁豆 12 g，车前草 10 g。

6. 脾肾阳虚证：

[主要表现] 溃疡点少分散，表面紫暗，周围苍白，疼痛轻微，或仅在进食时疼痛，遇劳即发，常伴有面色㿠白，形寒肢冷，下利清谷，少腹冷痛，小便频多，舌质淡胖，舌苔白滑，脉沉迟无力。

[治法方药] 温补脾肾，引火归元。附桂八味（丸）汤加减：附子（先煎）10 g，熟地黄 15 g，肉桂 3 g，山药 12 g，泽泻 10 g，山茱萸 12 g，牡丹皮 12 g，茯苓 12 g，五倍子 10 g，益智 12 g，淫羊藿 12 g，炙甘草 5 g。

二、试试精选验方

1. 加味口溃汤：

[组成] 生石膏 20 g，生地黄 20 g，知母 12 g，麦冬 20 g，川牛膝 18 g，制附子 3 g，肉桂 3 g，土茯苓 30 g，地肤子 15 g，白鲜皮 30 g，蒲公英 15 g，金银花 15 g。每日 1 剂，水煎分 2 次服。

[功效] 清胃热，滋肾阴，引火归元。

[方解] 方中石膏辛甘大寒，清火而不伤阴，故为君药。生地黄甘而微温，以滋肾水之不足，且滋而不腻，用为臣药。君臣相伍，清火壮水，虚实兼顾。知母苦寒质润、滋清兼备，一助石膏清胃热而止烦渴，一助生地黄滋肾养阴；麦冬微苦甘寒而润胃燥，且能清心除烦，二者共为佐药。牛膝导热下行，且补肝肾，为佐使药，以降上炎之火。蒲公英、金银花清热解毒。土茯苓、地肤子、白鲜皮共奏清热利湿、解毒疗疮之效。全方妙在少量附子、肉桂相伍，引导上越之火回到命门之中。诸药合用，能清能补，标本兼顾，使胃热得清，肾水得补，溃疡得愈。

[加减] 伴便秘者，加三棱 10 g，莪术 10 g；头痛者，加川芎 10 g，白芷 10 g；口干渴者，加天冬 20 g。

2. 益气养阴解毒汤加减：

[组成] 黄芪 30 g，党参 15 g，白术 15 g，茯苓 15 g，木香 10 g，陈皮 15 g，生地黄 30 g，黄连 15 g，升麻 20 g，麦冬 30 g，绞股蓝 30 g，鱼腥草 30 g，青蒿 15 g，女贞子 30 g，甘草 5 g。每日 1 剂，水煎分 2 次服。

[功效] 健脾补气，理气和胃，清热解毒，滋阴降火。

[方解] 方中黄芪、木香、陈皮、党参、白术、茯苓、甘草健脾补气、理气和胃；黄连、鱼腥草、升麻、绞股蓝清解肺胃和胃肠之蕴热；青蒿、生地黄、女贞子滋阴退虚热。诸药合方，共奏健脾补气，理气和胃，清热解毒，滋阴降火之功效。

[加减] 心火偏盛者，加竹叶 5 g，栀子 10 g，木通 10 g；肝火偏盛者，加龙胆 12 g，

黄芩 10 g；瘀血者，加桃仁 10 g，三七（研末冲服）5 g；便秘者，加大黄 5 g；阴虚火旺者，加知母 12 g，黄柏 10 g，五味子 10 g；湿热重者，加黄芩 10 g，苍术 12 g，薏苡仁 15 g，车前子（包煎）10 g。

3. 益气养阴消疮汤：

[组成] 黄芪 30 g，太子参 15 g，北沙参 12 g，玄参 20 g，麦冬 20 g，炒白术 15 g，当归 12 g，山豆根 12 g，金银花 12 g，生甘草 10 g。每日 1 剂，水煎分 2 次服。

[功效] 益气养阴，清热解毒消疮。

[方解] 方中黄芪为君，补气健脾，兼以托毒生肌；白术为臣，助黄芪益气健脾；太子参、玄参、麦冬、北沙参养阴益胃以生津，形成健脾补气、养阴生津并举之势；佐以当归辛温活血止痛，防止寒凉太过；金银花、山豆根清热解毒以消疮；生甘草为使，一则调和诸药，二则缓急止痛，三则清热解毒。诸药合用，共奏益气养阴、清热解毒消疮之功。

[加减] 伴瘀血内阻者，加牡丹皮 12 g，赤芍 12 g，桃仁 10 g；虚火较盛，心烦不寐者，加黄连 10 g，栀子 10 g；伴湿邪较盛者，酌加茯苓 12 g，泽泻 10 g，茵陈 12 g，车前子（包煎）10 g。

4. 复方连栀愈疡汤：

[组成] 栀子 12 g，黄连 10 g，藿香 10 g，茵陈 12 g，竹叶 10 g，防风 10 g，川牛膝 12 g，丹参 12 g，升麻 10 g，生甘草 10 g。每日 1 剂，水煎分 2 次服。

[功效] 清泻心脾胃火，疏风化湿凉血。

[方解] 方中栀子苦寒泻心脾之火，导热下行，使之从小便而出；黄连苦寒，善清心胃之火，且有燥湿健胃之功；二者合用共为君药。脾胃伏火单用清降之品恐难彻此积热，故用辛微温的防风，疏散脾中伏火，取其"火郁发之"之意为臣。伏火被郁常有病理产物阻滞，故佐药有三组：其一，藿香辛香醒脾化湿，且助防风疏散伏火，茵陈辛苦微寒，清利中焦湿热，二者合用共除中焦湿浊之邪；其二，火热被郁，常波及血分，扰动心神，且血瘀亦阻碍火邪透达，故用丹参微寒，凉血活血，清心除烦，牛膝活血且导热下行；其三，佐以竹叶助栀子、黄连清心火，使热从小便排出。升麻，一则发越火邪，二则引药上行直达病所；生甘草清热解毒、调和诸药；二者共为使药。全方清泻与疏散兼施，使泻火而无凉遏之弊，升降并用，调畅气机，以去除病理产物，故使伏火得以发越而除之。

[加减] 伴食积者，加焦三仙各 12 g，枳实 12 g；肠道结热便秘者，加大黄 10 g，釜底抽薪，泻下通便；热盛阴伤者，加石膏 20 g；湿热重者，加薏苡仁 15 g；血分热盛者，加牡丹皮 12 g，赤芍 12 g，玄参 12 g，凉血养阴；溃疡经久不愈不敛者，加白及 10 g，收敛生肌。

5. 滋肾泄火汤：

[组成] 人参 10 g，天冬 12 g，生地黄 15 g，黄柏 12 g，砂仁 10 g，甘草 10 g。每日 1 剂，水煎分 2 次服。

[功效] 滋肾水，泄伏火，益气生津。

[方解] 方中黄柏为君，苦能坚肾，益肾水之不足，同时又能泄膀胱之相火，制阴水之泛滥，阳得阴潜，则龙火不至上腹。以甘草、砂仁水土合德，通三焦，纳津液，纳五脏六腑之精归于肾，同时又能温运脾土。蒲辅周老中医认为："甘草与砂仁相配伍，有补土伏火之效。"天冬、人参、生地黄三者配伍，实为"天、人、地"相应矣，生津益气滋阴，祛邪不伤正，扶正不留邪。诸药合用，全方共奏滋肾水，泄伏火，益气生津

之功。

[加减] 心火旺盛、心肾不交者，加黄连 10 g，肉桂 1.5 g；湿热内阻者，加泽泻 15 g，猪苓 20 g；食积者，加鸡内金 20 g，焦神曲 15 g；血瘀者，加丹参 20 g，郁金 15 g；脾胃虚寒者，加生姜 10 g，炒白术 12 g；肾阴虚甚者，加生地黄 15 g，山茱萸 12 g。

图书在版编目（ＣＩＰ）数据

中医自学十八讲 ： 瞿岳云教授精讲从零开始学懂中医 /
瞿岳云著. — 长沙 ： 湖南科学技术出版社,2022.6
ISBN 978-7-5710-1596-1

Ⅰ. ①中… Ⅱ. ①瞿… Ⅲ. ①中医学—基本知识Ⅳ. ①R2

中国版本图书馆 CIP 数据核字(2022)第 089838 号

ZHONGYI ZIXUE SHIBA JIANG
—— QU YUEYUN JIAOSHOU JINGJIANG CONG LING KAISHI XUEDONG ZHONGYI
中医自学十八讲——瞿岳云教授精讲从零开始学懂中医

著　　者：瞿岳云
出 版 人：潘晓山
责任编辑：李　忠
出版发行：湖南科学技术出版社
社　　址：长沙市芙蓉中路一段 416 号泊富国际金融中心
网　　址：http://www.hnstp.com
湖南科学技术出版社天猫旗舰店网址：
　　　　http://hnkjcbs.tmall.com
邮购联系：0731 - 84375808
印　　刷：长沙艺铖印刷包装有限公司
　　　　（印装质量问题请直接与本厂联系）
厂　　址：长沙市宁乡高新区金洲南路 350 号亮之星工业园
邮　　编：410604
版　　次：2022 年 6 月第 1 版
印　　次：2022 年 6 月第 1 次印刷
开　　本：710mm×1000mm　1/16
印　　张：46.75
字　　数：1156 千字
书　　号：ISBN 978-7-5710-1596-1
定　　价：138.00 元